생체재료과학

BIOMATERIALS
The Intersection of Biology and Materials Science

J. S. Temenoff | A. G. Mikos 공저

이우걸 | 김해원 | 이해형 | 장영욱 | 장은주 | 장준혁 공역

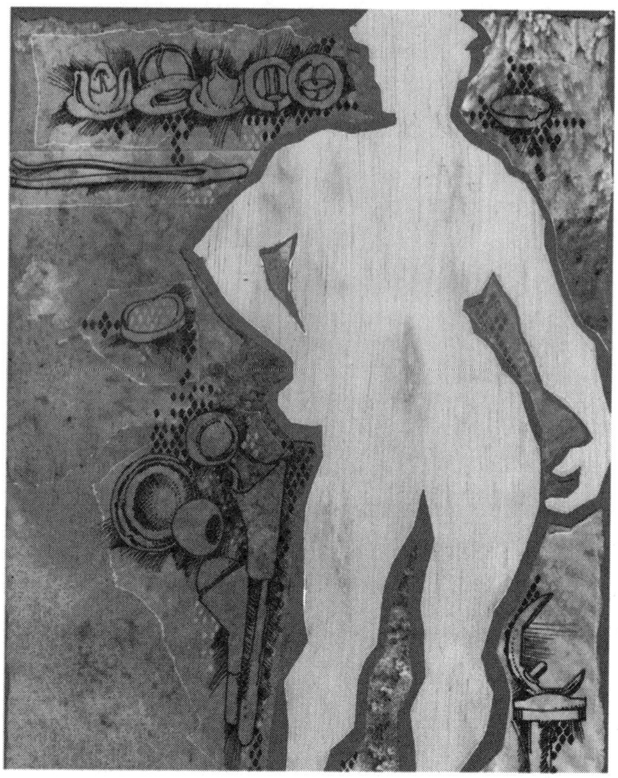

PEARSON

홍릉과학출판사

Authorized Translation from the English language edition, entitled BIOMATERIALS: THE INTERSECTION OF BIOLOGY AND MATERIALS SCIENCE, 1st Edition by TEMENOFF, JOHNNA S.; MIKOS, ANTONIOS G., published by Pearson Education, Inc, publishing as Prentice Hall, Copyright © 2008

KOREAN language edition published by PEARSON EDUCATION KOREA LTD and HONGREUNG SCIENCE PUBLISHING CO, Copyright © 2011

역자 서문

21세기는 생명과학, 의학, 약학의 눈부신 발전에 힘입어 인간의 수명이 급격히 증가하고 있는 추세를 나타내고 있다. 이에 따라 노인층 인구가 급속하게 증가하고 노화 또는 사고에 의한 인체의 조직 손상에 따른 삶의 질 저하가 심각한 사회문제로 대두되고 있는 가운데, 현대인들의 삶의 질에 대한 관심이 날로 증대되고 있는 상황이다. 따라서 이러한 문제점들을 해결하기 위해서는 손상된 조직을 대체하거나 재생을 촉진시킬 수 있는 우수한 성질을 가지는 생체재료의 개발이 무엇보다도 시급하다고 할 수 있겠다. 생체재료에 관한 연구는 현재까지 우리가 알고 있는 재료공학적 지식뿐만 아니라 생물학, 화학, 물리학, 화학공학, 의학, 약학, 치의학 등 다양한 학문 분야의 접목이 요구되는 다학제간 융합학문이라고 할 수 있다.

생체재료의 특성은 크게 기계적 특성과 생물학적 특성으로 분류할 수 있으며, 이러한 특성들을 분석하기 위해서는 다양한 학문 분야의 지식들을 활용함으로써 가능하며, 특히 생체재료를 인체 내에 이식하였을 때 발생하는 현상을 예측하고 얻어진 결과들을 분석할 수 있다.

생체재료에 관한 연구는 국제적으로 활발하게 진행되고 있는 가운데 국내에서도 이에 대한 연구의 필요성이 대두되고 있으며, 많은 연구자들이 생체재료 분야에 종사하고 있다. 그러나 특정한 학문 분야를 전공한 경우, 생체재료 분야의 다학제간 융합학문이라는 특성으로 인해 학습이나 연구를 수행하는데 있어서 상당한 어려움을 겪는 것이 사실이다. 따라서 본 저서의 역자들은 이러한 어려움을 해결하기 위한 방안을 찾던 중, J. S. Temenoff 교수와 A. G. Mikos 교수가 저술한 Biomateirals: The Intersection of Biology and Materials Science를 접할 수 있는 기회를 가질 수 있었다.

이 책은 생체재료들에 대한 전반적인 내용을 간략하면서도 명료하고 자세하게 소개하고 있기 때문에 이 책을 학습함으로써 전공분야 이외의 학문 분야에 해당되는 생체재료에 관한 지식과 정보를 쉽게 이해할 수 있을 것으로 판단하여 이 책을 번역하게 되었다.

생체재료의 다학제간 융합학문 분야라는 특성에 따라 이 책을 번역하기 위해 공학, 생화학, 의학, 치의학 분야에서 활발하게 연구활동을 하시는 교수님들께서 함께 참여함으로써, 저서의 내용을 보다 충실하고 명확하게 전달될 수 있도록 노력하였다. 번역에 참여한 역자들은 학생들이 이 책을 학습함으로써 생체재료 분야에 관한 내용을 좀 더 수월하게 이해할 수 있고, 또한 연구에도 도움이 될 수 있기를 기대해 본다.

역자 대표

Forward

지난 30여 년간 생체재료는 질병치유와 통증완화를 위한 수단으로 상당한 관심을 끌어왔다. 치료와 관련하여 관심은 더 이상 전통적인 수동적 장치들이라기 보다는 장치들이 집적된 생체재료와 필요한 치료법이 통합된 방안에 더욱 집중되고 있다. 생체재료들은 골격계 치료, 심혈관의 기능성 회복, 기관들의 대체, 그리고 감각계의 치료 또는 회복을 위한 약 8,000 종류의 의료기기들에 응용되고 있다. 생체재료가 의학적 치료에 있어 엄청난 영향을 주고 있지만, 더 나은 고분자, 세라믹, 금속들에 대한 더 나은 설계와 개발 그리고 이들 재료에 대한 특성분석 및 테스트할 수 있는 방안이 요구되고 있다. 본 저서는 이러한 필요성을 처음으로 제기하고, 이러한 주제들에 대해 어떻게 접근할 것인가에 관한 명확한 그림을 학생들에게 제시하였다.

2명의 저자들이 이 문제들에 대해 새로운 접근을 시도하였다. 저자들은 기계적 성질, 구조 또는 분자수준의 분석에 관한 결점이 없는 면밀한 재료분석에 관해 초점을 맞추고 있으나, 이와 동시에 간결한 방법으로 생물학적 사항에 관해서도 면밀하게 설명하였다.

임상적으로 활용할 수 있는 이미 제조된 고분자 생체재료들–투석용 튜빙은 원래 셀룰로오즈 아세테이트로 제조되고, 혈관 이식제들은 Dacron으로 제조되며, 인공심장은 폴리우레탄 주형으로 제조된다. 그러나, 이들 재료들은 추가적인 합병증을 방지할 수 있는 화학적, 물리적, 그리고 생물학적 성질들을 갖추고 있지 않다. 따라서, 최근 합성기술 분야에서의 발전으로 인해 이들 성질들을 생체재료들에 부여함으로써 동반되는 생체적합성 문제들을 완화할 수 있게 되었다.

특정한 목적을 위해 응용할 수 있는 재료를 설계하기 위해서는 다양한 사항들을 고려하여야 한다. 재료의 특정한 성질들은 요구되는 기능을 수행하고 적절한 반응을 유도해 낼 수 있도록 조절되어야 한다. 이러한 성질들은 구조적 특성을 조절하거나, 표면성질을 개질하거나, 또는 재료 설계 과정에서 생체모방형 특성을 활용함으로써 특정하게 요구되는 사항을 만족시킬 수 있도록 제조할 수 있다. 생체모방형에 관한 원리들은 생체재료의 개발에 있어서 특히 약물전달, 재생의학, 그리고 나노기술 분야 등에서 광범위하게 인정되고 있다. 단백질의 일부 또는 단백질과 유사한 성분들을 생물학적 시스템과 접하게 되는 합성재료들의 표면이나 내부에 활용하는 방안은 전통적인 시스템에 비해 상당한 장점을 가진다. 저자들은 이러한 사항들에 관한 내용을 다루게 된 것을 기쁘게 생각한다.

이 책은 생체재료가 중요한 재료라는 사실을 인식하고 있다는 점에서 성공적인 교과서가 될 것이라 확신한다. 저자들은 생체재료의 의학적 측면에 관해 참신한 접근법을 제시하고 있다. 또한 이 책은 세포/재료 그리고 단백질/재료 간의 작용에 관해 매우 우수한 내용을 담고 있다. 학생들은 12장을 공부하게 되면, 결과적으로 생체재료의 면역학에 관해 이해하게 될 것이다. 그리고 생체재료의 가장 중요한 문제 중 하나인 혈전증은 13장에서 잘 설명되어 있다.

이 책은 생체재료에 관한 교육에서 중요하게 활용될 포괄적이고도 기초적인 교과서이다. 이 책에는 적절한 양의 지식에 관해 언급하였고, 생체재료 과학 분야들 사이에 존재하는 부족한 연결고리를 제공해 줄 것이다. Temenoff와 Mikos 교수는 이 분야에 상당한 공로를 세운 분들이다.

Nicholas A. Peppas, Sc. D.
Fletcher S. Pratt Chair of Chemical Engineering,
Biomedical Engineering, and Pharmacy
University of Texas at Austin

Preface

Intersect: to share a common area (Merriam-Webster Dictionary)

이 책이 Biomaterials: The Intersection of Biology and Materials Science라고 명명되었지만, 이 분야는 과거 50여년 동안 재료과학, 생물학, 공학, 그리고 임상, 상업, 그리고 법률적 견지 등을 포함하는 복합학제의 관점들의 교차점으로부터 진화해 왔다고 믿고 있다. 이러한 역사에서 생체재료 분야가 복합학제적 성질을 갖는다는 것은 불가피한 것이다. 이 분야에서의 교육자로써, 우리는 새로운 생의학 장치들을 다루거나 설계하기 위한 복잡한 문제를을 다루기 위해 다양한 배경을 가지고 있는 학생들을 책임져야 한다.

이러한 사항에 의거하여 공학을 전공하는 공학도에게 생체재료에 관한 기본적인 개념을 소개하고자, 균형있고 일관된 내용의 교과서를 저술하게 되었다. 이 책이 목표로 하는 독자들은 화학과 물리학에 관한 기초적인 지식을 갖추어야 하지만, 편미분방정식과 같은 복잡한 수학적 개념이나 세포생물학 또는 생화학 등에 관한 지식은 필요하지 않다.

생체재료 분야의 영역에 관하여 개략적으로 검토한 후, 1장에서는 2장에서 소개되는 재료 구조의 기초가 되는 힘들에 관해 이해하기 위해 필요한 화학적 기초개념에 관하여 알아보았다. 3장과 4장에서는 생체재료에서 중요한 종류(금속, 세라믹, 고분자 등)들의 물리적 기계적 성질에 관한 정보들을 제공하였다. 이 절들에서는, 다른 응용분야들에서 가장 적합한 것이 어떤 재료인지에 관한 학생들의 지식을 향상시키기 위해 재료의 종류들을 비교 및 대조하였다. 재료들이 각각의 기본단위로부터 어떻게 형성되는지에 관해 알아본 후, 5장 및 6장에서는, 이 재료들이 인체 내에서 어떻게 분해되는지 그리고 공정변수들이 재료의 주요성질, 예를 들면 분해성과 기계적 강도,에 어떤 영향을 미치는지에 관해 설명하였다.

7장과 8장에서는 이 책의 물리적, 지적 중심에 해당되는데, 그 이유는 재료과학과 생물학적 개념이 서로 접하는 영역을 기술하고 있기 때문이다. 이 장들에서 논의되는 주제들로는 표면개질기술들과 이들이 단백질 흡착에 미치는 영향에 관한 내용이다. 9장에서는 일반적으로 흡착된 단백질에 대한 세포의 반응에 관한 내용으로, 10장과 11장에서 다루게 될 특정한 세포반응(급성염증반응과 창상치유)에 관해 논의하기 전에 다루게 될 내용이다. 이식된 재료에 대한 생물학적 반응들에 관한 설명은 면역반응, 과민반응(12장), 혈전증(13장) 그리고 감염, 종양발생, 그리고 병리학적 석회화(14장)에 관한 논의를 통해서만 완벽한 설명이 가능한 사항들이다.

논의의 균형을 유지하기 위해, 이 책에는 포함된 14개의 장들은 의도적으로 7개의 장에서 재료과학에 관해, 다른 7개의 장에서 생물학적 반응에 관해 다루도록 하였다. "교차"라는 이념을 유지하기 위해, 특성화 방법과 규정에 관한 문제들은 독립된 단원으로 분리하지 않고, 책 전체적인 영역에서 적절하다고 판단되는 부분에서 거론하였다.

21세기에는 분명 생체재료 연구자들은 향상된 재료의 설계를 위해 훨씬 더 복잡한 생물학적 지식이 융합해야 하는 더 큰 도전에 직면하게 될 것이다. 본 저자들은 이러한 다양한 분야들 간에 교차되는 분야에 대한 탐험이 필수적인 것이라 믿는 동시에, 이 책이 많은 미래 생체재료 연구자들이 그들 자신만의 중요한 교차점들의 발견을 위한 첫걸음이 될 수 있기를 바란다.

차례

Chapter 01 생체의학용 재료

Chapter 02 생체재료의 화학 구조

Chapter 03 생체재료의 물리적 특성

Chapter 04 생체재료의 기계적 성질

Chapter 05 생체재료의 분해(Biomaterial Degradation)

Chapter 06 생체재료의 가공

Chapter 07 생체재료의 표면성질(Surface Properties of Biomaterials)

Chapter 08 단백질과 생체재료와의 결합

Chapter 09 생체재료와 세포와의 결합

Chapter 10 생체재료 이식과 급성염증

Chapter 11 창상치유(wound healing)와 생체재료

Chapter 12 생체재료에 대한 면역반응

Chapter 13 생체재료와 혈액응고

Chapter 14 생체재료에 의한 감염, 암화, 그리고 석화화

CHAPTER 01

생체의학용 재료

||| **주요 목표**

생체재료 분야의 범위를 파악하고, 생체재료에 대한 일반적인 관심사를 파악하며, 필요한 일반화학적 원리를 공부한다.

||| **특정 목표**

1. 생체재료와 관련있는 분야와 중요 정의를 이해
2. 천연소재와 합성소재의 비교 평가
3. 벌크특성과 표면특성의 비교분석 및 설계 기준과 최종 응용과의 상관관계 이해
4. 재료의 생물학적 작용과 소재의 성능에 미치는 영향 이해
5. 재료의 형태가 재료물성과 이식재(implant)에 대한 생물학적 작용에 미치는 영향을 이해
6. 전자구조가 어떻게 여러 형태의 결합에 기여하는 가를 이해

1.1 서론: 생체재료

이 장에서는 생체재료 분야의 범위에 대한 일반적 사항들을 개괄적으로 파악하고, 다음 장에서 더 깊이 다룰 몇 가지 원리에 대하여 간략히 논의할 것이다. 또한, 나머지 장들을 이해하기 위하여 중요한 기본적인 정의와 배경에 대한 정보를 제공할 것이다. 이 장은 생체재료의 범위와 역사 및 생체재료학자의 역할에 대한 논의로 시작할 것이다. 뒤 절에서는 재료의 열화, 표면 및 벌크 특성들이 특정한 응용을 위하여 생체재료학자가 얼마나 적절한 소재를 설계/선정하느냐와 연관된다는 것을 보일 것이다. 마지막으로 중요한 물질의 특성과 관계있는 기본적인 화학적 원리에 대해 공부할 것이다.

1.1.1 주요 정의

생체재료는 기초생물학, 의약, 공학 및 재료과학적인 관점을 망라하는 광범위한 분야로서, 2차 세계대전 이후에 급격히 발전되어 왔다. 이러한 광범위성 때문에 생체재료가 무엇인지 특히, 현대 의약에서 생체재료학자의 역할이 무엇인지가 때로 명확하지 않다. 그러므로, 우리는 기본원리를 더 잘 파악할 수 있도록 주요 정의를 함으로써 생체재료과학에 대한 논의를 시작할 것이다.

전문가 회의의 합의에 따르면, **생체재료**란

"인체의 조직이나 기관 또는 기관의 기능을 치료, 보강, 대체 또는 회복시킬 수 있고 생체친화성을 갖는 물질"이다.

그러므로, **생체재료과학**은 생체재료 및 재료와 인체와의 상호작용과의 상관관계를 연구한다. 이는 면역학, 독성학 및 상처치료과정과 같은 생물학적 주제뿐 아니라 재료의 기계적물성 또는 이식재의 표면개질과 같은 재료과학을 포함한다.

생체재료의 어떤 면을 말하던지 간에 "생체재료(biomaterial)"의 "bio"는 반드시 기억되어야만 한다. 이 분야의 전체적인 목적이 인체 내의 이식재용 재료의 개발에 있기 때문에 생체재료에서 가장 중요한 개념 중 하나는 *생체적합성(biocompatibility)*이다. 또다른 정의에 따르면, **생체적합성**은

특정 응용에서 이식하고자 하는 부위에 잘 적응하는 능력을 말한다.

따라서, **생체재료학자**들은 생체재료과학을 선도하는 전문가들로서 생체재료의 조성변화와 가공과정을 연구함으로써 생리학적 반응이 잘 제어되고 최대한의 생체적합성을 갖는 이식재를 제조한다. 앞의 정의에 나타낸 바와 같이 생체재료학자들은 선택된 재료가 주어진 응용에 적합한지를 확인하기 위하여 재료의 특성과 생물학적 반응을 모두 고려해야만 한다. 그러므로, 이 책은 미래의 생체재료학자들이 다양한 응용과 이식하고자 하는 부위에 적합한 재료를 선정하고 개발할 수 있도록 기본 원리를 소개할 목적으로 재료과학(1~7장)과 생물학적 관점(8~14장)을 모두 다룬다.

예제 1.1

다음은 생체재료인가? 그렇다면 이유는? 그렇지 않다면 이유는?

(a) 콘택트렌즈

(b) 조각(splinter)

(c) 혈관이식편(vascular graft)

(d) 목발(crutches)

풀이: "생체재료는 인체의 조직이나 기관 또는 기관의 기능을 치료, 보강, 대체 또는 회복시키기 위하여 생체시스템과 상호작용할 수 있는 물질이다" (a)와 (c)는 이러한 정의에 따르면 생체재료이다. (a)는 시력을 위해 눈의 촛점능을 강화시키기 위하여 안구와의 생체적합성을 가짐. 이와 유사하게 (c)는 혈관(동맥혈관/정맥혈관) 기능을 대체하기 위하여 혈관과 상호작용. (b)는 인체기능을 갖지 않거나 인체와는 상호작용하지 않는다. (d)는 주어진 정의에 따라 생체재료로 볼 수도 있고 그렇지 않을 수도 있다. 이는 '보강', '대체' 및 '상호작용'의 개념의 적용에 따라 다르다.

1.1.2 생체재료개발의 역사와 현황

생체재료의 개발은 비교적 초기 단계라 생각되지만 그 연원은 수천 년 뒤로 거슬러 올라간다. 고고학자들은 AD 200년 경에 금속치과보철을 사용했던 인간의 잔해를 발견했으며, 이집트인들은 아마포(linen)를 수술봉합사로 사용하였다고 알려져 있다. 하지만, 생체재료의 개발은 전쟁 중 군수용으로 개발되었던 다양한 합성물질의 발전과 더불어 2차 세계대전 이후에 획기적으로 발전하였다.

예를 들어, 인간에 플라스틱(합성고분자)을 이식시킨 것이 1940년에 처음으로 보고되었다. 이러한 첫 시도에서 주로 사용되었던 재료는 항공기재료로 이용되어져 왔던 PMMA와 낙하산재료로 이용되는 나일론이었다. 하지만, 이 분야는 초기 소재로부터 다양한 범위의 재료들을 포함하는 방향으로 급속히 발전되었다. 2차 세계대전 이후 20년 동안 최초의 성공적인 인공고관절(금속 생체재료), 신장투석기(처음에는 천연고분자인 셀룰로오스 유도체를 사용함)와 혈관이식편(또 다른 천연고분자인 실크를 사용) 등이 출현하였다.

이러한 장치들의 장기간의 성공은 재료의 발전과 함께 적절한 살균기술 및 환자 모니토링을 포함한 외과수술기술의 발전에 기인하였다. 또한, 생체적합성과 특히 관련있는 생물학의 발전은 생체재료분야에 크게 기여하였다. 2차 세계대전 이후 처음 수십 년 동안에는 응급상황에서는 어떤 재료도 환자에 사용할 수 있었으나, 곧 생체재료의 규제에 대한 필요가 인식되었으며, 이식수술 전에 엄격한 테스트를 요구하는 전세계적인 표준이 개발되었다.

오늘날 생체재료는 미국에서 연간 9억불 이상의 시장을 차지 할 정도로 헬스케어산업의 중요한 부분을 차지한다(표 1.1 참조). 생체재료부품이 많이 사용되는 가장 일반적인 의료기구들은 대체심장밸브, 합성혈관이식편, 고관절-무릎관절 대체제, 인공심폐장치기 및 신장투석기 등이 있다.

심장혈관분야에서 미국에서는 연간 대개 100,000개의 대체심장밸브와 300,000개의 인

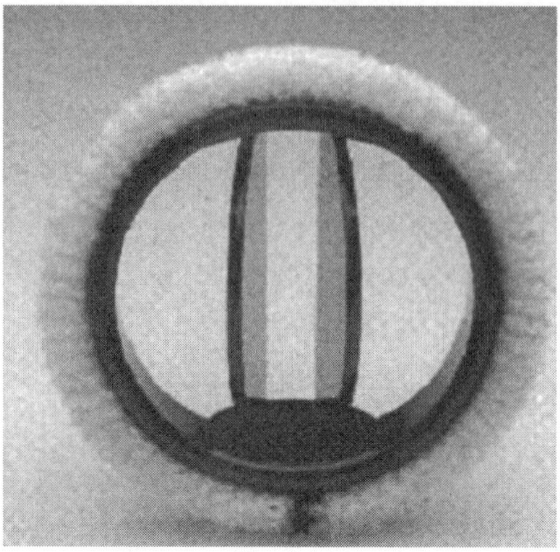

그림 1.1 2엽으로 된 인공심장판막(bileaflet heart valve)

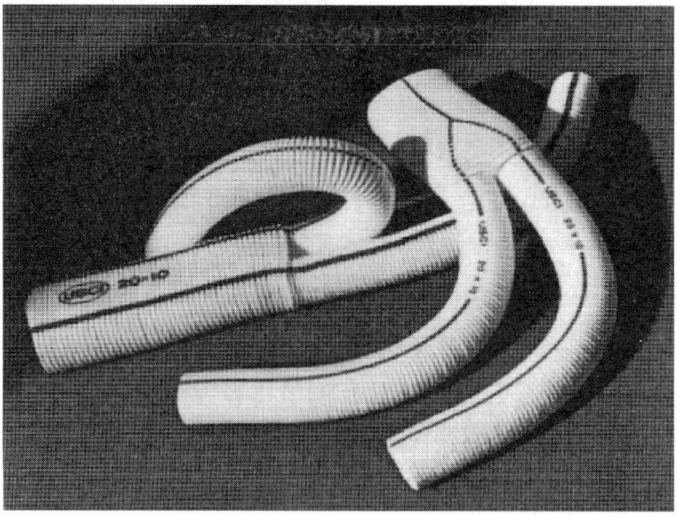

그림 1.2 연신된 PTFE로 제조된 인공혈관

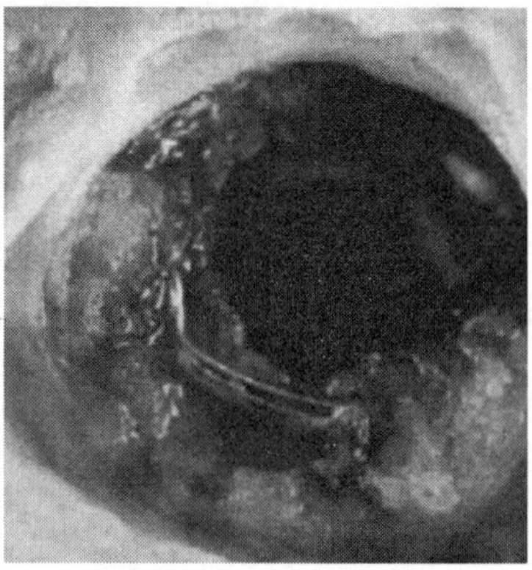

그림 1.3 2엽으로 된 인공심장판막에서의 혈액응고

표 1.1 미국 헬스케어시장에서의 생체재료

전체 미국 헬스케어 비용(2000)	1,400,000,000,000 불
전체 미국 R&D 비용(2001)	82,000,000,000 불
의료기기산업에의 고용자 수(2003)	300,000
등록된 미국 의료기기 생산자 수(2003)	13,000
전체 미국 의료기기 시장(2002)	77,000,000,000 불
일회용 의료 공급을 위한 미국시장(2003)	48,600,000,000 불
미국의 생체재료 시장(2000)	9,000,000,000 불
개인별 의료기기 판매:	
당뇨관리제품(1999)	4,000,000,000 불
심장혈관 장치(2002)	6,000,000,000 불
정형외과-근골격 외과수술 미국시장(1998)	4,700,000,000 불
상처치료 미국시장(1998)	3,700,000,000 불
체외(in-vitro)진단(1998)	10,000,000,000 불
여러 가지 장치(미국):	
안구내 렌즈(2003)	2,500,000
콘택트 렌즈(2000)	30,000,000
혈관이식편	300,000
심장판막	100,000
심장박동기	400,000
혈액 백	40,000,000
유방삽입물	250,000
카세타	200,000,000
심장-폐(산소발생기)	300,000
관상 스텐트	1,500,000
신장투석(환자 수, 2001)	320,000
고관절보철물(2002)	250,000
무릎보철물(2002)	250,000
치과 임플란트(2000)	910,000

공혈관이 이식된다. 그림 1.1은 심장밸브의 전형적 모양을 나타내었으며, 합성혈관이식편은 그림 1.2에 나타내었다. 이식 후에 이들 장치들은 적절한 혈류를 회복시킬 수 있으며, 환자의 심장이 정상적으로 작동할 수 있는 능력을 크게 향상시킨다. 하지만, 많은 문제들이 일어날 수 있다. 대체심장밸브의 경우 가장 일반적인 문제들은 혈액응고(blood clotting), 기계적 파손 및 감염 등이다(그림 1.3). 혈관이식편의 경우에는 혈관내벽을 막아 혈액흐름을 방해하는 혈액응고 또는 조직의 과다성장은 장치의 고장 원인이 된다.

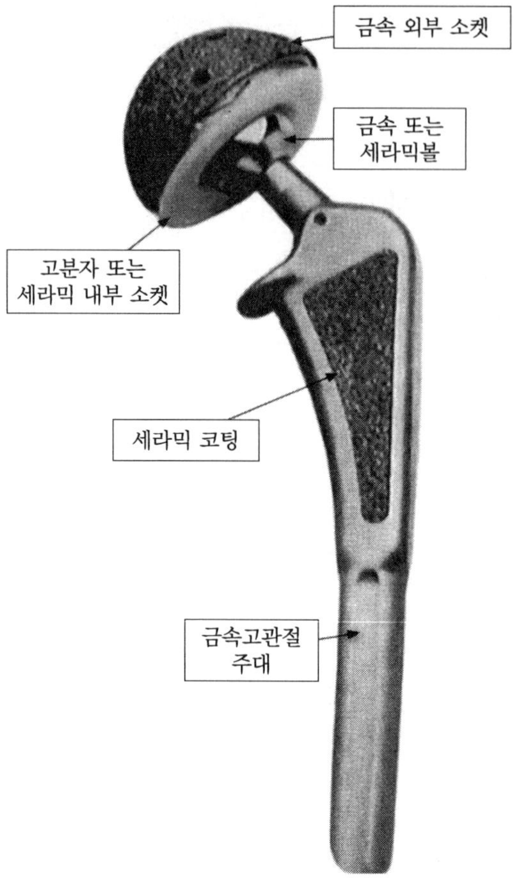

그림 1.4 금속, 세라믹, 고분자 등 세 가지 모든 생체재료의 사용을 나타내는 인공고관절. 이 경우 대퇴골(femur)(다리의 윗부분뼈)에 시술되는 줄기는 금속으로 제조된다. 이는 뼈에의 접착을 향상시키기 위하여 세라믹으로 코팅하여 사용하거나, 또는 고분자 시멘트(보이지 않았음)가 주대(stem)를 제자리에 붙잡기 위하여 사용될 수 있다. 고관절 주대의 꼭대기에는 연결부위가 원활히 움직일 수 있도록 해당 소켓과 함께 작동하는 금속 또는 세라믹으로 만들어진 볼이 있다. 해당되는 내부 소켓은 고분자(금속볼의 경우) 또는 세라믹(세라믹 볼의 경우)으로 만들어지며, 금속 소켓에 의해 골반(pelvis)에 부착된다.

미국에서는 매년 500,000개 이상의 무릎 또는 엉덩이 인공관철대체재가 시술된다. 인공고관절의 한 예를 그림 1.4에 나타내었다. 그러한 대체시술은 보행능력을 회복시키거나 또는 가벼운 운동도 가능하게 함으로써 환자의 생활의 질을 크게 향상시킨다. 하지만, 이러한 보철물(prosthesis)들은 시간에 지남에 따라 느슨해질 수 있고, 조직의 손상을 야기하여 삽입물을 치료하거나 대체하기 위한 2차적 외과시술이 필요하게 된다.

그림 1.5에서 보이는 바와 같은 인공심폐장치기는 외부에서 피를 재순환시키는 역할을 하며 전 세계적으로 수술실에서 매일 사용되며, 이는 심장수술이 이루어지는 동안 환자의 심장역할을 하게 된다. 그러한 장치의 개발이 심장외과(cardiac surgery)에서는 매우 중요하고 매년 많은 환자의 생명을 구하지만 여전히 많은 문제들이 남아 있다. 부분적으

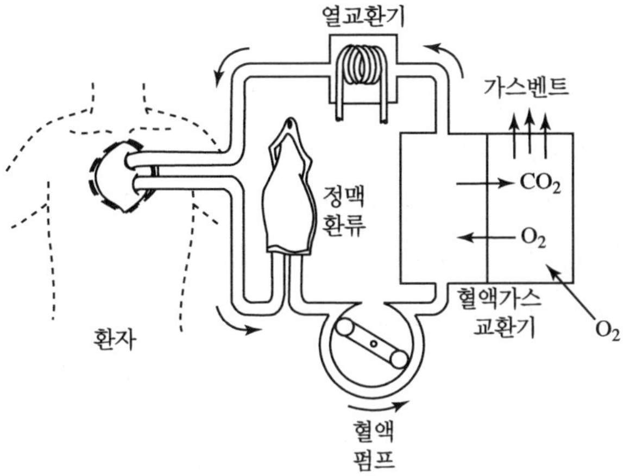

그림 1.5 인공심폐장치기

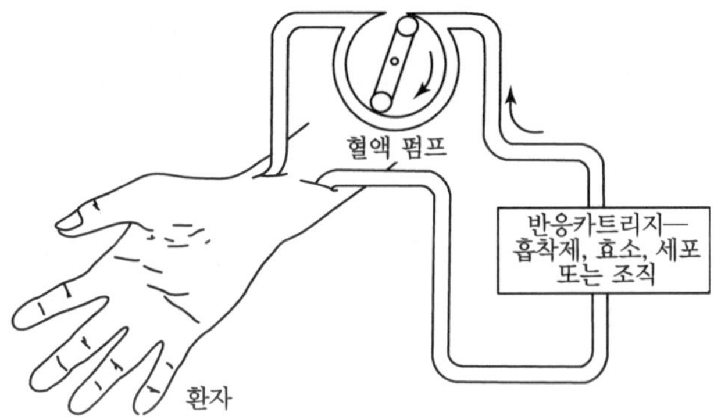

그림 1.6 인공신장투석기

로 현재의 생체재료 필터의 한계 때문에 인공심폐장치기는 천연폐가 갖는 혈액에의 산소공급 효율을 따라가지 못한다. 이는 심장에 보통 가해지는 압력보다 더 큰 압력을 요구하며, 심장세포의 파손을 일으킨다. 더욱이 혈액응고를 방지하기 위하여 응고방지제가 요구되는데 이는 수술 후에 출혈을 제어할 수 없는 위험성을 증가시킨다.

미국에서 대략 300,000명의 신장기능의 보완이 요구되는 환자가 혈액의 노폐물을 제거하여 생명을 유지하기 위하여 일주일에 3회 신장투석을 받아야 한다. 이 과정에서 혈액은 투석멤브레인으로 펌프되며 일정 크기의 노폐물은 혈액으로부터 씻겨 나가도록 한다(그림 1.6을 보라). 하지만, 이러한 장치는 인공심폐장치기에서의 문제와 유사한 혈액세포의 손상과 감염의 위험성 및 인체의 면역체계 일부의 바람직하지 못한 활성화 등의 문제를 일으킨다(이러한 기구들에 대해서는 12장에서 논의된다).

1.1.3 향후 전망

지난 50여년에 걸친 생체재료의 발전은 여러 단계로 구분하여 생각할 수 있다. 1960-1970년대의 1세대 생체재료는 불활성(inert)을 갖도록 즉, 임플란트가 인체와 반응하지 않아 면역체계에 손상을 일으키는 가능성을 최소화시킬 수 있도록 설계되어졌다. 1990년대에 이러한 개념은 생체활성(bioactive)을 가져 인체의 조직과 잘 결합하여 국부적인 치료를 촉진시킬 수 있도록 설계된 2세대 생체재료로 점차 대체되었다.

생체재료과학은 여러 분야의 원리를 바탕으로 하기 때문에 각 분야의 발전은 생체재료를 현재의 수준까지 발전될 수 있도록 하였다. 세포 및 분자생물학과 유전학 등에 대한 자세한 지식을 제공하는 실험들은 시술부위에서의 생리학적 반응을 예측하는데 도움을 줄 수 있는 스마트소재의 개발을 이끌었다. 최소침습수술(minimally invasive surgery)과 같은 외과수술기술의 발전은 국부적으로 적용할 수 있어 환자의 통증을 최소화할 수 있는 주입식 소재의 설계를 가능하게 하였다. 나노입자를 보강제로 사용한 나노복합체와 같은 재료과학의 발전은 새로운 개념의 나노구조를 갖는 생물소재의 탄생을 유도하였다.

이러한 모든 분야에서의 발전은 생체재료의 미래에 큰 역할을 할 것으로 기대되고 있다. 조직공학적 응용에 적합한 생체재료－완전히 일체화되고 손상된 조직을 완전한 복구를 일으키도록 설계된 생체재료－는 새로운 첨단재료이다. 가공기술과 소재의 부단한 발전은 생체재료분야의 발전에 크게 기여한다. 이 책은 차세대 생체재료의 설계인자뿐 아니라 현재 사용되고 있는 생체재료의 특성을 이해할 수 있도록 생물학과 재료과학의 기본원리를 소개한다.

1.2 생체재료의 생물학적 반응

생체재료의 중요한 관심사 중의 하나는 선택된 재료의 생체적합성을 판단할 수 있는 생물학적 반응이다. 이식시술이 끝난 직후 보통 염증이 생긴다. 임상적으로 이는 이식부위근처에서 홍반, 종창(swelling), 열발생과 통증으로 나타난다. 하지만, 이는 보통 일시적이며 주변 조직 내로 소재들을 완벽하게 일체화시키거나 또는 섬유상조직으로 둘러쌈으로써 이식재를 분리하는 방법 등을 포함한 여러 가지 방법으로 해결될 수 있다.

임플란트의 위치와 소재의 특성에 따라 면역체계의 활성화, 국부적인 혈액응고, 감염, 종양형성 또는 임플란트의 석회화와 같은 또 다른 거부반응이 일어날 수 있다. 대부분의 이러한 반응들은 바람직스럽지 못하지만 응용분야에 따라서는 어떤 반응들은 문제가 없을 수 있다. 예를 들어, 뼈조직을 지탱하는 데 사용하는 임플란트의 석회화는 생체재료와 주변의 뼈와 완전한 일체화를 위해서 필요할 수 있다.

재료의 종류, 임플란트의 형태, 재료의 열화특성, 표면의 화학적성질과 벌크상의 화학적, 기계적 성질들과 같은 요소들은 생체재료의 전체적인 생체적합성과 특정응용에 적합한 지를 확인하는 데 고려해야 하는 매우 중요한 요소들로서 인식되어져 왔다. 그러므로, 생체재료학자들은 임플란트의 위치와 응용을 염두에 두고 적절한 열화특성, 표면특성 및 벌크특성을 얻기 위한 재료와 가공방법을 선택해야 한다.

가장 초보적인 수준에서 임플란트의 성공여부를 결정하는 것은 그 소재에 대한 단백질과 세포의 반응이다. 생체재료에 대한 세포/단백질 반응과 전체적인 생체적합성을 평가하기 위하여 **체내환경(in vivo)** 또는 **체외(in vitro)**에서 이루어지는 반응에 대한 실험들이 필요하다. **시험관내(in vitro) 실험**, 문자그대로 유리시험관 내에서 시험은 잘 제어된 실험실에서 수행될 수 있으며, 이에 반해 **체내환경(in vivo) 실험**은 동물과 같은 살아있는 생물체에서의 시술을 필요로 한다.

예제 1.2

어떤 재료의 생물학적 반응은 생체재료학자들에게 있어 매우 중요한 관심사이다. 반응은 사용되는 응용에 적합하게 일어나야만 한다. 예를 들어, 뼈 응용에 있어 임플란트 소재의 석회화는 주변의 뼈조직과 임플란트간의 적절한 일체화를 위하여 필요하다. 세포를 제거한 돼지심낭(decellularized porcine pericardium)으로 제조한 심장판막의 석회화는 바람직한가? 아니면 그 이유는?

풀이: 바람직하지 않음. 심장판막은 혈액이 펌핑되어 주변적인 관류가 일어날 수 있도록 심장 내에서 적절한 유체흐름 패턴이 일어나게 하는 역할을 한다. 따라서, 심장판막은 주기적으로 적절힌 개폐가 가능하도록 유연성과 내구성을 가져야 한다. 석회화는 재료의 경직화를 일으키며 이는 판막의 기능(개폐기능)을 방해하여 심박출량(cardiac output)의 효율을 감소시킨다.

1.3 생체재료 제품의 시험과 FDA 승인

궁극적인 생체 내(in-vivo)에서의 변화는 사람에 장치를 이식하는 마지막 단계에서 발생한다. 하지만, 윤리적인 문제 때문에 이러한 부작용이 일어날 수 있기 전에 여러 가지 생체 내 및 생체 외 생체적합성 실험이 이루어져야 한다. 이러한 실험은 ASTM과 ISO와 같은 기관에 의해 제정된 규격에 따라 행해진다.[1)] 이러한 기관들은 재료, 제품, 시스템과

1) ASTM International은 원래 미국 시험 및 재료 학회이었다. 또한, ISO는 그리스어의 "isos"에서 기원된 것으로 국제표준화조직(International Organication for Standardization)에서 파생된 것이다.

서비스에 대한 기술적 표준을 개발한다. 이에 대한 더 상세한 내용은 이 책의 후반부에 있다.

생체재료를 함유한 제품을 제조하는 단계는 미국식품의약안정성(FDA)와 같은 기관에서 정한 기준을 따른다. 미국에서 생체재료 제품을 판매하기 위해서는 이러한 기관의 승인이 필요하다. 생체의학제품의 개발은 일반적으로 다음 단계로 이루어진다.

1. 생체 외 실험(in vitro testing)
2. 건강한 실험용 동물을 이용한 생체 내 실험(in vivo testing)
3. 가능하다면 질병을 가진 동물모델을 이용한 생체 내 실험
4. 제어된 임상 시도

새로운 장치가 안전하고 효과적이라는 것을 증명하기 위하여 이러한 시험결과가 FDA에 보고된다. 시험의 양과 임상적 시도가 요구되느냐 아니냐 하는 것은 제시된 제품의 인식된 위험성에 달려 있다. 이들의 의도적인 사용처에 따라 제품들은 I, II 및 III군으로 구분된다. III군에 속하는 장치들은 더 복잡하고, 생명을 구하거나 연장하는 것과 더 직접적으로 관련된다. 이와같이, 이들은 보통 임상실험의 요구를 포함하여 가장 엄격한 기준을 만족시켜야 한다. 여기서, FDA가 소재가 아닌 장치를 승인한다는 것을 주목하는 것이 중요하다. 즉, 현재 사용되고 있는 특정 생체재료들은 승인된 최종 장치에 사용되는 것만을 말한다.

1.4 생체재료의 종류

생체재료학자의 가장 중요한 임무 중의 하나는 특정한 응용을 위하여 적절한 소재를 선택하는 것이다. 일반적으로 소재들은 탄소원자로 구성된 유기소재와 그렇지 않은 무기소재로 구분될 수 있다. 더 자세히 말하면 생체재료는 금속, 세라믹 및 고분자 중 하나이다.

1.4.1 금속

금속은 고이동성 전자들이 비방향성의 금속결합을 이루고 있는 무기물질이다(결합의 종류에 대한 더 자세한 사항은 1.7절을 보시오). 생체의학적 용도로 많이 사용되는 금속과 합금(여러가지 원소 금속의 조합)들을 표 1.2에 나타내었다. 금속은 전기전도성을 가지며, 강도가 우수하고, 복잡한 모양을 비교적 쉽게 제조할 수 있다. 이러한 특성으로 인해 금속은 정형외과적 대체품(고관절과 무릎)(그림 1.4), 치과용 충전재, 두개 안면부(craniofacial) 복원, 스텐트와 심박동기유도 장치(pacemaker lead) 등 심장혈관용 제품에 적합한 물

표 1.2 생체의학적용도로 사용되는 금속들

금속	응용
코발트-크롬 합금	인공심장판막, 치과보철물, 정형외과 고정판, 인공관절부품, 맥관스텐트(vascular stent)
금과 백금	치과용 충전재(dental filling), 인공와우(Cochlear Implant)용 전극
은-주석-동 합금	치과용 아말감
스테인레스 스틸	치과보철물, 정형외과 고정판, 맥관스텐트
티타늄 합금	인공심장판막, 치과임플란트, 인공관절부품, 정형외과 나사 심박조율기(pacemaker) 케이스, 맥관스텐트

표 1.3 생체의학적용도로 사용되는 세라믹

세라믹	응 용
알루미늄 옥사이드	정형외과 관절대체부품, 정형외과 내력(load-bearing) 임플란트, 임플란트 코팅, 치과용 임플란트
생체활성 유리	정형외과 및 치과용 임플란트 코팅, 치과용 임플란트, 안면부 재건 부품, 골이식 대체물(bone graft substitute materials)
칼슘 포스페이트	정형외과 및 치과용 임플란트 코팅, 치과용 임플란트 소재, 골이식 대체물, 골시멘트(bone cement)

질이다.

1.4.2 세라믹

세라믹은 전자주게와 전자받게 원소간에 비방향성의 이온결합을 이루고 있는 무기물질이다. 생체의학적 용도로 많이 사용되는 세라믹 물질들을 표 1.3에 나타내었다. 세라믹은 금속과 같이 결정을 함유할 수도 있고, 무정형 글라스일 수도 있다. 세라믹은 대단히 딱딱하고 금속보다는 내부식성이 더 좋다. 하지만, 세라믹은 이온결합의 특성상 대단히 깨지기 쉽다. 세라믹과 자연 뼈의 화학적 유사성으로 인해 세라믹은 정형외과 임플란트 부품 또는 치과용 재료로서 흔히 사용된다(그림 1.4). 취성특성 때문에 세라믹은 보통 작은 힘을 받는 응용분야에서 사용된다.

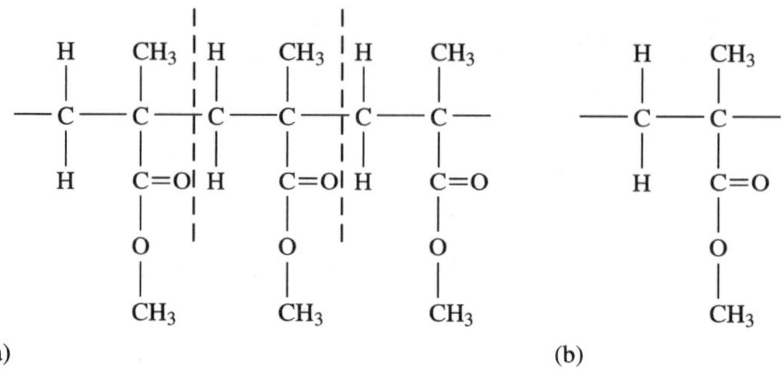

그림 1.7 골시멘트로 보통 이용되는 고분자인 PMMA의 화학적 구조. (a)는 반복단위를 가리키는 점선과 함께 고분자 사슬의 한 분절을 나타낸다. 이는 (b)에 다시 나타내었다.

1.4.3 고분자

다른 두 가지 생체재료와 달리 **고분자**는 방향을 갖고 있는 공유결합으로 연결되어 있는 긴 사슬로 이루어진 유기물질이다(그림 1.7). 고분자는 넓은 범위의 물리적 화학적 특성으로 인해 생체의료용 소재로 폭넓게 사용된다(그림 1.4). 생체재료로 이용되는 합성고분자의 예를 표 1.4에 나타내었다. 인체에서 보통 발견되는 단백질과 같이 천연적인 자원에서 얻어지는 고분자들은 생체재료로서 널리 사용되어져 왔다. 이러한 합성 및 천연 고분자의 응용분야를 표 1.4에 나타내었다.

물리적 특성면에서 특정한 조직에 특별히 적합한 여러 가지 고분자가 있다. 예를 들어, **엘라스토머**는 낮은 응력하에서 상당한 변형이 가능하고 응력을 제거하면 신속히 원래의 크기로 돌아올 수 있다. 이는 이 물질이 조직의 탄성이 중요한 요구특성인 심장혈관 응용에 적합할 수 있음을 제시한다. **수화겔(hydrogel)**이라 불리우는 또 다른 고분자는 물에서 팽윤되며, 완전히 용해되지 않고 구조를 유지하며 상당한 양의 물을 보유할 수 있는 특성을 나타낸다. 이러한 특성으로 인해 수화겔은 다양한 연성조직공학에 적용되어져 왔다.

생체재료의 벌크특성과 표면특성을 향상시키기 위하여 고분자는 **복합재료** 형태로 제조될 수 있다. 복합재료는 두 개 이상의 화학적으로 상이한 구성성분−이중 하나는 고분자−으로 이루어진 물질이다. 복합재료는 주로 기계적 성질을 최적화하기 위하여 제조되며, 보통 섬유상 보강재료(주로 카본섬유)를 고분자에 분산시킨 형태가 많이 사용된다. 복합재료에 관한 상세한 논의는 이 책의 범위를 넘어서지만, 인체조직 구조가 섬유강화 복합재료와 유사하다는 것은 흥미롭다.

표 1.4 생체의학적용도로 사용되는 합성고분자와 천연고분자

고분자	응 용
합성고분자	
poly(2-hydroxyethyl methacrylate)	콘택트렌즈
poly(dimethyl siloxane)	가슴지방임플란트, 콘택트렌즈, 손가락관절대체품
poly(ethylene)	정형외과 관절 임플란트
poly(ethylene glycol)	약제충전재, 상처드레싱(wound dressing)
poly(ethylene terephthalate)	혈관이식편, 수술봉합사
poly(ε-caprolactone)	약물전달장치, 수술봉합사
poly(lactic acid-co-glycolic acid)	흡수가능메쉬, 수술봉합사
poly(methyl methacrylate)	골시멘트, 진단콘택트렌즈
poly(tetrafluoroethylene)	혈관이식편, 수술봉합사
poly(isoprene)	장갑
poly(propylene)	수술봉합사
천연고분자	
알지네이트	상처드레싱
키토산	상처드레싱
콜라겐	정형외과치료기질, 신경치료기질, 조직공학기질
엘라스틴	피부재생기질
피브린	지혈제품, 조직실란트
글리코스아미노글라이칸	정형외과치료기질
히알루론산	정형외과치료기질

1.4.4 천연고분자 vs. 합성고분자

천연고분자는 체내에 있는 물질(콜라겐, 피브린, 또는 히알루론산) 또는 체외물질(키토산, 알지네이트)로부터 만들어질 수 있다. 사람의 체내에서 가장 흔히 발견되는 천연 생체재료는 단백질 **콜라겐**이다. 콜라겐은 여러 다른 형태로 다양한 조직에 존재하며, 이중 타입 I과 타입 II가 생체재료로 이용되어져 왔다. 또 다른 단백질 기반 물질인 피브린은 혈액응고인자인 피브리노젠과 트롬빈(thrombin)의 조합으로부터 생성된다. 콜라겐과 피브린은 모두 연골손상을 치료하기 위한 조직공학적 용도 및 다른 정형외과적 응용에 사용되어져 왔다.

단백질외에도 천연고분자는 당(탄수화물)으로부터 얻어질 수 있다. **히알루론산**은 사람의 조직에서 생기는 탄수화물분자의 한 예이다. 절지동물의 외골격(arthropod exoskeletons)에서 발견되는 당 기반 물질인 키토산, 조류(algae)에서 형성되는 아가로스(agarose),

해초로부터 얻어지는 알지네이트 등은 현재 여러 가지 응용을 위한 생체재료로서 연구되어지고 있다. 예를 들어, 키토산과 알지네이트는 상처 드레싱으로 시험되어 왔다.

천연고분자와 합성고분자는 모두 장단점이 있으며, 어떤 물질이 다른 물질에 비하여 특정응용에서 더 적합할 수 있다. 많은 경우 천연고분자는 대체하고자 하는 조직과 유사한 화학적 조성을 갖는다. 그러므로, 그들은 시간이 경과함에 따라 주변조직과 더 완전히 일체화될 수 있거나 또는 조직이 요구하는 변화에 더 쉽게 대응할 수 있다. 하지만, 임상적 응용을 위한 대량 확보와 이들의 비교적 낮은 기계적물성 및 병원체 제거에 대한 불확실성 문제 등이 있다. 더욱이, 이러한 분자들은 인간의 면역체계에서 이물질로 인식될 수 있어, 거부반응을 야기할 수 있다. 또 다른 문제점은 생체재료가 단일한 천연물에서 얻어지는 고분자가 아니라 탈세포적인 조직(decellularized tissue)에 기반을 두고 있을 때 발생한다. 여기서는 장치의 손상을 유도하는 석회화(14장에서 논의됨)가 특별한 문제가 된다.

반면, 합성고분자는 쉽게 대량생산이 가능하고 소독할 수 있어 상기한 문제가 일어나지 않는다. 더욱이 합성고분자의 물리적, 화학적, 기계적물성 및 분해특성은 특정 응용을 위해 제어가능하다. 하지만, 특별히 처리되지 않는다면 대부분의 합성물질은 조직과 자발적으로 상호작용하지 않으며 따라서 성공적인 이식치료효과를 얻을 수 없다. 또한, 특정 응용에서 인체에 사용할 수 있는 감독기관에 의해 승인받은 합성고분자는 거의 없다.

원료물질에 관계없이 이 절에서 설명한 고분자재료들은 여러 가지 중요한 공통적인 특성을 가지고 있으며 모두 유사한 기술을 이용하여 개질되거나 또는 가공될 수 있다. 그러므로, 다음 장에서는 "고분자"란 용어는 천연고분자와 합성고분자를 일컫게 될 것이다.

예제 1.3

다음의 생체재료군 중 어떤 것이 낮은 하중에서 큰 변형을 견뎌야 하고 하중을 제거하면 원래의 크기로 신속히 돌아와야만 하는 조직인 인공힘줄(tendon)을 만드는 데 가장 적합할 것인가? 그 이유는?

(a) 금속
(b) 세라믹
(c) 고분자

풀이: (c). 고분자재료 중 낮은 하중에서 큰 변형을 일으킬 수 있고, 탄성복원력이 우수한 엘라스토머가 이러한 응용에 적합하다. 금속과 세라믹은 전형적으로 작은 인장변형에서 파괴될 수 있고, 또한 전형적으로 작은 인장변형을 일으키기 위해서는 큰 하중을 필요로 한다.

1.5 생체재료의 가공

재료의 종류와 함께 가공방법의 선택은 생체재료학자들에게는 또 다른 중요하게 고려해야 하는 사항이다. 가공은 강도와 같은 재료의 벌크특성 뿐 아니라 표면특성에 영향을 미칠 수 있다. 사실, 재료의 다른 물성은 그대로 유지시키면서 표면의 물리적 또는 화학적 특성만을 변화시키기 위한 여러 가지 가공기술이 개발되어져 왔다. 이러한 기술 중에는 금속 골반임플란트의 주변골조직과 일체화를 향상시키기 위한 세라믹 스프레이 코팅 또는 카세타의 감염을 방지하기 위한 항생제 코팅기술 등이 있다(이러한 방법에 대한 자세한 내용은 7장을 보라).

가공은 또한 재료를 특정한 형태로 제조하기 위해 필요하다. 재료의 형태는 필요한 표면적을 변화시키며, 이는 결국 분해특성과 생물학적 반응에 영향을 줄 수 있다. 임플란트의 기하학적 형태는 대체해야 하는 조직의 특성에 의해 결정된다. 예를 들어, 피부 응용을 위한 생체재료는 쉬트형태, 인조혈관이식편용으로는 실린더 형태로, 고관절 대체시술을 위해서는 볼/컵형태가 조합된 형태로 제조될 수 있다.

1.6 생체재료의 주요 성질

주어진 응용을 위한 생체재료의 선정과 적절한 가공기술은 재료의 열화특성, 표면 및 벌크특성 등을 고려하여 결정된다. 아래에 설명하듯이 이러한 각각의 특성들은 생물학적 반응에 직접적으로 영향을 미친다. 이러한 성질들은 주어진 임플란트에 적합한 생체재료를 설계할 때 고려해야 할 가장 중요한 것이다.

1.6.1 생체재료의 열화특성(degradative properties)

임플란트의 형태와 크기, 인체 내의 위치 및 재료의 화학적, 물리적 특성 및 벌크와 표면특성은 in vivo 열화특성에 영향을 미친다. 체액의 온도와 pH가 비교적 온화하지만 염증이 있는 동안에 세포들은 이식된 부분으로 새로이 보충되며, 이는 활성물질을 생성함으로써 그 부분을 가혹한 환경으로 변화시켜 재료의 열화를 촉진시킨다.

열화는 이식에 따른 부작용 또는 생체재료의 화학적 특성에 따라 일어날 수 있다. 그러한 생체재료들은 현재 조직공학용 세포운반체와 생체활성인자로서 연구되고 있다. 바람직한 열화와 바람직하지 못한 열화 모두 임플란트 설계를 위해서는 열화(환경안정성)에 의한 손상이 일어나는 시간이 중요하다. 더욱이 열화에 의한 부산물의 생체적합성은 손상되지 않은 재료의 생체적합성과 함께 반드시 조사되어져야 한다. 열화거동과 열화되는 양은 임플란트 위치의 화학적 특성과 기계적 물성에 크게 의존하기 때문에 생체재료의 열화시간과 일어날 수 있는 염증작용을 정확히 평가하기 위하여 in vivo 실험이 요구된다.

1.6.2 생체재료의 표면특성

어떤 재료의 생물학적 반응은 표면에 부착(흡착)되는 단백질에 의해 크게 영향을 받는다. 생체재료의 표면특성은 단백질 흡착을 결정하며, 따라서 이는 생체재료학자들에게 있어 중요한 관심사이다. 재료의 표면은 물질의 가장 바깥쪽에 있는 몇 개의 원자층으로 정의된다. 특정한 가공공정은 재료의 가장 바깥층만을 변화시키며, 세포와 인체 내의 단백질과의 상호작용 때문에 표면의 특성은 다른 부분(벌크)의 특성과는 다를 수 있다.

표면특성은 화학적, 물리적 특성 모두를 말한다. 표면의 화학적 특성의 한 예는 소수성이다. **소수성**(말 그대로 "물을 싫어하는")재료는 물과 친화적인 상호작용을 하지 않는 여러 가지 화학적 성분을 포함하고 있다. 이에 반해, **친수성**("물을 좋아하는") 물질들은 물과 친화성을 갖는다. 소수성은 in vivo에서 발견되는 것과 같은 수용액 환경에서 생체재료에 단백질의 흡착에 영향을 주는 가장 중요한 인자 중 하나이다.

표면조도와 같은 표면의 물리적 특성도 또한 생체재료와 단백질 및 세포반응에 영향을 미친다. 화학적 방법과 가공기술의 조합에 의해 생길 수 있는 표면거칠기는 임플란트 표면에서 생물학적 성분들을 물리적으로 포획하도록 작용할 수 있으며, 이에 의해 생체재료와 주변 조직 간의 상호작용이 변화된다.

예제 1.4

콘택트렌즈로 사용하기 위해서는 소수성과 친수성 고분자 중 어떤 것이 더 적합한가? 그 이유는? 이러한 응용에 있어서 용융온도(T_m)가 37℃ 이상인 것이 더 적합한가 그 이하인 것이 더 적합한가? 이유는?

풀이: 안구의 수용성 환경과 더 적절히 상호작용하기 위해서는 친수성 고분자가 더 적합하다. 또한, 이러한 응용에서 재료가 체온(37℃)에서 용융되면 안 되므로 용융온도(T_m)는 37℃ 이상인 것이 더 적합하다.

예제 1.5

증류수 1 ml를 아래에 보여지는 바와 같이 각 물질에 떨어뜨렸다. 어떤 물질이 더 친수성인가? 이유는?

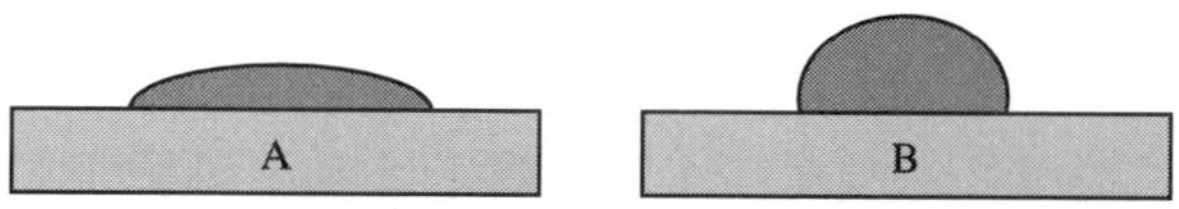

풀이: 재료 A가 더 친수성임. 주어진 양의 물에 대해 상호작용하는 표면적은 A가 더 크다. 따라서, A의 표면이 더 친수성이다. 즉, B보다 물에 대해 더 친화성을 갖고 있다.

1.6.3 생체재료의 벌크특성

전체적인 생체적합성은 벌크특성에도 의존한다. 더욱이 이는 어떤 재료의 특정 응용에의 적합성을 결정하는 가장 중요한 인자이다. 벌크특성은 표면특성보다는 초기 염증 작용에 덜 영향을 미친다. 하지만, 부적당한 벌크특성을 갖는 생체재료는 장치의 손상을 유도하기 때문에 벌크특성은 대부분 장기간에 걸쳐 영향을 미친다.

생체재료의 벌크특성은 **기계적 물성**, 물리적 특성 및 화학조성을 포함한다. 강도와 강성(stiffness)과 같은 기계적 물성은 대체하고자 하는 조직의 성질과 가능한 많이 일치되어야 한다는 점에서 매우 중요하다. 특히, 조직은 서로 다른 방향에서는 완전히 다른 기계적 물성을 나타낼 수 있다(**이방성**). 이는 많은 조직의 특이한 기능에 기인한다. 예를 들어, 다리의 긴 뼈는 걷거나 서 있는 동안에 대부분의 하중이 가해지기 때문에 다른 방향보다는 길이방향으로 더 큰 하중을 견딜 수 있다. 그러므로, 특정 부위에서 요구되는 기계적 물성은 복잡할 수 있지만 적절한 대체물을 선택할 때 고려되어져야만 한다. 더욱이 많은 임플란트들은 반복적인 하중을 견뎌내어 인체 내에서 요구되는 기능을 유지할 수 있어야 하므로 피로특성은 매우 중요하다. 예를 들어, 심장판막은 보통 사람의 경우 연당 40,000,000회 이상 열리기 때문에 인공심장판막을 설계할 때 이러한 피로특성은 중요하게 고려되어야만 하는 인자이다.

재료의 기계적 물성은 그들의 물리적 화학적 특성에 의해 크게 영향을 받는다. 벌크 **물리적 특성**은 결정화도 및 용융온도와 같은 열적전이 특성등을 포함한다. 결정화도는 수분흡수도를 변화시키고, 수분흡수는 생제재료 주변의 조직 및 단백질과의 상호작용뿐 아니라 열화특성에도 영향을 미칠 수 있기 때문에 매우 중요하다. 용융온도와 같은 전이점은 생체재료가 인체 내에서 장기간 안정해야만 하므로 또한 중요하다.

생체재료의 **화학적 조성**은 표면의 화학적 조성이 표면특성을 결정하는 것과 똑같이 다른 벌크특성들을 결정한다. 표면에서처럼 벌크소재의 중요한 화학적 특성 중의 하나는 소수성이다. 가장 기본적인 수준에서 많은 화학적 성질들은 재료에 존재하는 화학결합의 종류에 따라 다르다.

1.6.4 분석기술

열화특성, 표면 및 벌크특성이 생체재료의 생물학적 반응에 어떻게 영향을 미치는가를 더 잘 이해하기 위해서는 우선 그 특성들을 측정하는 것이 중요하다. 재료특성을 조사하기 위한 굉장히 많은 정량적, 정성적 분석기술이 개발되어져 왔으며, 이들은 이 책에서 계속 더 상세히 논의된다. **정량적** 방법들은 어떤 특성을 숫자로 측정하는 것이며(절대단위 또는 상대단위로), 반면에 **정성적** 실험들은 숫자로는 표현하지 않고 관심있는 특성의 전체적 개관을 제공한다. 예를 들어, 현미경으로 어떤 재료를 관찰하는 것은 정성적이며, 이에 반해 다음에 논의되는 기술들은 정량적이다.

열화특성과 벌크특성의 정량적 분석은 분광학, 크로마토그래피 또는 기계적 시험 등을 포함한다. 분광학은 물질이 서로 다른 형태의 에너지를 어떻게 흡수하는가를 측정하며, 이에 반해 **크로마토그래피**는 전하나 크기와 같은 화학적 특성에 기반을 두고 분자들을 물리적으로 분리하는 여러 가지 방법을 이용한다. 재료의 기계적 물성 측정은 시료를 미리 결정된 속도로 인장, 압축, 휨 등의 하중을 가하면서 측정된다.

표면은 화학적으로 활성을 띠므로 많은 표면분석기술은 오염을 방지하기 위한 특별한 시료준비단계 또는 장치가 요구된다. 하지만, 이러한 한계에도 불구하고 다양한 표면분석 방법이 개발되어져 왔다. 분광학적 방법과 같은 벌크특성 측정기술을 변형시킨 방법들도 있다. 더욱이 여러 가지 현미경과 같은 더 정성적인 방법들은 생체재료 표면의 구조와 표면형상에 대한 중요한 정보들을 제공할 수 있다.

예제 1.6

수화겔의 열화거동을 결정함에 있어 다음의 방법들은 각각 정량적인가 또는 정성적인가?

(a) 매 시간마다 육안검사
(b) 매 시간마다 수화겔의 질량 측정

풀이:
(a)는 정성적 측정이고 (b)는 정량적 측정임.

1.7 화학적 원리

일반적으로 특정한 응용을 위하여 가장 적절한 생체재료를 설계하거나 선택할 때 필수적으로 그 재료의 화학조성을 고려하게 된다. 왜냐하면, 이러한 화학적 조성이 그 재료의 중요한 특성에 영향을 미치기 때문이다. 그러므로, 이 절에서는 왜 각 물질이 서로 다른 고유한 특성을 나타내는 가를 이해하기 위하여 기초화학원리를 살펴본다. 재료과학의 중요한 부분인 화학구조와 거시적 특성 간의 상관관계에 대해서는 뒷장에서 논의될 것이다.

1.7.1 원자구조

여러 원자크기 이하의 물질들이 발견되었지만 이 책에서 우리는 원자를 핵과 핵을 중심으로 한 궤도전자로 이루어져 있는 가장 간단한 모델을 이용할 것이다(그림 1.8). 핵은 양성자와 중성자로 이루어져 있으며, 이들은 전자보다 훨씬 크다. 양성자수(각각이 1.67×10^{-19} Coulomb, C)는 원자의 원자번호(Z)이다. 전기적으로 중성인 원자에서 이러한 양전하는 동일한 수의 양성자와 동일한 크기의 음전하를 띠는 전자에 의해 균형을 이루게 된다. 중성자는 전기적으로 중성이지만 원자량(atomic mass)에 크게 기여한다.

원자량은 보통 원자량 단위(atomic mass unit, amu)로 나타낸다. 1 amu는 대략 양성자 및 중성자의 질량(1.66×10^{-24}g)과 동등하다. 예를 들어, 탄소원자는 6개의 양성자와 6개의 중성자를 가짐으로써 원자량은 12 amu이다.[2)] 한 원소의 원자 중량은 amu 또는 단위 몰당의 질량으로 표시될 수 있다. 1 몰의 재료는 6.023×10^{23}개(아보가드로 수)의 분자를 포함한다. 즉, 1 amu/분자=1 g/원소의 몰 수이다.

1.7.2 원자모델

지난 세기에 걸쳐 핵을 중심으로 움직이는 전자들이 파동과 같은 성질과 입자의 성질을 동시에 갖고 있다는 양자역학에 기반을 둔 상세 이론이 발전되어 왔다. 이러한 주제를 상세히 다루는 것은 이 책의 범위를 벗어나지만 이러한 두 성질을 묘사하는 간단한 모델에 대한 설명이 제시된다. 이 두 모델은 모두 옳으며 이들은 뒷장에서 어떤 것이 재료의 현상을 묘사하는 데 더 적합한가에 따라 각각 언급될 것이다.

1.7.2.1 보어모델

양자역학적 원리에 기반을 두고 발전된 처음(그리고 가장 간단한) 모델은 원자의 보어모델이었다(그림 1.8). 이 모델에서 전자들은 불연속적 에너지, 즉 오비탈에서 핵 주위를 공전하는 것으로 생각된다. 오비탈은 서로 일정한 크기의 에너지만큼 차이가 나며, 따라서 전자가 한 오비탈에서 다른 오비탈로 이동하기 위해서는 전자는 일정한 크기의 에너지를

---

2) 주기율표(그림 1.14)에서 보이는 원자량은 서로 다른 동위원소들의 질량의 평균값이다. **동위원소(Isotopes)**는 양성자와 전자의 수는 동일하나 핵에서 중성자의 수가 다른 값을 갖는다.

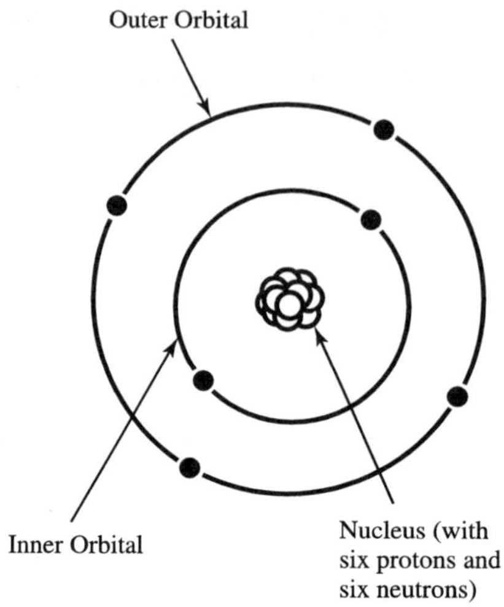

그림 1.8 보어의 원자모델. 원자는 핵(양성자와 중성자를 포함하는)과 궤도전자로 구성된다. 전기적으로 중성인 원자에서는 핵의 양전하는 동일한 수의 전자에 의해 균형을 이루고 있다. 이 모델에서 전자들은 불연속적인 에너지를 가지며 핵 주위를 도는 것으로, 즉, 오비탈로 묘사된다. 이러한 오비탈은 일정 크기의 에너지만큼의 차이가 나도록 분리되어 있다.

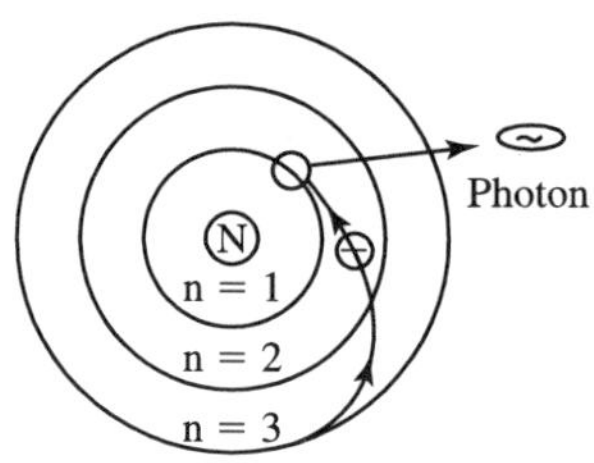

그림 1.9 어떤 원자가 특정파동수에 해당하는 에너지에 노출되면 원자는 여기상태에 이르게 되어 하나 이상의 전자를 더 높은 오비탈로 여기시킨다. 이러한 변화가 일어난 후 전자는 정상오비탈(바닥상태)로 돌아올 수 있다. 이때, 원래의 오비탈과 여기상태의 오비탈의 에너지차이 만큼의 에너지가 방출된다.

얻거나 또는 잃어버려야 한다. 어떤 원자가 특정파동수에 해당하는 에너지를 얻게 되면 전자가 더 높은 에너지를 갖는 오비탈로 여기하게 된다(그림 1.9 참조). 이러한 변화가 일어난 후 전자는 정상오비탈(바닥상태)로 돌아올 수 있다. 이때, 원래의 오비탈과 여기상태의 오비탈의 에너지차이 만큼의 에너지가 방출된다. 이러한 광자방출은 2장에서 논의될 재료의 여러 가지 특성분석기술의 기반이 된다.

1.7.2.2 파동역학모델

보어모델은 전자의 거동을 포함하는 여러 현상을 설명할 수 없다. 이는 원자의 파동역학적 모델의 발전으로 이어졌다. 이 모델에서 전자는 작은 입자인 대신에 파동과 같은 특성을 갖고 있는 것으로 여겨지며, 파동방정식으로 나타내어진다. 여기서, 오비탈은 전자가

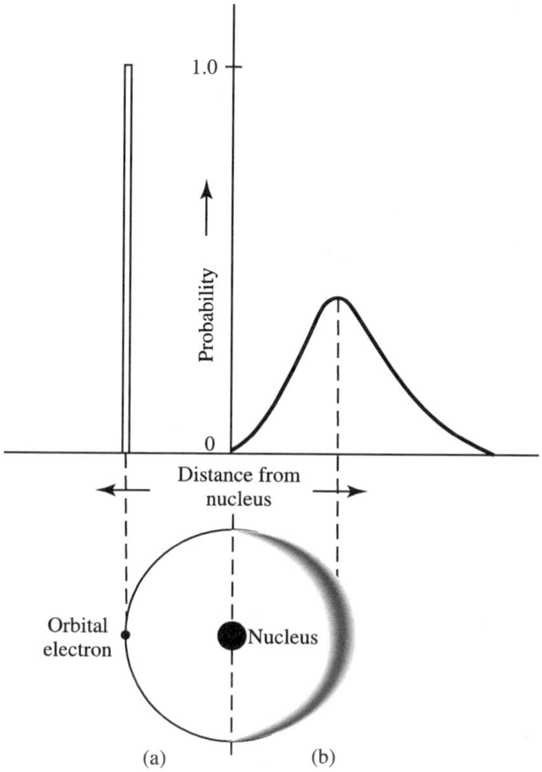

그림 1.10 (a) 보어모델 (b) 파동역학모델의 의해 묘사되는 수소 원자의 분포. 오비탈은 보어 모델과 파동역학모델에서 모두 불연속적인 에너지 레벨을 갖고 있다. 하지만, 파동역학모델에서는 오비탈은 전자가 핵 주위의 어떤 공간을 차지할 확률로 특징지어지며 확률방정식으로 나타내어진다.

핵 주위의 어떤 공간을 차지할 확률로 특징지어지며 확률방정식으로 나타내어진다(전자 구름). 그림 1.10은 보어모델과 파동역학모델로 묘사되는 바와 같이 핵으로부터 일정한 거리에 있는 수소원자를 발견할 수 있는 확률을 비교한다.

1.7.3 원자오비탈

1.7.3.1 부껍질(오비탈)의 모양

양자역학모델에 의하면 양자수(quantum number)라 불리는 4개인자 중 세 개가 전자확률 함수의 크기, 모양 및 방향성을 결정한다. 더 자세하게는 이 모델은 불연속적인 보어 에너지 상태를 *전자껍질(electron shell)*이라 하며, 이는 *부껍질*(종종 오비탈이라 함)로 나뉘어질 수 있다. 부껍질은 소문자 *s*, *p*, *d* 또는 *f* 등으로 나타낸다. 각 부껍질은 세 번째 양자수로 나타내어지는 여러 가지 에너지 상태를 가질 수 있다. 예를 들어, *d* 부껍질에는 5 가지의 에너지 상태가 있으며, *p* 부껍질에는 3개의 상태가, *s* 부껍질에는 하나의 에너지 상

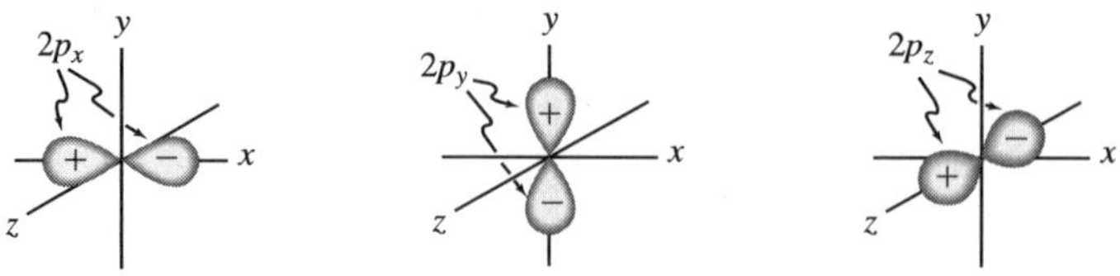

그림 1.11 2*p* 부껍질의 에너지 상태의 묘사. 각각의 부껍질은 전자확률함수에 의해 결정되는 것과 같은 특정한 모양을 갖고 있으므로(*p* 부껍질의 경우 아령모양) 서로 다른 에너지 상태는 서로 다른 축(*x*, *y*, *z*축)을 따라 배향하고 있는 동일한 부껍질에 의해 나타내어진다.

태만이 존재한다. 파동함수의 3차원적인 플롯은 각 부껍질이 오직 하나만의 특징적인 형태를 하고 있다는 것을 나타낸다. 서로 다른 에너지 상태는 세 방향으로 배향되는 동일한 부껍질로 묘사된다(그림 1.11). 이와같이 보어모델은 껍질을 부껍질로 나누고, 이들이 각각 일정한 에너지를 갖고 있다는 파동역학모델에 의해 더 정확해진다.

1.7.3.2 부껍질의 순서와 아우프바우 원리(Aufbau principle)

모든 가능한 양자 수를 사용한 파동방정식의 해는 모든 원소를 껍질과 부껍질로 나타낸다(그림 1.12). 이러한 시스템에서 껍질 수가 낮을수록 더 낮은 에너지를 갖는다는 것을 주목하는 것이 중요하다(1*s* 오비탈에 해당되는 에너지는 2*s*보다 낮으며, 등등). 더욱이 각

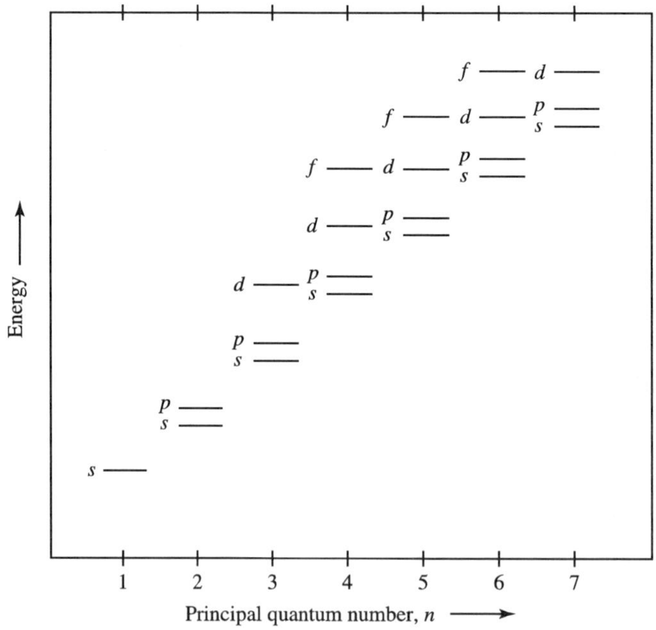

그림 1.12 모든 원소에 대해 껍질과 부껍질의 상대적 에너지. 껍질 수가 낮을수록 더 낮은 에너지를 갖는다는 것을 주목하라(1*s* 오비탈에 해당되는 에너지는 2*s*보다 낮다) 더욱이 각 껍질에서 부껍질의 에너지는 *s*에서 *f*로 갈수록 증가한다. 하지만, 에너지 상태가 껍질 사이에서 겹칠 수 있다 (예를 들어, 3*d* 부껍질의 에너지는 4*s* 부껍질의 에너지보다 더 크다).

껍질에서 부껍질의 에너지는 s에서 f로 갈수록 증가한다. 하지만, 에너지 상태가 껍질 사이에서 겹칠 수 있는데, 이는 d와 f 부껍질의 경우에 그렇다. 예를 들어, $3d$ 부껍질의 에너지는 $4s$ 부껍질의 에너지보다 더 크다.

이러한 일반적인 에너지상태에 대한 규칙을 따르면, 전자는 가능한 가장 낮은 에너지 상태에 있고 싶어할 것이라는 논리가 성립되며, 그러므로, 전자들은 에너지가 커지는 껍질과 부껍질을 차례로 채우게 될 것이다. 이는 각 오비탈은 두 개(스핀방향이 서로 반대인) 이상의 전자를 갖지 못한다는 또 다른 양자역학이론인 **Pauli의 배제원리(Pauli exclusion principle)**와 함께 원자의 **전자배치(electron configuration)**를 예측하는 토대를 제공한다. 잇달아 낮은 에너지 상태에서부터 전자를 더해 나가는 것은 **Aufbau 원리**라고 하며, 다음과 같은 규칙을 따른다.

1. 낮은 에너지상태를 먼저 채운다.
2. 어떤 오비탈도 두 개 이상의 전자를 가질 수 없으며(Pauli의 배제원리), 이들 두 전자는 그들의 고유각모멘텀(스핀)에 대해 서로 다른 방향을 가져야만 한다. 전자의 스핀은 두 가능한 방향을 가지며 이는 위, 아래 방향을 향하는 화살표로 나타내어진다(그림 1.13). 각 오비탈은 서로 반대로 스핀하는 두 개의 전자로 채워진다. 그러므로, s 부껍질은 최대 2개의 전자를 p 부껍질은 최대 6개의 전자를 그리고 d 부껍질은 10개의 전자를 가질 수 있다.
3. **Hund의 법칙**은 한 개 이상의 오비탈을 갖고 있는 부껍질(3개의 p 부껍질에서와 같이)에서 각 부껍질은 하나의 전자씩을 갖게 되며, 두 번째 스핀방향이 반대인 전자

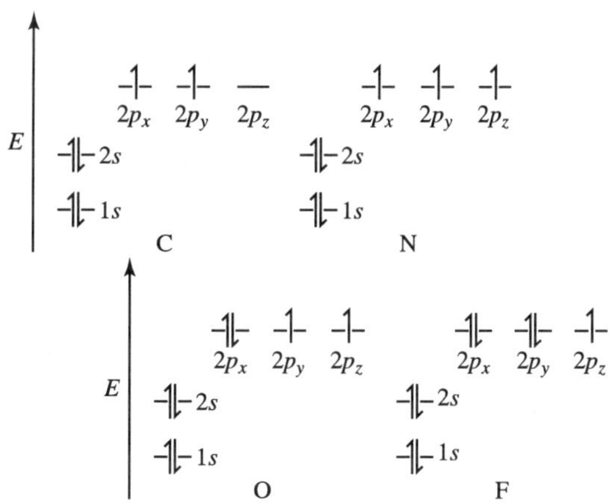

그림 1.13 탄소(C), 질소(N), 산소(O) 및 불소(F)의 안정한 전자배치. Pauli의 배제원리는 각 에너지 상태도 두 개 이상의 전자를 가질 수 없으며, 이들 두 전자는 그들의 고유각모멘텀(스핀)에 대해 서로 다른 방향을 가져야만 한다. 전자의 스핀은 두 가능한 방향을 가지며 이는 위, 아래 방향을 향하는 화살표로 나타내어진다. 그러므로, s 부껍질은 최대 2개의 전자를 p 부껍질은 최대 6개의 전자를 그리고 d 부껍질은 10개의 전자를 가질 수 있다. 이러한 4가지 예에서 s 부껍질은 전자가 꽉 차있고, 이에 반해 p 부껍질(탄소에서는 2개의 전자가, 불소에서는 5개의 전자가 존재한다)은 그렇지 않다.

는 각 부껍질에 더해진다.

전자배치는 보통 부껍질과 함께 그 안에 있는 전자의 수를 위첨자로 표시한다. 수소의 경우 이는 $1s^1$이며, 탄소는 $1s^2 2s^2 2p^2$로 나타낸다. 표 1.5에 몇 가지 원소의 전자배치를 나타내었다. 실제로 여러 가지 전자배치가 있다. 위에 언급된 규칙을 따라 나타낼 수 있는 전자배치는 그 원자의 **기저상태(ground state)**인 경우이다. 하지만, 여러 가지 방법으로 원자는 한 개 또는 그 이상의 전자가 더 높은 에너지레벨에서 발견되는 **여기상태(excited state)**에 놓이게 될 수 있다. 원자의 여기는 이 책의 다음 부분에서 논의될 여러 가지 분광학적 기술의 기초가 된다.

1.7.4 원자가전자(valence electrons)와 주기율표

Aufbau 원리에 따라 어떤 원자들은 오비탈에 전자가 완전히 꽉 채워질 수 있다(**닫힌 껍질계 배치, closed-shell configuration**이라 불린다). 이러한 원소들은 더 안정하며 따라서 화학반응에 참여하지 않는다. 다른 원소들은 오비탈에 전자가 부분적으로 채워진다(**열린 껍질계 배치**).

원자가전자는 최외곽껍질을 차지하는 전자들이다(여기서, 우리는 *s*와 *p* 부껍질을 주로 고려한다). 만약 이러한 원자가껍질의 부껍질들이 채워지지 않았다면 더 안정해지기 위하여 전자는 다른 원소에 있는 원자가전자를 공유하거나 교환할 수 있다. 이는 일차결합형성의 기본이 되며, 다음 절에서 논의될 것이다.

주기율표는 원소들을 원자가전자에 기반한 원자번호가 증가하는 순서대로 정리한 것이다(그림 1.14). 원소들은 열(족, group)에 있는 모든 원소들이 유사한 특성－보통 존재하는 원자가 전자수와 관련되는－을 가지도록 7줄(주기, period)로 놓인다. 닫힌 껍질계 배치를 하는 원소들은 18족(Group 18)에서 발견된다. 일반적으로 차트의 왼쪽에 있는 원소들은 완전한 원자가전자 수를 가지기 위하여 하나 또는 두 개의 전자를 더 필요로 하게 되고 따라서 전자를 내놓는 경향이 강하여 양이온이 된다. 이러한 원소들은 전기양성(electropositive)이라 일컫는다. 반면, 주기율표의 오른쪽에 있는 원소들은 최외곽에 전자를 꽉 채우기 위하여 전자를 받으려 하여 음이온을 형성하게 되므로 전기음성(electronegative)이다. 그림 1.14는 모든 원소의 전기음성도 값을 나타낸다. 뒤에서 논의되는 것처럼 두 원자간의 전기음성도차이는 이들 사이에 형성되는 결합의 형태를 결정한다.

표 1.5 몇 가지 원소의 기저상태 전자 배치(ground state electron configuration)

원소	기호	원자번호	전자배치
수소	H	1	$1s^1$
헬륨	He	2	$1s^2$
리튬	Li	3	$1s^22s^1$
베릴륨	Be	4	$1s^22s^2$
보론	B	5	$1s^22s^22p^1$
탄소	C	6	$1s^22s^22p^2$
질소	N	7	$1s^22s^22p^3$
산소	O	8	$1s^22s^22p^4$
불소	F	9	$1s^22s^22p^5$
네온	Ne	10	$1s^22s^22p^6$
소듐	Na	11	$1s^22s^22p^63s^1$
마그네슘	Mg	12	$1s^22s^22p^63s^2$
알루미늄	Al	13	$1s^22s^22p^63s^23p^1$
실리콘	Si	14	$1s^22s^22p^63s^23p^2$
인	P	15	$1s^22s^22p^63s^23p^3$
황	S	16	$1s^22s^22p^63s^23p^4$
염소	Cl	17	$1s^22s^22p^63s^23p^5$
아르곤	Ar	18	$1s^22s^22p^63s^23p^6$
포타슘	K	19	$1s^22s^22p^63s^23p^64s^1$
칼슘	Ca	20	$1s^22s^22p^63s^23p^64s^2$
스칸듐	Sc	21	$1s^22s^22p^63s^23p^63d^14s^2$
티타늄	Ti	22	$1s^22s^22p^63s^23p^63d^24s^2$
바나듐	V	23	$1s^22s^22p^63s^23p^63d^34s^2$
크롬	Cr	24	$1s^22s^22p^63s^23p^63d^54s^1$
망간	Mn	25	$1s^22s^22p^63s^23p^63d^54s^2$
철	Fe	26	$1s^22s^22p^63s^23p^63d^64s^2$
코발트	Co	27	$1s^22s^22p^63s^23p^63d^74s^2$
니켈	Ni	28	$1s^22s^22p^63s^23p^63d^84s^2$
동	Cu	29	$1s^22s^22p^63s^23p^63d^{10}4s^1$
아연	Zn	30	$1s^22s^22p^63s^23p^63d^{10}4s^2$
갈륨	Ga	31	$1s^22s^22p^63s^23p^63d^{10}4s^24p^1$
게르마늄	Ge	32	$1s^22s^22p^63s^23p^63d^{10}4s^24p^2$
알센닉	As	33	$1s^22s^22p^63s^23p^63d^{10}4s^24p^3$
셀레늄	Se	34	$1s^22s^22p^63s^23p^63d^{10}4s^24p^4$
브롬	Br	35	$1s^22s^22p^63s^23p^63d^{10}4s^24p^5$
크립톤	Kr	36	$1s^22s^22p^63s^23p^63d^{10}4s^24p^6$

Atomic number: 22 / Element: Ti / Atomic mass: 47.88 / Electronegativity value: 1.5

1	2	3	4	5	6	7	8	9	10	11	12	13	14	15	16	17	18
1 **H** 1.008 2.1																	2 **He** 4.003 -
3 **Li** 6.941 1.0	4 **Be** 9.012 1.5											5 **B** 10.81 2.0	6 **C** 12.01 2.5	7 **N** 14.01 3.0	8 **O** 16.00 3.5	9 **F** 19.00 4.0	10 **Ne** 20.18 -
11 **Na** 22.99 0.9	12 **Mg** 24.31 1.2											13 **Al** 26.98 1.5	14 **Si** 28.09 1.8	15 **P** 30.97 2.1	16 **S** 32.07 2.5	17 **Cl** 35.45 3.0	18 **Ar** 39.95 -
19 **K** 39.10 0.8	20 **Ca** 40.08 1.0	21 **Sc** 44.96 1.3	22 **Ti** 47.88 1.5	23 **V** 50.94 1.6	24 **Cr** 52.00 1.6	25 **Mn** 54.94 1.5	26 **Fe** 55.85 1.8	27 **Co** 58.93 1.8	28 **Ni** 58.69 1.8	29 **Cu** 63.55 1.9	30 **Zn** 65.38 1.6	31 **Ga** 69.72 1.6	32 **Ge** 72.59 1.8	33 **As** 74.92 2.0	34 **Se** 78.96 2.4	35 **Br** 79.90 2.8	36 **Kr** 83.80 -
37 **Rb** 85.47 0.8	38 **Sr** 87.62 1.0	39 **Y** 88.91 1.2	40 **Zr** 91.22 1.4	41 **Nb** 92.91 1.6	42 **Mo** 95.94 1.8	43 **Tc** 98 1.9	44 **Ru** 101.1 2.2	45 **Rh** 102.9 2.2	46 **Pd** 106.4 2.2	47 **Ag** 107.9 1.9	48 **Cd** 112.4 1.7	49 **In** 114.8 1.7	50 **Sn** 118.7 1.8	51 **Sb** 121.8 1.9	52 **Te** 127.6 2.1	53 **I** 126.9 2.5	54 **Xe** 131.3 -
55 **Cs** 132.9 0.7	56 **Ba** 137.3 0.9	57 **La*** 138.9 1.1	72 **Hf** 178.5 1.3	73 **Ta** 180.9 1.5	74 **W** 183.9 1.7	75 **Re** 186.2 1.9	76 **Os** 190.2 2.2	77 **Ir** 192.2 2.2	78 **Pt** 195.1 2.2	79 **Au** 197.0 2.4	80 **Hg** 200.6 1.9	81 **Tl** 204.4 1.8	82 **Pb** 207.2 1.9	83 **Bi** 209.0 1.9	84 **Po** 209 2.0	85 **At** 210 2.2	86 **Rn** 222 -
87 **Fr** 223 0.7	88 **Ra** 226 0.9	89 **Ac*** 227 1.1															

그림 1.14 주기율표는 원소들을 원자가전자에 기반한 원자번호를 증가하는 순서대로 정리한 것이다. 닫힌 껍질계 배치를 하는 원소들은 18족(Group 18)에서 발견된다. * 표시는 Lanthanoids와 Actinoids의 위치를 나타낸다.

1.7.5 이온결합

1.7.5.1 결합과 결합력-결합거리 곡선

1차 결합(primary bond)은 최외곽 전자의 공유 또는 이동을 포함하며 2차 결합보다 강하다. 2차 결합은 이 장의 뒷부분에서 논의될 것이다. 1차 결합을 표현하는 식들은 두 원자가 먼 거리에서 천천히 서로 다가감에 따라 일어나는 현상을 고려함으로써 가장 잘 나타내어질 수 있다(그림 1.15). 우선 원자가 서로 아주 멀리 떨어져 있으면 아무런 상호작용이 없을 것이다. 하지만, 원자들이 서로 가까이 다가갈수록 서로간에 인력(attractive force)과 반발력이 생기게 될 것이다. 이러한 힘의 세기는 원자간 거리에 의존한다. 원자간 인력은 결합의 종류에 따라 다르다. 그러나, 이 인력은 중간거리에서 원자간의 상호작용을 지배한다. 원자간 거리가 너무 가까워지면 반발력이 생기게 되는데, 이는 두 원자의 중심부 및 최외곽 전자가 서로 중첩됨에 의해 발생한다.

어떤 원자간 거리(r)에서 두 원자 간에 작용하는 전체 힘(F_{total})은 인력(F_A)과 반발력(F_R)의 합이다.

$$F_{total}(r) = F_A(r) + F_R(r) \tag{1.1}$$

그림 1.15에서 보듯이, 원자간 거리가 r_0일때, 전체 힘이 0가 되는 평형에 이르게 된다.

$$F_A(r_0) + F_R(r_0) = 0 \tag{1.2}$$

원자간 거리가 r_0일 때 전체 힘이 0가 되기 때문에 원자들은 이 거리만큼 떨어져 있으려 하며, 더 가까워지거나 더 멀어지려고 하지 않는다. 이 거리, r_0는 한 원자의 중심에서부터 다른 원자의 중심까지의 거리로서 두 원자간 **결합길이**이다.

에너지(E)는 힘(F)과 거리(r)의 곱으로 정의되므로 위의 식에서 거리가 무한대일 때까지 적분함으로써 힘으로부터 에너지으로 변환시킬 수 있다.

$$E_{total}(r) = \int_{\infty}^{r} F_{total}(r')dr' = \int_{\infty}^{r} F_A(r')dr' + \int_{\infty}^{r} F_R(r')dr' = E_A(r) + E_R(r) \tag{1.3}$$

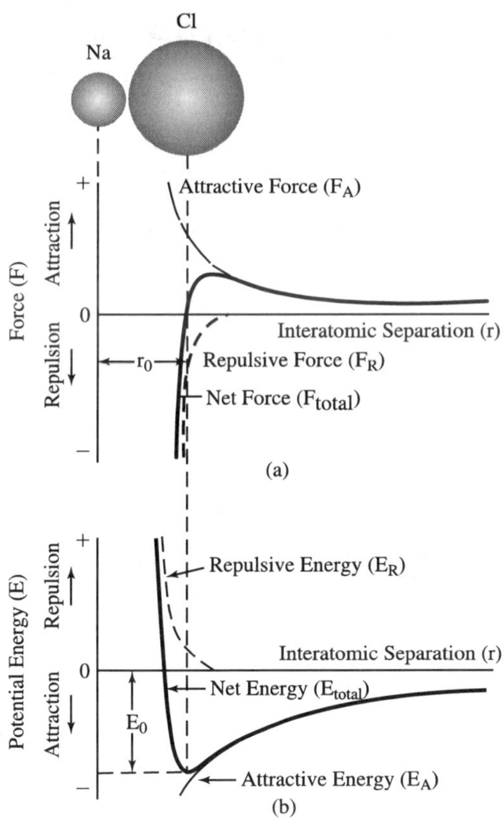

그림 1.15 (a) 원자간 거리의 함수로서 두 원자간의 인력, 반발력 및 전체 힘. 인력과 반발력의 세기는 원자간 거리에 의존한다. 원자간 거리가 짧을 때는 두 원자의 중심부와 최외곽 전자들의 중첩 때문에 반발력이 주로 작용한다. (b)원자간 거리의 함수로서 두 원자간의 인력, 반발력 및 전체 에너지. 원자간 거리 r_0에서 전체 에너지가 최소 값을 갖는 것을 주목하라. 이 최소에너지가 두 원자간의 결합에너지(E_0)에 해당된다.

그림 1.15(b)는 원자간 거리(r)에서 인력(E_A), 반발에너지(E_R) 및 전체에너지(E_{total})를 나타낸다. 그림 1.15(a)의 힘-거리 곡선과 같이, 전체 에너지는 인력에너지와 반발에너지의 합이다. 힘-거리 곡선에서와 마찬가지로 원자간 거리 r_0에서 전체 에너지가 최소 값을 갖는 것을 주목하라. 이 최소에너지가 두 원자 간의 **결합에너지**이며 이들 두 원자들을 무한대 거리만큼 떼어 놓는 데 필요한 에너지를 나타낸다.

1.7.5.2 이온결합의 특성

1차 결합은 이온결합, 공유결합, 금속결합의 3가지가 있다. 위에서 상세히 기술한 원자간 거리에 따른 결합에너지의 변화 개념은 에너지 vs. 원자간 거리 곡선의 크기와 형태가 서로 다를 수 있지만, 모든 형태의 1차 결합에 대해 적용할 수 있다. 이온결합이 결합력과 결합에너지에 대한 상기한 모델에 잘 들어맞으므로 먼저 이온결합에 대해 논의한다.

이온결합은 전기음성도 차이가 큰, 예를 들어 1족과 16족 또는 17족에 있는, 원소 들 간에 일어난다. 가장 일반적인 이온결합 분자는 NaCl이다. 이 경우 Na($1_s^2 2S^2_s 2p^6 3_s^1$)의 최외곽에 있는 전자 1개는 최외곽의 전자가 1개 부족한 높은 전기음성도를 갖는 Cl ($1_s^2 2S^2 2p^6 3_s^2 3p^5$)로 옮겨지게 된다. 이러한 전자의 이동에 의해 Na 양이온과 Cl 음이온이 생성된다. 이들 이온들은 모두 최외곽에 전자가 꽉 채워져 있다. 이로 인해 두 원자간에 정전기적 인력이 발행하며 이는 이온 결합에 있어서의 인력의 원천이다. 이러한 힘의 크기, 쿨롱힘(Coulombic force) (F_C)는 이온의 전하량과 이온간의 거리(r)의 함수로 나타내어진다.

$$F_C(r) = \frac{-K_C}{r^2} \tag{1.4}$$

$$K_C = k_0(Z_1 q)(Z_2 q) \tag{1.5}$$

여기서, r은 이온 1과 2의 중심 간의 거리이며, Z_1과 Z_2는 하전된 이온의 원자가(valence)이며, k_0는 비례상수(9×10^9 VmC^{-1})이고, q는 단일전자의 전하량이다. 반발력(F_R)에 해당되는 다음 식은 이온들이 서로 가까이 다가감에 따라 크게 증가됨을 나타낸다.

$$F_R(r) = \frac{-K_R}{r^n} \tag{1.6}$$

여기서, K_R과 n은 상수이며, $n>2$이다. 위에서 논의된 바와 같이 이러한 식들을 적분함으로써 해당되는 인력과 반발에너지를 얻을 수 있다.

이온결합은 모든 방향에서 동일한 크기의 값을 가지며, 따라서 등방향성을 갖는다고 한다. 확실한 안정성을 갖기 위하여 각 음이온들은 양이온들에 의해 3차원적으로 에워싸여져 있어야 하며, 반대로도 마찬가지이다. 이는 이온성 결정의 구조를 결정하게 된다. 이온결합은 세라믹 물질에서 가장 일반적으로 나타난다. 앞서 논의한 세라믹의 특징적인 기계적 물성(높은 경도와 취성)은 이러한 결합 형태와 직접적으로 연관될 수 있다.

1.7.6 공유결합

공유결합은 이온결합에서처럼 전자의 완전한 이동보다는 최외곽 전자를 서로 공유함으로써 형성된다. 공유결합에 있어 원자 간의 인력은 전기적인 쿨롱 인력이 아니라 원자중심과 공유전자 간에 존재하게 되는 힘이다. 원자간 반발력은 원자로부터 중심전자가 서로 가까워짐으로써 생긴다. 공유결합은 고분자 재료에 존재한다.

1.7.6.1 원자궤도와 혼성화

원자가 형성할 수 있는 공유결합의 수는 존재하는 원자가 전자의 개수에 의존한다. 앞서 언급했듯이 원자부껍질(오비탈이라 불리우는)은 특정한 형태와 방향성을 갖고 있다. 공유결합의 형성이 더 잘 이루어지도록 이러한 오비탈들은 에너지와 형태를 바꾼다(혼성화). 예를 들어, 탄소는 2*s* 오비탈에 2개의 전자를, 2*p* 오비탈에 2개의 전자를 갖고 있다. 하지만, 메탄(CH_4)에서 탄소는 2*s* 오비탈에 있는 전자 1개가 세 번째 2*p* 오비탈로 올라갈 수 있는 충분한 에너지를 갖는다. 따라서, 모든 원자가 전자들은 4개의 sp^3 혼성오비탈을 형성하도록 변화된다. 이러한 혼성오비탈의 모양을 그림 1.16에 나타내었다. 전자가 높은 에너지를 갖는 오비탈로 올라가는 데 있어 에너지가 필요하지만, 새로이 형성된 혼성오

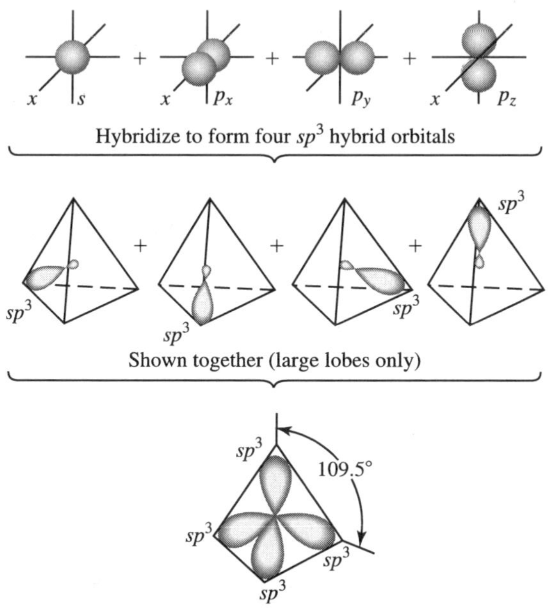

그림 1.16 2*s* 오비탈의 전자 1개와 3*s* 오비탈에 있는 3개의 전자로부터 형성되는 4개의 sp^3 혼성오비탈. 새로 형성된 오비탈들은 각각 다른 원자들과 공유결합을 형성하도록 방향성을 갖는 큰 로브를 갖게 된다.

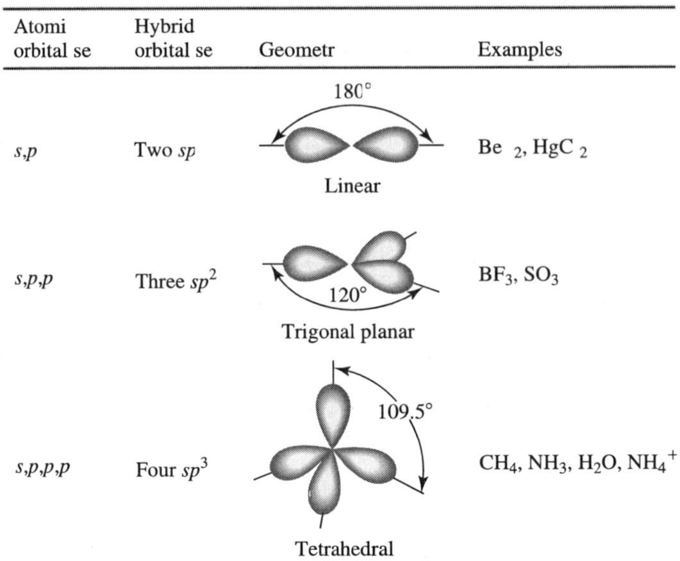

그림 1.17 일반적 혼성오비탈의 공간적 배향. 혼성오비탈의 공간적 배향은 어디에서 결합이 생기는지에 영향을 미치며 이로써 화합물에 따라 서로 다른 결합각을 갖게 된다.

비탈은 공유결합을 더 잘 형성하게 된다. 공유결합의 형성에 따라 발산되는 에너지는 혼성화를 위해 필요한 에너지를 상쇄하고도 남는다.

최외곽 전자의 개수에 따라 *sp*, sp^2, sp^3 혼성오비탈이 형성된다. 각각의 경우 큰 로브의 방향은 서로 약간씩 다르게 되며, 이는 전자간의 정전기적 반발력으로 인해 가장 안정한 원자구조는 그 로브들이 가능한 멀리 놓이게 될 것이라는 개념에 의해 결정된다. 대부분의 일반적인 혼성오비탈의 공간적 방향성은 그림 1.17에 나타내었다. 혼성오비탈의 공간적 배향은 어디에서 결합이 생기는지에 영향을 미치며 이로써 화합물에 따라 서로 다른 결합각을 갖게 된다. 이러한 결합각은 합성고분자와 천연고분자의 물리적 성질에 중요한 영향을 미친다.

이온결합과는 달리 공유결합은 공유전자들이 두 원자 사이에 놓이기 때문에 방향성을 갖게 된다. 이러한 방향성은 공유결합 물질의 전체 성질에 영향을 미친다. 두 원자의 핵간의 축을 따라 형성되는 결합을 **시그마(σ)결합**이라 한다. 이는 거의 모든 공유결합과 연관된 결합형태이다. 하지만, 이중결합이나 삼중결합과 같은 특별한 경우 [에틸렌(C_2H_4) 또는 아세틸렌(C_2H_2)에서 발견되는 그림 1.18을 보시오] 두 번째 결합형태, 즉, **파이(π)결합**을 고려해야 한다. 에틸렌에서는 CH_4에서처럼 sp^3으로 혼성화하지 않고, 각 탄소는 sp^2 혼성오비탈에 3개의 전자가 존재하고, 혼성에 참여하지 않은 *p* 오비탈에 한 개의 전자가 존재하게 된다. sp^2 혼성오비탈은 한 탄소가 두 개의 수소 및 다른 탄소와 σ결합을 형성한다[그림 1.18(a)]. 이는 각 탄소에서 혼성에 참여하지 않은 *p* 오비탈에 2개의 전자를 남기게 된다. 이러한 *p* 오비탈은 나란히 옆 방향에서 서로 상호작용하여 각 탄소의 최외곽

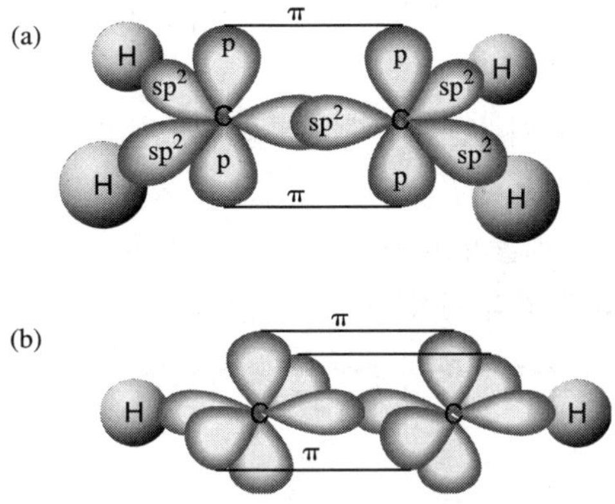

그림 1.18 에틸렌과 아세틸렌 분자에서의 π결합. (a) 에틸렌 분자에서의 공유결합. σ결합은 탄소와 각 수소간에 sp^2 혼성오비탈과 두 탄소 원자간의 sp^2 혼성오비탈과 같이 두 원자간의 핵간 축을 따라 형성된다. 이는 혼성에 참여하지 않은 p 오비탈에 두 개의 전자를 남기며, 이러한 p 오비탈은 나란히 옆 방향에서 서로 상호작용하여 각 탄소의 최외곽껍질을 채우게 되며, 이로써 핵 사이의 축과는 수직방향으로 π결합을 형성하게 된다. (b) 아세틸렌 분자에서의 공유결합. 두 번째 π결합은 에틸렌과 유사한 방법으로 형성된다. π결합은 σ결합만큼 강하지 않지만, 이러한 결합의 존재는 단백질과 합성고분자의 물성 및 활성에 큰 영향을 미친다.

껍질을 채우게 되며, 이로써 핵 사이의 축과는 수직방향으로 π결합을 형성하게 된다.

두 번째 π결합은 아세틸렌 분자[C-C 삼중결합, 그림 1.18(b)참조]에서 유사한 방법으로 형성된다. π결합은 σ결합만큼 강하지 않다. 그러나, 평면으로 배향되어 있는 분자의 운동은 일정부분 제한되기 때문에 재료의 강직성에 영향을 미치게 된다. 그러므로, 이러한 결합의 존재는 단백질과 합성고분자의 물성 및 활성에 큰 영향을 미친다.

예제 1.7

다음 고분자 주쇄의 오비탈 구조를 결정하시오.

풀이

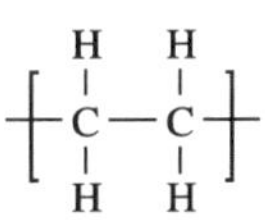

(a)

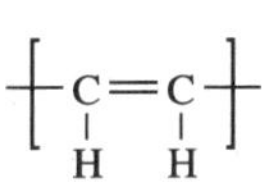

(b)

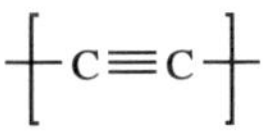

(c)

(a) σ결합은 폴리에틸렌의 주쇄에 있는 2개의 탄소 간에 sp^3 혼성오비탈의 겹침에 의해 형성된다.

(b) 1개의 σ결합 및 π결합이 폴리에틸렌 주쇄에 있는 2개의 탄소 간에 sp^2 혼성오비탈과 p 오비탈간의 겹침에 의해 각각 형성된다.

(c) 1개의 σ결합과 2개의 π결합이 폴리인(polyyne) 주쇄에 있는 2개의 탄소 간에 sp 혼성오비탈과 p 오비탈간의 겹침에 의해 각각 형성된다.

1.7.6.2 분자오비탈

원자오비탈과 혼성화의 개념은 공유결합의 여러 특성들을 설명하지만 에너지의 흡수와 들뜬 상태를 보다 완전하게 설명하기 위해서는 분자오비탈을 포함한 또 다른 분자모델이 필요하며, 이는 뒷장에서 논의될 여러 분광기술에 있어 중요한 개념이다. 분자오비탈은 원자오비탈과 많은 유사성을 가지지만, 분자오비탈은 전체 분자와 연관성이 있다. 원자오비탈과 같이 분자오비탈들도 특정에너지 레벨을 가지며 서로 다른 스핀을 갖는 2개의 전자만을 가질 수 있다. 분자오비탈은 결합성과 반결합성의 2가지 형태가 있다(그림 1.19).

결합성 분자오비탈(bonding molecular orbital)에서는 서로 다른 두 원자의 원자오비탈에 있는 전자를 나타내는 파동함수가 보강되는 방향으로 중첩되어 서로 강화된다. 이로써, 핵간의 축을 따라 전자를 발견할 확률이 매우 높아지게 되며, 이로써 핵과 강한 인력

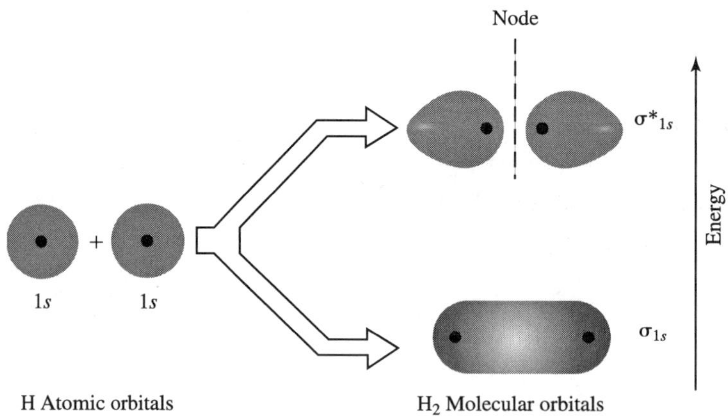

그림 1.19 H_2에서 결합성(σ)과 반결합성(σ^*) 분자오비탈을 형성하기 위한 두 H 1s 원자오비탈의 결합. 결합성 분자오비탈에서는 두 서로 다른 원자의 원자오비탈에 있는 전자를 나타내는 파동함수가 보강되는 방향으로 중첩되어 서로 강화된다. 이러한 오비탈은 대단히 안정되며 따라서 전자는 각각의 원자오비탈에 있을 때보다 더 낮은 에너지 상태에 있게 된다. 반면에, 반결합성 분자오비탈에서는 핵과 핵간의 영역에서 전자를 나타내는 파동함수가 비보강적인 방향으로 중첩되며 서로 상쇄된다(핵간에 노드가 생긴다). 이는 결합이 형성되어야 하는 바로 그 영역에서 전자가 배제되게 되므로 이러한 오비탈은 각 원자의 원자오비탈에 있을 때보다 덜 안정하게 된다(더 높은 에너지를 갖게 된다).

을 갖게 된다. 이는 대단히 안정되며 따라서 전자는 각각의 원자오비탈에 있을 때보다 더 낮은 에너지 상태에 있게 된다. 결합성 분자오비탈은 원자간 공유결합의 기반이다.

반면, 반결합성 분자오비탈(antibonding molecular orbital)에서는 핵과 핵간의 영역에서 전자를 나타내는 파동함수가 비보강적인 방향으로 중첩되며 서로 상쇄되며, 최대의 전자밀도는 핵의 반대방향에 있게 된다(그림 1.19). 이는 결합이 형성되어야 하는 바로 그 영역에서 전자가 배제되게 되므로 이러한 오비탈은 각 원자의 원자오비탈에 있을 때보다 덜 안정하게 된다(더 높은 에너지를 갖게 된다).

원자오비탈과 마찬가지로 σ 분자오비탈과 π 분자오비탈이 있다(그림 1.20). 결합성 및 반결합성 σ 분자오비탈은 두 핵 사이에서의 전자밀도를 나타내며, 이에 반해 결합성 및 반결합성 π 분자오비탈들은 원자오비탈이 옆에서 서로 중첩됨으로써 생기며 따라서 핵간의 축을 따라서가 아니라 공간에서의 전자밀도를 나타낸다(그림 1.20).

1.7.6.3 혼합결합

결합의 형태에 대한 상기 논의로부터 이온결합은 화합물의 원소간의 전기음성도 차이가 대단히 클 때 주로 형성되며, 공유결합은 전기음성도 차이가 작을 때 형성된다고 가정할 수 있다. 하지만, 이는 너무 단순한 설명이며 실제로는 결합의 형태 간에는 점차적 변화가 있다. 이와같이 많은 결합들은 부분적으로 이온성과 부분적으로 공유결합특성을 갖고 있다. 계산을 해 보면 전기음성도 차이가 약 1.7 정도이며 반은 공유결합성이고 반은 이온결합성인 결합이 생기게 된다. 많은 세라믹들은 이와같은 혼합된 특성을 갖고 있는 결

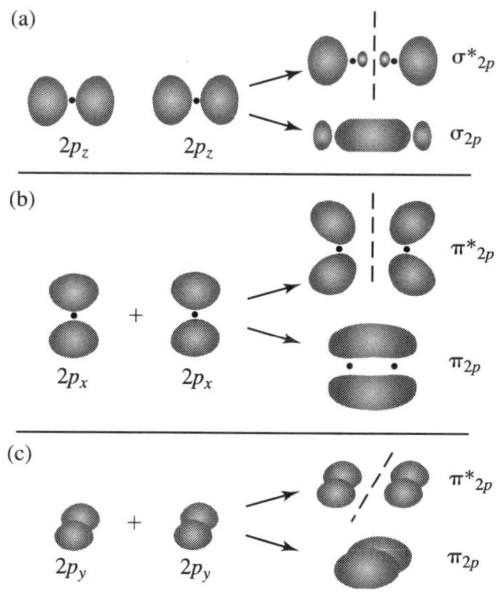

그림 1.20 (a) σ 분자오비탈. σ 결합성과 반결합성 분자오비탈은 두 핵간의 선상에서의 전자밀도를 나타낸다. (b–c) π 분자오비탈. π 결합성과 반결합성 분자오비탈들은 원자오비탈이 옆에서 서로 중첩됨으로써 생기며 따라서 핵간의 축을 따라서가 아니라 공간에서의 전자밀도를 나타낸다.

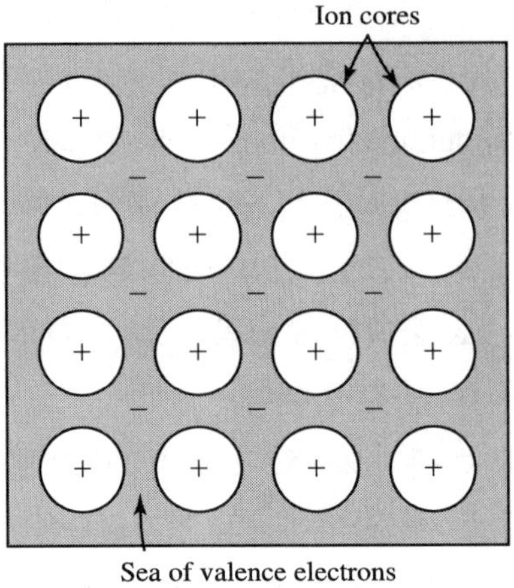

그림 1.21 (a) 금속결합의 개략도. 최외곽전자를 구속할 수 있는 전기음성적인 원소가 없기 때문에 전자는 전체에 속해 있다. 이로 인해 양전하 코어를 돌아다니며 감싸는 "전자구름" 또는 "전자바다"가 생성된다.

합을 하고 있다. 어떤 물질이 어느정도 이온결합 또는 공유결합 특성을 갖고 있느냐가 그 물질의 일반적인 물리적 특성에 영향을 미칠 것이다.

1.7.7 금속결합

금속결합은 일반적으로 전기양성적인 원소를 포함하는 재료에서 형성된다. 최외곽 전자를 구속할 수 있는 전기음성적인 원소가 없기 때문에 전자는 전체에 속해 있다. 이로 인해 양전하 코어를 돌아다니며 감싸는 "전자구름" 또는 "선자바다"가 생성된다(그림 1.21). 금속결합은 공유결합과 마찬가지로 전자를 공유하지만 이온결합과 같이 방향성을 갖지 않는다. 여기서, 최외곽 전자는 비편재화되어 있고 어떤 이온코어와 연관되어 동등한 확률을 갖는다. 금속은 전자의 이동으로 인해 높은 전기전도도를 나타낸다.

금속결합에서 인력은 양전하를 띠는 이온코어와 음전하를 띠는 전자구름 간의 정전기적 인력에 의해 야기된다. 반발력은 다른 결합형태와 유사하게 이온코어의 채워진 껍질이 중첩되기 시작함으로써 생긴다.

1.7.8 2차 결합

재료의 물성들은 1차 결합의 형태에 따라 주로 결정되지만, **2차 결합**(또는 **반데르발스결합**)도 중요한 역할을 할 수 있다. 2차 결합은 전자의 이동이나 공유를 수반하지 않는 분자간 인력이다. 따라서, 2차 결합은 1차 결합에 비해 훨씬 약하다. 일반적으로 이러한 인력은 여러 가지 이유 때문에 약간 양전하를 띠는 부분과 약간 음전하를 띠는 부분(**분자적**

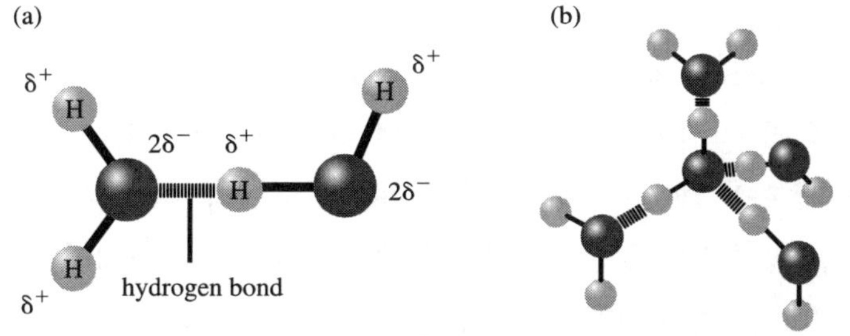

그림 1.22 (a) 물 분자간의 수소결합. 전기음성적인 산소는 수소 핵으로부터 전자를 끌어당긴다. 이는 산소원자의 비결합전자쌍과 연합되어 물 분자의 산소 부분이 부분적인 음전하를 띠도록 한다. 수소원자는 다른 물 분자의 음전하(산소) 끝과 상호작용하여 수소결합을 형성한다. (b) 물 분자에서 수소결합에 의한 3차원 격자구조.

쌍극자)을 갖고 있는 분자 간에 생긴다. 한 분자의 양전하 끝 부위가 다른 분자의 음전하 끝 부위와 쿨롱인력을 통하여 상호작용함으로써 3차원적 네트워크를 형성한다.

분자들은 반데르발스 인력을 야기하는 일시적인(진동하는) 쌍극자들을 가질 수 있지만 더 강한 2차 결합은 영구적인 쌍극자를 갖는 분자간에 존재한다. 이러한 분자들은 **극성분자**라 불리우며 물(H_2O) 등이 여기에 속한다. 물에서는 전기음성적인 산소는 수소로부터 전자를 끌어당긴다. 이는 산소원자의 비결합전자쌍과 연합되어 물분자의 산소 부분이 부분적인 음전하를 띠도록 한다(그림 1.22). 수소원자는 다른 물분자의 음전하(산소) 끝과 상호작용하여 수소결합을 형성한다. 이러한 수소결합은 물의 높은 열용량과 물이 액체에서 고체가 될 때(얼을 때) 부피가 팽창하는 특성을 설명한다. 뒷장에서 논의하겠지만 수소결합은 합성고분자와 단백질과 같은 천연물질의 구조(이에 따른 특성)에 나타난다.

요약

- 생체재료과학은 적절한 생체반응을 일으키며 생물학적 기능의 평가, 치료 및 기능 강화에 있어 생물학적 시스템과 상호작용하는 재료의 개발, 특성분석과 응용을 포함하는 넓은 범위를 다룬다.
- 생체재료분야는 1940년대에 산업용 소재에서부터 인공심장판막, 고관절대체품, 신장투석막과 같은 다양한 응용을 목적으로 한 맞춤 설계용 소재로 진화되어 왔다.
- 생체재료에 대한 생물반응은 형태, 분해특성, 표면화학, 벌크소재화학 및 기계적물성 등을 포함한 재료의 여러 가지 특성에 의해 크게 영향을 받는다. 또한, 이러한 생물학적 반응은 재료 그 자체에도 영향을 미칠 수 있다.
- 생체재료로 사용되는 주요 재료는 금속, 세라믹 및 고분자로 구분할 수 있다.

- 고분자재료는 합성에 의해 또는 천연적으로 얻을 수 있다. 천연고분자는 생물학적 원천으로부터 유래되며 대체하고자 하는 조직을 가장 유사하게 모방할 수 있으며, 주변의 조직과 잘 일체화될 수 있다. 그러나, 천연고분자는 공급이 제한적이며 기계적 물성이 낮고 병원(pathogen)을 옮길 가능성이 있다. 이에 반해, 합성고분자는 특정응용을 위해 적합한 특성을 가지도록 대량 생산되고 멸균처리될 수 있다. 그러나, 합성고분자는 주변의 생체조직과 능동적으로 상호작용하지 못한다.
- 생체재료의 가시적인 최종 응용은 생체재료에 요구되는 특성과 설계 기준을 결정한다. 표면거칠기 및 소수성 같은 표면 특성은 물질의 가장 바깥의 몇 개의 원자층의 특성으로 정의되며, 이러한 표면특성은 단기간에는 주변의 생물학적 환경과의 상호작용에 큰 영향을 미친다. 재료의 벌크특성은 기계적물성, 물리적성질과 화학조성 등을 포함하며 이들은 임플란트의 전체적 성능과 장기안정성에 크게 영향을 미친다.
- 생체재료는 특정한 기하학적 형태를 갖도록 가공될 수 있다. 생체재료의 기하학적 형태는 그 재료의 특성과 생물학적 상호작용에 영향을 미칠 수 있다. 예를 들면, 피부이식용으로는 얇은 쉬트형태가 적합하며 혈관이식편으로는 유연한 중공실린더 형태가 적합하다.
- 재료의 화학조성은 생체재료의 선정을 위한 일차적 고려사항 중 하나이다. 기본적인 분자화학모델에 의하면 원자가 중심부의 양성자 및 중성자로 이루어진 핵 주변에 양성자와 동일한 수의 전자가 궤도를 이루며 둘러싸고 있다. 궤도에서 전자의 정확한 위치는 불연속적인 에너지상태(보어 모델) 또는 공간점유확률(파동역학 모델)로 표현될 수 있다. 아우프바우 원리, Pauli의 배제원리와 Hund 법칙 등을 모두 연합함으로써 원자의 전자배치를 예측할 수 있다. 서로 다른 전자배치를 갖는 원자들은 이온결합(전자의 이동), 공유결합(전자공유), 금속결합(비방향성 전자 공유) 및 수소결합과 같은 2차 결합 등 여러 형태의 결합을 이루기 위해 상호작용할 수 있다.

문제

1.1 통상적인 생체재료의 응용 중 하나는 동맥의 한 부분을 대체하는 동맥이식편(arterial graft)의 제조이다. 동맥은 압력변화를 견딜 수 있고 혈류량을 조절할 수 있는 유연한 혈관이다. 동맥은 또한 혈관 내부에서 혈액응고를 억제하도록 평탄한 내벽을 가져야 한다.

(a) 동맥이식편을 제조하고자 한다. 세 가지 생체재료의 장점과 단점을 열거하시오. 동맥이식편으로의 응용을 위해서는 어떤 재료가 적합한가?

(b) 동맥이식편으로의 응용을 위해서는 재료의 어떤 특성이 고려되어져야 하는가?

(c) 당신은 이 응용을 위해서는 천연재료 또는 합성소재 중 어떤 것을 사용하겠는가? 각각의 장점과 단점은?

1.2 고관절 임플란트(그림 1.4 참조)와 같은 관절 교체재로의 응용을 위해서 여러 가지 생체재료가 사용될 수 있다. 고관절 교체재는 보통 고관절에 전달되는 큰 하중(한 다리로 서 있는 경우 대퇴골두에 체중의 2.4배 정도 되는 하중이 걸리게 됨; 점프와 달리기하는 경우 더 큰 하중을 받음)을 견뎌야 한다. 또한, 관절의 적절한 회전이 가능할 수 있어야 한다.

(a) 대퇴스템(femoral stem)으로 사용하려면 주요 생체재료 중 어떤 것이 적합한가? 이유는?

(b) 대퇴스템이 주변의 조직과의 일체화하려면 생체적합성을 갖는가? 그렇다면 이유는? 그렇지 않다면 그 이유는?

참고문헌

1. Williams, D.F. *The Williams Dictionary of Biomaterials*. Liverpool: Liverpool University Press, 1999.
2. Ratner, B.D., A.S. Hoffman, F.J. Schoen, and J.E. Lemons. "Biomaterials Science: A Multidisciplinary Endeavor," in *Biomaterials Science: An Introduction to Materials in Medicine*, B.D. Ratner, A.S. Hoffman, F.J. Schoen, and J.E. Lemons, Eds., 2nd ed. San Diego: Elsevier Academic Press, pp. 1–9, 2004.
3. Ratner, B.D. "A History of Biomaterials," in *Biomaterials Science: An Introduction to Materials in Medicine*, B.D. Ratner, A.S. Hoffman, F.J. Schoen, and J.E. Lemons, Eds., 2nd ed. San Diego: Elsevier Academic Press, pp. 10–19, 2004.
4. Park, J.B. and R.S. Lakes, *Biomaterials: An Introduction*, 2nd ed. New York: Plenum Press, 1992.
5. Malchesky, P.S. "Extracorporeal Artificial Organs," in *Biomaterials Science: An Introduction to Materials in Medicine*, B.D. Ratner, A.S. Hoffman, F.J. Schoen, and J.E. Lemons, Eds., 2nd ed. San Diego: Elsevier Academic Press, pp. 514–526, 2004.
6. Padera, Jr., R.F. and F.J. Schoen. "Cardiovascular Medical Devices," in *Biomaterials Science: An Introduction to Materials in Medicine*, B.D. Ratner, A.S. Hoffman, F.J. Schoen, and J.E. Lemons, Eds., 2nd ed. San Diego: Elsevier Academic Press, pp. 470–494, 2004.
7. Guida, G. and D. Hall, "Hip Joint Replacements," in *Integrated Biomaterials Science*, R. Barbucci, Ed. New York: Kluwer, pp. 491–525, 2002.
8. Galletti, P.M. "Prostheses and Artificial Organs," in *The Biomedical Engineering Handbook*, J.D. Bronzino, Ed., 1st ed. Boca Raton: CRC Press, pp. 1828–1837, 1995.
9. http://www.fda.gov. "United States Food and Drug Administration." Washington, DC.
10. Mark, J.E. *Physical Properties of Polymers Handbook*. Woodbury: American Institute of Physics, 1996.

11. Migliaresi, C. and H. Alexander. "Composites," in *Biomaterials Science: An Introduction to Materials in Medicine,* B.D. Ratner, A.S. Hoffman, F.J. Schoen, and J.E. Lemons, Eds., 2nd ed. San Diego: Elsevier Academic Press, pp. 181–197, 2004.
12. Shackelford, J.F., *Introduction to Materials Science for Engineers*, 5th ed. Upper Saddle River: Prentice Hall, 2000.
13. Pollack, Herman W. *Materials Science and Metallurgy*, 4th ed. Englewood Cliffs, NJ: Prentice Hall, 1998.
14. Callister, Jr., W.D. *Materials Science and Engineering: An Introduction,* 3rd ed. New York: John Wiley and Sons, 1994.
15. Vollhardt, K.P.C. and N.E. Schore, *Organic Chemistry*, 2nd ed. New York: W. H. Freeman, 1994.
16. Schaffer, J.P., A. Saxena, S.D. Antolovich, J. Sanders, T. H., and S.B. Warner, *The Science and Design of Engineering Materials*, 2nd ed. Boston: McGraw-Hill, 1998.
17. Brown, T.L., J. LeMay, H.E., and B.E. Bursten, *Chemistry: The Central Science*, 6th ed. Englewood Cliffs: Prentice Hall, 1994.
18. Alberts, B., D. Bray, J. Lewis, M. Raff, K. Roberts, and J. Watson, *Molecular Biology of the Cell*, 3rd ed. New York: Garland Publishing, 1994.
19. Villarraga, M.L. and C.M. Ford. "Applications of Bone Mechanics," in *Bone Mechanics Handbook*, S.C. Cowin, Ed., 2nd ed. Boca Raton: CRC Press, 2001.

Additional Reading

Bhat, S.V. *Biomaterials*, 2nd ed. Harrow: Alpha Science International Ltd., 2005.

Duncan, E. "Development and Regulation of Medical Products Using Biomaterials," in *Biomaterials Science: An Introduction to Materials in Medicine*, B.D. Ratner, A.S. Hoffman, F.J. Schoen, and J.E. Lemons, Eds., 2nd ed. San Diego: Elsevier Academic Press, pp. 788–793, 2004.

Galletti, P.M. and C.K. Colton. "Artificial Lungs and Blood-Gas Exchange Devices," in *The Biomedical Engineering Handbook*, J.D. Bronzino, Ed., 1st ed. Boca Raton: CRC Press, pp. 1879–1897, 1995.

Hallab, N.J., J.J. Jacobs, and J.L. Katz. "Orthopedic Applications," in *Biomaterials Science: An Introduction to Materials in Medicine*, B.D. Ratner, A.S. Hoffman, F.J. Schoen, and J.E. Lemons, Eds., 2nd ed. San Diego: Elsevier Academic Press, pp. 526–555, 2004.

Lemons, J.E. "Voluntary Consensus Standards," in *Biomaterials Science: An Introduction to Materials in Medicine*, B.D. Ratner, A.S. Hoffman, F.J. Schoen, and J.E. Lemons, Eds., 2nd ed. San Diego: Elsevier Academic Press, pp. 783–788, 2004.

Silver, F.H. and D.L. Christiansen. *Biomaterials Science and Biocompatibility*. New York: Springer, 1999.

Temenoff, J.S., E.S. Steinbis, and A.G. Mikos. "Biodegradable Scaffolds," *in Orthopedic Tissue Engineering: Basic Science and Practice*, V.M. Goldberg and A.I. Caplan, Eds. New York: Marcel Dekker, pp. 77–103, 2004.

Voet, D. and J.G. Voet. *Biochemistry,* 3rd ed. New York: John Wiley and Sons, 2004.

Vogler, E.A., "Role of Water in Biomaterials," in *Biomaterials Science: An Introduction to*

Materials in Medicine, B.D. Ratner, A.S. Hoffman, F.J. Schoen, and J.E. Lemons, Eds., 2nd ed. San Diego: Elsevier Academic Press, pp. 59–65, 2004.

Yannas, I.V. "Natural Materials," in *Biomaterials Science: An Introduction to Materials in Medicine,* B.D. Ratner, A.S. Hoffman, F.J. Schoen, and J.E. Lemons, Eds., 2nd ed. San Diego: Elsevier Academic Press, pp. 127–137, 2004.

CHAPTER 02

생체재료의 화학 구조

||| 주요 목표

여러 가지 형태의 결합에 대한 이해와 이들이 어떻게 금속, 세라믹 및 고분자와 같은 물질의 기본 단위를 이루고 있는지를 이해한다.

||| 특정 목표

1. 고분자, 금속 및 세라믹을 이루는 구성단위(building block) 비교
2. 금속과 세라믹에서 간단한 결정구조를 이루는 격자 인자 이해
3. 금속과 세라믹에서 결합과 불순물의 형태 비교
4. 확산의 간단한 모델의 이해와 적용
5. 고분자 합성의 일반적 방법 이해
6. 고분자의 화학적 구조가 규칙적 구조(결정)을 형성하는 데 어떻게 영향을 미치는지를 이해
7. 여러 가지 화학조성 분석기술의 이론과 한계 이해

2.1 서론: 생체재료의 결합과 구조

이 장에서는 1장에서 묘사되었던 결합의 형태가 3차원적으로 어떻게 여러 가지 생체재료를 형성하기 위해서 연결되는지에 초점을 맞추고자 한다. 이러한 물질들의 차이를 조금 더 완전히 평가하기 위하여 금속, 세라믹 및 고분자의 구조가 비교될 것이다.

이러한 논의를 위하여 **결정성 물질**과 **비정질 물질**을 구별하는 것이 중요하다. 결정성 물질에서는 원자들이 일정한 패턴으로 정렬되어 장범위질서(long range order)를 형성한다. 비정질 물질에서는 이러한 규칙적인 원자의 정렬이 없으며 액체와 같은 분자 구조를

가지는 것으로 생각될 수 있다. 금속은 전형적으로 결정성 물질이지만 세라믹과 고분자 물질은 화학적 조성과 가공방법에 따라 결정성 또는 비정질이 될 수 있다.

2.2 금속의 구조

금속의 화학적 구조를 먼저 논의해 보자. 금속은 여러 가지 의학적 응용을 목적으로 널리 연구되어져 왔으며, 관절대체제(joint replacement)로서 가장 적합한 소재로 알려져 있다. 금속은 결정성이며, 금속 결합은 비방향성이기 때문에 다양한 원자배열이 가능하여 여러 가지 결정구조를 형성할 수 있다.

2.2.1 결정구조

물질의 여러 가지 물리적 성질은 그 물질의 결정구조에 의존한다. 결정구조는 보통 그들의 **단위격자(unit cell)**을 기본으로 하여 묘사된다. **단위격자**는 결정의 한 작은 부분에서의 원자들의 규칙적인 배열로서 3차원적으로 계속 반복되어 최종 물질을 형성하는 작은 반복단위이다. 단위격자의 한계는 임의로 선택되지만, 표준격자(standard cell)는 그 모서리가 원자의 중심과 일치하는 평행육방체(parallelepipeds)이다. 그림 2.1은 간단한 입방체 단위격자(cubic unit cell)와 3차원적인 원자구조와의 관계를 다이어그램으로 나타낸다.

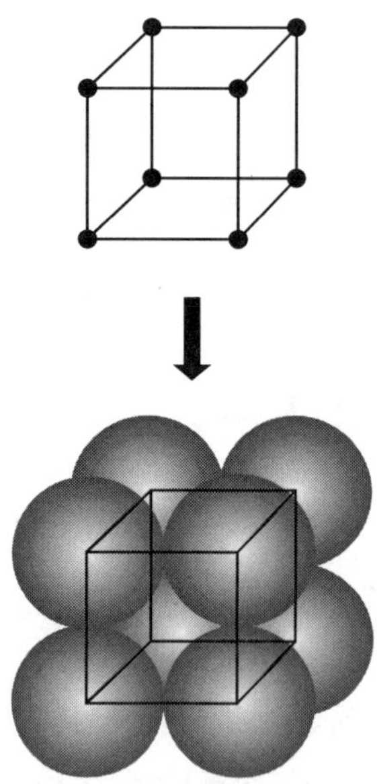

그림 2.1 간단한 입방체 단위격자(cubic unit cell)와 3차원적인 원자구조와의 관계. 최종 구조에서 단위격자의 모서리는 원자들의 중심과 일치한다.

결정구조를 논의할 때, **배위수(coordination number)**와 **원자충진율(atomic packing factor;APF)**과 같은 파라미터를 사용하여 이들을 비교하는 것이 편리하다. 결정에서의 각 원자는 같은 개수의 최인접 원자를 가지고 있으며, 이 수를 배위수라고 한다. 원자충진율은 **원자구모델(atomic hard-sphere model)**에 기초를 두고 있으며, 단위격자 내에서 원자구가 차지하는 부피로서 묘사된다(그림 2.2). 원자충진율은 어떤 특정한 구조에서 빈 공간이 얼마나 있는지를 나타내는 척도로서 다음 식으로 구할 수 있다.

$$\text{APF}=\frac{\text{volume of atoms in a unit cell(한 단위격자에의 원자 부피)}}{\text{total unit cell volume(전체 단위격자 부피)}}$$

2.2.1.1 면심입방 구조(Face-Centered Cubic Structure)

그림 2.1에서 보여진 바와 같은 간단한 입방체 단위격자는 나타내기는 쉽지만 실제로 이러한 결정구조를 갖는 물질은 거의 없다. 실제로 금속은 온도, 가공방법과 합금 등에 따라 다양한 결정구조를 갖는다. 많은 금속들의 경우 일반적인 결정구조는 **면심입방(face-centered cubic;FCC)**이다. 알루미늄, 구리, 납, 은과 금 등은 상온에서 이러한 결정구조를 갖는 금속들이다(표 2.1 참조). 이러한 기하입방체 형태에서 원자들은 입방의 모서리와 각 면의 중심에 위치한다(그림 2.2). 그림 2.2에서의 원자구모델을 살펴보면 기본격자의

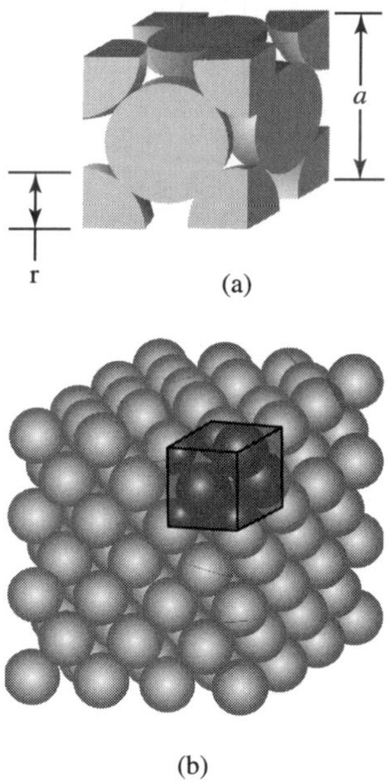

그림 2.2 (a) 면심입방 구조에서의 원자구모델. *a*는 단위정의 모서리의 길이를 *r*은 원자의 반지름이다. 이 기하학적 형태에서 원자들은 입방의 모서리와 각 면의 중심에 위치한다. FCC 결정의 원자충진율은 0.74이며, 배위수는 12이다. (b) FCC 결정의 단위격자와 더 큰 구조와의 상관관계. 원자들(즉, 격자점)들이 여러 개의 단위정 사이에서 어떻게 서로 공유되고 있는가(예를 들어, 각 모서리의 격자점은 8개의 인접 단위격자에 의해 공유되며, 면심의 원자는 2개의 단위격자에 의해 공유된다)를 주목하시오.

표 2.1 일반적 금속의 결정구조

금속	결정구조[a]	원자반경[b](nm)	금속	결정구조	원자반경(nm)
알루미늄	FCC	0.1431	몰리브데늄	BCC	0.1363
카드뮴	HCP	0.1490	니켈	FCC	0.1246
크로뮴	BCC	0.1249	백금	FCC	0.1387
코발트	HCP	0.1253	은	FCC	0.1445
동	FCC	0.1278	탄탈륨	BCC	0.1430
금	FCC	0.1442	티타늄(α)	HCP	0.1445
철(α)	BCC	0.1241	텅스텐	BCC	0.1371
납	FCC	0.1750	아연	HCP	0.1332

[a] FCC=면심입방 ; HCP=조밀육방 ; BCC=체심입방.
[b] 1 nm=10^{-9} m; 1 nm=10 A.

모서리의 길이(a)와 원자의 반지름(r)은 다음과 같은 관계를 갖는다.

$$a = 2r\sqrt{2} \tag{2.1}$$

FCC 결정구조에서 각 모서리의 원자는 8개의 인접 단위격자에 의해 공유되며, 면심의 원자는 2개의 단위격자에 의해 공유된다. 따라서 $(8\times1/8)+(6\times1/2)$개, 즉, 총 4개의 원자가 단위 입방격자에 속하게 된다. 구와 입방의 체적을 고려하면, 면심입방의 APF는 0.74이다. 이는 같은 크기의 원자를 사용해서 얻어질 수 있는 가장 높은 충진율이다.

또한, 그림 2.2에서 보인 바와 같이 FCC 결정의 배위수는 12이다. 한 예로서, 격자의 앞면의 면심 원자는 모서리에 위치한 4개의 최인접(nearest neighbor) 원자에 둘러싸여 있으며, 뒤쪽의 4개의 면심 원자와 인접하여 그림에 나타나 있지 않은 앞쪽의 다른 4개의 면심 원자와 인접한다.

예제 2.1

그림 2.2에서 보이는 FCC 결정을 생각하자.

(a) r과 a가 $a = 2r\sqrt{2}$ 관계를 갖는지 보이시오.
(b) 이 관계식과 FCC 결정이 단위 격자당 4개의 동등한 원자를 갖는다는 사실을 이용하여 FCC 결정의 APF가 0.74라는 것을 보이시오.

풀이:

(a) 아래에 보이는 것처럼 FCC 결정의 한 면을 생각하자.
오른쪽 삼각형이 두 변의 길이는 a이고, 원자는 다른 원자와 면상 대각선 방향으로 접촉하

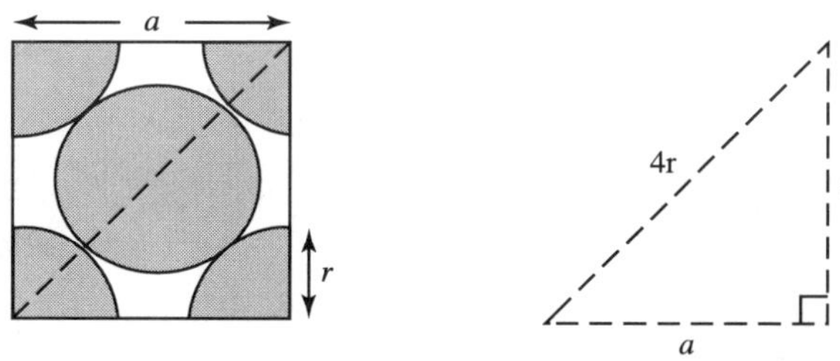

고 있으므로 빗변의 길이는 $4r$이다. 따라서, 피타고라스 원리를 이용하여

$$\begin{aligned} a^2 + a^2 &= (4r)^2 \\ 2a^2 &= 16r^2 \\ a^2 &= 8r^2 \\ \underline{a} &\underline{= 2r\sqrt{2}} \end{aligned}$$

(b) 단위격자의 부피는 다음과 같다: $V_{unit\ cell} = a^3$.
(a)로부터 관계식을 대입하면 $V_{unit\ cell} = (2r\sqrt{2})^3$.
FCC 단위 격자는 4개의 동등한 원자를 포함한다. 따라서, 단위격자에서 원자들이 차지하는 부피는 다음과 같다.

$$V_{atoms} = 4\left(\frac{4}{3}\pi r^3\right)$$

APF는 단위격자 내에서 차지하는 원자의 부피 분율이므로 다음과 같이 표현될 수 있다.

$$APF = \frac{V_{atoms}}{V_{unit\ cell}} = \frac{(16/3)\pi r^3}{16r^3\sqrt{2}} = \frac{\pi}{3\sqrt{2}} = \underline{0.74}$$

2.2.1.2 체심입방 구조(Body-Centered Cubic Structure]

크롬 또는 철과 같은 금속에서의 또 다른 일반적인 결정구조는 **체심입방(body-centered cubic;BCC)**이다(표 2.1 참조). 단위격자는 그림 2.3에 나타내어진다. 이러한 구조에서는 8개의 모서리와 입방의 중심에 하나의 원자들이 위치한다. 그림으로부터, 단위 격자 변길이(a)와 원자 반지름(r)은 다음과 같은 관계식으로 나타내어진다.

$$a = \frac{4r}{\sqrt{3}} \tag{2.2}$$

BCC 결정에서 각 모서리의 원자는 8개의 인접 단위격자에 의해 공유되며, 체심의 원자는 공유되지 않는다. 따라서 $(8 \times 1/8) + 1$개, 즉, 총 2개의 원자가 단위 입방격자에 속하게 된다. 따라서, 체심입방의 APF는 0.68이며, 이는 FCC 결정에 비해 작다. 마찬가지로 BCC 구조에서의 배위수(8)도 더 낮다. 이는 입방의 중심에 있는 원자들을 고려해 볼 때

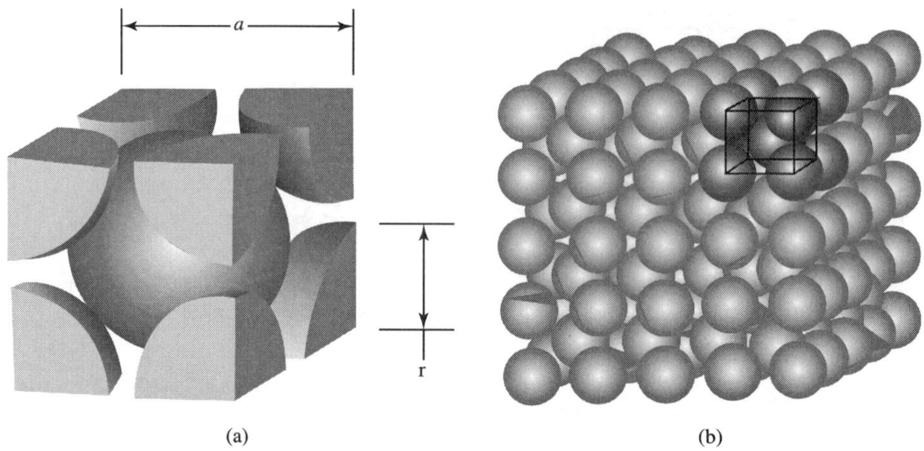

그림 2.3 (a) 체심입방구조에서의 원자구모델. *a*는 단위정의 모서리의 길이를 *r*은 원자의 반지름이다. 이 기하학적 형태에서 8개의 모서리와 입방의 중심에 하나의 원자들이 위치한다. BCC 결정의 원자충진율은 0.68이며, 배위수는 8이다. (b) BCC 결정의 단위 격자와 더 큰 구조와의 상관관계. 모서리 원자들만이 여러 개(8개)의 단위정 사이에서 공유되고 있음을 주목하시오.

쉽게 알아볼 수 있으며, 8개의 모서리 원자와 최근접 거리에 있다.

우리가 입방 단위정 형태에만 초점을 맞추기는 했지만 금속은 때때로 다른 형태의 단위정을 갖는다. 또 다른 흔히 볼 수 있는 일반적인 형태는 육방구조(hexagonal structure)에 기반을 두고 있다. **조밀육방[hexagoanl closed-packed(HCP)]** 구조를 갖는 금속으로서는 코발트와 티타늄이 있다(표 2.1 참조). 하지만, 이에 대한 상세한 묘사와 더 복잡한 단위정의 기하형태에 대한 논의는 이 책의 범위를 벗어난다.

2.2.2 결정계(Crystal Systems)

위에서 언급한 바와 같이 많은 종류의 결정구조가 있기 때문에 이들의 기하학적 형태를 그림 2.4에 나타낸 것처럼 **격자구조(lattice structure)**로 나타내는 것이 편리하다. 이러한 규칙에서는 단위정의 정점은 **격자점(lattice point)**이라 부른다. 단위정은 변의 길이(a, b, c)와 축간의 각도(α, β, γ 그림 2.4 참조)로 완벽하게 정의될 수 있다. 이러한 6개의 값들을 **격자상수(lattice parameter)**라고 한다(격자계에서 단위정에 있는 각 원자의 정확한 위치는 무시됨을 주의하라).

격자상수들이 7개의 다른 조합을 이루며, 각각은 별개의 **결정계(crystal system)**를 나타낸다. 이들은 위에서 언급한 입방(cubic)과 6방(hexagonal)을 포함하여 표 2.2에 나타낸 여러 가지가 있다. 그림 2.5에서 보이듯이 주어진 결정계는 하나 이상의 결정구조를 가질 수 있다. 예를 들어, FCC와 BCC 결정은 모두 입방결정계에 속한다.

결정격자 개념을 더 잘 활용하기 위하여 격자 구조의 면 방향과 점의 위치를 나타낼 수 있는 **밀러지수(miller indices)**로 알려진 좌표계가 고안되었다. 어떤 결정계는 복잡한 기하학적 구조를 갖기 때문에 우리는 이러한 표시법에 대한 논의를 입방 결정계에만 국한시키기로 하자. 다음의 예에서, FCC 결정은 밀러지수가 그러한 단위정에서 명명점을(naming points)를 어떻게 표현하는지를 나타내기 위하여 사용된다[그림 2.6].

그림에서 보이듯이 이러한 표시법은 단위정의 변과 일치하는 오른손 카테시안(Cartesian) 좌표계를 사용한다. 어떤 특정 원자의 좌표는 h, k, l로 씌여지며, 여기서, 세 지수는 격자인자 a, b, c의 분율을 나타낸다. 이러한 가이드라인에 따라 B 원자는 0,1,0으로 표시될 것이다. D에서 위치하는 원자는 1,1,1이 될 것이며 H와 같이 면의 중심에 있는 원자는 1/2, 1, 1/2으로 나타내어진다.

결정구조에서의 면들은 밀러지수를 사용하여 유사하게 나타내어진다. 다시, 축들은 단위정의 변을 따라 놓여진다(그림 2.7). 그리고, 다음 단계가 수행된다:

1. 면들이 x, y, z 축과 교차하는 점들을 결정한다. 만약, 그 면이 한 축과 평행하면, 그 축에 대한 절편은 무한대 값(∞)을 갖는다.
2. 절편 값의 역수를 취한다.
3. 분율을 없애기 위해 정수값을 곱한다.
4. 지수들을 쉼표없이 괄호안에 기록한다(h k l).
5. 음수들은 정수값 위에 막대기로 표시한다.

이러한 순서로서, 그림 2.7의 면 A는 절편 값이 ∞, ∞, 1이며, 이로써 그 면의 밀러지수는 (0 0 1)이다. 이와 유사한 방법으로 면 B는 절편 값이 1, 1, 1이며 밀러지수는 (1 1 1)이다. 반면, 면 C는 절편 값이 1, ∞, 1/2이며 밀러지수는 (1 0 2)이다.

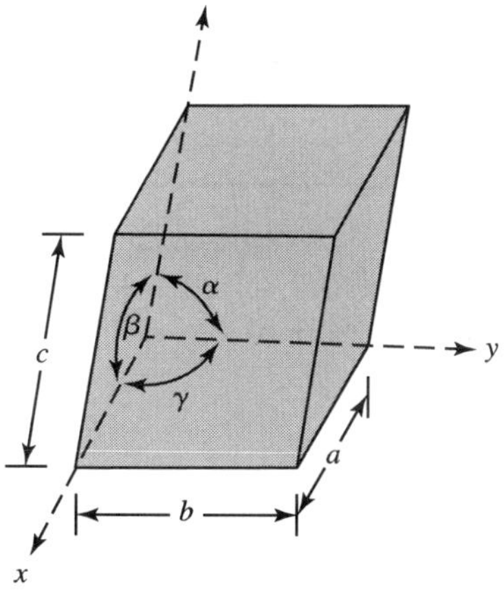

그림 2.4 단위정의 격자 구조. 단위정은 변의 길이(a, b, c)와 축 간의 각도(α, β, γ)로 정의될 수 있다.

표 2.2 7개의 주요 결정계와 이들의 격자상수 및 각도

결정계	축길이 및 각도[a]	단위격자 기하학적 형태
입방계(cubic)	$a=b=c,\ \alpha=\beta=\gamma=90°$	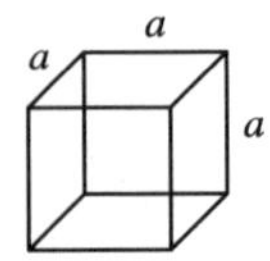
정방정계(tetragonal)	$a=b\neq c,\ \alpha=\beta=\gamma=90°$	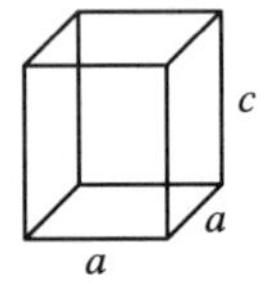
사방정계(orthorhombic)	$a\neq b\neq c,\ \alpha=\beta=\gamma=90°$	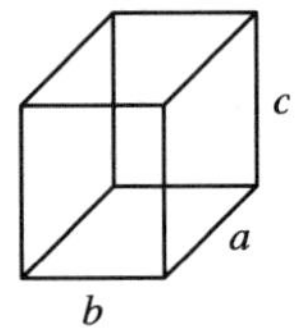
사방육면체계(rhombohedral)	$a=b=c,\ \alpha=\beta=\gamma\neq 90°$	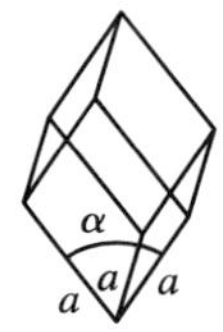
6방계(hexagonal)	$a=b\neq c,\ \alpha=\beta=90°,\ \gamma=120°$	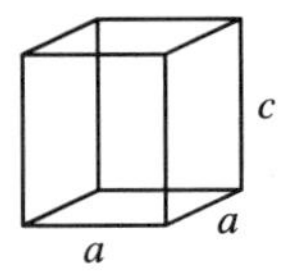
단사정계(monoclinic)	$a\neq b\neq c,\ \alpha=\gamma=90°\neq\beta$	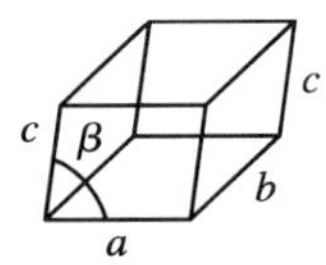
삼사정계(triclinic)	$a\neq b\neq c,\ \alpha\neq\beta\neq\gamma\neq 90°$	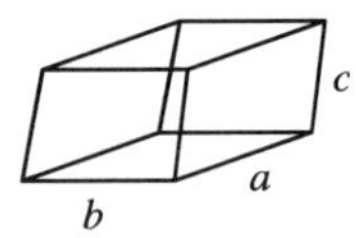

[a] 격자상수 a, b, c는 단위정의 변의 길이이다. 격자상수 α, β, γ는 인접한 단위격자 축간의 각도이며, 여기서, α는 a축을 따라 보이는 각도(즉, b축과 c축간의 각도)이다. 부등호($\neq$)는 동등함이 요구되지 않음을 의미한다. 어떤 구조에서는 우연히 동등함이 나타날 수 있다.

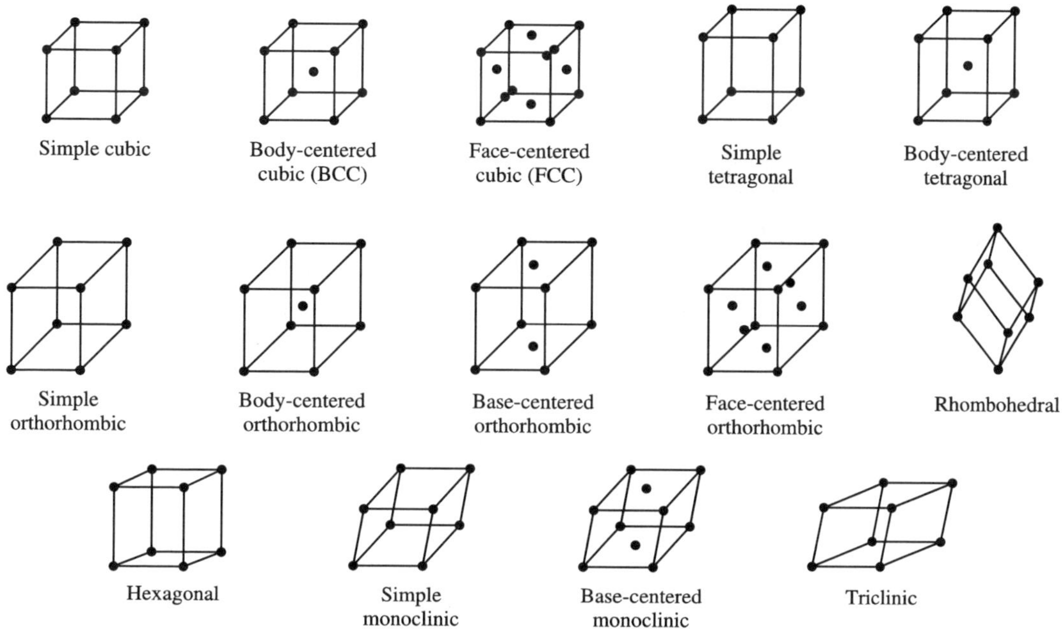

그림 2.5 입방계(cubic), 정방정계(tetragonal), 사방정계(orthorhombic), 사방육면체계(rhombohedral), 6방계(hexagonal), 단사정계(monoclinic) 및 삼사정계(triclinic) 결정구조.

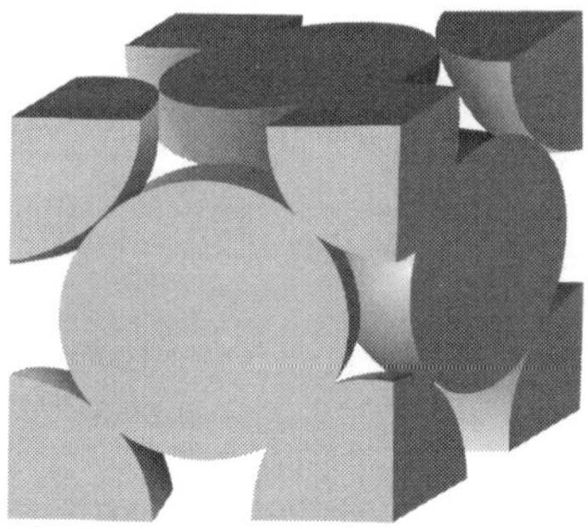

(a)

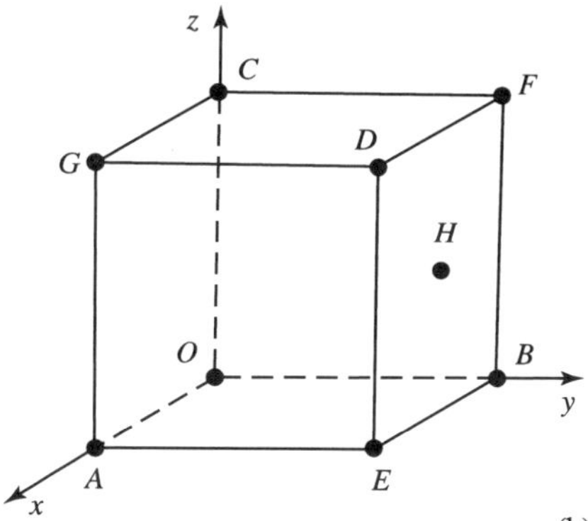

Position	Coordinate
O	0, 0, 0 (Origin)
A	1, 0, 0
B	0, 1, 0
C	0, 0, 1
D	1, 1, 1
E	1, 1, 0
F	0, 1, 1
G	1, 0, 1
H	1/2, 1, 1/2

(b)

그림 2.6 (a) 면심입방단위정의 구모델 (b) 밀러지수를 이용하여 표시된 점을 가진 단위정의 해당 다이어그램. 어떤 특정 원자의 좌표는 *h*, *k*, *l*로 씌여지며, 여기서, 세 지수는 격자인자 *a*, *b*, *c*의 분율을 나타낸다. 이 그림에서 원점은 점 O로 임의로 정의된다.

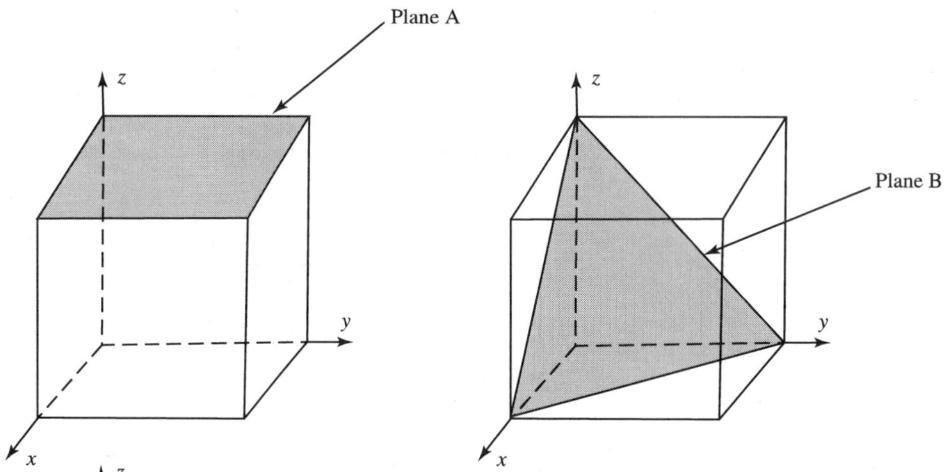

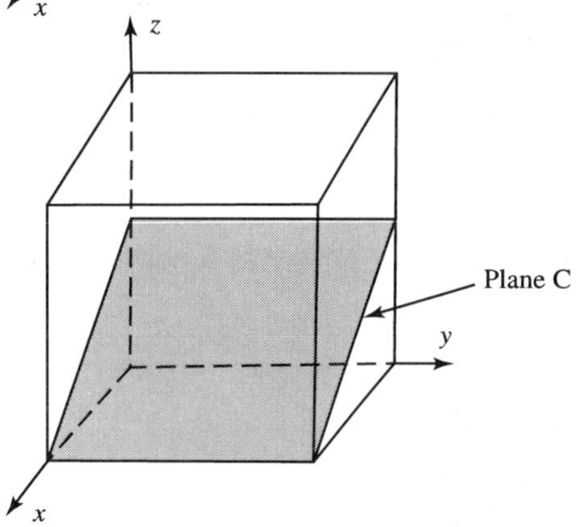

Plane	Intercepts	Indices
A	∞, ∞, 1	(0 0 1)
B	1, 1, 1	(1 1 1)
C	1, ∞, 1/2	(1 0 2)

그림 2.7 세 면과 발생되는 밀러지수들. 이들은 면의 방향을 나타낸다. 지수들은 절편 값의 역수에 기반을 둔 값들이다.

예제 2.2

면 *A*, *B*, *C*에 대해 밀러지수를 계산하시오. 밀러지수를 표시할 때 음의 값들은 숫자 앞에 음의 부호 (−)로 표시하지 않고 숫자 위에 막대기를 표시하여 나타낸다는 것을 주목하시오.

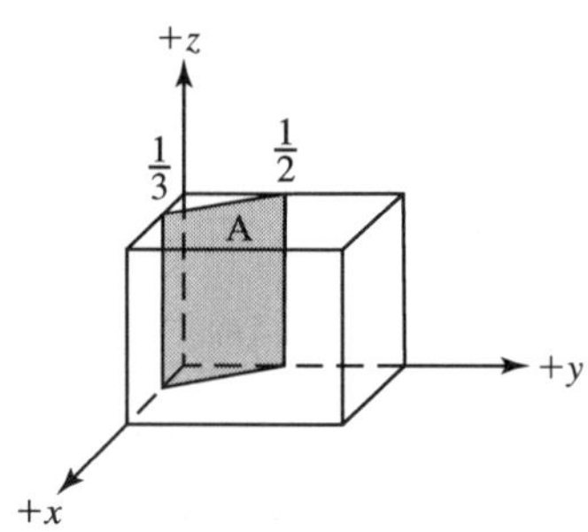

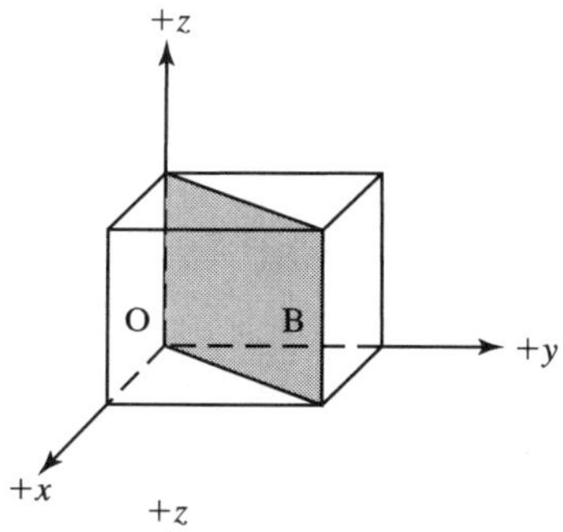

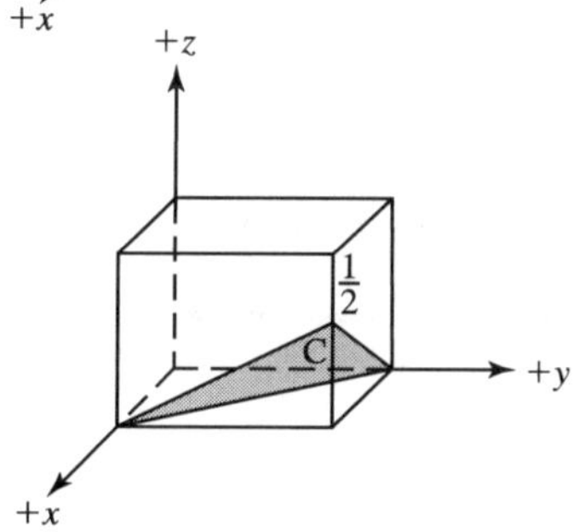

풀이:

면 A에서:

	x	y	z
면 A의 절편	1/3	1/2	∞
역수	3	2	0
지수	(3	2	0)

면 B에서:

이 경우 원점(O)을 지나므로 원점은 다음과 같이 단위정의 변으로 이동되어야 한다. 따라서, 면의 절편 값을 얻기 위하여 새로운 원점을 이용한다.

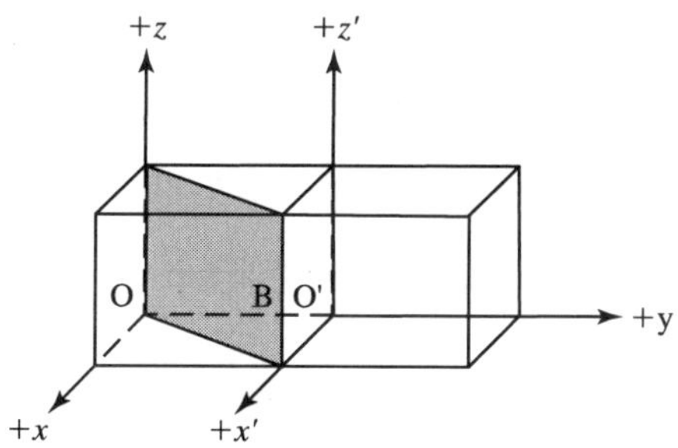

	x	y	z
면 B의 절편	1	−1	∞
역수	1	−1	0
지수	(1	$\bar{1}$	0)

면 C에서:

	x	y	z
면 C의 절편	1	1	−1/2
역수	1	1	−2
지수	(1	1	3)

2.2.3 결정구조의 결함

앞 절의 논의에서는 모든 결정이 완벽한 구조라고 가정하였다. 하지만, 일반적인 조건에서는 완벽한 결정을 얻는 것은 불가능하다. 다음 장에서 알 수 있듯이 결정구조에서의 결함은 재료의 물리적 기계적 성질에 치명적 또는 긍정적인 영향을 줄 수 있다. 여러 가지 형태의 결함들이 있으며, 이들은 종종 불순물에 의해 영향을 받는 차원의 수에 따라 명명된다. 이 장에서는 결정에서 하나 또는 두 개의 원자만을 포함하는 **점결함(point defects)**에 대해 중점적으로 논의한다.

2.2.3.1 점결함(Point Defects)

점결함의 가장 일반적인 형태는 공공(vacancies)과 자체격자(self-interstitial)간 결함이며, 이들은 그림 2.8에 나타내었다. 공공은 원자가 보통 존재해야 하지만 현재는 비어 있는 격자 부위이다. 자체격자간 결함은 결정의 원자가 두 인정합 원자간의 격자간 공간에 밀집되어, 그렇지 않으면 비어 있을 공간을 차지하게 됨으로써 발생한다.

결함은 결정성장의 열역학적 결과로 인해 발생한다. 결정형성에 관한 자세한 논의는 이 책의 범위를 벗어나지만, 간단히 설명하자면 결함의 생성은 시스템의 엔트로피를 증가시키므로 열역학적으로 유리하다. 이러한 원칙에 따라 결정에서 공공의 수(N_v)는 다음 식에 의해 시스템의 절대온도(T)의 함수로 나타내어질 수 있다.

$$N_v = Ne^{\frac{-Q_V}{kT}} \tag{2.3}$$

여기서, N은 전체 원자부위 수(원자+공공), Q_v는 공공을 형성하기 위한 활성화에너지, 그리고 k는 볼쯔만 상수(1.38×10^{-23} J/atom-K 또는 8.62×10^{-5} eV/atom-K)이다.

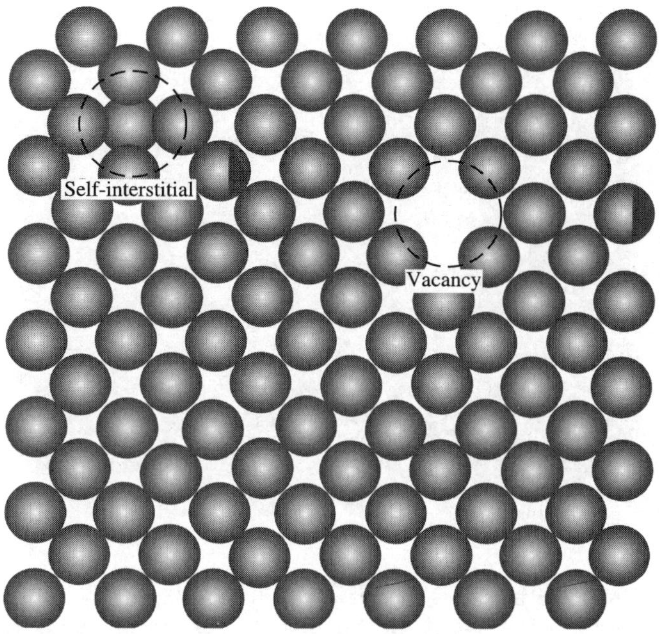

그림 2.8 결정구조에서의 점 결함. 공공은 원자가 보통 존재해야 하지만 현재는 비어 있는 격자 부위이다. 자체격자간 결함(self-interstitial)은 결정의 원자가 두 인정한 원자 간의 격자 간 공간에 밀집되어, 그렇지 않으면 비어 있을 공간을 차지하게 됨으로써 발생한다.

결함의 형성은 열역학적으로 유리하지만 공공과 자체 격자간 결함은 국부적인 격자구조에 뒤틀림(strain)을 일으킨다(**격자 뒤틀림**). 사실, 격자간 결함들은 금속에서는 잘 발견되지 않는다. 왜냐하면, 금속에서는 원자가 격자 구조에서 큰 국부적 뒤틀림을 일으키는 격자간 공간보다 훨씬 크기 때문이다.

2.2.3.2 불순물

일반적으로 어떤 물질에 존재하는 불순물은 국부적인 격자 구조에 영향을 미치고 격자 스트레인을 야기시킬 수 있으므로 일종의 점 결함으로 생각되어질 수 있다. 불순물들은 재료 공정의 인위적 결과이거나 또는 재료의 최종 물성을 변화시키기 위하여 의도적으로 첨가되어질 수도 있다. 결함과 마찬가지로 불순물의 첨가는 시스템의 엔트로피를 증가시킨다.

고용체(solid solution)는 불순물 원자가 첨가됨에 따라 정상적인 결정구조가 유지될 때 형성된다. 액상용액에서와 같이 각 원자들이 균일하게 분포된 새로운 물질을 만들기 위해서는 원자 수준으로 혼합이 일어난다. 이 경우, 모재료(host material)는 **용매(solvent)**이며, 반면에 불순물은 **용질(solute)**이다. 용질원자는 용매 원자들간의 공간을 채우거나(**침입형간 용액**) 또는 용매원자의 위치를 대신 차지한다(**치환형 용액**) (그림 2.9).

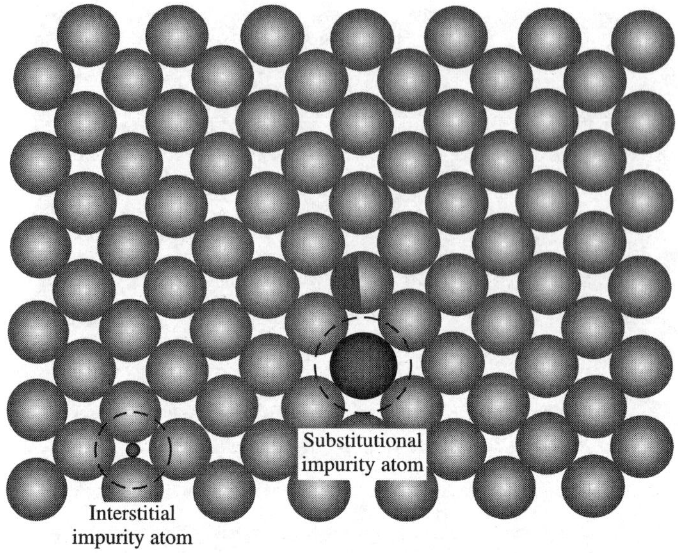

그림 2.9 결정구조에서의 불순물. 이 경우, 모재료(host material)는 용매라 하며, 불순물은 용질이다. 용질원자는 용매 원자들간의 공간을 채우거나(침입형 용액) 또는 용매원자의 위치를 대신 차지한다(치환형 용액).

언제 침입형 용액 또는 치환형 용액이 생성되는지 예측하는 것은 불가능하지만 침입형 용액은 일반적으로 용질원자가 용매보다 작아 너무 큰 격자 뒤틀림의 발생 없이 격자간 공간을 채울 수 있을 때 생성된다. 동일한 맥락으로 다음과 같은 조건이 만족되면 여러 가지 용질/용매 비에 대해 치환형 용액이 더 잘 생긴다.

1. 용제와 용질 원자의 원자반지름의 크기 차이가 대략 15% 이하이어야 함.
2. 두 원자의 전기음성도가 비슷해야 함.
3. 두 원자의 원자가전자가 비슷해야 함.
4. 두 원자의 결정구조가 동일해야 함(용질의 분율이 큰 용액의 경우에만 중요함).

이것은 처음으로 제안한 사람들의 이름을 따라 Hume-Rothery법칙이라 한다. 첫 번째 법칙은 용질원자의 크기 차이가 너무 크면 용매 원자들이 평형 결합위치로부터 빠져나오게 되고 이는 격자의 뒤틀림을 일으키게 된다는 사실에 기반을 둔다. 두 번째와 세 번째 조건은 두 서로 다른 원자가 결합길이 및 결합력과 같은 특성들이 비슷해야 한다는 것을 나타낸다.

가장 잘 알려진 고용체는 금속합금(alloy)이다. **합금**에서 불순물 원자는 모재료의 물성을 증가시키기 위하여 특정 함량만큼 첨가된다. 합금은 보통 강도를 증가시키고(4장을 보시오), 내부식성을 부여하거나(5장을 보시오) 또는 순수 금속의 전기적 특성을 향상시키기 위하여 사용된다. 보편적인 침입형 고용체 합금은 강(steel) (탄소와 철의 합금)이며, 이것으로 스테인레스강(stainless steel) 정형외과용 이식재를 제조한다. 비슷한 용도로 응용되는 코발트-크롬 합금은 치환형 고용체의 예이다. 합금에서 성분의 조성은 합금의 전체 중량 대비 특정 원소의 중량인 **중량분율조성(weight percent composition)**으로 표현될 수 있다. 대신에 합금에서 모든 원소의 전체 몰 수 대비 특정 원소의 몰 수로 나타내는 **원자 조성 분율(atom percent composition)**이 사용될 수도 있다.

예제 2.3

티타늄 합금 Ti-6Al-4V은 정형외과용 이식재를 제조하는 데 사용되는 일반적 금속이다. 이 합금의 중량분율조성은 Ti 90%, Al 6% V 4%로 이루어져 있다. Ti-6Al-4V로 제조한 인공고관절의 대퇴골두(femoral head) 부분(이것의 질량은 3.0 lb임)에 대해 다음을 결정하시오.

(a) 이식재에서 각 원소의 질량(그램으로)
(b) 이식재에서 각 조성의 몰수
(c) 이식재에서의 원자 조성 분율

풀이:

(a) (3.0 lbs)(0.4536 kg/lb)(1000 g/kg)=1,361 g (이식재의 질량)
(0.9)(1,361 g)=1,225 g Ti
(0.06)(1,361 g)=82 g Al
(0.04)(1,361 g)=54 g V
(b) (1,225 g Ti)(1/47.9 g/mole Ti)=25.6 moles Ti
(82 g/Al)(1/27.0 g/mole Al)=3.0 moles Al
(54 g/V)(1/50.9 g/mole V)=1.1 moles V
(c) 전체 몰 수=25.6+3.0+1.1=29.7 몰
(25.6/29.7)=86.2 % Ti (원자 분율)
(3.0/29.7)=10.1 % Al (원자 분율)
(1.1/29.7)=3.7 % V (원자 분율)

2.2.4 고상 확산

앞 절에서 우리는 점 결함(및 불순물)이 마치 결정격자 내에 고정되어 있는 것으로 생각했으나, 실제로 그렇지 않으며, 결함과 불순물은 물질 내에서 이동할 수 있다. 이는 확산을 통해서 일어나며 확산은 원자의 움직임에 의한 물질의 이동이다. 상온에서 대부분의 금속은 고체이므로 금속에서 일어나는 확산의 형태는 **고상 확산(solid state diffusion)**이라 한다. 확산은 순수 금속에서도 원자의 위치 변환(**자기 확산, self-diffusion**) 또는 금속

원자의 금속 내에서의 확산(**상호확산** 또는 **불순물 확산**) 등의 형태로 일어날 수 있다. 다른 원소의 금속으로의 확산 또는 금속 내에서 결함의 확산 등은 이들의 전체적인 물리적, 기계적 물성에 큰 영향을 미칠 수 있다.

2.2.4.1 확산 기구

확산은 결정 내에서 어떤 위치에서 다른 위치로의 일련의 원자 이동이라고 생각할 수 있다. 원자가 이러한 이동을 하기 위해서는 인접한 자리가 비어 있어야 하며, 원자는 이동하기에 충분한 에너지를 가지고 있어야만 한다. 원자는 결합 내에서 항상 진동하고 있으므로 결합을 끊는 데 필요한 에너지 장벽과 원자가 인접 위치로 확산되는 동안에 격자 변형을 뛰어넘을 수 있는 충분한 에너지를 가지고 있어야 한다. 전체 원자 중 일부만이 확산에 필요한 에너지를 가질 수 있으며, 이 비율은 온도가 증가함에 따라 증가된다.

금속에서는 크게 두 가지의 확산이 일어난다. 첫 번째는 **공공 확산(vacancy diffusion)**

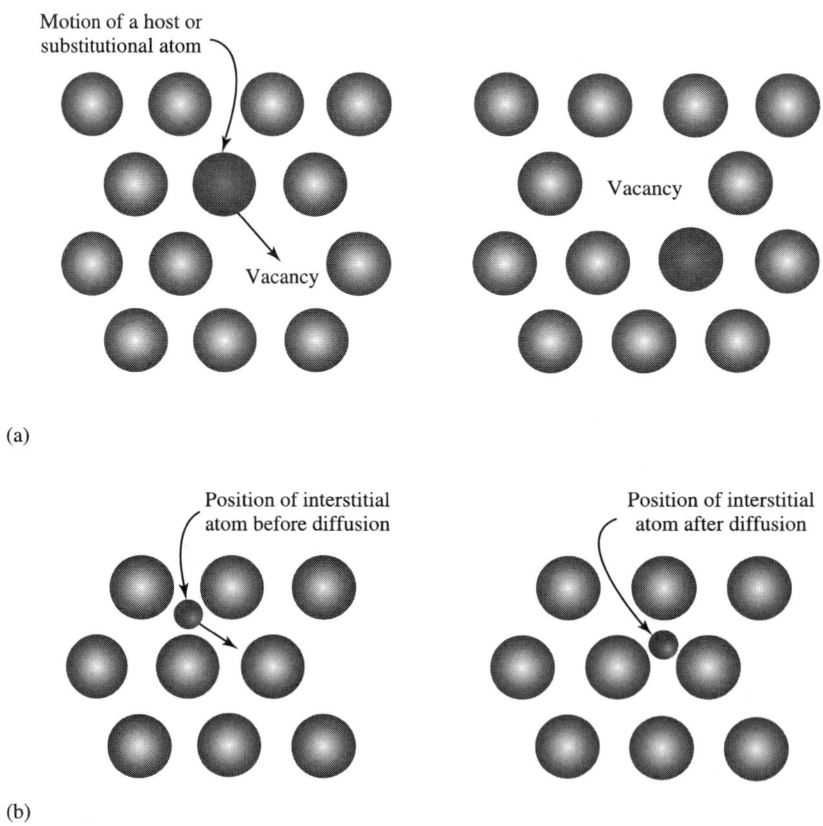

그림 2.10 (a) 금속에서의 공공 확산. 이름이 의미하듯이 이러한 확산 형태에서는 원자가 인접한 공공으로 이동하여 원자와 공공의 위치가 상호 교환된다. 이 때문에 원자 확산의 방향은 공공 확산의 방향과는 반대이다. (b) 금속에서의 침입형 확산. 이 경우, 원자는 하나의 침입형 위치에서 이웃에 비어 있는 침입형 위치로 이동한다. 이는 보통 침입형 공간에 들어갈 정도로 충분히 작은 원자들의 경우에 일어난다.

이다. 이름이 의미하듯이 이러한 확산 형태에서는 원자가 인접한 공공으로 이동하여 원자와 공공의 위치가 상호 교환된다[그림 2.10(a)]. 이 때문에 원자 확산의 방향은 공공 확산의 방향과는 반대이다.

금속에서 볼 수 있는 두 번째 확산 형태는 **침입형 확산(interstitial diffusion)**이다. 이 경우, 원자는 하나의 침입형 위치에서 이웃에 비어 있는 침입형 위치로 이동한다[그림 2.10(b)]. 이는 보통 수소, 탄소, 질소 및 산소와 같이 침입형 공간에 들어갈 정도로 충분히 작은 원자들의 경우에 일어난다. 침입형 원자는 크기가 작고 유동적이기 때문에 침입형 확산은 공공확산에 비해 더욱 빨리 일어난다.

2.2.4.2 확산 모델링

여러 형태의 확산을 나타내기 위하여 미분방정식을 포함한 확산 모델들이 개발되어져 왔다. 이들 대부분은 고체뿐 아니라 기체와 액체의 확산에도 적용할 수 있는 일반화된 식들이다. 여기서는 **확산유량(diffusion flux)**이 시간에 따라 변화되지 않는 **정상 상태 확산(steady-state diffusion)**에 대해서만 논의하자.

어떤 정해진 조건에서 일어날 수 있는 확산 양은 여러 가지 요인에 의존한다. 이들 중 하나가 원자의 움직임이 일어나는 데 소요되는 시간이다. 원자의 이동 속도를 표현하는 한 가지 방법은 **확산유량(diffusioin flux)**(J)이며, 이는 단위 시간(t)당 어떤 단면(A)을 통하여 확산되는 질량(즉, 원자의 개수) M으로서, 이는 다음과 같이 나타내어진다.

$$J = \frac{M}{At} \tag{2.4}$$

이를 미분방정식으로 나타내면,

$$J = \frac{1}{A}\frac{dM}{dt} \tag{2.5}$$

여기서, J는 통상적으로 kg/m^2-s 또는 atom/m^2-s 단위를 갖는다.

위에서 언급했듯이, J가 시간에 따라 변화되지 않는다면 이는 정상 상태 확산이다. 정상 상태 확산의 하나의 예는 금속판재의 양 면에서의 기체의 농도(부분 압력)가 일정하게 유지되는 조건 하에서 얇은 금속 판재를 통한 기체 원자의 이동이다[그림 2.11(a)].

만약 그림 2.11(b)에 나타낸 바와 같이 기체 원자의 농도(C)가 판재에서의 위치(x)에 대해 그려질 때 이 그래프는 농도 분포(concentration profile)라 불리운다. 두 위치(예를 들어, x_A와 x_B)간의 기울기는 이 두 점 사이에서의 농도 구배(concentration gradient)이다:

$$\text{Concentration gradient} = \frac{dC}{dx} \tag{2.6}$$

이 경우에 그림에서 나타낸 것처럼 농도 구배가 선형적이라고 가정하면,

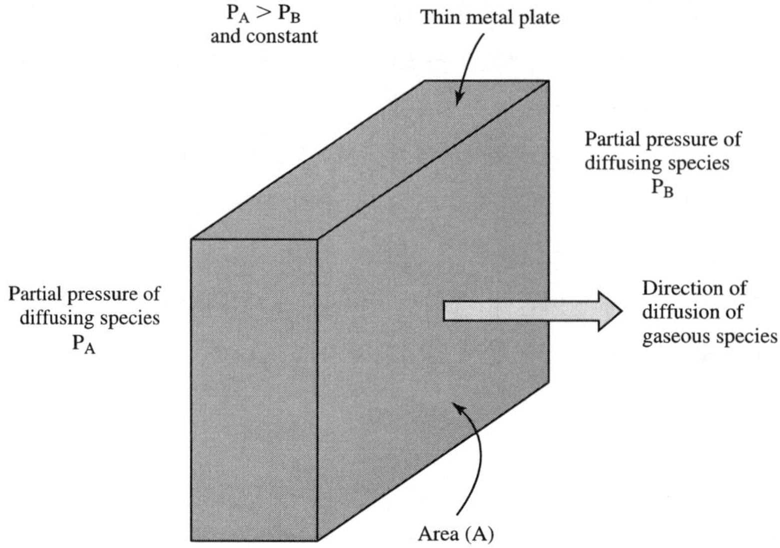

(a)

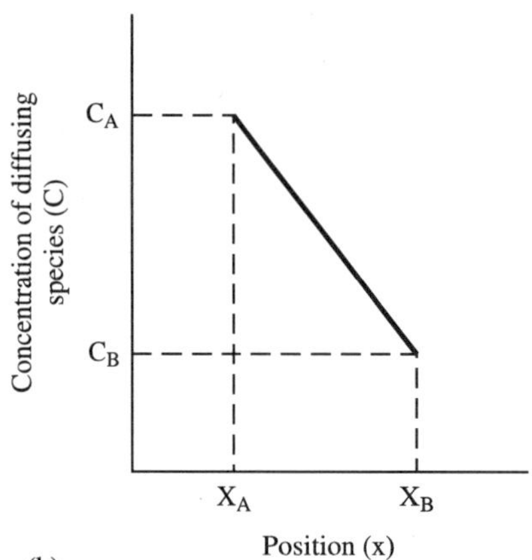

(b)

그림 2.11 (a) 박판을 통한 확산, 정상상태 확산의 예. 확산유량(J)는 단위 시간(t)당 어떤 단면(A)을 통하여 확산되는 질량(즉, 원자의 개수) M이다. J가 시간에 따라 변화되지 않는다면 이는 정상 상태 확산이며, 이는 박판의 양 면에서의 기체의 부분 압력이 일정하게 유지되기 때문에 일어난다. (b) (a)에서 나타낸 상황에서의 농도 분포. 두 위치(예를 들어, x_A와 x_B)간의 기울기는 이 두 점 사이에서의 농도 구배이다.

$$\frac{dC}{dx} = \frac{\Delta C}{\Delta x} = \frac{C_A - C_B}{x_A - x_B} \tag{2.7}$$

확산 문제에 있어 농도는 보통 고체의 단위 부피당 확산 원자(여기서는, 기체 원자)의 질량(kg/m^3 또는 g/cm^3)으로 표현된다.

그림 2.11(a)에 나타낸 상황의 경우 확산유량은 다음 식에 따라 농도 구배에 비례한다.

$$J = -D\left(\frac{dC}{dx}\right) \tag{2.8}$$

이 식은 **Fick의 제1법칙**이라 한다. 음의 부호는 원자의 확산이 농도 구배가 감소되는 방향으로 진행됨을 의미한다(높은 농도 영역에서 낮은 농도 영역으로). D(**확산계수**로 불리우는)는 비례상수로서 m^2/s 단위를 갖는다. 확산계수는 결정의 면간 거리와 같은 주어진 시스템의 인자들에 의존하며, 또한, 온도에도 의존한다. D는 다음 식으로 표현될 수 있다.

$$D = D_0 e^{\frac{-Q}{RT}} \tag{2.9}$$

여기서, D_o는 m^2/s 단위를 갖는 상수이고, Q는 확산을 위한 활성화 에너지, R은 기체상수(8.314 J/mol-K), 그리고 T는 그 시스템의 절대 온도이다.

예제 2.4

합금 $TiAl_3$를 생각하자. 이는 쉽게 산화되어 Al_2O_3층을 형성한다. Al_2O_3층을 통한 산소의 확산에 대한 활성화 에너지는 337.66 kJ/mole이고, 선지수(frequency factor, D_0)는 167.2×10-4 m^2/s라 가정하고 다음을 결정하시오:

(a) 상온(25°C)에서 Al_2O_3층에서의 확산계수
(b) 상온(37°C)에서 Al_2O_3층에서의 확산계수
(c) Al_2O_3의 용융 온도(2045°C)에서 Al_2O_3층에서의 확산계수
(d) Ti의 용융 온도(1662°C)에서 Al_2O_3층에서의 확산계수
(e) 절대온도 0에서의 확산계수
(f) Al_2O_3의 용융 온도에서의 확산계수가 상온 또는 체온에서의 확산계수보다 몇 배 이상 큰 이유를 분자 운동의 관점에서 설명하시오.

풀이:

(a) 확산계수는 식 (2.9)로부터 다음과 같이 계산된다:

$$D = D_0 e^{\frac{-Q}{RT}}$$

문제에서 Q=337.66 kJ/mole이고 D_0는 167.2×10^{-4} m^2/s이다. 기체상수 R은 8.314 J/mol-K이다. 온도는 $K = {}^\circ C + 273$에 의해 C를 K로 변환한다는 것을 기억하라.

$$D = 167.2 \cdot 10^{-4}\ [\mathrm{m^2/s}]\, e^{\frac{-337.66 \times 10^3\ \mathrm{J/mole}}{(8.314\ \mathrm{J/mole})(298\ K)}}$$
$$\underline{D = 1.41 \cdot 10^{-61}\ \mathrm{m^2/s}}$$

(b) $$D = 167.2 \cdot 10^{-4}\ [\mathrm{m^2/s}]\, e^{\frac{-337.66 \times 10^3\ \mathrm{J/mole}}{(8.314\ \mathrm{J/mole})(310\ K)}}$$
$$\underline{D = 2.18 \cdot 10^{-59}\ \mathrm{m^2/s}}$$

(c) $D = 167.2 \cdot 10^{-4}\ [\mathrm{m^2/s}]e^{\frac{-337.66 \times 10^3\ \mathrm{J/mole}}{(8.314\ \mathrm{J/mole})(2318\ K)}}$
$\underline{D = 4.25 \cdot 10^{-10}\ \mathrm{m^2/s}}$

(d) $D = 167.2 \cdot 10^{-4}\ [\mathrm{m^2/s}]e^{\frac{-337.66 \times 10^3\ \mathrm{J/mole}}{(8.314\ \mathrm{J/mole})(1935\ K)}}$
$\underline{D = 1.34 \cdot 10^{-11}\ \mathrm{m^2/s}}$

(e) 절대온도는 0K이며 분자 움직임이 완전히 없는 상태이다. 분자 움직임이 없이는 확산은 일어날 수 없다. 따라서, 확산계수는 0이다.

(f) 이 문제는 $TiAl_3$의 Al_2O_3층에서의 산소의 확산계수를 조사한다. Al_2O_3의 용융온도가 2045℃이기 때문에 25℃(상온) 및 37℃(체온)과 같이 훨씬 낮은 온도에서 Al_2O_3은 고체이다. 고체 상태에서는 낮은 열에너지 때문에 분자 움직임이 제한된다. 따라서, 이 온도에서 해당 물질에서의 산소의 확산은 크게 방해된다. 하지만, 용융 온도에서는 열에너지가 분자 움직임을 활성화시킬 수 있을 정도로 큰 수준에 도달하게 된다. 이러한 상태에서는 산소의 확산은 매우 잘 일어날 수 있다.

2.3 세라믹의 구조

금속과 같이 세라믹 생체재료는 우수한 강도와 내마모 특성으로 인해 인공관절로 널리 이용되어지고 있다. 세라믹에서의 결합은 부분적으로 또는 전체적으로 이온성이므로, 세라믹 재료에서의 결정구조는 원자보다는 이온들로 이루어져 있다고 생각된다. 다양한 화학 조성으로 인해 세라믹소재는 금속에서 보다 더 넓은 범위의 결정구조를 갖는다. 가장 일반적인 몇 가지에 대해 다음 절에서 논의한다.

2.3.1 결정구조

세라믹의 결정구조는 금속의 구조에서는 고려치 않는 2개의 인자들, 즉, 구성이온들의 전하량과 이들 이온들의 물리적 크기에 의해 영향을 받는다. 첫 번째 특성에 관해서는 결정의 전기적 중성도가 만족되어져야 한다. 이와같이, NaCl의 결정구조는 1개의 Na^+ 이온과 1개의 Cl^- 이온이 결합되어 있다. 하지만, CaF_2에 있어서 2개의 F^- 이온은 1개의 C_a^{2+} 이온과 결합되어 있다.

두 번째 특징에 관해서는 세라믹 물질을 이루는 양이온의 반경(r_c)과 음이온의 반경(r_a)를 아는 것이 요망된다(표 2.3 참조). 전자의 손실에 따라 전자-전자 반발이 최외곽에서부터 감소하고 핵은 남은 전자들을 더 가까이 끌어당기므로 양이온은 일반적으로 음이온에 비해 크기가 작다. 안정한 구조를 갖기 위해 양이온들은 가능한 많은 수의 음이온들과 접촉하고 싶어 한다(음이온의 경우에도 마찬가지). 이 경우, 한 이온의 배위수는 반대

표 2.3 세라믹 물질일 이루는 양이온의 반경(r_c)과 음이온의 반경(r_a) (배위수 6에 대한).

양이온	이온반경(nm)	음이온	이온반경(nm)
Al^{3+}	0.053	Br^-	0.196
Ba^{2+}	0.136	Cl^-	0.181
Ca^{2+}	0.100	F^-	0.133
Cs^+	0.170	I^-	0.220
Fe^{2+}	0.077	O^{2-}	0.240
Fe^{3+}	0.069	S^{2-}	0.184
K^+	0.138		
Mg^{2+}	0.072		
Mn^{2+}	0.067		
Na^+	0.102		
Ni^{2+}	0.069		
Si^{4+}	0.040		
Ti^{4+}	0.061		

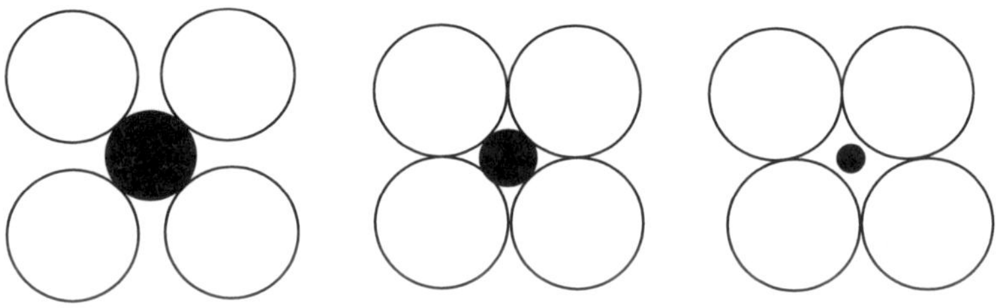

그림 2.12 이온성 결정에서 안정한 배위와 불안정한 배위(검은색 원이 양이온임). 이온의 배위수는 반대전하를 갖는 가장 가까운 이웃의 개수를 말함. 여기서 보이는 것처럼 단일배위수는 양이온과 음이온의 상대적 크기에 따라 안정한 또는 불안정한 구조를 만들 수 있다.

전하를 갖고 있는 가장 가까운 이온들의 수를 말하며 이는 r_c/r_a 값에 의존한다. 그림 2.12에서 특정한 r_c/r_a 값에서는 양이온과 음이온의 긴밀한 접촉이 생기지 않으며, 이로써 불완전한 구조가 생기게 됨을 볼 수 있다.

이러한 개념을 바탕으로 각 배위수에 해당되는 최소 r_c/r_a 값을 결정할 수 있다(표 2.4 참조). 각 배위수는 어떤 특정한 기하학적 형태와 연관된다. 예를 들어, 배위수 4인 경우 양이온은 사면체의 중심에, 4개의 음이온은 각 꼭지점에 위치하게 된다(표 2.4 참조). 세라믹에 있어 가장 일반적인 배위 수는 4, 6 및 8이다.

2.3.1.1 AX 결정구조

양이온과 음이온이 모두 동일한 전하를 갖는 세라믹에 있어 안정한 결정구조를 이루기

표 2.4 각 배위수에 대한 임계 r_c/r_a 값과 연관되는 기하학적 형태

배위수	임계값(r_c/r_a)	(r_c/r_a) 안정범위	기하학적 형태*
2	0	$0<r_c/r_a<0.155$	항상 가능
3	0.155	$0.155<r_c/r_a<0.225$	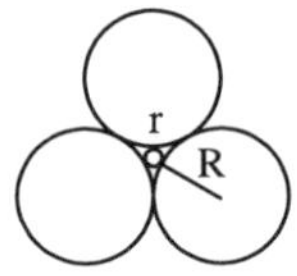
4	0.225	$0.225<r_c/r_a<0.414$	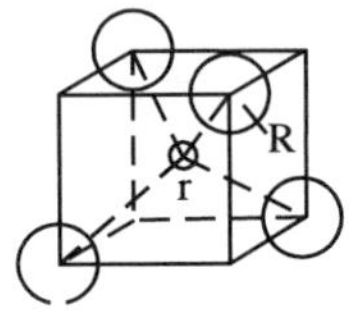
6	0.414	$0.414<r_c/r_a<0.732$	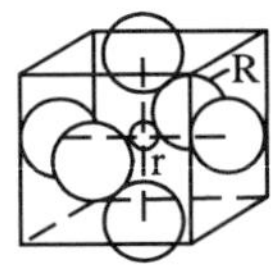
8	0.732	$0.732<r_c/r_a<1$	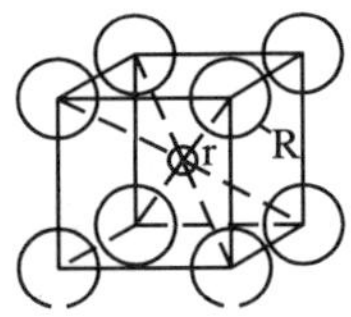

*이 열에서, $r=r_c$이고 $R=r_a$

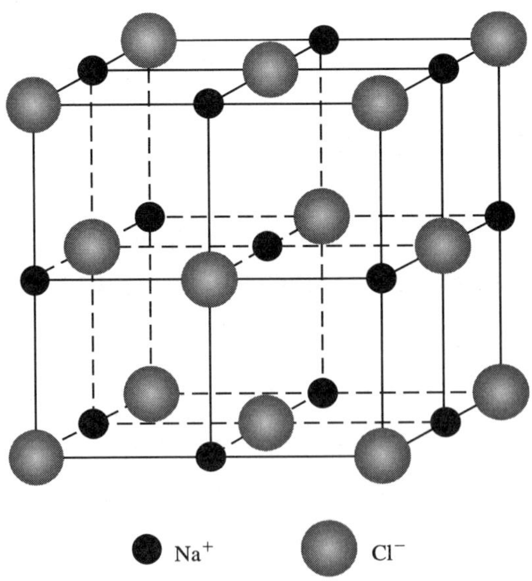

그림 2.13 소금 구조를 갖는 이온성 결정의 단위결정격자. 양이온(Na^+)과 음이온(Cl^-)은 모두 배위수는 6임. 이 구조 하나는 음이온들로 이루어져 있고, 다른 하나는 양이온들로 이루어져 있는 FCC 격자가 상호 결합되어 있는 것으로 생각할 수 있다.

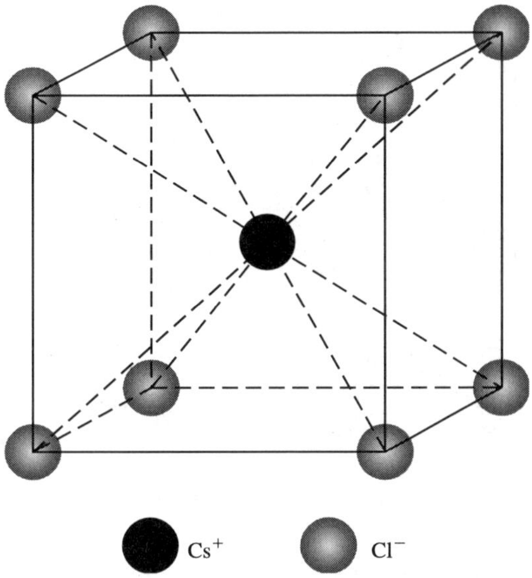

그림 2.14 염화세슘 구조를 갖는 이온성 결정의 단위결정격자. Cs^+와 Cl^-의 경우 모두 배위수는 8 임. 이 구조에서 한 개의 양이온은 입방체의 중심에 위치하고 있으며, 음이온은 입방체의 각 모서리에 위치하고 있다. 이것은 비슷하게 보이지만 두 개의 원자(이온)가 서로 다른 종류이기 때문에 BCC 결정구조가 아니다.

위해서는 동일한 수의 이온들이 필요하다. 이러한 구조를 AX 결정이라 하며, 여기서 A는 양이온을 X는 음이온을 나타낸다. 가장 일반적인 AX 구조는 **소금(sodium chloride) 구조**이다. 양이온(Na^+)과 음이온(Cl^-)의 배위수는 모두 6이며, 단위결정격자는 그림 2.13에 나타내었다. 그림에서 보이는 대로 그 구조는 하나는 음이온들로 이루어져 있고, 다른 하나는 양이온들로 이루어져 있는 FCC 격자가 상호결합되어 있는 것으로 생각할 수 있다.

또 다른 보편적인 AX 결정은 염화세슘(cesium chloride)구조이다. 이 경우 Cs^+와 Cl^-의 경우 배위수는 모두 8이며, 단위결정격자를 그림 2.14에 나타내었다. 이 구조에서 한 개의 양이온은 입방체의 중심에 위치하고 있으며, 음이온은 입방체의 각 모서리에 위치하고 있다. 이 구조에서 음이온과 양이온들은 위치를 서로 상호교환하여도 동일한 결정구조를 나타낸다. 이것은 유사하게 보이지만 두 개의 이온이 서로 다른 종류이기 때문에 BCC 결정구조가 아니다.

2.3.1.2 A_mX_p 결정구조

양이온과 음이온의 전하가 동일하지 않은 경우에는 m과/또는 p가 1이 아닌 A_mX_p 형의 화합물이 존재할 수 있다. 보편적 예로는 형석(fluorite, CaF_2)에서 관찰되는 결정구조이다. Ca^{2+}의 배위수는 8이며, 그 시스템은 입방체를 나타낸다(그림 2.15). 양이온들은 입방체의 중심에 있고 불소음이온들은 꼭지점에 위치하게 된다. 결정구조는 Ca^{2+} 이온이 입방

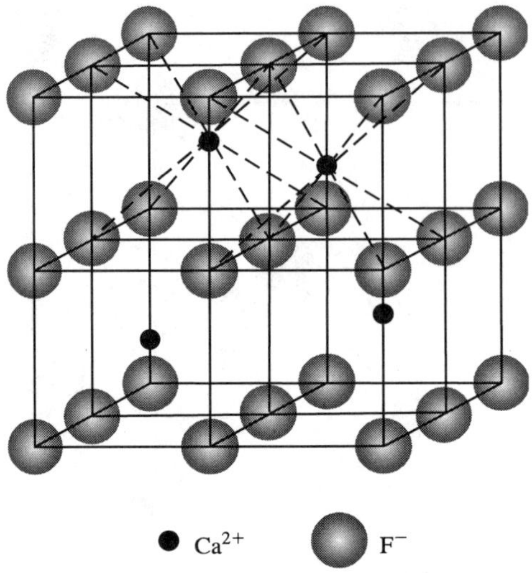

그림 2.15 형석(fluorite, CaF_2) 구조를 갖는 이온성 결정의 단위결정격자. 이 경우 양이온과 음이온의 전하는 동일하지 않다. 이 구조에서 양이온들은 입방체의 중심에 있고 불소음이온들은 꼭지점에 위치하게 된다. 결정구조는 Ca^{2+}이온이 입방체 중심의 절반만을 차지하고 있음을 제외하고는 CsCl의 구조와 유사하다.

체 중심의 절반만을 차지하고 있음을 제외하고는 CsCl의 구조(그림 2.14)와 유사하다.

세라믹 화합물은 하나 이상의 양이온을 갖는 것이 가능하며, $A_mB_nX_p$ 형의 결정구조를 갖는다. 이는 여기서 제시되었던 결정구조들 보다 훨씬 복잡하다. 이들과 훨씬 더 복잡한 조합들이 여러 생체재료들에서 보통 발견된다. 이는 생체의학적 응용을 위해 개발된 대부분의 세라믹들이 여러 가지 이온성 물질들의 혼합물이라는 사실에 기인한다. 예를 들어, zinc-sulfate-calcium phosphate(ZSCAP) 세라믹은 $ZnSO_4$, ZnO, CaO 및 P_2O_5를 포함하며, ferric-calcium-phosphorous oxide(FECAP) 세라믹은 Fe_2O_3, CaO 및 P_2O_5를 포함한다.

2.3.1.3 탄소재료

탄소재료는 금속, 세라믹 또는 고분자 중 어떤 종류에도 속하지 않지만 한 가지 보편적인 형태인 **흑연(graphite)**은 보통 세라믹으로 여겨진다. 흑연은 표준 단위결정격자를 갖고 있지 않지만 결정질의 물질이다. 그림 2.16에서 나타내듯이 흑연은 육각형으로 배열된 탄소원자층으로 구성되어 있다. 각 층에서 각 탄소원자는 동일면상의 다른 3개의 탄소 원자와 강한 공유결합을 하고 있고, 4번째 결합전자는 층간에 발생하는 약한 반 데르 발스 결합에 참여한다. 흑연의 가스흡착성은 생체재료학자들에게 중요한 특성 중의 하나이다. 이는 **열분해탄소(pyrolytic carbon)**의 제조에 사용되며, 여기서 가스상태의 탄소가 또 다른 물질(이 경우에는 흑연)에 퇴적된다. 열분해탄소는 여러 가지 인공심장판막을 포함한

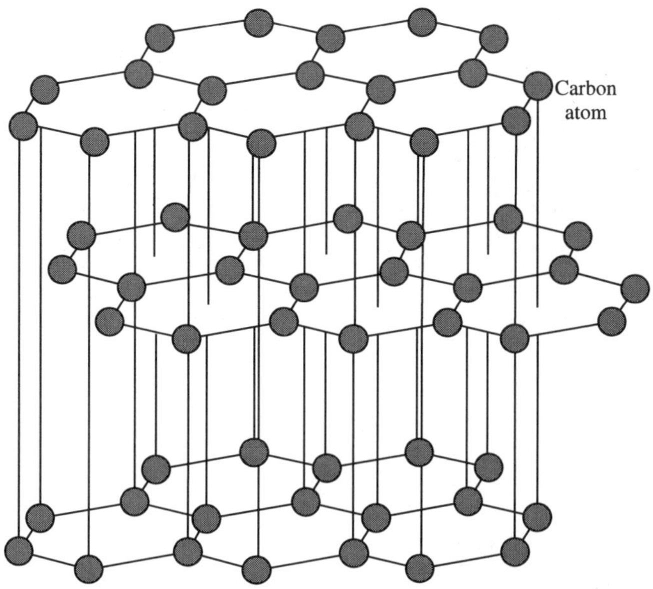

그림 2.16 흑연의 결정구조. 결정구조는 육각형으로 배열된 탄소원자층으로 구성되어 있다. 각 층에서 각 탄소원자는 동일면상의 다른 3개의 탄소 원자와 강한 공유결합을 하고 있고, 4번째 결합전자는 층간에 발생하는 약한 반 데르 발스 결합에 참여한다. 흑연계 생체재료 중 하나는 열분해탄소이다. 열분해탄소에서 가스상태의 탄소가 흑연 표면에 퇴적된다.

심장혈관장치에 사용된다.

또 다른 합성탄소물질은 **단일벽카본나노튜브(single-walled carbon nanotube)**와 **다중벽카본나노튜브(multi-walled carbon nanotube)**이다. 단일벽 카본나노튜브는 단일 흑연판이 말아진 튜브 모양의 형태이다. 이와 유사하게 다중벽 카본나노튜브는 여러 개의 흑연판이 말려진 튜브 형태라고 생각될 수 있다. 이러한 카본나노튜브는 일반적으로 직경이 수 나노미터이며 길이는 마이크론 크기이다. SWNT는 키랄성 또는 꼬임 정도에 의해 구별된다. SWNT의 키랄성은 2차원 벡터, C_h(그림 2.17)로 다음과 같이 정의될 수 있다.

$$\mathbf{C}_h = n\mathbf{a}_1 + m\mathbf{a}_2 \equiv (n, m) \tag{2.10}$$

SWNT의 구조는 두 기본 벡터 $\mathbf{a}_1$과 $\mathbf{a}_2$의 지수들인 n과 m 값으로 정의될 수 있다. 여기서, n과 m은 정수이다. $n=m$인 튜브는 "팔걸이의자(armchair)"형 튜브라 하며, $m=0$인 경우는 "지그재그"형 튜브라고 한다. 이러한 용어들은 C_h 벡터방향으로 보았을 때 카본 원자의 패턴을 말하는 것이다. 그 밖에 정수 값의 n과 m값을 갖는 튜브들은 튜브의 원주를 따라 나선형으로 보이기 때문에 "키랄성" 튜브라고 한다. SWNT는 정형외과적 응용에서 합성고분자의 보강을 포함하여 여러 가지 응용에서 생체재료의 기계적 물성을 보강하는 목적으로 연구되고 있다.

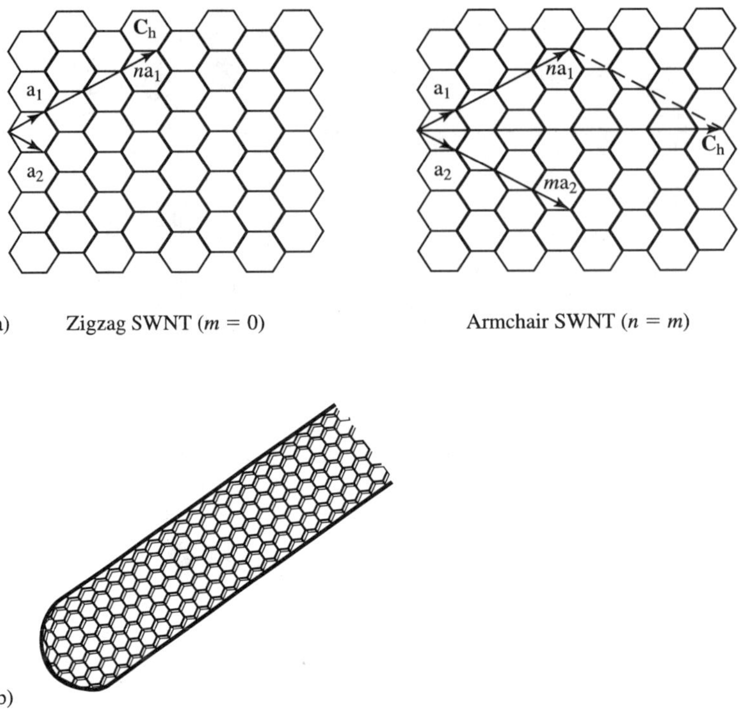

그림 2.17 단일벽 카본나노튜브(SWNT)의 구조. (a) 이 그림에서 나타낸 흑연판의 한쪽 면을 다른쪽 면에 기대어 말려짐으로써 SWNT를 형성하는 것으로 볼 수 있다. SWNT의 꼬임 또는 키랄성은 이차원적 벡터, C_h로 정의된다. SWNT의 두 가지 형태는 지그재그 형태(m=0)와 팔걸이의자 형태(n=m)이다. 이러한 용어들은 C_h 벡터방향으로 보았을 때 카본원자의 패턴을 말하는 것이다. (b) 카본나노튜브의 3차원 구조.

2.3.2 결정구조의 결함

2.3.2.1 점결함(Point Defects)

금속에서와 같이 세라믹 결정에서도 여러 가지 결함이 존재할 수 있다. 양이온 또는 음이온에 대해 격자간(interstitial) 또는 공공(빈격자점, vacancy) 결함이 모두 존재할 수 있다. 금속과는 달리 세라믹에서는 결함의 존재에 있어 추가적인 제한적 요인들이 존재한다는 것을 주목하는 것이 중요하다. 세라믹은 이온성이기 때문에 결함이 세라믹 재료의 전기중성도(electroneutrality)에 영향을 미치지는 않아야 한다. 즉, 결정이 어떤 전하를 띠지 않아야 하므로 개별적인 점결함들은 발생하지 않으며, 한꺼번에 결함이 발생된다.

그러한 결함들은 **쇼트기 결함(schottky defect)**이라 하며, 양이온 공공과 음이온 공공이 정확히 짝지어져 전기적 중성도를 만족시킨다. 이러한 결함을 그림 2.18에 두 개의 서로 다른 AX형 결정에 대해 나타내었다. 이 그림에서 공공들은 공간적으로 함께 있는 것으로 보이지만 실제로는 음이온 공공과 양이온 공공들은 서로 멀리 떨어진 결정영역에서 발생될 수 있다. 결함들은 금속에서의 결함 형성(엔트로피의 증가)을 유도하는 것과 동일

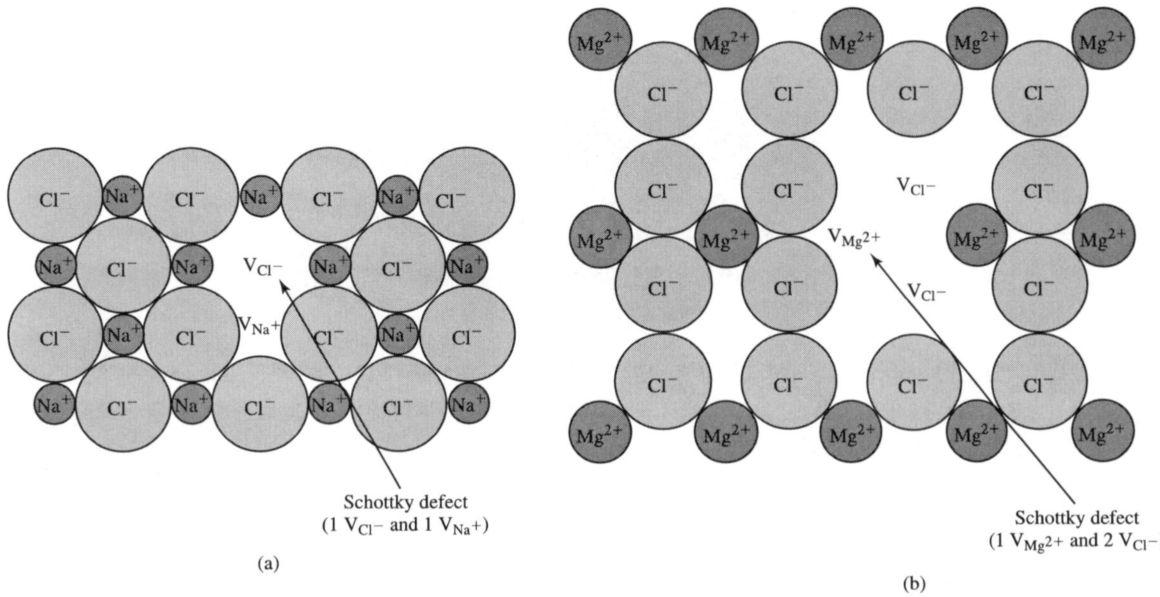

그림 2.18 (a&b) 세라믹 결정에서의 쇼트기 결함. *AX* (a) A_mX_p (b)형 결정에서 보듯이 양이온 공공과 음이온 공공이 중성도를 만족시키기 위하여 정확히 짝지어져 있다. 공공들은 공간적으로 함께 있는 것으로 보이지만 실제로는 음이온 공공과 양이온 공공들은 서로 멀리 떨어진 결정영역에서 발생될 수 있다.

한 열역학적 요인에 의해 생성된다. 따라서, AX 물질에서의 쇼트기 결함의 개수를 시료의 절대온도(T)와 관련시키는 데 있어 동일한 표현이 사용될 수 있다.

$$N_{v,cat} = N_{v,an} = Ne^{\frac{-Q_{vp}}{2kT}} \qquad (2.11)$$

여기서, $N_{v,cat}$는 양이온 공공의 개수를, $N_{v,an}$는 음이온 공공의 개수이고, N은 원자사이트의 전체 개수(원자+공공), Q_{vp}는 양이온/음이온 공공 짝을 형성하기 위한 활성화에너지, 그리고 k는 볼쯔만 상수이다.

세라믹 결정에서의 또 다른 보편적인 결함클러스터는 **프렝켈 결함(frenkel defect)**이다. 이 경우, 전기적 중성도를 만족시키기 위하여 공공과 격자 간 결함의 짝이 생성된다. 음이온은 상당한 크기의 격자스트레인 없이 결정의 격자 간 공간에 있기에는 너무 크므로 이러한 결함은 양이온에 대해서만 일어난다. 전형적인 프렝켈 결함을 그림 2.19에 나타내었다. 프렝켈 결함의 개수는 절대온도(T)의 함수로서 다음식으로 표현된다.

$$N_v = N_i = Ne^{\frac{-Q_{vi}}{2kT}} \qquad (2.12)$$

여기서, N_v는 공공의 개수를, N_i는 격자 간 결함의 개수를, N은 원자사이트의 전체 개수(원자=공공)를, Q_{vp}는 양이온 공공과 격자 간 결함의 짝을 형성하기 위한 활성화에너지, 그리고 k는 볼쯔만 상수이다. 쇼트기 결함과 프렝켈 결함의 정도는 모두 응력집중인

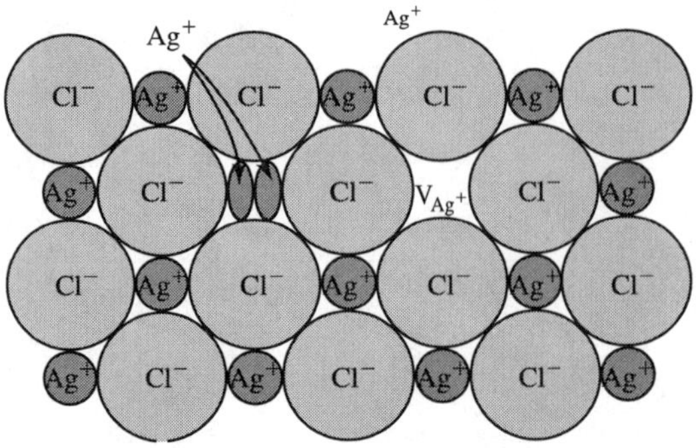

그림 2.19 세라믹 결정에서의 프렝켈 결함. 전기적 중성도를 만족시키기 위하여 공공과 격자 간 결함의 짝이 생성된다. 음이온은 상당한 크기의 격자의 스트레인없이 결정의 격자 간 공간에 있기에는 너무 크므로 이러한 결함은 양이온에 대해서만 일어난다.

자로 작용할 수 있기 때문에 세라믹 생체재료의 기계적 물성에 영향을 미친다(4.3.3절을 보시오).

2.3.2.2 불순물

금속 결정에서와 마찬가지로 세라믹 결정에서도 불순물이 존재한다. 고용체(solid solution)가 형성될 수 있으며 동일한 용어(용매와 용제)가 적용된다. 치환형과 침입형 고용체가 존재하지만 용질 음이온은 너무 커서 격자 간 공간에 쉽게 들어맞을 수 없기 때문에 주로 치환형 용액을 형성한다. 반면에 양이온들은 두 고용체를 모두 형성할 수 있다 (그림 2.20).

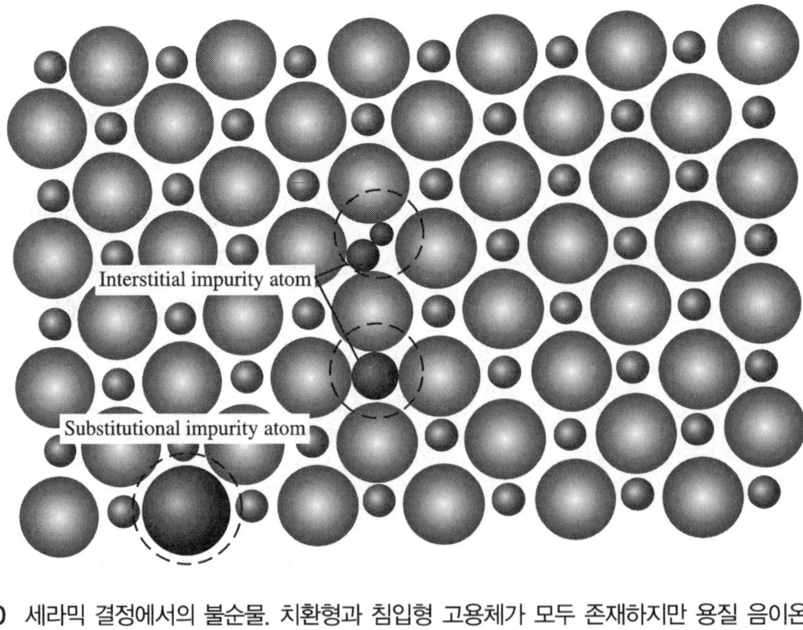

그림 2.20 세라믹 결정에서의 불순물. 치환형과 침입형 고용체가 모두 존재하지만 용질 음이온은 너무 커서 격자 간 공간에 쉽게 들어맞을 수 없기 때문에 주로 치환형 용액을 형성한다. 반면에 양이온들은 두 고용체를 모두 형성할 수 있다.

상기한 점결함 클러스터에서와 같이 불순물의 첨가는 세라믹 재료의 전기중성도를 변화시키지 않아야 한다. 안정도를 갖기 위하여 용질 이온들은 용매 이온들과 크기와 전하가 비슷해야만 한다. 만약 그렇지 않다면(예를 들어, 만약 NaCl에서 Ca^{2+}가 Na^{+}를 대체한다면) 격자들은 원래의 이온들을 강제로 공공화시킴으로써 이를 보상한다(전기적 중성도를 유지하기 위하여 남는 Na^{+}를 방출시킴). 이것은 위의 식에서 표현된 통상적인 열적 공공에 추가되는 또 하나의 공공이다.

금속에서와 같은 선 결함과 불순물의 확산이 이온 결정에서도 일어날 수 있다. 확산 속도는 온도에 의존하며 금속에서의 확산에 대해 앞에서 논의한 것과 동일한 식으로 나타내어질 수 있다. 주요 차이점은 세라믹에서는 전기중성도를 유지하기 위하여 최소 두 종(이온과 공공)의 동시적인 확산이 있어야만 한다.

2.4 고분자의 구조

생체재료로서 중요한 세 가지 재료 중 하나는 고분자재료이다. 고분자는 10^5~10^6 g/mol 크기의 큰 분자량을 갖기 때문에 거대분자라고도 불린다. 천연에서 얻어지는 고분자와 합성고분자들은 모두 주요 성분으로 수소-탄소 공유결합을 갖는다. 여러 가지 고분자들은 각각의 물리적 기계적 성질들로 인해 혈관이식재(vascular graft replacement), 골시멘트(bone cement) 등과 같은 다양한 분야에 응용될 수 있다. 비정질고분자와 결정성 고분자들이 모두 이용될 수 있다. 고분자의 결정구조를 설명하기 전에 금속 또는 세라믹에 비해 훨씬 복잡한 이들 고분자재료의 화학 구조에 대한 이해가 필요하다.

2.4.1 일반적 구조

2.4.1.1 반복단위

고분자의 가장 작은 기본단위는 '머(mer)' ["폴리머(polymer)"는 문자 그대로 "많은 머(mer)"를 의미한다)라 불린다. 머(mer)는 어떤 주어진 구조에서 고정된 수의 원자로 이루어진 구조적 실체로서 반복적으로 연결되어 고분자를 형성한다(그림 2.21). 이러한 이유 때문에 mer는 종종 고분자의 **반복단위(repeat unit)**라 불린다. 하나의 mer만을 갖는 분자는 모노머이며, 2~10개의 mer로 이루어진 분자들은 올리고머라고 한다.

표 2.5에서 보듯이, 일반적인 고분자의 반복단위는 폴리에틸렌[1] 또는 폴리염화비닐

---

1) 고분자 명명에 있어 표준 가이드라인은 일반적으로 고분자는 구조적반복단위 이름을 괄호에 넣고, 그 이름 앞에 "폴리"를 접두어로 붙여 쓴다. 고분자의 구조적반복단위의 이름이 오직 한 단어이면, 괄호는 선택사항이다. 예를 들어, 폴리(에틸렌)은 폴리에틸렌으로 쓸 수 있다. 반면, 폴리(염화비닐)의 경우에는 괄호를 반드시 사용한다.

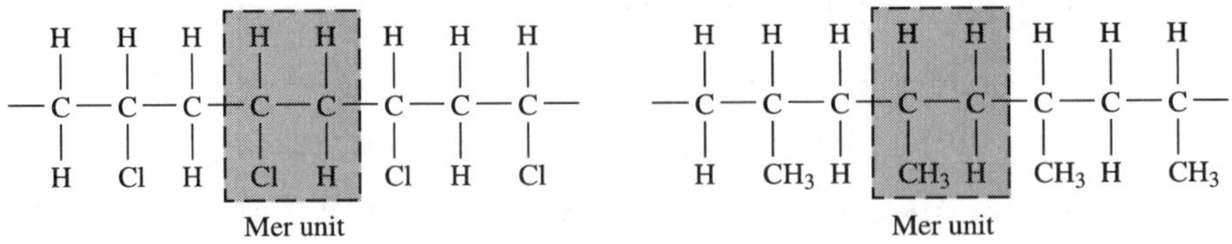

그림 2.21 고분자에서 머 단위의 예. 머는 반복되어 고분자를 형성하는 주어진 구조에서 고정된 수의 원자로 이루어진 구조적 실체이다.(참고문헌 4에서 인용됨).

(PVC)에서처럼 mer에서의 각각의 탄소가 네 개의 다른 원자(두 개의 탄소와 두 개의 다른 원자들)와 결합되어 있는 포화구조를 갖는다. 반면에, 폴리이소프렌(polyisoprene)과 고분자의 경우에는 반복단위에서의 두 개의 탄소가 이중결합을 이루는 불포화구조를 갖는다(그림 2.26). 반복단위에서 불포화기의 존재는 3장에서 논의한 바와 같이 고분자의 결

표 2.5 일반적 고분자의 구조

고분자	구 조
폴리에틸렌(PE)	$-[CH_2-CH_2]_n-$
폴리에틸렌 글리콜(PEG)	$-[CH_2-CH_2-O]_n-$
폴리스티렌(PS)	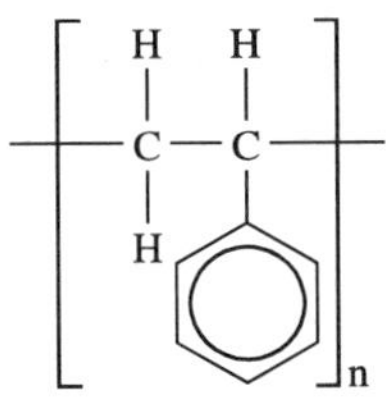
폴리메틸메타크릴레이트(PMMA)	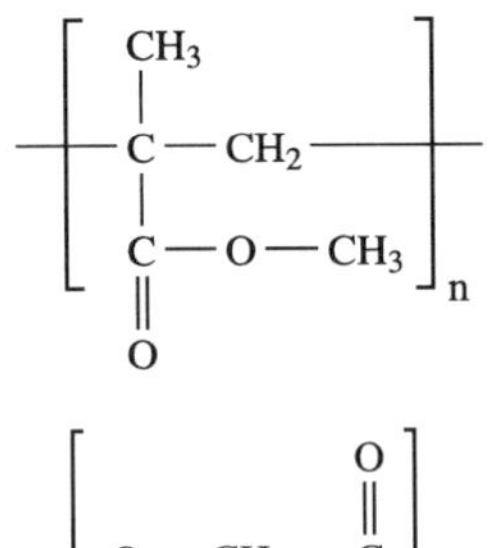
폴리글리콜릭산(PGA)	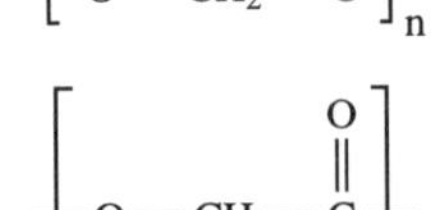
폴리락트산(PLA)	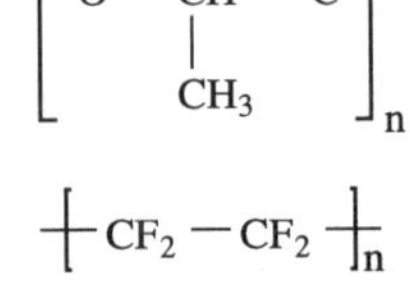
폴리테트라플루오로에틸렌(PTFE)	$-[CF_2-CF_2]_n-$

정성과 가교에 영향을 미칠 수 있다. 더욱이 위에서 논의한 것들과 같은 많은 반복단위는 이관능성(양말단에서 다른 머들과 결합할 수 있는)이며, 페놀폼알데하이드(phenol-formaldehyde)와 같은 것들은 다른 mer들과 결합할 수 있는 3개의 활성결합을 갖는다. 그러한 반복단위는 3관능성이라 불리우며, 이 장의 뒤에서 나타낸 것처럼 가교구조를 유도한다.

2.4.1.2 분자량의 결정

대부분의 고분자들은 매우 긴 사슬길이로서 특징지어진다. 이를 나타내기 위한 하나의 방법은 중합도(degree of polymerization)(고분자에서 반복단위의 개수)이며, 고분자의 화학구조식에서 n이란 문자로 나타내어진다.

예를 들어,

$$\ldots CH_2—CH_2—CH_2—CH_2—CH_2—CH_2—CH_2—CH_2 \ldots$$ 는

$—[—CH_2—CH_2—]_n—$ 으로 줄여 나타낼 수 있다.

고분자의 크기는 사슬의 분자량으로 나타내어질 수도 있다.

예제 2.5

다음 고분자의 분자량을 결정하시오.

(a) 폴리에틸렌,[2] 관절보철(hip prostheses)의 비구컵(acetabular cup)의 마모되는 표면으로 보통 사용되는 물질.

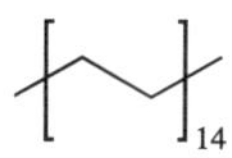

(b) 폴리테트라플루오로에틸렌, 인공혈관이식편(vacular graft) 제조에 사용되는 물질.

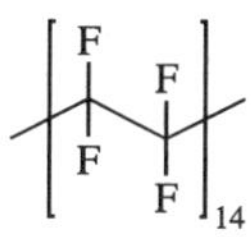

(c) 폴리메틸메타크릴레이트, 정형외과시술에서 골시멘트로 사용되는 물질.

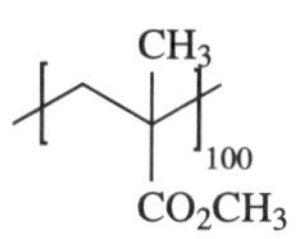

---

2) 이 책의 나머지 부분에서의 많은 문제와 그림에 있어, 유기화학자들이 보통 사용하는 이러한 압축된 구조 표기법이 사용될 것이다. 이러한 표기법에서 탄소-탄소 결합은 진한 선으로 나타내어지며, "C"와 각 탄소의 최외곽껍질을 채우는 적절한 수의 "H" 표기는 생략된다. 폴리에틸렌의 더 자세한 구조는 표 2.5에서 볼 수 있다.

(d) 펩타이드 서열(peptide sequence)(RGD, 또는 아르지나인−arginine, 글라이신−glycine, 아스파틱산), 어떤 물질의 세포 부착성을 향상시키는 데 사용됨.

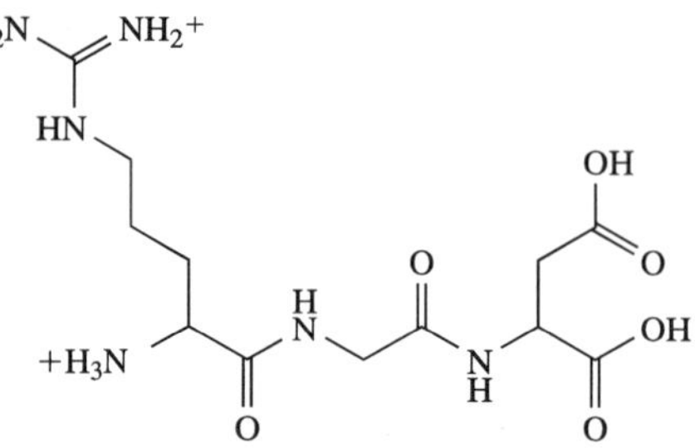

풀이:

(a) 반복단위의 분자량:

반복단위당 2개의 탄소원자와 4개의 수소원자

$$\text{탄소의 원자량} = 12 \text{ g/mole}$$
$$\text{수소의 원자량} = 1 \text{ g/mole}$$
$$2(12 \text{ g/mole}) + 4(1 \text{ g/mole}) = 28 \text{ g/mole/반복단위}$$

이 고분자 사슬에서는 반복단위가 14이므로, 이 고분자의 분자량은 반복단위의 분자량에 14를 곱하고, 여기에 고분자사슬의 양말단에 있는 2개의 수소원자를 더하여 얻어진다.

$$28 \text{ g/mole/반복단위} \times 14 \text{ 반복단위} + 2 \text{ 수소원자} \times (1 \text{ g/mole 수소}) = \underline{394 \text{ g/mole}}$$

(b) 반복단위의 분자량:

반복단위당 2개의 탄소원자와 4개의 불소원자

$$\text{탄소의 원자량} = 12 \text{ g/mole}$$
$$\text{수소의 원자량} = 19 \text{ g/mole}$$
$$2(12 \text{ g/mole}) + 4(19 \text{ g/mole}) = 100 \text{ g/mole/반복단위}$$

이 고분자 사슬에서는 반복단위가 14이므로, 이 고분자의 분자량은 반복단위의 분자량에 14를 곱하고, 여기에 고분자사슬의 양말단에 있는 2개의 수소원자를 더하여 얻어진다.

$$100 \text{ g/mole/반복단위} \times 14 \text{ 반복단위} + 2 \text{ 수소원자} \times (1 \text{ g/mole 수소}) = \underline{1{,}402 \text{ g/mole}}$$

(c) 반복단위의 분자량:

반복단위당 5개의 탄소원자, 8개의 수소원자와 2개의 산소원자

$$\text{탄소의 원자량} = 12 \text{ g/mole}$$
$$\text{수소의 원자량} = 1 \text{ g/mole}$$

산소의 원자량=16 g/mole

5(12 g/mole)+8(1 g/mole)+2(16 g/mole)=100 g/mole/반복단위

이 고분자 사슬에서는 반복단위가 100이므로, 이 고분자의 분자량은 반복단위의 분자량에 100을 곱하고, 여기에 고분자사슬의 양말단에 있는 2개의 수소원자를 더하여 얻어진다.

100 g/mole/반복단위×100 반복단위+2 수소원자

×(1 g/mole 수소)=10,002 g/mole

(d) 이것은 펩타이드(RGD, 또는 아르지나인−arginine, 글라이신−glycine, 아스팍틱산)이다. 이러한 펩타이디는 반복단위가 없다. 펩타이드의 원소 조성은 다음과 같다.

탄소 : 12 원자
수소 : 24 원자
질소 : 6 원자
산소 : 6 원자

따라서, 펩타이드의 분자량은 다음과 같다.

12(12 g/mole C)+24(1 g/mole H)+6(14 g/mole N)+6(16 g/mole O)

=348 g/mole

합성과정에서 고분자는 분자량 분포가 생기므로, 고분자의 분자량은 보통 평균분자량을 의미한다. 평균분자량은 **수평균분자량**($\overline{M}_n$)과 **중량평균분자량**($\overline{M}_w$)의 두 가지 정의가 있다. 수평균분자량은 사슬을 일련의 크기범위로 구분하여 그 크기를 갖는 사슬의 분율을 계산하여 결정한다. 이것은 다음과 같이 기술된다.

$$\overline{M}_n = \sum_i x_i M_i \tag{2.13}$$

여기서,

$$x_i = \frac{N_i}{\sum_i N_i} \tag{2.14}$$

N_i는 분자량이 M_i인 사슬의 개수이다. M_i는 주어진 분자량범위에서의 평균분자량을 나타낸다.

중량평균분자량은 선택진 크기 범위 내에 있는 사슬의 무게분율을 사용하여 계산된다.

즉,

$$\overline{M}_w = \sum_i w_i M_i \tag{2.15}$$

여기서

$$w_i = \frac{W_i}{\sum_i W_i} \tag{2.16}$$

표 2.6 폴리유산의 분자량과 기계적 물성과의 상관관계

중량평균분자량	인장탄성률* (MPa)	굴곡탄성률* (MPa)
50,000	1200	1400
100,000	2700	3000
300,000	3000	3250

폴리유산의 분자량과 기계적물성과의 상관관계
*기계적물성에 관한 설명은 제4장에서 논의된다.

그리고,

$$W_i = N_i M_i \tag{2.17}$$

N_i와 M_i를 정의하기 위해 선택된 크기범위가 작아질수록 이러한 표현들은 각각의 사슬들의 평균에 근접한다는 것을 주목해야 한다. 두 가지 타입의 평균분자량 중 $\overline{M}_n$은 모든 고분자사슬을 동등하게 취급하는 데 반해, $\overline{M}_w$의 경우 더 큰 사슬일수록 평균값에 더 큰 기여를 하게 된다. 많은 경우 $\overline{M}_w$는 그 물질의 기계적, 물리적 성질에 더 직접적으로 연관될 수 있다(표 2.6).

다분산계수(Polydispersitiy index, PI)는 두 평균분자량의 비이다.

$$PI = \frac{\overline{M}_w}{\overline{M}_n} \tag{2.18}$$

PI의 가능한 가장 작은 값은 1이며(모든 고분자 분자들이 같은 분자량을 가지고 있을 때), 분자량 분포가 넓을수록 큰 값을 갖는다(그림 2.22).

예제 2.6

주어진 고분자 시료의 다음과 같은 크기 분율을 생각하라.

분율	분자량	사슬의 개수
1	5,000	1,000
2	10,000	1,000
3	1,000,000	3

(a) 이 고분자의 수평균분자량을 계산하시오.

(b) 이 고분자의 중량평균분자량을 계산하시오.

(c) 어떤 평균분자량 결정법이 분자량 1,000,000을 갖는 세 개의 고분자사슬에 의해 더 많이 영향을 받게 되는가? 이유는?

(d) 다분산계수를 계산하시오.

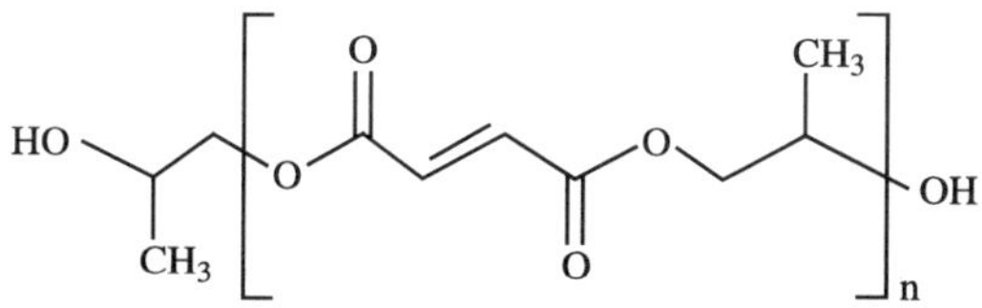

PPF:

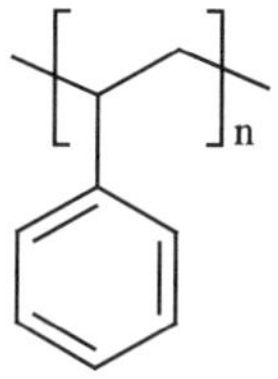

PS:

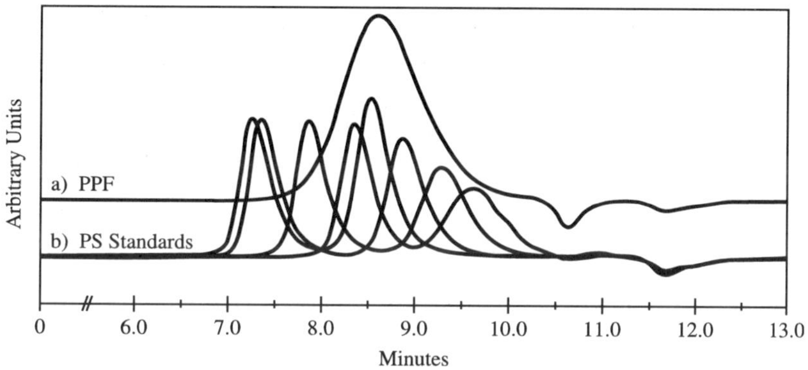

그림 2.22 폴리프로필렌퓨마레이트(polypropylene fumarate, PPF)와 여러 가지 표준 폴리스티렌(PS)의 크기 배제크로마토그래피(겔침투크로마토그래피)로부터 얻어진 결과. 이러한 형태의 크로마토그래피에서는 분자량이 큰 고분자일수록 먼저 나오며 더 이른 시간에 관찰된다.
PPF: $\overline{M}_n$: 3,580
PS: 표준물질. 왼쪽에서 오른쪽으로 $\overline{M}_n$: 26,600, $\overline{M}_n$: 23,300, $\overline{M}_n$: 10,000, $\overline{M}_n$: 4,620, $\overline{M}_n$: 3,260, $\overline{M}_n$: 1,790, $\overline{M}_n$: 869, $\overline{M}_n$: 423.
PPF 피이크는 표준물질의 피이크에 비해 훨씬 더 넓은 것을 주목하라. 실험실에서 합성한 PPF의 다분산지수는 2에 가까운 반면, 표준 PS는 PI값이 거의 1이 되도록 합성된다. 더 낮은 분자량에서 1에 가까운 값을 갖도록 하기는 어려우며. 따라서, 가장 분자량이 낮은 표준 PS($\overline{M}_n$ 423)의 PI는 1.22이다.

풀이:

(a) $$\overline{M}_n = \frac{\sum_i N_i M_i}{\sum_i N_i}$$

$$\overline{M}_n = [(1,000 \times 5,000) + (1,000 \times 10,000) + (3 \times 1,000,000)]/(1,000 + 1,000 + 3)$$
$$= \underline{8,987\ Da}\ \text{[Note: 1 Da = 1 g/mole]}$$

(b) $$\overline{M}_w = \frac{\sum_i N_i M_i^2}{\sum_i N_i M_i}$$

$\overline{M}_w$ = [1,000 × (5,000)^2 + 1,000 × (10,000)^2 + 3 × (1,000,000)^2]/ [(1,000 × 5,000) + (1,000 × 10,000) + (3 × 1,000,000)] = 173,611 Da

(c) 분자량 1,000,000을 갖는 세 개의 사슬은 중량평균분자량에 더 많은 영향을 끼치게 된다. 이 양은 각 분자의 분자량을 고려하기 때문에, 단순히 사슬의 개수에 따른 분율에 비해 더 큰 분자량에 따른 분율에 더 큰 영향을 미치게 된다.

(d) $PI = \frac{\overline{M}_w}{\overline{M}_n}$

PI = (173,611 Da)/(8,987 Da) = 19

2.4.1.3 Mer의 배열(configuration)

고분자의 가장 놀라운 특징(이들의 금속 및 세라믹과 구분되는 특징) 중의 하나는 하나의 거대분자가 여러 가지 모양을 취할 수 있다는 것이다. 이것은 기본적으로 사슬의 주쇄에 있는 탄소-탄소 결합이 회전함에 기인한다. 사슬에서 각 결합의 위치가 변함으로 인하여 전체 사슬의 모양이 변하게 된다(그림 2.23). 고분자는 자기들끼리 접히기도 하고 꺽임과 킹크를 포함하기도 한다(그림 2.24). 이러한 타입의 분자 얽힘은 4장에서 논의할 고분자의 기계적 물성에도 중요한 영향을 미친다.

분자수준에서 고분자의 꺽임은 각 반복단위의 배좌(conformation)에 기인한다. 배좌란 용어는 단일결합이 회전함으로써 변화될 수 있는 분자의 부분적 구조를 묘사하는 데 사용된다. 반복단위와 고분자의 배치는 화학조성에 크게 영향을 받을 수 있다. 크기가 큰 측쇄기(폴리스티렌에서 벤젠과 같이)의 존재는 주쇄의 회전을 방해한다. 더 극단적인 경우에 강직한 탄소-탄소 이중결합이 있을 때는 주쇄가 전혀 회전하지 못할 수도 있어 사슬의 배치가 결국 "얼어있는(frozen) 상태"가 된다.

고분자의 배좌는 또한 반복단위의 위치에 의해서도 영향을 받는다. 배열(configuration)은 일차결합이 끊어지고 재형성하는 경우를 제외하고는 변화될 수 없는 분자의 구조를 말한다. 일반적인 고분자의 여러 배열 형태를 그림 2.25에 나타내었다. 이 그림에서

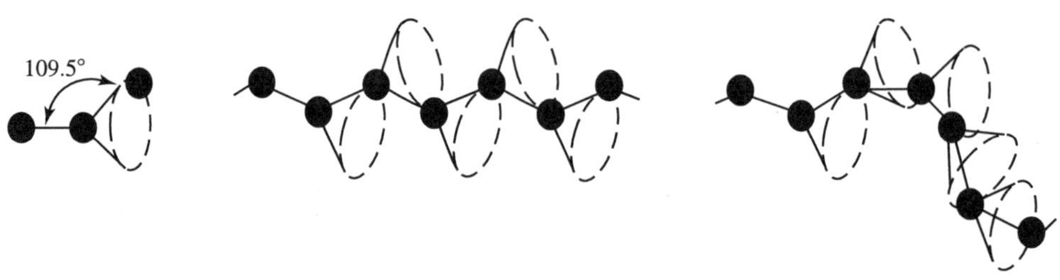

그림 2.23 고분자의 배좌. 단일 거대분자는 주쇄의 탄소원자가 회전하기 때문에 여러 가지 모양을 가질 수 있다.

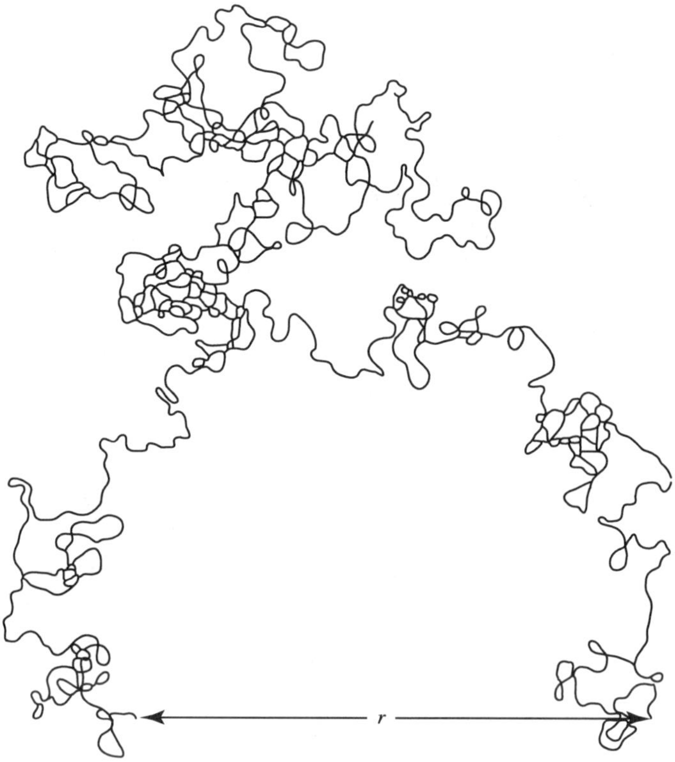

그림 2.24 고분자의 전형적 배좌. 많은 수의 꺾임과 킹크가 존재함을 주목하시오. 이러한 형태의 분자 얽힘은 고분자의 기계적 물성에도 큰 영향을 미친다. 고분자 사슬의 말단간 저리는 *r*로 나타내었다.

"R"은 측쇄기 또는 원자를 [폴리스티렌에서 벤젠고리 또는 PVC에서 염소원자와 같은] 나타낸다. 만약 R기가 사슬의 동일한 면에 배치되어 있다면, 이것은 이소탁틱 배열(isotactic configuration)이라고 한다. 만약, 이들이 사슬의 양쪽면으로 번갈아 가며 있다면 이는 신디오탁틱 배열(syndiotactic configuration)이라고 한다. 만약, R기가 불규칙적으로 배열(배치)되어 있다면 이는 아탁틱 배열(atactic configuration)이라고 한다. 이러한 예로부터 두 배열 간의 전환은 화학결합의 절단을 요하며, 이에 반해 서로 다른 고분자의 배좌(conformation)는 단일결합의 회전 만을 포함한다는 것을 쉽게 알 수 있다. 사실 어떤 주어진 고분자 사슬은 서로 다른 배열이 혼합되어 있다. 지배적인 배열은 합성방법에 따라 일차적으로 결정된다.

탄소-탄소 이중결합을 포함하는 반복단위가 있는 특별한 경우에는 두 개의 배열이 가능하다(그림 2.26). 폴리이소프렌(polyisoprene)에 있어 CH_3와 H가 이중결합을 기준으로 같은 쪽에 위치하고 있으면 이는 시스(cis)구조라 한다(시스-이소프렌은 천연고무이다). 반면, 트랜스(trans) 배열은 CH_3와 H가 이중결합에 대해 서로 반대쪽에 있는 경우를 말한다. 트랜스-이소프렌은 배열이 다름으로 인해 천연고무와는 명확하게 다른 기계적 성질을 갖는다.

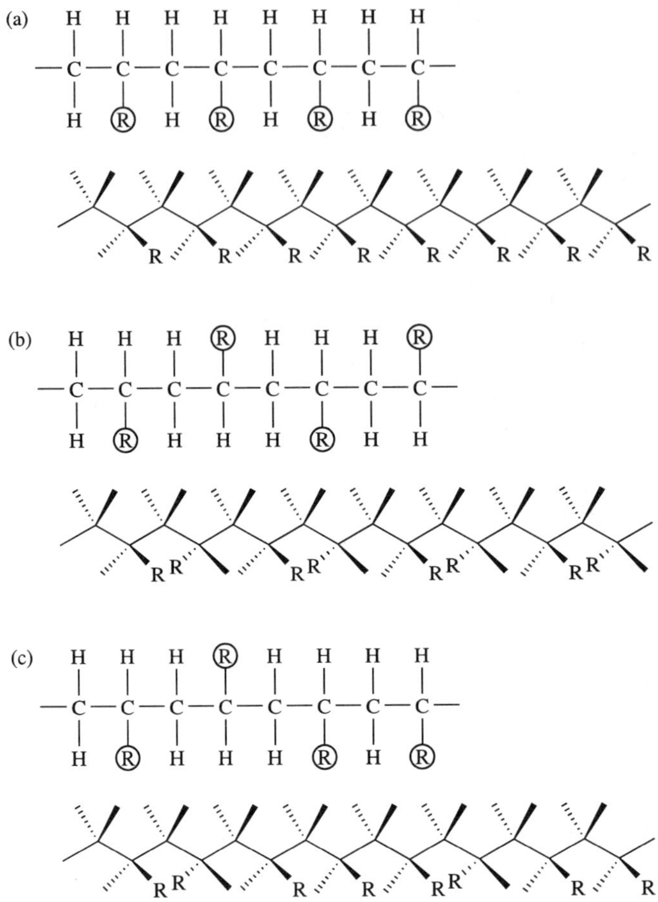

그림 2.25 통상적 고분자의 배열 구조.("R"은 측쇄기 또는 측쇄 원자를 나타낸다] (a) 이소탁틱 배열- R이 사슬의 동일한 면에 배치되어 있음. (b) 신디오탁틱 배열-R이 사슬의 양쪽면에 번갈아 가며 결합되어 있음. (c)아탁틱 배열-R이 불규칙적으로 배치되어 있음. 이 그림에서 진한선은 평면 바깥 방향을 표시하며, 점선은 평면 안쪽 방향을 표시한다.

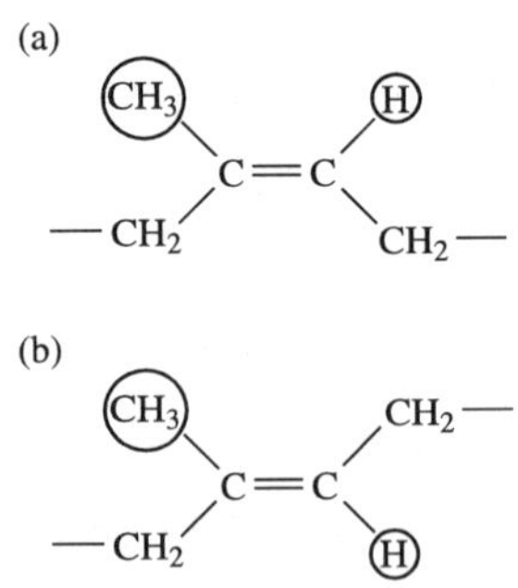

그림 2.26 탄소-탄소 이중결합을 갖는 고분자의 배열 구조(상기 예는 폴리이소프렌). (a) 시스 구조-CH_3와 H가 이중결합을 기준으로 같은 쪽에 위치하고 있음(시스이소프렌은 천연고무이다). (b) 트랜스 구조-CH_3와 H가 이중결합에 대해 서로 반대쪽에 있다.

2.4.1.4 고분자의 구조

배치와 배열에 의한 구조변화 외에도 고분자는 여러 가지 다양한 구조를 갖는다(그림 2.27). 앞서 나타낸 바와 같이 그들은 반복단위가 말단과 말단이 연결되는 형태를 갖는 선형(linear)일 수 있다. 반면에 어떤 합성조건에서는 부반응이 일어나 주사슬에 가지구조를 가질 수 있는데, 이는 분지구조 고분자라 한다.

선형과 분지구조 고분자는 모두 가교될 수 있다. 가교된 고분자에서는 이웃한 사슬들이 공유결합을 통하여 어떤 점에서 결합되어 삼차원적인 고분자 망상구조를 형성한다. 가교는 합성하는 동안에 유도될 수도 있고 비가역적인 화학반응을 통하여 나중에 이루어질 수도 있다. 가교는 고분자 사슬들이 함께 결합되므로 분자량을 증가시킨다. 삼차원적인 망상고분자 구조를 제조하는 다른 방법은 앞서 설명한 바와 같이 단량체를 결합시킬 수 있는 삼관능성 또는 다관능성 머 단위체 또는 일차적으로 선형고분자를 생성시키는 이관능성 단량체보다 더 복잡하게 형성되는 다른 고분자를 사용하는 것이다.

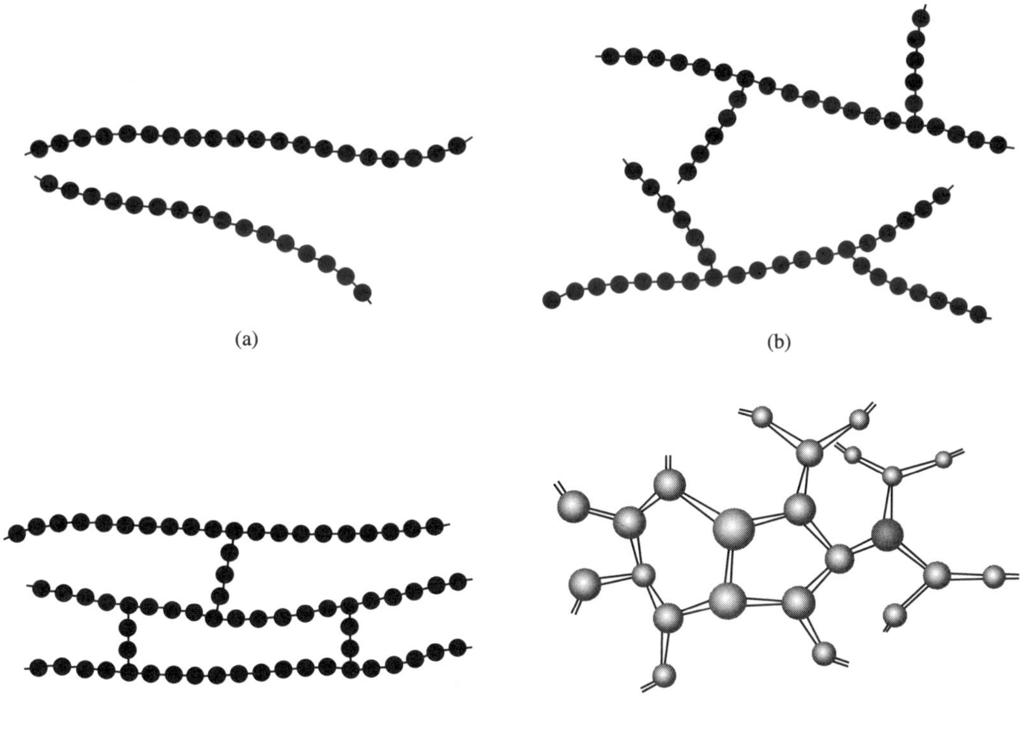

(a) (b) (c) (d)

그림 2.27 고분자의 전체 구조. (a) 선형고분자는 반복단위가 말단과 말단이 연결되는 형태를 가짐. (b) 분지구조고분자는 주사슬로부터 가지가 형성되도록 유도하는 합성 조건에 의해 형성됨. (c) 가교고분자는 이웃한 사슬들이 공유결합을 통하여 어떤 점에서 결합됨으로써 삼차원적인 고분자 망상구조를 형성함. (d) 그물구조 고분자는 3차원적인 그물구조를 형성할 수 있도록 단량체 또는 다른 고분자들을 결합시킬 수 있는 삼관능성 또는 다관능성 mer 단위를 갖고 있음.

예제 2.7

폴리에틸렌은 생체의학적으로 다양하게 응용되는 고분자이다. 한 가지 통상적 응용은 고관절임플란트의 비구컵(acetabular cup) 또는 무릎관절임플란트의 관절면(articulating surface)과 같은 정형외과 이식재의 마모층(wearing surface)을 제조하는 것이다. 25,000개의 mer를 갖는 폴리에틸렌 사슬을 생각해 보자.

(a) 고분자 사슬의 길이를 계산하는 한 가지 방법은 사슬이 끝에서 끝으로 죽 펼쳐져 있는 모델을 생각하는 것이다. 탄소-탄소 공유결합각은 109.5° 이고, 탄소-탄소결합의 원자간 거리는 1.54Å으로 주어질 때, 폴리에틸렌 사슬의 길이를 계산하시오.

(b) 더 실제적으로, 고분자 사슬은 랜덤코일 모델을 생각할 수 있다. 랜덤코일 형태의 고분자 사슬의 사슬말단간 거리(L)는 관계식($L = l\sqrt{m}$)으로부터 계산될 수 있다. 여기서, l은 원자간 거리를, m은 그 원자간 거리를 갖는 결합의 개수이다. 랜덤코일모델을 사용하여 폴리에틸렌에서 평균 사슬말단간 거리를 계산하시오.

풀이:

(a) 결합각 ϕ는 109.5° 로 주어졌다. 결합길이는 1.54Å으로 주어졌다. 따라서, 결합길이의 1/2는 r로 정의되며 그 값은 0.77Å이다. y는 사슬축에 대해 투사된대로 공유결합으로 결합된 두 탄소간의 거리로 정의될 수 있다.

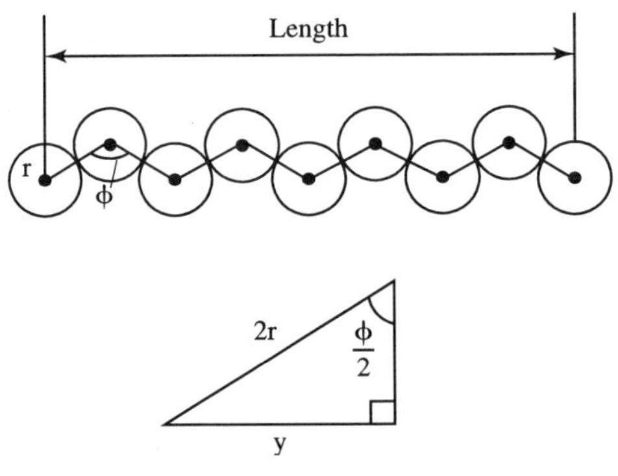

$y=(2r)\sin(\phi/2)$

$y=(1.54\text{Å})\sin(54.75°)$

$y=1.26\text{Å}=$투사된 결합 길이

고분자사슬에 25,000개의 mer가 있으므로, 사슬축에 투사된 고분자사슬의 길이는 다음과 같다.

길이=(탄소-탄소 결합의 개수)×(투사된 탄소-탄소 결합길이)

길이=(2×25,000-1 결합)×(1.26Å) [mer당 2개의 탄소가 있음]

길이=$\underline{62{,}999\text{Å}=6.3\ \mu m}$

(b) 랜덤코일의 말단간 거리 식을 사용하여;

$$L = l\sqrt{m}$$

$$L = 1.54\text{Å}(2 \times 25{,}000\text{-}1)^{1/2}$$

$$\underline{L = 344\text{Å}}$$

2.4.2 고분자 합성

고분자 합성은 중합이라고도 불리우며 반복 단위체가 긴 사슬로 연결되는 반복적 화학반응을 통하여 일어난다. 부가중합, 축합중합 그리고 유전공학을 이용한 고분자중합 등의 3가지 주요 중합형태가 있다. 아래의 이러한 반응의 상세한 내용을 기술한다.

2.4.2.1 부가중합

에틸렌 단량체가 부가중합 즉, 연쇄중합을 통하여 폴리에틸렌을 형성하는 반응이 그림 2.28에 나타내어졌다. 이 관능성 단량체가 요구되는 축합중합과 달리 생성물은 머 단위체와 동일한 화학구조를 포함한다. 개시제는 반응을 시작시키기 위하여 필요하며, 자유라디컬 또는 이온을 쉽게 형성할 수 있는 물질이 사용되며, 그림 2.28에 *I*로 나타내어진다.

Initiation

$$\mathrm{I} \xrightarrow{k_d} 2\mathrm{R}\cdot$$

$$\mathrm{R}\cdot + \mathrm{M} \xrightarrow{k_i} \mathrm{M}_1\cdot$$

Propagation

$$\mathrm{M}_n\cdot + \mathrm{M} \xrightarrow{k_p} \mathrm{M}_{n+1}\cdot$$

Termination

$$\mathrm{M}_n\cdot + \mathrm{M}_m\cdot \xrightarrow{k_{tc}} \mathrm{M}_{n+m} \qquad \textit{Coupling}$$

$$\mathrm{M}_n\cdot + \mathrm{M}_m\cdot \xrightarrow{k_{td}} \mathrm{M}_n + \mathrm{M}_m \qquad \textit{Disproportionation}$$

그림 2.28 부가중합 즉 연쇄중합의 일반적 반응 메커니즘. 반응을 개시시키는 데 필요한 라디컬(R•)들은 개시제(I)의 해리를 통해서 보통 생성된다. 라디컬은 단량체 분자에 결합되어 개시단계의 두 번째 부분인 고분자 사슬을 만들기 위한 개시제(M_1•)를 생성하게 된다. 성장단계에서 단량체 분자(M)들은 연쇄적으로 활성사슬말단(M_n•)에 결합되어 고분자가 생성된다. 사슬성장의 정지는 여러 가지 방법으로 일어난다. 그 중 두 가지 방법을 여기에 나타내었다: (1) 두 성장 사슬에 있는 활성 단량체들(M_n•+M_m•) 간에 반응으로부터 더 긴 사슬을 만드는 반응(커플링) (2) 비균질화를 통한 정지 반응. 폴리에틸렌, 폴리프로필렌, PVC, 폴리스티렌 등은 부가중합을 통해 합성되는 고분자의 예이다. k_d, k_i, k_p, k_{tc} 및 k_{kd} 등은 각각 개시제의 해리, 개시, 성장 및 커플링에 의한 정지반응 및 비균질화에 의한 정지반응 단계에서의 속도상수들이다.

부가중합반응은 크게 3단계-개시, 성장, 정지 반응-로 일어난다. 개시반응은 자유라디컬중합에서는 라디컬을, 음이온이나 양이온 중합에서는 음이온 또는 양이온을 생성시키는 반응을 통하여 각각 단량체가 활성화됨으로써 일어난다. 단량체들은 성장단계에서 연속적으로 고분자사슬을 연결시키며 분자량이 증가하게 된다. 성장단계에서 성장하는 고분자사슬의 활성점이 새로이 첨가된 단량체에 이전된다는 것을 주목하는 것은 중요하다. 사슬이동은 계속 성장되는 사슬에서도 일어난다.

부가반응의 정지단계는 여러 가지 형태로 일어날 수 있다. 자유라디컬 중합의 경우에 정지반응은 자유라디컬들의 반응에 의한 활성점의 소멸을 통해서 일어난다. 다른 방법은 두 개의 성장하고 있는 사슬이 더 긴 사슬을 형성할 수 있는 활성말단의 반응-즉, 두 사슬의 성장이 정지됨-을 포함한다(그림 2.28의 마지막 부분을 보라). 정지반응의 또 다른 형태는 성장하는 사슬의 활성탄소와 개시제의 자유라디컬과의 반응을 포함한다. 사슬의 성장은 또한 한 개의 수소원자가 하나의 성장하는 사슬로부터 다른 사슬로 전이하는 이른바 불균질화 반응에 의해서도 정지될 수 있다. 하지만, 음이온중합과 양이온중합의 경우에는 정지반응은 일반적으로 성장사슬의 전하를 띠는 활성점이 반응용매에 포함되어 있는 소량의 물과 반응하거나 또는 반응용매에 따라 용매자체와 반응함으로써 일어난다. 양이온 중합은 음이온-양이온 재결합과 음이온의 나뉘어짐을 포함한 부반응을 통하여 정지될 수 있다.

정지반응은 자유라디컬 중합에서는 제멋대로 일어나므로 이러한 중합법을 이용하면 다양한 길이의 사슬들이 얻어지며, 따라서, PI값이 1보다 크게 된다. PE, PP, PVC, PS는 자유라디컬 중합에 의해 합성되는 고분자의 예이다. 이온중합을 통하여 얻어지는 고분자들은 일반적으로 자유라디컬 중합에 의해 얻어지는 고분자에 비해 더 작은 PI값을 갖는다. 음이온중합을 통하여 합성되는 고분자의 예로서 폴리스티렌, 폴리메틸메타크릴레이트, 폴리에틸렌글리콜 등이 있다. 이외에 폴리스티렌은 양이온중합을 통해서도 합성될 수 있다.

2.4.2.2 축합중합

부가중합과는 달리 축합중합 또는 단계중합은 하나 이상의 단량체를 포함하며, 라디컬 개시제는 필요하지 않다. 이 때문에 반응이 단계적으로 진행됨에도 불구하고 개시, 성장, 정지 단계들은 서로 명확한 구분이 없다. 그림 2.29에서 보이듯이 중합은 작은 분자(보통 물)가 제거되며 일어난다. 그러므로, 부가중합과는 달리 생성물은 어떤 mer와도 화학구조가 동일하지 않다.

이러한 중합법으로부터 고분자량의 물질을 얻기 위해서는 긴 반응시간과 단량체의 거의 완벽한 소진이 요구된다. 반응 중에 다양한 길이를 갖는 사슬들이 생성되며 부가중합에서 얻어지는 고분자와 유사한 수준의 PI값을 갖게된다. 나일론, 폴리카보네이트는 이러

(a)

$$n\mathrm{A{-}A} + n\mathrm{B{-}B} \longrightarrow \left(\mathrm{A{-}AB{-}B}\right)_n$$

$$n\mathrm{H_2N{-}R{-}NH_2} + n\mathrm{HO_2C{-}R'{-}CO_2H} \longrightarrow \mathrm{H}\left(\mathrm{NH{-}R{-}NHCO{-}R'{-}CO}\right)_n\mathrm{OH} + (2n-1)\mathrm{H_2O}$$

(b)

$$n\mathrm{A{-}B} \longrightarrow \left(\mathrm{A{-}B}\right)_n$$

$$n\mathrm{H_2N{-}R{-}CO_2H} \longrightarrow \mathrm{H}\left(\mathrm{NH{-}R{-}CO}\right)_n\mathrm{OH} + (n-1)\mathrm{H_2O}$$

그림 2.29 축합중합 즉 단계중합의 메커니즘은 반응에 사용되는 단량체의 형태에 따라 두 그룹으로 구별될 수 있다. (a) 첫 번째 그룹은 이관능성 또는 다관능성단량체를 포함하며, 각 단량체들은 한 종류의 관능기만을 갖는다. (b) 두 번째 그룹은 두 종류의 관능기를 함께 갖는 단일 단량체를 포함한다. 이 그림에서 각 반응 메커니즘을 갖는 일반적 반응식(A와 B는 두 개의 서로 다른 관능기를 나타냄)을 예로 든 반응과 함께 나타내었다.

한 방법으로 얻어지는 고분자에 속한다. 폴리사카라이드, 단백질과 같은 천연고분자들도 이러한 합성반응에 의해 얻어질 수 있는 물질들이다.

2.4.2.3 유전공학을 통한 고분자 생산

부가중합과 축합중합은 수반되는 반응의 확률적 특성으로 인하여 일반적으로 넓은 범위의 분자량 분포와 서열(sequence)을 갖는 합성고분자를 생성한다. 하지만, 유전공학을 통한 고분자 생산은 섬유상 단백질과 이와 유사한 천연고분자를 합성할 때 고분자의 구조와 분자량분포를 훨씬 더 잘 제어할 수 있는 가능성을 제공한다. 하지만, 이러한 방법을 통해서 폴리에틸렌이나 폴리스티렌과 같은 고분자를 합성하는 것은 불가능하다.

이러한 방법에 대한 상세한 설명은 이 책의 범위를 벗어나지만, 단백질고분자의 유전공학은 모유기체(host organism, 보통 박테리아) 내에서 특정 단백질고분자를 인코딩(encoding)하는 고유벡터(generic vector)의 유전자발현(expression)을 포함한다. 이는 두 가지 일반적 방법 중 한 가지에 의해 얻어질 수 있다. 우선, 단백질고분자를 인코딩하는 DNA를 자연적으로 생산하는 유기체로부터 분리하여 수용자 박테리아의 DNA로 도입함으로써, DNA 코딩단위는 유전자발현과 고분자 생산을 유도한다. 이 대신에 단백질고분자를 인코딩하는 DNA를 화학적으로 합성하여 수용자 유기체에 도입할 수 있다. 두 번째 방법은 더 널리 사용되며 단백질고분자의 서열을 더 잘 제어할 수 있다. 또한, 두 번째 방법은 사용되는 모유기체에 의한 최대 유전자발현을 위한 DNA 염기서열의 최적화를 가능하게 해 준다. 유전공학을 이용하여 생산되는 고분자로서는 실크, 콜라겐, 바이러스성 단백질(viral protein) 및 다양한 인공적 구조의 단백질들이 있다.

2.4.3 공중합체

앞에서 우리는 단일중합체, 즉, 한 가지 반복단위를 갖는 고분자의 합성과 구조에 초점을 맞추었다. 공중합체(둘 이상의 반복단위 형태를 갖는)는 향상된 물성을 갖는 물질을 제조하기 위하여 생산된다. 공중합체는 반응물로서 서로 다른 단량체를 혼합하여 전통적인 축합중합 또는 부가중합에 의해 만들어질 수 있다.

그림 2.30에서 보듯이 다른 색깔로 나타낸 서로 다른 반복단위를 갖는 다양한 형태의 공중합체가 있다. 랜덤 공중합체에서는 두 개의 mer가 특정한 패턴없이 사슬에 무작위로 결합되어 있다. 이름이 나타내듯이 교대공중합체에서는 서로 다른 mer가 교대로 결합되어 있다. 블록공중합체는 각각의 반복단위가 사슬을 이루어 하나의 블록을 형성한다. 만약 단일중합체 사슬이 서로 다른 반복단위를 갖는 단일중합체 주사슬에 곁사슬로서 결합되어 있다면 이는 그라프트 공중합체라 불리운다. 의공학적 응용을 위한 공중합체의 가장 통상적인 예로서는 생분해성을 갖는 합성고분자인 젖산과 글리콜릭산의 랜덤공중합체인 poly(lactic acid-co-glycolic acid)가 있으며, 이들은 수술봉합사, 약물전달기구, 조직공학용 스캐폴드로 사용된다.

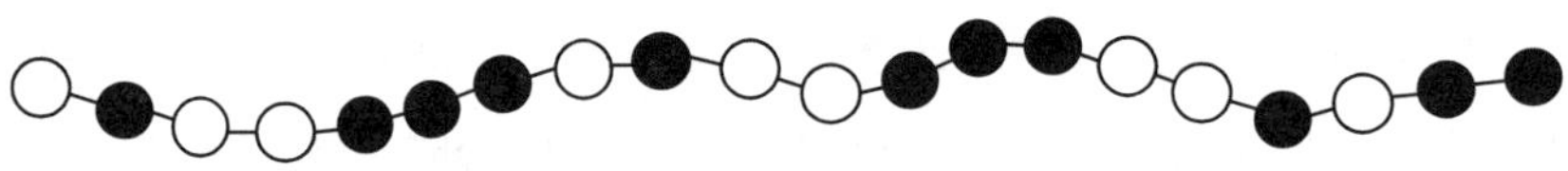

(a)

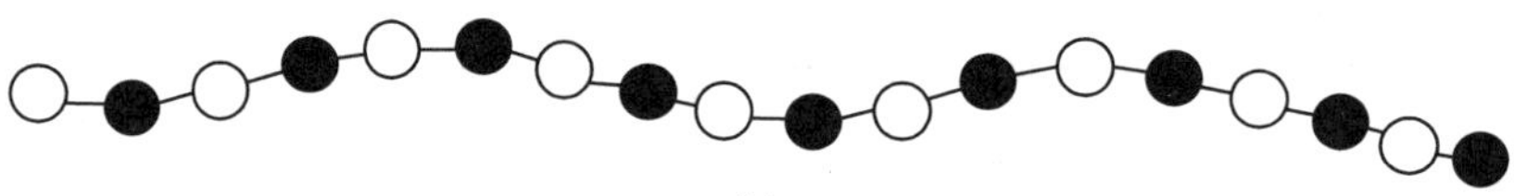

(b)

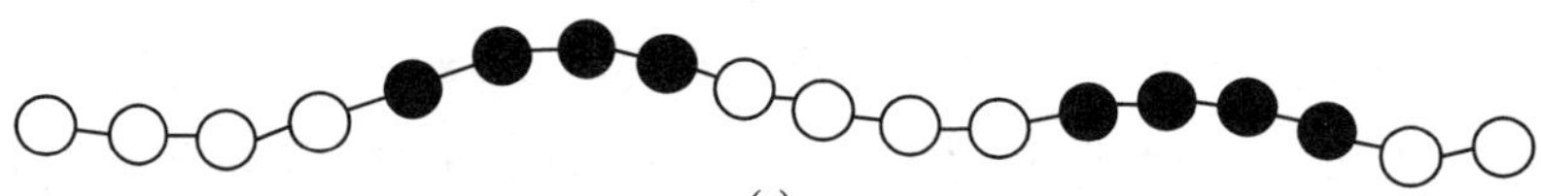

(c)

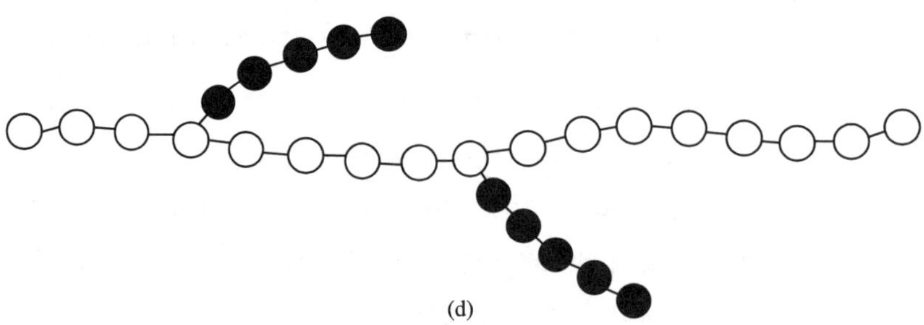

(d)

그림 2.30 공중합체 형태. (a) 랜덤 공중합체–두 개의 mer가 특정 패턴없이 사슬에 무작위로 분포되어 있음. (b) 교대공중합체–서로 다른 mer 교대로 나타남 (c) 블록공중합체–각각의 반복단위가 사슬을 따라 하나의 영역(블록)으로 합쳐져 있음. (d) 그라프트 공중합체–단일중합체 사슬이 서로 다른 반복단위를 갖는 단일중합체 주사슬에 곁사슬로서 붙어 있음.

예제 2.8

생분해성 수술봉합사로 사용되는 다음과 같은 구조의 poly(lactic acid-co-glycolic acid)(PGLA) 공중합체의 분자량을 결정하시오.

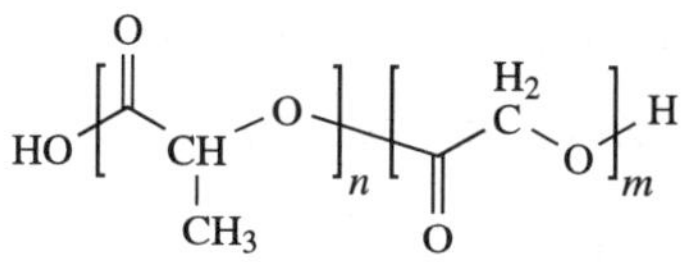

(a) 공중합체에서서 각 반복단위는
(b) n=5, m=7일 때의 공중합체
(c) n=7, m=3일 때의 공중합체

풀이:

(a) 왼편 (n)에 있는 반복단위의 분자량은 다음과 같다.

3 carbons (12 g/mole C) + 2 oxygens (16 g/mole O) + 4 hydrogens (1 g/mole H) = <u>72 g/mole</u> (n)

오른편(m)에 있는 반복단위의 분자량은 다음과 같다.

2 carbons (12 g/mole C) + 2 oxygens (16 g/mole O) + 2 hydrogens (1 g/mole H) = <u>58 g/mole</u> (m)

(b) 주어진 공중합체의 분자량은 다음과 같다.

5(72 g/mole n) + 7(58 g/mole m) + (16 g/mole oxygen) + 2(1 g/mole hydrogen) = <u>784 g/mole</u>

(c) 주어진 공중합체의 분자량은 다음과 같다.

7(72 g/mole n) + 3(58 g/mole m) + (16 g/mole oxygen) + 2(1 g/mole hydrogen) = <u>696 g/mole</u>

2.4.4 중합방법

다양한 중합방법으로 고분자를 합성할 수 있다. 가장 간단한 중합법은 벌크중합이다. 이 방법에서는 단량체와 단량체에 용해되는 개시제 만이 존재한다. 이러한 방법은 고수율, 고순도의 중합물을 얻을 수 있으나, 대부분의 중합반응이 발열반응이므로 큰 규모의 반응에서는 열발생으로 인한 어려움이 수반된다.

반응열의 발생으로 인한 문제를 해결하는 방법은 중합을 물 또는 높은 열전도도를 갖는 적절한 유기용매를 사용하여 수행하는 것이다. 이러한 중합법을 용액중합이라 한다.

용액중합에서 중요한 것은 단량체와 개시제가 주어진 용매에 용해되어야 하며, 용매가 반응을 시킨 후에 잘 회수되어져야 한다는 것이다. 용액중합이 반응열로 인한 문제를 효과적으로 제거할 수 있는 방법이긴 하지만, 이 방법은 일반적으로 반응물의 부피당 얻어지는 고분자의 수율이 낮으며, 용매를 제거하기 위한 부수적인 단계가 필요하다.

현탁중합(suspension polymerization)은 반응열을 효과적으로 제거할 수 있는 또 다른 방법이다. 이 방법에서는 물에 용해되지 않는 단량체와 개시제를 물에 첨가하여 기계적으로 분산시킨다. 기계적인 교반에 의해 개시제를 함유한 단량체 유적이 형성된다. 이러한 유적은 첨가제에 의해 안정화될 수 있으며(콜로이드), 이는 중합을 위한 작은 반응기 역할을 하게 된다. 반응이 끝난 후에 얻어지는 구형의 고분자 입자들은 여과 및 세척에 의해 분리될 수 있다.

이와 유사한 중합법인 유화중합은 물에 소수성 단량체, 수용성 개시제 및 유화제를 첨가함으로써 이루어진다(유화제에 대한 자세한 내용은 7장 참조). 유화중합은 반응조건과 사용되는 유화제에 따라 입자 형태 또는 막대기 형태의 고분자를 제조할 수 있다. 유화중합의 메커니즘은 그림 2.31에 나타내었다.

이와 함께, 가스중합은 가스상태에서 일으킬 수 있으며, 고상중합은 고상에서 일으킬 수 있다. 고상중합에서는 결정상 단량체를 열 또는 방사선에 노출시킴으로써 중합을 일으킨다. 이러한 중합법에 의해 얻어지는 고분자사슬은 결정구조를 따라 배향되는 구조를 갖는다. 마지막으로 플라스마 중합이라 불리우는 중합법에서는 중합이 플라스마 분위기에서 일어난다. 이러한 방법은 균일한 박막의 고분자를 기재의 표면에 부착시키는데 효과적인 방법으로서 젖음성과 같은 표면성질을 변화시키는 데 사용된다(7장 참조).

2.4.5 결정구조와 결함

2.4.5.1 결정구조

금속이나 세라믹과 같이 고분자는 결정구조를 형성할 수 있다. 고분자의 결정구조는 다른 물질들에 비해 그 단위격자가 더 복잡하고 더 많은 원자를 포함한다. 고분자의 화학구조는 여러 면에서 고분자의 결정화에 영향을 미친다. 이는 고분자의 입체규칙성(예를 들어 이소탁틱, 신디오탁틱, 또는 아탁틱)과 분지도 등이 있다. 분지가 클수록 마치 큰 곁가슬기의 존재에 의한 영향과 마찬가지로 결정화도는 감소한다. 고분자가 100% 결정성을 갖는다는 것은 매우 드문 일이며, 대부분의 경우는 반결정성(semicrystalline)이다. 고분자 결정에 대해서는 3장에서 상세히 논의한다.

2.4.5.2 점 결함과 불순물

공공(vacancy)형태의 점 결함들이 고분자 결정에서도 일어날 수 있다. 이러한 경우, 공공

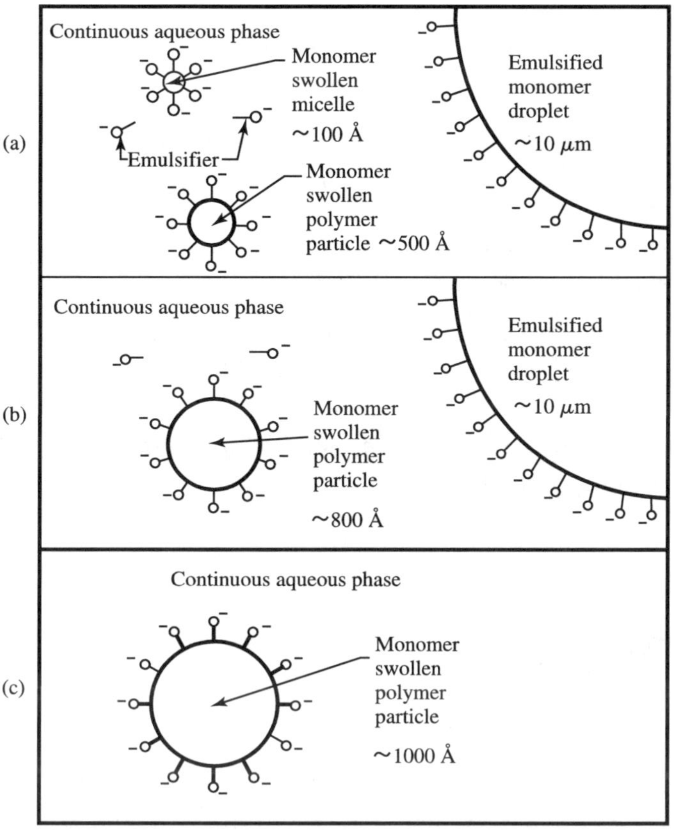

그림 2.31 유화중합메커니즘. 이러한 형태의 중합은 수용성 개시제를 포함한 물에서 소수성 단량체를 이용하여 이루어진다. 소수성 단량체를 분산시키기 위하여 계면활성제(유화제)가 첨가된다. 계면활성제는 친수성과 소수성 부분을 함께 가지므로 단량체 비드를 코팅할 수 있어 합성된 고분자가 수용액과의 상호작용을 증진시킬 수 있다. (a) 반응의 초기 단계에서 3가지 타입의 입자: 유화된 단량체 입자, 용해된 단량체를 함유한 유화제 마이셀 및 유화제에 의해 안정화되어 있고 단량체로 팽윤된 고분자 입자가 존재한다. (b) 고분자 입자의 크기가 커짐에 따라 유화제 마이셀이 다 소모될 때까지 이들을 안정화시키기 위하여 더 많은 유화제가 필요하다. (c) 고분자입자 (단량체로 팽윤된)는 유화된 단량체 방울이 다 소모될 때 까지 성장을 계속하여 유화제로 안정화된 고분자 입자만 남게 된다.

은 한 개의 고분자자슬의 말단과 다른 옆 사슬 사이의 공간으로 볼 수 있다. 고분자 결정은 보통 많은 결함을 갖고 있으나, 이들은 금속 또는 세라믹에서의 결함보다는 전체적인 물성에 덜 영향을 미친다. 다른 생체재료에서처럼 고분자결정에서도 불순물이 존재한다. 공중합체 합성과 같이 이러한 불순물은 의도적으로 첨가된다(공중합이 결정구조에 미치는 영향은 3장에서 논의된다).

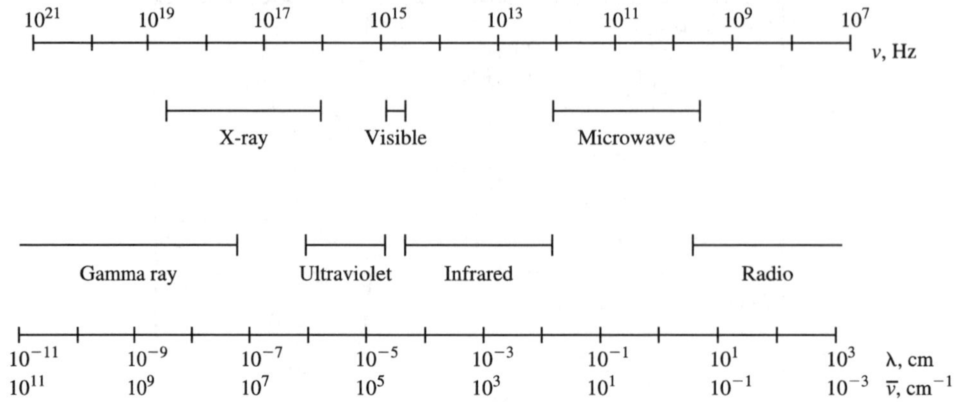

그림 2.32 분광학에서 사용되는 에너지 스펙트럼. 에너지가 높아질수록 진동수(υ)가 커지고 파장(λ)이 짧아짐을 주목하라. $\bar{\upsilon}$는 파동수를 나타낸다.

2.5 물질의 구조분석

생체재료의 화학조성과 연관된 특성분석은 분광학적 방법과 크로마토그래피 방법 크게 두 가지 방법으로 이루어질 수 있다. 분광분석법에서는 물질이 어떻게 서로 다른 에너지를 흡수하는가를 측정한다. 앞서 논의한 바와 같이 여러 가지 원자궤도에 존재하는 전자의 에너지상태로 인해 분자들은 양자라 불리우는 덩어리상태의 에너지를 흡수한다. 이렇게 흡수된 에너지는 전자의 변화 또는 분자 내의 기계적 운동의 변화를 일으킴으로써 여기를 일으킨다.

그림 2.32와 표 2.7은 분광학에서 사용되는 에너지의 스펙트럼을 나타낸다(이 그림에서 에너지가 클수록 파동수가 크고 파장은 짧아진다는 것을 주목하는 것이 중요하다). 각 에너지는 어떤 시료의 원자 수준에서 특징적인 변화를 일으키며 이러한 변화는 그 시료의 화학구조에 대한 정보를 제공하게 된다. 에너지가 낮아지는 순서대로, X-선은 전자를 내부의 껍질로부터 바깥껍질로 여기시키며, 자외선/가시광선은 최외곽 전자만을 여기시킨다(결합궤도에서 반결합궤도로). 적외선 에너지는 결합의 진동을 야기하며, 여기서 논의한 것 중에 가장 낮은 에너지인 라디오파(핵자기공명 분광법에 사용된다)는 핵의 회전의 변화를 일으킨다.

분광학적 방법과는 달리 크로마노그래피는 전하 또는 분자량과 같은 화학적 특성에 기초하여 분자들을 물리적으로 분리하기 위한 여러 가지 수단들을 이용하는 것이다. 분광학적 분석법과 크로마토그래피법 모두 생체재료의 화학적 조성을 결정함에 있어 중요하며, 서로 상호보완적인 데이터를 제공한다. 아래에 설명하듯이, 각각의 기술은 약간씩 다른 정보를 제공하며, 어떤 물질의 경우에는 한 방법보다 다른 방법에서 얻은 결과가 더

표 2.7 보편적인 분광분석기술에서 사용되는 에너지와 해당되는 원자 전이

분석법 종류	통상적 파장범위*	통상적 파동수 범위, cm^{-1}	양자적 전이의 타입
감마선 방출	0.005 − 1.4Å	−	원자핵
X-선 흡수, 방출, 형광 및 회절	0.1 − 100Å	−	내부 전자
진공 자외선 흡수	10 − 180 nm	$1\times10^6 - 5\times10^4$	결합 전자
자외선 흡수, 방출 및 형광	180 − 780 nm	$5\times10^4 - 1.3\times10^4$	결합 전자
적외선 흡수 및 라만 산란	0.78 − 300 μm	$1.3\times10^4 - 3.3\times10^1$	분자의 회전/진동
마이크로파 흡수	0.75 − 3.75 mm	13 − 27	분자의 회전
전자스핀공명	3 cm	0.33	자기장에서의 전자스핀
핵자기 공명	0.6 − 10 m	$1.7\times10^{-2} - 1\times10^3$	자기장에서의 핵스핀

* 1 Å $=10^{-10}$m$=10^{-8}$cm
1nm$=10^{-9}$m$=10^{-7}$cm
1μm$=10^{-6}$m$=10^{-4}$cm
(Reprinted with permission from)

선호된다. 예를 들어, 금속과 세라믹에서는 형성된 결정의 형태를 파악하기 위하여 X-선 회절분석법이 종종 사용된다. 반면에, UV, IR, NMR, 질량분석기, 고성능액체크로마토그래피 등은 고분자의 조성에 대한 정보를 제공한다.

2.5.1 X-선 회절

X선은 다양한 분석기법에 이용되는 매우 높은 에너지를 갖는 전자기파이다. 상기한 바와 같이, X선은 분광학적 기법에 있어 중심전자의 에너지상태를 변화시키기 위하여 사용된다. 이는 X-선 형광이라 불리우며, 여기에는 energy dispersive X-ray spectroscopy(EDS)와 wavelength dispersive X-ray spectroscopy(WDS)의 두 가지 타입이 있다. EDS는 더 빠른 분광학적 방법이다. 그러나, WDS는 더 우수한 해상도(resolution)를 갖는다. 이들 두 가지 방법에 대한 상세한 논의는 더 고급수준의 교과서를 참고하기 바란다. X-선 분석은 또한 electron spectroscopy for chemical analysis(ESCA)와 같이 생체재료의 표면분석에도 중요하게 사용된다. 이에 대해서는 7장에서 더 논의될 것이다. 이미징을 위한 X-선의 이용은 microcomputed tomography(μCT)이라 하며, 이는 14장에서 더 자세히 논의된다. 이 절에

서는 X-선을 이용한 또 다른 분석기법인 **X-선 회절**에 대해 주로 논의할 것이다. 이 분석방법은 분광학적 분석에서처럼 X-선의 흡수가 시료에 영향을 미치는 것을 측정하는 것이 아니라 물질에 있는 원자로 인해 X-선이 어떻게 회절되는가를 조사하는 것이다. X선 회절은 보통 밀러지수와 단위격자크기의 계산을 포함하여 결정구조를 확인하는 데 사용된다.

2.5.1.1 기본원리

X선의 파장(0.5 – 50Å)은 고체 내의 원자간 거리와 유사하기 때문에 결정구조에서의 원자 배열을 조사하는 데 이상적이다. X-선 회절은 입사광이 파동을 보강시키는 방향으로 원자에 의해 산란될 때 일어난다. 그림 2.33(a)에서 보듯이 같은 값의 파장과 진폭을 갖는 파동 1과 파동 2가 점 O/O′ 에서 동일 위상에 있고, 산란된 후에도 같은 위상을 갖는다면 이들은 파동이 강해지는 쪽으로 합쳐질 것이고 회절된 파동은 같은 값의 파장을 가지지만 진폭이 두 배로 증가하게 될 것이다. 이는 파동 1과 2가 진행되는 전체거리가 파장의 정수배만큼의 차이가 날 때만 일어난다.

반면에, 그림 2.33(b)에서 보듯이 두 입사광(파동 3과 4)의 경로거리가 산란 후에 파장의 1/2만큼 차이가 날 때 파동 3′ 와 4′ 는 다른 위상(out of phase)에 있으며 비보강적 간섭이 일어나게 된다. 산란된 파동은 서로 상쇄되어 회절이 일어나지 않는다. 위상의 차이가 이러한 두 극단적인 경우의 중간 값을 가지며 입사광의 보강이 부분적으로 일어나도록 하는 여러 가지 상호작용이 있다.

X-선이 어떤 시료에 입사되면 각 원자/이온과 조합된 전자에 의해 모든 방향으로 산란이 일어난다. 대부분의 경우에 이는 비보강적 간섭을 야기하며 결과적으로 X-선은 측정되어질 수 없게 된다. 하지만, 어떤 원자배열의 경우, 회절이 일어나 X-선 패턴이 나타날 수 있다. 그림 2.34에서 A/A′ 와 B/B′ 로 표시된 원자의 면들은 동일한 밀러지수($h\ k\ l$)를 가지며 d_{hkl} 거리(면간의 거리)만큼 떨어져 있다. 각도 ϕ에서 시료에 부딪히며 동일위상(in phase)에 있는 파장 λ를 갖는 평행한 X-선(파동 1과 2)의 경로를 고려해 보자. 파동 1은 원자 P에 의해 산란되며, 파동 2는 원자 Q에 의해 산란된다. 회절이 일어나기 위해서는 두 파동의 전체 경로길이가 파장의 정수배만큼 차이가 나야함으로 다음과 같이 쓸 수 있다.

$$n\lambda = SQ + QT \tag{2.19}$$

여기서, n은 정수이다. 이식은 기하학적 관계를 이용하여 원자면간 거리로 다음과 같이 다시 표현할 수 있다.

$$n\lambda = d_{hkl}\sin\phi + d_{hkl}\sin\phi = 2d_{hkl}\sin\phi \tag{2.20}$$

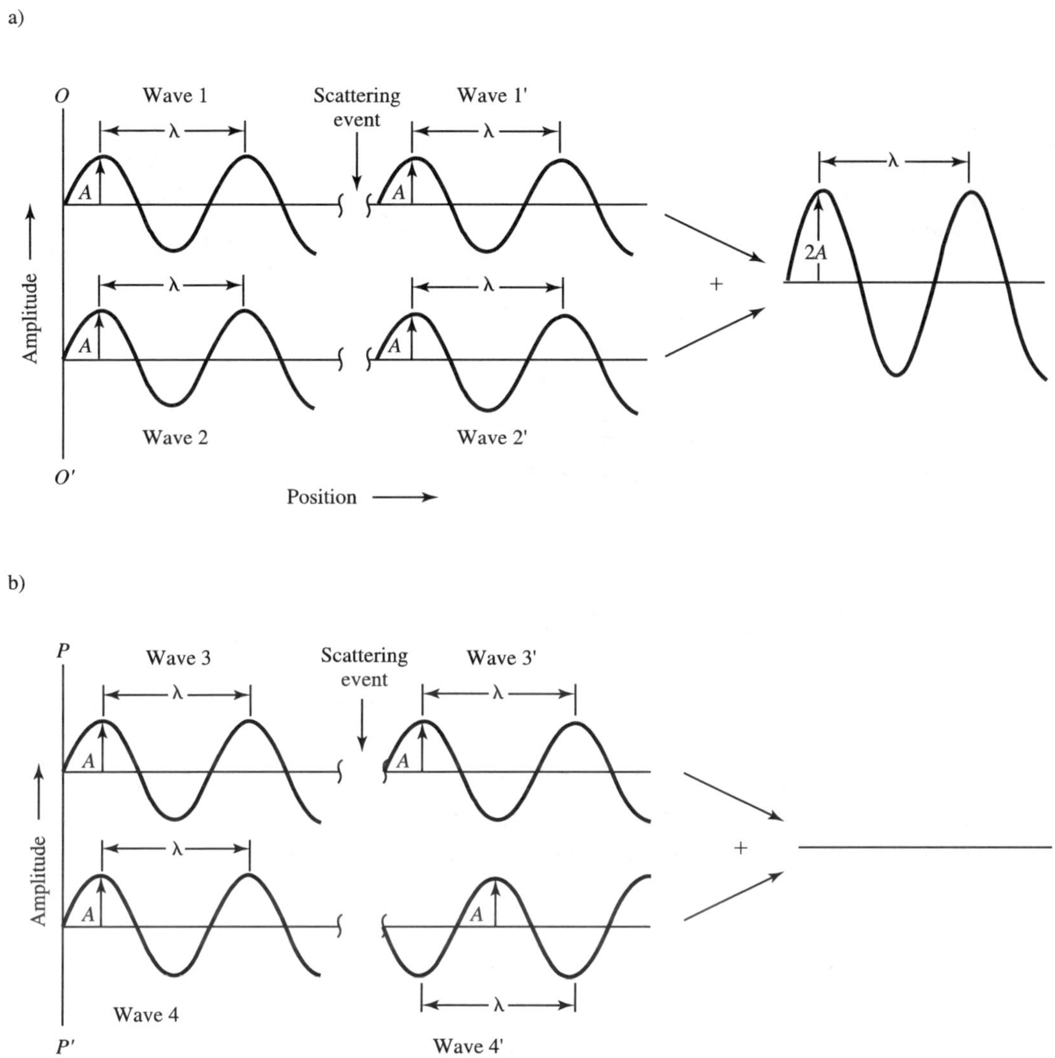

그림 2.33 X선의 보강적 간섭과 비보강적 간섭. (a) 동일한 파장과 진폭을 갖는 두 파동이 (파동 1과 파동 2) 점 O/O′에서 동일한 상에 있고, 산란 후에 동일위상이면 이들은 파동이 더 보강되는 쪽으로 합쳐질 것이고 회절이 일어날 것이다. 회절된 파동은 동일한 파장을 가지지만 진폭은 두 배로 증가하게 될 것이다. 이는 파동 1과 2가 진행되는 전체 거리가 파장의 정수배만큼의 차이가 날 때만 일어난다. (b) 두 입사광(파동 3과 4)의 경로 길이가 산란된 후에 파장의 1/2의 홀수배만큼 차이가 날 때는 산란 후에 파동 3′와 4′는 서로 다른 위상(out of phase)에 있게 되며 비보강적 간섭(destructive interference)이 일어나게 된다. 산란된 파동은 서로 상쇄되어 회절이 일어나지 않는다.

이는 Bragg 법칙으로 알려져 있으며, 이 조건이 만족되지 못하면 이들 원자면들에서는 회절이 일어나지 않는다.

X-선 회절시험으로부터 관찰된 원자면간 거리는 밀러지수와 격자상수의 함수이다. 입방결정계에서 이 관계식은 다음과 같다.

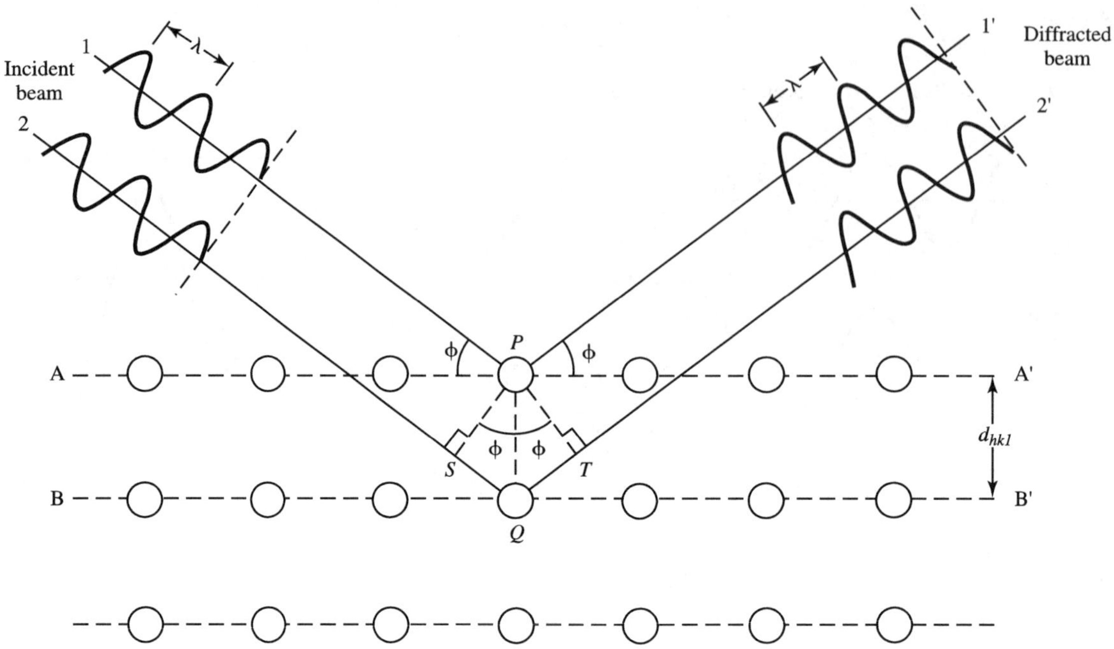

그림 2.34 결정성 물질에서 전자에 의한 X-선의 산란. A/A′와 B/B′로 표시된 원자의 면들은 동일한 밀러지수($h\ k\ l$)를 가지며 d_{hkl} 거리(면간의 거리)만큼 떨어져 있다. 파동 1과 2는 각도 ϕ에서 시료에 부딪히며 동일위상(in phase)에 있는 파장 λ를 갖는 평행한 X-선이다. 파동 1은 원자 P에 의해 산란되며, 파동 2는 원자 Q에 의해 산란된다. 회절이 일어나기 위해서는 두 파동의 전체 경로길이가 파장의 정수배만큼 차이가 나야 한다. 이는 결정의 면과 면사이의 거리(d_{hkl})로 표시되는 식: $d_{hkl}\sin\phi + d_{hkl}\sin\phi = 2d_{hkl}\sin\phi$로 나타내어지며 Bragg 법칙이라 불린다.

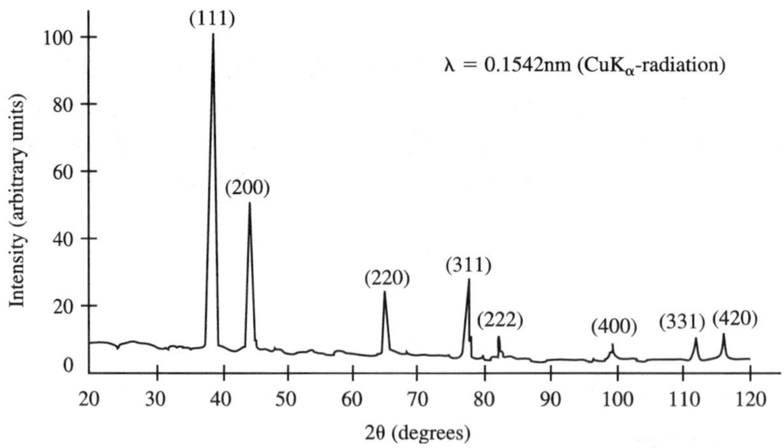

그림 2.35 알루미늄 파우더의 전형적인 X-선 회절패턴. 피이크들은 원자면들의 특정조합에 대해 Bragg 법칙을 만족하는 각도에서 나타난다. 면지수들이 그림에 나타내어졌다.

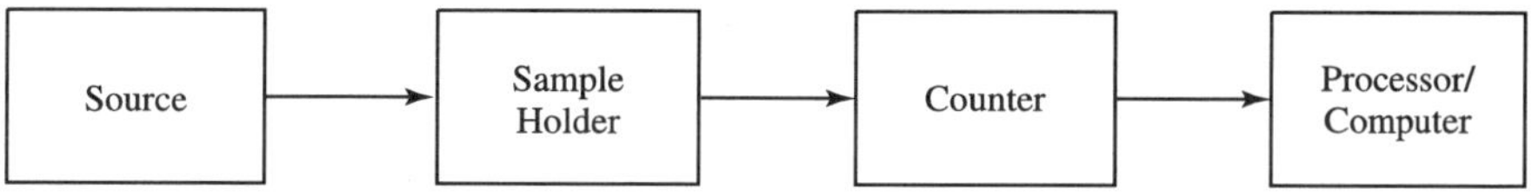

그림 2.36 분말 X-선 디프렉토미터의 구성도. 4개의 구성부분은 X-선 발생원(특정 파장을 갖는 X-선을 생성함), 시료고정대(분말시료를 고정하여 축방향으로 360° 회전할 수 있도록 함), 기록기(회절된 X-선을 X-선의 강도와 비례하는 전자적 시그널로 변환시킴. 시료고정대와 함께 회전함)와 프로세서/컴퓨터(기록기로부터의 시그널을 적절한 플롯으로 변환시킴)이다.

$$d_{hkl} = \frac{a}{\sqrt{h^2 + k^2 + l^2}} \tag{2.21}$$

여기서, a는 단위격자(unit cell)의 가장자리의 길이이다. 이 관계식은 다른 결정계에서는 더 복잡하다. 하지만, 그러한 관계식은 X-선 회절데이터로부터 단위격자의 크기와 다른 중요한 구조적 상수를 결정하는 수단을 제공한다.

2.5.1.2 장치

알루미늄 파우더의 전형적인 X-선 회절패턴이 그림 2.35에 보여진다. 결과는 2θ(x축)에 대하여 피이크의 세기(y축) 변화로 그려진다. 여기서, θ는 X-선의 입사각도이다. 피이크들은 원자면들의 특정조합에 대해 Bragg 법칙을 만족하는 각도에서 나타난다. 알루미늄의 결정면들의 지수를 그림에 함께 나타내었다.

여러 가지 X-선 회절기술들이 개발되어져 왔으나, 가장 일반적인 방법은 분말법이다. 이 방법에서 시료들은 가는 분말로 갈아서 디프렉토미터(diffractometer)에 넣게 된다. 아주 많은 미분말(각 분말은 모두 결정성임)들이 불규칙적으로 놓여지기 때문에 주어진 각도에서 많은 수의 입자들이 모든 가능한 원자면들이 Bragg 법칙을 만족하도록 배향될 가능성이 매우 높으며 이것이 기록된다. 이러한 기법에서는 X-선을 각도별로 변화시키기보다는 빔을 고정시키고 시료를 회전시킨다. 분말 디프렉토미터는 그림 2.36과 2.37에 보여진 바와 같이 4 부분으로 구성된다.

1. X-선 발생원−특정 파장을 갖는 X-선을 생성함.
2. 시료고정대−분말시료를 고정하여 축방향으로 360° 회전할 수 있도록 함.
3. 기록기(counter)−회절된 X-선을 X-선의 강도와 비례하는 전자적 시그널로 변환시킴. 시료고정대와 함께 회전함.
4. 프로세서(컴퓨터)−기록기로부터의 시그널을 적절한 플롯으로 변환시킴.

그림 2.37의 다이어그램에서 보이듯이 분말시료를 포함하는 시료고정대(S)는 페이지면에 수직한 축에 있는 점 O를 중심으로 회전할 수 있다. 이러한 배치에서 X-선은 점 T

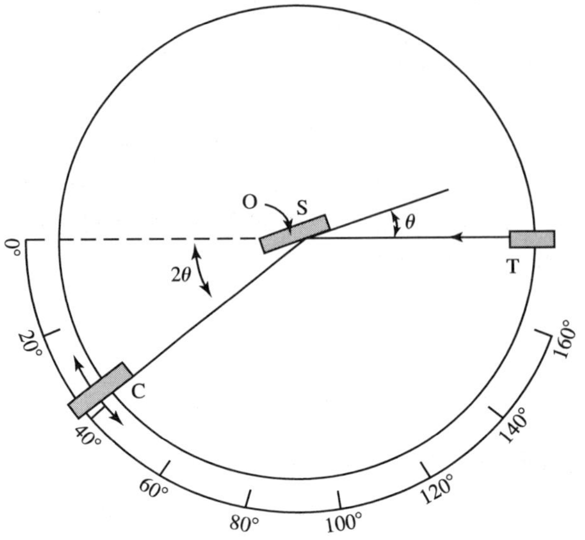

그림 2.37 분말 X-선 디프렉토미터의 개략도. 분말시료를 포함하는 시료고정대(S)는 페이지면에 수직한 축에 있는 점 *O*를 중심으로 회전할 수 있다. 이러한 배치에서 X-선은 점 *T*에 위치하며 기록기(counter)는 점 *C*에 위치한다. *S*, *T*와 *C*는 모두 동일면에 있다. 검출기는 움직일 수 있으며 *O*축을 중심으로 회전할 수 있다. 시료가 θ각도로 회전하면 검출기는 시료대와 기계적으로 연결되어 2θ 위치에 놓이게 된다. 그것의 위치는 2θ 단위로 표시되어 컴퓨터에 기록된다. 시료와 기록기가 움직임에 따라 여러 각도에서 회절된 X-선의 강도가 기록계에 의해 검사된다.

에 위치하며 기록기(counter)는 점 *C*에 위치한다. *S*, *T*와 *C*는 모두 동일면에 있다. 검출기는 움직일 수 있으며 *O*축을 중심으로 회전할 수 있다. 시료가 θ각도로 회전하면 검출기는 시료대와 기계적으로 연결되어 2θ 위치에 놓이게 된다. 그것의 위치는 2θ 단위로 표시되어 컴퓨터에 기록된다. 시료와 기록기가 움직임에 따라 여러 각도에서 회절된 X-선의 강도가 기록계에 의해 검사된다. 실험의 결과는 회절패턴을 2θ의 함수로 플롯하여 나타낸다.

2.5.1.3 제공되는 정보

X-선 회절은 고체에서의 원자와 분자의 배열을 조사할 수 있는 매우 유용한 기술이며, 금속, 세라믹 및 고분자를 포함하는 모든 결정성 물질에 대해 사용될 수 있다. 회절피이크가 나타나는 각도로부터 단위격자의 크기와 기하학적 형태를 결정할 수 있으며, 피이크의 높이로부터 단위격자 내의 원자의 배열을 알 수 있다. 더욱이 실험결과를 알려진 물질의 회절패턴과 비교함으로써 어떤 물질인지를 알아낼 수도 있다.

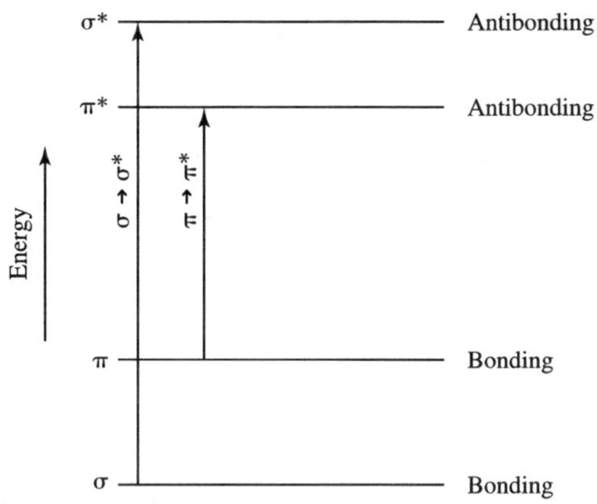

그림 2.38 UV-VIS 복사선에 의한 분자의 들뜸. 에너지가 흡수되면 σ 또는 π 결합궤도에 있는 하나 또는 그 이상의 최외곽전자가 반결합분자궤도로 올라간다. 서로 다른 전이에는 다른 양의 에너지가 필요하므로 흡수는 분자의 화학구조에 따라 서로 다른 파장에서 일어나게 된다.

2.5.2 자외선/가시광선 분광법(UV-VIS)

2.5.2.1 기본원리

어떤 분자(M)가 자외선/가시광선(파장 185~1100 nm)을 흡수하면 하나 또는 그 이상의 최외곽전자가 더 높은 에너지 상태로 들뜨게 되어, 분자를 들뜬 에너지(M^*) 상태에 있도록 한다.

$$M + h\nu = M^* \tag{2.22}$$

여기서, ν는 복사선의 주파수, h는 플랑크상수(6.6×10^{-34} J-s)이다.

보통, 이는 전자의 σ 또는 π 결합궤도에서부터 반결합분자궤도로의 전이를 포함한다(분자궤도에 대한 논의는 1장을 보시오). 서로 다른 전이에는 다른 양의 에너지가 필요하므로 흡수는 분자의 화학구조에 따라 서로 다른 파장에서 일어나게 된다. 그림 2.38은 통상적인 전이와 관련되는 에너지에 대한 일반적 정보를 제공한다.

주어진 파장에서의 특정적인 흡수를 나타내는 유기원자들의 예를 표 2.8에 나타내었다.

여기 상태의 분자들은 여기된 에너지를 열에너지와 같이 다른 형태의 에너지로의 전환을 통해 원래의 기저상태로 되돌아간다. 이러한 과정을 완화(relaxation)라 한다.

$$M^* = M + heat \tag{2.23}$$

기저상태로 되돌아가는 것은 여러방법으로 이루어진다. 비방사선적 완화는 형광(fluorescence)이며, 이는 단백질을 관찰하기 위한 수단으로 사용될 수 있으며 8장에서 논의될 것이다.

표 2.8 통상적 발색단과 해당되는 특정 UV-VIS 흡수 파장

발색단	예	용매	$\lambda_{max\ abs}$ (nm)
알켄	$C_6H_{13}CH{=}CH_2$	*n*-헵테인	177
알킨	$C_5H_{11}C{\equiv}C{-}CH_3$	*n*-헵테인	178
			196
			225
카르보닐	$CH_3\overset{\overset{O}{\|}}{C}CH_3$	*n*-헥세인	186
			280
	$CH_3\overset{\overset{O}{\|}}{C}H$	*n*-헥세인	180
			293
카르복실	$CH_3\overset{\overset{O}{\|}}{C}OH$	에탄올	204
아미도	$CH_3\overset{\overset{O}{\|}}{C}NH_2$	물	214
아조	$CH_3N{=}NCH_3$	에탄올	339
니트로	CH_3NO_2	이소옥테인	280
니트로소	C_4H_9NO	에틸에테르	300
			665
나이트레이트	$C_2H_5ONO_2$	다이옥산	270

λ_{maxabs}은 스펙트럼에서 최대 흡수가 일어나는 파장을 나타낸다.

2.5.2.2 장치

일반적인 수술봉합사용 소재인 poly(lactic-co-glycolic acid)(PLGA)의 전형적 UV-VIS 스펙트럼을 그림 2.39에 나타내었다. UV-VIS 스펙트럼은 파장(또는 파동수)을 x축에 나타내고, 이에 대한 흡수도(y축)의 변화를 나타낸다. 그러한 결과를 얻기 위하여 여러 가지 타입의 UV-VIS 분광기가 개발되어져 왔다. 그러한 스펙트로포토미터는 그림 2.40에 나타낸 바와 같이 4개의 부분으로 구성되어 있다.

1. 광원－관심있는 범위의 파장을 갖는 에너지를 제공함.
2. 파장선별기 또는 필터－필요하다면 사용자가 특정 파장을 선택할 수 있게 함.
3. 검출기－시료를 통해서 전이된 에너지를 전자적 신호로 변환시킴.
4. 프로세서(컴퓨터)－전자적 신호를 적절한 스펙트럼으로 변환시킴.

UV-VIS 분광법에서 시료는 파장선택장치 뒤에 그리고 검출기 앞에 놓인다. 가장 일반적인 장치 중의 하나인 이중빔 스펙트로포터미터(그림 2.40)를 설명한다.

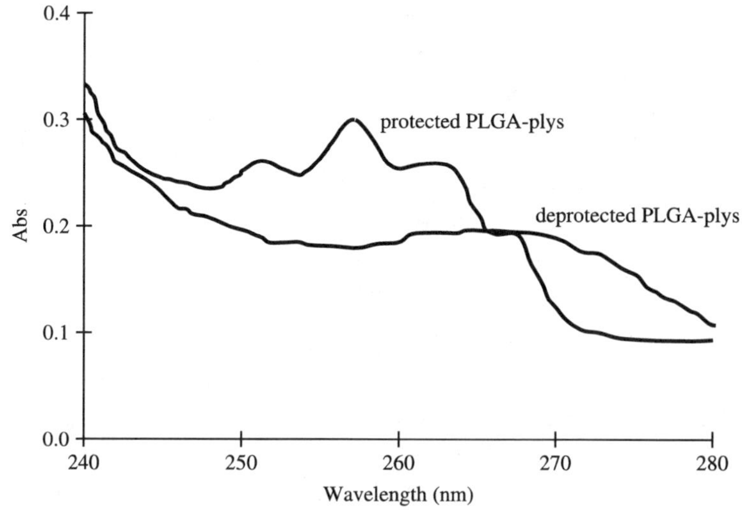

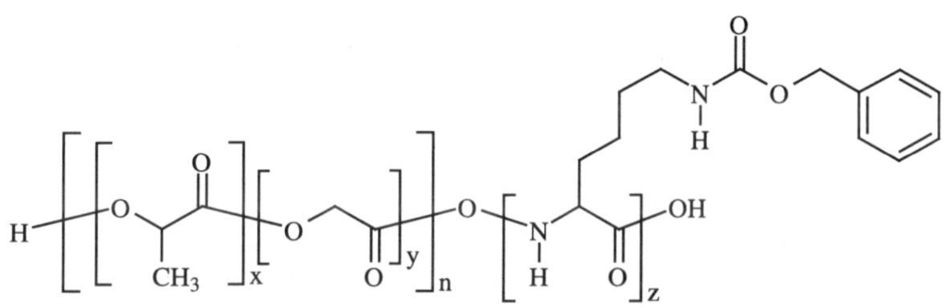

Protected PLGA-plys:

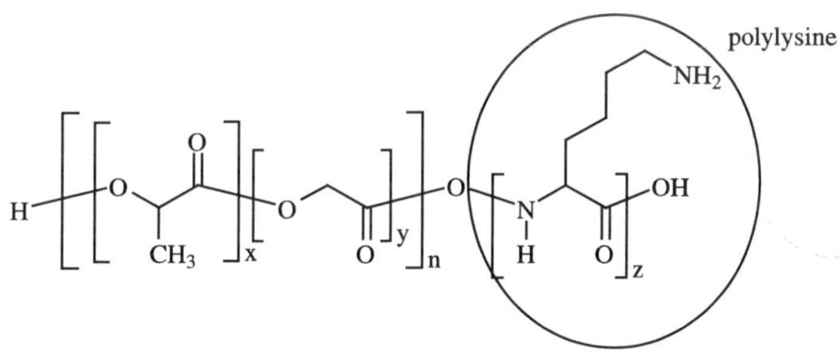

Deprotected PLGA-plys:

그림 2.39 탈보호(deprotection) 전과 후의 poly(lactic–co–glycolic acid)(PLGA)의 UV–VIS 스펙트럼. 257nm에서 최대점을 갖는 피이크는 보호된 고분자의 CBZ(carbobenzoxy) 보호기(그림에서 원으로 표시하였음)에 해당된다. 보호단계에서 이 기능기가 제거되며, 이는 스펙트럼에서 이 것에 해당되는 피이크가 감소하는 것으로 확인된다. PLGA–plys 블록공중합체는 PLGA의 카복실말단기와 poly(ε–carbobenzoxy–L–lysine)을 결합시킴으로써 합성되며, 이는 생물분자(아미노산)와 합성고분자(PLGA)로 이루어진 고분자의 한 예이다.

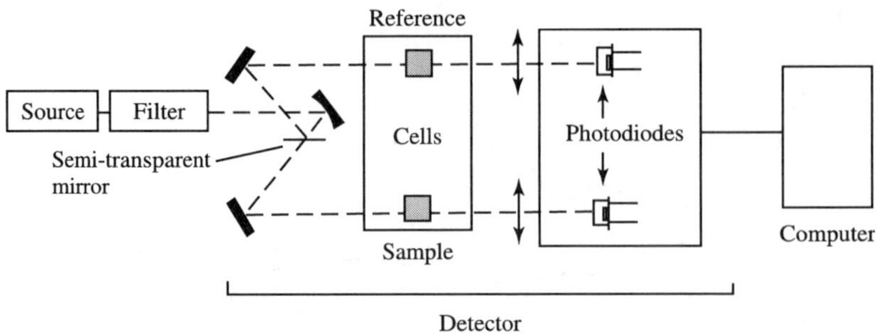

그림 2.40 UV-VIS 스펙트로포토미터의 구성도. 광원 빔(필터의 셋팅에 의해 특정 파장의 복사선으로 결정됨)이 나누어져 기준시료실(보통 비어 있음)과 측정시료실(용기+시료)로 진행된다. 통과된 에너지 양(투과율)은 검출기(포토다이오드)를 통해 각 경로에서 기록되며 컴퓨터로 전달된다. 프로세싱 소프트웨어는 시료경로의 투과율에서 기준경로의 투과율을 뺀다. 이로부터 시료의 고정대 또는 다른 외부 요인으로부터 발생될 수 있는 간섭 없이 시료를 투과한 에너지의 양이 계산된다. 필요하면 이 과정을 파장을 달리하며 반복한다. 파장 스캔이 끝나면 시료에 대한 전체 스펙트럼이 그려진다.

그림에서 보듯이 광원 빔(필터의 셋팅에 의해 특정 파장으로 결정됨)은 나누어져 기준실(보통 비어있음)과 시료실(용기+시료)로 진행된다. 통과된 에너지 양(투과율)은 포토다이오드를 통해 각 경로에서 기록되며 컴퓨터로 전달된다. 프로세싱 소프트웨어는 시료경로의 투과율에서 기준경로의 투과율을 뺀다. 이로부터 시료의 고정대 또는 다른 외부 요인으로부터 발생될 수 있는 간섭 없이 시료를 투과한 에너지의 양이 계산된다. 마지막으로 투과분율(fraction transmittance, F_t)은 흡수분율(fraction absorbance, F_a)($F_a=1-F_t$)로 변환한다. 필요하면 이 과정을 파장을 달리하며 반복한다. 파장 스캔이 끝나면 시료에 대한 전체 스펙트럼이 그려진다.

2.5.2.3 제공되는 정보

위에서 기술한 논의는 UV-VIS 분광법이 크게 두 가지 용도가 있다는 것을 나타낸다. 그 하나는 얻어진 스펙트럼으로부터 시료가 무엇인지 또는 시료 내에 어떤 기능기가 있는지를 알아낼 수 있다는 것이다. 이것은 스펙트로포토미터를 이용하여 연속적인 스캔으로 넓은 파장 범위에서의 흡광도를 기록함으로써 얻어진다.

또한, UV-VIS는 혼합물 또는 용액 내에서 특정 화합물의 양을 정량화하는 데 종종 사용된다. 물론, 이것은 그 화합물이 어떤 특정한 파장에서 충분한 양의 UV 복사선을 흡수할 수 있고, 이 파장이 아는 값일 때에만 가능하다. 이 경우에 반복적인 스캔은 필요하지 않으며, 사용자는 간단히 적당한 파장을 선택하면 되고, 컴퓨터는 그러한 셋팅에서 흡광도 값을 기록하게 된다. 무기물과 유기물질의 농도가 모두 이러한 방법을 이용하여 정량화될 수 있으나, 유기물질의 경우에는 생체재료 분야에서 더 일반적으로 사용된다(표 2.8).

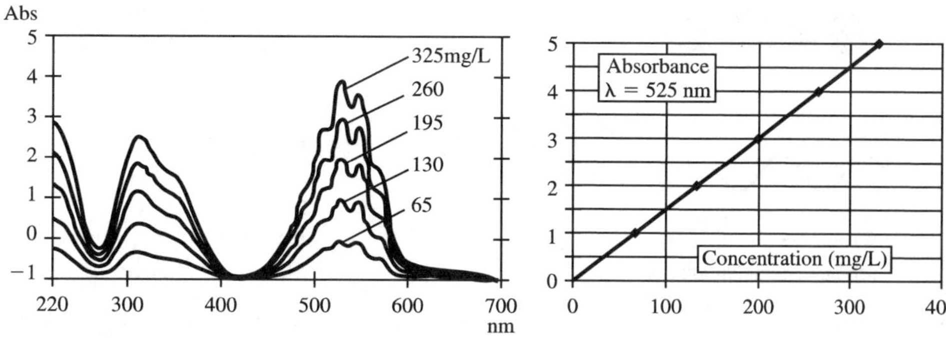

그림 2.41 포타슘 퍼망가네이트에 대한 표준 곡선. 표준곡선은 특정한 파장에서 알고 있는 여러 농도의 시료의 흡광도를 측정함으로써 구할 수 있다(이 예에서는 5개의 농도값을 사용함). Beer-Lambert's 법칙을 사용하여 흡광도와 농도간의 선형을 나타내는 관계식이 만들어질 수 있다.

시료의 흡광도는 다음의 Beer-Lambert 법칙으로 정량화될 수 있다.

$$A = \varepsilon l C \tag{2.24}$$

여기서 A는 스펙트로포토미터에서 측정된 흡광도, l은 빛이 지나는 방향으로의 시료의 두께, C는 화합물의 몰농도를 그리고 ε은 주어진 파장에서 화합물의 몰흡광계수이다. 계수 ε은 여러 가지 물질에 대해 측정되며, 그 값은 분석에 사용된 파장뿐 아니라 온도와 용매의 성질에 의해 영향을 받는다.

Beer-Lambert 법칙의 직접적 결과는 농도를 변화시키면서 정해진 파장에서의 순수한 물질의 흡광도를 측정함으로써 주어진 화합물의 표준곡선을 구할 수 있다는 데 있다. 특정범위의 흡광도와 농도법위에서 선형관계식이 얻어질 수 있다(그림 2.41). 이러한 관계식을 이용하여 미지의 시료에 대해 사용된 파장에서의 흡광도를 표준곡선에서의 값과 비교함으로써 그 화합물의 농도를 결정할 수 있다.

UV-VIS 를 이용하여 그러한 정량화를 쉽게 얻을 수 있다는 것은 이 책의 후반부에서 나타난 바와 같이 세포기능 생성물의 어세이(assay)를 포함한 여러 가지 어세이에 통상적으로 사용이 가능할 수 있도록 한다. 더욱이 UV-VIS 검출기는 HPLC(2.5.6절을 보라)와 같은 크로마토그래피에서 기기에 투입된 혼합물로부터 분리된 여러 가지 화합물의 양을 측정하는 데 사용될 수 있다.

2.5.3 적외선 분광법(IR)

2.5.3.1 기본원리

적외선 분광법은 파장 0.78~1000 μm의 복사선을 만드는 광원을 사용한다. 하지만, 대부분의 분석은 2.5~25 μm의 파장 에너지를 이용하여 행해진다. IR과 분석하고자 하는 분자

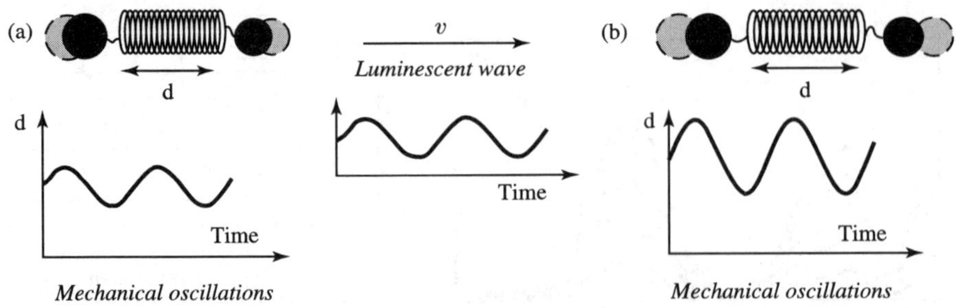

그림 2.42 IR과 화학결합간의 상호작용을 나타내는 볼과 용수철 모델.(상호작용이 일어나기 위해서는 화학결합이 영구적인 쌍극자를 가져야만 한다는 것을 주목하라.) 그림에 묘사된 것처럼 극성결합은 특정한 진동수를 갖고 주기적인 진동을 하는 것으로 생각되어질 수 있다. IR의 진동수와 이러한 분자의 진동수가 일치되면 보강되는 상호작용이 일어나며 진동의 파장은 변하지 않지만 진폭이 증가하게 된다. 결과적으로 어떤 물질에 대한 특정 IR 진동수(파장)에서 흡수가 일어나게 된다.

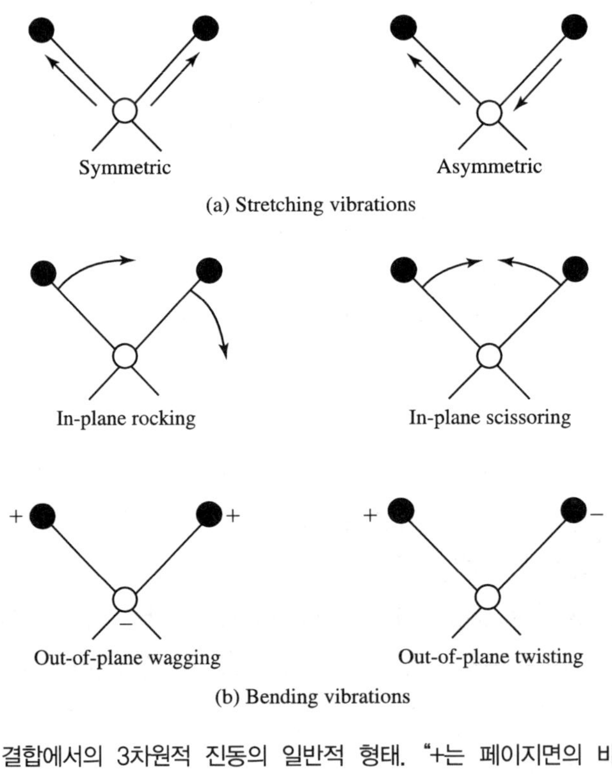

그림 2.43 원자간 결합에서의 3차원적 진동의 일반적 형태. "+는 페이지면의 바깥쪽으로의 움직임을 나타낸다."

간의 상호작용은 복잡하지만, 기본적인 개념은 두 원자간의 공유결합을 나타내는 간단한 볼(ball)과 용수철(spring) 모델을 이용하여 이해될 수 있다(그림 2.42). 상호작용이 일어나기 위해서는 화학결합이 영구적인 쌍극자를 가져야만 하며, 이에 따라 O_2, N_2, Cl_2와 같은 분자들은 상대적으로 IR의 흡수가 일어나지 않는다는 것을 주목하라.

그림 2.43에서 보듯이 극성결합은 특정한 진동수로 진동한다고 생각할 수 있다. 이것

이 3차원적으로 일어나기 때문에 어떤 주어진 결합에 대해서 신축진동, 굽힘진동, 좌우흔듬진동 등의 여러 가지 진동이 있다. 일반적 형태의 진동이 그림 2.43에 묘사되어 있다.

IR 복사선의 진동이 이러한 진동의 진동수와 동일하다면 보강적인 상호작용이 일어나며 진동수는 동일하게 유지되지만 진동의 진폭이 증가하게 된다. 결과적으로 어떤 분자에 대해 특정 IR 진동수(파장)에서 흡수가 일어나게 된다. 주어진 시료에 대해 여러 가지 결합이 존재하므로, 분자의 화학구조에 따라 여러 파장대에서 흡수가 일어나게 된다. 표 2.9는 여러 가지 화학적 기능기의 적외선 흡수 파동수에 대한 기본적 정보를 제공한다.

표 2.9 일반적 화학작용기에 의한 적외선 흡수 진동수

결합	화합물의 종류	진동범위, cm^{-1}	강도
C−H	알케인	2850−2970	강함
		1340−1470	강함
C−H	알켄 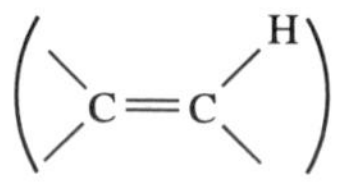	3010−3095	중간
		675−995	강함
C−H	알킨(−C≡C−H)	3300	강함
C−H	방향족 고리	3010−3100	중간
		690−900	강함
O−H	알코올, 페놀	3590−3650	변함
	수소결합된 알코올, 페놀	3200−3600	변함 때때로 넓음
	카르복실산	3500−3650	중간
	수소결합된 카르복실산	2500−2700	넓음
N−H	아민, 아미드	3300−3500	중간
C=C	알켄	1610−1680	변함
C=C	방향족 고리	1500−1600	변함
C≡C	알킨	2100−2260	변함
C−N	아민, 아미드	1180−1360	강함
C≡N	니트릴	2210−2280	강함
C−O	알코올, 에테르, 카르복실산, 에스테르	1050−1300	강함
C=O	알데히드, 케톤, 카르복실산, 에스테르	1690−1760	강함
NO^2	니트로 화합물	1500−1570 1300−1370	강함

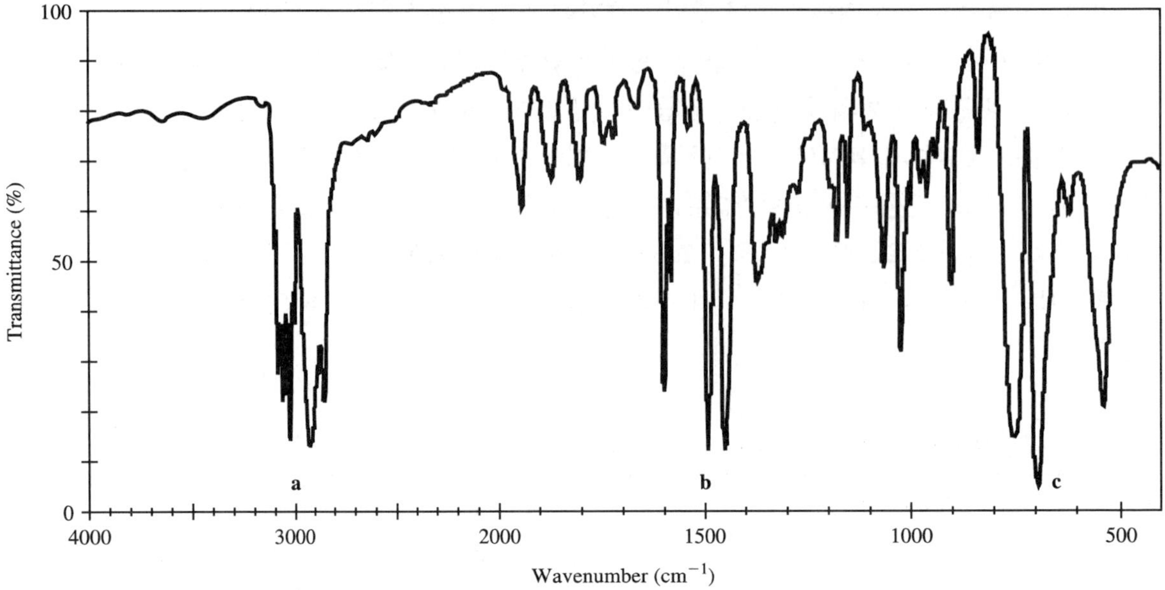

그림 2.44 폴리스티렌의 전형적 적외선 흡수스펙트럼. UV-VIS와는 달리 IR 스펙트럼은 일반적으로 *y*축에 광투과율(흡수도가 아닌)을 파장(또는 파동수)의 함수(*x*축)로 나타내어지며, 이에 따라 피이크는 뒤집어 진 것처럼 보인다. IR 스펙트럼은 표 2.9에 나타낸 기준데이터와 함께 물질의 구조를 결정하는 데 사용된다. 예를 들어, 피이크가 2800–3100(a), 1400–1600(b), 그리고 600–900(c)에서 나타난다. 표 2.9를 함께 이용할 때, 3010–3100, 1500–1600, 그리고 690–900 범위에 있는 흡수피이크들은 방향족 고리 때문에 나타나는 것이 명백하다. 이러한 과정은 전체 구조가 결정될 때까지 반복적으로 이루어진다.

2.5.3.2 장치

그림 2.44에 폴리스티렌의 전형적인 IR 스펙트럼을 나타내었다. UV-VIS와는 달리 IR 스펙트럼은 일반적으로 *y*축에 광투과율(흡수도가 아닌)을 파장(또는 파동수)의 함수(*x*축)로 나타내어진다. IR 분광기의 기본 장치는 UV-VIS의 장치와 대단히 유사하여, IR 광원, 파장선별기, 검출기 및 프로세서로 구성된다[그림 2.45(a)]. IR 분석에서도 이중빔 스펙트로포토미터가 사용되지만, UV-VIS와 달리 분석에 사용되는 IR 광원의 에너지가 물질에 손상을 줄 정도로 강하지 않기 때문에 시료는 보통 광원 바로 뒤에 놓인다.

IR 분광법은 푸리에 변환기술을 이용하여 더 효율화되어 왔으며(FT-IR), 이는 interferometer 형태의 거울을 포함한다[그림 2.45(b)와 그림 2.46]. Interferometer 기능의 정확한 메커니즘은 이 책의 범위를 벗어나지만, 푸리에변환의 장점은 모든 파장에 대한 정보가 검출기에 동시에 도달하므로 스캔시간이 현저히 짧아진다는 데 있다. 이와 같이 주어진 시간에 더 많은 스캔을 할 수 있으며, 이는 S/N(signal to noise ratio)값을 크게 증가시킨다. 이러한 장점은 생체재료의 표면을 검사할 때와 같이 작은 양의 물질을 분석하는 데 있어 특히 중요하다. FT-IR을 이용한 표면분석은 7장에서 논의될 것이다.

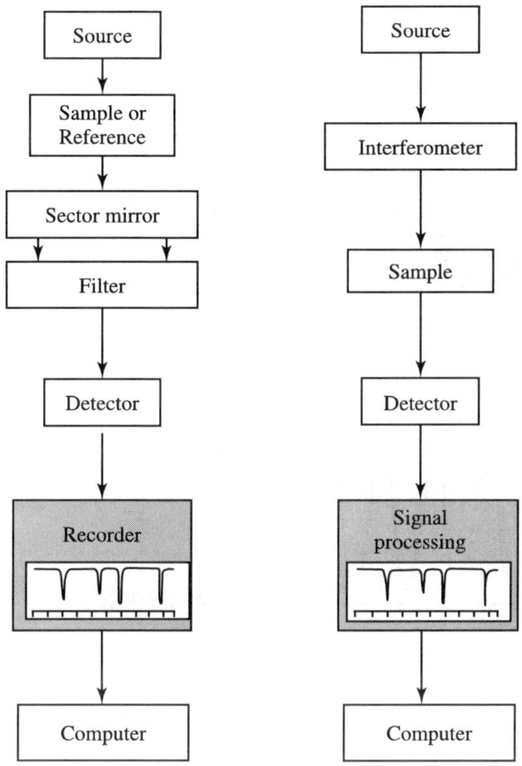

그림 2.45 적외선 분광기의 구성도. (a) 적외선 분광기의 기본장치는 UV-VIS의 장치와 대단히 유사하여, IR 광원, 파장선별기, 검출기 및 프로세서로 구성된다[그림 2.45(a)]. UV-VIS와 달리 IR 분석에서는 사용되는 에너지가 물질에 손상을 줄 정도로 강하지 않기 때문에 시료는 보통 광원 뒤에 바로 놓인다. (b) IR 분광법은 푸리에 변환기술을 이용하여 더 효율화되어 왔으며(FT-IR), 이는 간섭계형태의 거울을 포함한다. FT-IR의 기본 구성을 여기에 나타내었다.

2.5.3.3 제공되는 정보

IR 분광법에 의해 분석되는 시료는 UV-VIS와 같이 Beer- Lambert 법칙을 따르기 때문에 IR은 물질의 양을 정량화하는 데 사용될 수 있다. 하지만, 이러한 기술은 주로 특히 고분자물질같은 생체재료의 스펙트럼을 얻기 위하여 주로 이용되어져 왔다. 적외선 스펙트럼은 각각의 물질에 대하여 매우 특징적인 일종의 분자지문이다. IR 스펙트럼은 대부분의 다른 특성분석기술에 비해 고분자의 구조와 조성에 대해 더 많은 정보를 제공하므로 매우 유용한 기술이다.

IR 분광법의 또 다른 통상적 활용은 표 2.9에서 나타내는 바와 같이 어떤 특정 결합에 해당되는 특정 피이크의 시간에 따른 변화를 추적하는 것이다. 예를 들어 그림 2.47에서와 같이 생성물로 인해 발생되는 피이크를 관찰하고 단량체에 해당하는 피이크가 사라지는 것을 조사하는 것은 중합반응을 추적하는 수단이다.

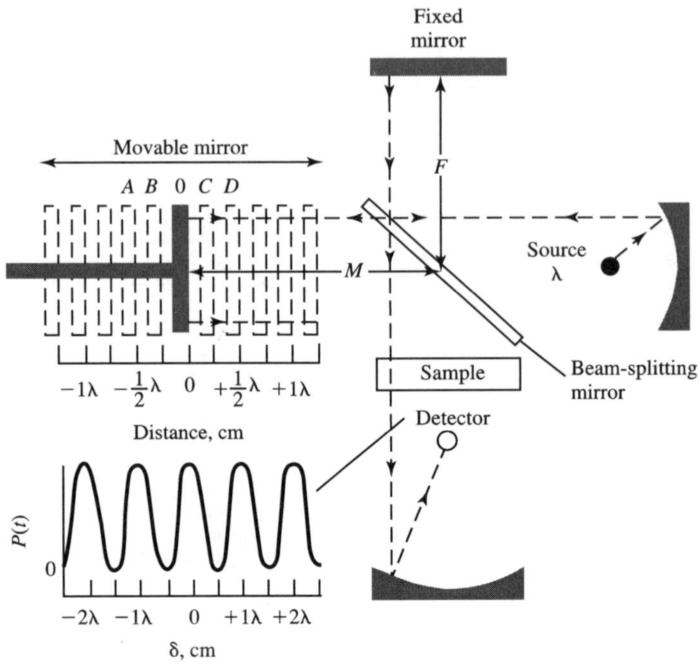

그림 2.46 미켈슨 간섭계의 상세도. 광원에서 나온 빛은 빛 분할기(beam splitter)에 의해 두 가닥의 빛살로 분리되며 한 가닥은 복사로 전달되며 나머지 반은 반사한다. 분할된 빔은 거울(하나는 고정되어 있고, 다른 하나는 움직임)에 반사되며, 빛 분할기에서 다시 만나게 된다. 두 거울이 빛 분할기와 동일한 거리에 있을 때 재결합된 빛은 동일 위상에 있으며 검출기에서 관찰될 수 있다. 하지만, 두 거울의 거리가 파장의 1/4만큼(전체 차이는 1/2λ) 차이가 나면, 소멸간섭이 일어나며 검출기에서 아무것도 관찰되지 않는다. 재결합된 빛이 시료를 통과하며 지나가기 때문에 푸리에 변환기술은 이러한 빛의 흡수에 대한 정보를 전통적인 적외선 스펙트럼으로 변환시키는 데 사용될 수 있다. 푸리에 변환의 장점은 여러 가지 파장에 대한 정보가 동시에 검출기에 도달하기 때문에 스캔하는 데 걸리는 시간이 현저히 짧아지며, S/N(signal to noise ratio)값이 증가된다.

2.5.4 핵자기공명법(NMR)

2.5.4.1 기본원리

NMR은 라디오파(파장 0.5~75m)를 이용하여 분자를 여기시키는 방법이다. 앞서 논의한 분광학적 방법과 비교하여 NMR은 전자보다는 원자핵의 변화를 유도한다. 핵의 전이를 관찰하기 위해서는 강력한 자기장의 존재가 필요하다.

1장에서 소개한 것처럼 양자역학적 원리는 각각의 전자가 그 고유의 각모멘텀(angular momentum) 즉, 스핀에 의해 부분적으로 특징지어 질 수 있다는 개념을 포함하여 핵 주위의 전자의 배치를 설명하는 데 사용될 수 있다. 이러한 원칙을 확장해서 많은 핵들은 스핀하고 있는 것처럼 거동한다. 핵은 양전하를 띠고 있기 때문에 그들의 운동(스핀)은 작은 자기장을 생성시키며, NMR 실험에서 각 원자핵은 작은 자석으로 볼 수 있다. 전자

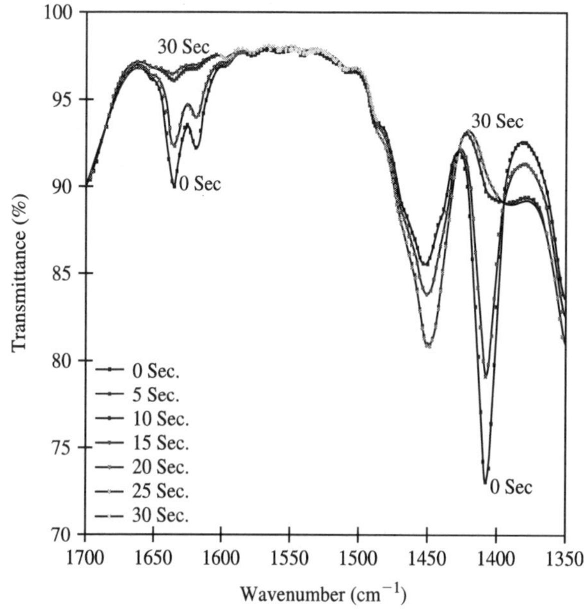

Poly(ethylene glycol) diacrylate:

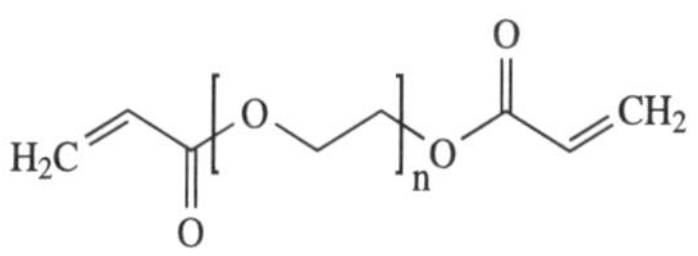

Reaction of six molecules of poly(ethylene glycol) diacrylate:

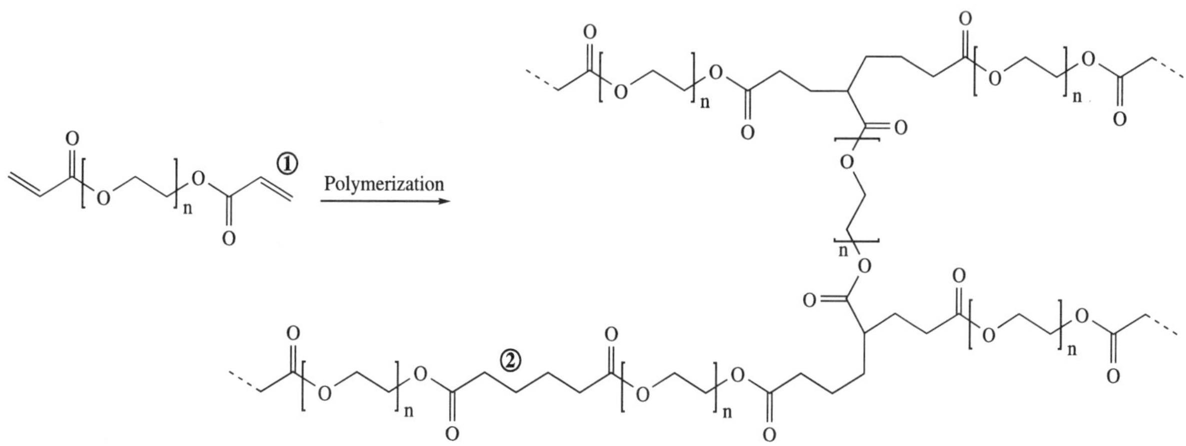

그림 2.47 자외선 조사에 의한 poly(ethylene glycol) diacrylate의 광중합 과정에서 얻어진 ATR/ FT-IR 스펙트럼. 반응이 진행됨에 따라 아크릴 탄소-탄소 이중결합(C=C) (그림에서 1로 나타냄)이 단일결합(C-C) (그림에서 2로 나타냄)으로 변환된다. 이러한 이중결합의 감소는 여러 시간에서 $1635cm^{-1}$에서의 말단 C=C 신축진동(RHC=CH)과 $1410cm^{-1}$에서의 C=C-H 굽힘진동의 흡수피크의 감소를 측정함으로써 결정되었다.

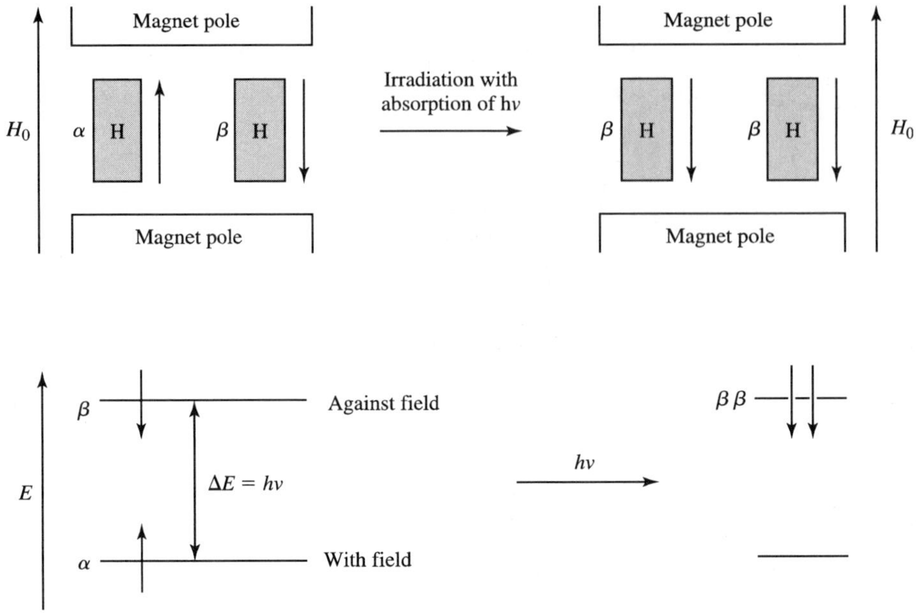

그림 2.48 핵자기공명의 원리. 양성자(H)가 큰 자기장(H_0) 하에 놓일 때 그들의 스핀방향은 자기장과 같은 방향 또는 반대방향으로 갈라지게 되는데, 같은 방향이 되는 것은 에너지적으로 더 유리하여 더 낮은 에너지 상태(α)를 나타내며, 반대방향으로 놓이는 것은 더 높은 에너지 상태(β)를 나타낸다(그림 2.48). 이러한 두 스핀상태간의 에너지 차이(ΔE)는 $h\nu$이다. 주파수 ν인 라디오파(공명주파수)가 가해지면 원자핵이 이 에너지를 흡수하여 핵의 스핀방향은 α 상태에서 β 상태로 회전방향이 바뀐다("flip"된다). 이때, 그 원자핵은 자기장과 공명한다고 한다. 공명주파수는 각 원자핵 주변의 전자밀도에 따라 달라진다.

와 같이, 생체재료학자들에게 가장 관심 있는 원자핵(^{1}H와 ^{13}C)은 두 개의 이론적인 스핀 방향을 갖고 있다. 원자핵이 NMR 분석에서 시그널을 얻기 위해서는 양성자수와 중성자수가 동등하지 않아야 한다.

작은 자석과 같은 원자핵이 더 큰 외부 자기장 하에 놓일 때 그들의 스핀방향은 자기장과 같은 방향 또는 반대방향으로 갈라지게 되는데, 같은 방향이 되는 것은 에너지적으로 더 유리하여 더 낮은 에너지 상태를 나타내며, 반대방향으로 놓이는 것은 더 높은 에너지 상태를 나타낸다(그림 2.48). 이러한 두 스핀상태간의 에너지 차이는 외부자기장의 크기가 커질수록 증가하게 된다.

일정한 자기장에서 두 스핀상태의 에너지 차이만큼 라디오파가 가해지게 되면 원자핵의 스핀방향은 더 높은 에너지상태를 갖는 쪽으로 변하게 된다. 이때, 그 원자핵은 자기장과 공명한다고 한다. 이것은 공명진동수라 불리는 어떤 특정진동수의 라디오파가 흡수됨으로써 발현된다. 공명이 일어난 후에는 다른 분광학적 방법에서처럼 분자완화가 여러 가지 수단을 통해 일어날 수 있다.

동일한 크기의 자기장이 가해질 때, 여러 분자들은 공명하는데 서로 다른 크기의 에너지를 필요로 한다(즉, 공명주파수가 서로 다르게 나타난다). 이는 원자핵(보통 ^{1}H) 주위의

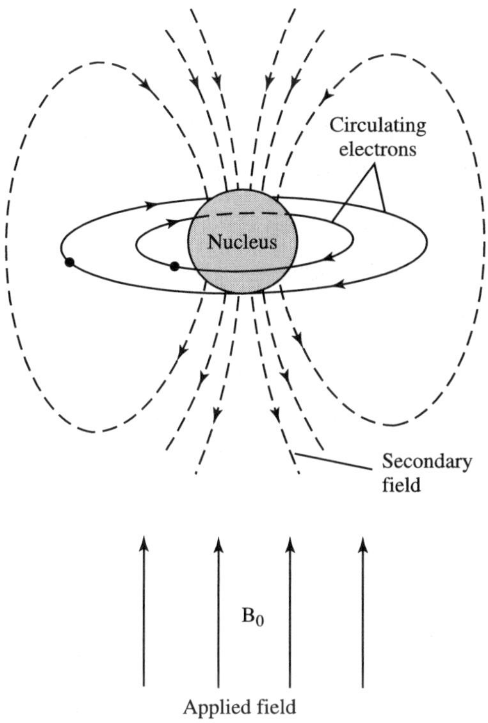

그림 2.49 수소원자핵에 대한 가해진 외부자기장과 이차적인 자기장의 영향. 원자 주위의 전자들이 핵주위를 회전하면서 작은 자기장이 생긴다. 이러한 작은 이차적인 자기장은 외부자기장(B_0)과는 반대로 작용하여 분자의 공명을 일으키는 데 필요한 에너지를 감소시킨다.

전자밀도가 서로 다른 환경에 있음에 기인한다. 이를 설명하기 위해서 우리는 HF에서와 같이 불소에 결합되어 있는 수소의 경우와 CH_3와 같이 탄소에 결합되어 있는 수소의 경우를 더 상세히 논의할 것이다.

외부적 자기장 외에도 ^{1}H 원자핵은 그 주위의 전자의 회전에 의해 야기되는 더 작은 자기장에 의해서도 영향을 받는다. 이러한 전자들의 움직임은 자기장을 생성시키며 이것의 강도는 핵주위의 전자밀도와 비례하게 된다. 이러한 작은 자기장은 외부자기장과는 방향이 반대로 나타난다(그림 2.49). H−C 결합의 경우 일반적인 수소 원자에서 보다 주변에 전자밀도가 더 높으며, 이러한 원자핵은 외부자기장의 영향으로부터 가리워져 있게 된다. 그러므로, 이러한 분자에서는 공명을 일으키는데 더 작은 에너지(더 작은 공명주파수)가 필요하다.

반면에 수소가 불소와 같은 전자를 잘 끌어당기는(전기음성도가 큰) 원자와 결합되어 있다면 그 원자핵은 벗기워져 있다(deshielded)고 한다. 이러한 경우 공명을 일으키기 위해서는 더 큰 공명에너지(더 큰 공명주파수)가 필요하다. 이러한 원리는 복잡한 ^{1}H−NMR 스펙트럼에서 시료에서의 각 양성자의 국부적 환경을 확인함으로써 분자구조를 확인하는 데 이용된다.

2.5.4.2 장치

Poly(DL-lactic acid-b-ethylene glycol)-monomethyl ether 디블록공중합체의 전형적인 NMR 스펙트럼을 그림 2.50에 나타내었다.[3] NMR 스펙트럼은 일반적으로 피크강도(*y*축)를 백만분의 일(ppm) 단위의 화학이동(chemical shift)(*x*축)에 대하여 도시된다. NMR 스펙트럼에서 *x*축의 절대값을 얻는 것은 어렵고 시료에 함유되어 있는 표준물질(내장 표준물질)의 주파수에 대한 상대적인 이동값으로 얻는 것이 더 쉽다. 많은 경우에 이러한 표준물질로는 테트라메틸실란(tetremethyl silane, TMS)이 사용되며, 이는 그림 2.50에서 보는 바와 같이 0 ppm에서 큰 피이크로 나타난다. 그 그림에서 나머지 피이크들은 다른 화

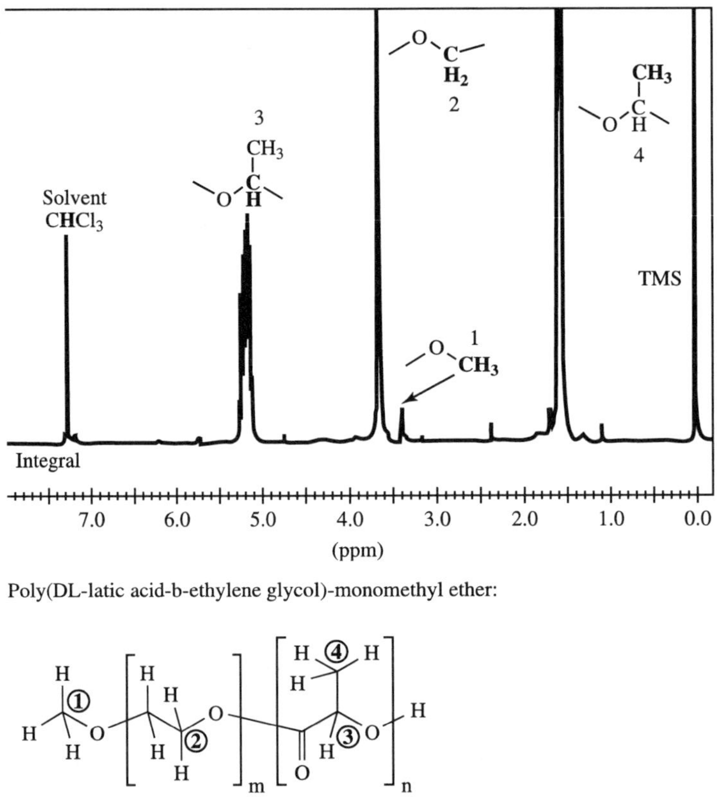

그림 2.50 Poly(DL-lactic acid-b-ethylene glycol)-monomethyl ether 디블록공중합체의 전형적인 NMR 스펙트럼. NMR 스펙트럼의 x축에 대한 절대값을 얻는 것은 어렵지만 시료에 함유되어 있는 표준물질(내장 표준물질)의 주파수에 대한 상대적인 이동값으로 얻는 것은 더 쉽다. 많은 경우에 이러한 표준물질로는 테트라메틸실란(TMS), $(CH_3)_4Si$이 사용되며, 이는 0 ppm에서 큰 피이크로 나타난다. 여러 피이크(1–4)들에 의해 명백히 볼 수 있듯이, 각 H 원자들 주위의 서로 다른 전자밀도는 자기장의 국부적인 변화를 일으키며, 서로 다른 화학이동 값을 나타내고, 이로부터 화학구조를 알아낼 수 있다.

3) 폴리유산에서의 DL은 L-유산과 D-유산의 광학이성질체 반복단위의 라세미혼합물을 나타낸다. 일반적으로 광학이성질체 단량체의 고분자는 일정한 질서의 입체 구조 때문에 그들의 라세미 대응관계에 있는 물질과는 다른 물리적 특성을 갖게 된다.

합물에 있는 양성자에 의한 흡수진동수를 나타낸다. 그러므로, 이들은 TMS 양성자에 의해 흡수되는 피이크로부터 일정 양(보통 1~13 ppm)만큼 이동된다.

NMR 스펙트럼은 외부자기장을 일정하게 유지하고 진동자기장의 주파수를 변화시키거나 또는 진동자기장의 주파수를 일정하게 고정시키고 외부자기장의 세기를 변화시키는 방식으로 얻어질 수 있다. 이러한 방식은 모두 유사한 장치를 필요로 한다. 하지만, 쉽게 설명하기 위하여 전자의 경우만을 설명하기로 한다. NMR 장치는 그림 2.51에 보이는 바와 같이 다음의 다섯 부분으로 구성된다:

1. 자석－강력하고 일정한 자기장을 생성시킴.
2. 시료 프로브－시료를 자기장에 삽입할 수 있도록 함.
3. 라디오파 진동전달자－여러 진동주파수를 생성시킴.
4. 진동주파수 수신기/검출기－시료에 의해 흡수되지 않은 진동주파수를 전기신호로 변환시킴.
5. 프로세서(컴퓨터)－검출기로부터의 결과를 적절한 스펙트럼으로 변환시킴.

그림 2.51에서 보이듯이 시료는 자석에 의해 발생된 일정한 자기장하에 있는 프로브에 놓인다. 진동전달자에 의해 생성된 진동주파수는 제어된 방식으로 변화되며, 되돌려지는 해당 주파수가 검출기에 기록된다. 모든 주파수에 대해 스캔이 끝난 후에 컴퓨터는 시료의 반응을 적절한 스펙트럼으로 변환시킨다. 최근 실험실에서는 향상된 감도로 인해 IR 분광법과 유사하게 푸리에 변환 NMR 실험이 보통 이용된다. 그러나, 이에 대한 설명은 이 책의 범위를 벗어난다.

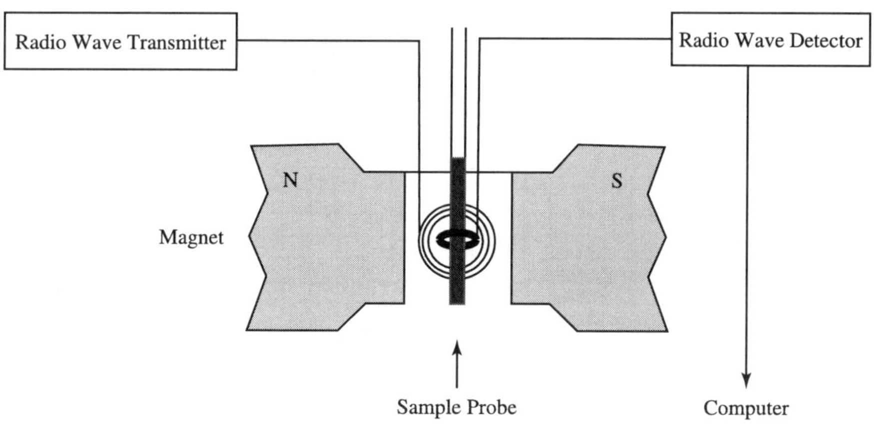

그림 2.51 NMR 장치의 구성. 시료는 자석에 의해 발생된 일정한 자기장하에 있는 프로브에 놓인다. 진동전달자에 의해 생성된 진동주파수는 제어된 방식으로 변화되며, 해당되는 되돌려지는 주파수가 검출기에 기록된다. 모든 주파수에 대해 스캔이 끝난 후에 컴퓨터는 시료의 반응을 적절한 스펙트럼으로 변환시킨다.

2.5.4.3 제공되는 정보

NMR은 무기분자와 유기분자의 구조를 규명할 수 있는 강력한 도구이다. 시료들은 표 2.10에 열거된 것처럼 서로 다른 화학기능기에 대해 특징적인 화학이동값을 이용하여 특정한 화학결합의 존재유무를 확인할 수 있다. 또한, 화학적 상태가 다른 원자의 상대적인

표 2.10 일반적인 화학기능기에 대한 특징적 NMR 이동값

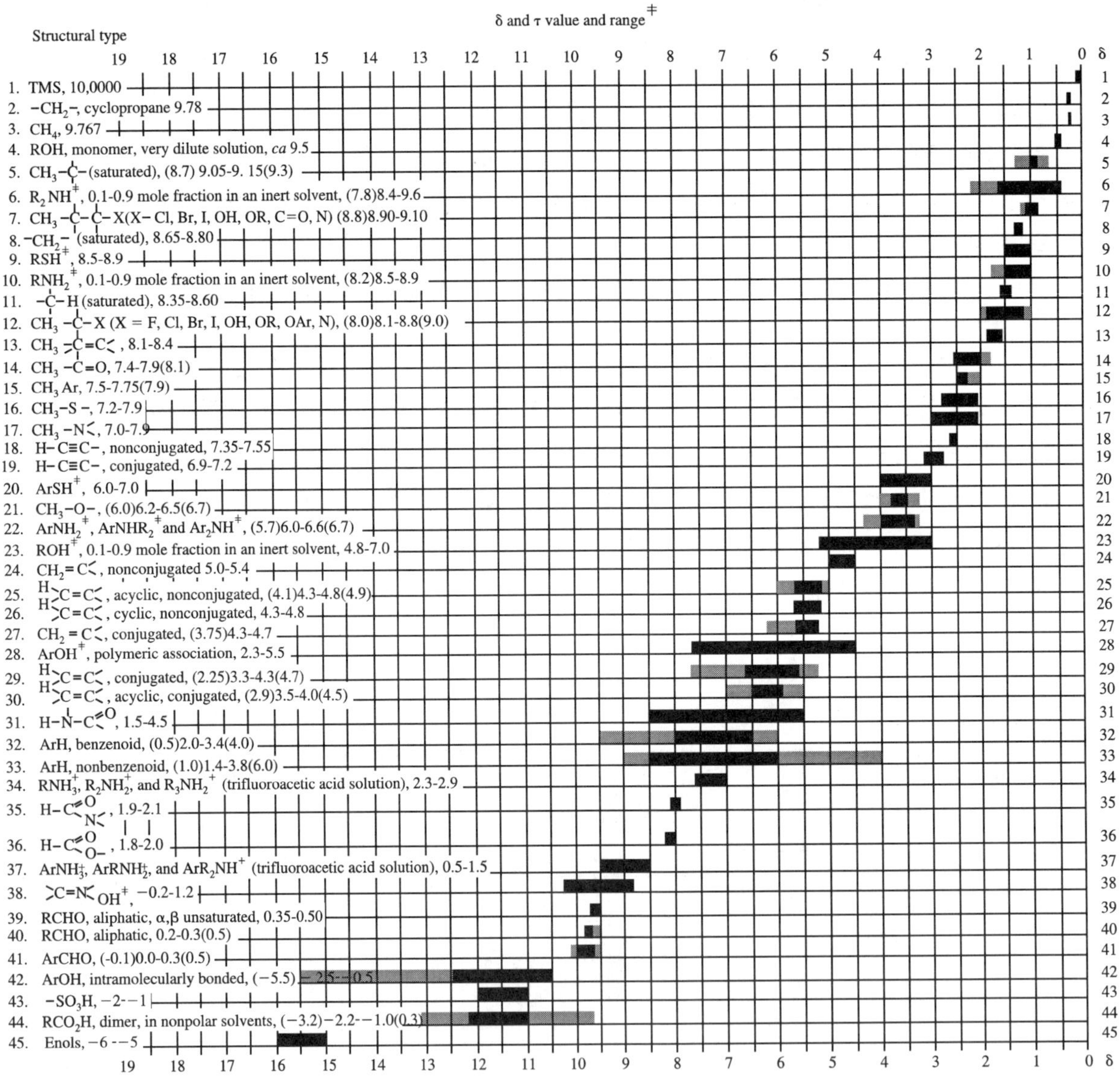

+보통, 나타내어진 기능기의 흡수는 보여지는 범위 안에서 나타날 것이다. 때로는 어떤 기능기의 흡수값은 이 범위를 벗어난다. 이에 대한 대체적 범위는 괄호로 표시된 흡수 값과 그림에서 그림자로 나타내어진다.

‡ 이들 그룹들의 흡수 위치는 농도에 의존하게 되며, 희박용액에서는 더 큰 τ값으로 이동한다.

(Adapted with permission from [19].)

양을 쉽게 얻을 수 있다. 생체재료분야에서 NMR의 일반적 용도 중의 하나는 고분자의 합성반응 후에 생성물의 구조와 순도를 확인하기 위한 분석이다.

2.5.5 질량분석법(Mass Spectrometry)

2.5.5.1 기본원리

이름과 얻어지는 플롯의 유사성에도 불구하고(이것도 스펙트럼이라 불린다), 질량분석(mass spectrometry)은 전자기파의 흡수를 측정하는 것이 아니기 때문에 X-선, UV-VIS, IR 또는 NMR과는 다르다. 대신 이 방법은 여러 가지 원자나 분자들의 원자량 또는 분자량을 결정한다. 이를 위하여 시료는 우선 고에너지 입자(보통 전자)로 충격을 가하여 이온화된다. 얻어진 전하를 띤 원자나 분자들은 자기장에 진입되어 직선운동에서 곡선운동으로 편행된다. 가벼운 종들은 무거운 종들보다 더 많이 휘므로 입자들은 질량의 크기에 따라 분리될 수 있다.[4] 이러한 기술은 질량의 차이에 매우 민감하며, 동일물질의 동위원소의 차이조차도 구분할 수 있다.

2.5.5.2 장치

Poly(methyl methacryalte)의 전형적 질량스펙트럼을 그림 2.52에 나타내었다. 질량스펙트럼은 일반적으로 상대적 강도(y축)를 질량의 함수(x축)로 도시한다. 전통적인 분광기술과 같이 다양한 질량분석기가 개발되어져 왔다. 그림 2.53과 2.54에 보이는 바와 같이 이 장치는 다음과 같은 4개의 부분으로 구성되어 있다.

1. 시료도입부/이온화실 – 시료가 도입되며 고에너지 입자의 충격을 받아 이온화됨.
2. 질량 분석기 – 자기장 또는 전기장을 사용하여 질량이 서로 다른 이온들을 분리함.
3. 검출기 – 분리된 이온의 충격을 전기신호로 변환시킴.
4. 프로세서(컴퓨터) – 검출기로부터의 신호를 적절한 스펙트럼으로 변환시킴.

2.5.5.3 제공되는 정보

질량분석법은 생체재료 중 천연고분자와 합성고분자의 분석에 주로 사용되지만, 무기물과 유기분자의 정량적, 정성적 정보를 제공할 수 있다. 특히, 이는 어떤 물질 내에서 동위원소의 비를 알아낼 수 있는 몇 안 되는 방법 중 하나이다. 또한, 충격을 가한 후에 얻어지는 이온의 형태를 조사함으로써 분자내의 여러 화학결합의 강도에 대한 정보를 얻을

4) 기술적으로 질량분석법에서 여러 종(species)들은 전하대 질량의 비(m/z 비)로서 분류되어진다. 하지만, 이온들은 보통 +1 또는 -1의 전하를 갖기 때문에 이는 질량에 의한 분리와 일반적으로 동일하다.

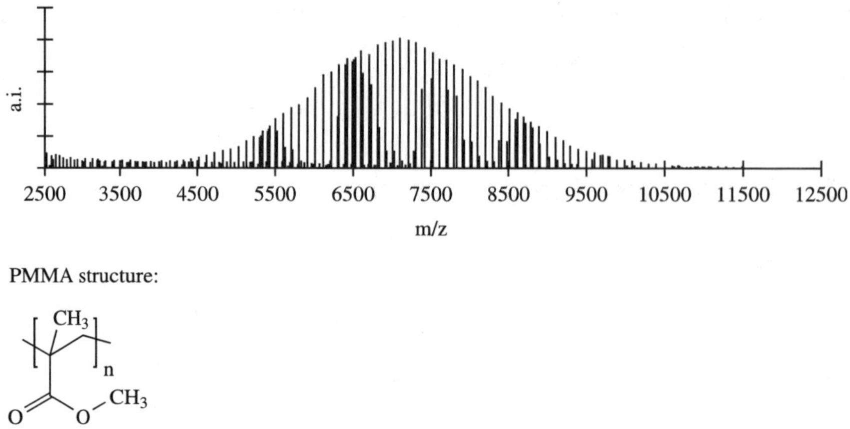

그림 2.52 매트릭스 지원 레이저 탈착 질량분석기(MALDI-TOF, matrix assisted laser desorption /ionization time-of-flight mass spectrometry)로부터 얻어진 poly(methyl methacrylate)(PMMA)의 질량스펙트럼. 위: 여러 가지 PMMA이온 조각들의 상대적 양을 나타내기 위한 2,500~12,500 사이에서 각 m/z(질량/전하)의 갯수. 아래 : PMMA의 반복단위구조

수도 있다. 질량분석법은 크로마토그래피 기술 등 다른 방법과 조합하여 분리된 화합물에 대한 더 자세한 정보를 제공할 수 있다. 이 방법의 변형인 이차이온질량분석(secondary ion mass spectrometry, SIMS)은 생체재료의 표면분석에 간혹 사용된다. 이는 7장에서 더 자세히 논의된다.

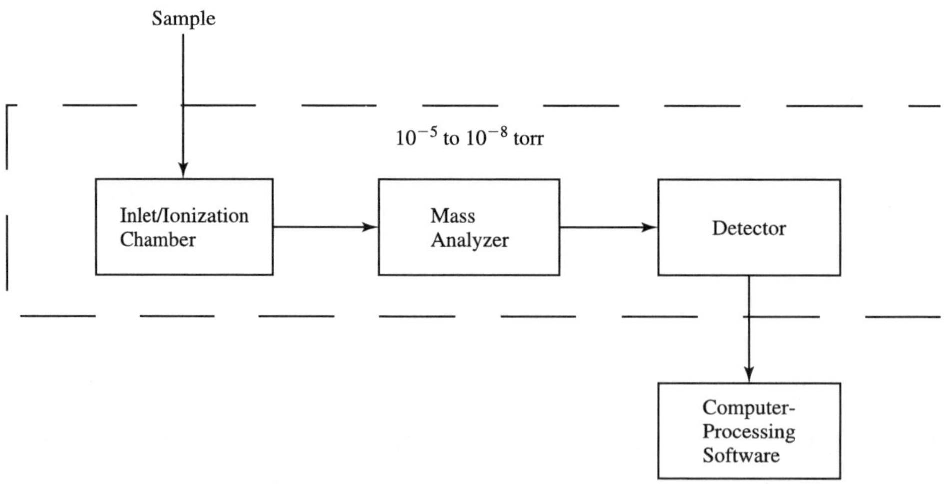

그림 2.53 질량분석기의 구성. 4개의 기본 구성은 시료주입부/이온화실(시료가 도입되며 고에너지 입자의 충격을 받아 이온화시킴), 질량 분석기(자기장 또는 전기장을 사용하여 질량이 서로 다른 이온들을 분리함), 검출기(분리된 후의 이온의 충격을 전기신호로 변환시킴), 프로세서/컴퓨터(검출기로부터의 신호를 적절한 스펙트럼으로 변환시킴)이다.

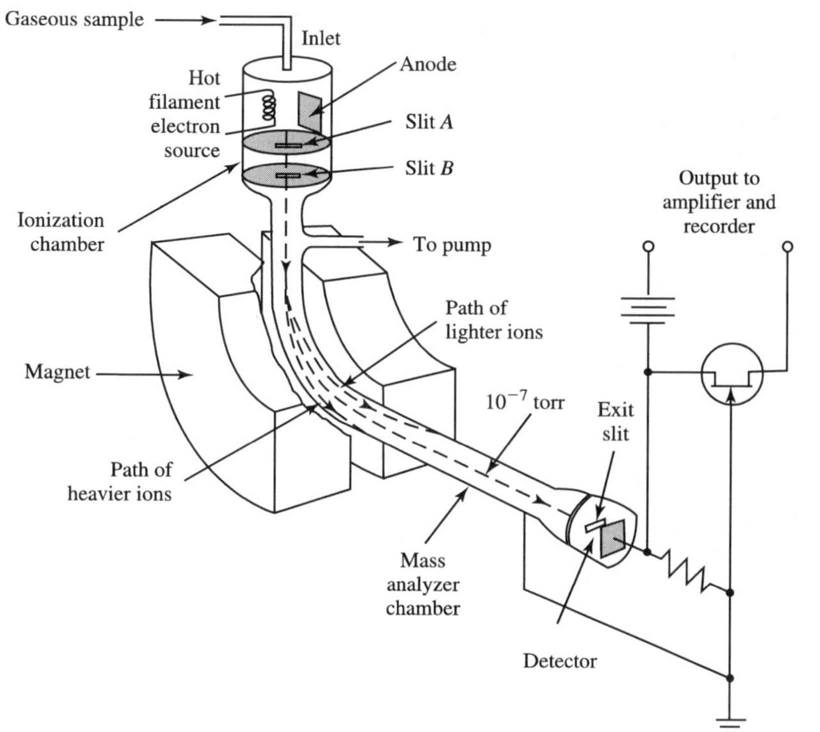

그림 2.54 질량분석기의 개략도. 시료가 우선 이온화되며 이온화된 입자들은 질량분석실로 가속화되어 도입됨. 질량분석기의 형태와 자기장의 세기 때문에 어떤 특정한 질량을 가진 이온만이 검출기에 도달할 수 있으며, 다른 이온들은 질량분석실의 벽을 때리게 된다. 자기장의 크기를 제어된 방식으로 변화시킴으로써 검출기는 질량이 서로 다른 이온의 양을 기록하게 된다. 자기장의 크기를 변화시키며 분석이 완료되면 시료에 대해 완성된 전체 스펙트럼이 얻어진다.

2.5.6 고성능액체크로마토그래피(HPLC): 크기배제크로마토그래피

질량분석과 같이 크로마토그래피는 크기 또는 전하량과 같은 화학적 성질의 차이를 이용한 물질의 분리에 기초를 둔 정보를 제공한다. 여기서는, 액체크로마트그래피에 대해 주로 논의할 것이다. 왜냐하면, 이는 생체재료, 특히, 천연고분자와 합성고분자의 분석에 가장 일반적으로 사용되는 방법이기 때문이다. 그림 2.55에 나타내듯이 여러 가지 액체크로마토그래피가 있으나, 이 절에서는 크기배제크로마토그래피(size exclusion chromatography; SEC)에 대해서 논의할 것이다. 이는 겔투과 및 겔여과크로마토그래피를 모두 포함한다. 친화(affinity)크로마토그래피는 8장에서 기술될 것이다.

2.5.6.1 기본원리

SEC는 크기에 의한 분리라는 단순한 개념에 기초를 두고 있다. SEC는 이동상과 고정상으로 구성된다. 이동상은 용해된 시료가 주입된 용액이다. 고정상은 작은(직경 ~10 μm)

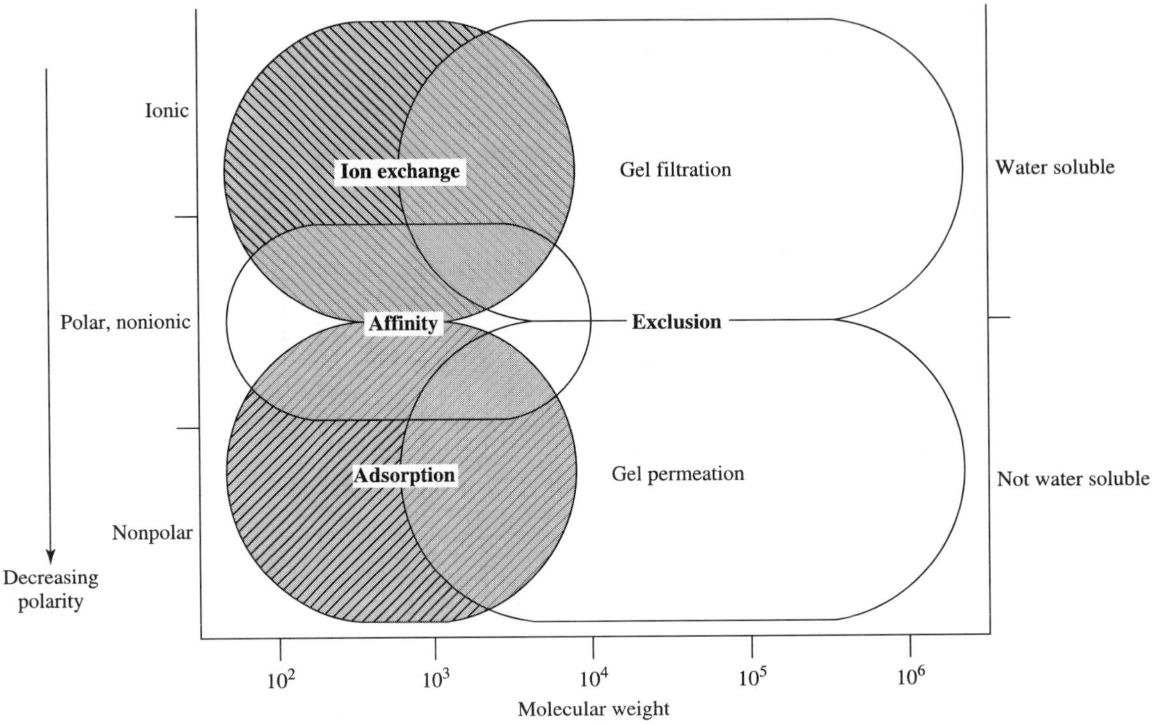

그림 2.55 액체크로마토그래피의 분류. 크로마토그래피는 크기 또는 전하량과 같은 화학적 성질에 의한 물질의 분리에 기초를 둔 정보를 제공한다.

다공성의 실리카 또는 고분자 비드로 이루어진다. 비드에 존재하는 일정한 크기의 세공은 이동상이 주입되면서 시료와 용매들이 내부로 들어갈 수 있도록 열린 세공형태를 갖고 있다. 분석물이 세공 내부에 머무는 동안에 그것은 이동상의 흐름으로부터 빠져나와 고정상에 남아 있는 것으로 간주된다.

머무름시간(retention time)은 분석물의 크기에 의해 크게 영향을 받는다. 평균 세공크기보다 크기가 큰 분자들은 세공 내부로 들어가지 못하여 비드에 잔류되지 않는다. 반면에, 대단히 작은 분자들은 세공 내부로 침투될 수 있고 일정 시간동안 고정상에 잔류하게 된다. 그러므로 가장 크기가 큰(분자량이 가장 큰) 분자가 고정상에서 가장 빨리 용출되며, 가장 작은 분자가 가장 늦게 용출된다(그림 2.56). 그 사이에 분자들은 세공내부로 침투되는 정도에 따라 잔류시간이 다르게 되며 이로부터 화합물들을 분자량에 따라 분리할 수 있게 된다.

2.5.6.2 장치

그림 2.57은 PEG의 SEC 분석으로부터 얻어지는 전형적 그래프의 한 예이다. 결과들은 일반적으로 피이크 강도(y축, 단위는 검출기 타입에 의존함)가 시간(x-축)의 함수로 그려

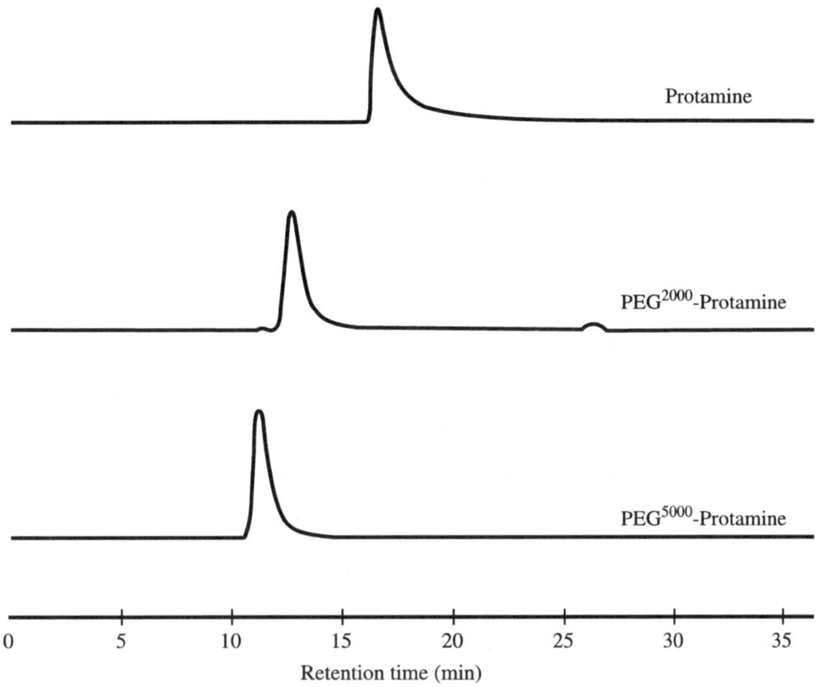

그림 2.56 분자량 2 kDa 및 5 kDa의 폴리에틸렌글리콜(PEG)에 결합되어 있는 단백질(프로타민)의 크기배제크로마토그램. 크기배제크로마토그래피에서는 분자량이 더 큰 물질들이 분자량이 작은 분자에 비해 더 빨리 용출된다.

진다.

SEC는 2개의 부분으로 구분되며, 이들은 모두 동일한 장치를 사용한다. 겔여과크로파토그래피(gel filtration chromatograph; GFC)는 이동상은 수용액을 사용하고, 고정상으로는 친수성 비드를 사용한다. 반면, 겔투과크로마토그래피(gel permeation chromatography, GPC)는 유기용매와 소수성 고정상을 사용한다.

HPLC(SEC) 장치는 그림 2.58에서 보이는 바와 같이 5개의 기본 부품으로 구성된다.

1. 펌프–이동상의 순환을 일으킴.
2. 주입기–이동상으로 주어진 양만큼의 시료를 주입함.
3. 컬럼–용출시간에 따라 크기별로 분자들을 분리함.
4. 검출기–이동상에서의 분석물의 양을 전기적 신호로 변환.
5. 프로세서(컴퓨터)–검출기로부터의 신호를 시간에 따른 피이크 강도변화 그래프로 변환시킴.

HPLC(SEC)에는 여러 가지 검출기가 있으며, 이들 중 대부분은 앞서 논의된 분석기술(UV 또는 IR 분석법)과 기본적으로 같다. 질량분석기는 검출기로서 잘 사용되지 않으나,

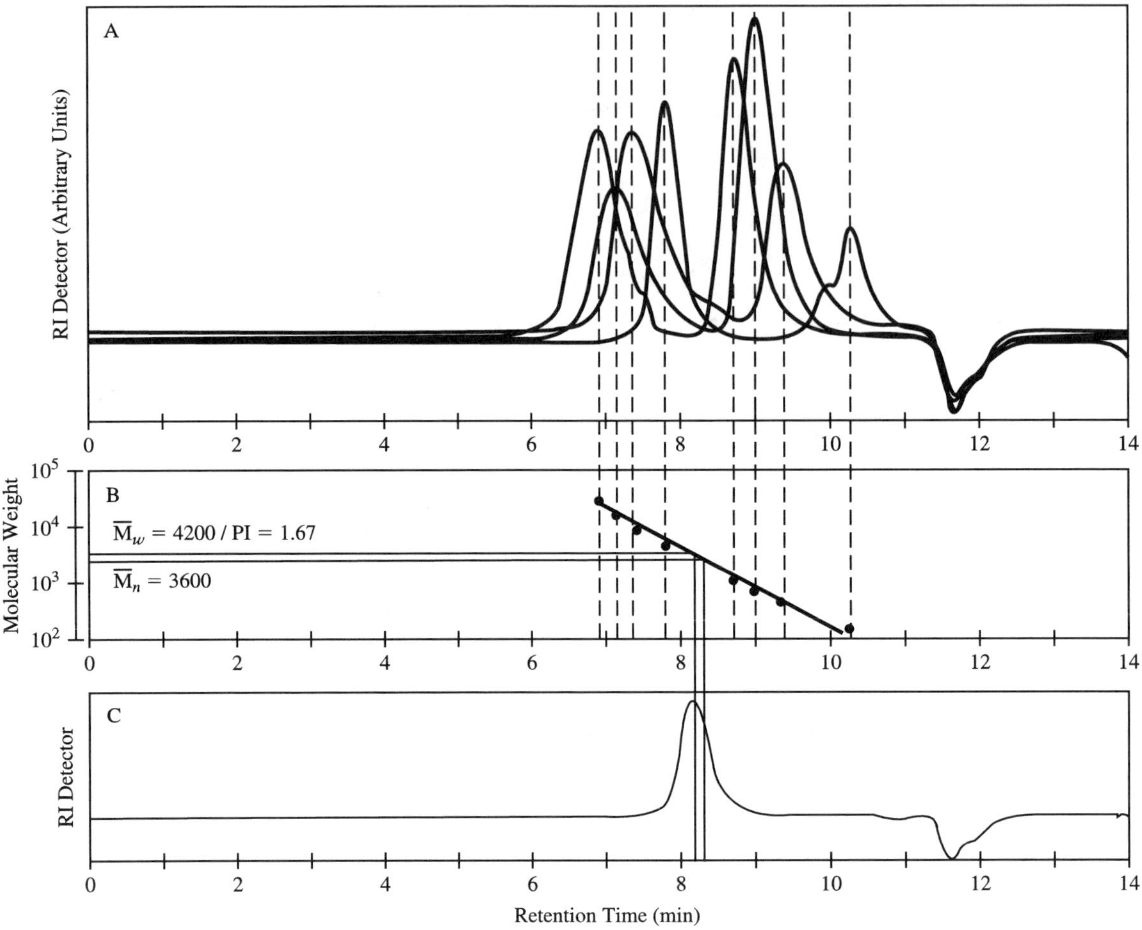

그림 2.57 PEG의 SEC 분석 결과. (A) 분자량을 알고 있는 8개의 PEG 표준물질의 크기배제크로마토그램. 이것은 모르는 시료의 중량평균분자량과 수평균분자량을 결정하는 데 이용됨. 보정곡선을 얻기 위하여 알려진 시료의 각 피이크들에 대한 용출시간이 그들의 분자량에 대해 그려진다[(B)에 보이는 바와 같이]. 분석하고자 하는 시료가 SEC를 통해 흘려보내지며(C), 용출시간과 (B)에서 만들어진 보정곡선을 사용하여 시료의 중량평균분자량과 수평균분자량을 얻을 수 있다. 시료의 분산성지수(polydispersity index, PI)는 $\overline{M}_w/\overline{M}_n$으로부터 계산될 수 있다.

어떤 특정한 시스템에서는 사용된다. 이러한 목록에서 검출기는 분광기에서의 부품에서와 같은 방법으로 사용되지 않는다. 여기서, 검출기는 단순히 투과된 광을 전기적 신호로 변환시키는 장치가 아니라 그 자체가 스펙트로포토미터이다.

시료는 가스가 제거된 용매인 시스템의 이동상으로 주입된다. 가스제거는 장치에 거품이 남아 있지 않도록 하기 위하여 필요하다. 용매와 분석물은 일정한 유량으로 분리컬럼을 통과하도록 공급된다. 시료는 컬럼에 충진된 비드와의 상호작용에 의해 컬럼에 머무르며, 컬럼 끝에 도달하여 검출기를 지나게 된다. 모든 시료가 컬럼에서 용출된 후에 프로세싱 소프트웨어는 피이크 강도 vs. 시간으로 결과를 나타낸다.

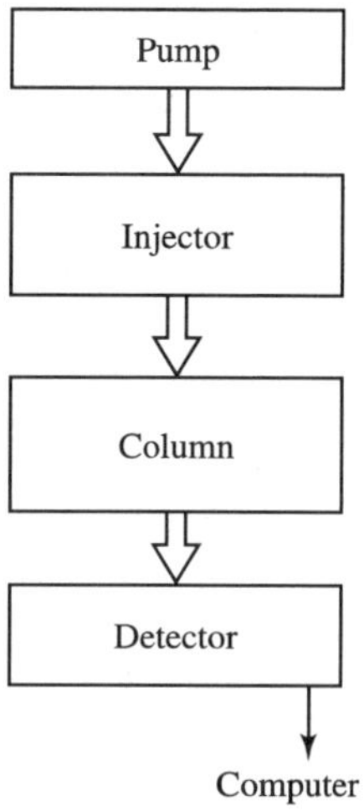

그림 2.58 HPLC(SEC) 장치의 구성도. 기본구성은 펌프(이동상의 순환을 일으킴), 주입기(이동상으로 주어진 양만큼의 시료를 주입함), 컬럼(용출시간에 따라 크기별로 분자들을 분리함), 검출기(이동상에서의 분석물의 양을 전기적 신호로 변환시킴)과 프로세서/컴퓨터(검출기로부터의 신호를 시간에 따른 피이크 강도의 그래프로 변환시킴)로 이루어짐. 여기서 '검출기'는 단순히 투과된 광을 전기적 신호로 변환시키는 장치가 아니라 그 자체가 스펙트로포토미터이다.

2.5.6.3 제공되는 정보

SEC의 주 용도는 합성고분자와 천연고분자의 분자량을 결정하는 것이다. 이는 분자량을 알고 있는 표준물질을 사용하여 정량적으로 이루어질 수 있다. UV-VIS 분광법에 대해 앞에서 설명하였듯이 분자량 vs. 시간의 표준곡선이 얻어진다(그림 2.57). 미지 시료의 용출시간을 표준곡선의 용출시간과 비교함으로써 미지시료의 분자량을 결정할 수 있다.

어떤 고분자시료에 대해 SEC 분석을 통해 얻어진 곡선은 2.4.1.2절(그림 2.22)에서 보여진 중량 분율 또는 수분율 대 분자량 그래프라고 볼 수 있다. 이 때문에 소프트웨어 프로그램은 앞에서 묘사된 것과 유사한 방법을 이용하여 $\bar{M}_n$, $\bar{M}_w$ 및 PI를 계산한다. 이는 두 용출시간사이에 용출되는 전체 고분자의 분율뿐 아니라 그 분율에서의 평균분자량을 결정하는 것을 포함한다(표준 곡선으로부터의 값을 사용하여). 이러한 정보가 결정되면 식을 이용하여 원하는 값들을 계산한다. SEC는 중합 과정을 모니터링하고 합성 반응에 의한 생성물의 일관성을 확인하기 위하여 종종 이용된다.

요약

- 재료의 분자 구조는 구성 원자가 분자 수준에서 장범위 질서(long-range order)를 이루도록 배열되어 있다면 결정질로 분류될 수 있다. 이에 반해, 장범위 질서가 존

재하지 않는 물질은 비정질이다. 고분자를 포함한 여러 가지 물질들은 결정질 영역과 비정질 영역을 모두 가질 수 있으므로 반결정질이라 한다.

- 금속과 세라믹은 둘 다 결정질이다. 하지만, 세라믹의 이온성 때문에 결정구조는 원자보다 이온으로 이루어져 있다. 세라믹 재료에서의 다양한 화학조성 때문에 금속에서보다는 세라믹에서 넓은 범위의 결정구조가 가능하다. 세라믹 소재는 음이온과 양이온이 같은 전하를 갖는 *AX* 결정구조 또는 전하가 동일하지 않은 A_mX_p 결정구조를 가질 수 있다. 흑연과 단일벽 탄소나노튜브와 같은 탄소기반 소재들은 세라믹소재로 분류된다.
- 여러 가지 결정구조들은 단위격자에 의해 특징 지어지며 그들의 격자구조로 나타내어질 수 있다. 격자 상수(a, b, c)와 각도(α, β, γ)를 조합시킴으로써 가장 일반적인 7가지 결정계, 즉, 입방계(cubic), 정방정계(tetragonal), 사방정계(orthorhombic), 사방육면체계(rhombohedral), 6방계(hexagonal), 단사정계(monoclinic) 및 삼사정계(triclinic)를 나타낼 수 있다. 밀러지수는 격자구조에서의 점 및 면들을 명명하는데 사용될 수 있다.
- 금속과 세라믹의 결정구조들은 소재들의 화학적, 기계적 성질에 영향을 줄 수 있는 여러 가지 결함과 불순물들을 함유하고 있다. 금속에서의 점결함은 결정구조에서의 공공(부재 원자)과 자체격자(잉여 원자)를 포함한다. 불순물(용질)은 침입형 용액에서는 모재 금속(용매)간의 공간을 채우고 치환형 용액에서는 용매 원자를 대체한다. 원자의 원자반경, 전기음성도 및 원자가전하는 발생될 수 있는 불순물의 형태에 크게 영향을 미친다. 합금은 불순물을 어떤 특성을 향상시키기 위하여 잘 제어된 방식으로 첨가한 물질의 한 예이다.
- 세라믹 물질에서 결합의 형태 중 하나는 쇼트키 결함이며, 이들은 양이온 공공과 음이온 공공이 중성도를 만족시키기 위하여 정확히 짝지어져 있다. 프렝켈 결함은 세라믹 물질에서 전기적 중성도를 만족시키기 위한 공공과 격자 간 결함의 짝의 생성에서 발견된다. 금속에서와 같이 불순물들은 세라믹에서도 발견될 수 있다. 그러나, 모재와 불순물의 전하는 불순물의 안정성에 크게 영향을 미친다.
- 확산은 원자 움직임에 의한 전달을 말한다. 고체 물질에서 일어나는 확산은 고상 확산이라 하며 공공 확산과 침입형 확산이 있다. 정상상태 확산의 경우 확산유량(J)은 시간에 따라 변하지 않는다.
- 고분자 물질은 일반적으로 공유결합으로 연결된 탄화수소에 기반을 둔 긴 사슬이다. 고분자의 가장 작은 구성단위는 머(mer)로서 이는 고분자를 형성하기 위하여 계속 반복되는 어떤 구조의 원자로 이루어져 있다.
- 부가중합과 축합중합과 같은 여러 가지 반응 기구에 의해 해당되는 단량체로부터 고분자를 얻을 수 있다. 부가중합은 활성화된 라디컬(자유라디컬 중합) 또는 이온

(이온 중합)을 포함할 수 있으며 이는 여러 단계를 거쳐 일어난다. 축합중합은 어떤 분자(보통 물)의 제거를 수반하며 진행된다. 이 밖에도 실크 및 엘라스틴과 같은 단백질은 모유기체를 사용하여 유전공학적 방법으로부터 중합될 수 있다.

- 고분자들은 결정질, 비결정질 또는 반결정질일 수 있으며 고분자 사슬 말단 간은 공공의 형태로 점 결합으로 생각될 수 있다. 고분자의 화학조성, 입체규칙성(tacticity) 및 분지도는 고분자의 결정 형성능에 크게 영향을 미친다. 고분자 사슬을 따라 크기가 큰 측쇄기가 존재하거나 분지도가 클 경우 사슬들이 서로 가까이 놓이는 것이 방해되어 결정이 잘 형성되지 못한다.
- 생체재료의 화학적 조성을 분석하기 위하여 여러 가지 방법들이 사용될 수 있다. 이러한 기술의 한 분야는 분광학적 방법으로서, 화합물이 흡수하는 여러 가지 형태의 에너지를 측정한다. 분광학적 방법으로는 X-선 회절, 자외선/가시광선 분광, 적외선 분광, 핵자기공명 및 질량분광법이 있다. 또 다른 분석기술로는 크로마토그래피법으로서 여기에서는 분자들이 전하 또는 분자량과 같은 화학적 특성에 따라 분리된다. 크로마토그래피 방법으로는 겔침투크로마토그래피와 젤여과크로마토그래피가 있다.

문제

2.1 당신은 인공고관절의 대퇴부 줄기로 사용하기 위하여 여러 가지 신물질들을 평가하고 있다.

(a) 물질 (a)와 (b)의 결정구조의 그림을 아래에 나타내었다. 각 결정구조가 어떤 형태인지 확인하시오. 각 결정구조에 대해 배위수를 계산하고, r(구의 반경)과 a(육면체변의 길이)와의 관계식을 유도하시오. 그리고, 각각의 APF를 결정하시오.

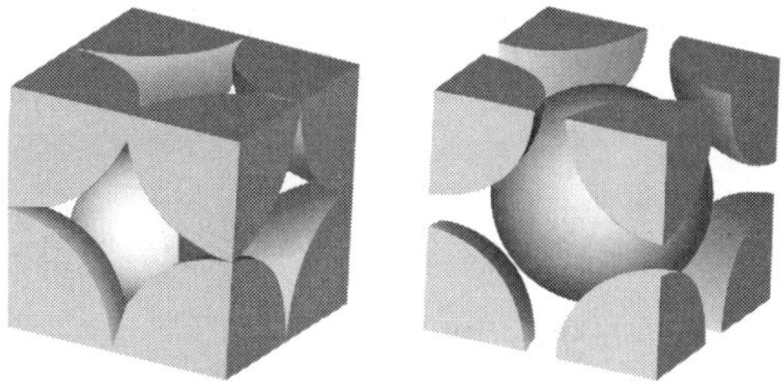

(a) (b)

(b) 구조를 알지 못하는 세 번째 물질(c)이 있다. 이 물질의 결정구조와 단위격자의 크기를 결정하기 위하여 어떤 분석 방법을 사용하여야 하는가?

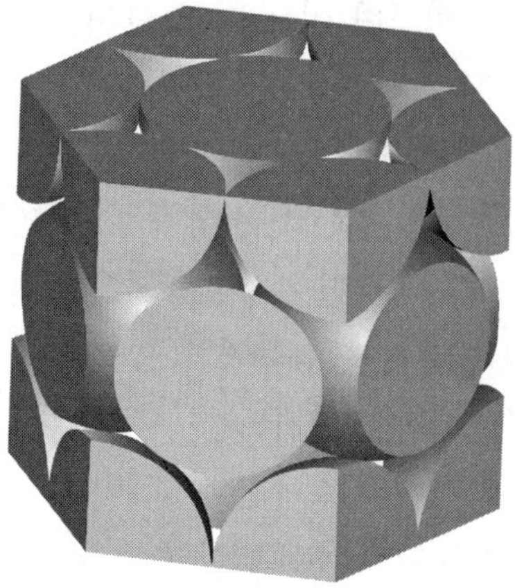

(c)

(c) 물질(*c*)가 아래에 보이는 바와 같이 조밀육방구조를 갖는다. 이 물질의 APF를 결정하시오. *c*/*a*비는 1.633이다(주의: 중심층은 단위 격자 내에 세 개의 동등한 전체 원자로 이루어져 있으며, 그 원자의 반경은 *r*이다).

(d) 이 세 가지 물질에서 침입형 결함을 발견할 수 있는가? 그 이유는?

2.2 혈관이식편으로 사용하기 위한 물질로서 공중합체를 검토하고 있다. 그 물질에서 고결정도 또는 낮은 결정도를 가진 것을 선택하고자 한다. 공중합체가 높은 결정화도를 가질 수 있으려면 어떤 구조이어야 하는가?

2.3 폴리카프로락톤은 혈관이식편으로 사용 가능한 물질로 여겨지고 있다. 합성한 후에 당신은 다음과 같은 분율 분포결과를 얻었다. 이 고분자의 $\bar{M}_n$, $\bar{M}_w$ 및 PI를 계산하시오.

w_i	0.10	0.10	0.30	0.40	0.10
M_i(kg/mol)	25	30	40	70	100

2.4 당신에게는 혈관이식편으로 사용하기 위하여 4가지 고분자 물질(A, B, C, D)들이 주어졌으며, 미지의 고분자의 대략적인 분자량을 결정하기 위하여 크기배제크로마토그래피를 사용하려고 한다. 첫 세 개의 시료(A, B, C)에 대해서는 다음과 같은 정보를 얻었다.

(a) 단분산 시료라고 가정하면 각각의 분자량은 얼마인가?

표준시료 1: 분자량 50,000 g/mol

표준시료 2: 분자량 40,000 g/mol

표준시료 3: 분자량 35,000 g/mol

표준시료 4: 분자량 20,000 g/mol

표준시료 5: 분자량 10,000 g/mol

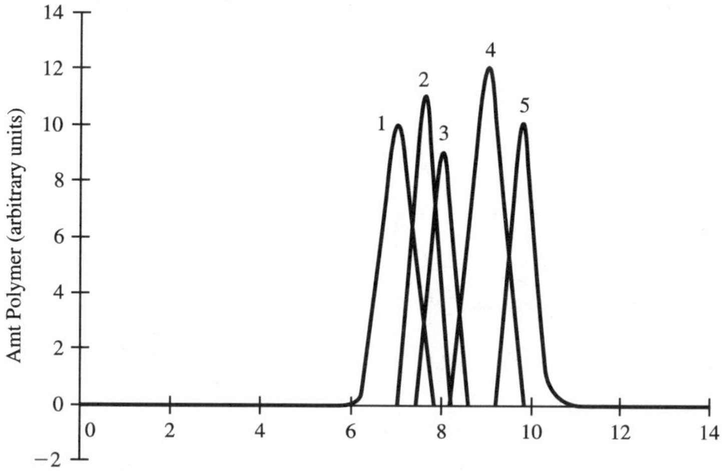

미지시료 A: 7.4분에서 용출된 고분자의 피이크 값.

미지시료 B: 8.4분에서 용출된 고분자의 피이크 값.

미지시료 C: 9.6분에서 용출된 고분자의 피이크 값.

(b) SEC에서 통상적으로 마주치게 되는 문제점은 고농도의 시료를 주입함으로써 크로마토그래피 칼럼이 과부하가 걸리는 것이다. 이는 크로마토그램 피이크의 넓어짐을 초래한다. 고농도의 미지시료 D를 크로마토그래피 칼럼에 주입했다. 다음 곡선 중 어떤 것이 나타날까? X 또는 Y를 선택하시오. 그리고, 시료와 칼럼의 분자적 상호작용에 기반을 두고 그 이유를 설명하시오.

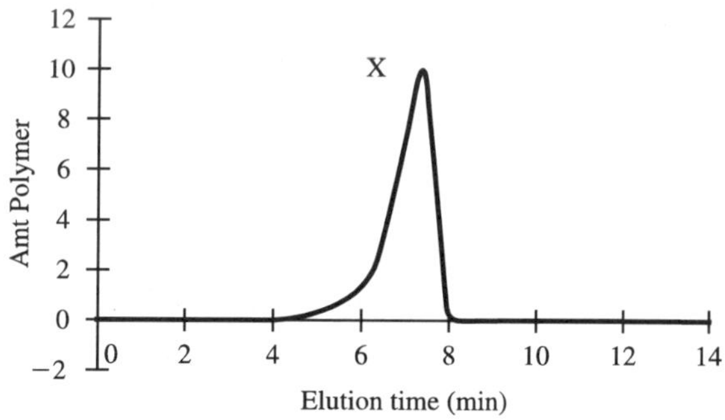

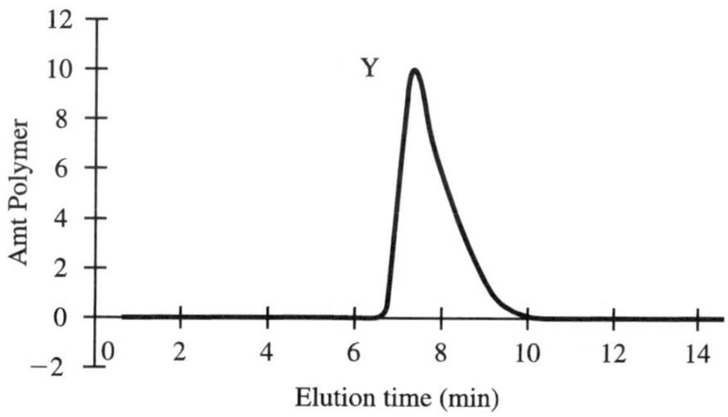

2.5 다음 면들의 밀러지수를 계산하시오. 답을 얻는데 필요한 단계들을 모두 쓰시오.
(주의: $x=a$축, $y=b$축, $z=c$축)

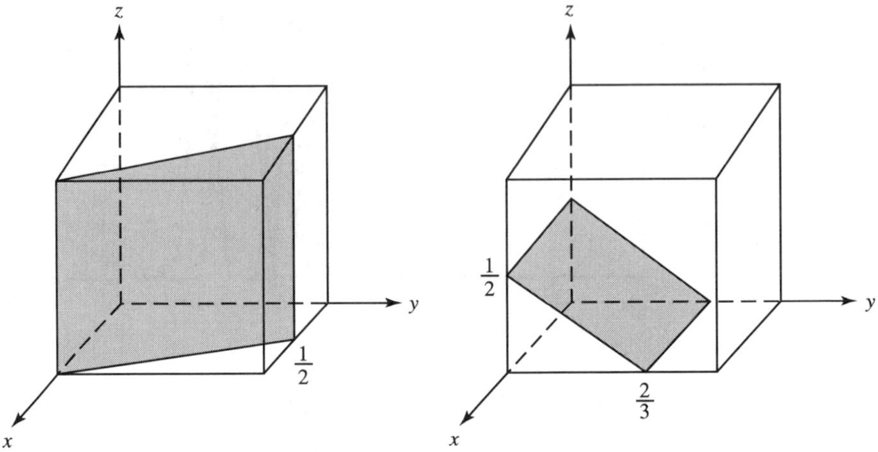

(a) (b)

참고문헌

1. Shackelford, J.F. *Introduction to Materials Science for Engineers*, 5th ed. Upper Saddle River: Prentice Hall, 2000.
2. Shackelford, J.F., *Introduction to Materials Science for Engineers*, 4th ed. Upper Saddle River: Prentice Hall, 1996.
3. Atkins, P. and L. Jones, *Chemistry: Molecules, Matter, and Change*, 3rd ed, New York: Freeman, 1997.
4. Callister, Jr., W.D. *Materials Science and Engineering: An Introduction*, 3rd ed. New York: John Wiley and Sons, 1994.
5. Schaffer, J.P., A. Saxena, S.D. Antolovich, T.H. Sanders Jr., and S.B. Warner. *The Science and Design of Engineering Materials*, 2nd ed. Boston: McGraw-Hill, 1999.
6. Kingery, W.D., et al., *Introduction to Ceramics*, 2nd ed. New York: John Wiley & Sons, 1976.
7. Engelberg, I. and J. Kohn. "Physico-Mechanical Properties of Degradable Polymers Used in Medical Applications: A Comparative Study," in *Biomaterials*, vol. 12, pp. 292–304, 1991.
8. Askeland, Donald R. *The Science and Engineering of Materials*, 2nd edition, Boston: PWS-KENT Publishing Company, 1989.
9. Treloar, L.R.G., *The Physics of Rubber Elasticity*, 2nd ed, Oxford: Oxford University Press, 1958.
10. Odian, G. *Principles of Polymerization*, 3rd ed. New York: John Wiley and Sons, 1991.
11. Ray, W.H. and R.L. Laurence. "Polymerization Reaction Engineering," in *Chemical Reactor Theory: A Review*, L. Lapidus and N.R. Amundson, Eds. Englewood Cliffs: Prentice Hall, pp. 532–582, 1977.

12. Skoog, D.A. and J.J. Leary. *Principles of Instrumental Analysis*, 4th ed. Orlando: Saunders College Publishing, 1992.
13. Lavik, E.B., J.S. Hrkach, N. Lotan, R. Nazarov, and R. Langer. "A Simple Synthetic Route to the Formation of a Block Copolymer of Poly(Lactic-Co-Glycolic Acid) and Polylysine for the Fabrication of Functionalized, Degradable Structures for Biomedical Applications," in *Journal of Biomedical Materials Research*, vol. 58, pp. 291–294, 2001.
14. Rouessac, F. and A. Rouessac. *Chemical Analysis: Modern Instrumental Methods and Techniques*. New York: John Wiley and Sons, 2000.
15. SDBS, National Institute of Advanced Industrial Science and Technology(Japan).
16. Mellott, M.B., K. Searcy, and M.V. Pishko. "Release of Protein from Highly Cross-Linked Hydrogels of Poly(Ethylene Glycol) Diacrylate Fabricated by UV Polymerization," in *Biomaterials*, vol. 22, pp. 929–941, 2001.
17. Vollhardt, K.P.C. and N.E. Schore. *Organic Chemistry*, 2nd ed. New York: W. H. Freeman, 1994.
18. Lucke, A., J. Tessmar, E. Schnell, G. Schmeer, and A. Gopferich. "Biodegradable Poly(D,L-Lactic Acid)-Poly(Ethylene Glycol)-Monomethyl Ether Diblock Copolymers: Structures and Surface Properties Relevant to Their Use as Biomaterials," in *Biomaterials*, vol. 21, pp. 2361–2370, 2000.
19. Taylor, *Applications of Absorption Spectroscopy by Organic Compounds*. Englewood Clifffs, NJ: Prentice Hall, 1965.
20. Wetzel, SJ, CM, Guttman, JE Girad, "The influnce of matrix and laser energy on the molecular mass distribution of synthetic polymers obtained by MALDI-TOFMS," *Int J.Mass Spect*, vol 238, pp.215–225, 2004.
21. Chang, L.C., H.F. Lee, M.J. Chung, and V.C. Yang. "PEG-Modified Protamine with Improved Pharmacological/Pharmaceutical Properties as a Potential Protamine Substitute: Synthesis and in Vitro Evaluation," in *Bioconjugate Chemistry*, vol. 16, pp. 147–155, 2005.

Additional Reading

Ewing, G.W *Analytical Instrumentation Handbook*, 2nd ed. New York: Marcel Dekker, 1997.

Park, J.B. and J.D. Bronzino. *Biomaterials: Principles and Applications*. Boca Raton: CRC Press, 2003.

Park, J.B. and R.S. Lakes. *Biomaterials: An Introduction*, 2nd ed. New York: Plenum Press, 1992.

Rabek, J.F. *Experimental Methods in Polymer Chemistry*. New York: John Wiley and Sons, 1980.

CHAPTER 03

생체재료의 물리적 특성

||| 주요 목표

2장에서 학습한 물질의 기본단위들이 어떠한 상호작용을 하여 전체 재료를 구성하는지, 그리고 열처리 과정이 재료의 3차원 구조에 어떠한 영향을 주는지를 이해하는 것이다.

||| 특정 목표

1. 결정의 선결함, 면결함, 부피결함을 알고 비교한다
2. 선 전위를 결정하기 위해 버거스 벡터의 개념을 안다.
3. 전위가 결정 재료의 변형에 어떻게 기여하며, 비결정 재료와 차이점을 이해한다.
4. 면결함의 종류를 서로 비교하고, 재료의 화학적 반응성에 미치는 영향을 안다.
5. 3차원 부피결함에 대해서 학습한다.
6. 고분자에서 결정구조의 모델에 대해 이해한다.
7. 결정과 비결정 재료의 열적 전이의 형태에 대해 이해한다.
8. 열분석법으로서 DSC의 기본원리를 이해한다.

3.1 서론: 원자에서 재료에까지

이 장에서는 원자들의 상호작용에 따라 생체재료의 하부단위(subunit)가 어떻게 이루는지에 대한 논의에서 나아가 그 하부단위들이 어떻게 상호작용을 하여 전체의 재료를 이루게 되는지에 대해 알아본다. 대부분 다결정인 금속과 세라믹 재료의 경우, 결정들의 상호작용에 의해 재료의 물리적 특성이 결정된다. 비록 "물리적 특성"이라는 용어가 다양한 특징들을 포괄하고 있지만, 그러한 재료의 경우, 두 가지 가장 중요한 특징은 결정 내부나 결정간에 나타날 수 있는 전위(dislocation)들의 양과 종류이다. 이러한 특징들은 이 장의 앞부분에서 논의되겠지만, 재료의 역학적 특성과 공정성(processibility)에 영향을 줄 수

있다(4, 6장 참조).

고분자의 경우, 하부단위는 단량체(mer)들의 섹션이며, 이들의 상호작용에 의해 정질과 비정질 영역이 어떻게 이루어져 있는지에 의해 물리적 물성이 달리 나타난다. 이 장의 마지막 부분에서 논의되겠지만, 고분자의 결정성(crystallinity)은 재료의 역학적, degradative 물성에 영향을 준다(4, 5장 참조).

재료에 있어 또 다른 중요한 점은 물리적 특성이 온도에 따라 어떻게 변하는가 하는 것이다. 결정과 비결정 재료의 열적전이(thermal transition)는 이 장의 뒷부분에서 다룰 것이다. 이러한 특성들은 특히 재료의 가공에 중요한 영향을 준다.

3.2 결정성과 선결함

앞 장에서 논의했듯이, 결정재료는 역학적 특성에 영향을 줄 수 있는 점결함들을 지니고 있다. 추가로 더 큰 공간을 차지하는 다른 형태의 결함들도 있다. 이는 바로 선결함과 면결함들이다. 금속재료에 있어서 100,000,000개의 원자 중에서 겨우 5개의 원자만이 선결함에 놓여 있다. 하지만, 이처럼 낮은 농도에도 불구하고, 선결함들은 재료의 최종 강도에 지대한 영향을 미친다. 특별히 금속재료에 있어서, 이러한 결함들이 존재함으로써 복잡한 형상으로의 제조가 가능하다는 중요한 사실을 알 필요가 있다.

3.2.1 전위(Dislocations)

3.2.1.1 칼날 전위(Edge Dislocations)

결정들은 몇 종류의 선결함(1차원 결함)을 지닐 수 있다. 그 중 하나가 칼날 전위이며, 그림 3.1에 나타나 있다. 잉여의 원자면 또는 반평면의 가장자리가 결정 내에서 끝이 나는데, 이때, 생긴 결함은 잉여 원자면의 끝을 따라 이루어지는 선을 통해 정의되며, 전위선(dislocation line)이라 불린다. 그림에서, 전위선은 책 면과 수직을 이루게 된다. 기호 ⊥은 칼날전위를 나타낼 때 사용되며, 전위선의 위치를 알려 준다. 결정 내부에 원자들의 반평면이 형성되는 것은 결정성장 과정에서의 우연성, 다른 결함으로 인해 발생된 내부응력, 또는 소성변형과정에서 전위들의 상호작용과 같은 다양한 원인들이 있다(뒷 부분에서 자세히 다룬다).

전위의 두 가지 중요한 특징은 원자 변위의 크기와 방향이다. 이것은 전위를 포함하는 결정 영역 주위로 회로를 그려 보면 알 수 있다. 그림 3.2에서 나타내었듯이, 이 회로는 결함이 존재하지 않은 영역에서의 회로에서와 같이 동일한 수의 원자 간격을 가진다. 따라서 이 회로는 결함이 존재하지 않는다면 자체적으로 닫히게 된다. 그러나, 결함으로 인해, 회로를 닫히게 하기 위해 추가 벡터를 그려 넣어야 하는데, 이것이 **버거스벡터(Burg-**

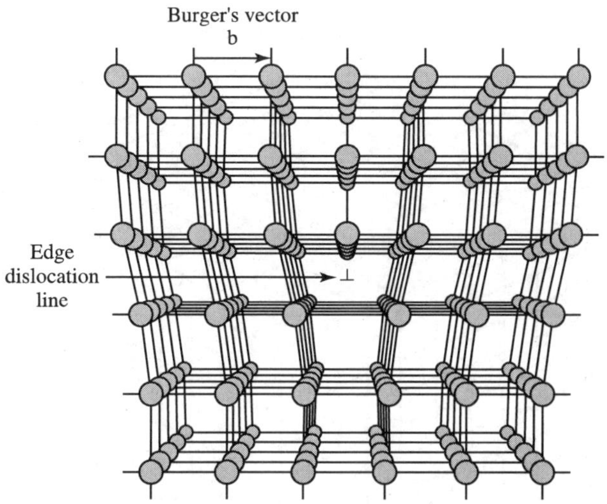

그림 3.1 일차원 결함의 일종인 칼날 전위의 도식으로, 잉여의 원자면(반평면)의 가장자리가 결정 내에서 끝이 날 때 형성된다. 이 경우 생긴 결함은 잉여 원자면의 끝을 따라 이루어지는 선을 통해 정의되며, 전위선(dislocation line)이라 불린다; 전위선은 책 면과 수직을 이루게 된다. 기호 ⊥은 칼날전위를 나타낼 때 사용되며, 전위선의 위치를 알려 준다.

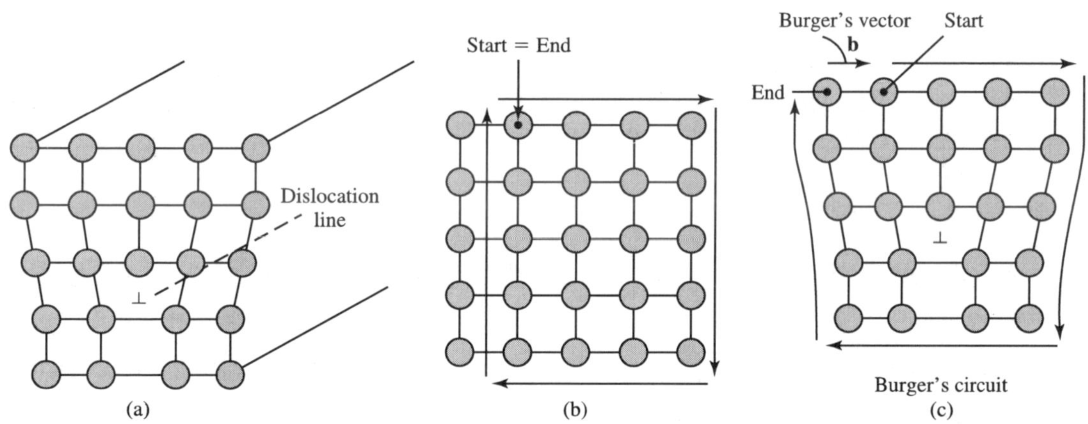

그림 3.2 버거스 벡터 그림. 결함이 존재하지 않은 부분(b)과 비교하여, 칼날 전위를(a)에 나타내었다. 일차원 결함에서 원자 변위의 크기와 방향은 전위를 포함하는 결정 영역 주위로 회로를 그려 보면 알 수 있다. 이 회로는 결함이 존재하지 않은 영역에서의 회로에서와 같이 동일한 수의 원자 간격을 가진다. 따라서 이 회로는 결함이 존재하지 않는다면 자체적으로 닫히게 된다. 그러나, 결함으로 인해, 회로를 닫히게 하기 위해 추가로 버거스 벡터를 그려 넣어야 한다.

er's vector, b)이다. 칼날 전위에서, 버거스 벡터는 전위선에 수직이다(그림 3.1).

3.2.1.2 나선 전위(Screw Dislocation) 및 혼합 전위(Mixed Dislocation)

선 결함의 또 다른 형태는 나선 전위이다. 이것은 개념적으로 결정의 일부분을 변형시킬

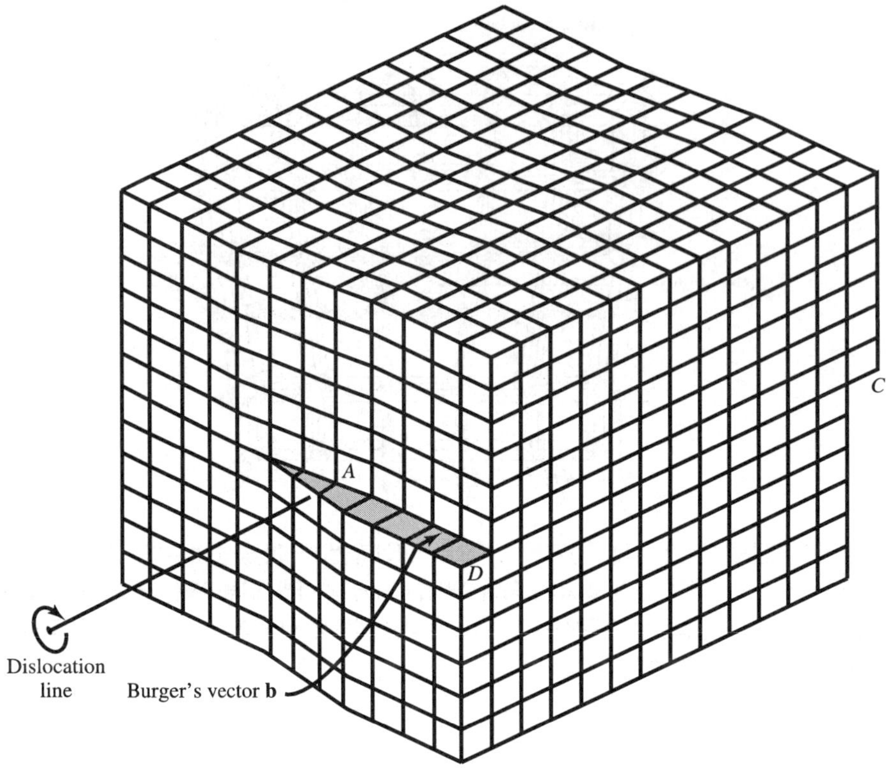

그림 3.3 선 결함의 일종인 나선 전위. 이것은 결정의 일부분을 변형시킬 수 있는 전단력에 의해 일어난다. 여기서 보면, 결정의 앞면 윗부분이 아랫부분에 비해 오른쪽으로 한 개의 원자 거리만큼 이동되어 있다. 나선 전위 이름은 전위선 부근에서 원자 면이 나선형 경로를 이루는 데서 유래하였다. 나선 전위는 ↻로 표시한다.

수 있는 전단력에 의해 일어나며,. 그림 3.3에 보면, 결정의 앞면 윗부분이 아랫부분에 비해 오른쪽으로 한 개의 원자 거리만큼 이동되어 있다. 나선 전위 이름은 전위선 부근에서 원자 면이 나선형 경로를 이루는 데서 유래하였다. 나선 전위는 ↻로 표시되는데(그림 3.3), 이 경우, 버거스 벡터는 전위선에 평행하다.

대부분 선결함은 칼날 전위와 나선 전위의 특징을 포함하고 있으며, 이럴 경우 혼합 전위라 하며, 그림 3.4에 나타내었다. 순수한 칼날 전위도 나선 전위도 아닌 전위가 두 면 사이에서 결함이 혼합 전위의 특징을 가지고 있다는 것을 잘 보여 준다. 이것은 주어진 결함에서 버거스 벡터의 방향이 일정하게 유지되는 것을 보면 가장 잘 이해할 수 있다. 그림 3.4에 나타났듯이, 혼합 전위에서 전위선은 결정의 부분별로 서로 다르게 나타나는 버거스 벡터에 의존하여 바뀐다.

3.2.1.3 전위의 특징

모든 전위들은 많은 중요한 특징들을 지니고 있으며, 아래와 같다

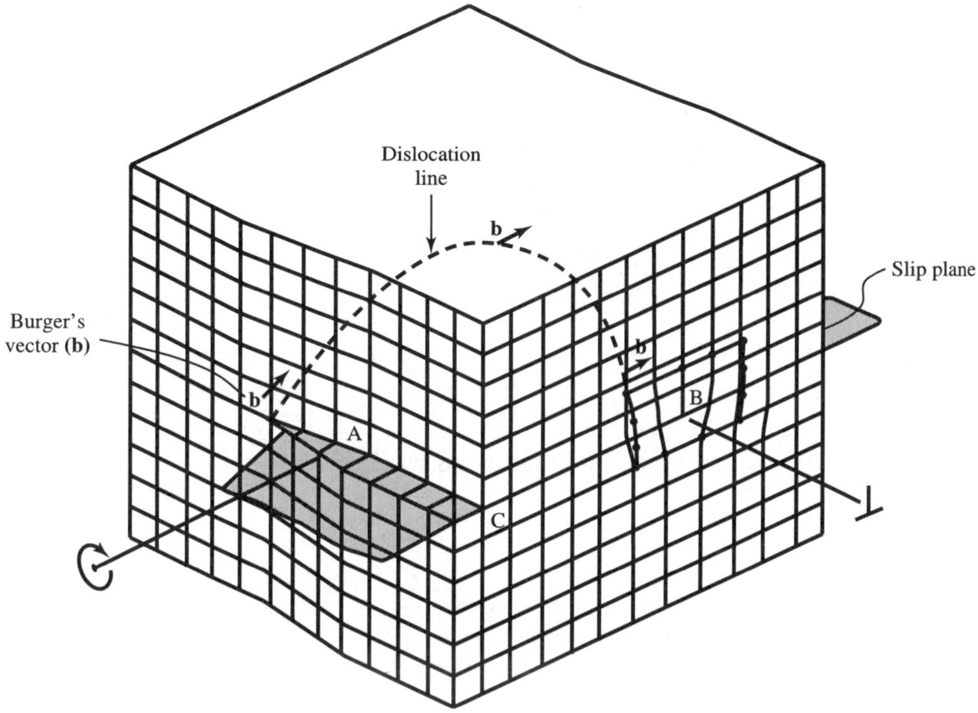

그림 3.4 선 결함의 일종인 복합 전위. 버거스 벡터에 대한 전위선의 방향은 결정의 부분에 따라 바뀐다. 칼날 전위의 경우 전위선은 버거스 벡터에 수직이고, 나선 전위의 경우는 버거스 벡터에 평행하다. 전위선이 완전히 수직이거나 수평이지 않은 경우 혼합 전위가 존재하는 영역이다.

1. 전위로 인해 국부적으로 격자의 변형률이 발생한다. 예를 들면, 칼날 전위에서 전위선 위의 원자들은 함께 압축되며, 아래쪽은 늘어나게 된다.
2. 전위의 분류는 버거스 벡터와 전위선 간의 관계에 의존한다.
3. 버거스 벡터는 불변한다(주어진 결함에서 변하지 않는다).
4. 전위는 결함이 존재하지 않는 영역에서 끝나지 않는다. 대신, 결정의 표면이나 자체 결함 내에서 끝나던지, 또는 다른 전위와 연결된다.
5. 전위가 움직이는(미끄러지는) 면은 버거스 벡터와 전위면을 모두 포함하며, 원자 조밀면이다.

예제 3.1

아래에 그려진 결정 구조에서 전위의 위치와 그 주위로 버거스 회로를 그리고, 버거스 벡터를 나타내시오. 어떤 전위인지 나타낸 버거스 벡터를 이용하여 설명하시오. 적절한 전위 기호를 이용하여 나타내시오.

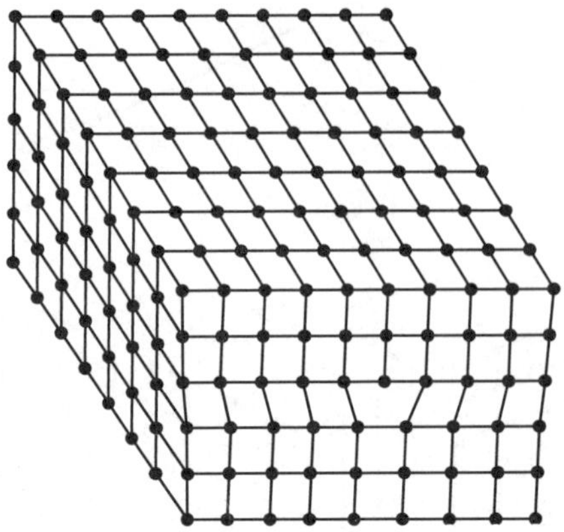

풀이: 칼날 전위이며, 버거스 벡터는 전위선에 수직이다.

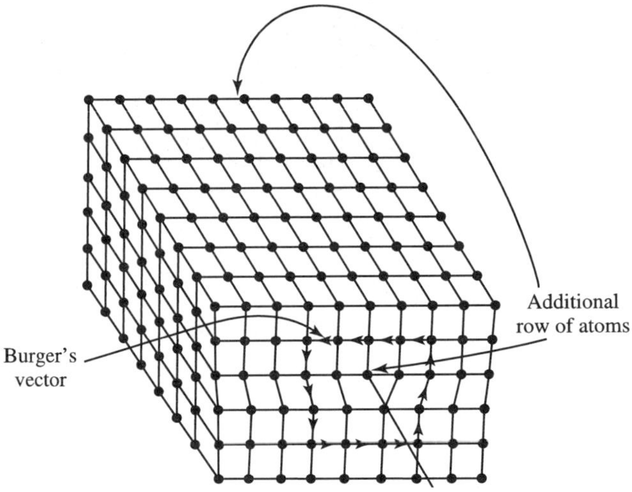

3.2.2 변형(Deformation)

앞서 언급한 대로, 아주 적은 양의 선 결함도 전체 재료의 역학적 특성에 큰 영향을 준다. 이는 전위가 결정 재료의 소성변형(영구변형)을 일으키기 때문이다. 소성변형은 전위의 이동, 또는 전위의 미끄러짐(dislocation glide)에 의한 것이다.

그림 3.5에서 보면, 전단력(τ)이 칼날 전위가 있는 결정에 작용할 때, C원자열과 A원자열 사이의 결합을 깨고, B원자열과 A원자열 사이의 결합을 형성할 수 있는 에너지가 투입된다고 할 수 있다. 이 때, C원자열은 절절한 배위수를 가지지 못하게 되며, 칼날 전위의 위치도 바뀐다. 이러한 과정을 통해 결정을 벗어날 때까지 칼날 전위는 원자 하나 간격만큼씩 미끄러지며 이동하게 되며, 이는 마치 송충이가 전체 움직임을 위해 이동하

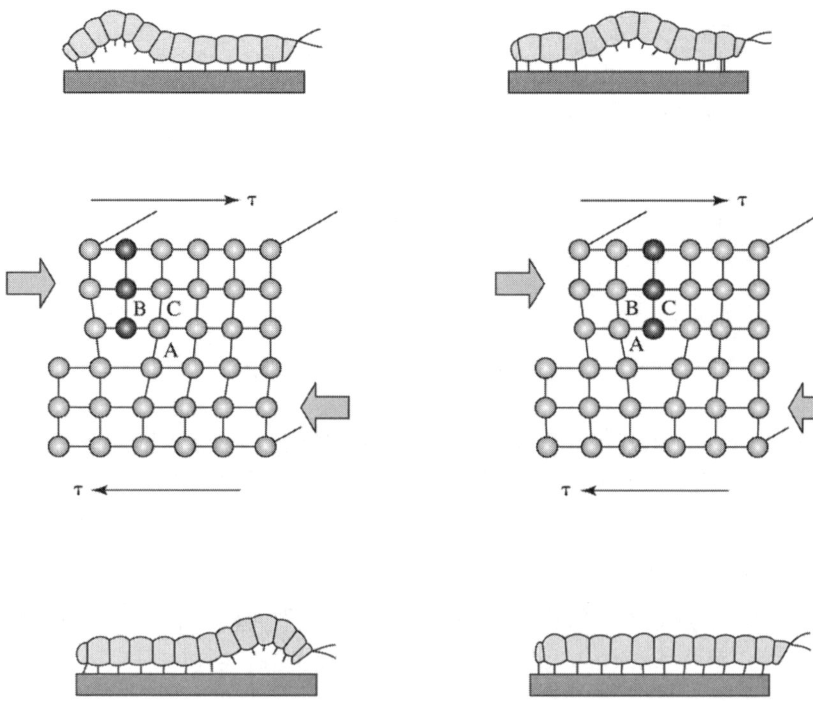

그림 3.5 결정에서의 전위의 이동 도식. 만일 계에 충분한 에너지가 투입되면, C원자열과 A원자열 사이의 결합이 깨지고, B원자열과 A원자열 사이의 결합이 형성된다. 이때, C원자열은 절절한 배위수를 가지지 못하게 되며, 칼날 전위의 위치도 바뀐다. 이러한 과정을 통해 결정을 벗어날 때까지 칼날 전위는 원자 하나 간격만큼씩 미끄러지며 이동하게 되며, 이는 마치 송충이가 전체 움직임을 위해 이동하는 것과 유사하다.

는 것과 유사하다(그림 3.5). 이 모델에 의하면, 한 번에 전체 결합을 끊기보다 오직 한 몸의 한 부분을 열의 결합만 끊으면 되기에, 변형을 일으키는 데 필요한 전단력은 상대적으로 작다.

송충이의 이동에서 보면, 이동해야 할 스텝 간 거리가 길면 몸의 한 부분을 움직이는 데 더 어려울 것인데, 마찬가지로 전위는 원자 밀도가 낮은 면에 비해 높은 면을 따라 이동하는 것이 더 쉬울 것이다. 결정에서, 소성변형을 슬립(slip)이라 부르고, 슬립이 일어나는 면을 슬립면(slip plane)이라 부른다. 따라서 앞에서도 언급했듯이, 슬립은 전위의 기하학적 면(버거스 벡터에 의해 정의된 면)이 결정학적 슬립면(원자의 최조밀면)과 일치할 때 일어난다.

슬립면은 금속의 결정 구조에 따라 다양한 면에서 일어난다. 표 3.1에 몇 가지 일반적인 결정 구조에 있어 주요 슬립면을 나타내었다. 슬립계(slip system)은 결정학적 슬립면과 그 위를 따라 나타나는 슬립방향의 조합이다. 슬립계가 많은 금속의 경우 예를 들면 알루미늄 같은 경우는 변형이 잘 일어나며(ductile), 반면 슬립계가 몇 안 되는 적은 경우, 예로 마그네슘은 변형이 잘 일어나지 않아 쉽게 깨진다(brittle).

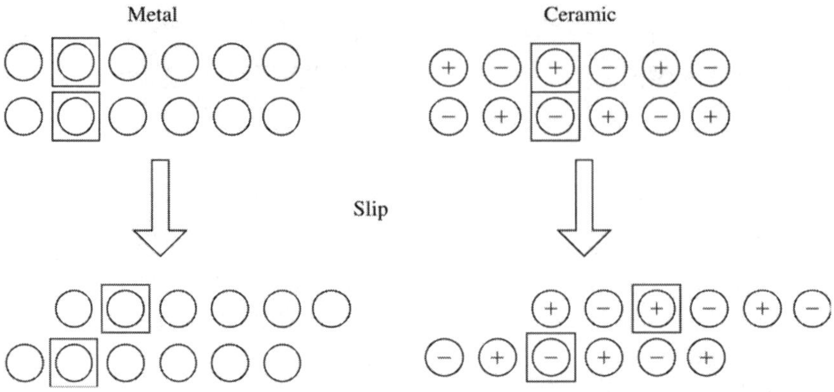

그림 3.6 금속과 세라믹에서 슬립의 차이를 보여 주는 도식. 금속에서는 전위가 한 원자 간격으로 움직이나, 세라믹에서는 전기중성도를 만족시키기 위해 두 원자 간격으로 움직인다. 이로 인해 금속에 비해 세라믹에서 버거스 벡터가 더 크다.

점 결함에 대해 앞장에서 논의했듯이, 비슷한 형태의 점 결함이 세라믹에도 존재하는데, 이들의 이동은 전기중성도(electroneutrality)를 만족시켜야 한다. 이는 일반적으로 버거스 벡터가 금속에 비해 세라믹에서 더 길며, 슬립이 일어나는 면(예로 동일한 종류의 전하를 띈 두 원자가 나란히 존재하지 않는) 이 원자의 최조밀면이 아님을 의미한다.

표 3.1 생체의학적 용도로 사용되는 금속들

Crystal structure	Slip plane	Number of slip systems	Until cell geometry	Examples
BCC	{110}	$6 \times 2 = 12$	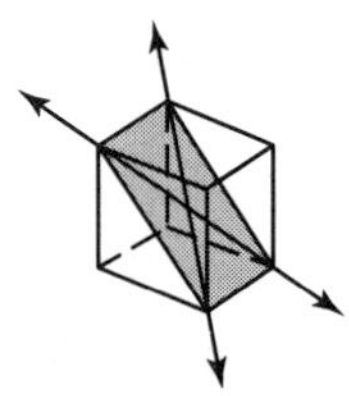	α-Fe, Mo, W
FCC	{111}	$4 \times 3 = 12$	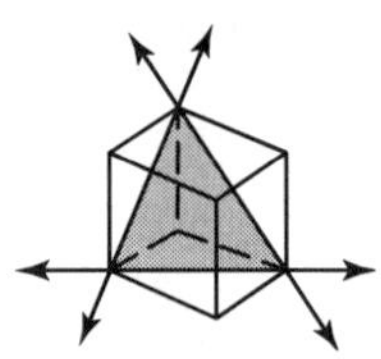	Al, Cu, γ-Fe, Ni
HCP	{001}	$1 \times 3 = 3$	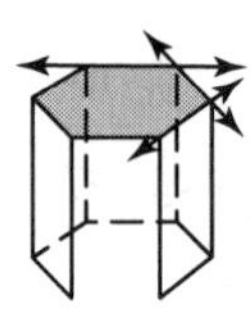	Cd, Mg, α-Ti, Zn

Note: α-Fe, γ-Fe and α-Ti denote the BCC form of iron, the FCC form of iron and the HCP form of titanium, respectively. (Adapted with permission from [4].)

3.3 결정성과 면결함(Crystallinity and Planar Defects)

여기서는 1차원 2차원 결함에 대한 논의로 넘어간다. 모든 생체재료들은 재료의 표면과 같은 면결함을 지니고 있다(7장 참조). 다른 예로는 금속과 세라믹에서의 입계(grain boundary)를 들 수 있다.

3.3.1 외부표면(External surface)

재료 표면에서의 원자들은 최인접 원자들과의 형성할 수 있는 가능한 최대결합을 형성하고 있지 못하다. 따라서, 결정 내부에 존재하는 다른 원자들에 비해 높은 에너지를 지닌다. 이러한 잉여 에너지는 표면자유에너지 또는 표면장력이라 하며, 단위 면적당 에너지로 표현된다. 높은 에너지를 지닌 자리는 열역학적으로 불완전하며, 에너지를 최소화할 필요로 인해 표면에서 쉽게 화학반응이 일어난다. 특히, 표면장력이 물 및 단백질과 생체재료 간의 상호작용에 미치는 영향에 대해 8장에서 다루고 있다. 생체재료의 표면장력은 7장에서 얘기한 대로 여러 가지 이유로 바뀔 수 있다.

예제 3.2

결정 내부에 비해 표면에 존재하는 원자들이 더 높은 에너지를 지니는 이유는 무엇이며, 높아진 에너지란 무엇인가?

풀이: 결정 표면에 존재하는 원자들은 내부에 있는 대부분의 원자들과는 달리 주위의 (최인접한) 원자들과 이룰 수 있는 최대 결합을 이루지 못하고 있다. 따라서, 표면에 존재하는 원자들은 내부의 원자들에 비해 상대적으로 높은 에너지를 지니게 된다. 표면의 높아진 에너지는 "표면장력" 인 것이다.

3.3.2 입계(Grain Boundaries)

대부분의 금속과 세라믹은 작고 무작위로 배열된 많은 결정들(입자들)로 이루어진 다결정이다. 이러한 입자들의 계면이 바로 입계이다. 입계는 원자들이 잘 배열되어 있지 않기 때문에, 최적의 배위수(coordination number)를 지니지 못한다. 따라서, 표면에서와 같이, 입계에 존재하는 원자들은 입자 중앙부의 원자들에 비해 높은 에너지 상태에 있으며, 화학적 반응성이 높다. 예로, 금속에 있어 부식반응은 입계에서 먼저 일어난다(5장 참조). 큰 입자로 이루어진 재료는 작은 입자로 이루어진 것에 비해 입계 영역이 적으므로, 전체

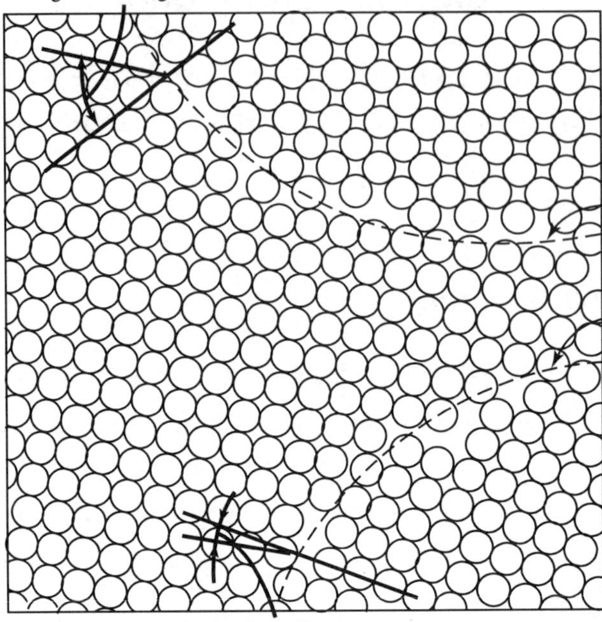

그림 3.7 입계의 종류. 만일 계면의 양쪽 두 입자들이 비슷한 결정학적 정렬(방향의 어긋남이 불과 몇 도 정도의 차이)을 지닐 때, 소각 결정립계라 한다. 반면, 어긋남 정도가 심하게 다를 경우 대각 결정립계(high-angle grain boundary)를 형성한다. 입계에서 에너지의 증가는 원자 불일치(mismatch)에 의한 것이므로, 방향성의 차이가 클수록 입계의 에너지가 증가하게 된다.

계면에너지는 더 낮다.

미세구조 상에서 구분될 수 있는 입계는 두 종류가 있다(그림 3.7 참조). 만일 계면의 양쪽 두 입자들이 비슷한 결정학적 정렬(방향의 어긋남이 불과 몇 도 정도의 차이)을 지닐 때, 소각 결정립계(small-angle grain boundary)라 한다. 반면, 어긋남 정도가 심하게 다를 경우 대각 결정립계(high-angle grain boundary)를 형성한다. 입계에서 에너지의 증가는 원자 불일치(mismatch)에 의한 것이므로, 방향성의 차이가 클수록 입계의 에너지가 증가하게 된다. 일반적인 소각 입계로는 배열된 칼날 전위들로 이루어진 경각 입계(tilt boundary)와 배열된 나선 전위들로 이루어진 비틀림 입계(twist boundary) 있다. 그림 3.8에 일련의 에지 전위들이 어떻게 경각 입계를 형성하는지 잘 나타나 있다.

특별한 형태의 입계로는 쌍정경계(twin boundary)가 있는데, 여기에는 계면을 사이에 두고 양쪽 배열된 원자가 정확히 대칭을 이룬다. 이 계면 사이의 물질 영역을 쌍정(twin)이라 한다. 쌍정의 한 면과 다른면의 기본 결정구조는 같다(그림 3.9). 쌍정은 재료에 전단응력이 가해지거나(변형 쌍정), 열풀림 처리로 인해서도(열풀림 쌍정) 형성된다.

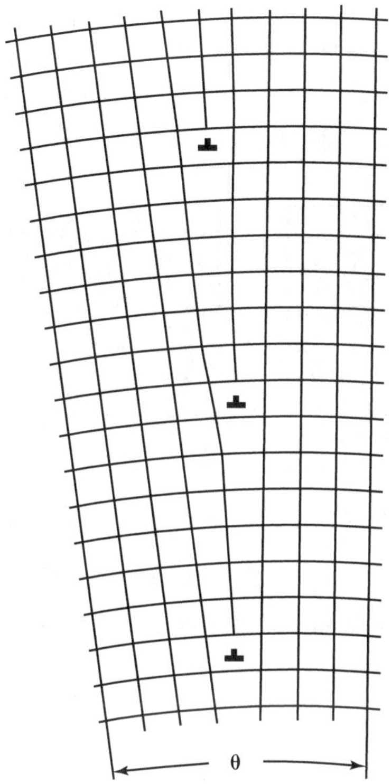

그림 3.8 경각 입계의 형성. 일련의 에지 전위가 기울임 각도 Q를 이루며 경각 입계를 형성한다.

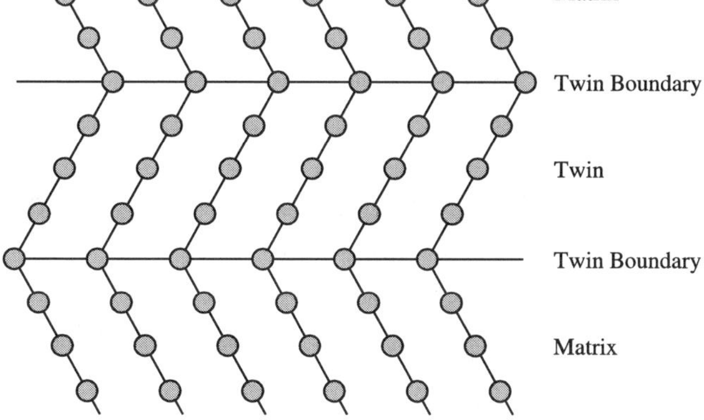

그림 3.9 쌍정경계. 특정한 형태의 입계로 계면을 사이에 두고 원자배열이 정확히 대칭된다. 이 계면 사이의 물질 영역을 쌍정이라 한다. 쌍정 양쪽의 기본 결정구조는 같다[1].

예제 3.3

아래 조성이 같은 두 가지 금속 샘플을 있다. 유일한 차이점이 입자 크기라고 할 때, 어떤 샘플이 더 높은 계면에너지를 지닐까? 그 이유는?

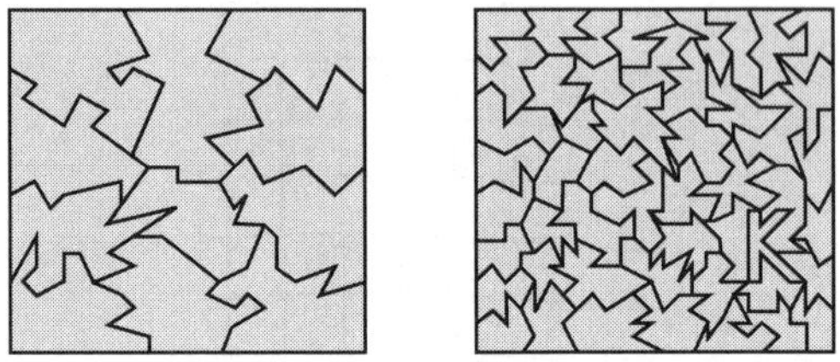

(A) (B)

풀이: 더 작은 입자로 이루어진 샘플인 (B)가 입자들 간 다 많은 계면 영역으로 인해 더 높은 계면 에너지를 지닌다. 입자의 크기가 감소하면, 전체 입자간 전체 계면에너지는 증가한다. 입계에 존재하는 원자들의 에너지가 입자 내부에 존재하는 원자들에 비해 높기 때문에, 계면 에너지가 더 높다.

예제 3.4

소금물에 담겨 있는 다결정 철봉(iron rod)을 생각하자. 부식반응이 입계와 내부 중 어디에서 먼저 일어날까? 그 이유는?

풀이: 입계가 내부에 비해 일반적으로 더 높은 에너지를 지니고 있기에 반응성이 더 높다. 따라서, 부식반응도 입계에서 먼저 일어날 것이다.

3.4 결정성과 부피결함(Crystallinity and Volume Defects)

부피결함은 3차원상에서 결정의 장거리 규칙성이 무너진 결함이다. 부피결함의 예로는 석출물(precipitates)과 공극(voids)을 들 수 있다. 석출물은 치환형(substitutional) 또는 침입형(interstitial)의 불순물이며, 공극은 원자 빈자리들의 3차원 집합체이다.

공극은 생체재료에 매우 중요한데, 점 결함들이 모여서 우연히 생성될 수도 있지만, 생체 반응을 변화시키기 위해 조절할 수 있기 때문이다. 일반적으로 이식물의 가공과정에서 기공 형성제를 첨가하기도 하며, 섬유를 만들어 3차원적으로 배열하여 높은 다공성 재료를 제조할 수 있다.

기공 형성제는 고체이거나 기체일 수 있다. 일반적인 고체 기공 형성제는 NaCl, 콜라겐 기반 물질(젤라틴), 또는 지질이나 파라핀 같은 왁스 계열 물질이 될 수 있다. 이러한 기공 형성제를 재료와 혼합하여 이식물을 제조한 후 추출하게 되면 재료에 큰 기공을 남기게 된다. 추출 과정은 물에 용해시키거나(NaCl 경우), 온도 변화를 통해 기공 형성제를 고상에서 액상으로 바꾸기도 한다(젤라틴이나 왁스 경우). 이러한 기공 형성제는 주로 고분자 생체재료를 위해 개발되었다. 세라믹 재료의 경우 공정 과정 동안 분해되는 이차 세라믹 상을 이용하여 기공을 만든다. 어느 경우에나, 첨가한 고상 기공 형성제의 양은 최종 재료의 기공률을 변화시키며, 기공의 형상은 기공 형성제의 모양에 의존한다.

N_2나 CO_2 같은 기상 기공 형성제도 고분자 재료 내에 공극을 형성하기 위해 자주 사용된다. 이러한 기체들은 중합반응 동안 유리되거나, 고분자가 녹아 있는 동안 발포되어 냉각 후 고분자 다공체가 형성된다. 기공 형성제의 양, 기체 형성 시기 및 속도에 따라 재료의 기공률과 기공구조의 변화가 생긴다.

섬유는 특히 고분자나 금속에 있어 높은 기공률을 지닌 재료를 만드는 데 이용되었다. 적절한 재료를 섬유형태로 뽑아서(6장 참조), 섬유들을 결합하거나 직조하여 큰 기공을 지닌 3차원 메쉬를 만든다. 기공률과 형상은 섬유의 크기 및 직조된 치밀도에 영향을 받는다.

위에서 언급했듯이, 이식물에 기공을 형성시키는 것은 모든 종류의 생체재료에 가능하다. 다공성 구조의 장점은 액상 및 기상의 물질이 재료 깊숙이 침투되고 교환되는 것을 도와 생체 조직이 이식물 내부로 잘 자라고 고정되게 한다. 영양분과 노폐물의 확산을 원활히 함으로써 다공체 내에 세포를 배양하고 다양한 조직공학적 응용이 가능해진다. 그러나, 기공으로 인해 역학적 물성이 감소하고, 생체분해 및 부식 특성이 변하게 된다. 따라서, 원하는 응용을 위해 재료의 기공률은 최적화되어야 함을 명심하자.

3.5 결정성과 고분자 재료

고분자의 중요한 물성은 결정화 정도이다. 고분자의 결정화 정도는 대부분이 결정인 금속이나 세라믹에 비해 훨씬 다양하다. 2장에서 설명했듯이, 고분자는 다른 재료와는 매우 다른 구조를 지닌 결정을 형성한다. 큰 분자량 때문에 고분자의 단위포는 비교적 복잡하다. 폴리에틸렌의 경우 전형적인 단위포(직육면체 구조) 및 고분자 사슬과의 관계를 그림 3.10에 나타내었다. 다른 결정 재료와 같이 고분자 결정구조는 X-선 회절 실험을 통해 알 수 있다(기기에 관해서 2장 참조).

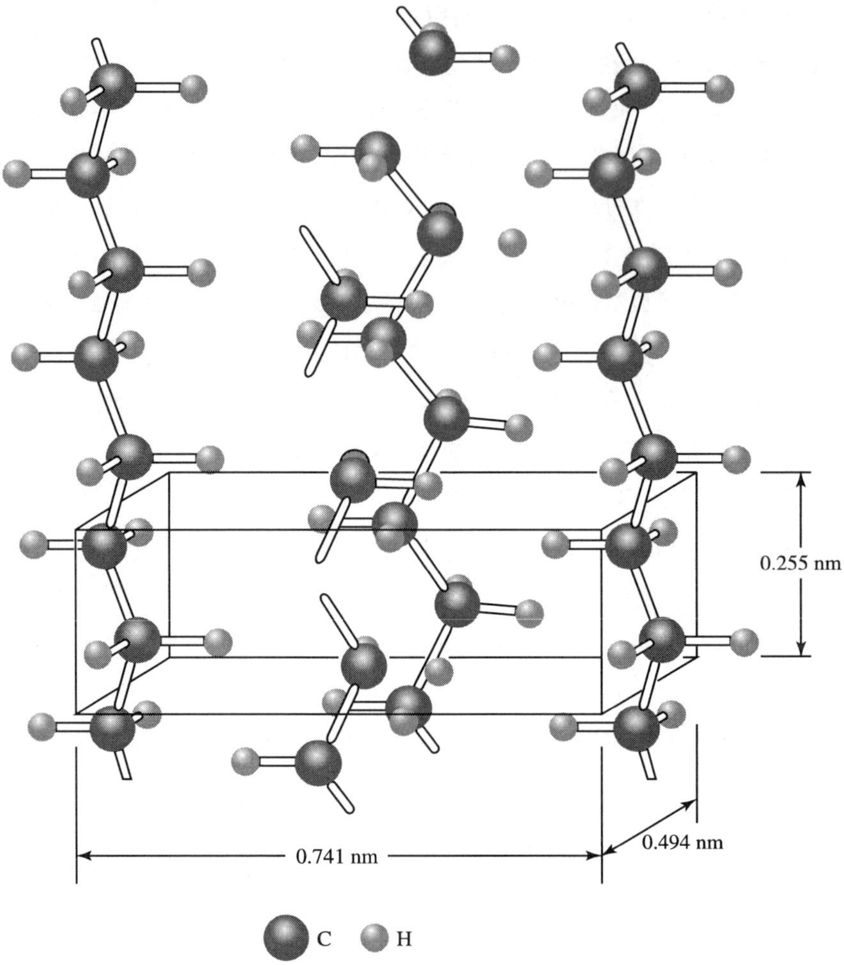

그림 3.10 폴리에틸렌의 전형적인 단위포(직육면체 구조) 및 고분자 사슬과의 관계. 단위포는 인접한 고분자 사슬의 원자들로 이루어져 있다.

3.5.1 결정도

고분자 재료에서 결정 영역의 비율은 단량체의 화학적 구조 및 고분자의 배열에 의존한다. 사슬의 정렬이나 사슬간의 이차 결합을 방해하는 요인들은 결정성을 감소시킨다. 아래 요인들은 결정성에 영향을 주는 요인이다:

1. 머의 곁 그룹
2. 사슬의 가지화
3. Tacticity
4. 공중합체에서 머의 규칙성

곁 그룹들은 결정화에 매우 중요한데, 그 이유는, 만약 곁 그룹이 크면 이웃하는 사슬들이 모여서 결정구조를 이루는 것을 방해하기 때문이다. 예로, 벤젠 고리가 달린 폴리스티렌은 비결정성 고분자다. 비슷한 이유로, 가지친 고분자의 경우 선형 고분자에 비해 결정성이 낮다.

곁 그룹들의 위치도 중요하다. 어택틱 고분자는 이소택틱이나 신디오택틱 고분자에 비해 결정화하기 어렵다. 이는 비정렬된 곁 그룹들이 이웃하는 고분자 사슬들이 모여서 정렬하는 것을 방해하기 때문이다. 공중합체의 경우, 만일 다른 두 머들이 블록형이나 교대형 공중합체와 같이 규칙적으로 배열되어 있으면, 결정 영역을 형성하기가 쉽다.

고분자 재료가 100% 결정인 경우는 드물다. 이것은 구성하는 분자들의 크기가 크고 유연성이 크기 때문인데, 이로 인해 자체적으로 포개지거나 다른 사슬들과 섞여 복잡하고 불규칙적으로 뒤섞이게 되기 쉽다. 고분자의 백분율 결정성을 계산하면 재료의 물리적 구조에 대한 유용한 정보를 알 수 있다. 이것은 결정 영역의 사슬들이 더 조밀하게 차 있어 비결정 영역에 비해 더 치밀하다는 데 기반한 것이다(20%까지 밀도 차이가 남). 따라서, 백분율 결정성는 고분자 샘플의 밀도(ρ_s), 동밀한 고분자에서 완전히 결정인 것의 밀도(ρ_c), 그리고 완전히 비정질인 것의 밀도(ρ_a)라 할 때, 다음과 같이 정의된다.

$$\%\ crystallinity = \frac{\rho_c(\rho_s - \rho_a)}{\rho_s(\rho_c - \rho_a)} \times 100 \tag{3.1}$$

예제 3.5

완전히 비정질 폴리에틸렌의 밀도가 0.85 g/cm^{3}이고, 완전히 결정질 폴리에틸렌의 밀도가 1 g/cm^{3}인, 75% 결정성을 지닌 폴리에틸렌 샘플의 밀도를 측정하라.

풀이: 고분자 샘플의 결정성을 구하는 공식은 다음과 같다.

$$\%\ crystallinity = \frac{\rho_c(\rho_s - \rho_a)}{\rho_s(\rho_c - \rho_a)} \times 100$$

$$75\% = \frac{1.00\ \text{g/cm}^3\ (\rho_s - .85\ \text{g/cm}^3)}{\rho_s(1.00\ \text{g/cm}^3 - .85\ \text{g/cm}^3)} \times 100$$

이 경우, ρ_a와 ρ_c 값이 0.85 g/cm^{3}와 1 g/cm^{3}로 주어졌지만, ρ_s는 모른다. 그러나 샘플의 결정성이 75%로 주어졌다. 이 값들을 위의 공식에 대입하여 ρ_s를 구하면 샘플의 밀도는 약 96 g/cm^{3}가 나온다.

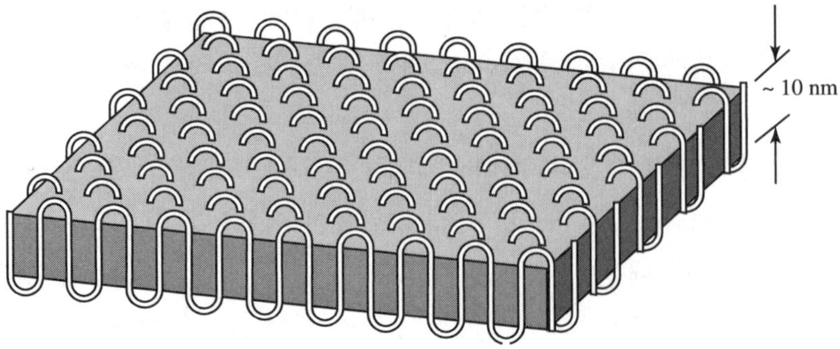

그림 3.11 고분자의 결정구조의 기본단위인 라멜라의 일부. 라멜라는 고분자 결정의 단위포보다 크며, 자체적으로 접힌 많은 고분자로 사슬을 포함한다. 사슬접힘은 라멜라 내부에 일정하게 배열된 사슬의 일부분으로, 표면에서 나타난다.

3.5.2 결정성 모델: 사슬접힌 모델(Chain-folded model of Crystallinity)

고분자 결정의 형태는 금속이나 세라믹에 비해 더 복잡하다. 기본 결정구조는 라멜라인데, 고분자 결정의 단위포에 비해 크다. 그림 3.10에서 보듯이, 단위포는 인접한 사슬로부터 몇 개의 원자로 이루어져 있는 반면, 그림 3.11은 자체적으로 접힌 많은 고분자로 사슬을 포함하는 라멜라의 일부분을 보여 준다. 따라서 이 모델을 고분자 결정의 사슬접힌 모델이라 한다. 사슬접힘은 라멜라 내부에 일정하게 배열된 사슬의 일부분으로, 표면에서 나타난다.

비록 그림 3.11은 이상적인 라멜라 구조이지만, 실제로, 몇 개의 고분자 사슬이 각각의 라멜라 내부에 있다면 사슬 접힘은 훨씬 더 복잡할 것이다. 좀 더 현실적인 그림을 그림 3.12에 나타내었다. 몇 개의 섞여있는 영역을 보여 주는데, 각각 결정 영역이 놓여 있는 라멜라 구조와 비정질의 바깥쪽 영역으로 이루어져 있다.

고분자가 용융 상태로부터 결정화가 일어날 때 구상을 형성한다. 그림 3.13에서와 같이, 이것들이 라멜라의 3차원 집합체이다. 라멜라는 구의 중심으로부터 뻗어나오는 형태이며, 사슬접힘이 그 방향에 수직으로 배열된다. 라멜라들은 사슬 접힘을 포함하는 비정질 영역과 라멜라 사이를 연결하는 연결분자로 나뉘어져 있다.

그림 3.14에서, 구상결정이 성장할 때, 구상들끼리 서로 부딪치면서 구형에서 멀어진다. 이러한 결정 생성 형태를 보면, 비록 구상들은 결정 라멜라와 함께 비정질 영역으로 이루어져 있지만, 금속이나 세라믹에서 다결정에서의 입자와 유사하다.

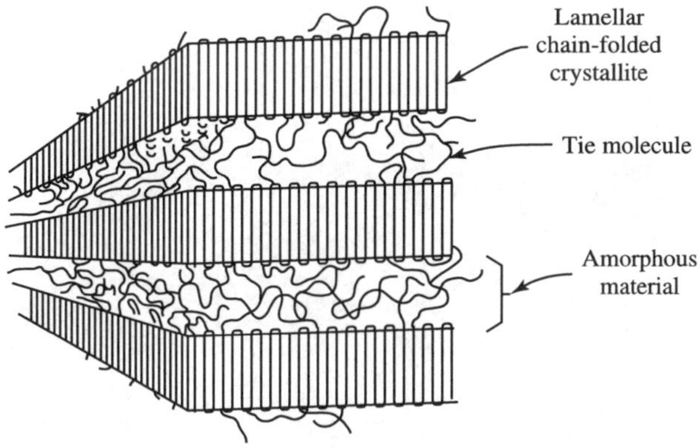

그림 3.12 다양한 사슬들을 지닌 고분자 라멜라에서의 사슬 접힘. 비록 앞선 그림에서 라멜라의 이상적 구조를 보여 주었지만, 실제로 몇 개의 고분자 사슬이 각각의 라멜라 내부에 있다면 사슬 접힘은 훨씬 더 복잡할 것이다. 그림은 몇 개의 섞여있는 영역을 보여 주는데, 각각 결정 영역이 놓여 있는 라멜라 구조와 비정질의 바깥쪽 영역으로 이루어져 있다.

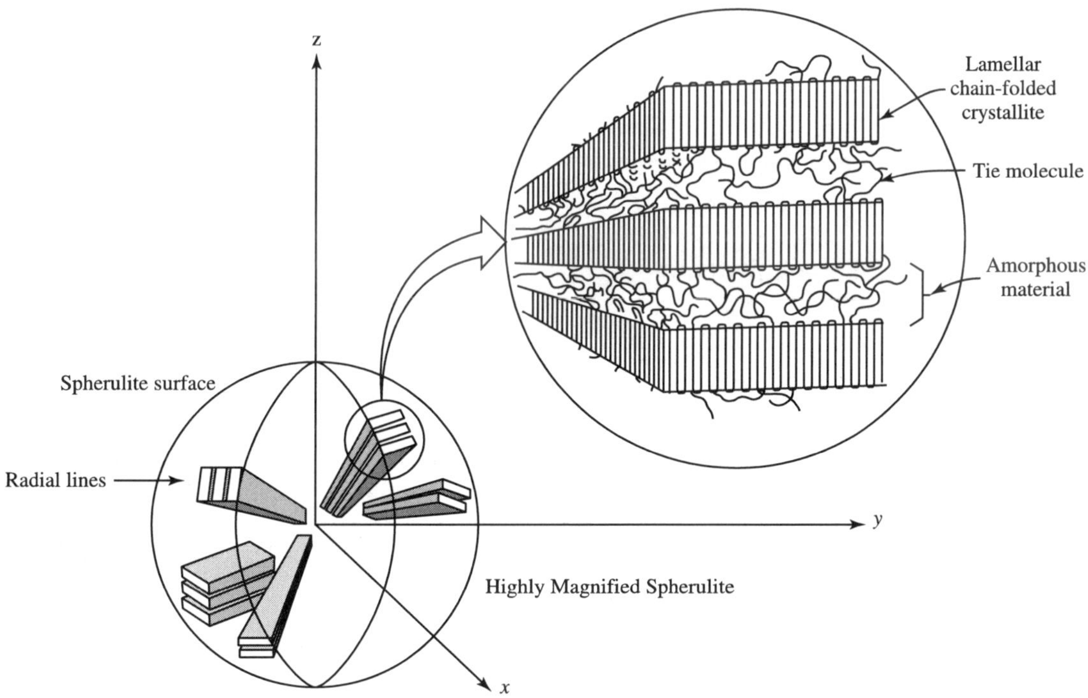

그림 3.13 구상의 조성. 고분자가 용융 상태로부터 결정화가 일어날 때 구상 형성이 관찰된다. 위에서 보듯이, 바로 라멜라의 3차원 집합체이다. 라멜라는 구의 중심으로부터 뻗어 나오는 형태이며, 사슬접힘이 그 방향에 수직으로 배열된다. 라멜라들은 사슬 접힘을 포함하는 비정질 영역과 라멜라 사이를 연결하는 연결분자로 나뉘어져 있다.

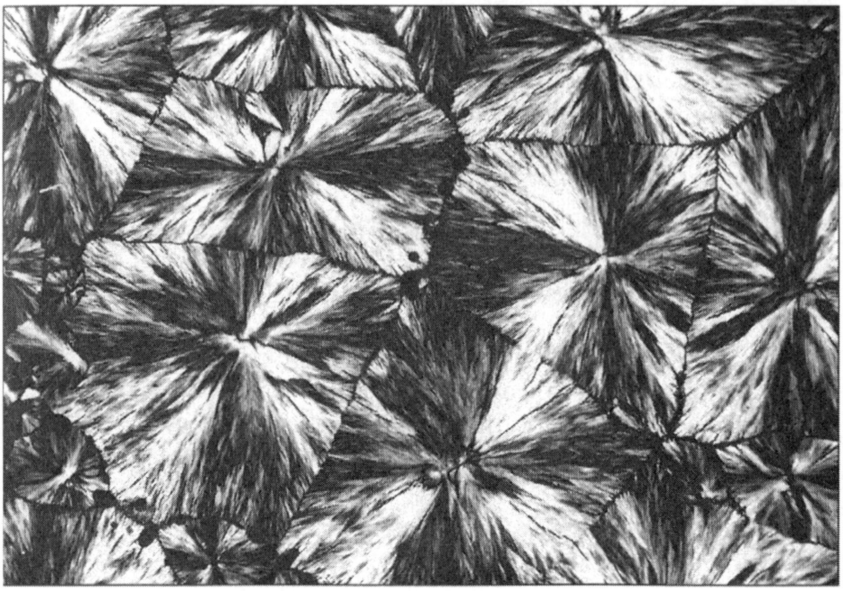

그림 3.14 편광 현미경으로 본 고분자 구상. 각 구상은 편광 현미경 하에서 몰타의 십자선을 포함하고 있다. 구상결정이 성장할 때, 구상들끼리 서로 부딪치면서 구형에서 멀어진다.

예제 3.6

아래 공중합체의 사슬을 생각하자:

(a) -A-B-A-B-A-B-A-B-A-B-A-B-A-B-A-B-

(b) -A-B-B-B-A-A-B-A-B-A-A-A-B-A-B-B-

어떤 것이 각각 교대 공중합체이며, 불규칙 공중합체인가? 어떤 것이 결정 영역을 형성할 가능성이 높은가? 그 이유는?

풀이: (a)는 머가 규칙적으로 반복되는데 비해 (b)는 무질서하게 배열되어 있다. 따라서 (a)는 교대 공중합체이며, (b)는 불규칙 공중합체이다. (a)의 경우 규칙적인 머의 배열 때문에 (b)에 비해서 결정질 영역이 생성될 가능성이 높다.

3.5.3 고분자 결정에서의 결함

3.5.3.1 선 결함

금속과 세라믹에서처럼 전위는 고분자의 결정 영역에서도 나타난다. 그러나, 단위포의 크기 때문에, 버거스 벡터는 금속이나 세라믹에서 보다 크다. 고분자 사슬내의 공유결합은 사슬 간의 이차결합보다 강하므로, 슬립은 고분자 사슬의 축을 따라 일어난다. 금속이나 세라믹과는 달리, 전위는 고분자의 변형에 중요한 역할을 하지 못한다. 고분자 결정의 변형의 독특한 원인에 대해서는 다음장에서 논의하겠다.

3.5.3.2 면 결함 및 부피 결함

선결함과 같이 면결함 또한 고분자 재료에도 있다. 고분자는 금속이나 세라믹과 마찬가지로 부가에너지를 지닌 표면이 있다. 또한 구상들간의 경계는 금속과 세라믹에서 입계와 유사하다. 앞에서 언급한대로 고상 및 기상 기공형성제는 부피결함의 일종인 기공을 형성하기 위해 첨가할 수 있다.

3.6 결정과 비결정 재료의 열전이

모든 생체재료의 물리적 특성 중 중요한 것 중의 하나가 바로 온도변화에 따른 영향이다. 이 물성은 특히 생체재료의 가공이나 제조과정에서 중요한데, 이는 결정과 비결정 재료가 온도 변화에 대해 보이는 반응이 크게 다르기 때문이다. 몇 가지 열적 전이점의 정의는 재료가 어떻게 변형하는지에 기반을 둔다. 따라서 여기서는 점성과 재료의 변형에 대해 먼저 알아본다.

3.6.1 점성 유동(viscous flow)

앞서 말했듯이, 소성변형은 결정 내의 전위의 이동에 기인한다. 그러나, 비결정 재료에서는 구조가 정형화되지 않았기 때문에, 변형 메커니즘이 다르며, 이를 점성 유동이라 한다. 점성 유동에서는 액체가 변형하는 것과 같은 방식으로 변형 속도는 가해진 응력에 비례한다. 이것은 다음과 같이 나타낼 수 있는데,

$$\tau = \eta\dot{\gamma} \tag{3.2}$$

여기서, τ는 가해진 전단응력이고, η는 점도라 불리는 비례상수며, γ은 변형률이다. 점도는 푸아즈(P) 또는 파스칼-초(Pa-s)로 나타내며, 재료의 변형에 대한 저항성이다. 물(η =0.01 P)과 카라멜(η=50 P)의 점성을 비교해 보면, 점도가 넓은 범위를 가지며 점성에 따라 다루기 용이함의 차이가 쉽게 이해될 것이다. 유리는 원자간 강한 결합으로 인해 높은 점도(10^{25} P)를 지닌다.

3.6.2 열 전이(Thermal transitions)

3.6.2.1 금속 및 결정질 세라믹스

결정의 열 전이 특성은 **녹는 점(melting point, T_m)**으로 잘 나타난다. 이것은 원자의 움직임이 커서 재료의 잘 배열된 구조가 깨어질 만한 온도이다. 이 온도 위에서 재료는 액체처럼 움직이며 점성유동에 의해 변형이 일어난다. 이 온도 아래에서 물질은 결정구조를 지니고 입계가 잘 보존된 고체 상태이다.

3.6.2.2 비결정질 세라믹스(유리)

결정 재료에 비해 유리는 특정한 온도 아래에서 고상화되지 않는다(특정한 T_m이 존재하지 않음). 그 대신 온도가 감소하면서 재료의 점성이 높아져서 고체가 된다. 고체 상태에서 원자의 움직임이 거의 없다. 유리는 정확한 T_m이 존재하지는 않지만, 재료의 점성으로 열적 전이 현상들이 설명될 수 있다.

그림 3.15에 있는 전이를 보면, 임의로 선택했지만, 유리를 형상화하는 작업을 위해

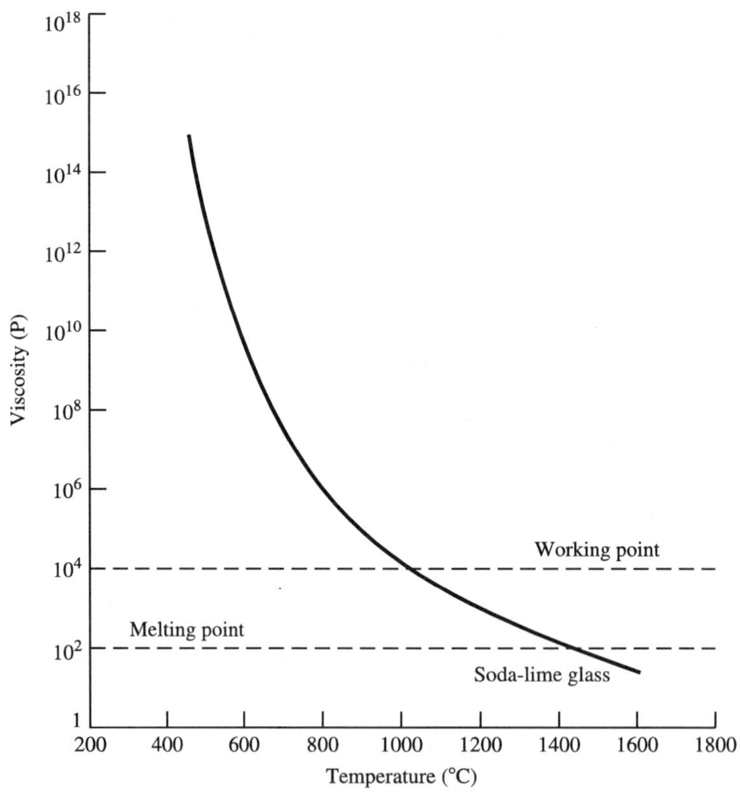

그림 3.15 유리의 열전이. 유리의 전이를 보면, 임의로 선택했지만, 유리를 형상화하는 작업을 위해 매우 중요하다. 용융점 *Tm*은 점도가 100 P인 점의 온도이다. 이 온도 이상에서 재료는 액체처럼 다룰 수 있다. 작업온도는 유리의 점도가 10^4 P인 온도로 정의된다. 이 온도에서 재료는 쉽게 변형되며, 고체와 비슷한 특성을 보인다. 이 온도 아래에서는 점점 고체처럼 되어 간다.

매우 중요하다. 전 온도 범위에서, T_m은 점도가 100 P인 점의 온도이다. 이 온도 이상에서 재료는 액체처럼 다룰 수 있다. 작업온도(working point)는 유리의 점도가 10^4 P인 온도로 정의된다. 이 온도에서 재료는 쉽게 변형되며, 고체와 비슷한 특성을 보인다. 유리전이온도(glass transition temperature, T_g) 아래에서는 고체로 여겨진다.

3.6.2.3 고분자

고분자는 온도와 분자구조에 따라 액체나 고무 같은 고체 또는 유리처럼 움직일 것이다. 그림 3.16에 분자량과 온도가 고분자의 특성에 미치는 영향을 나타내었다.

다른 결정 재료와 같이 결정성 고분자는 정해진 T_m에서 녹는다. 이 온도 아래에서 결정은 매우 규칙적이지만, 온도 위에서는 사슬들이 일정하게 반복됨이 없이 무질서하게 배열된다. 이것은 충분한 에너지를 가진 진동하는 원자나 사슬 부분이 있어 조화를 이루어 전체 사슬 운동(병진운동)을 일으킬 때 일어난다. 이 운동은 사슬간 연결된 이차 결합을 끊고 결정의 장거리 규칙성을 무너뜨린다.

이러한 이유로 이차 결합을 형성하는 데 영향을 주는 인자들은 T_m을 변화시킨다. 이것은 결정성에 영향을 미치는 많은 인자들로서 고분자의 가지화 정도나 분자량이다. 예로, 사슬의 가지가 많을수록 분자들이 성기게 되어 반데르발스 작용이나 수소 결합을 쉽게 형성하지 못한다. 이로 인해 가지의 양이 증가할수록 T_m은 감소한다.

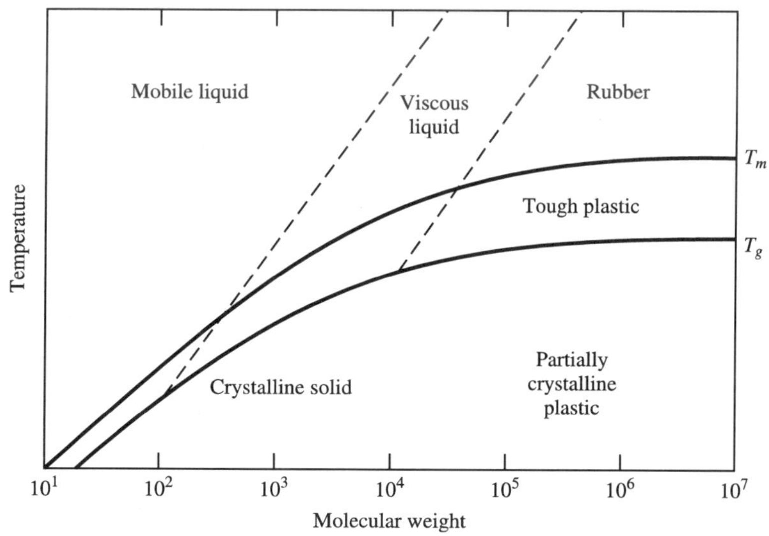

그림 3.16 분자량과 온도가 고분자의 특성(T_g와 T_m)에 미치는 영향. 고분자는 온도와 분자구조에 따라 액체나 고무 같은 고체 또는 유리처럼 움직인다. 결정성 고분자는 정해진 T_m에서 녹는다. 이 온도 아래에서 결정은 매우 규칙적이지만, 온도 위에서는 사슬들이 일정하게 반복됨이 없이 무질서하게 배열된다. 분자량이 커질수록 T_m은 증가한다. 반대로, 비정질 고분자는 유리전이온도(T_g)를 가진다. T_g는 일반적으로 T_m보다 낮다. 유리전이 아래서 고분자 재료는 유리같이 쉽게 깨지며, 그 위에서는 사슬들이 움직이기 쉬워 고무같이 탄성을 지닌다. T_m과 같이 고분자의 T_g는 분자량이 증가할수록 증가한다.

반대로, 분자량이 증가할수록 T_m은 증가한다(그림 3.16). 이것은 분자량이 클수록 고분자의 사슬 말단부가 적어지기 때문이다. 고분자의 사슬 말단부는 다른 부분에 비해 더 쉽게 움직이므로 만일 분자량이 크면 정돈된 구조로부터 사슬들이 유리되는데 더 많은 에너지가 필요하게 된다.

비정질 고분자는 세라믹 글라스와 유사한 유리전이온도(T_g)를 지닌다. T_g는 일반적으로 T_m보다 낮은 온도에서 나타난다(표 3.2 참조). 유리전이 아래서 고분자 재료는 유리같이 쉽게 깨지며, 그 위에서는 사슬들이 움직이기 쉬워 고무같이 탄성을 지닌다. 이러한 현상은 고분자 중심뼈대 분자들을 움직일 만한 충분한 에너지가 공급되는 높은 온도에서 가능하다. 고분자의 T_m/T_g 비율은, 다른 용매가 없고 온도가 켈빈 단위일 때, 일부 예외를 제외하고는 일반적으로 1.4에서 2.0부근에 놓인다.

사슬의 진동과 회전 운동에 영향을 주는 인자들은 고분자의 T_g에 크게 작용을 한다. 사슬의 유연성은 유리전이온도를 결정하는 중요한 인자 중 하나이다. 이는 사슬이 더 유

표 3.2 고분자의 유리전이온도 및 녹는점 비교

Material	Structure	Glass Transition Temperature [°C (°F)]	Melting Temperature [°C (°F)]
Poly(ethylene) (low density)	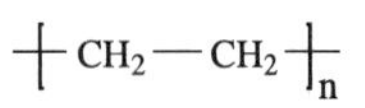	−110(−166)	115 (239)
Poly(ethylene) (high density)	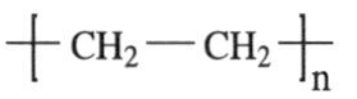	−90(−130)	137 (279)
Poly(tetrafluoro-ethylene)	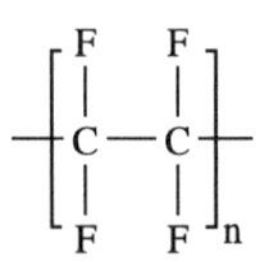	−90(−130)	327 (621)
Poly(propylene)	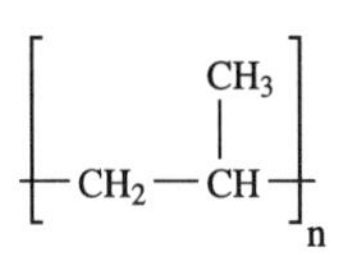	−20(−4)	175 (347)
Nylon 6,6	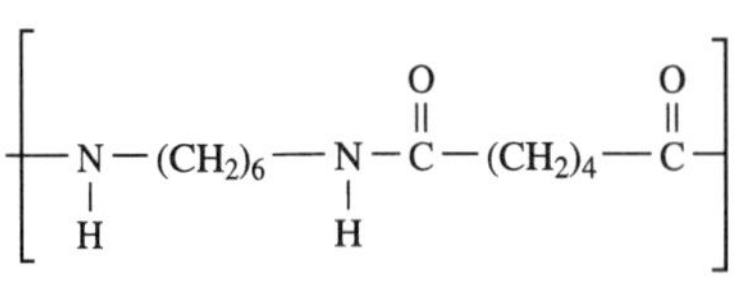	57 (135)	265 (509)
Poly(ethylene terephthalate)	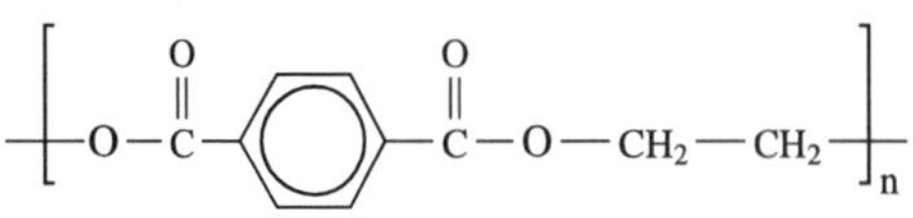	73 (163)	265 (509)

(Adapted with permission from [3].)

표 3.3 분자량이 서로 다른 PLA의 유리전이온도 및 녹는점 비교

Weight average molecular weight (Da)	Glass Transition Temperature (°C)	Melting Temperature (°C)
50,000	54	170
300,000	59	178

(Adapted with permission from [9])

연할수록 분자의 움직임이 더 쉬워지기 때문이다. 따라서, 더 유연한 사슬을 지닌 고분자는 뼈대 주위를 움직이는 데 더 적은 에너지가 필요하며 T_g는 더 낮을 것이다.

화학적 성분은 사슬의 유연성에 크게 영향을 준다. C−O결합은 C−C결합보다 더 잘 회전하므로, T_g를 감소시키는 데 반해, 부피가 큰 곁 그룹은 뼈대 주위의 움직임을 제한하여 T_g를 증가시킨다. 사슬간의 상호작용을 증가시키는 극성을 띈 곁 그룹도 T_g를 증가시킨다. T_m과 마찬가지로 T_g도 분자량이 클수록 증가한다(표 3.3). 가교결합은 전체 분자운동을 감소시키고 T_g를 증가시킨다.

예상되는 대로, 결정과 비결정 영역이 모두 존재하는 반결정질 고분자는 유리전이점과 용융점을 모두 나타낸다. 그러나 T_m은 고분자의 결정성이 낮다면 파악하기 힘들 것이다.

결정화할 수 있는 고분자의 경우, T_g 위의 특징적인 온도인 **결정화온도(T_c)**에서 고분자 사슬은 고도로 정렬된 결정 상태로 움직일 수 있는 충분한 에너지를 지니게 된다. 고분자 사슬이 결정 상태로 가는 이러한 정렬은 발열과정이다. 고분자는 T_c까지 온도를 올리고, 여기서 일정 시간 동안 유지시키고, 다시 온도를 서서히 낮추면서 열풀림(annealing)이 일어날 수 있다. 시간 t에서 진행된 고분자의 결정성, $X(t)$는 Avrami 방정식으로 다음과 같이 표시된다.

(3.3)

여기서, k는 결정성장 속도상수이고 n은 결정의 핵생성과 성장 기전을 나타내는 지수이다. T_c 위로 계속 온도를 올리면, 용융점에 도달하게 되고 결정 구조가 무너진다. 이 전이의 측정에 관해서 더 자세한 사항은 다음 부분에서 다루었다.

예제 3.7

특정 고분자 샘플의 속도상수가 2.5×10−6 l/g^{3}이고, 주어진 조건에서 결정화를 위한 n의 값이 3이라고 할 때, t=0에서 125초 사이에서 샘플의 결정화도를 그리시오. t=3 시간에서 샘플의 결정화도는 얼마인가?

풀이: 3시간을 초로 환산하면, 10800초이다. 이 값을 다른 주어진 값들과 함께 Avrami 방정식에 대입해서 X_c를 풀면, 결정화도가 약 1이라는 것을 알 수 있다. 샘플의 결정화도가 100% 결정화도를 의미하는 1이라는 값을 넘길 수 없기 때문에 이 값은 타당하다.

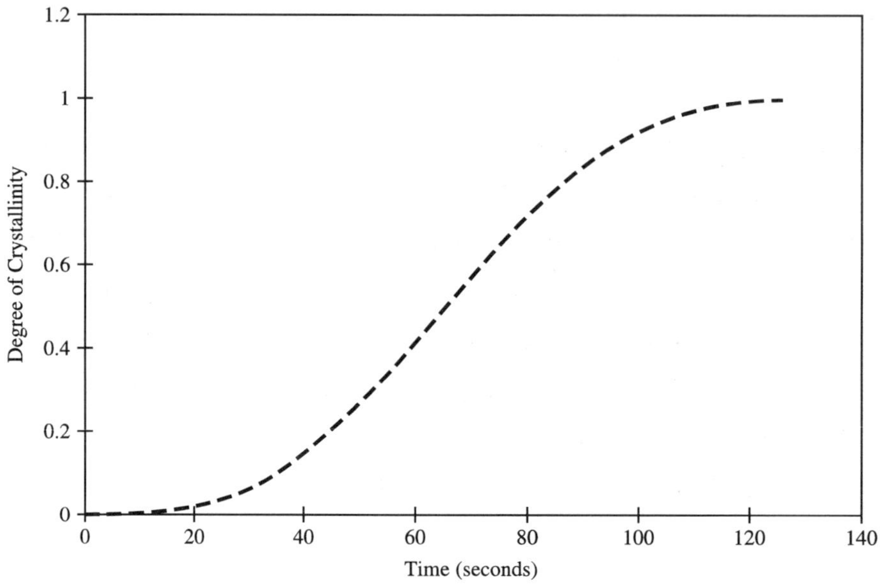

예제 3.8

어떤 연구자들은 실험연구에서 아래와 같은 Avrami 방정식을 이용한다.

$$\ln\left(\ln\left(\frac{1}{1 - X_c}\right)\right) = \ln(k) + n \cdot \ln(t)$$

본문에 있는 방정식 형태로부터 위의 Avrami 방정식을 유도하시오.

풀이:

$$1 - X_c = e^{-kt^n}$$

$$\ln(1 - X_c) = -kt^n$$

$$-\ln(1 - X_c) = kt^n$$

$$\ln\left(\frac{1}{1 - X_c}\right) = kt^n$$

$$\ln\left(\ln\left(\frac{1}{1 - X_c}\right)\right) = \ln(k) + n \cdot \ln(t)$$

예제 3.9

아래 각각의 고분자로 만들어진 재료에 비정질 영역이 있다고 가정하고, 유리전이온도가 낮은 것에서부터 높은 순으로 나열하시오.

(a)

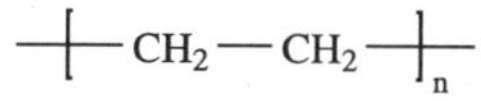

(b)

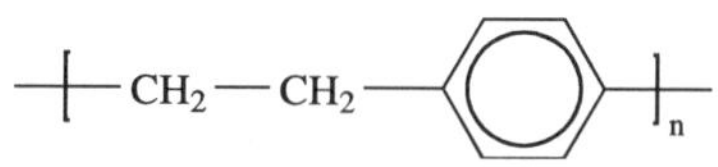

(c)

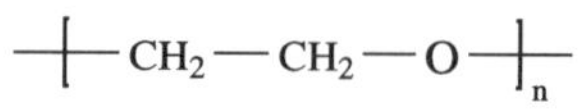

풀이: 낮은 유리전이온도에서 높은 유리전이온도 순서로 배열하면 (c)<(a)<(b)이다. 고분자의 성분이 사슬의 유연성과 유리전이온도에 가장 큰 영향을 준다. C-O 결합은 C-C 결합보다 더 쉽게 회전하여 더 유연성이 있다. 그러나, 사슬에서 큰 그룹들, 예로 poly(p-xylene)에서 벤젠고리 같은 것은, 회전을 방해하여 높은 Tg를 일으킨다. 이 경우 다른 인자들이 같다면, poly(ethylene oxide)는 C-O결합으로 인해 3종류의 고분자 중에서 가장 유연한 고분자 (가장 낮은 T_g)가 되며, poly(p-xylene)는 벤젠고리로 인해 가장 유연성이 적은 고분자 (가장 높은 T_g)가 된다.

3.7 분석 기법: 열분석의 기초

이 장에서 이미 언급했듯이, 온도변화에 따른 재료의 반응은 가공과 최종 응용을 위해서 중요하다. 제어된 환경에서, 온도변화에 대한 재료의 반응은 재료의 화학적 물리적 상태에 유용한 정보를 제공한다. 열분석은 온도 함수에 대한 재료의 물리적 특성을 측정하는 일련의 분석 기법을 포함한다.

열분석은 **열중량분석(thermogravimetric analysis, TGA)**, **동역학분석(dynamic mechanical analysis, DMA)**와 같은 잘 알려진 기법들 및 여기서 주요하게 다룰 **시차열분석(differential scanning calorimetry, DSC)**를 포함한다. DSC는 용융점, 유리전이점, 결정성에 대한 다양한 정보를 주기 때문에 가장 유명한 열분석 기법 중 하나이다.

3.7.1 Differential scanning calorimetry

3.7.1.1 기본 원리

DSC에서는 측정 시료와 표준 시료를 일정한 속도로 온도를 상승하면서 두 시료 내부로 전달된 열량의 차이를 온도의 함수로 기록한다. 두 가지 DSC실험이 있는데, 이는 전력보상 DSC(power-compensated DSC)와 열유속 DSC(heat-flux DSC)이다. 전력보상 DSC의 경우 측정시료와 표준시료 셀은 독립적인 히터로 가열되며, 두 셀의 온도 차이는 거의 제로로 유지된다. 이 동일한 온도를 유지하기 위한 전력을 비교한다. 열유속 DSC는 측정시료와 표준시료가 동일한 히터로 가열되며, 두 셀의 온도차이를 측정한다. 이러한 차이점을 그림 3.17에 설명하였다. 다음 장에서는 전력보상 DSC의 작동에 관해 다루겠다.

3.7.1.2 기기사용

그림 3.18에 DSC실험으로 얻은 전형적인 곡선이 나타나 있다. 결과는 단위질량당 전력의 단위(전력/질량)인 열흐름을 *y*-축에 온도를 *x*-축에 함수로 나타낸다. 열전이는 흡열 또는 발열과정으로 특징지어진다.

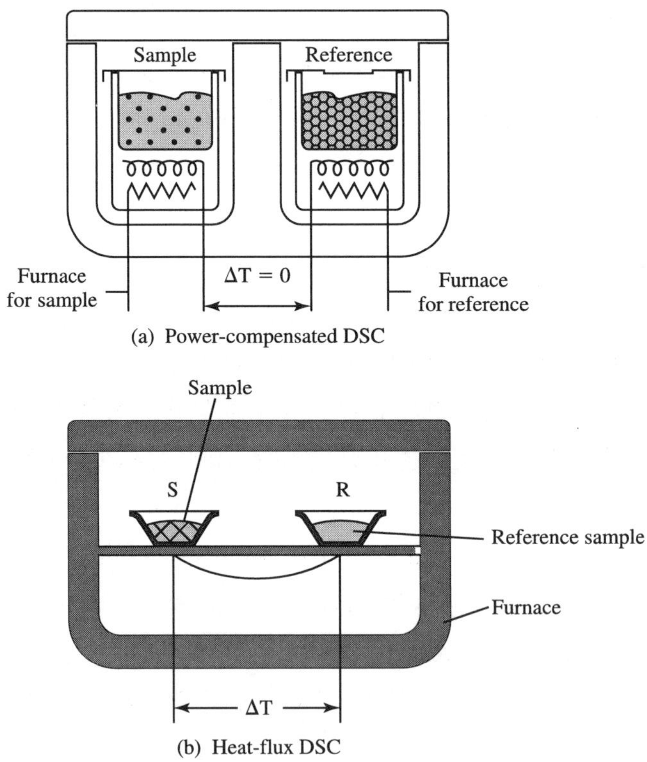

그림 3.17 다른 형태의 DSC. (a) 전력보상 DSC의 경우 측정시료와 표준시료 셀은 독립적인 히터로 가열되며, 두 셀의 온도 차이는 거의 제로로 유지된다. 이 동일한 온도를 유지하기 위한 전력이 비교된다. (b) 열유속 DSC는 측정시료와 표준시료가 동일한 히터로 가열되며, 두 셀의 온도차이가 측정된다.

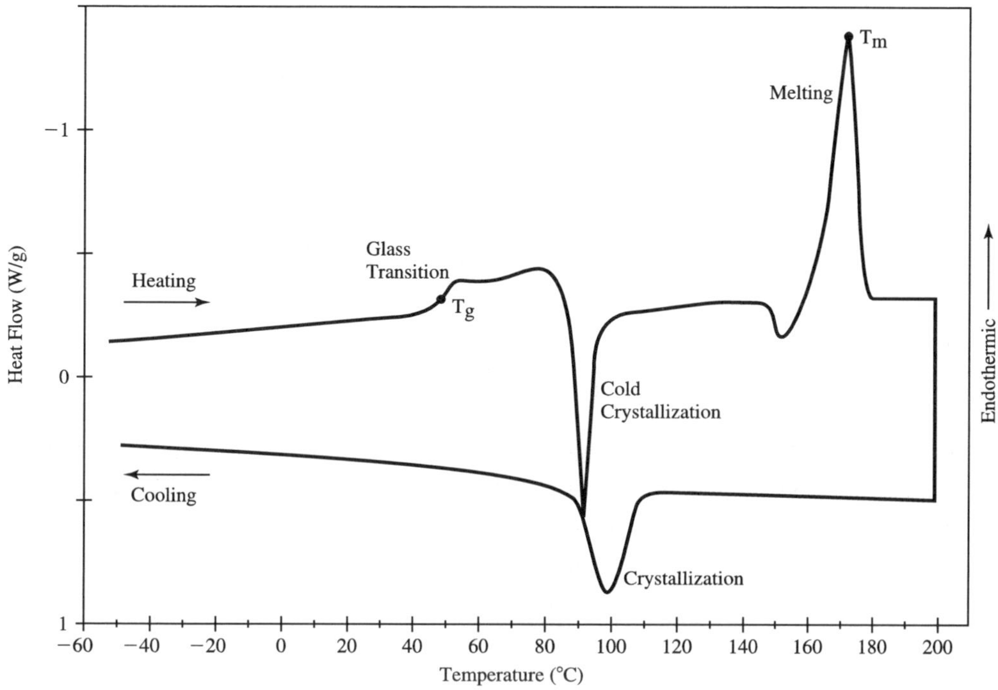

그림 3.18 Poly(L−lactid acid)(PLLA)의 DSC그래프. 가열 동안(분당 10도 속도) 유리전이, 결정화 그리고 용융이 일어나며 냉각 동안(분당 10도 속도) 결정화가 관찰된다. 유리전이온도와 용융온도를 나타내었다.

DSC기기에는 3가지 기본 성분이 있다(그림 3.19).

1. 가열로(furnace)−측정 시료와 표준 시료를 컴퓨터 프로그램을 통해 가열한다.
2. DSC센서−샘플을 잡아주며 온도를 유지하기 위해 전력변화를 기록한다.
3. 프로세서(컴퓨터)−가열로의 온도상승 시간과 최종 온도를 조절한다. 실제 샘플의 온도와 전기로의 온도를 제어하기 위해 센서로부터 전기적 시그널을 이용한다. 최종 곡선을 얻는다.

DSC측정을 위해 측정시료를 높은 열전도도를 지닌 금속 용기에 담고, 제어된 분위기를 위해 밀봉한다. 표준 시료는 일반적으로 빈 용기이나 열 특성이 알려진 재료를 담을 수 있다. 그림에서 보듯이, 전력보상 DSC의 경우, 두 용기가 다른 가열로에서 가열되며, 작동 소프트웨어로 가열로와 샘플의 온도를 제어한다. 두 용기에 같은 온도를 유지하기 위해 필요한 전력의 양을 컴퓨터로 조절하며, 온도 가열이 끝날 때까지 데이터를 그래프로 나타낸다. 어떤 DSC기기는 냉각 장치가 갖추어져 있어 가열속도를 증가, 감소, 또는 주기적으로 할 수 있다.

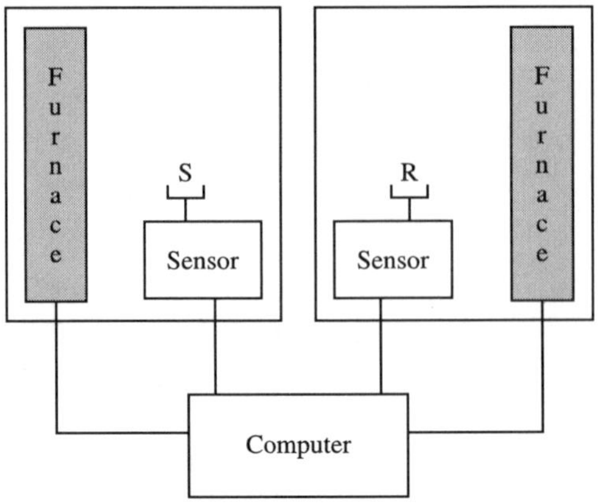

그림 3.19 DSC기기의 구성성분들. DSC 측정을 위해 측정시료(*S*)를 높은 열전도도를 지닌 금속 용기에 담고, 제어된 분위기를 위해 밀봉한다. 표준 시료(*R*)는 일반적으로 빈 용기이나 열 특성이 알려진 재료를 담을 수 있다. 그림에서 보듯이, 전력보상 DSC의 경우, 두 용기가 다른 가열로에서 가열되며, 작동 소프트웨어로 가열로와 샘플의 온도를 제어한다. 두 용기에 같은 온도를 유지하기 위해 필요한 전력의 양을 컴퓨터로 조절하며, 온도 가열이 끝날 때까지 데이터를 그래프로 나타낸다.

3.7.1.3 얻게 되는 정보

그림 3.18처럼, DSC로부터 T_g와 T_m을 알 수 있다. T_g에서 사슬의 재배열에 의해 에너지가 흡수되어 시료의 열용량은 증가한다. T_m은 최고점 온도를 나타낸다. 고분자의 용융은 일반적으로 다른 크기의 결정들이 존재함으로 인해 넓은 범위 온도에서 일어난다. 비록 모든 종류의 재료에서 이러한 변화를 관찰할 수 있지만 작업온도의 한계로 인해 주로 고분자 재료의 분석에 특히 유용하다.

DSC는 특히 고분자 결정성을 파악하는 데 유용하다. T_m의 흡열 량은 결정 영역의 양에 영향을 받기 때문에, 반결정과 결정질 고분자의 T_m 아래의 곡선 영역을 비교하면 반결정 고분자의 결정성을 정확히 측정할 수 있다(그림 3.20).

예제 3.10

아래 다결정 고분자의 DSC 열그래프를 생각하자. A, B, C 지점을 적절한 전이 온도 (T_g, T_m, T_c)로 표시하시오. 열그래프에서 주어진 정보로부터, T_c는 흡열인가 발열인가? 마찬가지로 T_m은 흡열인가? 발열인가? 그 이유는?

풀이: A는 T_g(유리전이온도)이고, B는 T_c(결정화온도), 그리고 C는 T_m(융점)이다. T_c는 고분자 사슬이 결정상태로 배열되기 때문에, 발열반응(샘플에서 열이 방출되는 것)을 나타낸다. T_m은 고분자의 결정 구조를 깨트리기 위해서 추가 에너지가 필요하므로 흡열반응 (샘플로 열이 유입되는 것)을 나타낸다.

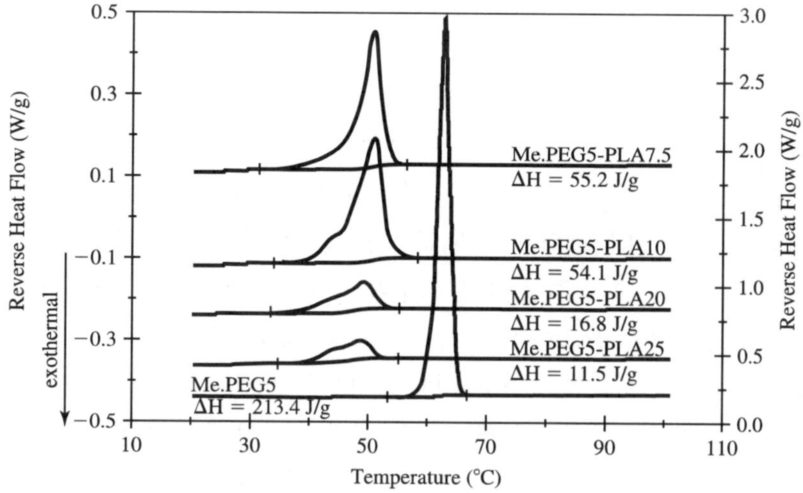

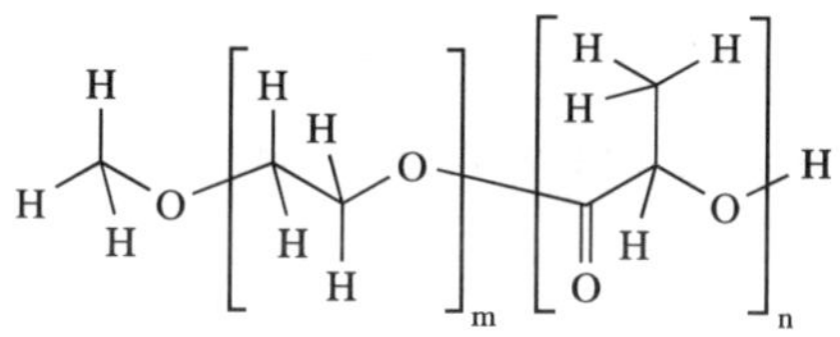

그림 3.20 Poly(D,L-lactic acid)-poly(ethylene glycol)-monomethyl ether 블록형 공중합체의 DSC 열분석 그래프. 이 고분자의 구조가 아래쪽에 나타나 있음. *Tm*의 흡열 량은 결정 영역의 양에 영향을 받기 때문에, 반결정(Me.PEG-PLA)과 결정질(Me.PEG5) 고분자의 *Tm* 아래의 곡선 영역을 비교하면 반결정 고분자의 결정성을 정확히 측정할 수 있다. 그래프에서 결정인 Me.PEG5가 대조군으로 사용되었다. 비교하면, PLA블록의 분자량이 감소할수록(25 kDa 에서 7.5 kDa) Me.PEG-PLA의 결정성이 증가한다. PLA분자량이 줄어들수록 공중합체 내에 결정질 Me.PEG5의 상대량이 증가한다.

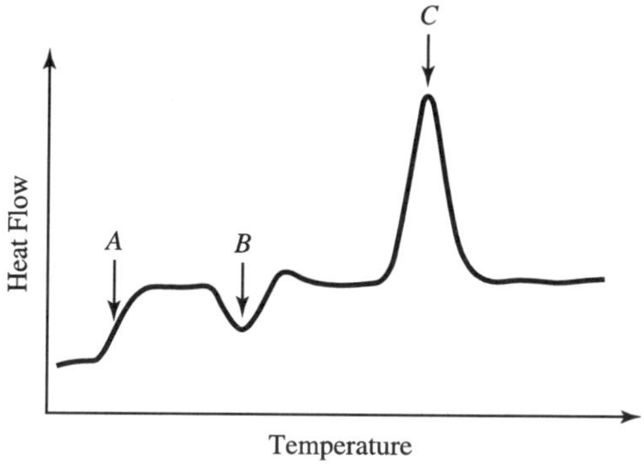

요약

- 결정구조에서 결함은 1차원(선결함), 2차원(면결함), 그리고 3차원(부피결함) 상에서 일어난다.
- 선 결함에는 칼날전위, 나선전위, 그리고 혼합전위(칼날 및 나선전위가 섞여 있는 전위)가 있다. 버거스 벡터로 전위를 구분하고 선결함의 운동경로를 나타낸다.
- 선결함의 존재로 결정 격자 내에 국부적 응력이 생성되며, 전위의 움직임을 통해 재료의 소성변형을 일으킨다. 그러나, 비정질 재료는 잘 배열된 구조를 지니지 못하고 점성유동에 의해 변형되며, 이때 변형율은 가해진 응력에 비례한다.
- 면결함에는 재료의 표면과 입계가 있다. 재료의 바깥 표면에 존재하는 원자들은 최적의 배위수를 이루지 못하고 잉여 에너지를 가지게 되어 화학반응들을 일으킨다. 대부분의 금속과 세라믹은 다양한 크기의 무질서하게 배열된 결정들인 입자들로 이루어져 있다. 결정들 간의 무질서한 계면(입계)에 존재하는 원자들은 결정 내부에 존재하는 원자들에 비해 최적의 배위수를 이루지 못하고 높은 에너지를 지니게 된다. 입계의 높은 에너지로 인해 이곳에서는 내부에 비해 화학반응이 활발하게 일어나게 된다.
- 부피결함을 결정의 장거리 규칙성이 없어진 3차원 영역을 의미한다. 부피결함은 석출물(불순물 집합체)와 기공(공극 집합체)을 포함한다. 기공 결함을 증가시키는 공정은 조직공학 응용을 위해 매우 중요한데, 이는 기공이 새로운 조직이 자랄 수 있는 공간을 제공해주기 때문이다.
- 고분자 결정의 형태는 일반적으로 금속이나 세라믹에 비해 훨씬 복잡하다. 고분자 결정성의 사슬접힌 모델은 고분자 사슬이 라멜라 면에서 스스로 접히고 라멜라 내에 규칙적으로 배열되는 것이다. 구상결정들은 라멜라의 3차원 집합체로서 세라믹이나 금속 결정의 입자와 유사하다.
- 금속이나 세라믹 결정의 녹는점(T_m)은 그 온도 위에서는 충분한 원자들의 움직임이 일어나 재료의 잘 배열된 구조를 끊고 점성유동이 일어나며, 그 온도 아래에서는 재료가 고체이다. 비정질 세라믹(유리)은 어떤 정해진 온도 이하에서 고체화되지 않고 특정한 녹는점을 나타내지 않는다. 따라서, T_m은 재료의 점도로 나타내어진다. 마찬가지로, 비정질 재료의 유리전이온도(T_g)는 그 온도 이하에서는 충분히 점성이 있어 유리(고체)로 간주될 수 있는 온도로 정의한다.
- 결정질 고분자의 경우, 녹는점은 그 온도 이상에서 고분자 사슬의 진동에너지가 사슬간의 이차결합을 충분히 극복할 수 있고 병진사슬운동을 가능하게 하는 온도로 정의한다. 마찬가지로, 비정질 고분자는 그 온도 이상에서 고분자 사슬들이 중심뼈대 주위로 분자 운동을 일으키기 충분한 에너지를 가지게 되는 온도인 유리전이온

도를 지닌다. T_g는 일반적으로 T_m보다 낮은 온도에서 나타난다. 세미결정성 고분자의 경우, T_g와 T_m 사이에서 사슬들은 에너지와 움직임이 증가하며, 자 배열된 결정 상태를 만들 수 있다.

- 열분석 기법들로 온도 함수에 대한 재료의 물리적 성질들을 측정할 수 있으며, 재료의 열전이를 알 수 있다. 시차열분석법은 적절한 조건에서 고분자의 결정성 뿐 아니라 T_m, T_g, 그리고 다른 전이 특성들을 분석할 수 있는 기술이다.

문제

3.1 완벽한 금속 결정은 brittle할까? ductile할까? 그 이유는?

3.2 힙조인트 임플란트의 고관절 스템이 정상적인 기능을 하는 동안 슬립이 일어나리라 생각하는가?

3.3 아래에 인공혈관 재료로 사용하기 위해 관찰할 3종류의 고분자가 있다.

(i) Poly(styrene)

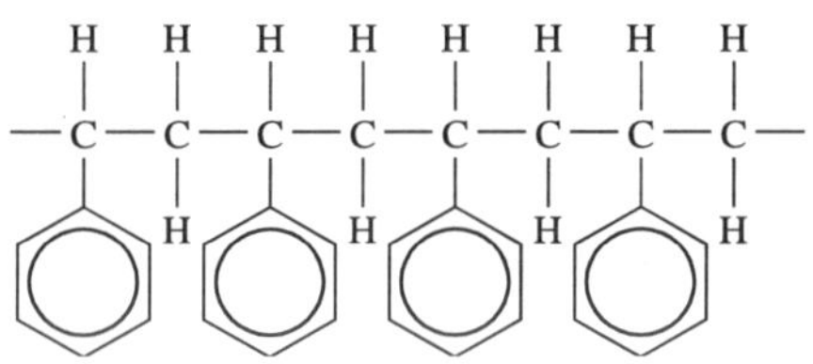

(ii) Poly(acrylonitrile)

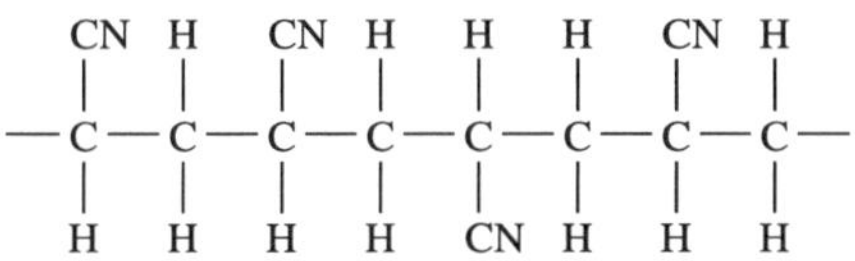

(iii) Poly(tetrafluoroethylene)

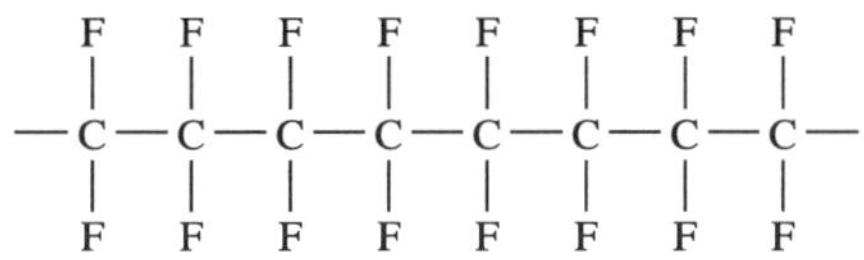

(a) 어떤 것이 각각 가장 높은 또는 낮은 결정성을 나타낼 것으로 생각하나? 그 이유는?

(b) 각 재료의 결정성을 알기 위해 사용하는 분석방법은?

(c) 아래에 위의 3가지 재료의 T_g와 T_m값을 각각 나타내었다. 이 정보로부터 본 용도를 위해 어떤 재료를 선택하겠는가?

Material	(i)	(ii)	(iii)
T_m (°C)	38	52	102
T_g (°C)	30	28	45

(d) 이 고분자의 어떠한 구조적 특성들이 융점과 유리전이온도에 영향을 주겠는가?

(e) 이 용도를 위해서 다른 고분자를 연구한다고 하자. 예비 실험으로, DSC를 이용하였고, 아래에 결과가 나타나 있다(흡열반응은 이 그래프에서 양의 값으로 나타나 있다). T_m과 T_g는 얼마인가? 이 재료는 적절한가?

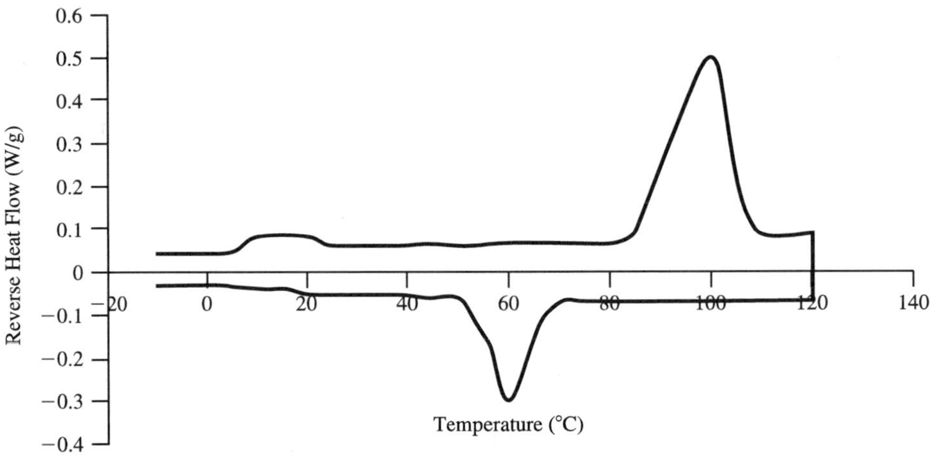

참고문헌

1. Schaffer, J.P., A. Saxena, S.D. Antolovich, J. Sanders, T.H., and S.B. Warner, *The Science and Design of Engineering Materials*, 2nd ed. Boston: McGraw-Hill, 1999.
2. Shackelford, J.F. *Introduction to Materials Science for Engineers*, 4th ed. Upper Saddle River: Prentice Hall, 1996.
3. Callister, Jr., W.D. *Materials Science and Engineering: An Introduction*, 3rd ed. New York: John Wiley and Sons, 1994.
4. Shackelford, J.F. *Introduction to Materials Science for Engineers*, 5th ed. Upper Saddle River: Prentice Hall, 2000.
5. Bunn, C.W., *Chemical Crystallography*, Oxford: Oxford University Press, 1945.

6. Kingery, W.D., et al., *Introduction to Ceramics*, 2nd ed. New York: John Wiley & Sons, 1976.
7. Park, J.B. and R.S. Lakes, *Biomaterials: An Introduction*, 2nd ed. New York: Plenum Press, 1992.
8. Peppas, N.A. *Structure and Properties of Polymeric Materials: A Study Guide for Students of Che 544*. West Lafayette: Purdue University, 1984.
9. Engelberg, I. and J. Kohn. "Physico-Mechanical Properties of Degradable Polymers Used in Medical Applications: A Comparative Study" *Biomaterials*, vol. 12, pp. 292–304, 1991.
10. Hemminger, W., and S.M. Serge, "Definitions, Nomencature, Terms, and Literature" in *Handbook of Thermal Analysis and Chemistry*, vol.1, pp. 1–74, Amsterdam: Elsevier, 1998.
11. Ljungberg N. and Wesslen, B. "Tributyl Citrate Oligomers as Plasticizers for Poly (Lactic Acid): Thermo-Mechanical Film Properties and Aging." *Polymer*, vol. 44, pp. 7679–7688, 2003.
12. Haines, P.J. *Thermal Methods of Analysis: Principles, Applications, and Problems*, 1st ed. New York: Blackie Academic and Professional, 1995.
13. Lucke, A., J. Tessmar, E. Schnell, G. Schmeer, and A. Gopferich. "Biodegradable Poly(D,L-Lactic Acid)-Poly(Ethylene Glycol)-Monomethyl Ether Diblock Copolymers: Structures and Surface Properties Relevant to Their Use as Biomaterials." *Biomaterials*, vol. 21, pp. 2361–2370, 2000

Additional Reading

Park, J.B. and J.D. Bronzino. *Biomaterials: Principles and Applications*. Boca Raton: CRC Press, 2003.

Rabek, J.F. *Experimental Methods in Polymer Chemistry*. New York: John Wiley and Sons, 1980.

Skoog, D.A., F.J. Holler, and S.R. Crouch. *Principles of Instrumental Analysis*, 6th ed. Boston: Brooks Cole, 2006.

Young, R.J. and P.A. Lovell. *Introduction to Polymers*, 2nd ed. London: Chapman and Hall, 1991.

CHAPTER 04

생체재료의 기계적 성질

||| 주요 목표

각 재료의 기계적 성질에 영향을 주는 미시적 기구를 이해하고 생체재료의 강화법 및 취약성의 원리를 파악한다.

||| 특정 목표

1. 기계적 응력, 변형률, 전단응력과 변형률, 진응력과 변형률 계산식의 이해 및 적용
2. 응력-변형률 곡선에 기초한 계산식의 이해
3. 금속, 세라믹, 폴리머 재료들의 탄성 및 소성변형의 분자적 기구의 이해
4. 굽힘시험 장치에 필요한 사항의 이해
5. 금속, 세라믹, 폴리머 재료들의 점탄성 거동에 대한 분자적 기구의 이해
6. 생체재료의 점탄성 거동에 대한 단순 모델 완성
7. 열화 또는 기공의 함입으로 약화되는 생체재료의 분자적 원인의 이해
8. 파절의 유형을 비교하고, 응력 집중 요소의 역할의 설명
9. 피로 파절이 일반 파절 유형과 어떻게 다른지와 피로 수명에 미치는 요인의 이해
10. 재료의 강화 기법에 대한 분자적 이해
11. 재료의 기계적 시험에 대한 한계와 기초 원리의 파악

4.1 서론: 기계적 시험의 종류

앞장에서는 여러 가지 생체재료의 화학적 구성과 이들이 어떻게 결정성이나 열전이 같은 물리적 특성에 영향을 미치는 가에 관하여 토의하였다. 이 장에서는 원자간 결합의 속성과 그에 따른 구조가 생체재료들의 기계적 성질에 어떻게 반영되는 가를 소개한다. 재료의 기계적 성질들은 다음과 같은 것들이 있다.

1. 인장/압축 특성
2. 전단/비틀림 특성
3. 휨 특성
4. 점탄성 특성
5. 경도

이 장에서는 일반적인 바이오메디컬 적용에 필요한 4가지의 특성들(위로부터)에 초점을 맞춘다. 특히 시험방법들과 각 특성에 미치는 분자구조들이 토의된다.

4.2 기계적 특성 시험법, 결과 및 계산

재료의 기계적 시험은 그림 4.1과 같은 재료시험기를 가지고 시행한다. 이러한 기계에는 여러 가지 시험법을 위하여 다양한 부속장치가 필요하며 자세한 작동기전은 이 장의 끝 부분에서 다룬다. 이러한 설계의 장비는 거의 모든 시험이 가능하다. ASTM 규격들은 다

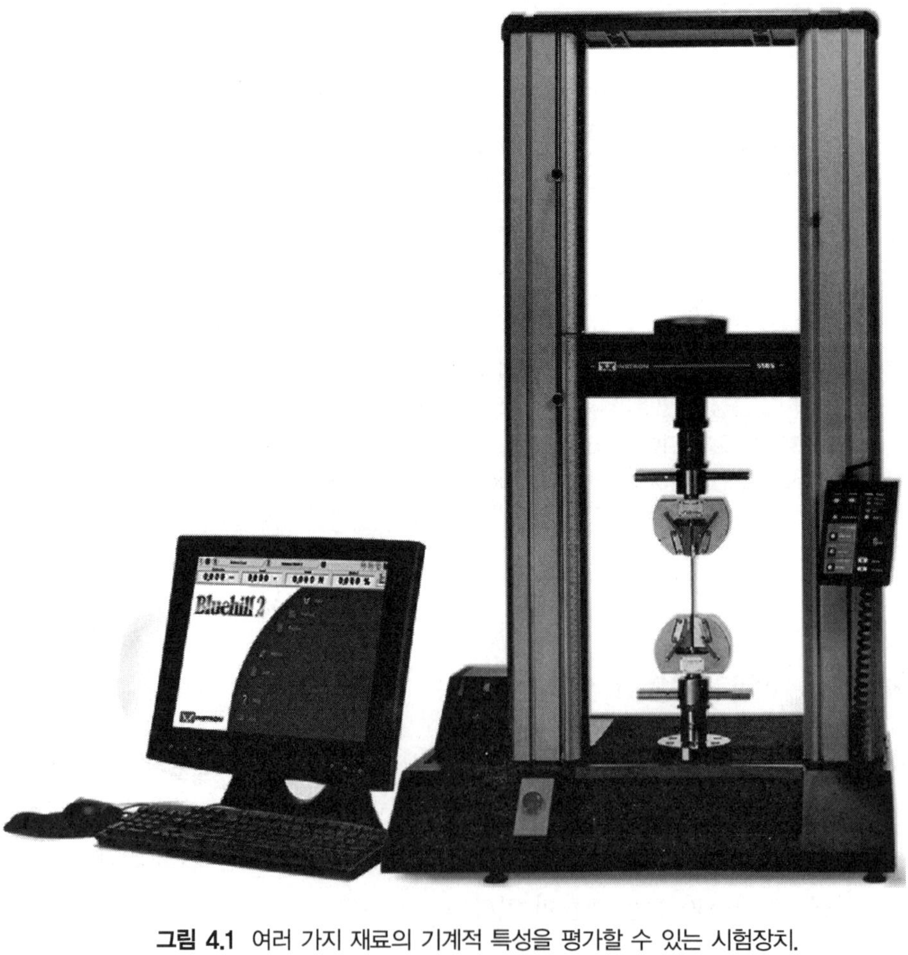

그림 4.1 여러 가지 재료의 기계적 특성을 평가할 수 있는 시험장치.

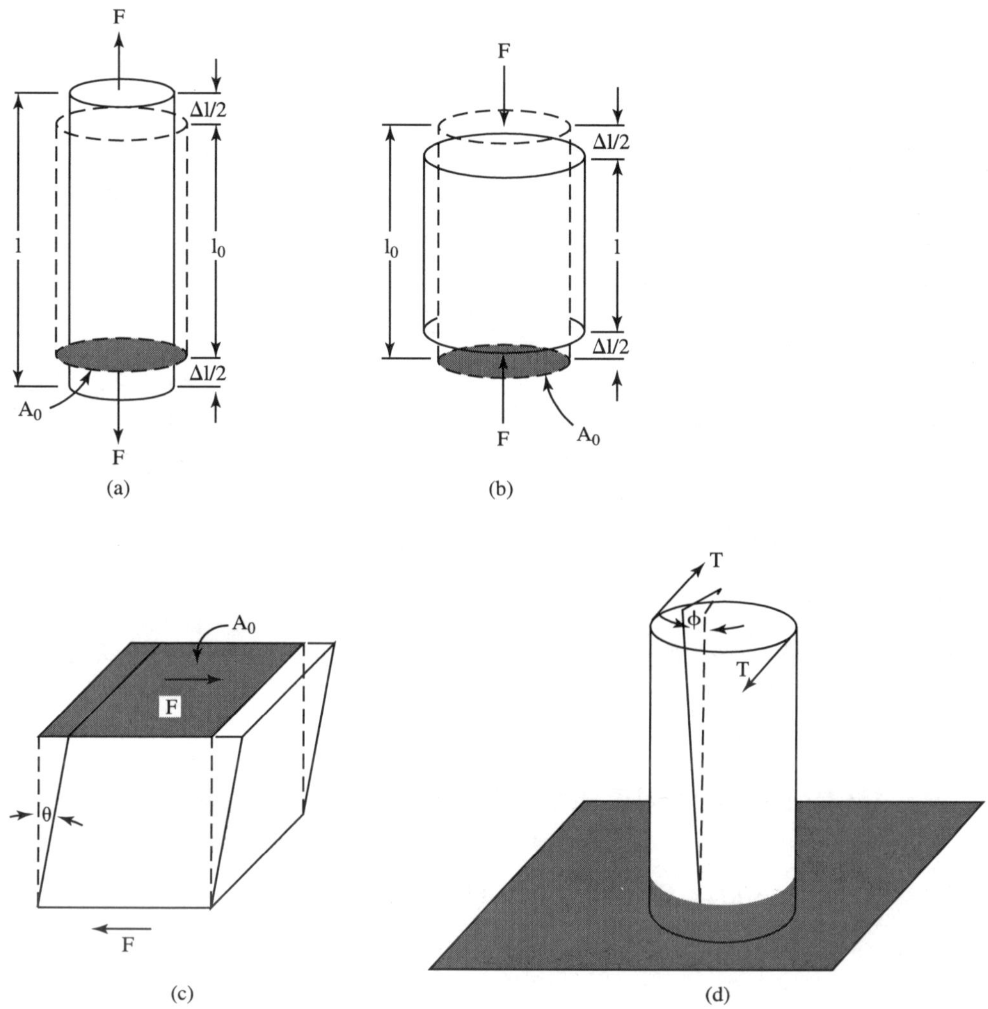

그림 4.2 재료에 가해지는 힘의 유형; (a) 인장, (b) 압축, (c) 전단, (d) 비틀림.

양한 재료의 유형과 시험법에 따른 가이드라인을 제시한다. 생체재료의 시험을 위하여 특별히 수중 시험이 가능한 설계의 장치도 있다.

4.2.1 인장 및 전단 특성

4.2.1.1 인장 및 전단시험의 계산

그림 4.2(a-c)에서 보듯이 기계적 시험에서 하중은 인장, 압축 또는 전단방향으로 적용할 수 있다. 인장시험은 가장 자주 사용되는 방법의 하나로 모식도는 그림 4.3에 나와 있다. ASTM 규격에서 인장 시편들은 전형적으로 견골(dog-bone) 형상을 가져야 한다(그림 4.4). 시험 시 시편들은 재료시험기에 위치시키고 한쪽 끝은 장축방향으로 하중이 가해지

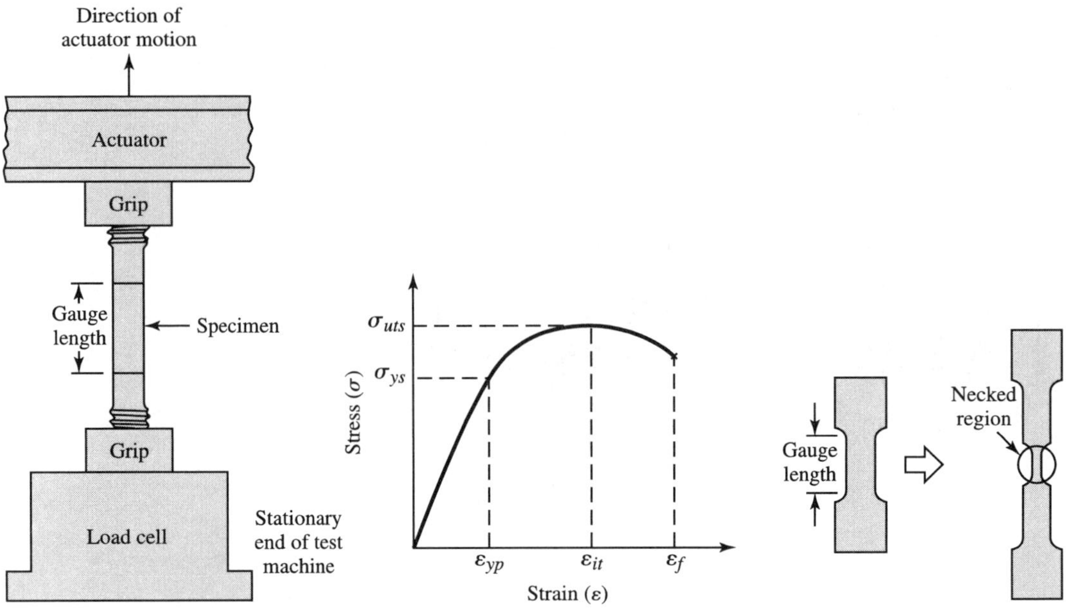

그림 4.3 인장 특성평가를 위한 시편 설치; (a) 기계적 시험기에 설치된 시편, (b) 응력-변형률 곡선, (c) 인장력이 가해진 시편의 모습.

도록 이동하는 축에 연결된다. 하중 프레임의 작동에 대한 상세한 설명은 이 장의 후반부에서 소개한다.

인장시험 동안 측정되는 두 가지 중요한 인자는 하중과 시편의 신율이다. 이에 따른 응력(stress, σ)과 변형률(strain, ε)이 계산되며 응력은 다음과 같다.

$$\sigma = \frac{F}{A_0} \tag{4.1}$$

여기서 F는 시편의 단면적에 작용하는 힘을 말하며, A_0는 시편의 단면적이다. 응력의 SI 단위는 Pascal(Pa)이다. 변형률은 다음과 같다.

$$\varepsilon = \frac{l_i - l_o}{l_o} \tag{4.2}$$

여기서 l_0는 하중을 가하기 전의 시편길이, l_i는 시험중 어느 지점에서의 시편 길이.

이 식에서 보듯이 변형률은 단위가 없는 양이다. 응력과 변형률은 시편의 형상에 따라 계산되므로 형태가 다른 재료의 비교가 가능하다.

압축시험은 특히 정형외과 임플란트와 같이 압축응력을 받는 생체재료의 시험에 자주 이용된다(그림 4.2(b)). 일반적으로 압축시험의 시편들은 높이가 직경의 최소 2배인 실린더 형태이다. 압축강도 및 변형률은 인장시험과 같은 식을 이용하여 계산한다. 그러나 압축력은 인장력과 반대 방향으로 작용하므로 힘은 음의 값으로 취하고 결과적으로 음의

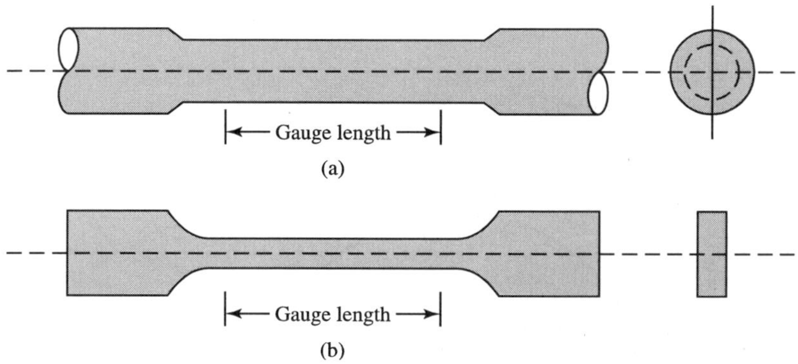

그림 4.4 인장시험을 위한 견골(dog-bone) 형상 시편. (a) 원기둥형 재료, (b) 사각기둥형 재료.

응력이 된다. 또한 시편들은 응력의 방향에 따라 길이가 줄어들어 변형률은 음의 값으로 계산된다.

전단 시험은 인장이나 압축 시험과 달리 시편의 상하면과 평행하게 가해진다. 전단 응력(τ)은 다음과 같이 계산된다.

$$\tau = \frac{F}{A_0} \tag{4.3}$$

이 경우 F는 시편의 상하면과 가해진 힘이며, A_0는 이 면의 면적이다. 그림 4.2(c)와 같이 전단력은 θ각 만큼 시편의 변형을 일으킨다. 그러므로 전단 변형률(γ)는 다음과 같이 규정된다.

$$\gamma = \tan\theta \tag{4.4}$$

대부분의 경우 시편에는 순수 전단력보다 비틀림 힘이 가해진다. 그림 4.2(d)에서 묘사한 것처럼 토크력이 실린더형 시편에 비틀림력을 가하여 시편의 한쪽 끝에서 θ각 만큼 변형을 일으킨다. 전단응력과 변형률은 식 (4.3)과 (4.4)를 변형하면 구할 수 있다.

4.2.1.2 응력-변형률 곡선과 탄성 변형

그림 4.5는 다양한 재료의 응력-변형률 곡선을 나타내고 있다. 그림 4.5의 I형 재료는 그림 4.6에서 보는 바와 같이 응력과 변형률이 전 구간에서 비례관계를 보이고 있다. 이러한 관계는 훅의 법칙(Hooke's law)로 불리며 다음과 같이 표현할 수 있다.

$$\sigma = E\varepsilon \tag{4.5}$$

여기서 E는 탄성계수 또는 영률(MPa)이다. 응력과 변형률이 직선관계를 보이는 이 구간에서 재료는 탄성변형이 일어날 수 있다. 그 기울기가 탄성계수이며 재료의 강성(stiff-

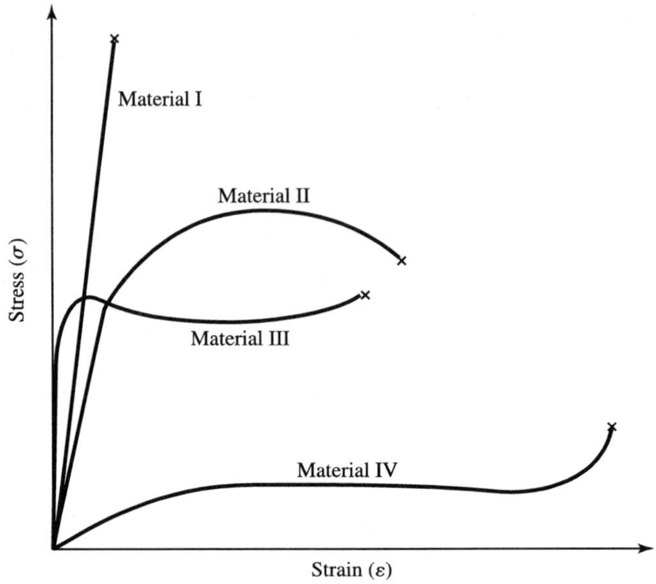

그림 4.5 시험재료에 따른 다양한 응력-변형률 곡선의 예. 세라믹은 취성 때문에 I형의 형태를 취하고, 금속은 II형의 형태를 나타낸다. 폴리머의 특성은 취성(I형)에서 소성변형(III형), 고탄성(IV형)에 이르기까지 매우 다양하게 나타난다. (게재 승인 [2], [3])

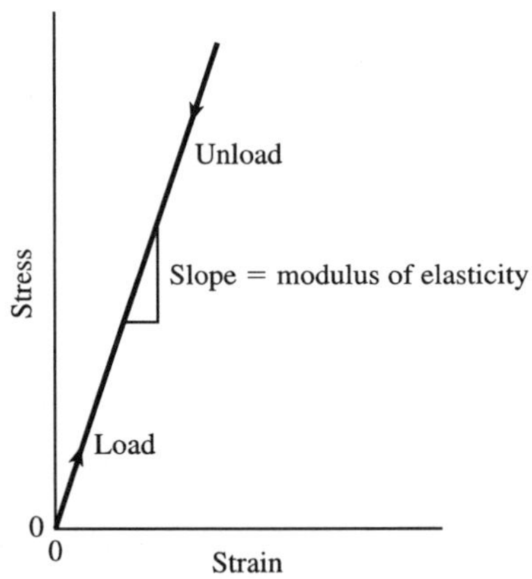

그림 4.6 선형관계를 나타내는 응력-변형률곡선의 예. 탄성계수는 이 선형관계의 기울기로부터 계산된다. (게재 승인 [2])

ness)을 나타낸다. E가 높은 재료를 변형시키려면 높은 응력이 필요하며, 탄성변형은 영구적인 것은 아니며 응력을 제거하면 원래의 크기로 되돌아 갈 수 있다.

위의 관계는 인장 또는 압축시험 시 모두 동일하다. 이와 유사하게 전단응력과 변형률은 다음의 관계를 갖는다.

$$\tau = G\gamma \tag{4.6}$$

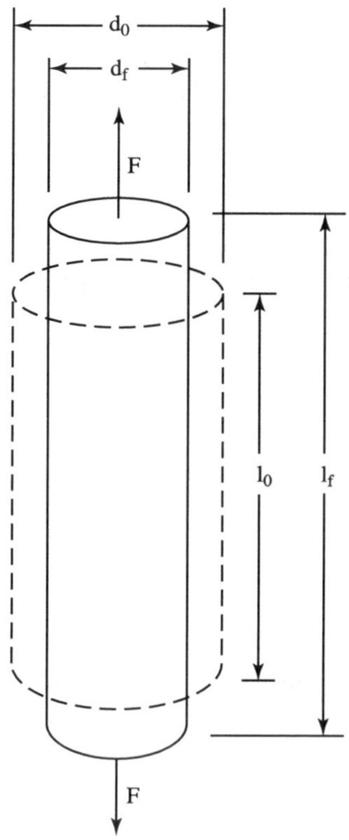

그림 4.7 재료가 인장변형이 진행될 때 일어나는 방사상 수축의 모식도. 프아송비는 장축 방향의 변형률에 대한 횡축방향의 변형률의 비이다.

여기서 G는 전단 계수(modulus)로 인장, 압축 시 탄성구간에서의 기울기로 나타낸다.

그림 4.7에서 보는 바와 같이 재료가 탄성구간에서 신장이 될 때 하중 방향에 대한 직각방향으로 재료의 수축이 일어난다. 실린더형 시편에서 이 횡적 변형률은 $\varepsilon_t = \Delta d/d_0$로 나타낸다. Δd는 직경의 변화, d_0 시편의 원래 직경. 이러한 하중 축과 동일한 방향에서의 변형률(ε_a)과 수평방향에서의 변형률의 비는 프아송비(Poisson' s ration, ν)라고 한다.

$$\nu = -\frac{\varepsilon_t}{\varepsilon_a} \tag{4.7}$$

이 값은 단위가 없으며, 완전히 균질한 재료(모든 방향에서 동일한 성질을 갖는)는 그 값이 0.25 정도이다. 이론적인 최대 값은 체적의 변화가 없다고 가정하면 0.5이나, 일반적인 값은 0.25~0.35이다.

프아송비를 사용하여 다음 식으로부터 재료의 전단 및 탄성계수는 다음 관계를 갖는다.

$$E = 2G(1 + \nu) \tag{4.8}$$

예제 4.1

원통형 닭의 뼈에 대한 압축시험을 실시하였다. 뼈의 원래 직경은 7.40 mm였고, 길이는 42.75 mm였다. 뼈 시편이 42.75 mm까지 압축되었다. 이때 재료의 프아송비로 0.3로 가정하였을 때 뼈시편의 직경은 얼마이어야 하는가?

풀이: 프아송비는 축방향 변형률에 대한 횡방향 변형률의 비이다. 이 경우 축방향 변형률은 다음과 같이 계산된다.

$$\varepsilon_a = (42.75\ \text{mm} - 45.00\ \text{mm})/(45.00\ \text{mm}) = -0.05$$

프아송비가 0.3으로 가정하면, 장축 변형률은 −0.05로 계산되므로 횡방향 변형률은 다음과 같이 계산된다.

$$\varepsilon_t = -(\nu\varepsilon_a) = -(0.3(-0.05)) = 0.015$$

여기서 $\varepsilon_t=(\Delta d/d_0)$이고, d_0는 7.4 mm이므로 시편의 직경은 다음 식으로 계산된다.

$$\varepsilon_t = (d_t - 7.40\ \text{mm})/(7.40\ \text{mm}) = 0.015$$

$$0.111\ \text{mm} + 7.40\ \text{mm} = d_t$$

$$d_t = \underline{7.511\ \text{mm}}$$

4.2.1.3 탄성변형에 대한 분자수준의 현상

분자수준에서 탄성변형은 원자결합의 길이변화나 원자간 공간에서 작은 변화의 결과이다. 이러한 변형에 대한 저항성은 원자간 결합력에 의하여 생긴다. 강한 결합력이 있는 재료가 더 변형되기 어렵다. 즉 탄성계수가 높다. 제1장 힘-거리 곡선(그림 1.10)을 참고하면 E는 평형상태의 결합거리(r_0)에서 이 곡선의 경사에 비례한다:

$$E \propto \left(\frac{dF}{dr}\right)_{r_0} \tag{4.9}$$

그림 4.8에서 보듯이 높은 E값을 갖는 재료들(강성이 큰 재료)은 매우 가파른 힘-거리 곡선을 가지며, 평형상태에서 원자들이 이동하려면 더 큰 에너지가 필요하다. 이러한 화학적 결합의 특성에 따라 일반적으로 세라믹의 E가 금속보다 크다. 그러나 폴리머 재료는 사슬 구조 때문에 기계적 성질은 높은 방향성이 있다. 그러므로 사슬의 축에 따라서는 원자간 공유결합이 존재하며 금속이나 세라믹과 같은 강도를 갖는다. 그러나 다른 방향으로는 2차결합으로 연결되어 있어 기계적 성질이 매우 낮다.

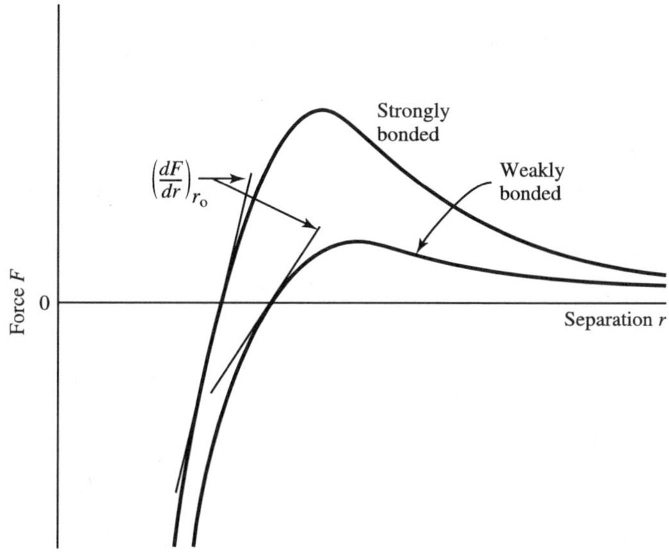

그림 4.8 재료의 탄성계수(E)와 원자간 결합강도의 관계 모식도. E는 r_0에서 (dF/dr)에 비례한다. 따라서 높은 E(stiffness)는 힘-거리 곡선에서 매우 가파른 경사도를 가지며 평형상태로부터 분리하기에는 더 많은 에너지가 필요하다.

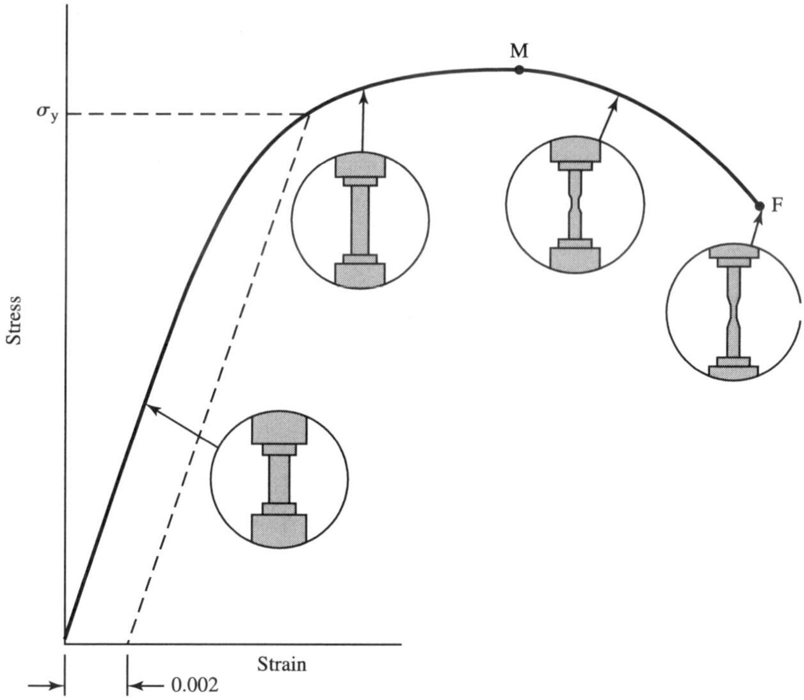

그림 4.9 탄성변형과 소성변형을 보여 주는 응력-변형률 곡선. 시편의 네킹(necking)이 일어나지 않는 탄성구간에서 시편에 가해지는 응력이 제거되면 시편은 원래의 상태로 돌아간다. 그러나 선형지역과 비선형지역사이의 정확한 점을 찾기는 어렵다. 따라서 일반적으로 0.2%의 변형률에 해당하는 오프셋선을 사용한다. 이를 위하여 변형률 0.002(0.2%)에서 시작하는 탄성구간과 평행한 선을 긋고 곡선과 만나는 곳을 항복점으로 정하고 항복강도(σ_y)로 결정한다. 이점에서 최대인장강도 (M점)까지 하중을 제거하여도 원래의 상태로 돌아갈 수 없는 소성변형이 일어난다. 이 지점이후 시편의 파절(F점)이 일어나기까지 네킹이 일어난다.

4.2.1.4 응력-변형률 곡선과 소성변형

3장에서 언급하였듯이 소성변형은 금속이나 폴리머의 성형과정에서 중요한 역할을 한다. 탄성변형과 달리 소성변형은 영구적인 결과를 만들어 원래의 형태로는 돌아갈 수 없다. 그림 4.5에서 II, III, IV 재료는 탄성구간이 지난 후 비선형부분에서 소성변형이 일어난 예이다.

다음으로 인장응력시의 소성변형을 보자. 소성변형은 응력-변형률의 관계가 더 이상 Hook' s law를 따르지 않고 선형구간을 지나 곡선변화가 생기면서 일어난다. 이 곡선에서 탄성구간의 끝 부분에 해당하는 응력을 항복강도(σ_y)라고 하며 이 지점에서의 변형률을 항복점 변형률이라고 한다. 그러나 이 변화는 재료에 따라 정확한 구분이 어려워 일반적으로 0.2%의 변형률에 해당하는 오프셋선을 사용하여 항복점을 정한다.

항복점을 지나서 소성변형을 일으키는 응력을 계속 가하면 최대 인장강도(σ_{uts})에 도달하게 된다. 이 점을 지나면 시편의 직경이 좁아지는(necking) 현상이 일어나며 변형이 전체 시편에서 고루 일어나지 않고 여기에 집중된다. 시편의 necking이 일어나면 재료의 소성변형에 필요한 응력은 재료의 파절이 일어나는 점(파절강도, σ_f)까지 감소하게 된다. 최대 인장응력이 되면 재료는 소성변형이 크게 진행되었기 때문에 재료의 설계 시는 주로 항복강도를 참고한다.

소성변형과 관련있는 중요한 특성은 재료의 연성이다. 연성은 재료의 파절이 일어나지 않고 소성변형이 일어날 수 있는 능력을 말한다. 연성이 작은 재료는 소성변형이 매우 작고 파절이 쉽게 일어나며 취성이라고 한다(그림 4.10). 대부분의 세라믹재료는 이와 같이 취성을 갖는다.

연성은 %신율(%*EL*, %*AR*)로 계산하며 다음과 같이 표현할 수 있다.

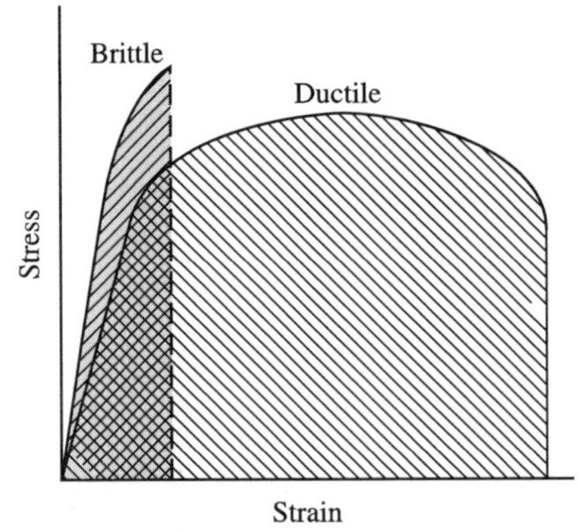

그림 4.10 취성재료와 연성재료의 응력-변형률 곡선. 취성재료는 연성재료에 비하여 곡선의 하부 면적이 작다.

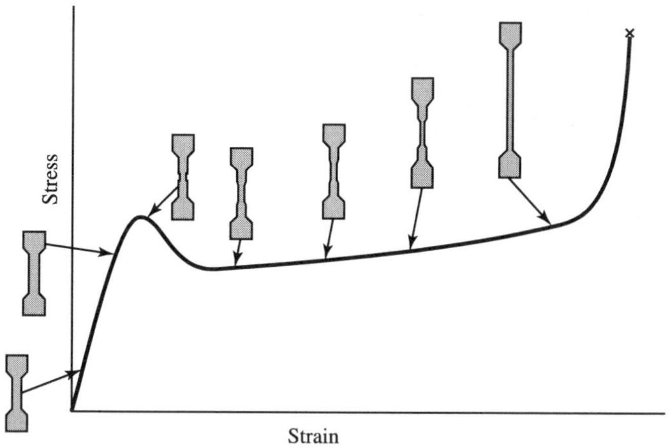

그림 4.11 반결정성 폴리머의 응력–변형률 곡선. 항복점 이후 네킹이 형성된다. 이 네킹에서 폴리머 사슬이 응력의 방향에 따라가게 되고, 시편의 신장은 네킹에서의 사슬방향으로의 길이변화로 일어난다.

$$\%EL = \frac{l_f - l_0}{l_0} \cdot 100 \tag{4.10}$$

l_f는 파절시의 길이, l_0는 게이지 길이(견골(dog-bone) 시편에서 직경이 작은 부분의 원래길이: 그림 4.4 참고)

$$\%AR = \frac{A_0 - A_f}{A_0} \cdot 100 \tag{4.11}$$

여기서 A_0는 시편의 원래 단면적, A_f는 파절면의 단면적이다. $\%EL$은 게이지 길이에 의존적이며 이 길이 값은 측정결과에 보고되어야 한다. 반대로 $\%AR$은 시편의 치수에 영향을 받지 않는다. $\%EL$과 $\%AR$은 시편마다 같지는 않다.

폴리머의 소성변형은 금속과 같은 결정성 재료와는 약간 다르다. 그림 4.11은 반결정성 폴리머의 인장 시험 시 변형을 나타낸다. 폴리머 재료는 항복점에서 금속처럼 네킹(necking, 국부수축)이 발생하나 여기서 폴리머 사슬은 하중의 방향에 따르게 된다. 앞에서 언급하였듯이 폴리머는 사슬의 장축방향으로는 강한 1차결합으로 강한 저항성을 발휘한다. 그러므로 시편의 신장은 국부수축 부위가 늘어나면서 일어난다. 이때 시편의 신장은 이 부위에서 사슬의 증가에 의한다. 이것은 원래의 네킹 부위에서만 신장이 일어나는 금속의 양상(그림 4.9)과 다르다. 폴리머 시편은 이렇게 진행되면서 파절되기까지 높은 저항성을 나타낸다.

여기서 소성변형에 대한 설명은 인장력의 예로 들었으나 압축응력이나 전단, 비틀림 응력에서도 유사한 양상으로 나타난다. 그러나 변형과 파절 양상은 다르게 나타난다. 예를 들면 압축시험에서는 시편의 네킹이 없으므로 최대 강도는 없다.

응력과 변형률의 계산은 시험 중의 크기변화를 무시하고 시편의 원래 치수를 기초로 할 때 공칭응력이라고 한다. 그러나 시편의 네킹이 생기면 단면적이 달라지므로 종종 진응력과 진변형률을 사용하는데 진응력(σ_t)은 힘(F)을 어떤 시점의 면적(A_m)으로 나눈 것이다.

$$\sigma_t = \frac{F}{A_{in}} \tag{4.12}$$

이와 유사하게 진변형률은 공칭 변형률로부터 계산할 수 있다.

$$\varepsilon = \frac{l_i - l_0}{l_0} \tag{4.13}$$

이 식을 어떤 시점에서의 값으로 바꾸면 분자는 미분길이 (dl_i)가 되고, 분모는 어떤 시점에서의 길이(l_i)가 된다. 이것을 어느 시점에서의 총 변형률을 구하기 위하여 적분하면,

$$\varepsilon_t = \int_{l_0}^{l_i} \frac{dl}{l} \tag{4.14}$$

이것을 바꾸면 다음과 같다.

$$\varepsilon_t = \ln\left(\frac{l_i}{l_0}\right) \tag{4.15}$$

l_0는 시편의 원래 길이. 그림 4.12는 진응력과 공칭응력의 차이를 보여 주고 있다.

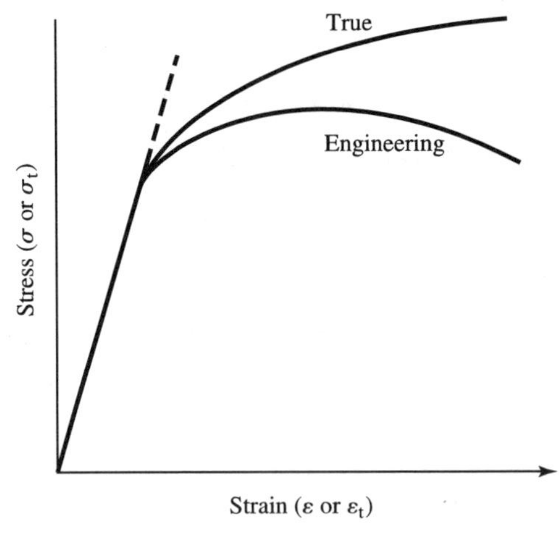

그림 4.12 진응력과 공칭응력의 차이를 보여 주는 그림.

예제 4.2

다음 시편들의 인장시험을 실시한다고 할 때 각 시편들의 변형을 보고 알맞은 응력-변형률 곡선을 연결시키시오. 어느 시편의 변형이 훅의 법칙에 일치하는가?

Series A　　Series B

Curve 1　　Curve 2

풀이:

두 경우의 그림에서 시편들은 인장시험 동안 원래의 크기로부터 변형되었다. 그러나 A의 시편은 소성변형을 나타내고 있고 B의 시편은 시험 후 원래의 크기로 회복되었다. 그러므로 B는 탄성변형을 나타낸다. 결국 B가 훅의 법칙에 따른 것이고 시편의 변형이 선형탄성변형을 보였음을 의미한다. A는 소성변형을 나타내며 응력-변형률 곡선이 선형구간을 지나 항복점으로 가고 있다. 그러므로 곡선 1은 B 시편에 해당하고, 곡선 2는 A 시편에 해당한다.

예제 4.3

기계적 시험을 위하여 닭의 피부판을 절개하였다. 사각시편의 초기 길이는 30 mm, 폭 15 mm, 평균 두께 3 mm였다. 기계적 시험은 5 mm/sec의 속도에서 시행하여 다음 데이터를 얻었다.

Gauge length (mm)	Force (N)
20.0	0.0
20.5	0.1
21.0	0.3
21.5	0.5
22.0	0.8
22.5	1.1
23.1	1.6
23.6	2.0
24.2	2.7
24.6	3.6
25.2	4.7
25.7	6.2
26.3	7.9
26.8	9.7
27.4	11.4
27.9	12.9
28.5	14.5
29.0	16.4
29.6	18.3
30.1	19.6

(a) 주어진 데이터로부터 공칭응력-변형률 곡선을 그리고 공칭응력과 변형률을 구하시오. 이때 시편의 양쪽 말단부에서 5 mm를 클램프로 고정하였다. 그러므로 게이지 길이는 20 mm이다.

(b) 이 시편의 최종 데이터 직전 포인트의 평균 폭은 8 mm이었고, 평균 두께는 0.75 mm였다. 여기서 최종 데이터 포인트에서 진응력과 변형률을 구하시오

(c) 최종 데이터 포인트에 대한 진응력과 공칭응력 및 각 변형률을 비교하시오.

풀이

(a) 시편의 초기 게이지 길이가 20 mm로 주어졌으므로 각 점에서의 공칭 변형률은 다음과 같이 계산된다.

$$\varepsilon = (l_i - l_o)/l_o$$
$$\varepsilon = (l_i - 20\text{ mm})/20\text{ mm}$$

공칭응력은 각 점에서의 힘을 단면적으로 나누어 계산한다. 이 경우 시편의 폭은 15 mm, 평균 두께는 3 mm이므로,

$$A = 15\text{ mm} \cdot 3\text{ mm} = 45\text{ mm}^2$$
$$\sigma = F/A_o = F/45\text{ mm}^2$$

계산된 응력과 변형률은 다음과 같다.

Strain	Stress (N/mm^2)
0.00	0.00
0.02	0.00
0.05	0.01
0.07	0.01
0.10	0.02
0.12	0.02
0.15	0.03
0.18	0.05
0.21	0.06
0.23	0.08
0.26	0.10
0.29	0.14
0.31	0.18
0.34	0.22
0.37	0.25
0.39	0.29
0.42	0.32
0.45	0.36
0.48	0.41
0.51	0.44

공칭응력-변형률 곡선은 다음과 같다.

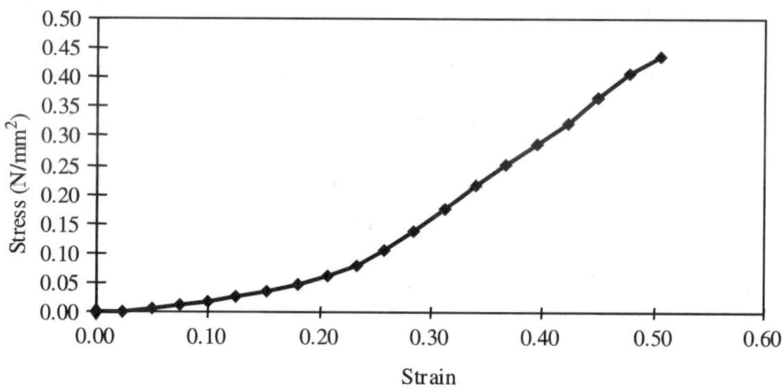

(b) 시편의 진응력은 시험 중에 일어나는 치수의 변화를 고려해야 한다. 그러므로 진응력은 다음 식으로 계산한다.

$$\sigma_t = F/A_t,$$

여기서 A_t는 어느 시점의 단면적. 이 경우 시점 t에서 시편의 폭은 8 mm, 두께는 0.75 mm이다. 그러므로 이때의 단면적은 (8 mm)(0.75 mm)=6 mm^{2}이다.
이 지점에서의 진응력은 다음과 같이 계산할 수 있다.

$$\sigma_t = (19.6\ \text{N})/(6\ \text{mm}^2) = \underline{3.27\ \text{N/mm}^2}$$

최종 포인트에서의 진 변형률은 식 $\varepsilon_t = l_n(l_i/l_o)$로부터 계산한다.

$$\varepsilon_t = \ln(30.1\ \text{mm}/20\ \text{mm}) = \underline{0.41}$$

(c) 계산한 진응력 3.27 N/mm^2은 공칭응력 0.51 N/mm^2보다 훨씬 크다. 그 차이는 주로 시편 단면적의 차이가 원인이다(초기 45 mm^2에서 6 mm^2로 변화). 최종 포인트에서 계산한 공칭 변형률과 진 변형률사이의 차이는 크지 않았다.

4.2.1.5 소성변형의 분자적 원인

그림 4.5는 재료에 따른 응력-변형률 관계이다. 세라믹은 I형 재료와 같이 거동하며, 금속은 II형 재료와 같은 곡선을 만든다. 폴리머는 취성(I)에서부터 소성변형(III), 높은 탄성(IV) 재료와 같이 범위가 넓다.

폴리머 재료의 앞의 두 유형은 금속 또는 세라믹과 유사하나 세 번째 유형인 탄성은 엘라스토머와 같은 폴리머 재료의 특징이다. 가장 일반적인 엘라스토머는 고무이다. 이와 같은 탄성재료는 적은 응력에서 회복 가능한 변형률이 큰 것이 특징이다.

4.2.1.6 소성변형의 원인 – 금속과 세라믹

소성변형을 원자수준에서 어떤 변화가 있는지 살펴보자. 금속과 결정성 세라믹들은 슬립(slip)면을 따라 전위가 일어나 변형이 생긴다. 슬립면은 원자의 밀도가 높은 면이다. 세라믹에서는 이 슬립면의 수가 적어 소성변형이 어렵고 결과적으로 취성을 갖게 된다.

슬립은 면과 동일한 방향에 충분한 힘이 가해질 때 일어난다. 단순하게 단결정에서 예를 들면 그림 4.13에서처럼 인장응력 시 인장면에 수직방향만 제외하고 모든 면에서 전단력이 존재하게 되며 이 전단력이 전위 이동을 일으킨다. 그러므로 전단응력(τ_r)의 크기는 다음 식에 의하여 결정된다.

$$\tau_r = \sigma \cos\phi \cos\lambda \qquad (4.16)$$

여기서, σ는 인장응력, ϕ는 정슬립면과 힘의 방향사이의 각도, λ은 슬립면과 힘의 방향사이의 각도이다. 전단응력이 어느 수준을 넘어가면 임계 전단응력(τ_{crss})이라고 불리며 재료마다 다르고 항복강도를 결정하는 한 요인이다.

다결정 재료의 변형은 결정립들이 무작위로 흩어져 있어 좀 더 복잡하다. 그림 4.14에서 보듯이 육안으로 보이는 변형은 결정립계의 열림이 아니라 개별 결정립의 변형으로 일어난다.

다결정 재료들은 결정립들로 인하여 대개 같은 재질의 단결정 재료보다 높은 항복강도를 가지고 있다. 만일 한 결정립이 낮은 응력에서 슬립이 일어난다고 하더라도 인접 결

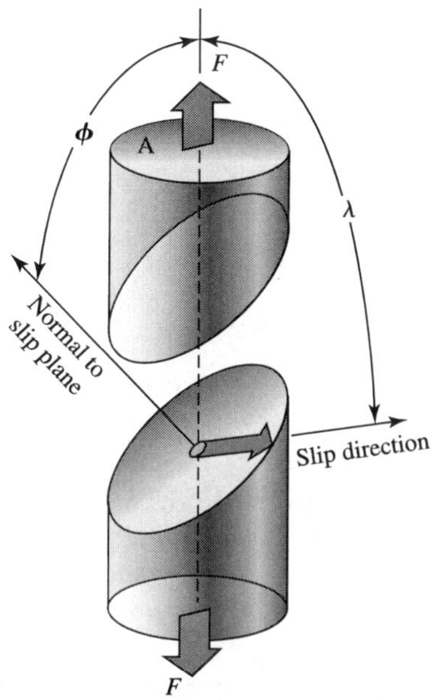

그림 4.13 인장 시편의 슬립을 보여 주는 그림. 슬립은 인장시편에서 전단응력에 의하여 발생하며, 인장력에 대한 수직방향만 제외하고 모든 방향에서 일어날 수 있다. 슬립면의 이 응력은 시편의 인장응력과 두 각도(ϕ와 λ)을 이용하여 계산할 수 있다.

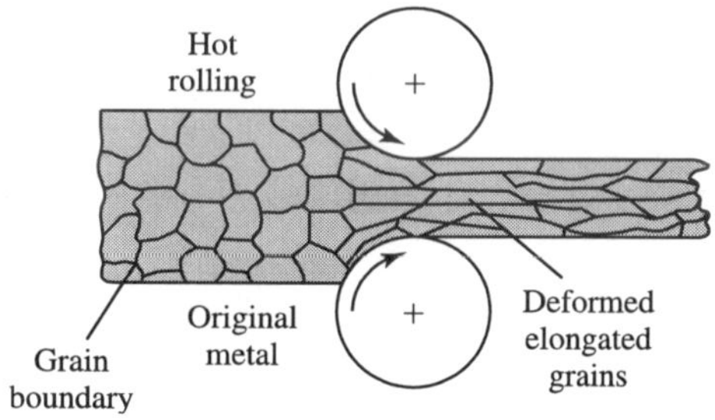

그림 4.14 금속의 열간 인발과정의 모습. 그림에서 보듯이 육안으로 보이는 변형은 결정립계의 열림이 아니라 개별 결정립의 변형으로 일어난다. ([5]로부터 인용)

정립의 변형이 일어나기 전에는 그 자신의 변형이 일어날 수 없기 때문에 강도가 높아진다(즉 결정립의 경계가 재료 전체의 슬립을 방해한다 — 4.5절을 보시오).

4.2.1.7 소성변형의 원인 – 비정질 폴리머 및 세라믹(글라스)

3장에서 논의하였듯이 비정질 폴리머 및 세라믹(글라스)는 점성 흐름에 의하여 변형된다. 여기서 원자나 이온들은 끊어짐과 연결을 반복하며 지나간다. 그러나 전위와 다르게 이동의 방향성은 볼 수 없다. 슬립과 함께 전단응력은 점성 변형에서 중요한 역할을 한다. 3장으로부터 다음 식이 소개되었다.

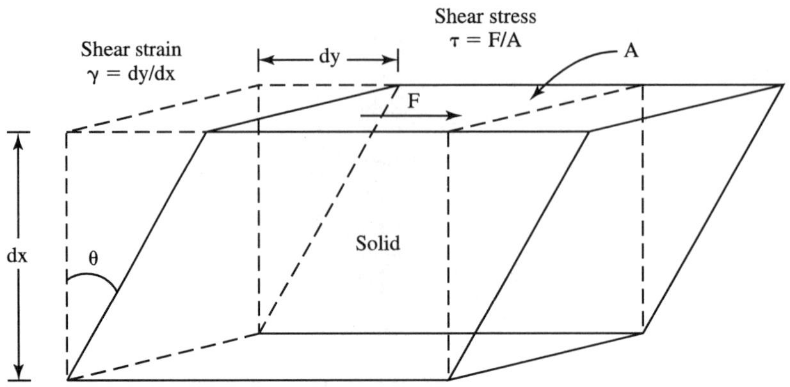

그림 4.15 결정성 재료가 전단응력을 받을 때 일어나는 변형.

$$\tau = \eta\dot{\gamma} \tag{4.17}$$

점성 흐름에서 변형속도는 부가된 응력에 비례한다. 여기서 η은 점성 γ(특수문자수정)는 전단변형 속도(dy/dt)이다. 이것은 Newton의 법칙으로 불린다.

이제 우리는 다른 유형의 기계적 특성을 좀 더 이해하면 이들의 관계식을 유도할 수 있다. 뉴턴의 법칙은 그림 4.15에서처럼 고체의 전단응력/변형률 관계를 확대함으로써 볼 수 있다.

$$\tau = G\gamma \tag{4.18}$$

그림 4.15에서 묘사한 것처럼 γ를 다른 형태로 사용할 수 있다.

$$\gamma = \tan\theta = \frac{dy}{dx} \tag{4.19}$$

그러나 전장에서 논의하였듯이 비정형 재료들은 냉각된 액체로 생각함으로써 우리는 그림 4.16의 관계를 얻을 수 있다. 이 경우 전단력은 단일 변형률을 일으키지는 않으나 변형률은 시간에 따라서 지속된다. 변형률속도[($d(dy/dt)$)]는 전단력 F에 비례한다.

$$F \propto d(dy/dt) \tag{4.20}$$

만일 힘이 전단응력을 일으키는 면적으로 정리하면 변이 속도는 높이(dx)와의 관계로 정리할 수 있고 식은 다음이 된다.

$$\tau \propto \frac{d(dy/dt)}{dx} \tag{4.21}$$

dx는 일정하기 때문에 식은 다시 재배치될 수 있다.

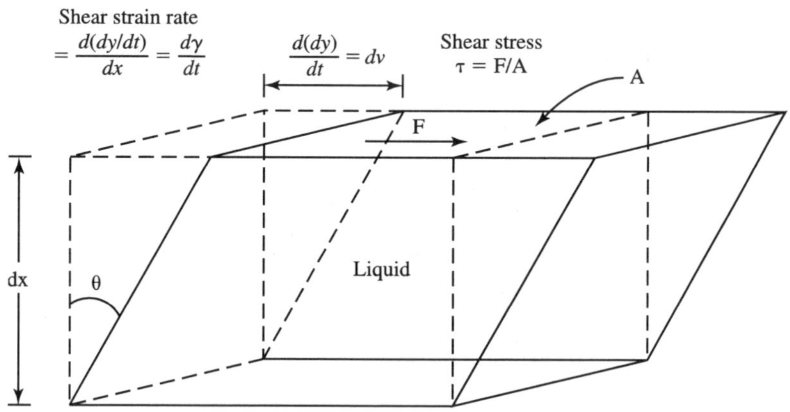

그림 4.16 비정질 재료가 전단응력을 받을 때 일어나는 변형.

$$\tau \propto \frac{d(dy/dx)}{dt} \tag{4.22}$$

dy/*dx*를 감마(γ)로 대치하고 비례상수로 η를 삽입하면 다음이 된다.

$$\tau = \eta\left(\frac{d\gamma}{dt}\right) = \eta\dot{\gamma} \tag{4.23}$$

4.2.1.8 소성변형의 원인 – 폴리머(일반)

폴리머 재료의 기계적 시험 결과는 금속이나 세라믹보다 시험조건의 영향을 받는다. 특히 온도와 시험속도는 큰 영향을 미친다. 시험 온도를 올리거나 시험속도를 낮추면 E와 인장강도의 감소를 일으키고, 연성은 증가한다. 이런 현상은 분자구조의 변화로 설명할 수 있다.

모든 비정질 폴리머는 재료 시험 온도가 T_g 이상인가 이하인가에 따라서 기계적 특성에 큰 차이를 가져온다. T_g 이하에서는 폴리머 사슬은 고착된 상태로 취성을 갖게 되고, T_g 이상에서는 폴리머의 분자 축에 따라 사슬의 회전이 일어나며 연성을 갖게 된다.

기계적 특성에 대한 시험 속도의 영향은 부분적으로는 앞에서 기술한 네킹현상과 관련 있다. 만일 폴리머 시편을 빠르게 잡아 당긴다면 사슬은 하중 축에 따라 배향할 시간이 부족하게 된다. 따라서 매우 빠른 시험 속도에서는 변형이 잘 일어나지 않고 취성 재료의 특성을 띠게 되어 전체적으로 높은 강도를 갖게 된다.

예제 4.4

Poly(methyl methacrylate)(PMMA) 시편의 인장시험 시 변형률의 속도를 증가시키면 1로부터 3

으로 변화할 것인가 혹은 그 반대인가? 초기 시험 온도가 PMMA의 T_g보다 훨씬 높다고 가정하면 응력-변형률 곡선의 변화는 1로부터 3으로 변화할 것인가 혹은 그 반대인가?

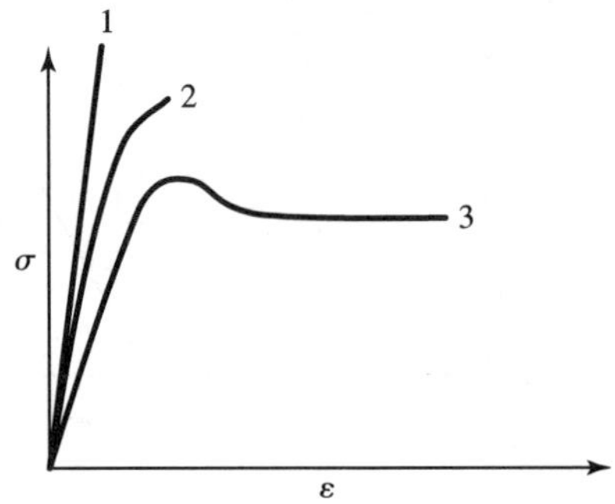

풀이:

변형률의 속도가 증가하면 응력-변형률 곡선은 3에서 1로 변화할 것이다. 변형(률) 속도가 증가함에 따라 폴리머 사슬은 하중의 축에 따라 배향하는 데 시간이 부족하다. 따라서 높은 변형속도에서는 시편이 취성을 갖게 되고 강도가 높아진다. 시험 시작 온도가 T_g보다 훨씬 높을 때 시편은 곡선 3의 양상을 보일 것 이고, T_g로 내려갈수록 폴리머 사슬의 배향에 필요한 에너지가 줄면서 응력-변형률 곡선은 1로 변화할 것이다.

4.2.1.9 소성변형의 원인 – 반결정성 폴리머 및 엘라스토머

폴리머의 두 유형인 반결정성 폴리머 및 엘라스토머는 독특한 응력-변형률 관계를 갖기 때문에 Callister[2]의 설명에 따라 여기서 좀 더 자세히 기술하고자 한다. 반결정성 폴리머는 그림 3.12에서 묘사된 대로 구상형 입자로 구성되어 있다. 이 구상형 입자들은 중심을 향하는 결정성 판구조로 되어 있고 그 사이사이에는 비정형 구조가 개재되어 있다.

이들 폴리머의 소성변형은 그 판상 구조와 비정형 지역의 상호작용으로 설명할 수 있다. 그림 4.17에서 보는 바와 같이 재료의 신장은 몇 가지 단계별로 일어난다. 첫 단계에서 사슬이 늘어나며 판상 구조가 서로 미끄러진다. 두 번째 단계에서 판상 구조가 하중 축에 따라 재배열된다. 이 후 결정상들의 블록들은 서로 분리된다. 그러나 같은 블록 내의 인접 판상들은 아직 분자들로 연결되어 있다. 최종적으로 블록들과 연결 분자들은 하중 축의 방향으로 배열된다. 이러한 방식으로 인장력은 반결정성 폴리머에서 네킹되면서 사슬 재배열을 만든다. 이러한 하중은 금속이나 세라믹 다결정질에서는 결정립의 변형을 유도한다.

반결정성 폴리머의 흥미있는 점은 합성이나 가공에 의하여 이러한 변형거동이 그림 4.18처럼 변하게 되는 점이다. 즉 폴리머 내에서 사슬의 움직임을 억제하면 강도가 증가하고 취성을 갖게 된다. 이러한 방법으로는 폴리머의 결정도를 높이거나 분자량, 가교결합

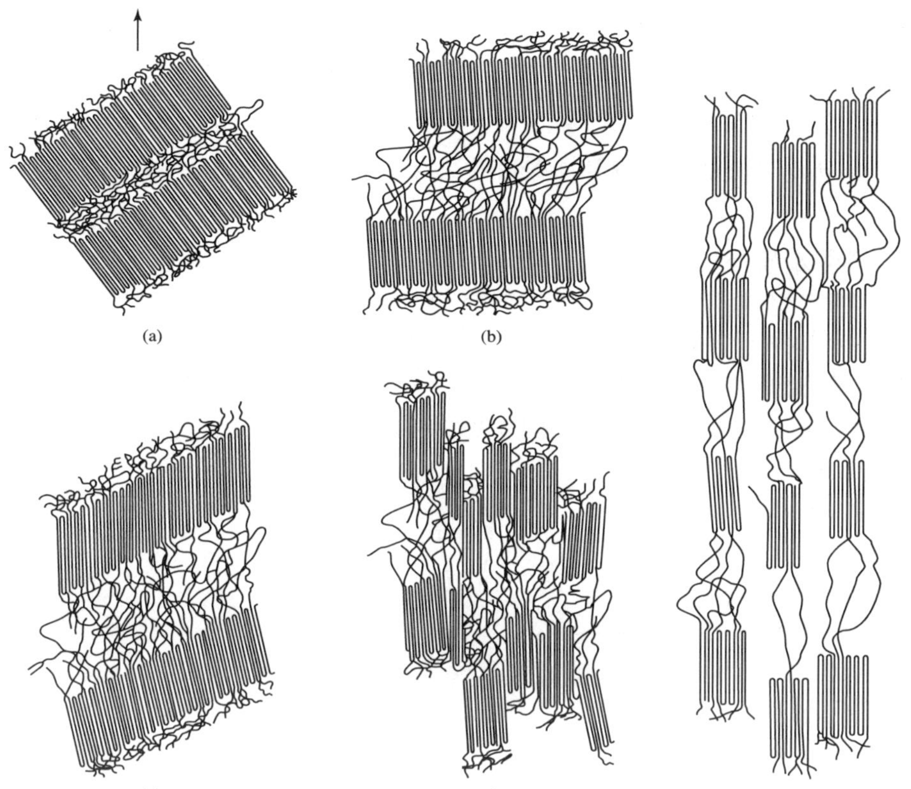

그림 4.17 반결정성 폴리머의 소성변형(a)은 그 판상 구조와 비정형 지역의 상호작용으로 설명할 수 있다. (b) 첫 단계에서 사슬이 늘어나며 판상 구조가 서로 미끌어진다. (c) 두 번째 단계에서 판상 구조가 하중 축에 따라 재배열된다. (d) 이후 결정상들의 블록들은 서로 분리된다. 그러나 같은 블록내의 인접 판상들은 아직 분자들로 연결되어 있다. (e) 최종적으로 블록들과 연결 분자들은 하중 축의 방향으로 배열된다. 이러한 방식으로 인장력은 반결정성 폴리머에서 사슬 재배열을 만든다. 이러한 방식으로 반결정성 폴리머에서 인장력은 사슬 방향의 큰 변화를 일으킨다. (게재 승인[4])

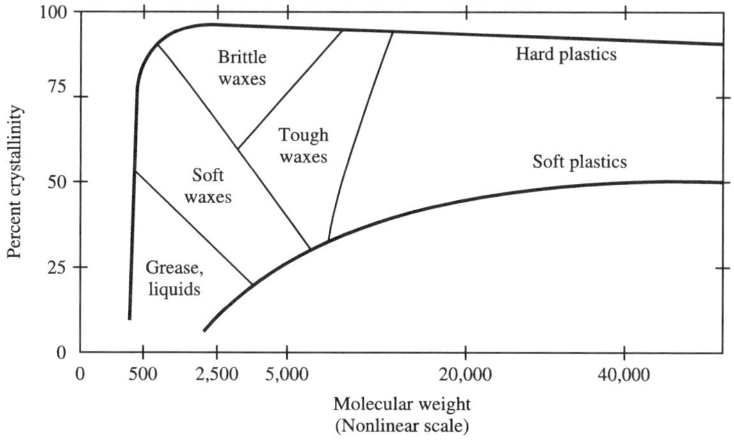

그림 4.18 폴리머의 특성에 미치는 결정도와 분자량의 영향. 결정도와 분자량의 증가에 따라 같은 재료가 액상에서 왁스, 강한 고상의 형태로 바뀔 수 있다. (게재 승인[6])

도를 높이는 것이다. 사슬사이에 존재하는 2차결합은 사슬의 움직임을 제한하는 효과가 있다. 그러므로 결정도를 높이면 폴리머의 기계적 성질에 큰 효과가 있고, 분자량의 증가 또한 사슬이동을 억제하여 폴리머를 강화시킨다. 교차결합 반응동안 형성되는 공유결합 연결자들 또한 사슬 이동을 억제하여 폴리머의 강도와 취성을 개선하는 역할을 한다.

예제 4.5

압출공정으로 4 cm×4 cm×0.5 cm의 사각형 폴리머 시편을 제작하였다. 그림에서 보는 바와 같이 압출공정은 시편에서 대부분의 폴리머 사슬을 한 방향으로 만들어 준다. 여기서 어느 방향이 가장 높은 인장 저항성을 나타낼 수 있는가? 그 이유는 무엇인가?

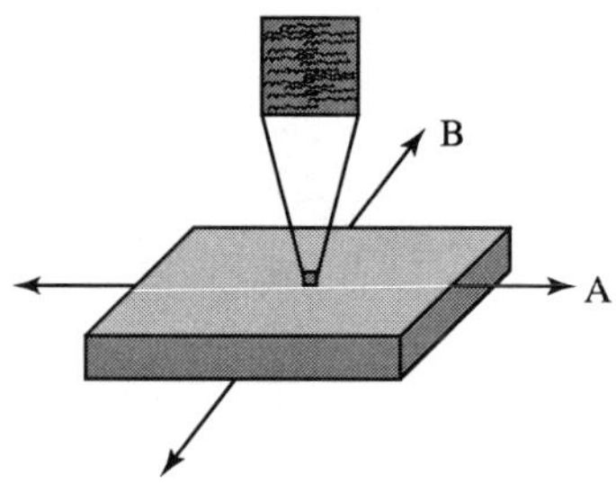

풀이:

이 재료에서 대다수 폴리머 사슬은 “A” 방향으로 평행하게 배열되었으므로 인장력은 이 방향으로 가할 때 가장 높게 된다. 비록 사슬사이의 2차결합력도 존재하기는 하나, 폴리머 사슬내의 분자사이의 결합이 가장 높은 힘을 발휘한다. 본 재료에서는 대다수의 사슬이 한 방향으로 배향되어 있으므로 이 축에 대한 저항성이 가장 높다. “B” 방향에서의 저항성은 폴리머 사슬들의 얽힘과 사슬사이의 2차결합에 의한 것이다. 그러나 이 힘은 사슬내의 공유결합보다 훨씬 약하다.

그림 4.5의 IV형 재료와 같은 엘라스토머는 특유의 사슬구조로 저하중에서 큰 탄성변형이 일어나는 독특한 재료이다. 엘라스토머는 그림 4.19와 같이 척주에 자유롭게 연결되어 있는 코일형 사슬로 하중이 없을 때는 비정형재료이다. 이들 사슬은 슬립을 방지하기 위하여 가교결합 되어 있어 소성변형을 막을 수 있다.

인체에서 발견되는 엘라스틴(elastin)은 엘라스토머의 예로 많은 조직에서 탄성변형을 가능하게 한다(9장에 상세한 설명). 엘라스틴은 특히 폐의 공기주머니와 같이 수축과 이완을 반복하는 조직에서 중요한 구성물이다. 엘라스토머와 같이 엘라스토머라스틴 섬유는 코일 모양의 단백질로 가교결합되어 있다.

엘라스토머가 T_g 이상일 때 인장력이 가해지면 사슬의 코일이 풀어지고 인장력의 방향에 따라 배열하게 된다(그림 4.19). 엘라스토머는 인장력이 제거 후 열역학적 구동력에 의하여 원래의 상태로 돌아가게 된다. 그 시스템의 엔트로피는 인장 시의 규칙적 상태에

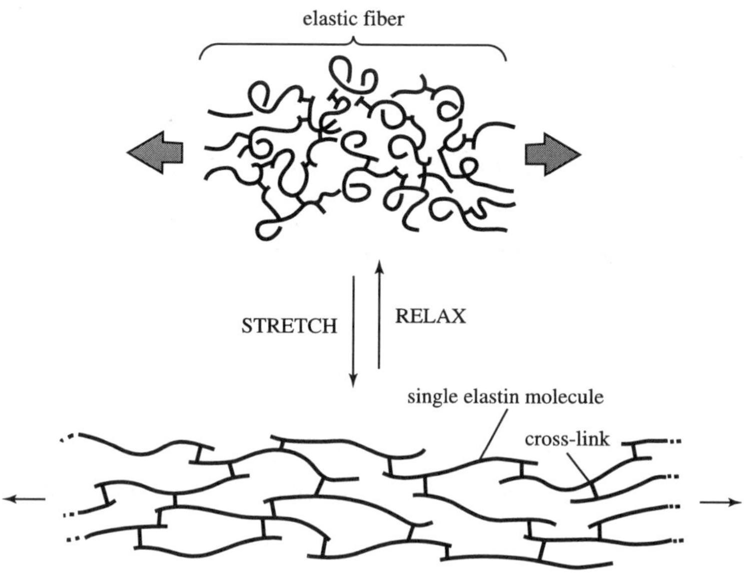

그림 4.19 엘라스토머의 한 종류인 엘라스틴의 수축과 이완상태를 보여 주는 모식도. 엘라스토머는 하중이 없는 상태에서 척주에 자유롭게 연결되어 있는 코일형 사슬로 비정질재료이다. 인장력은 개별 엘라스틴 분자를 펴게 하고 하중 방향으로 배열을 만든다. 엘라스틴의 분자들은 가교결합되어 있는 그물구조로 응력을 제거하면 열역학적 구동력으로 원래의 상태로 돌아가게 된다.

서보다 비정질일 때 더 크다. 따라서 엔트로피 관점에서 불규칙 상태가 더 좋기 때문에 재료는 원래의 상태로 돌아가려고 한다. 엘라스토머는 Hook의 법칙에 따르는 작은 스프링으로 모델화할 수 있다. 이 모델은 다음 장에서 더 설명하기로 한다.

4.2.2 굽힘 특성

재료의 응력-변형률 거동은 굽힘시험으로도 결정될 수 있다. 이 시험법은 여러 재료를 대상으로 시행할 수 있지만 대개는 세라믹 재료를 시험하는 데 사용한다. 세라믹 재료는 재료를 꽉 죄면 파절되기 때문에 인장시험을 하기 어려운 재료이다.

굽힘시험은 그림 4.20과 같이 사각 또는 원형의 단면을 갖는 재료를 대상으로 할 수

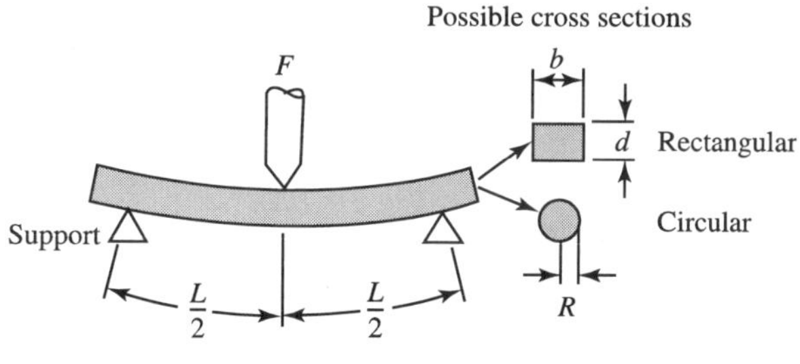

그림 4.20 3-점굽힘 시험의 모식도. 하중 F가 시편의 파절을 일으킬 때 파절강도를 계산할 수 있다. 이러한 시험은 시편의 단면이 사각형이거나 원형일 때 모두 가능하다. (게재 승인 [2])

있다. 시편은 그림과 같이 3-점굽힘 또는 4-점굽힘 응력을 받는다. 그림에서 시편의 상부는 압축력, 하부는 인장력을 받는다. 이렇게 해서 시편의 단면적에 대한 굽힘 모멘트(M), 관성 모멘트(I)를 이용하여 응력을 계산할 수 있다.

이 유형의 시험법에서 얻을 수 있는 중요한 요소의 하나는 굽힘강도(flexure strength)로 알려진 파절계수(modulus of rupture, σ_{mr})이다(이것은 modulus of elasticity와 다름). 이 값은 시편이 사각 단면일 경우 다음 식에 의하여 계산된다.

$$\sigma_{mr} = \frac{3F_f L}{2bd^2} \tag{4.24}$$

여기서, F_f는 파절 하중, L은 시편 지지점의 거리, b는 높이, d는 두께에 대한 시편의 치수이다. 원형 단면을 갖는 시편은 다음 식으로 계산된다. R은 시편의 반경이다.

$$\sigma_{mr} = \frac{3F_f L}{\pi R^3} \tag{4.25}$$

굽힘시험으로부터 인장시험 시의 응력-변형률 곡선과 유사한 형태가 얻어 질 수 있다. 그러나 이 시편들은 소성변형이 거의 없기 때문에 파절 시까지 직선관계로 나타난다. 인장시험과 마찬가지로 이 관계 곡선의 경사도가 탄성계수(modulus of elasticity)가 된다.

예제 4.6

다음은 알루미나 세라믹 시편에 대한 3점 굽힘시험으로 얻은 응력-변형률 곡선이다.

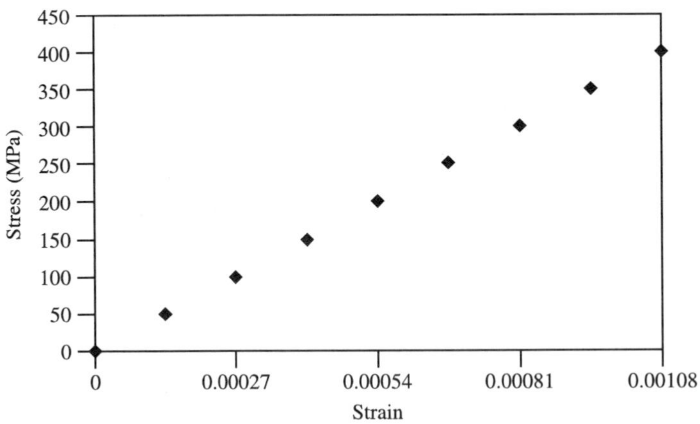

(a) 이 시편의 탄성계수를 계산하시오.

(b) 이 시편의 파절강도를 구하시오.

(c) 시편이 직경 1 cm의 원통형이고 하부 시편지지부의 거리가 10 cm일 때 파절 하중을 구하시오.

(d) 다음에 주어진 그림에서 사각 기둥의 3점 굽힘시험 시편의 어느 부분이 압축력과 인장력이 가해지는 부분인가?

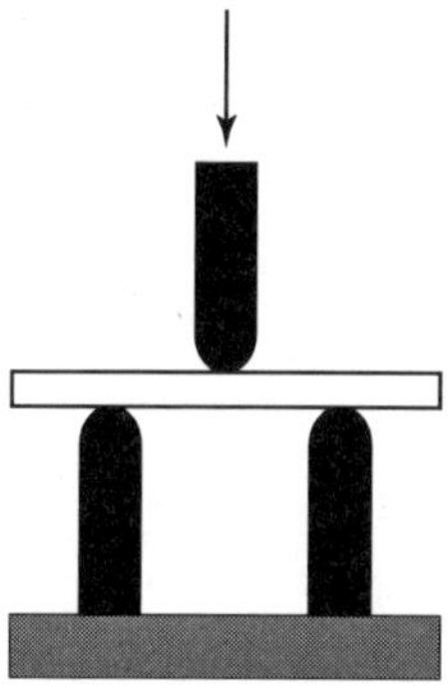

풀이:

(a) 탄성계수는 응력-변형률 곡선의 기울기로부터 구할 수 있다.

$$E = \frac{\Delta\sigma}{\Delta\varepsilon} = \frac{400 - 0 \text{ MPa}}{0.00108 - 0} = \underline{370 \text{ GPa}}$$

(b) 파절강도는 약 400 MPa

(c) 식 (4.25)에 따라 파절 하중을 구한다.

$$F_f = \frac{\sigma_{mr}\pi R^3}{3L} = \frac{400000\pi 0.01^3}{3 \times 0.1} \approx \underline{4.2\text{N}}$$

(d) 시편의 하중장치가 있는 윗면이 압축력, 시편의 지지점과 닿는 아랫면이 인장력을 받는다.

4.2.3 경시적(time-dependent) 특성

종래의 시험법은 재료의 평가가 비교적 짧은 시간에 이루어진다. 그러나 어떤 재료들은 장시간에 걸쳐 하중을 받으면 분자 수준에서 변화가 생긴다. 따라서 이러한 경시적 특성 위에서 설명한 종래의 기계적 시험법들로는 재료의 응력-변형률 거동을 완전하게 평가하기 어렵다. 이러한 특성으로는 크립(creep)과 응력완화(stress relaxation)가 있다.

4.2.3.1 크립

크립은 일정 하중하에서 경시적 변화에 따른 시편의 소성변형으로 정의된다. 크립은 모든 재료에서 관찰되나 대개는 금속의 경우 $0.4T_m$(T_m=절대용융온도) 이상의 온도에서, 세라믹은 이보다 더 높은 온도에서 일어날 수 있다. 그러나 어떤 폴리머에서는 상온에서도

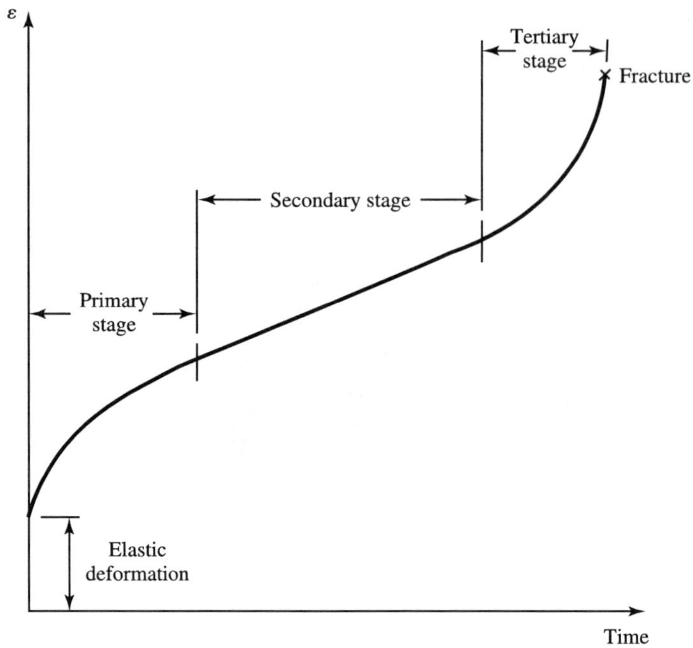

그림 4.21 금속과 세라믹의 전형적인 크립 곡선. 시편의 변형률이 경시적으로 변화한다. 이 곡선은 3부분의 명확한 지역으로 구분된다. 초기 변형 후 첫 단계인 1차 크립에서 시간에 따라 변형률이 증가되나, 그 크립 속도(곡선의 기울기)는 감소한다. 이것은 재료의 전위와 같은 재배치 현상때문이다. 하중 시간이 지속함에 따라 재료내에 평형상태가 되고 시간과 변형률의 관계가 선형이 되며 이것이 2차 크립이다. 마지막 3차 크립은 재료의 파절을 일으키게 된다.

일어날 수 있다.

크립 시험은 일정 온도에서 시편에 일정 하중(대개는 인장력)을 가하여 실시하며 이때 일어나는 변형률을 시간에 따라 기록한다. 금속과 세라믹의 전형적인 크립 곡선은 그림 4.21에 나와 있다.

이 곡선은 3부분의 명확한 지역으로 구분된다. 초기 변형 후 첫 단계인 1차 크립에서 시간에 따라 변형률이 증가되나, 그 크립 속도(곡선의 기울기)는 감소한다. 이것은 재료의 전위와 같은 재배치 현상때문이다. 하중 시간이 지속함에 따라 재료내에 평형상태가 되고 그 크립 속도는 최소가 된다. 이것이 2차 크립이며 대개 가장 긴 구간이다. 3차 크립은 파절을 일으킨다. 이때 재료내부에서는 결정립계의 분리, 균열, 기공 같은 거시적 결함이 나타나고 결국 재료의 신장이 급격하게 진행되며 파절하게 된다.

크립 시험에서 얻을 수 있는 중요한 특성은 정적 크립 속도, $\dot{\varepsilon}$, 파괴시간(t_r)이다. $\dot{\varepsilon}$는 크립 곡선의 2단계에서 기울기를 취하여 얻는다. 그러나 이때의 하중과 온도는 크립 값에 큰 영향을 주므로 이 변수들을 제시해야 한다. 그림 4.22에서 보듯이 $\dot{\varepsilon}$는 응력과 온도의 증가에 따라 증가하며, 반대로 t_r는 높은 온도와 하중에서 감소하게 된다.

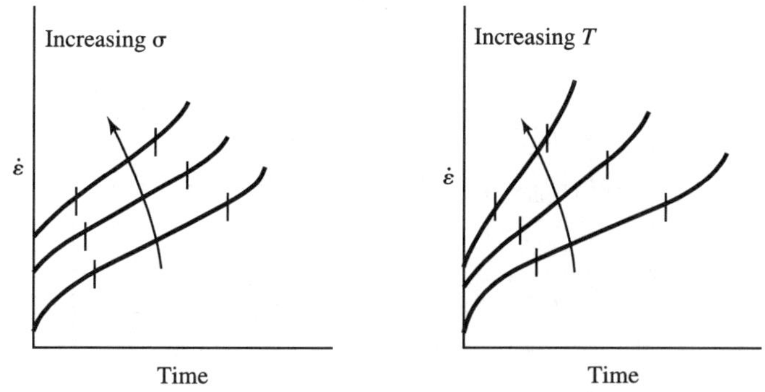

그림 4.22 크립 반응에 대한 응력과 온도의 영향. 정적 크립 속도($\dot{\varepsilon}$)는 응력과 온도의 증가에 따라 증가한다.

폴리머의 크립 곡선은 그림 4.23과 같이 금속, 세라믹과 유사하나 크립 변형의 단계는 명확하지 않다. 이 그림으로부터 폴리머 재료의 크립은 상대적으로 낮은 온도와 응력에서도 일어날 수 있다는 것을 보여 준다. 특별한 환경에서 일정 크기를 유지하면서 기능을 해야 하는 폴리머 임프란트의 설계에 있어서 체온에서의 크립현상이 중요한 고려대상이다. 예를 들어 인체에서 폴리머계 인대 대체물의 실패원인 중 하나는 재료의 크립 때문으로, 일정 위치에서 관절을 유지시킬 수 없게 된다.

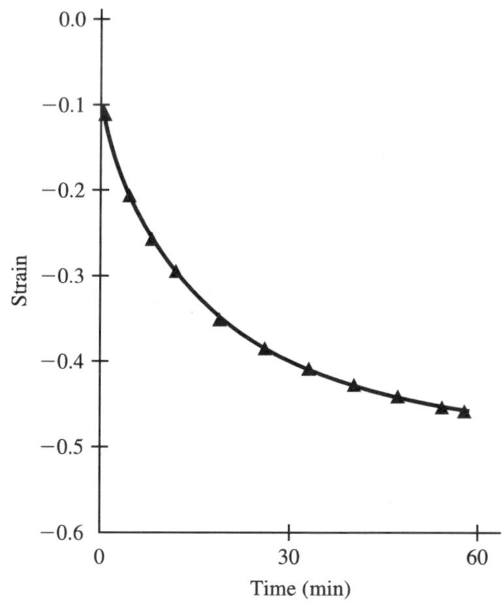

그림 4.23 9.5 kPa 하에서 다공성 폴리머(PLGA 50:50)의 전형적인 크립 곡선. (이 경우 하중이 인장력이 아니고 압축력이라 변형률이 음의 값을 가진다. 그러나 경시적으로 길이의 변화가 계속 일어나고 있다). 폴리머의 크립 곡선은 금속, 세라믹과 유사하나 크립 변형의 단계는 명확하지 않다.

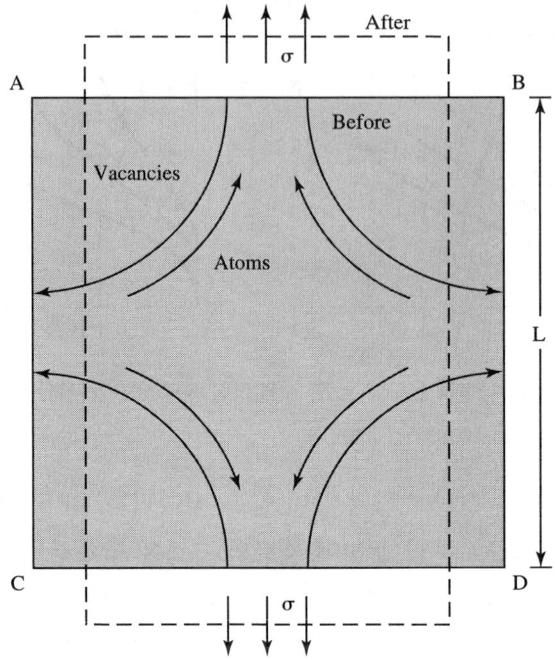

그림 4.24 공극확산의 모식도. 하중이 가해지면서 수직방향(AB, CD)으로 다른 공극이 결정립의 면에 생기고 이것들은 응력의 축에 평행한 면으로 이동하는 경향을 갖게 된다(AC, BD). 모든 공극 확산과 함께 원자 확산이 반대방향으로 일어나고, 응력방향에 따라 결정립의 신장이 일어난다. L은 결정립의 원래의 길이이고, σ는 하중이다.

4.2.3.2 크립의 분자적 원인 – 금속

원자수준에서 크립은 재료의 유형에 따라 여러 기구에 의하여 나타난다. 금속에서 크립은 결정립계의 미끄러짐 또는 공극(vacancies)의 이동에 의하여 나타날 수 있다. 공극의 이동은 고온 상태에서 원자의 확산도 증가에 의하여 촉진된다. 특히 공극의 이동에는 응력에 의한 공극의 확산과 전위의 두 주요 기구가 작용한다.

응력에 의한 공극의 확산은 그림 4.24에서 묘사하였다. 하중이 가해지면서 수직방향(AB, CD)으로 다른 공극이 결정립의 면에 생기고 이것들은 응력의 축에 평행한 면으로 이동하는 경향을 갖게 된다(AC, BD). 모든 공극 확산과 함께 원자 확산이 반대방향으로 일어나고, 응력방향에 따라 결정립의 신장이 일어난다. 이러한 유형의 공극 확산을 Nabarro-Herring 크립이라고 부른다. 만일 공극들이 결정립의 내부를 지나기보다 결정립계를 따라 이동한다면 이것은 Coble 크립이라고 부른다.

전위 이동은 이름에서 의미하듯이 전위가 공극 전체열의 확산에 의하여 여분의 면으로 원자 공간이 이동하는 것이다. 원자의 이동은 이것과 반대방향이다(그림 4.25).

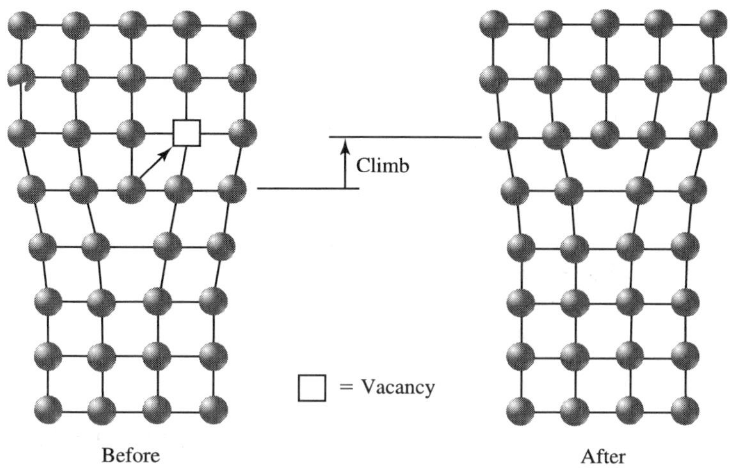

그림 4.25 전위이동의 그림(말단부). 전위가 공극의 확산에 의하여 이동한다. (게재 승인 [3])

4.2.3.3 크립의 분자적 원인 – 세라믹

세라믹의 크립 기구는 금속과 유사하나 세라믹은 크립 변형에 저항성이 크다. 세라믹에서의 공극의 확산은 재료의 전기적 중성도를 유지해야 할 필요성과 음이온과 양이온사이의 확산도 차이 때문에 더 어렵다. 또한 일반적으로 금속에 비하여 세라믹은 점결함의 수가 적다. 이러한 유형의 생체재료에서는 결정립계의 이동이 크립과 미세구조 재배열의 주 원인이다.

4.2.3.4 크립의 분자적 원인 – 폴리머

반결정성과 비정질 폴리머의 크립 변형은 점성 흐름에 의한 비정질 부분에서의 사슬의 이동에 의한다. 그러므로 %결정화도 및 폴리머의 시험온도(T_g 이상 또는 이하)는 크립 특성에 큰 영향을 미친다. 폴리머의 결정화도가 감소하면 크립에 대한 취약성은 증가한다. T_g 이하에서는 비정질 부분에서 사슬의 이동이 억제되어 경시적 변화가 생기지 않는다. 이 온도에서는 오직 탄성변형만이 기록된다. 한편 T_g 이상에서는 폴리머 사슬은 서로 이동할 수 있어 점성 유동(크립과 응력완화)의 변화들을 볼 수 있다.

4.2.3.5 응력완화와 그 원인

응력완화는 시간 의존적 기계적 특성의 하나다. 크립이 일정하중하에서 시간에 따른 소성 변형이라면 응력완화는 일정 변형률하에서 시간에 따른 응력의 감소를 나타내며 폴리머에서는 자주 볼 수 있다. 크립과 응력완화 거동은 그림 4.26에 그림으로 묘사하였다. 대표적인 예가 어떤 물건을 묶은 고무 밴드의 시간이 지남에 따라 응력이 풀어지는 현상이다.

응력완화 실험은 크립시험과 유사하게 시행한다. 그러나 시편에 변형이 생기도록 충

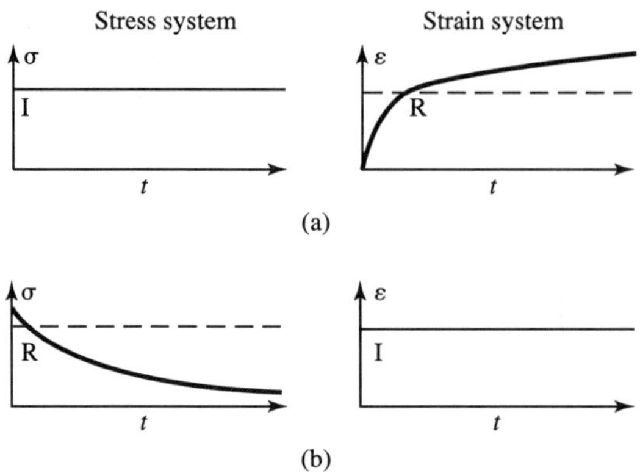

그림 4.26 (a) 폴리머 재료의 크립반응. 시편은 일정하중 하에서 시간이 경화함에 따라 소성변형이 일어난다. (b) 폴리머 재료의 응력완화. 시편은 일정하중 하에서 시간이 경화함에 따라 응력이 감소한다. *I*는 시편에 가해진 양, *R*은 재료의 반응.

분한 응력을 가한다. 일정한 변형률을 유지하는 데 필요한 응력의 변화를 시간에 따라 모니터링하는 것이다. 이때 온도는 역시 일정하게 유지한다.

응력완화의 분자적 현상은 크립에서처럼 비정질 부위에서의 사슬의 이동이다. 그러므로 결정화도 및 T_g와 관련한 측정 온도는 역시 응력완화에 크게 영향을 미친다. 크립과 같이 응력완화거동은 오직 T_g 이상의 온도(폴리머의 점성유동이 가능한)에서만 관찰된다.

4.2.3.6 점탄성 거동의 수학적 모델

T_g 이하의 온도에서 폴리머는 대개 탄성 고체로 거동하나 T_g 이상이 온도에서는 점성 액체로 거동한다. 그러나 T_g와 T_m 사이의 온도에서 폴리머는 점성과 탄성 두 특성을 나타내며 이것을 점탄성이라고 한다. 그림 4.27은 재료의 세 가지 유형의 반응을 보여 준다. 그림 4.27(a)에서처럼 계단 응력이 적용되면 완전 탄성체의 변형률은 즉각적이고 일정하다[그림 4.27(b)]. 그러나 완전한 점성체의 변형은 시간에 따라 증가하게 된다[그림 4.27(d)]. 점탄성체는 중간적 특성을 나타낸다. 즉 즉각적 변형이 일어나고 뒤이어서 경시적 변형이 일어난다[그림 4.27(c)]. 그러므로 점탄성체의 본질은 앞에서 기술한 크립과 응력완화 같은 시간의존적 기계적 특성임을 나타낸다.

상품명 Silly Putty®로 알려진 실리콘 폴리머는 점탄성체의 일반적인 예다. 이것을 볼로 만들어 던지면 튀어 오른다(탄성체로 거동). 그러나 이것을 천천히 놓으면 점성체와 같이 늘어나고 유동성을 나타낸다. 따라서 점탄성체의 변형속도는 그것이 어떻게 거동하는 가를 결정한다. 높은 변형속도에서는 탄성특성이 주로 작용하고 낮은 변형속도에서는 점성부분이 작용하게 된다.

점탄성 반응을 완전히 이해하기 위하여 많은 수학적 모델이 개발되어 왔다. 다음 기술은 참고문헌 [2]를 기초로 한 것이다. 이상적 모델을 위하여 탄성 부분의 반응은 Hook의

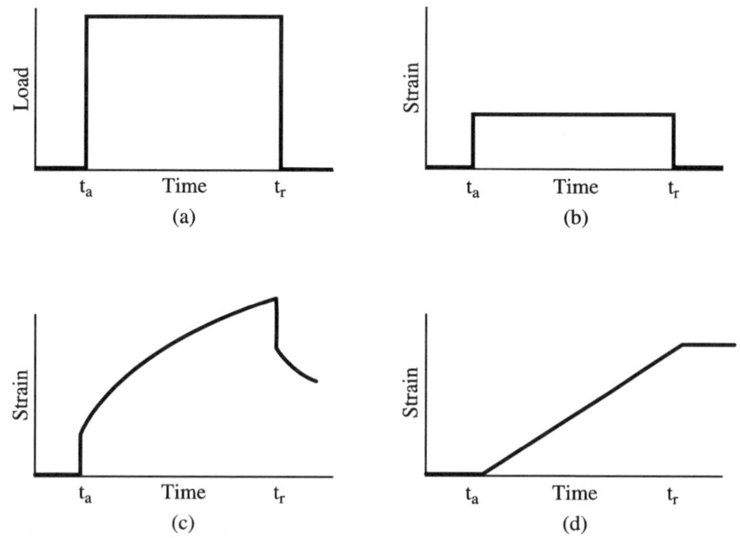

그림 4.27 계단 하중에 대한 재료의 반응 모식도. t_a는 하중 적용시점, t_r은 하중 해제시점을 나타냄. (a) 적용한 계단 하중, (b) 완전 탄성체에서의 즉각적이고 일정한 변형률, (c) 점탄성에서의 변형률. 점탄성체는 중간적 특성을 나타낸다. 즉 즉각적 변형이 일어나고 뒤이어서 경시적 변형이 일어난다. (d) 완전한 점성체의 변형은 시간에 따라 선형적으로 증가한다.

법칙을 따른다고 가정하고, 기계적 유사체 즉 스프링을 식으로 표현한다.

$$\sigma = E\varepsilon \tag{4.26}$$

또는 미분형태인.

$$\frac{d\sigma}{dt} = E\frac{d\varepsilon}{dt} \tag{4.27}$$

점성부분은 Newton의 법칙을 따른다고 가정하며 그 기계적 모델은 대시포트(dashpot)이다. (대시포트는 감압유체가 들어 있는 자동차의 충격 흡수기와 같다고 생각할 수 있다.) 이 단순한 모델에서는 전단응력 및 변형률, 인장/압축 응력 및 변형률들 사이의 경계가 없어진다. 대신 중요한 것은 응력과 변형률사이의 관계이다. 그러므로 Newton이 법칙은 다시 쓰면 다음과 같다.

$$\tau = \eta\frac{d\gamma}{dt} = \sigma = \eta\frac{d\varepsilon}{dt} \tag{4.28}$$

점탄성 거동을 모델화하기 위한 이 요소들은 많은 방식으로 결합시킬 수 있다. 다수의 스프링과 대시포트를 포함하는 복잡한 모델이 유도될 수 있지만 여기서는 Maxwell 모델과 Voigt 모델의 두 가지 단순 모델로 국한한다.

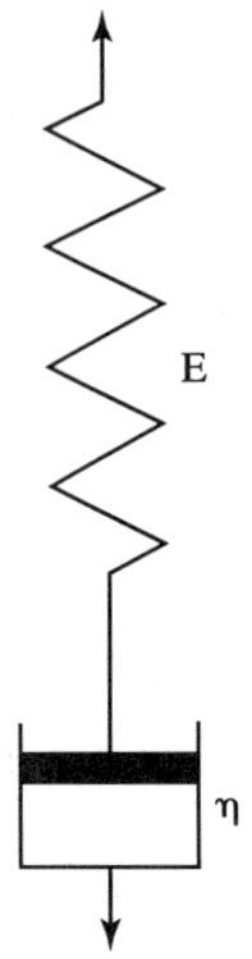

그림 4.28 스프링과 대시포트를 일렬로 연결한 Maxwell 모델 모식도(대시포트는 감압유체가 들어 있는 자동차의 충격 흡수기와 같다고 생각할 수 있다). *E*는 탄성계수를 나타내며 η은 점성을 나타낸다.

4.2.3.7 점탄성 거동 - Maxwell 모델

Maxwell 모델은 그림 4.28처럼 스프링과 대시포트를 일렬로 연결한 것이다. 응력 σ이 가해질 때 변형률 ε는 각 요소의 변형률을 더한 것이다. 즉

$$\varepsilon = \varepsilon_1 + \varepsilon_2 \tag{4.29}$$

여기서 ε_1는 스프링의 변형률이고 ε_2는 대시포트의 변형률이다. 일렬로 연결되었기 때문에 응력은 동일하다.

$$\sigma_1 = \sigma_2 = \sigma \tag{4.30}$$

식 (4.27)과 (4.28)은 다음과 같이 다시 쓸 수 있다.

$$\frac{d\sigma}{dt} = E\frac{d\varepsilon_1}{dt} \tag{4.31}$$

$$\sigma = \eta\frac{d\varepsilon_2}{dt} \tag{4.32}$$

식 (4.29)를 미분하면 다음과 같이 바뀌고

$$\frac{d\varepsilon}{dt} = \frac{d\varepsilon_1}{dt} + \frac{d\varepsilon_2}{dt} \tag{4.33}$$

$d\varepsilon_1/dt$ 및 $d\varepsilon_2/dt$를 위식으로 대치하면 다음과 같다

$$\frac{d\varepsilon}{dt} = \frac{1}{E}\frac{d\sigma}{dt} + \frac{\sigma}{\eta} \tag{4.34}$$

폴리머의 특성 예측을 위한 이 모델의 신뢰성은 이것을 크립과 응력완화 상황에 적용해 봄으로써 조사할 수 있다. 크립이 진행되는 동안 응력(σ_0)을 일정하게 유지하면 $d\sigma/dt=0$이 된다. 그리고 위 식을 다시 쓸 수 있다.

$$\frac{d\varepsilon}{dt} = \frac{\sigma_0}{\eta} \tag{4.35}$$

이 식은 크립동안 Newtonian 유동을 예측하는 Maxwell 모델을 보여 주고 있으며, 변형률은 시간에 따라 선형증가가 예측된다. 이것은 그림 4.26(a)와는 분명히 다르며 이 모델은 크립상태에서의 최소 예측값이다.

그러나 응력완화과정에서 변형률이 일정하게 유지되면 $\varepsilon=\varepsilon_0$이고 $d\varepsilon/dt=0$이다. 이렇게 되면 식은 다음이 된다.

$$0 = \frac{1}{E}\frac{d\sigma}{dt} + \frac{\sigma}{\eta} \tag{4.36}$$

또는

$$\frac{d\sigma}{\sigma} = -\frac{E}{\eta}dt \tag{4.37}$$

$t=0$, $\sigma=\sigma_0$으로 가정할 때 이 식을 적분하면,

$$\sigma = \sigma_0 e^{\frac{-Et}{\eta}} \tag{4.38}$$

이 되고, 시간에 따라 응력의 지수적 감소가 예측된다[그림 4.26(b)]. 크립과 응력와화에 대한 Maxwell 모델의 반응 예측은 그림 4.29에서 설명한다.

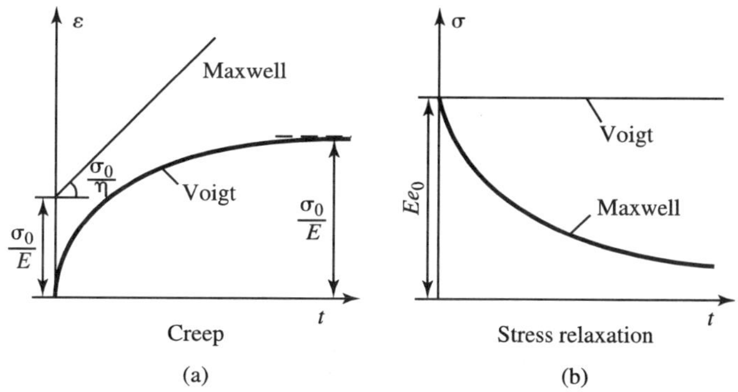

그림 4.29 (a) 크립, (b) 응력완화에 대한 Maxwell 모델과 Voigt 모델에 의한 반응 예측

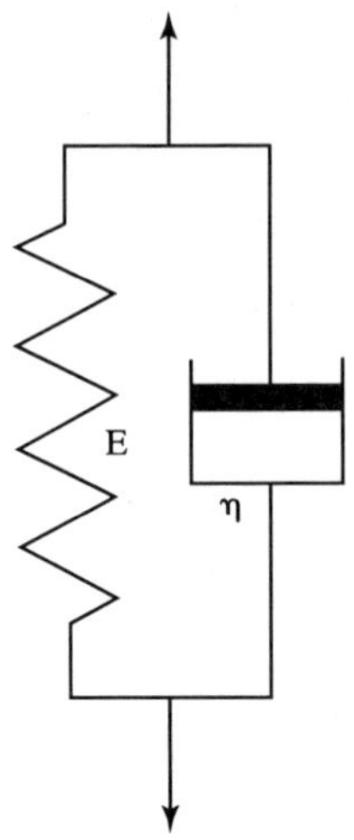

그림 4.30 스프링과 대시포트가 병렬로 연결되어 있는 Voigt 모델. E는 탄성계수를 나타내며 η은 점성을 나타낸다.

4.2.3.8 점탄성 거동 – Voigt 모델

Voigt(또는 Kelvin) 모델은 Maxwell 모델과 같은 요소를 사용하나 순서가 다르다. 그림 4.30에서 보듯이 요소들이 병렬연결 되어 있다. Maxwell 모델과 다른 것은 요소들의 변형률들은 동일하나 응력은 누적된다.

$$\varepsilon = \varepsilon_1 = \varepsilon_2 \qquad 4.39$$

$$\sigma = \sigma_1 + \sigma_2 \qquad 4.40$$

여기서 다시 아래 첨자 1은 스프링, 2는 대시포트를 나타낸다. 식 (4.26)과 (4.27)로부터 응력 σ_1과 σ_2는 다음과 같이 표현할 수 있다.

$$\sigma_1 = E\varepsilon \qquad 4.41$$

그리고

$$\sigma_2 = \eta\frac{d\varepsilon}{dt} \qquad (4.42)$$

이들을 식 (4.40)으로 대치하면 다음 식이 된다.

$$\sigma = E\varepsilon + \eta\frac{d\varepsilon}{dt} \qquad (4.43)$$

또는

$$\frac{d\varepsilon}{dt} = \frac{\sigma}{\eta} - \frac{E\varepsilon}{\eta} \tag{4.44}$$

Maxwell 모델처럼 Voigt 모델의 신뢰성은 이것을 크립과 응력완화 상황에 적용해 봄으로써 조사할 수 있다. 크립이 진행되는 동안 $\sigma=\sigma_0$이 되고 위 식 (4.4)는 다음이 된다.

$$\frac{d\varepsilon}{dt} = \frac{\sigma_0}{\eta} - \frac{E\varepsilon}{\eta} \tag{4.45}$$

이 식에 대한 해는 다음 이다

$$\varepsilon = \frac{\sigma_0}{E}\left(1 - e^{\frac{-Et}{\eta}}\right) \tag{4.46}$$

크립 시험동안 변형률은 시간에 따라 지수적으로 증가하고 그 예측 결과는 그림 4.29와 같다.

그러나 이 모델은 응력완화 조건을 취하지 않고, 변형률(ε_0)이 일정하고 $d\varepsilon/dt=0$일 때 식 (4.45)는 다음이 된다.

$$\frac{\sigma}{\eta} = \frac{E\varepsilon_0}{\eta} \tag{4.47}$$

또는

$$\sigma = E\varepsilon_0 \tag{4.48}$$

위의 설명으로부터 Maxwell 시스템은 폴리머의 응력 완화에 대한 단순 모형을 제공할 수 있고, Voigt 모델은 크립 상태에 적용할 수 있다. 이런 식으로 몇 가지 모델의 조합

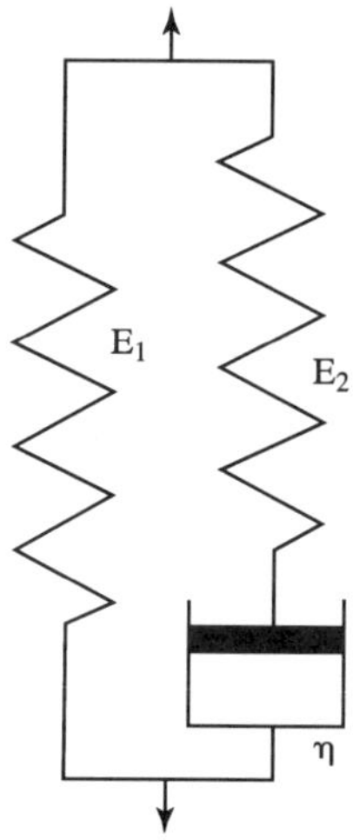

그림 4.31 Maxwell과 Voigt 모델에 의한 정상적인 선형고체 모형의 모식도. E는 재료의 탄성영역에서의 탄성계수를 나타내며, η는 점성영역에서의 점도를 나타낸다. (게재 승인 [10])

에 의하여 크립과 응력완화를 동시에 예측할 수 있다. 이와같은 단순 조합의 예가 그림 4.31의 표준선형고체모델(standard linear solid model)이다.

또한 모델의 복잡성과 관계없이 스프링-대시포트 시스템은 폴리머의 일반적 거동을 설명하는 데 사용할 수 있다. 그러나 경시적 현상에 대한 분자적 원인에 관한 정보는 알기 어렵다.

예제 4.7

그림 4.31에 제시한 표준선형고체모델에서 이 모델의 미분식을 유도하고, 이식을 사용하여 응력완화와 응력완화 및 크립의 문제를 풀어보자.

풀이:

$$E_1 = \sigma_1/\varepsilon_1$$

$$E_2 = \sigma_2/\varepsilon_2$$

$$\eta = \sigma_\eta/(d\varepsilon_\eta/dt)$$

$$\varepsilon_1 = \varepsilon_2 + \varepsilon_\eta = \varepsilon \rightarrow \varepsilon = \varepsilon_1 \text{ and } d\varepsilon/dt = d\varepsilon_1/dt$$

$$d\varepsilon_1/dt = d\varepsilon_2/dt + d\varepsilon_\eta/dt = d\varepsilon/dt$$

$$\sigma_2 = \sigma_\eta$$

$$\sigma = \sigma_2 + \sigma_1 = \sigma_\eta + \sigma_1$$

$$d\sigma/dt = d\sigma_2/dt + d\sigma_1/dt = d\sigma_\eta/dt + d\sigma_1/dt$$

$$d\varepsilon/dt = \sigma_\eta/\eta + [d\sigma_2/dt]/E_2$$

$$\sigma_\eta = [d\varepsilon/dt - [d\sigma_2/dt]/E_2]\eta$$

$$d\sigma_2/dt = d\sigma/dt - d\sigma_1/dt$$

$$\sigma_1 = E_1\varepsilon_1 = E_1\varepsilon$$

$$d\sigma_1/dt = E_1 d\varepsilon_1/dt = E_1 d\varepsilon/dt$$

$$\rightarrow \sigma_\eta = [d\varepsilon/dt - (d\sigma/dt - E_1 d\varepsilon/dt)/E_2]\eta$$

$$\sigma_{E1} = E_1\varepsilon_1$$

$$\rightarrow \sigma = [d\varepsilon/dt - (d\sigma/dt - E_1 d\varepsilon/dt)/E_2]\eta + E_1\varepsilon$$

$$\sigma/\eta = d\varepsilon/dt - (d\sigma/dt - E_1 d\varepsilon/dt)/E_2 + E_1\varepsilon/\eta$$

$$\sigma(E_2/\eta) = E_2 d\varepsilon/dt - d\sigma/dt + E_1 d\varepsilon/dt + (E_1E_2/\eta)\varepsilon$$

$$\rightarrow \underline{d\sigma/dt + \sigma(E_2/\eta) = d\varepsilon/dt(E_1 + E_2) + \varepsilon(E_1E_2/\eta)}$$

응력완화의 경우 $\varepsilon=\varepsilon_0$, $d\varepsilon/dt=0$일 때, 이 조건들을 미분식을 삽입하면 다음이 된다.

$$d\sigma/dt + \sigma(E_2/\eta) = \varepsilon_o(E_1E_2/\eta)$$

$$d\sigma/dt = \varepsilon_o(E_1E_2/\eta) - (E_2/\eta)\sigma$$

$$d\sigma/dt = (1/\eta)[E_1E_2\varepsilon_o - E_2\sigma]$$
$$[d\sigma/dt]/[E_2\sigma - E_1E_2\varepsilon_o] = -(1/\eta)$$
$$d/dt(\ln|\sigma E_2 - E_1E_2\varepsilon_o|) = -E_2/\eta$$
$$\ln|\sigma E_2 - E_1E_2\varepsilon_o| = (-E_2/\eta)t + C, \text{ where } C \text{ is a constant}$$
$$|\sigma E_2 - E_1E_2\varepsilon_o| = e^C \exp[(-E_2/\eta)t]$$
$$\sigma E_2 = E_1E_2\varepsilon_o + k \exp[(-E_2/\eta)t], \text{ where } k \text{ is a constant}$$
$$\underline{\sigma(t) = E_1\varepsilon_o + K \exp[(-E_2/\eta)t], \text{ where } K \text{ is a real constant greater than zero.}}$$

크립의 경우 $\sigma=\sigma_0$, $d\sigma/dt=0$일 때, 이 조건들을 위에서 주어진 조건식에 삽입하면 다음이 된다.

$$d\sigma/dt = -\sigma_o(E_2/\eta) + d\varepsilon/dt(E_1 + E_2) + \varepsilon(E_1E_2/\eta) = 0$$
$$d\varepsilon/dt(E_1 + E_2) + \varepsilon(E_1E_2/\eta) = \sigma_o(E_2/\eta)$$
$$d\varepsilon/dt + [E_1E_2\varepsilon]/[\eta(E_1 + E_2)] = \sigma_oE_2/[\eta(E_1 + E_2)]$$
$$d\varepsilon/dt = -[E_1E_2\varepsilon]/[\eta(E_1 + E_2)] + \sigma_oE_2/[\eta(E_1 + E_2)]$$
$$(d\varepsilon/dt)/[E_1E_2\varepsilon - \sigma_oE_2] = -1/[\eta(E_1 + E_2)]$$
$$d/dt(\ln|E_1E_2\varepsilon - \sigma_oE_2|) = -(E_1E_2)/[\eta(E_1 + E_2)]$$
$$\ln|E_1E_2\varepsilon - \sigma_oE_2| = -(E_1E_2)/[\eta(E_1 + E_2)]t + C, \text{ where } C \text{ is a constant}$$
$$|E_1E_2\varepsilon - \sigma_oE_2| = e^C \exp[-(E_1E_2)t/[\eta(E_1 + E_2)]]$$
$$\varepsilon E_1E_2 = \sigma_oE_2 + k \exp[-(E_1E_2)t/[\eta(E_1 + E_2)]], \text{ where } k \text{ is a constant}$$
$$\varepsilon = \sigma_o/E_1 + k \exp[-(E_1E_2)t/[\eta(E_1 + E_2)]]$$
$$\underline{\varepsilon(t) = \sigma_o/E_1 + K \exp[-(E_1E_2)t/[\eta(E_1 + E_2)]], \text{ where } K \text{ is a real constant greater than zero.}}$$

4.2.4 기공의 영향과 기계적 성질의 변화

3장에서 다루었듯이 생체재료에서 발포제를 첨가하고 이의 조절을 통하여 기공을 형성한다. 또는 재료의 기공과정에서 부산물로 생성된 가스 기공이 시편에 형성되거나 금속, 세라믹에서는 부분 소결과정에서 형성될 수 있다. 그러나 그 생성과정과는 관계없이 재료에서 기공이 존재하면 탄성계수와 강도가 저하된다. 기공으로 인한 파절강도의 저하는 다음 두 가지 원인으로 발생한다. 즉 기공이 시편의 단면적을 감소시킬 뿐만 아니라, 기공에서 응력의 집중 현상에 의한다(4.3.3절 참고).

특히 생분해성 임플란트 재료는 시간에 따라 기계적 성질이 달라지므로 문제를 일으킬 수 있다. 예를 들어 생분해성 봉합사로 사용되는 50% 결정성 poly(glycolic acid)의 기계적 성질은 체내에서 분해되기 시작하여 2-4주후에는 대부분 상실된다(그림 4.32)[11]. 이 열화속도에는 재료의 화학적 구조와 기공 등 많은 요인들이 작용한다(5장에서 더 다

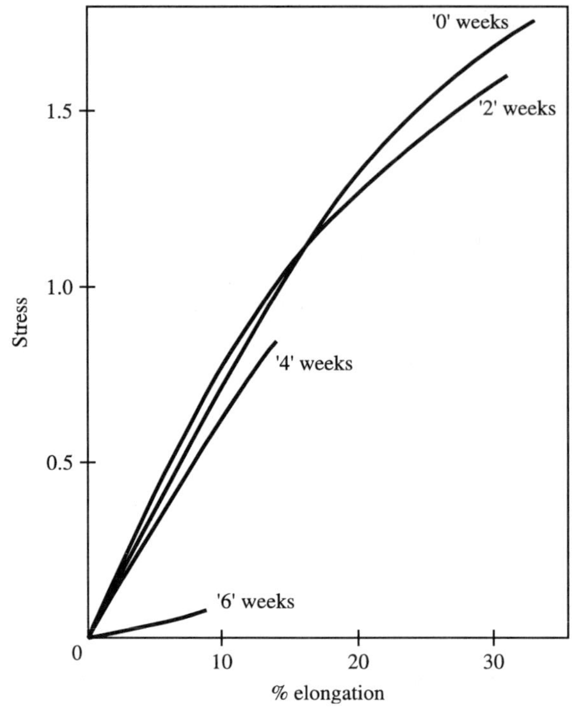

그림 4.32 50% 결정성 poly(glycolic acid)의 기계적 성질 변화. 폴리머의 열화는 2-4주내에 기계적 성질의 큰 손실을 야기한다.

루어짐). 조직공학용 스캐폴드는 조직재생이 충분히 일어나는 동안 기계적 특성을 유지할 수 있어야 하기 때문에 앞에서 언급한 특성을 설계 시 충분히 고려해야 한다.

그 원리는 더 이상 문제되지 않는다. 기공이 남음으로써 재료의 탄성계수와 강도를 감소시킬 것이다. 두 가지 주요 이유로 추가된 기공은 파절 강도를 낮추었다. 따라서 열화가 일어나는 시간과 동반하는 기계적 특성의 감소는 생분해성 임플란트 재료설계에 있어서 중요한 요소이다.

4.3 파절과 실패

4.3.1 연성 파절과 취성 파절

재료는 경시적(time-dependent) 변형 또는 경시성과 관계없는 변형이 지속되며 결국 파절된다. 이때 재료가 파절되기 전까지 소성변형이 진행되면 연성 파절이라고 할 수 있다. 그러나 소성변형이 없었다면 이 재료는 취성 파절이 일어난 것이다. 인장시험 시 일어나는 파절 양상을 좀 더 알아보자.

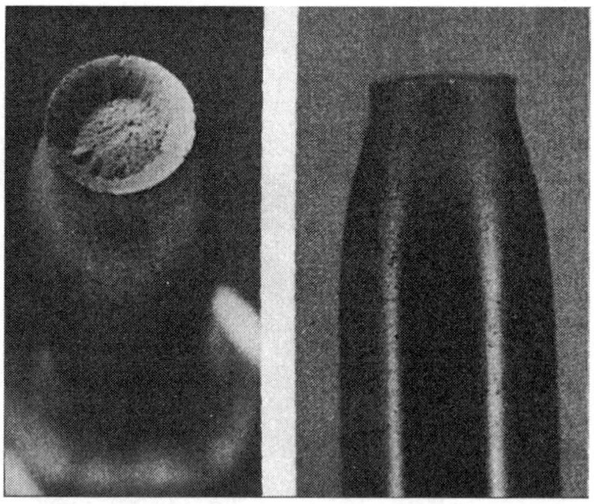

그림 4.33 금속재료에서의 연성파절. 원뿔모양 파절면에서 보듯이 균열부위에서 소성변형이 일어남.

연성파절은 그림 4.33 사진의 원뿔모양 파절면에서 보듯이 균열부위에서 소성변형이 일어남을 알 수 있다. 이때 균열 전파는 매우 느리고 또한 부가적 응력이 가해지지 않으면 균열의 진행이 멈추기 때문에 안정적이다. 또한 연성파절은 소성변형동안 시편 외형의 변화가 파절을 예고해 주기 때문에 바람직한 파절 양상이다. 이러한 것은 인공 심장판막과 같이 파절이 일어나면 사망으로 이어질 수 있는 의료용 소재에서는 특히 중요한 요소이다. 일반적으로 취성파절보다 연성파절이 필요한 변형에너지가 더 크다. 연성파절은 금속과 일부 폴리머에서 볼 수 있다.

한편 취성파절에서는 소성변형이 거의 일어나지 않는다(그림 4.34). 취성파절은 사전 조짐이 없이 매우 빠르게 진행되어 갑작스런 파절양상으로 나타난다. 취성 파절은 금속보다는 원자열의 슬립이 없는 세라믹에서 자주 일어나며, 일부 폴리머에서도 취성파절을 볼 수 있다.

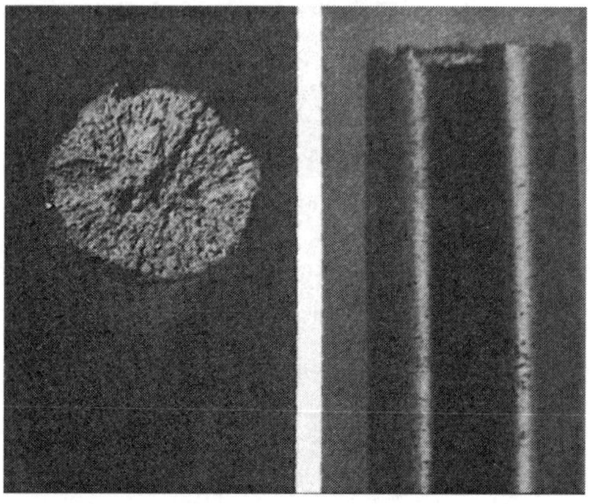

그림 4.34 금속재료의 취성파절. 균열주변에 소성변형이 거의 일어나지 않음.

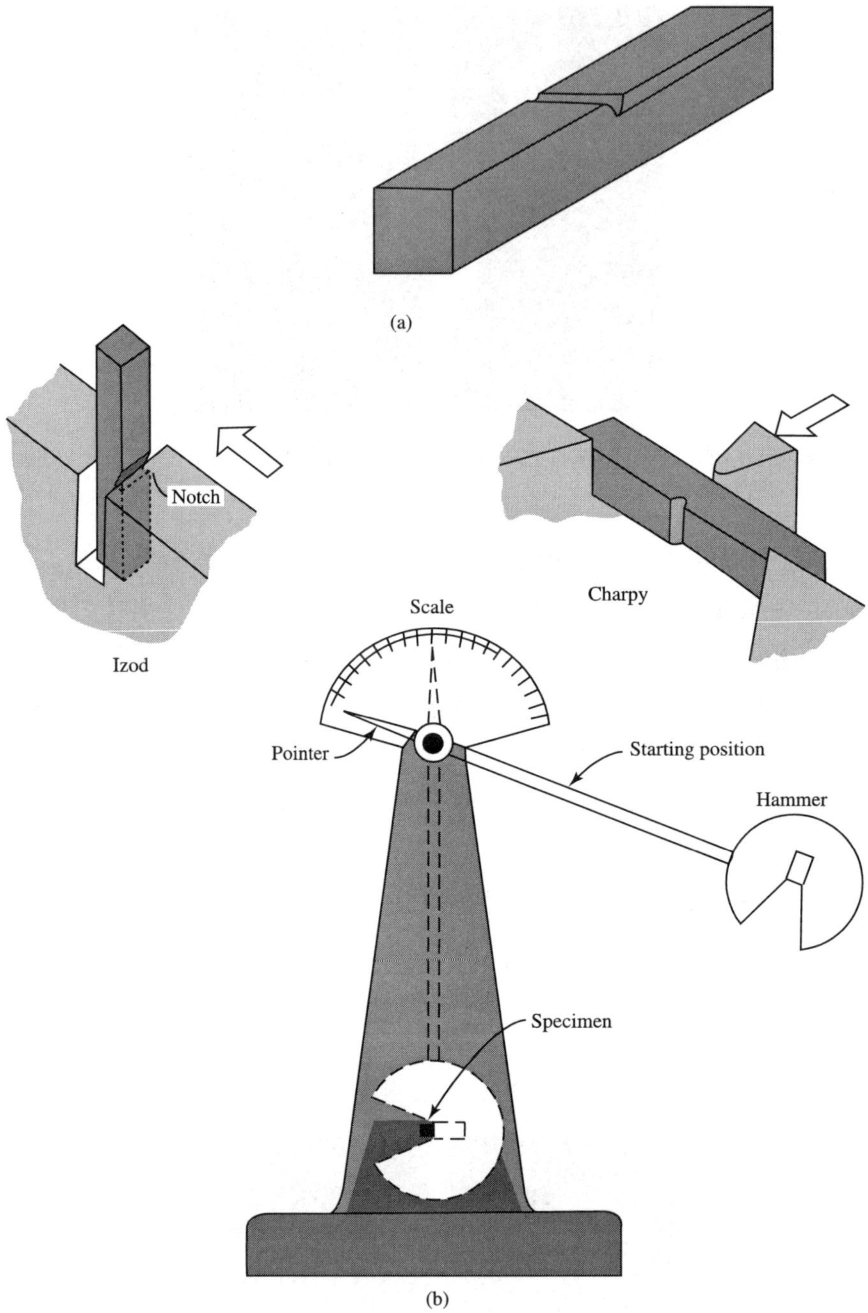

그림 4.35 Chapy 충격시험과 Izod 충격시험. (a) 시편, (b) 시험 장치. Chapy과 Izod 시험의 시편 형상은 다르나 해머를 여러 높이까지 올리고 시편이 파절될 때의 충격에너지를 읽는다.

여러 가지 재료의 파절 특성을 평가하기 위하여 Chapy 및 Izod 충격시험법이 개발되어 사용하여 왔다. 이 시험법들의 제반 사항을 여기서 논의하기는 어렵지만 그림 4.35와 같은 시험장치에서 시편을 해머로 때려 충격 에너지를 측정하도록 되어 있다. 특히 이들 시험법은 연성-취성 전이 온도를 결정하는 데 사용한다. 이 온도는 폴리머의 유리전이 온도와 유사하며 재료가 취성 파절이 일어나기 전의 온도이다. 금속에서는 금속에서의 이 전이는 일정 온도범위에서 일어나나, 세라믹에서는 1000°C 이상의 온도에서 일어난다.

4.3.2 폴리머 잔금

위에 언급한 것과 같이 폴리머들은 화학조성과 시편의 온도에 따라 연성파절 또는 취성 파절이 발생할 수 있다. 어떤 무정형의 폴리머 파절에서는 잔금발생(crazing) 현상이 원인일 수 있다(냉각과 가열을 반복한 폴리머 – 6.1.1을 보시오). 균열처럼 잔금은 스크래치 부위 근처나 다른 결함이 높은 응력에 노출될 때 발생한다. 일반적으로 잔금은 인장응력 축에 수직으로 나타난다.

잔금현상이 발생할 때 국소적으로 변형된 부위에서 배향된 폴리머 사슬로 이루어진 세섬유(fibril)가 형성될 수 있다. 또한 작은 기공들이 서로 연결되기도 한다. 균열과는 다르게 잔금은 하중을 지지할 수 있지만 그 최대하중은 잔금이 일어나지 않은 재료의 파절 하중보다 작을 수밖에 없다. 만약 매우 큰 응력을 가한다면 세섬유 구조들은 약화되고 기공들이 팽창하여 균열을 발생시킨다.

4.3.3 응력 집중

앞부분에서 언급한 것과 같이 재료의 작은 결함이나 균열들은 주변 지역에 보다 큰 균열이나 잔금을 형성시킨다. 이는 결함의 선단부에서 응력이 집중되기 때문이다. 그림 4.36

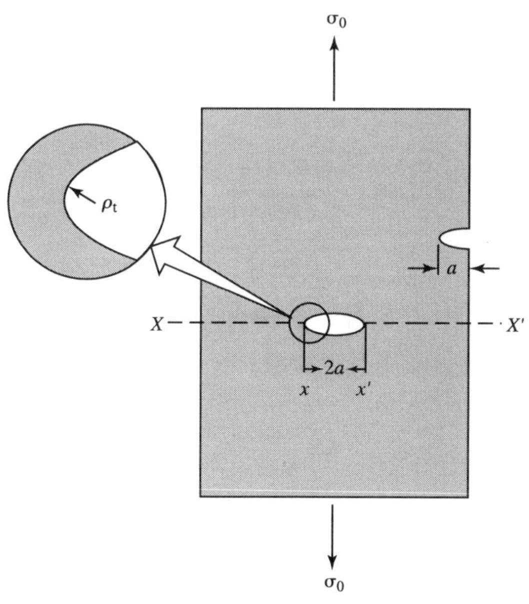

그림 4.36 재료의 중심부에서 타원형 균열의 모식도. 이 균열에 σ_0보다 높은 국소응력이 형성된다.

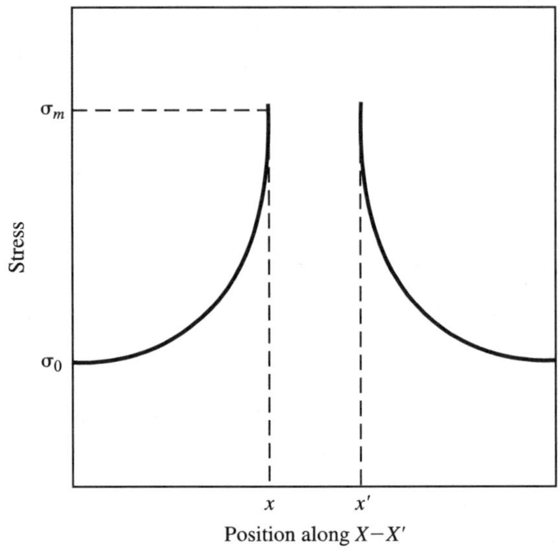

그림 4.37 그림 4.36의 균열 선단에서 발생하는 응력의 증가현상. σ_0는 재료에 가해진 전체 응력, σ_m은 균열의 선단에서의 최대응력이다. ([2]으로부터 승인)

은 재료의 중앙부분에서 타원형의 균열을 나타내고, 그림 4.37은 균열의 끝에서 응력의 증가를 보여 준다. 나중에 그 응력은 시편에 대한 부가 응력과 동일한 값(σ_0)으로 줄어든다. 이 균열들은 응력의 국소적 집중을 일으키기 때문에 응력집중요소(stress concentrator) 또는 응력증가요소(stress raiser)라고 한다.

위에서 언급한 것과 같은 타원형 균열에서 균열선단의 최대 응력(σ_m)을 추정하기 위하여 다음 식을 개발하였다:

$$\sigma_m = 2\sigma_0\left(\frac{a}{\rho_t}\right)^{1/2} \tag{4.49}$$

이 식에서 ρ_t는 균열 선단의 반경, a는 균열의 표면길이 또는 내부 균열 길이의 반이다(그림 4.36).

다른 유형의 응력상승(집중)요소들로는 노치, 날카로운 모서리, 기공(앞에서 설명함)들이 있다. 결함의 각 유형별로 최대 응력을 결정하기 위하여 위와 유사한 식을 유도할 수 있다. 이러한 응력상승요소들은 연성재료보다 취성재료에서 결정적 작용을 한다. 응력집중요소에 대한 이러한 개념은 왜 세라믹들이 인장력보다 압축력에 더 강한 파절강도를 나타내는가를 설명하는 데 도움이 된다. 비록 두 경우 결함들에서 응력상승은 모두 일어나지만 그 상승폭은 인장력에서보다 압축력에서 작으므로 결과적으로 압축시에 큰 파절 저항성을 나타낸다.

4.4 피로와 피로 시험

4.4.1 피로

많은 의료기기들은 사용 중 반복하중을 겪는다. 따라서 생체재료에 있어서 또 하나의 매우 중요한 기계적 특성은 이러한 반복하중 하에서의 거동이다. 정적시험에 의한 인장 혹은 항복강도보다 훨씬 낮은 하중이라도 반복되면 재료의 파절을 일으킨다. 피로 파절로 알려진 이런 유형의 파절은 응력과 변형률을 반복적으로 가하면 갑자기 일어날 수 있다. 금속성 재료 파절의 90%는 이 피로가 원인이며, 세라믹과 폴리머도 이러한 파절현상이 진행될 수 있다.

피로 파절은 연성재료에서조차 소성변형이 거의 없이 취성으로 일어난다. 비록 결정성 재료에서는 하중을 가하면 강화되기도 하나(6장에서 보충설명, 가공경화), 반복적 하중은 보통 전위(dislocation)를 증가시키고 결정구조에서 다수의 결함을 만든다. 이때 결함들은 균열들을 생성시키고 결국 재료는 파절하게 된다. 피로 파절은 다음의 3단계로 일어난다.

1. 균열 개시－높은 응력을 받는 부위에서 작은 균열이 발생
2. 균열 전파－연속적 반복하중에 따라 균열의 크기가 증가
3. 최종 파절－균열이 일정 크기에 도달 후 빠르게 발생

따라서 재료의 피로 수명(N_f, 4.4.2를 보시오)은 균열 개시에 필요한 반복하중의 수와 균열이 파절을 일으키는 임계적 크기까지의 전파에 필요한 반복하중의 수를 더하여 추정할 수 있다.

$$N_f = N_i + N_p \tag{4.50}$$

4.4.2. 피로 시험

재료의 피로 시험은 이장의 끝 부분에서 그려진 것과 같은 기계적 시험 장치를 이용한 그림 4.38과 같은 회전-굽힘 장치나 단일 축의 인장-압축 기계를 사용한다. 시편들은 비교적 높은 반복하중(대개 정적 인장강도의 2/3 정도)에 노출되며 파절이 일어나는 횟수를 관찰한다. 다음 시편들은 좀 더 낮은 수준의 응력을 가하고 역시 파절이 일어나는 반복하중 횟수를 관찰한다. 이렇게 하여 응력(S) 대 파절 사이클의 수(N)의 그래프를 그린다. 여기서 S는 응력진폭으로 최대하중(σ_{max})과 최저하중(σ_{min})의 차이를 이등분한다:

$$S = \frac{\sigma_{max} - \sigma_{min}}{2} \tag{4.51}$$

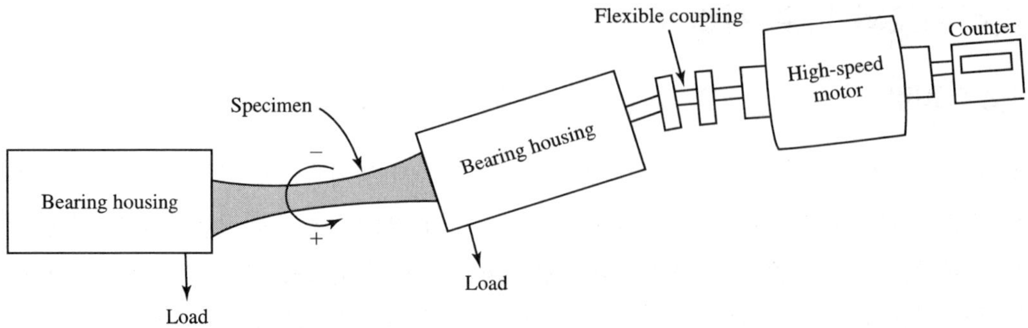

그림 4.38 재료의 피로시험을 위한 회전-굽힘 장치. 시편에 인장력과 비틀림이 가해진다. (게재 승인[14])

전형적인 두 S-N 곡선은 그림 4.39에서 보여 준다. 순 티타늄 합금을 포함한 몇몇의 금속들은 반복하중 횟수와 관계없이 일정한 응력 아래에서는 피로파절이 발생하지 않는다. 이 응력 값을 피로 한계 또는 내구 한도라고 불리며 S-N 그래프는 이 응력수준에서 수평이 된다[그림 4.39(a)].

대조적으로 알루미늄과 같은 금속을 포함하는 많은 합금들은 명확한 피로 한계를 나타내지 않지만 S-N 곡선은 적용된 응력 값이 감소함에 따라 계속 내려갈 것이다. 이 재료들은 주어진 횟수의 반복하중 후 파절을 일으키는 응력 수준으로 결정하는 피로 강도로 특성을 나타낸다. 그림 4.39(b)는 반복 하중횟수 N_1에서의 피로 강도를 나타낸다.

위에서 언급한 것과 같이 피로 수명(N_f)은 재료에서 중요한 특성으로 특정 하중에서 피로 파절을 일으키는 반복하중의 횟수를 나타내며[그림 4.39(b)], 이것은 재료의 균열전파에 대한 역학적 특성에 따른다.

4.4.3 피로수명에 미치는 요인

다른 유형의 파절(failure)과 마찬가지로 생체재료에서도 결함에서의 응력집중이 균열을 성장시키고 결국 재료의 피로파절을 일으킨다. 그러므로 국부적으로 응력이 증가하는 모든 재료는 그 장치의 피로수명에 영향을 미친다. 그림 4.39의 S-N 곡선에서 볼 수 있듯이 피로수명에 미치는 요인들 중의 하나는 응력이다. 피로 작용 시 가해지는 응력이 증가함에 따라 파절이 일어나는 하중 횟수는 감소한다.

대부분의 경우 최대 응력은 재료의 표면에서 발생하기 때문에 표면에 결함들이 존재할 때 피로수명은 감소하게 된다. 그러므로 생체재료의 표면처리가 어떻게 국소적 응력에 영향을 미치는 가를 이해해야 한다. 같은 맥락에서 임플란트의 피로수명을 증가시키기 위해서는 노치, 날카로운 모서리 등과 같은 응력상승요소를 최소화해야 한다. 생분해성 재료들은 열화에 의하여 기계적 성질의 감소와 결함들이 증가하므로 특히 피로 파절

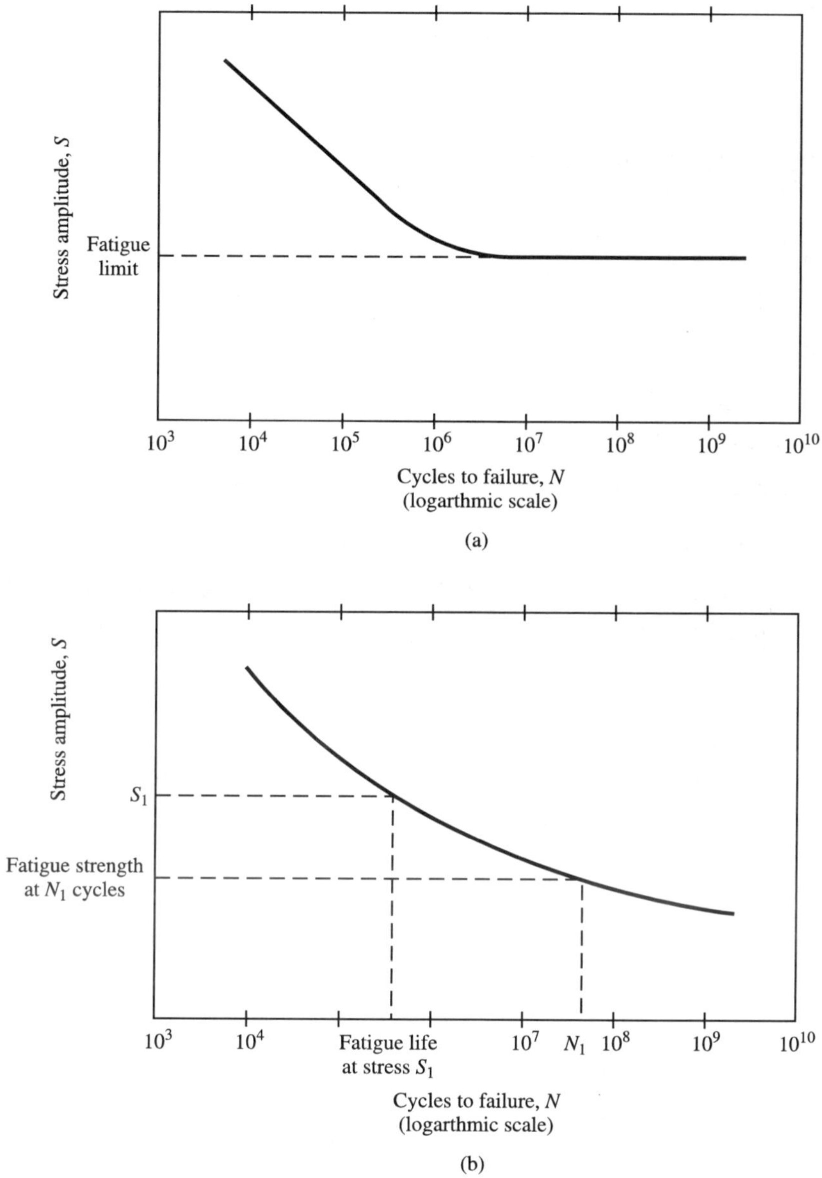

그림 4.39 피로 시험 시 볼 수 있는 전형적인 두 S–N 곡선. (a) 피로 한계를 나타내는 재료 시험 (일정 응력 하에서 반복하중의 횟수와 관계없이 파절되지 않음). (b) 피로 한계를 나타내지 않는 재료 시험. 곡선으로부터 일정 하중에서의 피로 강도와 반복하중 횟수를 결정할 수 있다. (게재 승인[2])

에 취약하다고 할 수 있다.

피로 특성은 재료의 내부적 요인뿐만 아니라 사용되는 주변 환경도 영향을 준다. 다음 장에서 더 깊이 논의되지만 생체 조직은 재료와 화학적으로 반응할 수 있는 수분, 염분 및 단백질 등 많은 활성물질을 함유하고 있다. 이러한 화학적 작용과 반복하중이 결합하여 재료의 파절을 일으키는 것을 피로부식이라도 한다. 이러한 유형의 파절은 생체 내에서 장기간 유지해야 하는 임플란트의 설계에 있어서 매우 중요한 고려사항이다.

4.5 기계적 성질을 향상시키는 방법

이 장의 초기에 언급했던 것처럼 금속, 결정질 세라믹 그리고 폴리머는 재료 내부의 전위 또는 슬립으로 인해 소성변형이 일어난다. 따라서 이 재료들의 강화를 위해서는 전위의 이동을 줄여야 한다. 이를 위한 다양한 방법은 6장에서 설명된다. 여기서는 본 장의 초점에 맞추어 간단히 살펴본다.

재료의 슬립은 여러 가지 가공과정을 거치거나 첨가물을 혼합하여 줄일 수 있다. 합금에서처럼 첨가 원자들은 전위를 안정화하거나 전위에 의한 격자의 변형을 막는다. 폴리머의 경우 필러들을 첨가하는데 필러(대개 세라믹분말 또는 다른 폴리머들)들은 사슬을 더 얽히게 하거나 가교결합을 통하여 움직임을 제한하여 강도를 증가시킨다. 기계적 강화를 위하여 가장 흔히 이용되는 것은 2장에서 언급된 단층 카본 나노튜브이다.

가공과정은 재료의 전위 움직임에 영향을 미친다. 일반적으로 다결정체는 결정립계에 의한 전위이동 방해로 단결정체보다 강하다. 또한 결정립의 크기가 작을수록 단위 체적당 결정립계가 많아지므로 큰 결정립의 재료보다 역시 강하다. 금속과 세라믹에서 재료의 냉각속도는 결정립의 크기에 영향을 미친다. 온도가 높을수록 결정립의 성장이 이루어진다.

금속과 세라믹에서처럼 냉각속도는 폴리머 재료의 강도에도 영향을 미친다. 폴리머는

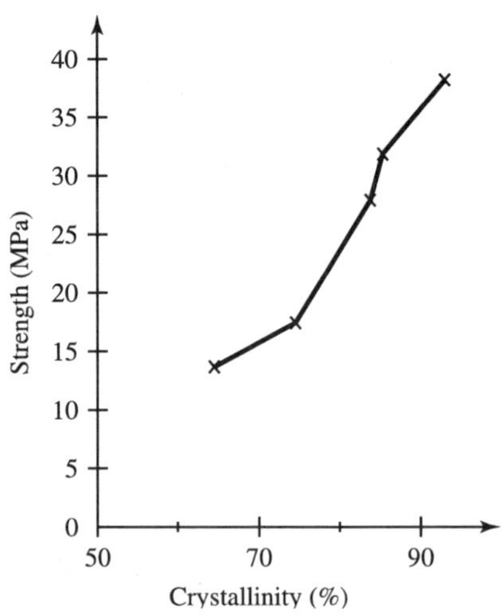

그림 4.40 폴리에틸렌의 결정 비율에 따른 강도와의 관계. 반결정질 폴리머의 결정질에서 사슬간 상호작용이 활발하므로 결정도가 높을수록 더 높은 강도를 나타낸다. (게재 승인 [15])

또한 비정질 부분보다 결정질 부분에서 사슬간 상호작용이 활발하므로 결정도가 높을수록 더 높은 강도를 나타낸다. 폴리에틸렌의 결정 비율에 따른 강도와의 관계는 그림 4.40에 있다. 이 경우에 폴리머 사슬은 결정 구조로 정렬하기 위해서는 충분한 시간이 있어야 한다. 따라서 급랭 시에는 낮은 결정도를 나타내어 재료의 전체적인 강도가 저하된다.

이런 예로부터 재료 가공 시 온도이력이 기계적 성질에 큰 영향을 미칠 수 있음을 알 수 있다. 이러한 생체재료의 가공에 관한 내용은 6장에서 더 다루어질 것이다.

예제 4.8

완전한 결정질(결함이나 불순물이 없음)인 순수 알루미늄 막대를 만들었다.

(a) 완전한 알루미늄 막대를 일반 알루미늄 막대(결함이나 불순물이 포함된)와 비교했을 때, 다른 사항들(크기, 온도, 변형률 속도 등)은 동일하다면 어느 쪽이 파절에 필요한 에너지가 더 큰가?

(b) 어떤 사람이 결함이 많은 알루미늄 막대를 처음에 손으로 쉽게 굽혔다. 이때 그 알루미늄 막대를 반복해서 굽히려고 할 때 굽힘 횟수를 증가시킴에 따라 굽히기 어려워질까 아니면 쉬워질까? 그 이유는?

(c) 응력-변형률 곡선에서 일반 알루미늄 막대보다 완전한 알루미늄 막대의 탄성구간의 경사도가 더 높을 것인가? 그 이유는?

풀이:

(a) 완전한 알루미늄 막대는 불순물 또는 결함이 없기 때문에 완벽한 결정질 구조를 가지고 있다. 보통 불순물과 결함이 금속에 존재하면 금속의 변형을 허용하고 거시적 기계적 성질에 영향을 준다. 그러나 완전한 결정질의 경우 금속이 변형되려면 원자간 결합을 끊어야 하기 때문에 완전한 알루미늄 막대를 파절시키는 데 더 높은 에너지가 필요하다.

(b) 많은 전위와 결함을 가진 알루미늄 막대를 처음 굽힐 때는 이들의 상호작용이 없기 때문에 상당히 쉽다. 그러나 막대가 일단 구부러지면 전위와 부가적인 모서리, 선결함들이 발생한다. 따라서 굽힘을 반복하면 결함의 상호작용이 증가하고 막대의 굽힘에 필요한 에너지 한계를 증가시켜 막대의 굽힘이 더 어려워진다. 이것은 금속의 가열상태에서 해머가공에 의한 가공경화 현상과 같은 것이다. 해머가공의 횟수가 증가할수록 결정구조에서 더 많은 결함과 전위가 생기고 이들이 상호작용이 늘어남에 따라 금속의 경도가 증가하게 된다.

(c) 일반 알루미늄 막대와 완전한 알루미늄 막대의 응력-변형률 곡선에서 탄성구간에서의 경사도는 비슷할 것이다. 이 경사도는 재료의 원자간 결합력을 나타내는 것으로 결함 유무에 따라 차이를 보이지 않는다.

4.6 기술: 기계적 특성 분석의 소개

이번 장에서 다뤄진 기계적 시험을 위한 주요 장치는 그림 4.1의 기계적 시험 장비다. 이미 간단하게 소개되었지만 여기서는 다른 장에서 논의된 특성분석 기술과 비교하기 위해 조금 더 깊이 다룬다. 보통 반복하중에 대한 기계적 특성을 측정하는 수단은 동적기계적 분석(DMA)이라고 한다.

4.6.1 기계적인 시험

4.6.1.1 기본 원리

시험기는 진폭과 속도를 조절할 수 있는 단축 하중장치로 설계되어 있어 각 시편마다 한 번의 측정을 하던가 피로 시험을 수행할 수 있다. 시편의 형태는 실제 사용상의 형태를 고려하며 ASTM 규격에서 기술되어 있다. 시편의 모양과 많은 이용 가능한 재료에 대한 설명서를 지시하고 최종적으로 적합한 형태를 가진다. 인장강도의 경우 그림 4.4에서처럼 견골형태의 막대나 필름 형태가 자주 이용된다. 견골형태의 시편은 작은 단면부위에서 응력을 집중시키고 모든 시편에서 반복적 파절 양상을 얻을 수 있기 때문이다. 또한 시편의 크램핑 근처에 파절을 방지할 수 있다. 기계적 시험은 보통 파절될 때까지 실시한다.

4.6.1.2 기구

그림 4.5는 기계적 특성 실험에서 얻어지는 전형적인 그래프이다. 나타난다. 일반적으로 x축에는 변형률과 y축에는 응력을 설정한다. 응력과 변형률의 계산식은 앞에서 소개하였다[식 (4.1)과 (4.2)].

기계적 시험장치의 기본 구성은 다음과 같다(그림 4.41).

1. 크립/작동기 – 시편을 잡는다; 작동기에 부착된 크립의 이동을 통하여 시편의 축을 따라 하중을 가한다.
2. 로드셀 – 시편에 가해진 순간 하중을 기록하고 컴퓨터 데이터 처리기로 보낸다.
3. 신장계 – 시편의 순간 길이를 기록하고 컴퓨터 데이터 처리기로 보낸다.
4. 컴퓨터 – 로드셀과 신장계로부터의 전기 신호를 응력-변형률 곡선으로 전환한다.

시험하는 동안 시편은 시험기의 크립에 의하여 강하게 고정된다. 그림 4.41에서와 같이 한쪽 크립은 이동할 수 있는 작동기에 부착되고 일정속도로 이동하여 시편의 장축에 하중을 가한다. 작동기가 움직임에 따라 로드셀은 시편에 가해지는 하중을 기록하고 신장계는 시편의 길이변화를 기록한다. 이 하중-신장 정보를 컴퓨터가 응력-변형률 곡선으로 전환시킨다.

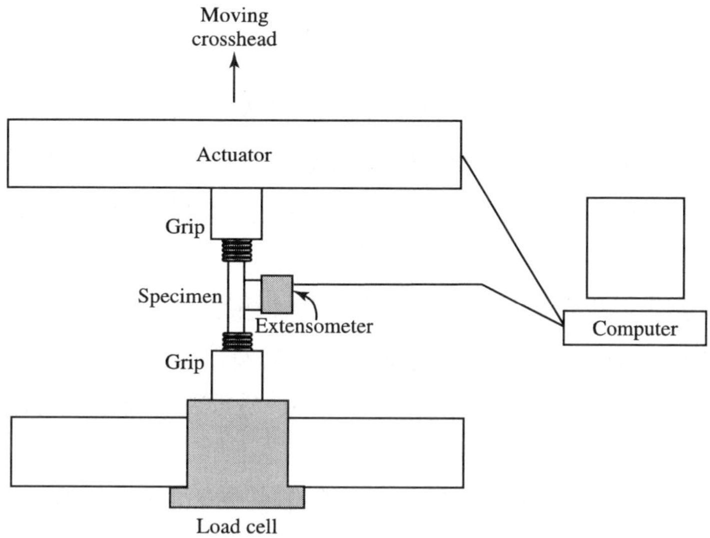

그림 4.41 기계적 시험장치의 모식도

4.6.1.3 정보 제공

기계적 시험은 시험 모드에 따라 응력 대 변형률 또는 응력/변형률 대 시간의 관계 곡선을 제공한다. 가장 보편적인 것은 인장, 압축, 굽힘, 크립과 응력이완이다. 이들 관계곡선으로부터 탄성계수와 인장강도 등 많은 특성 값을 계산할 수 있다. 피로 수명과 다른 변수들은 기단일 축의 피로 실험으로부터 결정될 수 있다. 어떤 생체재료에서 기계적 시험이 필수적이라면 그 관련 생체조직에 적합한 하중변수가 주어져야 한다.

요약

- 재료의 기계적 성질은 인장, 압축, 굽힘, 전단 또는 비틀기 실험을 통하여 특성을 알 수 있다. 인장 시험은 하중과 시편의 길이변화를 측정하여 응력(힘/면적)과 변형률(길이/길이)이 주어진다. 응력-변형률 곡선은 재료의 특성에 따라 매우 다르게 나타난다.
- 시편은 탄성변형이 일어난 후 하중을 제거하면 원래의 크기로 되돌아간다. 응력-변형률 곡선에서 직선 부분은 시편의 Hooke의 법칙($\sigma = E\varepsilon$)에 따르며 시편의 탄성변형을 나타낸다. 이 직선 부분의 기울기는 재료의 탄성계수 또는 영률(Young' s modulus)을 나타낸다.
- 탄성 변형은 원자 간격의 미세한 변화와 원자간 결합의 늘어남에 의한 결과이다. 재료의 강성은 평형 상태로부터 원자를 이동하기 위해 필요한 에너지의 양을 나타낸다. 세라믹의 강성은 일반적으로 금속보다 더 높다. 폴리머의 강성은 사슬의 방

향에 영향을 받는다.

- 소성 변형은 원래의 모양으로 되돌아갈 수 없는 시편으로부터의 영구 변형이다. 탄성변형 구간의 끝부분에 해당하는 응력을 항복강도라 부르고 이때 변형률의 값은 항복변형점이다. 항복점을 넘어서 최대 인장강도점까지 소성 변형에 필요한 응력은 계속 증가한다. 이 점 이후 계속되는 응력은 시편의 네킹을 일으키고 결국 파절까지 진행된다.
- 금속과 결정성 세라믹은 슬립면을 따라 전위 이동으로 인하여 소성 변형이 일어난다. 세라믹의 전기적 중립성은 슬립면의 수를 제한하므로 취성을 나타낸다. 다결정질 재료의 소성 변형은 결정립계의 개방이나 변위보다 개별 결정립의 변형을 통하여 발생한다.
- 반결정질 폴리머의 소성 변형은 가해진 힘에 반응하는 무정형 부분과 판상 구조 사이의 상호작용을 통해 발생한다. 우선 사슬이 늘어나며 판상 구조가 서로 미끄러진다. 그 다음 판상 구조가 하중 축에 따라 재배열되고 결정상들의 블록들은 서로 분리된다. 최종적으로 블록들과 연결 분자들은 하중 축의 방향으로 배열된다.
- 무정형의 폴리머와 세라믹은 점성 유동에 따라 소성변형이 일어난다. 이때 원자나 이온들은 끊어짐과 연결을 반복하며 흐른다. 그러나 결정재료의 변형과 다르게 이동의 방향성은 볼 수 없다.
- 3 또는 4점 굽힘시험은 세라믹 재료에서 파절강도를 측정하기 위하여 인장 시험의 대안으로 자주 사용된다.
- 어떤 재료의 기계적 성질은 경시적 변화를 일으킨다. 이러한 특성의 하나로 크립은 일정한 하중하에서 시간에 따라 일어나는 소성변형을 말한다. 응력 완화는 이러한 성질의 또 다른 예로 일정한 변형률이 가해질 때 시간에 따라 응력이 감소하는 것을 가리킨다.
- 금속의 크립은 결정립계의 미끄러짐 또는 공극(vacancies)의 이동에 의하여 나타난다. 세라믹에서 크립이 일어나는 원인은 금속에서와 비슷하나 세라믹은 일반적으로 전기적 중성 때문에 크립에 대한 저항성이 더 강하다. 반결정질과 무결정의 폴리머에서의 크립은 무결정질 부분에서 점성 유동을 통한 사슬의 움직임에 의한다.
- 재료의 점탄성을 해석하기 위하여 많은 수학적 모델들이 개발되었다. Maxwell 모델은 스프링과 대시포트를 일렬로 연결한 것으로 응력 완화거동을 예측하기에 적합하다. Voigt 모델은 스프링과 대시포트로 병렬로 연결하여 크립 거동의 예측에 적합하다.
- 재료의 파절에는 다양한 유형이 있다. 재료가 파절되기 전까지 소성변형이 진행되면 연성파절이라고 할 수 있다. 그러나 소성변형이 없었다면 이 재료는 취성파절이 일어난 것이다. 재료의 작은 결함이나 균열들은 응력의 국소적 집중을 일으키기 때

문에 응력증가요소(stress raiser)라고 한다. 이러한 응력상승요소들은 연성재료보다 취성재료에서 결정적 작용을 한다.

- 생체재료에서 조직공학용 소재로서 필요한 요소인 기공이나 기포는 응력증가요소로서 작용하여 재료의 강도를 약화시킨다. 뿐만 아니라 생체 내 열화현상도 기계적 특성을 저하시키므로 임플란트의 설계 시 고려해야 한다.
- 재료의 피로 파절은 반복적 응력 또는 변형에 의하여 발생한다. 피로 시험의 반복하중력은 결함과 전위의 수를 늘리고 여기서 균열을 성장시켜 결국 재료의 파절을 일으킨다. 국부적 응력 증가를 일으키는 모든 요인들은 재료의 피로수명에 영향을 준다.
- 폴리머에 필러를 분산시키면 사슬의 얽힘을 증가시켜 재료에서 기계적 성질을 향상시킨다. 이와 같이 다양한 방법들이 재료의 기계적 성질 향상에 응용된다.
- 다양한 기계적 시험 방법들이 가능하며 전형적인 기계적 시험 장치는 크립, 작동기, 로드셀, 인장계, 데이터 처리기로 구성되어 있다.

연습문제

4.1 인공 혈관용 폴리머 재료로는 맥박에 따른 혈액 흐름에 적응할 수 있도록 팽창과 수축을 할 수 있는 특성을 갖는 것이 중요하다는 것을 알았을 것이다.

(a) 이러한 상황에서 가장 이상적인 재료 유형은 무엇이며 그 이유는?

(b) 혈관용 재료의 피로 취약성을 조사하기 위한 in vitro 실험 장치를 설계하시오. 이러한 실험에는 재료가 생체 내에서 겪게되는 생리적 조건과 기계적 응력을 재현할 수 있는 방법이 필요할 것이다. 이 실험에서 고려해야 하는 중요한 요소는 무엇인가?

(c) 이러한 적용을 위하여 Dacron이라는 재료가 주어졌고 이 재료의 인장강도를 측정하였다. 이 폴리머를 보통의 견골모양의 형태로 만들고 1 mm/min의 속도로 실험하여 3 GPa의 탄성계수를 구하였다. 그리고 다시 5 mm/min의 속도로 실험을 반복하였을 때 0.3 GPa이나 30 GPa의 탄성계수를 얻을 수 있는가? 그 이유는? (분자구조적 관점에서 설명하시오)

4.2 폴리머 재료가 인공 관절에서 하중을 받는 면에 사용할 수 있는 가능성을 조사하려고 한다. 이때 재료의 변형을 고려해야 한다. 이 재료는 프아송비 0.1이하에서 시험을 진행할 수 있다고 한다. 여기서 직경 10 mm와 높이 3 mm의 원통형 시편으로 주어졌고, 압축시험 시 20%의 변형을 가하여 시편의 직경은 0.4 mm 증가하였다. 이 시편의 프와송 비는 얼마인가? 이 재료는 시험검사에 합격인가 불합격인가?

4.3 1장의 문제 1.2에서 설명하였듯이, 만약 사람이 한 다리로 선다면 고관절은 체중의 2.4배의 달하는 하중을 받을 것이다. 만일 고관절 임플란트가 단면적 5.6 cm^2의 원통형이라고 간주할 때 체중 175 lb인 사람의 고관절 임플란트에 가해지는 응력(MPa)을 계산하시오. 또 고관절 임플란트가 Ti6Al4(탄성계수 124 GPa)로 만들어졌다면 주어진 하중상태에서 변형률은 얼마인가?

4.4 환자의 고관절 임플란트에서 15년 사용 후 대퇴골주가의 중간부분이 파절되었다.

(a) 이 실패의 원인 중 가장 적합한 것은 무엇인가? 이 파절의 특성은 취성인가 또는 연성인가?

(b) 위의 재료는 대퇴골주로 더 이상 적합하지 않고 새로운 재료를 찾기로 하였다. 그 인장 시험 결과는 아래에서 표로 보여 준다. 원통형 견골 시편의 직경은 12.8 mm이고 시험 길이는 60 mm였다. 이 재료의 탄성계수는 얼마이며, 파절이 일어나지 않도록 적용할 수 있는 최대 응력은 얼마인가? 최대 인장강도는 얼마인가?

Force (N)	Length (mm)
0	60.00
15442	60.06
30883	60.12
46325	60.18
61766	60.24
77208	60.30
92649	60.36
105517	60.42
107834	60.48
109506	60.54
110150	60.60
110664	60.66
108992	60.72
106547	60.78

(c) 이 재료의 강성을 증가시키기 위하여 재료의 주조 및 냉각의 가공과정에서 어떻게 해야 하는가? 이렇게 하면 왜 재료의 특성이 변하는가?

(d) 인장시험을 위한 전형적인 견골형 시편을 대신하여 다음 형태의 두 시편으로도 가능할 수 있는가? 그 이유는?

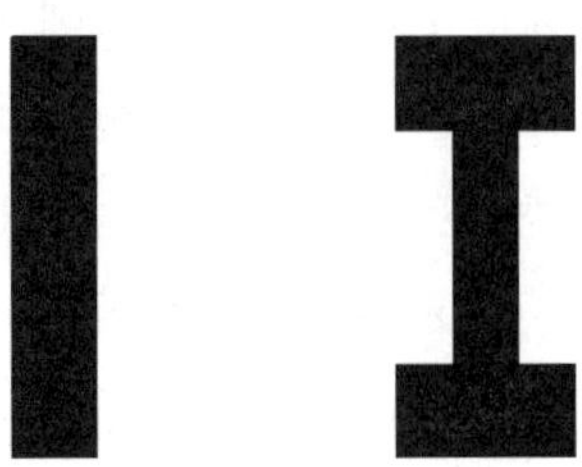

4.5 대퇴골 임플란트용 재료로 Ti6Al4V를 두 가공법으로 가공하여 다음 그림에 해당하는 미세구조를 얻었다. 더 높은 인장강도를 지닌 재료는 어느 것인가? 그 이유는?

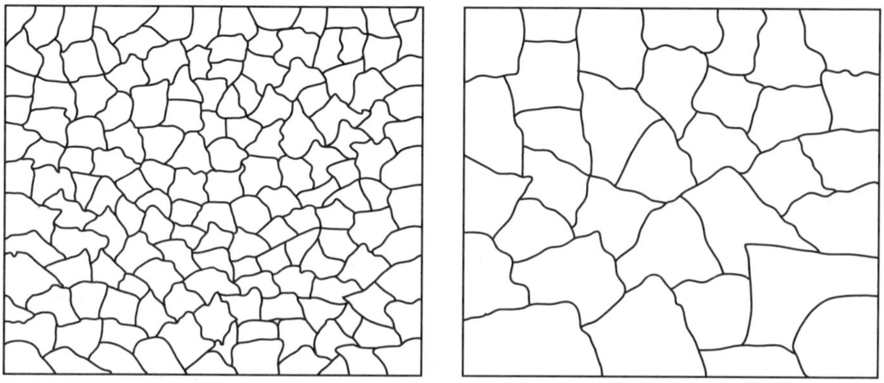

Method A Method B

참고문헌

1. Instron Corporation, www.instron.com.
2. Callister, Jr., W.D. *Materials Science and Engineering: An Introduction*, 3rd ed. New York: John Wiley and Sons, 1994.
3. Schaffer, J.P., A. Saxena, S.D. Antolovich, T.H. Sanders, Jr., and S.B. Warner. *The Science and Design of Engineering Materials*, 2nd ed. Boston: McGraw-Hill, 1999.
4. Schultz, J.M., *Polymer Materials Science*, 1st, ed. Englewood Cliffs, NJ: Prentice Hall, 1974.
5. Kalpakjian, S., *Manufacturing Engineering and Technology* 2nd ed. New York: Addison-Wesley, 1991.
6. Richards, R.B. "Polyethylene-Structure, Crystallinity and Properties," *J Appl Chem*, vol. 1, p. 370, 1951.
7. Alberts, B., D. Bray, J. Lewis, M. Raff, K. Roberts, and J. Watson. *Molecular Biology of the Cell*, 3rd ed. New York: Garland Publishing, 1994.
8. Shackelford, J.F. *Introduction to Materials Science for Engineers*, 5th ed. Upper Saddle River: Prentice Hall, 2000.
9. Mikos, A.G., G. Sarakinos, S.M. Leite, J.P. Vacanti, and R. Langer. "Laminated Three-Dimensional Biodegradable Foams for Use in Tissue Engineering." *Biomaterials*, vol. 14, pp. 323–330, 1993.
10. Young, R.J. and P.A. Lovell. *Introduction to Polymers*, 2nd ed. London: Chapman and Hall, 1991.
11. Mark, J.E. *Physical Properties of Polymers Handbook*. Woodbury: American Institute of Physics, 1996.
12. *Metals Handbook*, 9th ed., Vol. 11, "Failure Analysis and Prevention," Materials Park, OH:

ASM International, 1986.
13. Pollack, H.W. *Materials Science and Metallurgy*, 4th ed. Englewood Cliffs, NJ: Prentice-Hall, 1998.
14. Keyser, C.A. *Materials Science in Engineering*, 4th ed., New York: Macmillan, 1986.
15. Boeing, H.V. *Polyolefins: Structure and Properties*, Lausanne: Elsevier Press, 1966.
16. Shackelford, J.F. *Introduction to Materials Science for Engineers*, 4th ed. Upper Saddle River NJ: Prentice Hall, 1996.

Additional Reading

Cooke, F.W. "Bulk Properties of Materials." In *Biomaterials Science: An Introduction to Materials in Medicine*, B.D. Ratner, A.S. Hoffman, F.J. Schoen, and J.E. Lemons, Eds., 2nd ed. San Diego: Elsevier Academic Press, pp. 23–32, 2004.

Koski, J.A., C. Ibarra, and S.A. Rodeo. "Tissue-Engineered Ligament: Cells, Matrix, and Growth Factors." *The Orthopedic Clinics of North America*, vol. 31, pp. 437–452, 2000.

Laurencin, C.T. and J.W. Freeman. "Ligament Tissue Engineering: An Evolutionary Materials Science Approach." *Biomaterials*, vol. 26, pp. 7530–7536, 2005.

Park, J.B. and R.S. Lakes. *Biomaterials: An Introduction*, 2nd ed. New York: Plenum Press, 1992.

CHAPTER 05

생체재료의 분해 (Biomaterial Degradation)

||| **주요 목표**

인간의 신체 내에서 금속, 세라믹 그리고 고분자 물질의 분해에 관련된 분자기전에 관하여 학습한다.

||| **특정 목표**

1. 재료의 조절된 분해와 조절되지 않은 분해에 관한 학습
2. 산화환원 반응이 부식을 유발시키는 기전에 관한 학습
3. 부식의 종류에 관한 비교
4. 임플란트의 위치와 부식속도의 관계
5. 금속, 세라믹, 고분자의 부식현상 비교
6. 고분자 사슬이 가수분해와 산화에 의해 절단되는 현상의 차이
7. 고분자와 세라믹의 조절된 분해에 영향을 미치는 인자들
8. 생분해성 고분자 시스템의 총괄적 부식과 표면부식의 차이

5.1 서론: 생물학적 환경에서의 분해

앞 장에서는 재료의 다양한 종류의 생체물질의 원자 및 분자구조가 재료의 물리적, 기계적 성질에 미치는 영향에 관하여 알아보았다. 이 장에서는 이런 구조가 인체 내에서 물질 분해에 미치는 영향과 분해공정이 전반적인 재료의 물리적, 기계적 성질에 미치는 영향에 관해 설명하고자 한다.

생체재료는 조절되지 않는 형태로 분해될 수 있는데, 이는 재료의 구조가 파괴되거나, 예상보다 빨리 파손될 수 있기 때문에 바람직하지 못하다. 이에 반해 일부 재료들은 조절

표 5.1 혈장과 세포외액에 포함된 다양한 이온화합물들의 농도

Anion, cation	Blood plasma (mM)	Extracellular fluid (mM)
Cl^-	96–111	112–120
HCO_3^-	16–31	25.3–29.7
HPO_4^{2-}	1–1.5	1.93–2
SO_4^{2-}	0.35–1	0.4
$H_2PO_4^-$	2	—
Na^+	131–155	141–145
Mg^{2+}	0.7–1.9	1.3
Ca^{2+}	1.9–3	1.4–1.55
K^+	3.5–5.6	3.5–4

(Adapted with permission from [1].)

된 형태로 분해되도록 설계된 경우도 있는데, 이러한 재료들은 조직공학이나 약물전달에 활용할 수 있으며, 일시적인 조직대체 또는 생활성 인자들을 방출하도록 하는 목적으로 이용된다. 이 장에서 원하지 않는 생체재료의 분해에 관한 논의로부터 분해성이 장치가 갖는 기능의 일부분에 해당되는 경우에 관해서도 학습하도록 한다.

인체는 중성 pH와 온도가 일정하게 유지되는 비교적 안정된 환경을 가지고 있지만, 이온들을 포함하고 있는 수용액이 존재하기 때문에, 금속 임플란트의 부식을 초래하게 된다(표 5.1. 혈액과 세포외액의 조성 참고). 또한 염증세포의 활동과 같은 특정한 반응은 임플란트를 시술한 후 장치 주위의 화학적 환경을 변화시킬 수 있다. 10장에서 추가적으로 논의하겠지만, 특정한 염증세포들은 생체재료의 표면에 흡착하여 과산화수소와 같은 강한 산화제를 분비하여 임플란트 주위의 pH를 급격하게 저하시킬 수 있는데, 이러한 현상은 재료의 부식이나 분해를 촉진시킬 수 있다.

이와 같은 생물학적 환경의 독특한 성질로 인해, 재료가 조절된 형태 또는 조절되지 않은 형태로 분해되는 경우, 생체 내에서의 분해속도를 예측하기가 매우 어렵다. 따라서 새로운 생체재료를 개발한 경우, 임상적으로 활용하기 전에 생체 내에서의 실험을 통해 원하는 임플란트 부위에서의 분해 정도를 평가해 보아야 한다(이에 관한 자세한 내용은 이 장의 마지막 절을 참고).

5.2 금속과 세라믹의 부식 및 분해

조성이 알려져 있는 생리학적 용액에서, 일반적으로 금속이 세라믹에 비해 분해되기 쉬운 경향을 보인다. 금속의 분해를 부식(corrosion)이라고 하며, 의학용 임플란트에서 빈번하게 발생하기 때문에, 이 절의 주제로 다루었다. 금속의 구조가 변하거나 파단되기 전까지, 체내에서 어느 정도까지 견딜 수 있는지를 예측해 보기 위해서는 부식 특성과 이에 관해 예측할 수 있는 것이 매우 중요하다. 그러나 부식에 관한 지식은 임플란트의 생체적

합성을 예측하는 데에도 매우 중요하다. 부식이 발생하는 동안, 금속표면으로부터 주위로 침출되는 이온들은 단기적 또는 장기적인 측면에서 생물학적으로 매우 해로운 결과를 초래할 수 있다. 따라서 특정한 금속을 인체 내에 활용하고자 하는 경우, 그 적정성을 반드시 고려해야 한다.

5.2.1 부식에 관한 기초 지식

5.2.1.1 산화환원반응(Oxidation-Reduction Reactions)

부식은 전자가 어떤 물질로부터 다른 물질로 이동하는 현상을 동반하는 전기화학적 공정이다.

부식은 두 개의 반응이 연계되어 발생한다: 전자를 생성하는 산화반응(oxidation)과 전자를 소모하는 환원반응(reduction). 이 두 반응들을 통칭하여 산화환원반응(redox reaction)이라고 한다. n개의 최외각 전자들을 갖는 금속 M에 관해서, 산화반응은 다음과 같이 표시할 수 있다.

$$M \longrightarrow M^{n+} + ne^-$$

여기서 e^-는 자유전자(free electron)를 의미한다. 산화반응이 발생하는 부위를 양극(anode)이라고 한다.

상응하는 환원반응은 부식이 발생하는 환경에 좌우된다. 만일 산성 환경이라면(예를 들면 염증세포들이 부착된 생체재료의 주위), H^+ 이온들이 환원되어 수소기체를 발생시킨다:

$$2H^+ + 2e^- \longrightarrow H_2$$

체액 내에는 용존산소(dissolved oxygen)도 존재하기 하기 때문에, 산성용액 내에서 산소가 환원되는 반응이 교대로 발생하게 된다. 즉

$$O_2 + 4H^+ + 4e^- \longrightarrow 2H_2O$$

또는, 중성이나 염기성 용액에서는,

$$O_2 + 2H_2O + 4e^- \longrightarrow 4(OH^-)$$

이러한 환원반응들은 음극(cathode)에서 발생하게 된다.

연계된 산화환원반응들에 대한 간단한 예로는 밧데리라고도 하는 전기화학전지(또는 갈바니전지)가 있다. 이 전지는 아연이온 용액 내에 고체 아연막대를 담그고, 또 다른 용

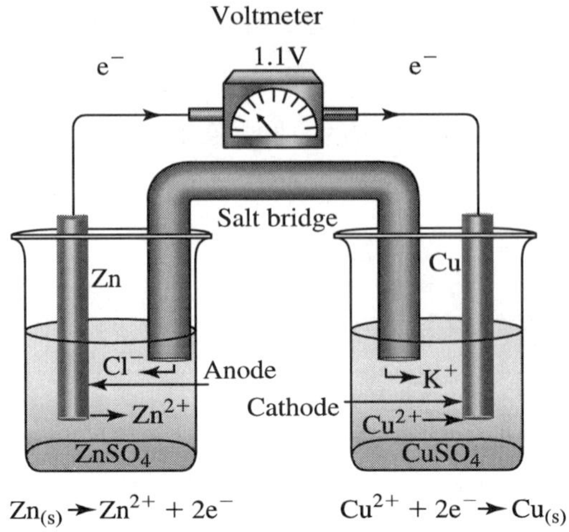

그림 5.1 전기화학 전지(또는 갈바니 전지). 아연막대를 아연용액에, 구리막대를 구리용액에 각각 담근다. 이 두 용액들을 KCl과 같이 용해가 잘 되는 물질로 만든 염다리로 연결시킨다. 두 금속막대(전극)를 전선으로 연결시킴으로써 회로가 완성되는데, 전선을 통해 전자들이 한쪽 금속으로부터 다른쪽 금속으로 흐르게 된다. 전압계를 이용하여 두 전극 사이의 전위차를 측정한다-이 경우에는 1.1 V가 된다. (Adapted with permission from [2].)

기에 담겨진 구리이온 용액에 구리막대를 담근 형태로 구성되어 있다(그림 5.1). 이 두 용액은 KCl과 같이 용해되기 쉬운 물질로 조성된 염다리(salt bridge)로 연결되어 있다. 이 회로는 두 금속막대(전극, electrode)를 외부 도선으로 연결시킴으로써 완성되는데, 이를 통해 한쪽 금속으로부터 다른쪽 금속으로 전자가 흐르게 된다.

각 용기(반쪽 전지라고도 함)에서 반응이 발생하는데, 이 경우에는 아연이 산화된다.

$$Zn \longrightarrow Zn^{2+} + 2e^-$$

반면, 다른 반쪽 전지에서는 구리가 환원된다.

$$Cu^{2+} + 2e^- \longrightarrow Cu$$

5.2.1.2 반쪽전지 전위(Half-Cell Potentials)

그림 5.1에 나타낸 계에서 왜 아연이 항상 양극이 되고, 구리가 음극이 되는가? 이는 각각의 금속이 얼마나 쉽게 전자를 내어놓는가(산화되는가)에 달려 있다. 여러 종류의 금속들이 산화되는 경향을 나타내기 위해, 반쪽전지에 표준환원전위(standard reduction potential)이라는 개념이 도입되었다. 이 경우에 있어서, 각 금속의 전위차는 표준수소전극을 기준으로 하여 측정되었다. 그림 5.2에 나타낸 바와 같이, 백금막대이 담겨 있는 염산 1 M 용액을 통해 수소기체가 발생함으로써 수소전극이 만들어진다. 고체 백금은 이 반응에 참여하지는 않지만, 수소이온이 산화되거나 환원될 수 있도록 표면을 제공한다.

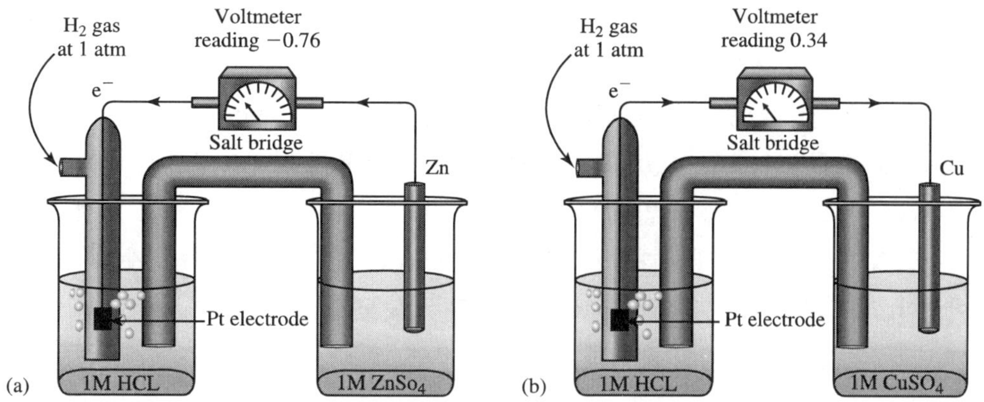

그림 5.2 다양한 금속들의 산화경향을 나타내기 위해, 표준수소전극을 기준으로 하여 각 금속들의 전위차를 측정하였다. 수소전극은 백금막대를 담근 1 M HCl 용액에서 수소기체가 생성시킴으로써 발생한다. 백금은 불활성 표면을 제공하여 수소이온들이 산화되거나 환원되도록 한다). 이러한 특정한 장치를 통해, 아연(a)과 구리(b)의 표준환원전위를 측정할 수 있다. (Adapted with permission from [2].)

전기화학전지에서 표준전극을 이용하는 것은(그림 5.2), 앞에서 논의한 아연-구리 시스템에 관해 설명한 바와 동일하다. 이러한 장치는 다양한 금속의 환원전위를 측정하기 위해 활용되어 왔으며, 표 5.2에 열거하였다. 표의 아랫방향으로 내려갈수록(표준기전력(standard electromotive force(emf) series)), 금속이 산화되는 경향이 높아지고, 표에 표시

표 5.2 표준기전력(EMF)

	Electrode Reaction	Standard Electrode Potential, E^0 (E)
↑	$Au^{3+} + 3e^- \rightarrow Au$	+1.420
	$O_2 + 4H^+ + 4e^- \rightarrow 2\,H_2O$	+1.229
	$Pt^{2+} + 2e^- \rightarrow Pt$	~+1.2
	$Ag^+ + e^- \rightarrow Ag$	+0.800
Increasingly inert	$Fe^{3+} + e^- \rightarrow Fe^{2+}$	+0.771
(cathodic)	$O_2 + 2\,H_2O + 4e^- \rightarrow 4(OH^-)$	+0.401
	$Cu^{2+} + 2e^- \rightarrow Cu$	+0.340
	$2H^+ + 2e^- \rightarrow H_2$	0.000
	$Pb^{2+} + 2e^- \rightarrow Pb$	−0.126
	$Sn^{2+} + 2e^- \rightarrow Sn$	−0.136
	$Ni^{2+} + 2e^- \rightarrow Ni$	−0.250
	$Co^{2+} + 2e^- \rightarrow Co$	−0.277
	$Cd^{2+} + 2e^- \rightarrow Cd$	−0.403
	$Fe^{2+} + 2e^- \rightarrow Fe$	−0.440
Increasingly active	$Cr^{3+} + 3e^- \rightarrow Cr$	−0.744
(anodic)	$Zn^{2+} + 2e^- \rightarrow Zn$	−0.763
	$Al^{3+} + 3e^- \rightarrow Al$	−1.662
	$Mg^{2+} + 2e^- \rightarrow Mg$	−2.363
↓	$Na^+ + e^- \rightarrow Na$	−2.714
	$K^+ + e^- \rightarrow K$	−2.924

(Adapted with permission from [3].)

된 바와 같이 반응성이 높아진다. 아연-구리의 예에서 설명한 바와 같이, 표준환원전위의 음의 값이 커질수록 금속은 양극의 역할을 하게 된다.

다양한 금속들의 활동도를 비교하기 위해 표준환원전위(standard reduction potential)를 활용하는 것도 유용하지만, 실질적으로 1 M의 금속 이온용액 내에서 순수한 금속들을 접할 수 있는 기회는 그리 많지 않다. 이온농도의 변화에 의한 영향을 Nernst 방정식을 이용하여 고려할 수도 있지만[아래 식 (5.2) 참고], 용매의 성질변화에 관해 예측하기가 더욱 어렵다. 따라서 갈바니 계열(galvanic series)은 바닷물에서의 금속부식에 관한 자료들로부터 작성되었으며, 사람의 체액과 유사한 염용액 내에 존재하는 다양한 금속들의 상대적 활동도를 잘 나타내고 있다. 표 5.3에 갈바니계열을 나타내었다. emf 계열과 같이, 명확한 전위는 주어지지 않았으나, 표의 아래 부분에 있는 금속들은 윗 부분의 금속들에 비해 산화되기 쉬운 경향을 보인다.

표 5.3 해수의 갈바니 계열

Platinum	↑
Gold	Cathodic
Graphite	
Titanium	
Silver	
Stainless steel (passive)	
Nickel-base alloys (passive)	
Cu-30% Ni alloy	
Copper	
Aluminum bronze	
Cu-35% Zn brass	
Nickel-base alloys (active)	
Manganese bronze	
Cu-40% Zn brass	
Tin	
Lead	
316 stainless steel (active)	
50% Pb-50% Sn solder	
410 stainless steel (active)	
Cast iron	
Low carbon steel	
2024 aluminum	
2017 aluminum	
Cadmium	
Alclad	
1100 aluminum	
5052 aluminum	
Galvanized steel	
Zinc	
Magnesium alloys	Anodic
Magnesium	↓

(Adapted with permission from [4].)

5.2.1.3 Nernst 방정식(Nernst Equation)

앞에서 언급한 바와 같이, 전기화학전지의 전극 사이에서 측정된 전위는 부분적으로 각각의 반쪽전지 내에 존재하는 금속이온 농도와 온도에 의존한다. 이 변수들 중 한 개라도 변하게 되면, Nernst 방정식에 나와 있는 바와 같이 전반적인 전위에 영향을 미치게 된다.

두 종류의 금속으로 구성된 일반적인 전지의 경우, 앞에서 다룬 아연-구리의 예와 같이, 발생하는 반응과 이에 따라 측정된 전위는 다음과 같다.

$$M_1 \longrightarrow M_1^{n+} + ne^- \qquad -E_1^0 \text{ (metal } M_1 \text{ is oxidized)}$$

$$M_2^{n+} + ne^- \longrightarrow M_2 \quad E_2^0 \text{ (metal } M_2 \text{ is reduced)}$$

여기서, E_1^o와 E_2^o는 표준환원전위 표(표 5.2)로부터 얻은 값이다. M_1이 산화되기 때문에, 환원전위의 부호는 반대로 바뀌어야 한다($-E_1^o$).

전체 반응은

$$M_1 + M_2^{n+} \longrightarrow M_1^{n+} + M_2$$

그리고 표준 반쪽전지 전위들을 더하면, 전체 전지의 전기화학적 전위는 다음과 같이 표시된다.

$$\Delta E^0 = (E_2^0 - E_1^0) \tag{5.1}$$

표준환원전위를 측정한 조건과의 차이를 고려하기 위해(즉 온도나 이온농도의 변화), 이 식은 다음과 같이 표시할 수 있다.

$$\Delta E^0 = (E_2^0 - E_1^0) - \frac{RT}{nF}\ln\frac{[M_1^{n+}]}{[M_2^{n+}]} \tag{5.2}$$

여기서 R은 기체상수(8.314 J K^{-1} mol^{-1}), T는 절대온도(K), F는 Faraday 상수(96,500 coulomb/mol), 그리고 n, E_1^o, E_2^o는 앞에서 이미 제시하였다. 이 식을 Nernst 방정식이라고 한다.

예제 5.1

그림 5.1과 함께 설명한 아연과 구리로 구성된 전기화학전지에 관해 고려해 보자.

(a) 각 용기의 용액농도가 1 M이고, 전지를 상온(표준상태)에서 측정하였다고 가정하면, 전극 사이의 전위차가 1.1 V임을 보여라.

(b) 전지의 조건이 다음과 같이 변했다고 하자. 실온에서(37 ℃) 전지를 측정하였고, 아연과 구

리용액의 농도는 혈청농도와 같다(각각 107 μg/dL와 115 μg/dL임). 이러한 조건하에서 전극 사이의 전위차를 계산하여라.

(c) 이온농도가(b)와 동일하다고 가정했을 때, 전극 간의 전위차가 1.15 V가 되기 위해서는 시스템의 온도를 몇 도로 해야 하는가?

풀이:

(a) 이 전기화학전지에서, 아연은 산화되고, 구리는 환원된다. 따라서 다음과 같은 화학반응이 발생한다.

$$
\begin{array}{ll}
 & Zn \longrightarrow Zn^{2+} + 2e^- \\
 & + \underline{Cu^{2+} + 2e^- \longrightarrow Cu} \\
\text{Net:} & Zn + Cu^{2+} \longrightarrow Zn^{2+} + Cu
\end{array}
$$

표 5.2의 표준전극전위를 살펴보면, $E_1^o = -0.763$ V(Zn)이고 $E_2^o = +0.340$ V(Cu)임을 알 수 있다. 표준 조건하에서, 두 전극 사이의 전위차는 음극에서 양극의 표준 emf를 빼 주면 간단히 계산할 수 있다.

$$E° = E_2° - E_1° = 0.340\ \text{V} - (-0.763\ \text{V}) = \underline{1.103\ \text{V}}$$

(b) 비표준 상태에서, 전극 간 표준전위차는 다음의 Nernst 방정식을 이용하여 계산해야 한다.

$$\Delta E° = (E_2° - E_1°) - \frac{RT}{nF} \ln \frac{[M_1^{n+}]}{[M_2^{n+}]}$$

여기서, emf 값은 앞에서와 같고, R은 기체상수(8.314 J K^{-1} mol^{-1}), F는 Faraday 상수(96,500 C/mol), n은 2이고, 절대온도 T는 주어졌다(37 ℃=310 K). 아연의 농도는 주어진 조건들로부터 다음과 같이 계산할 수 있다.

$$(0.00107\ \text{g/dL})(\text{mole}/65.39\ \text{g Zn})(10\ \text{dL/L}) = 0.0164\ \mu\text{M Zn}$$

이와 유사한 방법으로, 구리의 농도를 다음과 같이 계산할 수 있다.

$$(0.00115\ \text{g/dL})(\text{mole}/63.55\ \text{g Cu})(10\ \text{dL/L}) = 0.0181\ \mu\text{M Cu}$$

이 값들을 방정식에 대입하면 아래와 같은 값을 얻을 수 있다.

$$\Delta E° = (0.340\ \text{V} - (-0.763\ \text{V})) - \frac{8.314\left(\frac{\text{J}}{\text{K}\cdot\text{mol}}\right)310\text{K}}{2\cdot 96{,}500(\text{C/mol})} \ln \frac{[.0164\ \mu M]}{[.0181\ \mu M]}$$

$$\underline{\Delta E° = 1.104\ \text{V}}$$

(c) (b)와 같은 식을 이용하여 $\Delta E°$=1.15 V에 관해 풀면, 다음과 같은 결과를 얻을 수 있다.

$$1.15\ \mathrm{V} = (0.340\ \mathrm{V} + 0.763\ \mathrm{V}) - \frac{8.314\left(\frac{\mathrm{J}}{\mathrm{K \cdot mol}}\right)T}{2 \cdot 96500(\mathrm{C/mol})} \ln \frac{[.0164\ \mu M]}{[.0181\ \mu M]}$$

그리고 T에 관해 풀면, 전극 사이의 전위차가 1.15 V가 되기 위한 온도는 11,061 K가 되어야 함을 알 수 있다.

5.2.1.4 갈바니 부식(Galvanic Corrosion)

부식의 가장 일반적인 형태들 중 하나가 전형적인 전기화학전지와 상응하는 특성을 보이며, 이를 갈바니 부식(galvanic corrosion)이라고도 한다. 그림 5.1에서 두 전극을 도선으로 연결한 것과 같이, 두 종류의 다른 금속을 인체 내에 이식하게 되면, 전기화학적으로 연결된다. 생리적 체액이 염다리로 작용하여, 회로가 완성되게 된다. 이러한 상태에서 반응성이 높은 금속이 더 신속하게 용해될 것이다. 예를 들면, 스테인리스 강을 다른 합금과 같이 사용하게 되면, 스테인리스 강은 대개 양극용해가 된다.

그러나 부식은 매우 복잡한 과정이기 때문에, 이러한 환경에서 금속의 분해를 갈바니 계열(표 5.3)에 열거된 활동도에만 근거하여 예측한다는 것은 어려운 일이다. 한 가지 중요한 사항은 산화 및 환원반응 속도가 반드시 같아야 하며, 따라서 국지적인 변화에 의해 한 반응이 늦어지게 되면, 전반적인 부식과정이 상당히 느려질 수 있다는 것이다. 이에 대한 예로는 다음 절에서 논의할 금속의 부동태화(passivation)를 들 수 있다.

5.2.2 Pourbaix 도표와 부동태화(Pourbaix Diagrams and Passivation)

앞에서 논의한 변수들에 추가하여, 어떤 금속의 부식활동도는 금속이 잠겨 있는 용액의 pH에도 의존한다는 것이다. 다양한 환경 하에서 부식현상을 좀 더 정확하게 예측하기 위해 Pourbaix 도표가 만들어졌다. 그림 5.3에 철에 관한 Pourbaix 도표를 보면, 주어진 금속에 대해 금속의 부식 및 비부식 영역을 전지의 전위와 pH에 따라서 예측할 수 있도록 되어 있다. Pourbaix 도표들은 Nernst 방정식과 분해산물들의 용해도로부터 얻은 결과들을 이용하여 만들었다. 그림에서 대각선 점선들은 물의 안정성을 나타낸다. 수용액성 부식은, 만일 발생한다면, 이 두 선 사이의 조건에서 발생하게 된다.

Pourbaix 도표는 3개의 중요한 영역으로 구분된다: 부식, 면역, 그리고 부동태화. 부식은 임의적으로 금속이온의 농도가 10^{-6} M 이상의 평형상태에 있는 영역으로 정의되어 있다. 만일 농도가 이보다 낮으면, 그 금속은 다른 범주에 속하게 된다(면역 또는 부동태화). 면역영역에서는, 금속의 부식이 에너지 측면에서 호의적인 반응이 되지 못한다(용해됨). 이 현상을 음극방식(cathodic protection)이라고 하는데, 그 이유는 이 조건에서는 금

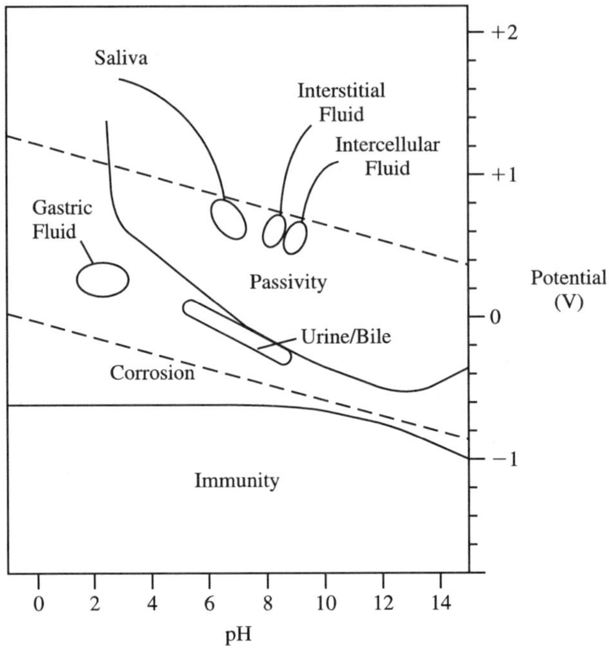

그림 5.3 철에 대한 Pourbaix 도표의 예로써, 전지의 전위와 pH에 따라 철의 부식 및 비부식 영역을 예측할 수 있다. 이 예에서는 예측된 영역은 적절한 조건하에서 lepidococite(철산화물–수산화물로 된 광물, γ FeOOH)로 표면에 막을 입힌 경우이며, 이 막은 내부식성 성질을 가지고 있다. 물의 안정성은 대각선 점선으로 표시하였다. 부식이 발생하는 경우, 수용액성 부식은 이 두 선 사이의 조건에서 발생하게 된다. 시료의 생리학적 환경, 예를 들면 침이나 장액들도 표시되어 있다. (Adapted with permission from [5].)

속이 양극으로 작용하지 못하기 때문이다.

부동태화(passivation)는 표면에서의 산화작용이 금속표면을 덮어 주는 안정된 고체막(대개 산화물이나 수산화물)을 형성하는 경우에 발생한다. 이 영역에서는 열역학적으로 호의적이라 할지라도, 이렇게 형성된 얇고 보호막 역할을 하는 장애물이 전자가 금속의 내외부로 전달되는 것을 방지해 주기 때문에 부식이 서서히 발생하거나 중지된다. 특히 크롬, 니켈, 티타늄, 알루미늄과 같은 금속들은 이러한 막을 형성한다.

그림 5.3의 도표는 다른 종류의 채액들의 조성을 나타내는 영역도 포함되어 있는데, 이를 통해 신체의 다양한 부위에서 금속의 반응을 예측할 수 있다. Pourbaix 도표에 나타낸 영역들은 생체 내에서 어떤 반응이 일어날 것인지를 예측할 수 있지만, 이러한 반응의 속도를 예측할 수는 없다. 대개 단위면적당 흐르는 전류로 정의되는 이 반응속도는 다른 요소들에 의존하게 되는데, 예를 들면, 음극 주위에 이온들이 고갈되는 경우 등이다. 부식 속도 계산에 관한 세부적인 내용은 이 책의 범위를 넘어서기 때문에 포함시키지 않았다.

예제 5.2

생체재료의 이식으로 인해 발생한 창상부위의 pH는 산성인 5 또는 그 이하로 상당히 떨어질 수 있다. 철로 코팅된 스테인리스 강으로 만든 뼈 플레이트를 이식한 가상적인 경우에 관해 생각해 보자. 임플란트 주위 조직의 pH가 창상치유반응이 진행되는 동안 5로 떨어졌고, 수술팀이 임플란트 주위에 실수로 알루미늄 나사를 떨어뜨린 사실을 인지하지 못했다고 가정해 보자. 또한 철, 알루미늄 그리고 세포외액의 작용으로 전기화학 전지가 형성되었다고도 가정해 보자. 철에 관한 Pourbaix 도표(그림 5.3)를 이용하여 전지전위가 +0.10 V인 경우, 철 코팅에 부식이 발생할 수 있겠는가? 전지전위가 −0.40 V인 경우, 철 코팅이 부식할 것인가?

풀이: Pourbaix 도표의 점선들은 물이 안정한 조건의 범위를 나타내며, 이 점선들 사이에 존재하는 조건들은 물이 존재할 때 전도성을 띄게 된다. 철에 관한 Pourbaix 도표를 pH가 대략 5 정도 되는 조건에서 이용하면, 전지전위가 대략 +0.30 V에서 −0.30 V 사이의 값을 가지게 되면 수용성 부식이 발생할 수 있다. 따라서 전지전위가 +0.10 V인 경우, pH가 5인 수용성 환경에서 철이 부식된다는 것을 예측할 수 있다. 그러나 전지전위가 −0.40 V이고 pH가 5인 경우에는, 철에 수용성 부식이 발생하지 않는다는 것을 예측할 수 있는데, 그 이유는 조건들이 물이 안정성을 갖는 범위를 벗어나기 때문이다(도표에서 점선으로 표시된 영역).

5.2.3 공정변수의 영향

금속의 조성 이외에도 추가적으로 다양한 요소들이 생체 내에서의 부식을 유발시킬 수 있다. 이들 중에는 금속가공과 처리기술 그리고 이어지는 절에서 다루게 될 기계적 하중이나 단백질, 세포, 박테리아 등의 존재 여부 등이 포함된다. 임플란트의 미세구조를 변화시킬 수 있는 어떤 조건이라도 국지적인 이온농도를 변화시킬 수 있으며, 결과적으로 부식속도에 영향을 미칠 수 있다. 이러한 결과는 제조 또는 전반적인 장치제조 과정에서 아주 작은 흠이나 균열 등이 생김으로써 발생할 수 있다.

5.2.3.1 틈 부식(Crevice Corrosion)

명칭이 의미하는 바와 같이, 틈 부식(crevice corrosion)은 좁고, 깊은 틈−예를 들면, 뼈 고정용 장치(그림 5.4)의 나사와 판 사이−부위에서 발생한다. 스테인리스 강과 같이 정형외과에서 자주 이용되는 금속들은 이러한 형태의 부식이 발생할 수 있으며, 티타늄이나 코발트-크롬 합금과 같은 다른 금속들은 덜 민감하다. 틈 부식의 정확한 기전은 아직 완전히 알려져 있지 않지만, 균열된 부위 내에 산소가 고갈되는 경우에 발생하는 것으로 생각된다. 균열부위에서는 양극반응만이 가능하고, 이로 인해 이 부위의 금속이 산화되는

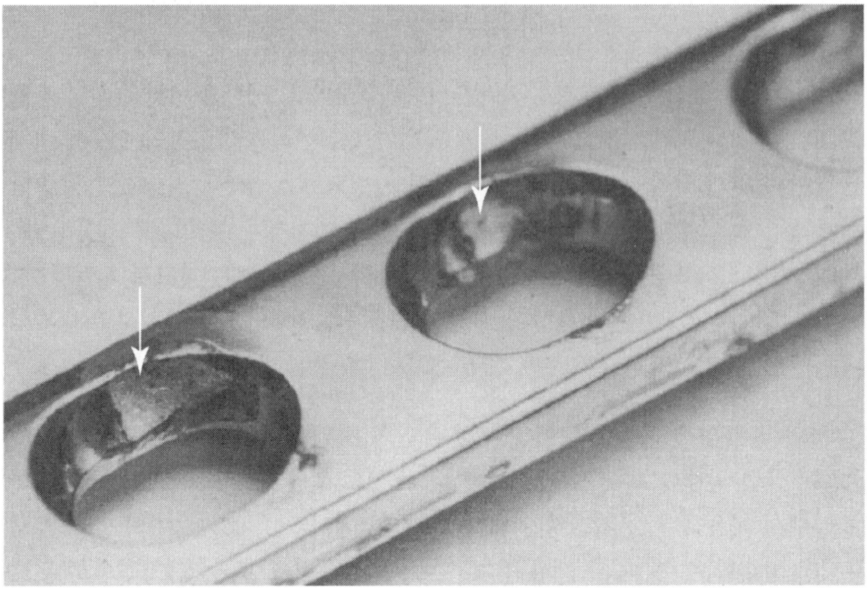

그림 5.4 뼈고정 장치의 판에서 틈 부식이 발생한 예. 나사(보이지 않음)와 판 사이의 좁고 깊게 발생한 균열 틈에서 부식이 발생하였다. 화살표는 부식이 발생한 위치를 나타낸다. (Reprinted with permission from [1].)

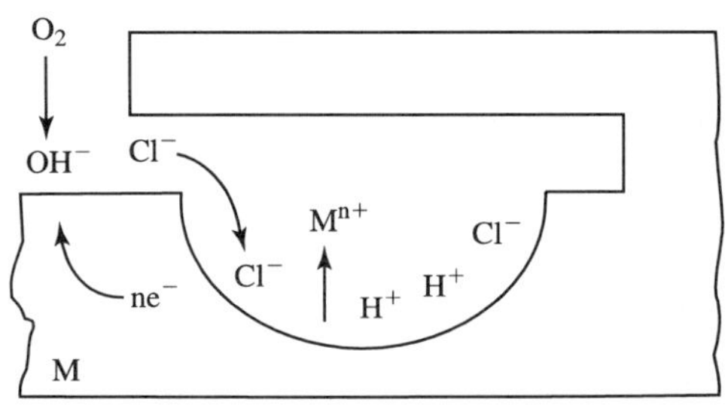

그림 5.5 틈 부식의 이론적 기전. 균열 부위에 산소가 고갈되면, 그 부위에서 금속이 산화되는 반면, 나머지 부분은 음극으로 작용하게 된다. (Adapted with permission from [6].)

반면, 다른 부위는 음극 역할을 하게 된다. 균열부위의 외부는 산소가 환원되기 때문에 pH가 상승한다. 이 과정에 관한 도표를 그림 5.5에 나타내었다.

염화나트륨 용액이 존재하는 조건에서는, 인체 내의 조건과 마찬가지로, 발생한 Mn^+ 이온들의 전하의 균형을 이루기 위해 균열부위로 Cl^-이온들이 확산됨으로써 틈 부식이 더욱 촉진된다.

생성된 화합물은 불용성 수산화물을 생성하고, H^+이온을 방출할 수 있다.

$$MCl_n + nH_2O \rightarrow M(OH)_n + nH^+Cl^-$$

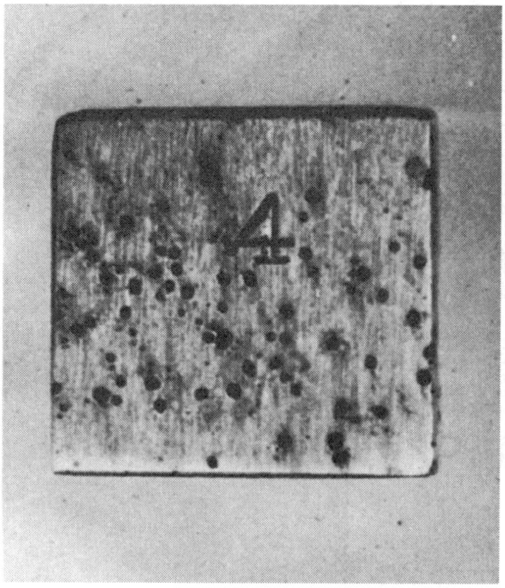

그림 5.6 스테인리스 강 시료에 발생한 공식. 재료의 표면에 발생한 작은 결함이 양극으로 작용하여, 그 부위에 부식이 발생하게 된다. (Reprinted with permission from [7].)

5.2.3.2 공식(Pitting Corrosion)

공식(Pitting Corrosion)은 틈 부식과 동일한 기전을 통해 발생한다. 그림 5.6에 나타낸 것처럼, 스테인리스 강에도 이러한 형태의 부식이 발생할 수 있다. 이러한 경우는 가공이나 처리과정에서 작은 결점이나 표면의 부동태화 막이 파괴된 부위가 생길 수 있는데, 결과적으로 비교적 작은 양극과 큰 음극이 형성될 수 있다. 표면에서의 이러한 불일치와 두 반응의 속도가 동일하다는 사실 때문에, 양극부위가 상당하게 용해된다. 이러한 현상은 매우 위험한 형태의 부식인데, 그 이유는 전반적인 재료의 손실이 작기 때문에 재료가 파손될 때까지 감지되지 않을 수 있기 때문이다.

5.2.3.3 입계 부식(Intergranular Corrosion)

주조(casting)에 의해 제작된 장치(6장 참고)들은 다수의 결정립(grain)들을 가지고 있으며, 따라서 특히 입계 부식(intergranular corrosion)에 매우 민감하다. 3장에서 이미 논의한 바 있지만, 결정립계(grain boundary)는 에너지 상태가 높기 때문에 그 재료에서 보다 높은 활동성(양극성)을 나타내는 영역이다. 특히 합금의 경우, 틈 부식에서 설명한 기전과 비슷한 기전에 의해 입계부식이 발생할 수 있다(그림 5.7). 이와 관련된 일반적인 예로는 크롬이 고갈된 결정립계에서 스테인리스 강의 부식이 발생하는 현상이 이에 해당된다. 크롬은 금속에 부동태화 층을 형성하는 데 필요하다. 만일 크롬이 결핍하게 되면, 그 부위는 신속하게 부식이 발생하여, 극단적인 경우에는 작은 조각들로 부스러지게 된다.

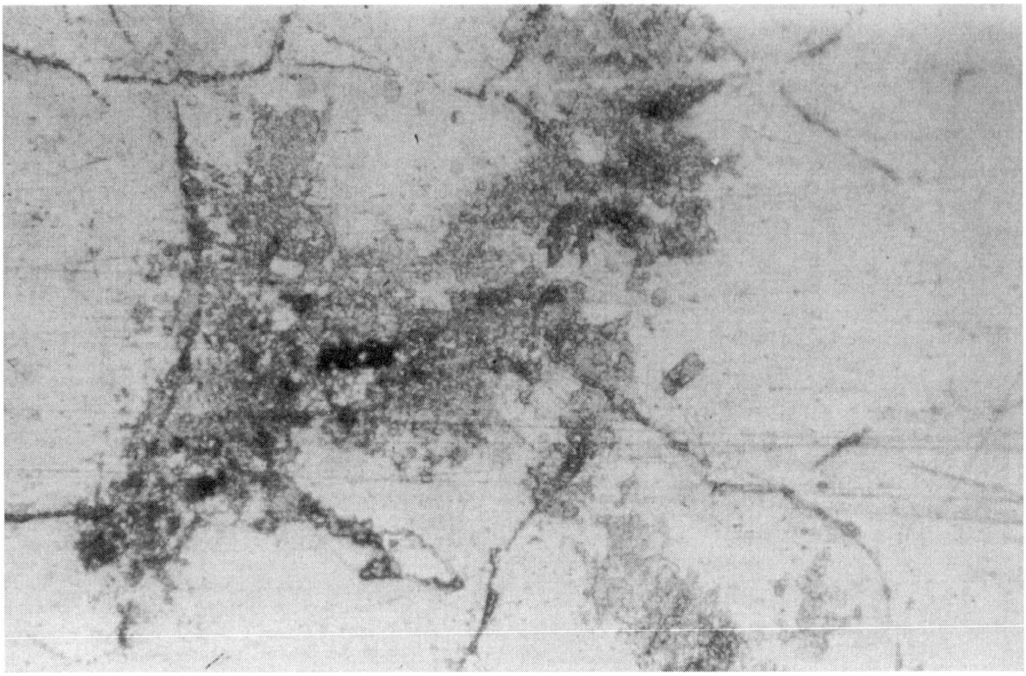

그림 5.7 입계부식의 예. 틈 부식과 같은 공정에 의해 결정립계가 양극으로 작용함으로써 이러한 현상이 발생하게 된다.

5.2.4 기계적 환경이 미치는 영향

제조와 취급에 관련된 변수 이외에도, 임플란트의 위치는 실질적인 부식이 발생하기 전까지의 경과시간에 큰 영향을 미친다. 만일 장치가 연속적인 움직임이 발생하는 조직에 사용되었거나, 일정한 하중이 가해지는 조직에 사용되었다면, 스트레스가 적은 환경에 사용된 동일한 장치에 비해 부식속도가 상당히 빠를 수 있다. 기계적 응력이 존재하는 경우, 금속에 발생하는 미세균열의 수가 증가하게 되어 부식의 가능성이 증가할 수 있다. 또한 응력이 작용하는 재료는 높은 에너지 상태가 되기 때문에 부식을 발생시키는 화학반응에 더욱 민감하다.

5.2.4.1 응력과 갈바니 부식(Stress and Galvanic Corrosion)

금속막대 또는 판을 굽히게 되면, 늘어나는 부분이 수축되는 부분에 비해 양극성을 띄게 된다. 이러한 현상은 응력이 가해지지 않는 경우, 양쪽의 전기화학적 전위가 차이가 없는 재료에 갈바니 부식이 발생하기 쉬운 상태가 되게 한다. 이와 동일한 효과를 구멍이나 날카로운 모서리와 같은 응력증가제(4장 참고) 부근에서 관찰할 수 있다.

5.2.4.2 응력부식 균열(Stress Corrosion Cracking)

응력부식 균열(stress corrosion cracking)은 금속에 장력을 가하여 부식성 환경에 노출시키면 발생한다. 이러한 조합은 가해진 응력방향에 수직으로 형성되는 작은 균열을 발생시키는데, 이러한 현상이 위험한 이유는 정상적으로 잘 견딜 수 있는 비교적 낮은 하중(최대 인장강도 이하에서)이나 용액에서 발생할 수 있다는 점이다. 일단 형성되면, 균열이 전파되어 금속이 전통적으로 상당한 연성(ductility)를 가질 수 있음에도 불구하고 메짐파괴(brittle fracture)에 이르게 된다. 특히 스테인리스 강과 같은 합금은 체액과 같이 염분을 가지고 있는 용액에서 이러한 형태의 분해에 민감하다.

5.2.4.3 피로부식(Fatigue Corrosion)

피로부식(fatigue corrosion)은 임플란트를 지속적으로 굽히거나 하중을 가하거나 또는 임플란트 주변에서 움직임이 발생하게 되면, 금속표면에 형성된 부동태화 막이 파괴되어 밑에 있던 표면이 노출되어, 그 부위에 부식이 발생하게 된다. 4장에서 논의한 바와 같이, 피로특성은 특정한 응력을 가하여 재료가 파괴되지 않는 상태에서 반복할 수 있는 횟수로 측정된다(피로수명(fatigue life)). 피로부식에서는 재료가 파단되는 최대응력은 하중을 반복적으로 가하는 횟수가 증가할수록 감소하게 된다. 따라서 이러한 종류의 부식은 임플란트의 피로수명을 심각하게 단축시키게 되며, 예상보다 훨씬 신속하게 파괴되게 된다.

5.2.4.4 미동마모부식(Fretting Corrosion)

이 절에서 다룬 다른 종류의 부식과는 달리, 미동마모부식(fretting corrosion)은 하중을 가하는 것과는 상관없이, 임플란트 주위의 움직임과 관련이 있다. 이러한 종류의 부식은 기계적 작용에 의해 금속의 부동태화 층이 제거되는 것과도 관련된다. 이런 현상은 부동태화가 다시 형성되지 않는 표면에 균열된 틈이 생기거나, 또는 부동태화 층의 형성과 파괴가 반복되는 순환적인 공정이다. 미동마모 부식은 뼈 고정판과 뼈 나사 사이의 연결부위 주위에서 관찰되는 분해 작용에 중요한 역할을 한다(그림 5.4).

5.2.5 생물학적 환경의 영향

기계적 요소들의 효과 외에도, 체내에서의 임플란트의 위치가 부식에 영향을 미칠 수 있다. 생물학적 환경의 화학 및 세포 성분들은 부식속도에 상당한 영향을 줄 수 있다. 생체 내의 국지적인 환경은 이온들의 확산, 세포의 이동, 그리고 화학반응들이 지속적으로 발생하기 때문에 일정하게 유지되기가 힘들며, 이로 인해 생체 내에서의 부식속도를 예측한다는 것은 또 다른 어려움이 추가되는 것이다.

임플란트 주위에 존재하는 체액과 조직에는 단백질과 세포들이 많이 존재한다. 생체재료를 이식한 후에 그 부위에 염증세포들이 유입되면 pH가 감소하고 강한 산화제가 방출되는 등 임플란트 주위의 화학적 여건이 급격하게 변하게 된다. pH 감소나 산화제의 방출은 부식을 촉진할 것으로 생각되지만, 일부 금속의 경우 염증반응 단계에서 방출된 산화제들이 금속재료의 표면에 부동태화 막을 형성하는 데 기여하는 것으로 확인되었고, 따라서 주변 세포가 부식에 미치는 영향에 관해서는 활용하기 이전에 특정한 시스템에 관해 확인해 보아야 한다.

금속표면에 단백질이 부착되면, 다양한 영향을 미치게 된다(단백질 부착에 관해서는 7장과 8장 참조). 단백질들은 산소가 표면으로 확산되는 것을 억제하는 장벽을 형성함으로써 금속의 부동태화 층의 성질을 변화시킬 수 있다. 이는 결과적으로, 임플란트 표면에 형성된 산화막의 안정성을 감소시킬 수도 있다. 전자 운반체 역할을 하는 단백질에 의해 전기화학전위도 영향을 받게 되며, 전지의 변수들이 변하게 되어 Pourbaix 도표의 부동태화 영역에서 벗어나게 된다. 일부 단백질들은 기능을 수행하기 위해 금속이온을 필요로 하기 때문에, 결과적으로 금속을 제거하기 위한 자연적인 친화력을 가지고 있다. 만일 단백질들이 부식반응에 의해 형성되는 생성물을 소모하게 된다면, 단백질이 존재함으로써 평형상태가 변하게 되어, 용해작용을 촉진할 수 있다.

14장에서 논의하겠지만, 임플란트를 삽입하는 과정이나 기타 다른 과정에서 박테리아가 임플란트에 부착하여, 장치가 박테리아로 오염될 수도 있다. 박테리아에 의해 생성되는 부산물들은 생체재료 부위의 pH를 변화시킬 수 있으며, 이는 부동태화 층의 안정성에 영향을 미치게 된다. 추가적으로, 박테리아는 수소를 소모하는데, 수소이온은 주로 음극에만 존재한다.

단백질에 의한 금속 제거와 같이, 이러한 현상은 반응의 평형상태를 이동시켜 양극용해를 유발시킬 수 있다.

5.2.6 부식방지를 위한 방안

생물학적 환경으로 인한 부식을 완전히 조절할 수 있는 것은 아니지만, 임플란트의 설계와 제조과정에서 부식을 감소시키도록 할 수 있다. 예를 들면, 응력으로 인한 부식은 응력증가제를 활용함으로써 감소시킬 수 있다. 이와 유사하게, 갈바니 부식은 갈바니 계열에서 근접해 있는 금속들을 조합하여 활용함으로써 방지할 수 있다. 가장 이상적으로는, 장치를 반응성이 없는(음극성) 금속들, 예를 들면, 금, 은, 백금 등으로만 제작하는 것이 가장 좋겠지만, 대부분의 경우, 이들 금속들의 기계적 성질이 제한요소로 작용할 수 있다. 따라서 부동태화 산화막을 형성하는 재료들을 순수한 형태로나 합금 형태로 활용하여 내부식성이 강하면서 기계적 강도가 충분히 강한 임플란트를 제조할 수 있다.

추가적으로, 특정한 부식현상을 방지하기 위해 추가적인 처리단계가 포함되기도 한다. 예를 들면, 스테린리스 강을 열처리하게 되면, 입계부식 현상을 감소시킬 수 있다. 또는 임플란트 하기 전에 금속을 질산으로 전처리하여 표면에 부동태화 층을 형성시키는 경우도 있다(이러한 방법들에 관해서는 ASTM standard F86과 7장 참고). 이는 금속 임플란트에 응용할 수 있는 보호막에 관한 한 예이다. 금속, 세라믹, 또는 고분자 코팅 등을 포함한 다른 물질들을 여러 가지 방법을 통해 표면에 추가시킴으로써 반응성이 높은 금속과 주위 사이에 장애물을 형성시킴으로써 임플란트의 용해를 감소시킬 수 있기도 하다.

5.2.7 세라믹 분해(Ceramic Degradation)

금속이 용해되는 현상을 부식이라고 하는 반면, 세라믹 재료가 손상되는 현상을 분해(degradation)라고 한다. 금속의 부동태화 층들을 주로 세라믹 재료들로 만드는데, 이러한 사실은 일반적으로 생리학적 환경에서 세라믹이 금속에 비해 더 안정하다는 것을 의미한다. 그 이유는 세라믹은 이온결합성 결합에 의해 형성되기 때문에, 이 결합들을 절단하는데 더 많은 에너지가 필요하기 때문이다.

그러나 일부 세라믹들은 수용액 환경에서 용해도가 매우 높은 경우도 있다. 따라서 세라믹을 인체 내에서 비활성(inert), 용해성(resorbable), 또는 조절된 표면반응성(surface reactivity)으로 분류하고 있다. 용해성 및 표면반응성 세라믹들은 생분해성 재료(biodegradable material)를 다루는 절에서 좀 더 세부적으로 설명하기로 한다.

종류에 관계없이, 금속과 마찬가지로 세라믹의 분해는 세라믹의 기계적 환경과 임플란트의 제조 등에 의존한다. 응력에 기인한 분해는 세라믹에 장력이 가해질 때 발생한다. 이러한 재료에 균열된 틈이 발생하게 되면, 인장응력은 균열된 틈의 상부에서 용해가 더 용이하게 진행되도록 하고, 최종적으로는 재료가 파단된다. 세라믹의 다공성 역시 임플란트의 분해 특성에 중요한 역할을 한다. 기공들은 응력증가제로 작용하고, 따라서 균열형성이나 균열이 전파되는 속도를 증가시킨다. 추가적으로 기공이 존재하면 표면적이 증가하게 되므로, 주위 환경과의 반응이 증가되기도 한다(기공도가 분해에 미치는 영향에 관한 세부적인 논의는 5.4절 참고).[1)]

1) 금속에서도 다공성이 부식속도에 동일한 영향을 주지만, 세라믹 임플란트에 기공을 형성시키는 것이 더 일반적이며, 따라서 금속의 분해보다는 세라믹의 분해에서 더 중요하다.

5.3 고분자 분해(Degradation of Polymers)

금속이나 세라믹과 마찬가지로, 고분자 생체재료들은 주변에 존재하는 체액과 조직들과의 작용에 의해 원하지 않는 분해가 발생할 수 있다. 원하지 않는 분해가 발생하게 되면, 임플란트의 탈색이나 기계적 성질에 심각한 변화가 발생했다는 것을 의미한다. 이러한 특징들은 다음 절에서 논의될 특정한 분해기전에 의해 발생한다. 다른 종류의 생체재료들과 마찬가지로, 신체 내에서의 임플란트의 부위, 물의 접근성, 단백질, 염증세포 그리고 기계적 응력 등이 고분자 분해속도에 상당한 영향을 미치게 된다.

5.3.1 고분자 분해의 주요 요인들

고분자들은 주로 2 종류의 주된 기전에 의해 분해된다: 팽윤(swelling)/용해(dissolution) 또는 사슬절단(chain scission). 친수성 부위를 갖는 다수의 고분자들은 생리학적 환경에서 팽윤된다. 이때 용매(물) 분자들이 고분자에 의해 흡수되는데, 물분자들은 거대분자 사슬들 사이의 공간을 점유할 수 있을 정도로 작은 크기이다. 용매분자들은 이런 방식으로 가소제 역할을 하면서 사슬 사이의 2차 결합들은 절단시킴으로써 재료의 연성을 증가시킨다.

이들은 고분자의 결정성(crystallinity)에도 영향을 줄 수 있다. 용매가 흡수되면, 고분자의 기계적, 열적 성질(예를 들면, 유리전이온도(glass transition temperature))에도 영향을 미친다. 극단적인 경우에는 즉 사슬들이 충분한 용해성을 가지거나, 사슬 간의 공유결합도 많지 않은 경우, 고분자가 수용액에서 완전히 용해(dissolve)될 수 있다

이와는 반대로, 사슬절단(chain scission)은 2차 결합보다는 1차 결합을 절단하는 경우를 의미한다. 결합이 절단되는 지점에서 사슬 부분이 분리되기 때문에, 분자량이 전반적으로 감소하게 된다. 앞 장에서 논의한 바와 같이, 이러한 결과는 고분자의 기계적, 열적인 성질 모두에 상당히 큰 영향을 미치게 된다. 사슬절단은 가수분해(hydrolysis) 또는 산화반응을 통해 발생하는데, 이에 관해서는 다음 절에서 설명한다.

5.3.2 가수분해에 의한 사슬절단(Chain Scission by Hydrolysis)

고분자의 화학작용기들의 민감성에 따라, 물 분자들은 거대분자 내에 존재하는 특정한 결합들이 절단되는 것을 촉진시킨다. 이 과정을 가수분해(hydrolysis)라고 하며, 축합중합체의 일반적인 분해기전이다. 이와 같은 방식으로 절단될 수 있는 다수의 화학소량체들을 그림 5.8에 나타내었다. 고분자 가수분해의 범위에 영향을 미치는 요소들은 다음과 같은 요소들 이외에도 다수 존재한다:

1. 고분자 골격의 작용기들의 반응성
2. 사슬간 결합 정도
3. 고분자에 작용할 수 있는 용액(물)의 양

화학적 그리고 물리적 성질이 가수분해 속도에 얼마나 영향을 미치는가에 관한 예로서, 가수분해에 의한 절단에 매우 민감한 고분자 임플란트들은 그림 5.8에 나타낸 바와 같이 가수분해 될 수 있는 다수의 작용기들을 가지고 있으며, 동시에 재료 내부로 깊숙이 물을 유입시킬 수 있는 친수성 영역을 가지고 있다. 이에 해당되는 고분자는 비교적 최초 분자량이 낮으며, 가교결합 밀도가 낮아서, 사슬의 엉킴(entanglement) 또는 절단될 사슬간의 공유결합이 적다. 이 고분자들은 결정성이 낮거나 비결정성이며 T_g가 체온보다 낮기 때문에, 이 재료는 무결정성이며, 고무와 같은 성질을 나타내며 물의 침투를 촉진시키

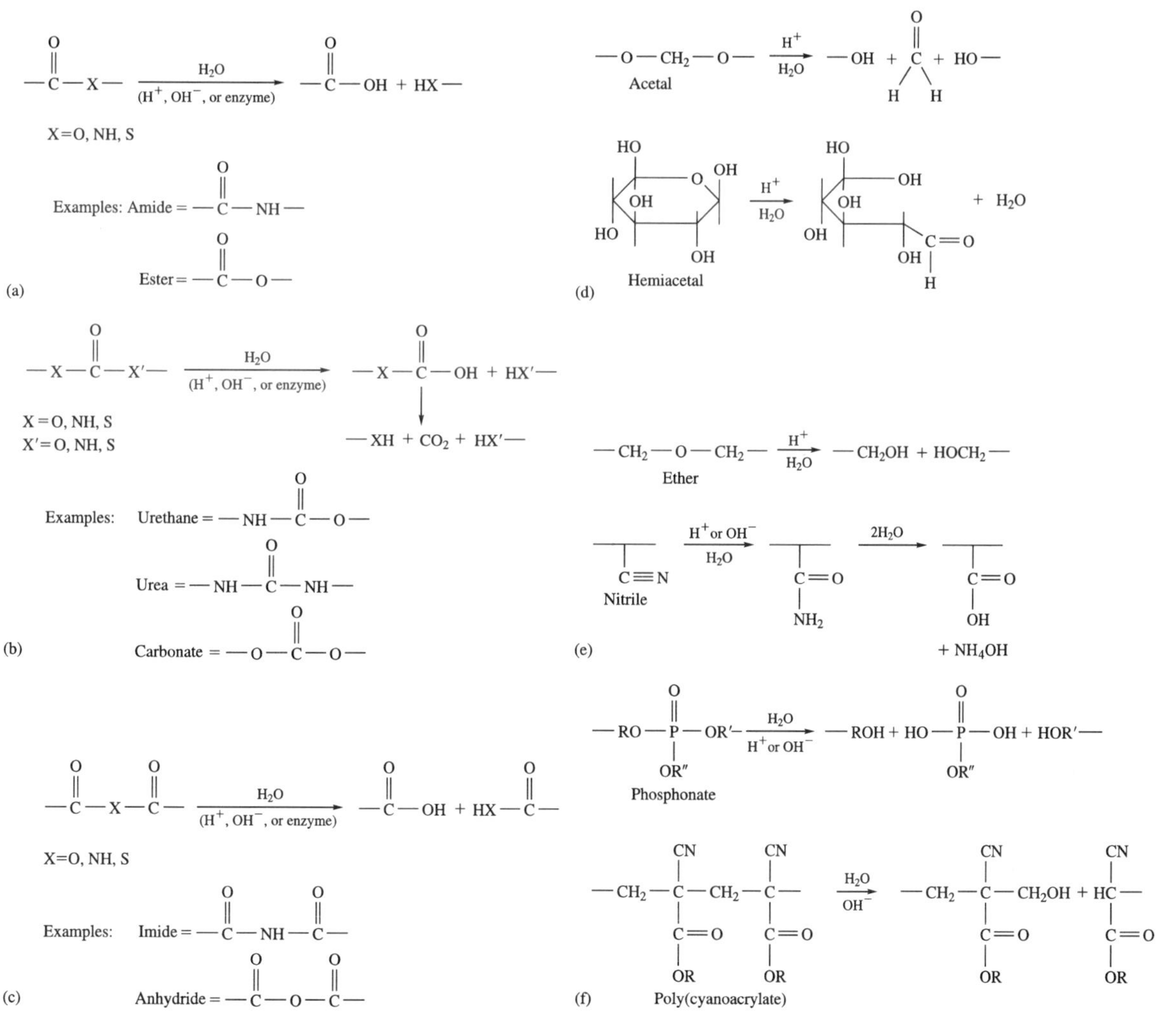

그림 5.8 가수분해에 의한 절단에 민감한 화학소량체에 관한 예. (Adapted with permission from [9].)

Homolysis

$$R{-}R \longrightarrow 2R\cdot$$

Heterolysis

$$R{-}R \longrightarrow R^{+} + R^{-}$$

그림 5.9 고분자 사슬이 산화되기 위한 2 종류의 개시단계(균형분해반응과 불균형분해반응). (Adapted with permission from [9].)

게 된다.

가수분해에 의한 분해를 더욱 촉진시키기 위해, 고분자를 부피 대 표면적이 높은 임플란트로 제작하게 되면, 수용액이 일시에 임플란트의 광범위한 영역에 도달할 수 있다.

5.3.3 산화에 의한 사슬절단(Chain Scission by Oxidation)

가수분해와 함께, 고분자의 사슬절단은 산화반응에 의해서도 발생할 수 있다. 여기서, 산화(oxidation)는 반응성이 매우 높은 화학종(대개는 자유라디칼들)들이 공격하여 거대분자 내에 존재하는 민감한 화학 작용기들을 절단하게 된다. 가수분해와는 달리, 이 반응은 개시(initiation), 전파(propagation), 종결(termination) 단계들로 구성되며, 이는 2장에서 설명한 부가중합(addition polymerization)과 유사하다. 개시단계에서는 고분자 사슬의 균형분해반응(homolysis) 또는 불균형분해반응(heterolysis)이 포함된다(그림 5.9).

가수분해와 같이, 산화반응에 의한 분해되는 정도는 부분적으로 고분자 내에 존재하는 화학적으로 민감한 부위의 수에 의존한다. 이러한 작용기들 중 일부 예를 그림 5.10에 나타내었다. 추가적으로, 분자량이 낮은 고분자와 가교결합의 밀도가 낮은 고분자들은 더욱 신속하게 분해되는데, 그 이유는 고분자를 유지하고 있는 1차 및 2차 결합들의 수가 적기 때문이다.

염증반응 과정에서 방출되는 활성물질들, 예를 들면 반응성이 매우 높은 산소 라디칼(염증반응에 관한 자세한 내용은 10장 참고)로 인해 산화반응은 신체 내에서 가장 빈번하게 발생한다. 그러나 금속이 촉매로 작용하는 산화반응도 발생하며, 특히 심장박동조율기에 포함된 납의 경우 대부분의 경우에 있어서 임플란트의 외부에 발생하는 환경적 응력에 의해 유도되는 균열과는 다르게, 금속이 촉매로 작용하는 산화반응으로부터 발생하는 틈들은 금속도선과 접촉하고 있는 고분자 코팅의 내부에 발생한다. 이러한 현상은 금속의 부식에 의해 발생하고, 이는 강한 산화제를 생성하게 되어 고분자 코팅층을 공격하게 되는 것으로 알려져 있다. 이러한 형태의 분해는 그림 5.11에 나타낸 바와 같이, 고분자에 나타나는 취성파괴(brittle fracture)의 특징을 보인다.

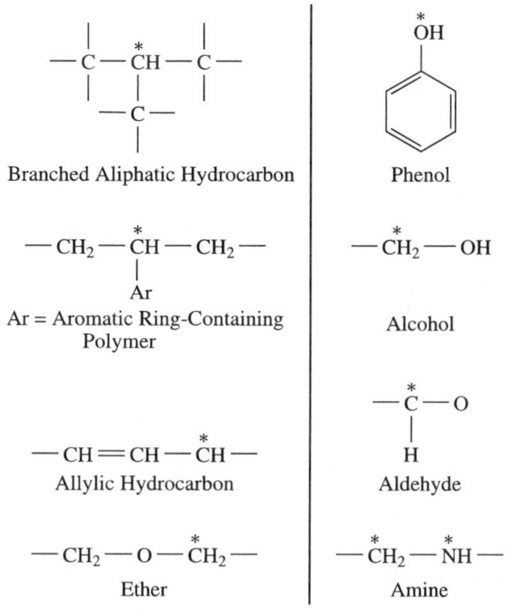

그림 5.10 산화반응에 의한 분해에 민감한 화학적 부위에 관한 예. *는 균형분해반응 또는 불균형분해반응이 발생하는 부위를 의미함. (Adapted with permission from [9].)

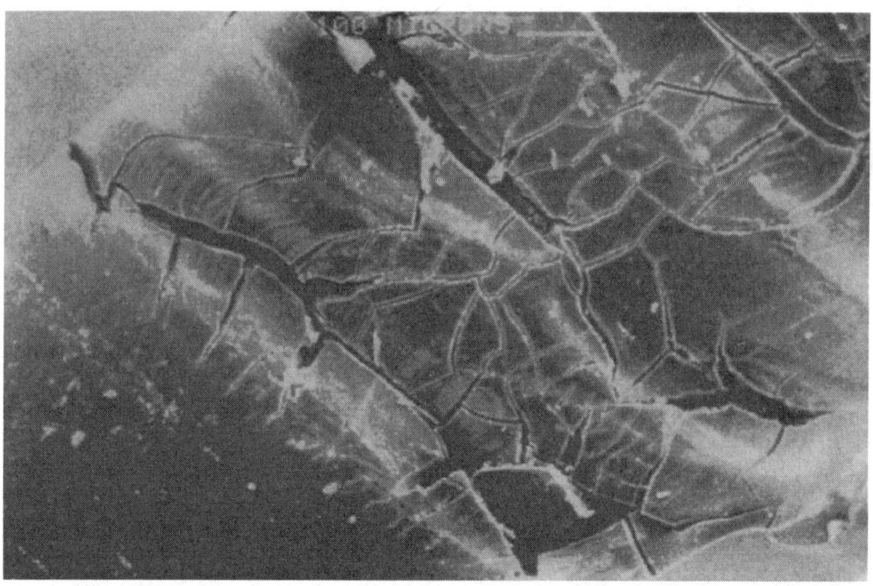

그림 5.11 고분자에 발생한 취성파괴를 나타내며, 이 경우에는 금속이 촉매로 작용하는 산화반응의 신호가 될 수 있다. 이 경우에 있어서, 부식은 고분자와 접촉하고 있는 금속에 먼저 발생하고, 결과적으로 발생하는 강한 산화제가 고분자 재료를 공격하게 된다. (Adapted with permission from [9].)

5.3.4 분해에 영향을 미치는 다른 요인들

위에서 설명한 고분자의 분해와 관련된 주된 기전들 이외에도, 생리학적 환경에 노출되게 되면, 다른 경로들을 통해 재료의 용해가 촉진되기도 한다. 금속과 세라믹의 경우와 마찬가지로, 기계적 응력이 가하지면, 임플란트의 위치 또는 장치의 모양에 의해 분해가 촉진될 수도 있다. 또한 고분자에 존재하는 화학 작용기들에 친화력을 갖는 특정한 단백질이 존재하는 경우에도 결합의 절단이 촉진된다.

5.3.4.1 환경적 응력균열(Environmental Stress Cracking)

생물학적 환경 하에서 고분자에 충분한 인장응력이 가해지면, 임플란트 외부에 하중이 가해지는 축 방향과 수직 방향으로 깊은 균열들이 발생한다(그림 5.12). 그러나 금속이 촉매로 작용하는 산화반응과는 달리, 이때의 재료의 파단은 연성에 의한 것으로 판단된다. 이와 같은 형태의 분해 과정에 관한 정확한 기전은 아직 완전히 이해되지 않았으나, 환경적 응력균열(environmental stress cracking)이 발생하는 데는 염증세포(또는 이들 세포들로부터 방출될 반응성이 높은 화학종들)가 존재해야 한다.

5.3.4.2 효소의 촉매작용으로 인한 분해(Enzyme-Catalyzed Degradation)

의학용 임플란트 주위의 조직이나 체액에는 다양한 단백질들이 존재하는데, 이들 중에는 고분자에 존재하는 특정한 화학 작용기들에 특이적인 친화력을 갖는 효소(enzyme)들이

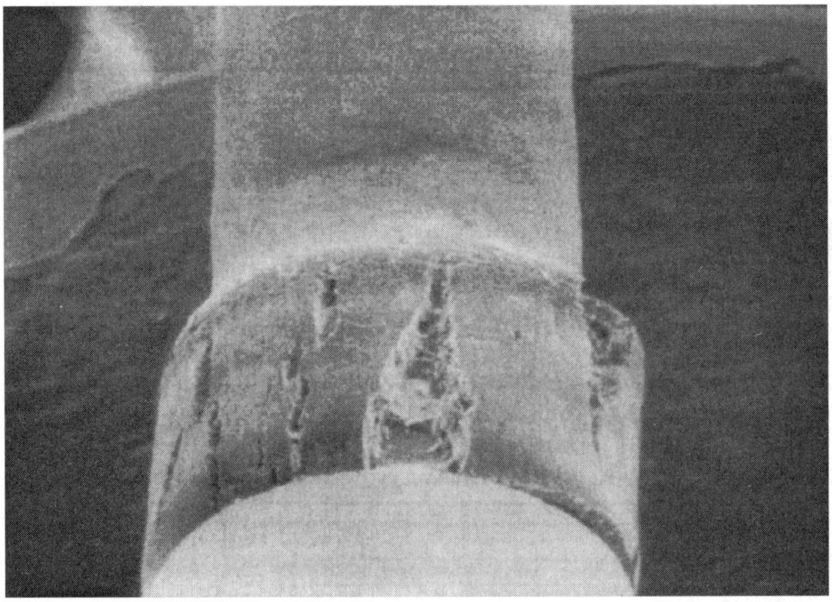

그림 5.12 고분자시료에서 관찰된 환경적 응력균열. 이 시료는 생물학적 환경에서 인장하중이 가해져서, 하중 방향과 직각인 방향으로 깊은 균열이 발생되는 것을 보여 준다. (Reprinted with permission from [9].)

존재한다. 이 효소들은 촉매(catalyst)로 작용하여, 특정한 반응에 필요한 활성화 에너지(activation energy)를 감소시키는 역할을 한다. 다양한 효소들이 인체 내에서 작용하여, 천연고분자들을 합성하거나 절단하는 작업이 효과적으로 진행되도록 한다(효소의 구조와 기능에 관한 자세한 내용은 9장 참고). 그러나 일부의 경우에는, 동일한 효소분자들이 표적으로 하는 부위와 유사한 화학 작용기를 갖는 합성고분자의 경우, 효소들은 고분자를 가수분해시키거나 산화시켜 분해하는 역할을 한다. 개인별로 합성되는 효소의 양이 다르기 때문에, 효소의 촉매작용으로 인한 분해 정도가 어느 정도 될 것인지를 예측하는 것은 쉽지않다.

5.3.5 다공성의 영향(Effects of Porosity)

다공성이 고분자 분해에 미치는 영향은 다공성이 세라믹(그리고 금속)의 분해에 미치는 영향과도 유사하며, 기공들은 추가적인 응력증가제이기 때문에, 다공성 고분자의 경우 기계적인 작용으로 인한 분해현상이 증가될 것이다. 또한 다공성은 임플란트의 표면적을 증가시키기 때문에, 물이나 산화작용을 하는 화학종과 같은 환경적 인자들에 의한 절단이 발생할 수 있는 공간을 더 많이 제공해 주게 된다. 따라서 일반적으로 비다공성 고분자에 비해 다공성 고분자에서 분해가 훨씬 신속하게 진행된다.

5.4 생분해성 물질(Biodegradable Materials)

앞 절에서 논의한 조절되지 않은 분해와는 대조적으로, 이러한 현상은 바람직한 상황이 아니다. 생체재료의 조절된 분해작용은 조직공학이나 약물전달요법 등에서 긴요하게 활용되고 있다. 이러한 응용분야에서, 재료의 일시적인 작용은 임플란트를 제거하기 위한 이차시술이 필요없이 국지적인 조직의 치유 또는 생활성인자의 방출을 촉진할 수 있는 이상적인 방안이다.

그러나 계획된 분해성질을 갖는 재료들에 대한 세부적으로 설명하기 전에, 몇 가지 용어에 관해 명확하게 정의해야 될 필요가 있다. 여러 국제기구들이 생분해성 임플란트들과 연관된 용어들을 표준화하기 위한 시도를 해 왔지만, 다수의 명칭들은 중복적이고 불명확한 상황이다. 아래에 소개된 내용의 일부는 Kohn[10]가 발표한 내용에 의거한 것이다. 일반적으로 분해(degradation)는 재료의 내부에 존재하는 화학결합이 절단되는 것을 의미하는 반면, 부식(erosion)은 분해로 인해 발생하거나 또는 분해와는 관계없이 재료의 크기와 형태가 변하는 것을 의미한다. 접두사 'bio'는 효소, 세포 또는 박테리아와 같은 생물학적 인자들에 의한 특정한 활성으로 인한 재료가 파괴되는 것을 의미하지만, 문헌에서는 "생분해성(biodegradation)" 또는 "생체부식성(bioerosion)"과 같은 용어들은 이러한 공정들이 인체 내에서 발생한다는 것을 나타내기 위해 사용되기도 한다.

따라서 이 책에서는 생분해성(biodegradation)은 생화학적 인자들(물, 이온, 세포, 단백질, 박테리아와 같은)에 의해 재료가 화학적으로 파괴되는 작용으로 정의한다. 생체부식성은 화학적 분해 또는 생리학적 인자들에 의해 결합이 절단과 상관없는 다른 과정들을 포함하는 보다 포괄적인 분해현상을 의미한다.[2)]

앞에서 논의한 응용사례와 관련하여 생분해성 재료를 활용하면, 환자에게 이로운 점이 많지만, 생분해성 재료들은 원재료 뿐만 아니라 분해로 인해 생성되는 생산물들이 독성이 없어야 하기 때문에 생체적합성과 관련하여 훨씬 더 복잡한 사항들을 고려해야 한다. 생분해성 재료들의 생체적합성에 관한 생체 내에서와 시험관 내에서의 평가 방법들에 관해서는 10장과 11장에서 설명하도록 한다. 현재까지 생분해성 임플란트 재료들은 대부분 특정한 세라믹이나 고분자들로 제조되어 왔으며, 따라서 이 절의 나머지 부분은 이들 재료에 관해 논의하기로 한다.

5.4.1 생분해성 세라믹(Biodegradable Ceramics)

생분해성 세라믹은 대부분 인산칼슘 계통 세라믹이며, 수산화 칼슘인회석(calcium hydroxyapatite)(HA, $Ca_{10}(PO_4)_6(OH)_2$), 또는 인산삼칼슘(tricalcium phosphate)(TCP, $Ca_3(PO_4)_2$) 등이 있으며, 수화 칼슘황화물(hydrated calcium sulfate)($CaSO_4 \cdot 2H_2O$) 또는 생활성 유리 등으로 형성할 수 있다.

생분해성 세라믹들은 주로 정형외과용 임플란트로 활용되는데, 그 이유는 이 세라믹들이 뼈조직에 존재하는 인산칼슘과 유사한 구조를 가지고 있기 때문이다.

5.4.1.1 부식 기전(Erosion Mechanism)

생분해성 세라믹들은 용해와 물리적 분해로 인해 생리학적 조건하에서 실제로 부식이 발생한다. 용해되는 정도는 수용액 내에서 특정한 형태의 용해도와 임플란트 주변의 pH에 의존한다. 물리적 분해는 결정립계에서 재료의 선택적으로 용해되면서 발생한다.

5.4.1.2 분해속도에 영향을 미치는 인자들(Factors that Influence Degradation Rate)

세라믹의 생부식은 주로 물과의 작용으로 인해 발생하기 때문에, 부식속도를 조절하는

2) "Bioresorption"과 "bioabsorption"은 생분해성 재료를 의미하는 용어로 문헌에서 자주 보게 되는 용어이다. 이 용어들은 아직 완전하게 정의되지는 않았지만, 일반적으로 "생분해성(biodegradation)"과 유사어로 사용되고 있다.

인자들은 고분자의 가수분해 속도에 관한 내용과 유사하며, 다음 사항들이 포함된다.

1. 재료의 화학적 민감성
2. 결정성 정도
3. 가용한 용액(물)의 양
4. 재료의 표면적/부피 비

수화 칼슘황화물과 같이 수화된 상태가 무수물 형태보다 더 빨리 부식되는 것과 같이 세라믹의 화학적 조성이 세라믹의 부식속도에 상당한 영향을 미치는 것으로 알려져 있다. 또한 HA에 CO_3^{2-}, Mg^{2+}, 또는 Sr^{2+}와 같은 이온이 치환되게 되면 전반적인 분해속도가 증가하지만, F^-가 치환되면 HA의 용해가 덜 되는 것으로 알려져 있다.

세라믹 분해는 물의 침투에 의존하기 때문에, 좀 더 조밀하게 채워져 있는 결정성 물질은 무결정성 세라믹에 비해 용해가 덜 발생한다. 다결정성 물질은 다결정으로 만들어진 세라믹에 비해 훨씬 더 빨리 분해되는데, 이는 결정립계가 존재하기 때문이다. 이와 동일한 이유로, 작은 결정들이 많이 포함되어 있는 재료는 결정의 크기가 크고 그 수가 적은 재료에 비해 훨씬 더 용해가 잘 된다.

분해속도는 전반적인 수용성 용액의 양과 임플란트의 표면적에 영향을 받는다. 따라서 다공성이 높은 물질은 다공성이 낮은 재료에 비해 주위 환경과 접할 수 있는 면적이 증가되기 때문에 훨씬 더 빨리 용해된다.

위에 언급된 인자들 외에도, 기계적 응력이 높은 부위에서 세라믹의 생부식이 촉진되는데, 이는 임플란트의 부위 또는 장치 내에 응력증가제들의 존재로 인한 것이다. 앞 절에서 논의한 바와 같이, 용해는 염증세포들에 의한 pH의 감소와 같은 생물학적 인자들에 의해서도 매개된다.

5.4.2 생분해성 고분자(Biodegrable Polymers)

5.4.2.1 생분해성 고분자의 개요 및 정의(Introduction to Biodegradable Polymers and Definitions)

다양한 생분해성 고분자들이 합성되었지만, 이들 중 극히 일부만이 U.S. Food and Drug Administration에 의해 인체에 사용이 허가되었다. 이들 물질은 봉합사로 쓰이는 poly(lactic acid)와 poly(glycolic acid)뿐만 아니라 골절고정용 poly(dioxanone) 등이 있다. 또한 poly(ε-caprolactone)와 poly(anhydride) 등이 약물전달용으로 이용되고 있다. 이들 고분자의 반복단위(repeat unit)의 화학구조를 그림 5.13에 나타내었다.

앞에서 설명한 바와 같이, 합성고분자들은 가수분해 또는 특정한 효소들의 작용에 의

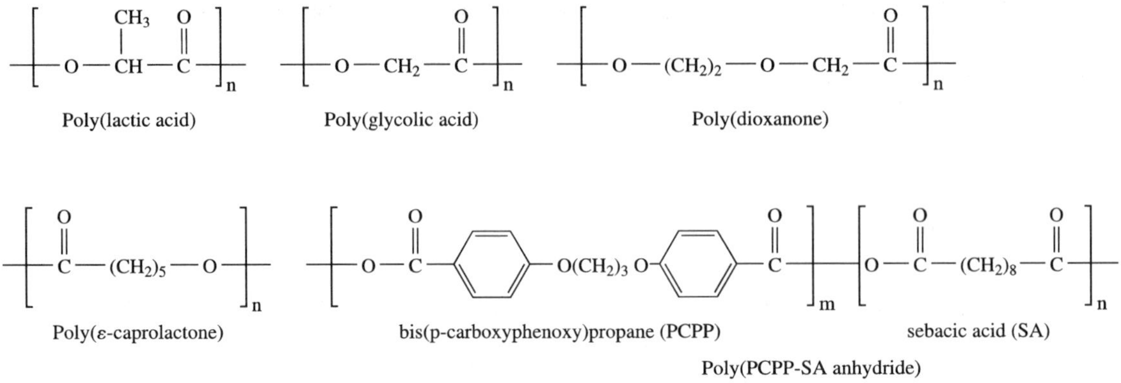

그림 5.13 U.S. Food and Drug Administration에 의해 인체에 치료용 의학 장치로 허가된 생분해성 고분자들. (Adapted with permission from [10].)

해 수용액 상에서 분해되도록 제조할 수 있다. 이와 대조적으로, 천연재료들은 대체로 효소에 의해 절단되는 경향을 보인다. 가수분해에 의한 분해는 전적으로 물이 존재해야 하며, 환자들 간의 차이는 그리 크지 않다. 효소의 농도는 환자에 따라 차이가 날 수 있으며, 이로 인해 효소에 의한 재료의 분해속도를 예측하는 데 있어서 잠재적인 문제를 유발시킬 수 있다. 그러나 활성효소들은 대개 특정한 조직에만 존재하기 때문에, 효소에 의해 절단이 가능한 고분자 재료들은 국지적인 분해가 발생하므로, 표적약물전달과 같은 용도에 있어서 상당히 중요한 이점으로 작용할 수 있다.

가수분해를 통해서 생분해가 되는 고분자들은 두 종류의 분해기전에 의해 구분할 수 있다: 총괄적 분해와 표면분해. 총괄적 분해(bulk degradation)의 경우, 물이 고분자 내부로 침투하는 속도가 고분자가(수용성) 분해 생성물로 전환되는 속도보다 큰 경우이다. 대부분의 경우, 이러한 임플란트는 완전해 분해되기 전에 균열이나 갈라진 틈이 생기게 된다. 대부분의 고분자들이 이러한 형태로 분해되지만, 이러한 재료들은 기계적 특성이 급격히 감소하여 작은 조각들로 파손되는 경향을 보이기 때문에, 이 고분자들을 하중이 가해지는 부위에 활용하기가 어렵다.

이에 반해, 표면분해(surface degradation)는 물이 재료의 내부로 침투하는 속도가 고분자가 가수분해되는 속도보다 느린 경우에 발생한다. 이 경우에는 임플란트의 두께가 감소하지만, 분해과정 동안 원래의 기계적인 성질은 보존되게 된다. 표면이 분해되는 재료들은 합성고분자들 중에서 매우 작은 부분에 해당된다. 위에서 언급한 생분해성 고분자들 중에서, poly(anhydride)들만이 표면부식에 의해 분해된다. 이러한 재료들은 가수분해가 가능한 결합들을 많이 가지고 있어야 하는 동시에 장치 내부로 물이 침투하는 것을 저지할 수 있는 소수성 부위가 상당히 존재해야 한다. 표면부식이 발생하는 고분자들의 잠재적인 단점으로는 임플란트의 표면이 지속적으로 변하기 때문에 생체 내부에서 주위의 조직들과 높은 결합을 형성하기가 어렵다는 것이다.

예제 5.3

다음 중 어느 것이 고분자의 총괄적 분해와 표면분해를 나타내는 것인지를 설명하시오. 또한 각각의 분해를 가장 잘 설명해 주는 응력-변형 곡선은 어느 것인가?

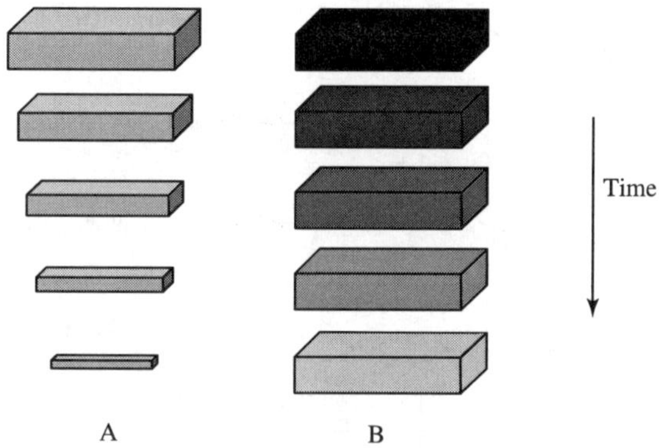

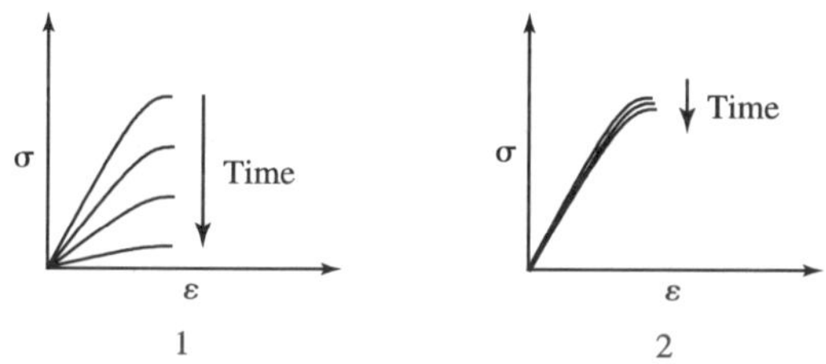

풀이: 계열 A는 표면분해를 나타내는데, 그 이유는 시간에 따라 재료의 표면이 분해되면서 고분자의 구조가 감소하기 때문이다. 그러나 시간이 경과하여도 재료의 구조는 대략적으로 동일한 형태로 유지되고 있다; 따라서, 재료의 구조가 갖는 기계적 성질은 시간이 경과하여도 거의 변화가 없을 것이며, 응력-변형 곡선 2번이 이 현상을 잘 설명해 주고 있다. 그러나 계열 B는 재료가 대략적으로 전체적인 차원이 일정하게 유지되고 있지만, 총괄적 분해를 나타내고 있고, 재료의 총괄적인 부위의 고분자의 사슬들은 시간이 경과함에 따라 분해가 증가되고 있다. 이 경우에는, 재료의 총괄적 기계적 성질은 응력-변형 곡선 1번에 나타낸 바와 같이, 시간이 경과함에 따라 실질적으로 감소하게 된다.

5.4.2.2 분해기전(Degradation Mechanisms)

고분자의 생분해성 기전은 고분자가 가수분해 되거나 효소에 의해 분해되는 것과는 관계없이 크게 세 종류의 일반적인 기전으로 구별할 수 있다. 이는 각각의 분해기전의 목적이 대개는 비교적 낮은 분자량을 갖는 생성물로 전환시켜서 용해성을 갖게 함으로써 인체

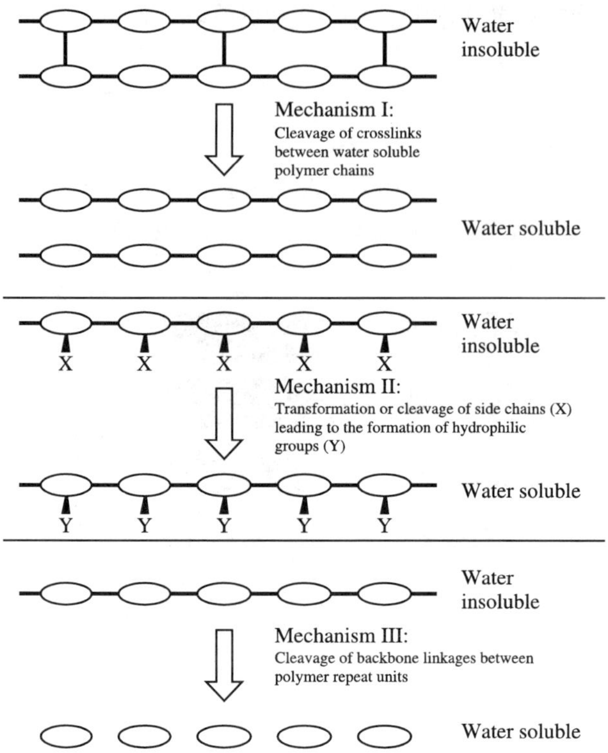

그림 5.14 고분자 생분해의 세 종류의 분해기전. (Adapted with permission from [10].)

내의 자연적인 과정을 통해 제거할 수 있도록 하기 위함이다.

그림 5.14에 나타낸 바와 같이, 분해는 수용성 고분자 사슬들 간에 연결된 결합이 절단됨으로써 발생한다(기전 I). 다른 기전으로는, 소수성 곁사슬들이 절단되어 친수성 작용기들이 노출됨으로써, 고분자 전체가 수용성이 되도록 한다(기전 II). 기전 III의 경우에는, 고분자의 골격 자체를 공격하여 수용성 단량체로 분해시키는 경우이다. 현실적으로, 고분자의 생분해 기전은 이러한 기전들의 두 개 또는 그 이상이 동시에 발생한다.

5.4.2.3 분해속도에 영향을 미치는 인자들(Factors that Influence Degradation Rate)

효소에 의해 분해되는 재료들의 경우, 생체부식 속도는 임플란트 부위에 존재하는 효소의 양과 고분자에 절단이 가능한 부위의 수에 크게 의존한다. 다른 종류의 고분자들은 가수분해를 통해 분해되며, 따라서 분해속도를 결정하는 인자들은 앞에서 설명한 가수분해와 같다. 이들 인자들은 고분자에 존재하는 화학적 작용기들의 반응성, 사슬 사이에 존재하는 1차 및 2차 결합의 정도, 가용한 용액의 양, 그리고 임플란트의 표면적 등이 이에 포함된다.

5.5 분해정도의 측정법

생체재료의 분해를 정량화하기 위해 시험관 또는 생체 내에서의 실험을 수행한다. 대개 시험관에서의 실험은 새로운 재료들에 대해 시행되며, 만일 분해속도가 적절하다면, 생체 내에서의 실험을 수행한다. 시험관 내에서의 실험의 경우, 재료를 표준크기로 절단한 후, 이온의 농도가 생체 내의 체액과 유사하도록 제조한 모의체액이 담긴 병에 담궈 놓는다.

생체 내에서의 실험은 좀 더 복잡하며, 동물모델과 임플란트 부위가 최종적으로 사람에게 적용하고자 하는 조직과 유사하도록 선정하는 데 주의를 기울려야 한다. 이는 매우 중요한 사항인데, 그 이유는, 앞에서 논의한 바와 같이, pH와 기계적 하중과 같은 임플란트 부위와 관련된 변수들이 임플란트가 작용하는 동안 재료의 분해 정도에 큰 영향을 미치기 때문이다. 적절한 동물모델을 선택하기 위한 조건에 관해서는 11장에 자세히 설명하였다.

시험관 내에서의 실험이나 생체 내에서의 실험에서 연구기간 동안 정해진 시점에 시료들을 채취하여 분해정도를 측정한다. 여기서 시료의 질량이 손실된 정도를 측정하기 위해 무게를 측정하거나 물리적 또는 화학적인 변화를 측정하고, 또한 육안검사를 통해 색깔이나 균열 등이 생겼는지를 점검한다. 재료의 표면을 광학현미경이나 전자현미경을 이용하거나 7장에서 소개한 표면분석방법을 이용하여 추가적인 검증을 실시한다.

그러나 시험관 내에서의 금속재료의 부식정도를 측정하기 위하여, 무게의 변화를 측정하는 것은 대체로 시험기간 동안 손실된 재료의 총무게가 크지 않기 때문에 그리 적절한 방법은 아니다. 부식에 관한 분석을 위한 여러 가지의 방법들이 개발되어 있다(참고문헌 [11, 12] 참고). 가장 일반적인 방법들 중 하나가 전기화학적 방법으로, 이 방법에서는 전위가 변함에 따라 유사체액에 담겨 있는 금속의 전류를 측정한다. 이 방법은 기본적으로 부식을 유발시키는 산화환원반응들이 전자의 이동, 또는 전류를 발생시킨다는 개념에 근거한 것이다. 이로부터 얻은 데이터들을 전위(y-축) 대 전류밀도(x-축)로 그래프를 작성하고, 결과적으로 얻어지는 그래프를 다양한 생체 내에서의 환경에서 발생하는 부식을 평가하기 위해 활용한다.

요약

- 생체재료가 조절되지 않은 상태에서 분해되면 재료의 구조적인 분해와 재료의 파단이 발생하기 때문에 바람직하지 않다. 그러나 재료가 조절된 상태에서 분해되는 것은, 생활성인자들의 조절된 방출과 같이, 계획되고 예정된 변수들이 원하는 목적에 따라 발생하는 것이다.
- 금속의 분해(부식)은 산화환원 반응의 산화 및 환원과정이 연계되어 발생하게 된

다. 이 반응들은 산화가 발생하는 부위의 금속(양극)이 서서히 용해되도록 한다.

- 금속의 부식은 여러 가지 인자들에 의존한다. Nernst 방정식과 Pourbaix 도표는 특정한 조건하에서 금속의 부식작용을 예측하는 데 활용된다.
- 금속의 처리공정 및 취급 과정에서 다양한 요소들이 금속의 부식에 영향을 미칠 수 있다. 금속 내부 또는 두 금속의 표면 사이의 좁은 갈라진 틈이나 균열은 틈 부식을 유발시킬 수 있는데, 이때 균열 부위의 금속은 양극으로 작용한다. 공식은 금속의 표면에 형성된 부동태화 층에서 발생한 작은 결점이나 깨진 틈에서 동일한 과정을 통해 발생할 수 있다. 입계부식은 결정립계의 높은 에너지로 인해 발생할 수 있으며, 양극영역으로 작용한다.
- 효소에 의해 분해되는 고분자들의 분해는 효소에 의해 절단이 가능한 기능단의 수와 가용한 효소의 농도에 의존한다. 가수분해에 의한 고분자 분해는 고분자에 존재하는 화학적 기능단들의 반응성, 고분자 사슬들 간에 형성된 1차 및 2차 결합의 정도, 가용한 물의 양, 그리고 재료의 표면적을 통해 조절할 수 있다.
- 가수분해에 의한 총괄적 분해는 고분자 내부로 물이 침투하는 속도가 고분자가 수용성 분해산물로 전환되는 속도보다 더 빠르다. 그러나 표면분해는 물이 고분자 내부로 침투하는 속도가 고분자가 가수분해되는 속도보다 느린 경우에 발생한다.

문제

5.1 Ti6Al4V으로 된 스템(stem)과 CoCr로 된 머리(head) 부분으로 된 인공고관절을 검토하고 있다.

(a) 다음의 부식기전들 중 두 개를 선택하여, 이 기전들이 이 사례에서 왜/어떻게 문제가 될 수 있는지를 설명하시오: 갈바니 부식, 틈부식, 공식, 응력부식, 피로부식.

(b) 이러한 부식현상이 잠재적으로 발생할 수 있는 현상을 검토하기 위해 5.5절에 설명한 테스트 방법들 중 어떤 방법을 선택할 것인가?

5.2 혈관보철물로 이용될 두 개의 고분자물질의 분해에 대한 민감성을 비교하고자 한다.

Poly(ethylene terephthalate)

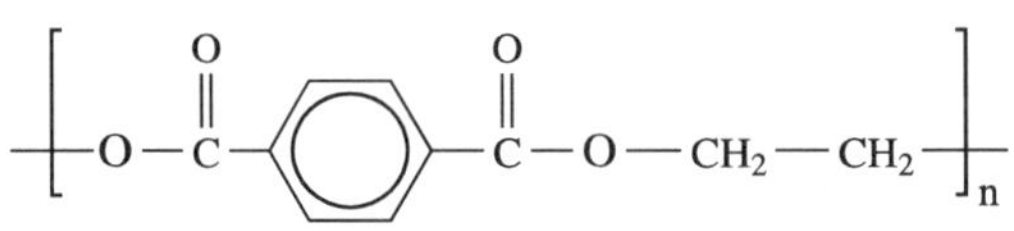

Poly(tetrafluoroethylene)

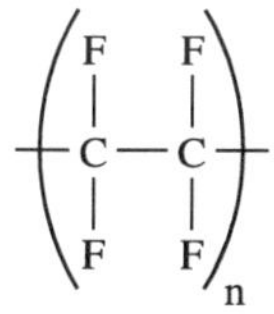

(a) 이 재료들 중 가수분해에 더 민감한 재료는 어느 것인가(사슬절단)? 왜 그런가?

(b) 만일 이 재료들이 튜브형태로 제조되고 혈관계의 일부를 대체하고자 한다면, 분해작용이 대체물질의 내부표면 또는 외부표면 중 어디에 더 영향을 미치겠는가?

5.3 치료용 지지체를 삽입해야 하는 골절이 발생했을 때, 이를 위해 분해성 조직공학 지지체의 재료를 결정하고, 지지체에 세포를 분주한 후 손상부위에 임플란트 하고자 한다. 세포들이 증식하여 뼈를 생성하는 동안, 지지체는 분해되어 빈 공간을 형성하게 되며, 이 빈 공간에 새로운 조직이 생성될 것이다. 이 지지체의 재료는 어떤 분해형태가 요구되며, 그 이유는 무엇인가? (가수분해와 효소에 의한 분해, 총괄적 분해와 표면분해).

5.4 Poly(DL-lactic-co-glycolic acid)를 시험관에서의 분해와 생체 내에서의 분해에 관해 시험하여 다음과 같은 결과를 얻었다: 각각의 경우에 있어서 분자량 반감기는 얼마인가? 이러한 변화가 발생하는 이유는 무엇인가?

In Vitro		*In Vivo*	
Weeks	Molecular Weight	Weeks	Molecular Weight
0	104300	0	101800
1	82539	1	74070
2	65318	2	53894
3	51690	3	39213
4	40906	4	28532
5	32371	6	15105
6	25617		
8	16043		
10	10047		
12	6292		

5.5 두 종류의 치료용 성장인자(growth factor, GF) 방출제어용 수화겔 시스템을 개발하였다. 한 시스템에서는 GF가 가수분해에 의해 분해되는 합성고분자 수화겔 재료에 분산되어 있다. 다른 시스템에는 GF를 젤라틴 마이크로스페어 내에 함입시킨 후, 앞에서 이용한 합성수화겔 재료 내에 분산시켰다(이 경우에서 GF는 마이크로스페어에만 적재되어 있다). 시험관에서 각 시스템으로부터 GF가 방출되는 정도를 당의 용액 내에서 측정하였다: (1) phosphate buffered saline(PBS)와 (2) 콜라겐 분해효소(젤라틴으로 분해하는 효소)가 포함된 PBS. 아래에 나타낸 그래프는 이

연구의 결과를 보여 주고 있다. 이 결과들은 각 시스템으로부터 GF가 방출되는 기전과 관련하여 제시하고 있는 사항이 무엇인가?

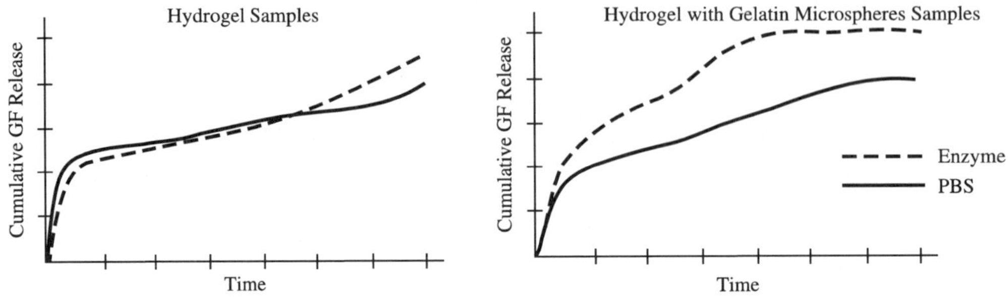

5.6 Ti6Al4V를 고관절용 인공관절을 제조하는 두 가지의 공정법을 비교하고자 한다. 다음 도표는 이 두 방법으로부터 만들어진 구조를 나타낸다. 두 방법 중 부식에 좀 더 민감한 재료가 만들어지게 되는 방법은 어느 것인가? 그 이유는 무엇인가?

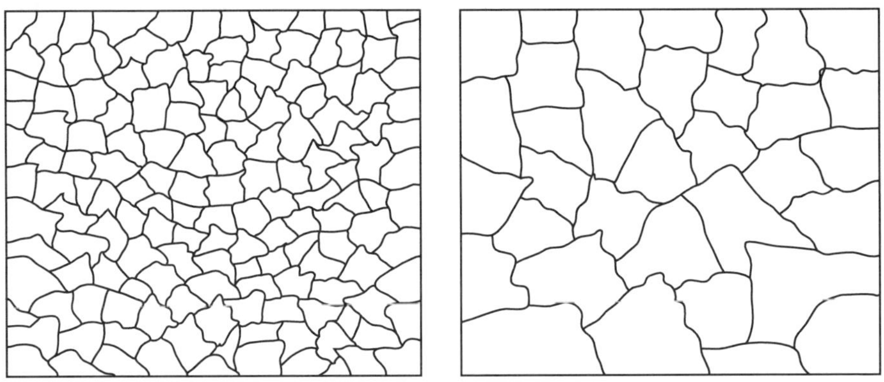

Method A Method B

참고문헌

1. Williams, D.F. and R.L. Williams. "Degradative Effects of the Biological Environment on Metals and Ceramics." In *Biomaterials Science: An Introduction to Materials in Medicine*, B.D. Ratner, A.S. Hoffman, F.J. Schoen, and J.E. Lemons, Eds., 2nd ed. San Diego: Elsevier Academic Press, pp. 430–439, 2004.
2. Myers, R. *The Basics of Chemistry*. Westport: Greenwood Press, 2003.
3. Callister, Jr., W.D. *Materials Science and Engineering: An Introduction*, 3rd ed. New York: John Wiley and Sons, 1994.
4. *Metals Handbook*, 8th ed., Vol. 1, "Properties and Selection of Metal", Materials Park, OH: ASM International, 1961.
5. Pourbaix M., "Electrochemical Corrosion of Metallic Biomaterials" *Biomaterials*, vol.5, pp. 122–134, 1984.

6. Angelini, E., A. Caputo, and F. Zucchi. "Degradation Process on Metallic Surfaces." In *Integrated Biomaterials Science*, R. Barbucci, Ed. New York: Kluwer, pp. 297–324, 2002.
7. Fontana, M.G., *Corrosion Engineering*, 3rd ed. New York: McGraw-Hill, 1986.
8. Williams, D.F. and R.L. Williams. "Degradative Effects of the Biological Environment on Metals and Ceramics." In *Biomaterials Science: An Introduction to Materials in Medicine*, B.D. Ratner, A.S. Hoffman, F.J. Schoen, and J.E. Lemons, Eds., 1st ed. San Diego: Elsevier Academic Press, pp. 260–267, 1996.
9. Coury, A.J. "Chemical and Biochemical Degradation of Polymers." In *Biomaterials Science: An Introduction to Materials in Medicine*, B.D. Ratner, A.S. Hoffman, F.J. Schoen, and J.E. Lemons, Eds., 2nd ed. San Diego: Elsevier Academic Press, pp. 411–430, 2004.
10. Kohn, J., S. Abramson, and R. Langer. "Bioresorbable and Bioerodible Materials." In *Biomaterials Science: An Introduction to Materials in Medicine*, B.D. Ratner, A.S. Hoffman, F.J. Schoen, and J.E. Lemons, Eds., 2nd ed. San Diego: Elsevier Academic Press, pp. 115–127, 2004.
11. Bundy, K.J. "Corrosion and Other Electrochemical Aspects of Biomaterials." *Critical Reviews in Biomedical Engineering*, vol. 22, pp. 139–251, 1994.
12. Lemons, J.E., R. Venugopalan, and L.C. Lucs. "Corrosion and Biodegradation." In *Handbook of Biomaterials Evaluation*, A. von Recum, Ed., 2nd ed: Taylor Francis Inc., pp. 155–170, 1999.

Additional Reading

Black, J. *Biological Performance of Materials: Fundamentals of Biocompatibility*, 4th ed. New York: CRC Press, 2005.

Black, J. and G. Hastings. *Handbook of Biomaterial Properties*. London: Chapman and Hall, 1998.

Burny, F., Y. Andrianne, M. Donkerwolke, and J. Quintin. "Clinical Manifestations of Biomaterials Degradation in Orthopaedics and Traumatology." In *Biomaterials Degradation*, M.A. Barbosa, Ed. Amsterdam: Elsevier Science, pp. 291–326, 1991.

Lamba, N.M.K., K.A. Woodhouse, and S.L. Cooper. *Polyurethanes in Biomedical Applications*. New York: CRC Press, 1998.

Lin, H.Y. and J.D. Bumgardner. "Changes in Surface Composition of the Ti–6Al–4V Implant Alloy by Cultured Macrophage Cells." *Applied Surface Science*, vol. 225, pp. 21–28, 2004.

Lin, H.Y. and J.D. Bumgardner. "In Vitro Biocorrosion of Co-Cr-Mo Implant Alloy by Macrophage Cells." *Journal of Orthopaedic Research*, vol. 22, pp. 1231–1236, 2004.

Park, J.B. and R.S. Lakes. *Biomaterials: An Introduction*, 2nd ed. New York: Plenum Press, 1992.

Oxtoby, D.W., N.H. Nachtrieb, and W.A. Freeman. *Chemistry: Science of Change*. Philadelphia: Saunders College Publishing, 1990.

Shackelford, J.F. *Introduction to Materials Science for Engineers*, 6th ed. Upper Saddle River: Prentice Hall, 2004.

CHAPTER 06

생체재료의 가공

||| **주요 목표**

다양한 생체재료의 강도를 증진하고, 원하는 형상을 만들며, 멸균하는 공정의 필요성과 기법을 이해한다.

||| **특정 목표**

1. 금속과 고분자의 강화 기법에 있어 분자 메커니즘을 이해한다.
2. 열처리 공정이 금속과 고분자의 미세구조와 체적 물성에 어떤 영향을 주는지 이해한다.
3. 금속, 세라믹, 고분자의 성형 기법을 익히고 비교한다.
4. 다양한 멸균 기법의 메커니즘과 한계를 이해한다.

6.1 서론: 생체재료 가공의 중요성

이전 장에서는 금속, 세라믹, 고분자 생체재료의 합성과 분해되는 화학적 원리를 설명했다. 이번 장에서는 이러한 생체재료를 형상화하는 실제 공정 과정과 이러한 공정이 화학적 조성에 어떤 영향을 주는지 알아본다.

생체재료의 공정은 일반적으로 재료의 벌크 및 표면 특성을 변화시키거나, 원하는 형상을 얻기 위해서, 또는 재료를 멸균하거나 생체적합성을 향상시키기 위해서 행한다. 이번 장에서는 체적 특성을 변화시키는 메커니즘을 설명하고, 형상화하는 기법 및 생체적합성을 위한 공정에 대해 알아본다. 표면 특성을 변화시키는 방법은 다음 장에서 다루기로 한다.

6.2 벌크 특성을 향상시키는 공정

대부분 재료 공정에 있어 벌크 특성의 주안점은 강도이다. 다양한 종류의 재료에 있어 강도 증진을 위해 많은 방법들이 개발되어 왔다. 4장에서 언급했듯이, 더 강하고 단단한 재료를 얻기 위해 전위의 움직임을 줄여서 소성변형이 일어나기 전 더 높은 에너지를 낼 수 있어야 한다. 전위의 움직임을 막기 위한 방법 및 그것들이 효과적인 이유들을 다음에 설명했다.

6.2.1 금속

공정은 금속의 역학적 특성을 바꾸는 데 매우 효과적이다. 전위의 움직임을 방해하기 위해 결함을 결정 내에 첨가한다. 이 결함들은 점, 선, 면, 부피결함의 형태일 수 있으며, 아래에 설명된 메카니즘에 의해 작용한다. 표 6.1에 다른 공정들이 금속의 강도에 미치는 영향을 요약하였다.

표 6.1 공정 방법과 이들이 금속의 물성에 미치는 영향

Strengthens	Weakens
Alloying	Annealing
Cold working	Hot working
Precipitation hardening	Porosity (due to casting and powder processing)

(Adapted with permission from [2].)

6.2.1.1 합금

합금은 순수한 금속에 비해 부식저항성이 우수할 뿐 아니라, 거의 대부분 강도도 높다. 이는 합금이 고용체의 한 형태로서, 합금을 만드는 과정이 바로 많은 치환형 점결함을 기저 금속에 첨가하는 것이기 때문이다. 이러한 점 결함은 그림 6.1에서와 같이 국부적으로 격자에 응력을 일으킨다. 만일 첨가한 원자가 기저 금속의 원자보다 작으면, 인장 응력이 형성된다(그림 6.1(a)). 마찬가지로, 기저 원자보다 큰 원자가 첨가되면, 압축 응력이 발생

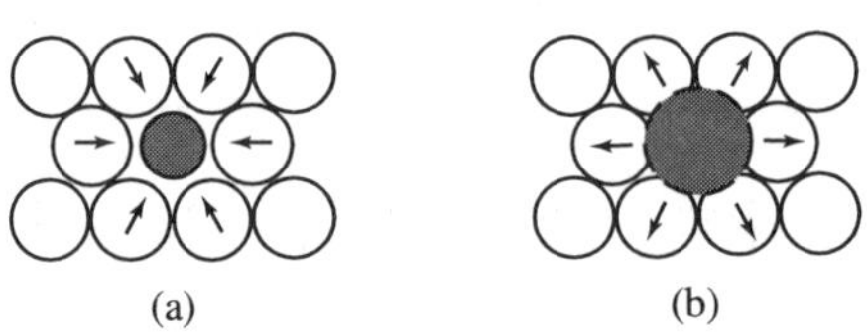

그림 6.1 합금으로 인한 국부적 격자 변형. (a) 만일 첨가한 원자가 기저 금속의 원자보다 작으면, 주위에 인장 응력이 형성된다. (b) 반대로, 기저 원자보다 큰 원자가 첨가되면, 국부적으로 압축 응력이 발생한다.

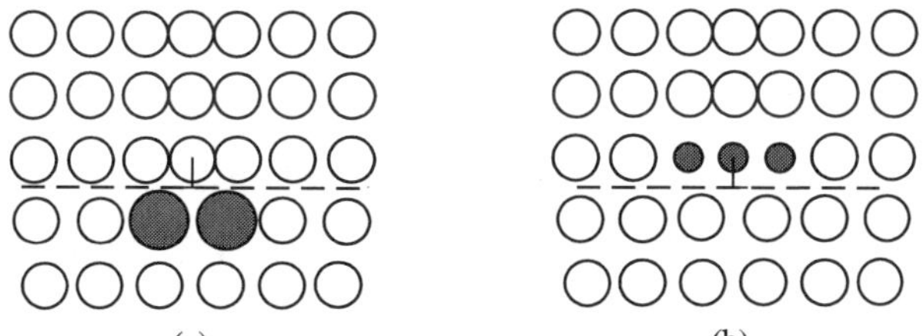

그림 6.2 전위 주위의 격자 뒤틀림. 불순물 원자는 격자의 응력을 없애기 위해 전위 주위에 군집할 수 있다. (a) 더 큰 원자들은 전위의 인장면 쪽으로 모이고, (b) 더 작은 원자들은 압축면 쪽으로 모인다.

한다(그림 6.1(b)).

동시에, 형성된 전위의 어느 쪽의 원자가 놓여 있는지에 따라 전위 주위에는 인장 또는 압축에 해당하는 결정의 뒤틀림이 있다. 따라서 그림 6.2에 설명되었듯이, 불순물 원자는 격자의 응력을 없애기 위해 전위 주위에 군집할 수 있다. 예로, 칼날 전위의 인장면 쪽−이미 원자들이 전위에 의해 약간씩 멀어져 있는 부분−에 큰 원자들이 놓이는 것이 다 안정할 것이다.

예제 6.1

316 스테인레스 강은 70% 철과 30% 다른 금속(일반적으로 크롬과 니켈)으로 이루어진 합금이다. 70% 철, 18% 크롬, 그리고 12% 니켈인 합금을 고려하자.

(a) 이 합금은 순수한 철에 비해 역학적으로 약할까? 강할까? 그 이유는?

(b) 철의 원자 반경이 1.24A, 크롬의 원자 반경이 1.25A, 그리고 니켈의 원자 반경이 1.25A이라 할 때, 격자 내의 크롬과 니켈은 국부적인 인장 또는 압축 응력을 일으킬까? 그 이유는?

(c) 구리 원자를 첨가함으로서 생성되는 결함의 형태를 말하시오.

풀이:

(a) 합금은 순수한 철에 비해 역학적으로 강할 것이다. 그 이유는 다른 원자들이 격자 내에서 점결함으로 작용하여, 격자 내 응력을 생성하고 전위가 움직이는데 필요한 에너지를 증가시키기 때문이다.

(b) 크롬과 니켈(불순물)의 원자 반경은 철보다 약간 크기 때문에, 불순물의 존재로 인해 국부적인 압축 응력이 걸릴 것이다.

(c) 치환형 점결함.

6.2.1.2 변형 강화(strain hardening)

점결함을 첨가함으로써 금속의 강도를 높일 수 있듯이 선결함의 첨가로 인해 더 강한 재료를 만들 수 있다. 금속이 소성변형을 일으키면서 더 강해지는 현상은 변형강화로 알려져 있으며, 이는 그 과정 중에 전위의 수가 증가하기 때문이다. 위에서 말했듯이, 각 전위에 의해 격자 변형이 있으며, 전위가 다른 전위들이 만들어 낸 응력장을 이동해 나가기 위해서 더 많은 에너지가 필요하다. 소성변형 동안 전위의 수는 지속적으로 증가하기 때문에 계속 변형시키기 위해서 더 큰 힘이 필요할 것이다.

변형 강화는 또한 금속의 용융점에 비해 비교적 낮은 온도에서 수행되므로 냉간 가공(cold working)이라 불린다. 비록 이 과정에서 재료의 강도는 높아지나, 동시에 연성(ductility)은 감소한다. 만일 냉간 가공한 금속의 연성이 목적에 충분하지 않다면, 변형 강화에 의한 영향을 어닐링 과정으로 만회할 수 있다(아래에 설명).

6.2.1.3 결정립 크기 감소에 의한 강화

사용되는 대부분의 금속은 다른 방향성을 지닌 입자들로 이루어진 다결정이다. 소성변형을 일으키기 위해 전위는 입자 사이를 가로질러야 한다. 그러나 만일 이웃하는 입자의 방향이 다르다면, 전위가 움직이는 방향이 입계에서 바뀌어야 한다. 이것은 입자 사이의 방향성의 불일치가 클수록 더 어려워진다. 또한, 이런 불일치로 인해 입자 사이에서 슬립면의 불연속성이 나타나며, 전위 이동을 방해한다.

이러한 이유로, 많은 작은 입자를 지닌 재료는 일반적으로 더 큰 입자를 지닌 것에 비해 더 강하다. 본질적으로, 더 작은 입자를 지닌 재료에서는 입계의 형태로 면결함이 첨가된 것이라 할 수 있다. 입자 크기는 열처리에 영향을 받을 수 있다. 그러나, 앞에서 설명했듯이, 입자 크기뿐 아니라 입자의 상대적 방향성도 재료의 기계적 물성에 있어 중요한데, 이는 대각 입계에 비해 소각 입계가 전위이동을 방해하는 데 덜 효과적이기 때문이다.

6.2.1.4 어닐링(annealing)

냉간 가공이 금속의 강도를 높이지만 연성을 낮추고 부식 저항성을 떨어뜨린다. 따라서 이러한 특성들을 회복하기 위해 열처리를 시행한다. 어닐링은 연성과 인성을 높이고 내부 응력을 낮추거나(이는 종종 부식을 촉진시킨다. 5장 참조), 특정한 입자 구조를 얻기 위해서 비교적 오랜 기간 동안 재료를 고온에 노출시키는 일종의 열처리 과정이다.

비록 다양한 열처리법에 의해 가장 중요한 것 중 하나인 입자 크기가 영향을 받을 수 있지만, 입계와 연관된 과잉의 에너지 때문에 전체 입계 양을 줄이는 것이 열역학적으로 안정하다. 따라서 원자 확산이 활발한 고온에서는 더 큰 입자가 자발적으로 생성되며, 작은 입자들은 줄어들어 결국 입자 크기가 커지며 입계 영역이 줄어들게 된다.

어닐링은 3단계로 일어난다: 필요한 온도까지의 가열, 그 온도에서의 유지, 그리고 냉각(급냉)이다. 어닐링으로 인해 최종산물에 영향을 주는 변수로는 재료의 성분과 냉각속도가 있다. 냉각속도는 실제로 재료로부터 열손실 속도라고 할 수 있는데, 재료의 바깥쪽이 안쪽보다 항상 더 빨리 냉각되기 때문에 중요하다. 이로 인해 온도 구배가 생겨 최종 입자의 구조와 금속의 전체 물성에 영향을 줄 수 있다.

열 손실은 재료가 냉각되는 매질에 의존한다－기름에 비해 물에서 냉각 속도가 빠르고, 공기에 비해 기름에서 더 빠르다. 표면을 따라서 냉각 매질의 이동은 열 손실을 앞당기고 냉각속도를 빠르게 한다. 마찬가지로 냉각이 주로 표면에서 일어나므로 더 넓은 비표면적을 지닌 재료가 더 빨리 냉각된다.

예제 6.2

후기 중세 유럽에 금속 고관절 임플란트를 만들고자 하는 재료과학자(이 경우 대장장이)를 상상하자. 그 대장장이는 강철로 대퇴골 스템 형상의 임플란트를 주조할 수 있었지만, 역학적 물성이 고관절 응용에 충분하지 않다고 판단하였다. 잠시 생각한 후, 대장장이는 부젓가락으로 임플란트를 잡고 활활타는 뜨거운 석탄 속에 수분 정도 담근 후, 꺼내어 망치로 모루에 대고 반복해서 때렸다. 임플란트의 붉은 빛이 약해졌을 때, 석탄 속에 넣고 다시 망치질을 몇 회 반복했다.

(a) 달군 임플란트의 망치질 횟수가 역학적 강도를 증가할까? 그 이유는?

(b) 만일 임플란트의 강도가 망치질의 횟수에 따라 증가한다면, 재료의 연성은 많은 영향을 받을까? 그 이유는?

(c) 대장장이가 이용한 가공 방법을 말하시오.

(d) 대장장이는 반복된 망치질 후 재료가 너무 강하고 취성이 커졌다고 생각한다. 그는 임플란트를 달군 석탄 속에 밤새 넣어 두었다가 아침에 꺼내어 공기 중에 냉각시키기로 결심했다. 이 공정이 임플란트의 연성을 증가시킬까? 어떻게?

(d) 임플란트를 석탄속에서 밤새 가열한 후, 대장장이는 이글거리는 임플란트를 냉각시키는 몇 가지 방법을 알게 된다. (1) 물 양동이에 담그는 것, (2) 흐르는 물에 담그는 것, (3) 기름 양동이에 담그는 것, (4) 초기 계획대로 공기 중에 냉각시키는 것. 임플란트를 냉각시키는 방법을 느린 것부터 빠른 것 순으로 나열하시오.

풀이:

(a) 달군 임플란트를 망치질하는 회수는 금속의 결정 구조 내에 선결함을 생성시키기 때문에 임플란트의 강도를 증가시킬 것이다. 전위의 개수가 망치질에 의해 증가하므로, 증가한 만큼 상호작용을 하게 된다. 증가한 전위의 개수와 이들이 만든 격자 응력은 재료의 소성 변형에 필요한 에너지 또는 힘의 증가를 가져온다. 따라서, 재료는 전위의 생성과 상호작용에 의해 강해지게 된다.

(b) 반복된 망치질에 의한 강도의 증가는 상당한 연성의 감소로 나타난다. 금속의 소성변형에 더 많은 에너지가 필요할수록, 가해진 힘에 쉽게 항복하지 않으며, 연성을 떨어뜨린다.

(c) 대장장이는 변형강화법 또는 냉간가공법을 택했다. 흥미롭게도, '대장장이 (smithy)' 라는 말

은 '때리다 (smite)' 라는 말에서 유래되었다.

(d) 임플란트를 금속의 용융점 아래 고온에서 장시간 가열한 후 냉각하는 방법은 금속의 내부 응력을 어느정도 줄임으로서 임플란트의 연성을 증가시킬 수 있다. 고온에서의 에너지는 격자속 원자들의 이동을 가능하게 하여 더 큰 입자를 형성하게 한다 (입계 영역의 감소를 가져온다). 입계의 감소는 임플란트의 소성변형에 필요한 에너지를 낮춤으로서 연성을 증가시킨다.

(e) 공기중 냉각 < 기름 양동이 냉각 < 물 양동이 냉각 < 흐른는 물 냉각

6.2.1.5 석출경화(Precipitation hardening)

앞 부분에서, 전위의 움직임을 방해하기 위해 점, 선, 면 결함을 첨가하는 방법을 알아보았다. 마찬가지로, 석출경화에 의해 부피 결함을 첨가할 수 있는데, 석출물이 기저 결정에 들어가서, 국부적으로 격자변형을 일으킨다. 이것이 전위의 이동을 방해하며 재료를 강화시킨다.

6.2.2 세라믹스

이온결합으로 인해 세라믹에서 전위의 이동은 어렵고, 이로 인해 전위 이동을 막고자 하는 방법은 거의 유용하지 않다. 반대로, 세라믹 가공에 있어 큰 숙제는 재료의 연성을 높이기 위해 슬립 시스템의 수를 늘리는 방법이다.

6.2.3 고분자

전위이동은 이온결정과 마찬가지로 공유결정에서도 어렵다. 그러나, 많은 고분자들은 반결정질이므로, 결정성을 높여 강도를 증가시킬 수 있다. 그 방법 중 하나는 열처리 방법에 의해서이다. 만일 가열 상태에서 천천히 냉각되면, 사슬들이 충분히 배열되는데 필요한 시간을 제공하므로, 재료의 결정성이 증가한다. 결정성의 증가는 3장에서 다루었듯이 Avrami 식[식 (3.3) 참조]을 통해 잘 설명하였다.

예제 6.3

한 대학원생이 소다 여섯 팩을 끝내고, 캔을 단단히 엮을 수 있는 고분자 링에 달기로 결심했다. 가운데 손가락으로 링 맞은편을 하나씩 잡고, 바깥쪽으로 당겨 고분자 링을 늘렸다. 링을 당기는 것이 처음에는 많은 힘을 들어하고, 이후 적은 힘, 그리고 마지막 링이 끊어지기 직전에 상당히 큰 힘이 필요하다는 것을 알게 되었다. 고분자 링의 역학적 거동을 표현할 수 있는 응력-변

형률 그래프를 그리시오(수식이 필요하지 않음). 관찰된 거동을 분자 수준에서 설명하시오. 인장력이 최고 응력 지점에서 고분자의 결정성에 어떻게 영향을 줄 것 같은가?

풀이: 고분자 샘플은 인장 시험 동안 네킹 (necking) 현상을 일으킨다. 일반적인 응력-변형률 곡선은 다음과 같다.

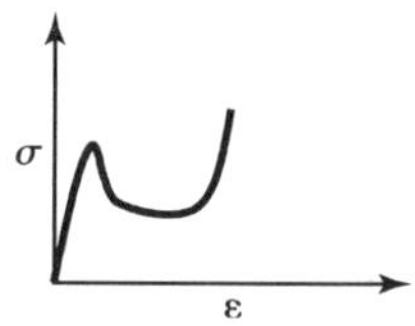

그 고분자를 반결정성 재료로 생각해볼 수 있다. 처음에 인장력으로 당겼을 때, 고분자 사슬은 가해진 힘의 축을 따라 배열하게 된다. 이 과정이 그래프에서 초기 기울기로 나타난다. 작은 응력의 큰 변형률이 나타나는 그 다음 영역은 결정상의 블록이 서로 분리되고 힘의 축을 따라 배열되는 것을 나타낸다. 일단 고분자 사슬이 배열되고 늘어나면, 더 큰 변형을 일으켜서 고분자의 결합을 끊기 위해 더 많은 힘이 필요로 하게 된다. 고분자 사슬이 가장 높은 응력 지점에서 힘의 축을 따라 배열됨으로서 그 부근의 고분자 결정성을 높이게 된다.

6.3 성형

소성변형을 막아서 강화시키는 기전은 생체재료의 최종 특성을 향상시키는 데 매우 유용하지만, 소성변형은 재료를 복잡한 형상으로 가공하기 위해 매우 중요한 과정임을 알아야 한다. 이식재를 원하는 형상으로 가공하는 방법으로는 성형, 주조, 분말가공, 기계가공, 용접 등이 있다. 또한, 지난 10년간 쾌속조형기술(rapid prototyping)이 급속도로 발달하였다. 여기서는 이러한 생체재료의 가공 기술에 대해 알아본다.

6.4 금속 가공

6.4.1 금속의 성형

성형 작업은 소성 변형을 통해 금속의 형상을 바꾸는 것이다. 단조, 압연, 압출, 인발이 흔히 사용되는 방법이다. 만일 이러한 작업 온도가 $0.3Tm$이나 그 이상이면 열간 가공(hot working)이라 한다. 만일 더 낮은 온도에서 이루어지면 냉간 가공이라 하며, 앞에서 다루었다. 열간 가공의 장점은 큰 변형이 가능하며, 변형에 필요한 에너지가 냉간 가공에 비

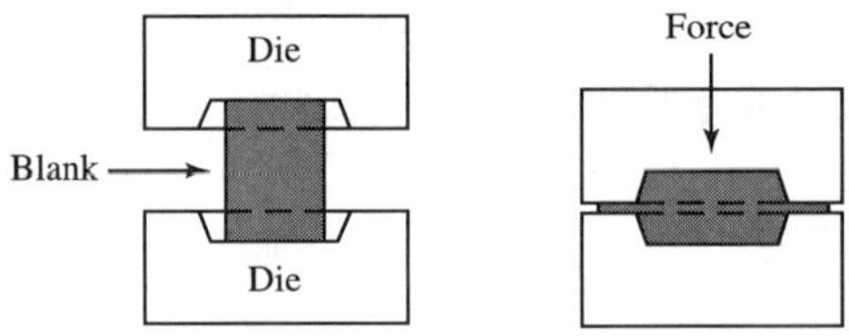

그림 6.3 폐쇄형 금형(closed-die forging) 공정. 이 과정에서는, 힘이 두 금형에 작용해서 금형 사이의 공간에서 금속이 변형되고 그 형상으로 만들어지게 된다.

해 적게 든다는 것이다. 그러나, 이 과정 중에 종종 재료의 표면 산화가 일어나며, 마무리 상태가 나빠진다.

반면에 냉간 가공된 금속은 더 강하며, 마무리 상태가 좋다. 또한, 저온에서 수행되면 완성품의 크기를 쉽게 조절할 수 있다. 냉간 가공의 단점은 연성과 부식저항성이 감소된다는 것이다.

6.4.1.1 단조(forging)

단조는 기구나 편자, 귀금속을 만들기 위해 수세기 동안 대장간에서 수행되어 왔다. 오늘날 일반적인 단조인 폐쇄형 금형(closed-die forging) 모델이 그림 6.3에 나타나 있다. 이 과정에서는, 힘이 두 금형에 작용해서 금형 사이의 공간에서 금속이 변형되고 그 형상으로 만들어지게 된다. 이 방법은 티타늄과 스테인레스 강을 포함한 다양한 금속 정형외과용 임플란트를 만드는 데 일반적으로 사용되는 방법 중 하나이다.

6.4.1.2 압연(rolling)

압연은 두 롤 사이로 금속을 지나가게 하면서 압축 응력에 의해 두께의 감소가 생긴다. 그 과정을 그림 6.4에서 잘 설명하였다. 압연은 이후 추가 공정을 위한 바, 로드 등 형태로 만들 수 있다.

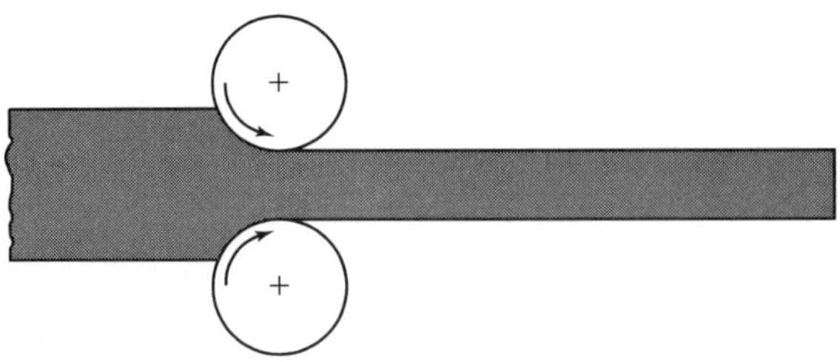

그림 6.4 압연 공정. 두 롤 사이로 금속을 지나가게 하면서 압축 응력에 의해 두께의 감소가 생긴다. 이 공정은 상온이나 그 이상의 온도에서 수행된다.

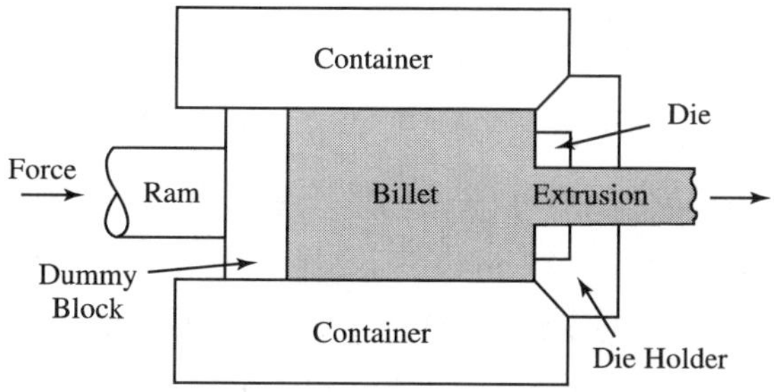

그림 6.5 압출 공정. 원하는 금형의 구멍을 통해(램에 가해지는 힘에 의해) 금속을 밀어내게 된다. 금형을 바꾸면 다양한 단면적을 지닌 제품을 만들 수 있다.

6.4.1.3 압출(extrusion)

그림 6.5에 설명되었듯이, 압출은 램에 가해지는 힘에 의해 금형의 구멍을 통해 금속을 밀어내게 된다. 압출 제품은 출발 금속에 비해 더 작은 단면적을 지니며 원하는 형상을 지닌다. 이 방법은 교정에 사용되는 선재를 만드는 데 사용될 수 있다.

6.4.1.4 인발(drawing)

인발은 압출과 비슷하나, 입구에 힘을 가하기보다 경사진 구멍을 갖는 금형을 통해 출구에서 금속을 당기는 방법이다(그림 6.6). 결과적으로 출발 물질에 비해 단면적은 작고 길이는 긴 제품을 얻게 된다. 인발 디바이스를 통해 다양한 치수의 제품을 얻을 수 있다. 인발로 금속 봉이나 관을 제조할 수 있다. 또한 정형외과나 치과용 출발 금속을 만드는 데 사용된다.

3장에서 언급했듯이, 압출이나 인발 후, 조직공학용 기질을 위해 미세한 금속섬유로 이루어진 3차원 망을 제조할 수 있다. 망을 만드는 다양한 방법이 있지만, 부직망이 일반적이다. 이 경우 섬유를 배열하고 열이나 기계적 방법을 통해 특정한 구조로 연결시킨다. 그러나, 금속망은 생분해가 되지 않기 때문에 조직공학용으로 한계가 있다는 점을 염두에 두어야 한다.

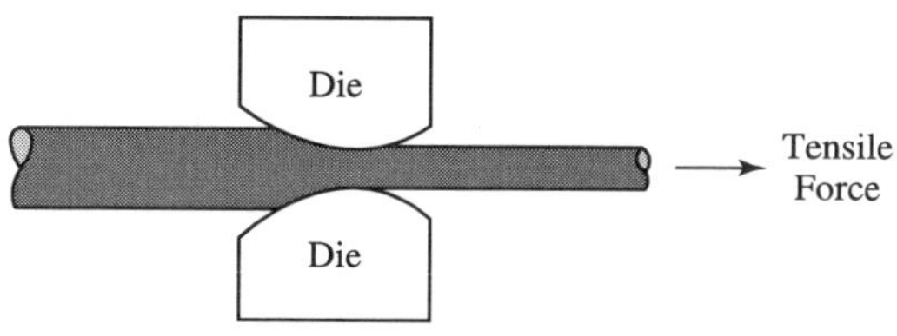

그림 6.6 인발 공정. 금속을 밀지 않고 당긴다는 점을 제외하고는 압출과 비슷하다

6.4.2 금속 주조(casting)

주조는 금속재료의 복잡한 형상을 만드는 또 다른 가공 기술이다. 이 공정은 용융된 금속을 틀에 부어 식힌다. 응고가 되면서, 수축이 일어나지만 틀의 형태를 지닌다. 이 공정의 장점은 일반 다른 성형 공정에서 사용하는 금속에 비해 연성이 낮은 금속도 복잡한 형상으로 쉽게 제조할 수 있다는 것이다. 또한 비교적 경제적이다. 그러나 다른 가공법에 비해 주조로 얻은 제품에서 종종 내부 결함(기공같은)이나 만족스럽지 못한 입자 구조가 발견된다. 많은 주조법 중 사형주조와 인베스트먼트 주조에 대해 알아본다.

6.4.2.1 사형주조(sand casting)

가장 간단하며 일반적으로 사용되는 주조법이 사형주조이다. 이 공정은 원하는 주형 모양의 틀에 모래를 다져 두 조각의 모래 주형을 만든다. 그런 다음 틀을 제거하고 용융 금속을 주형에 붓는다. 그림 6.7에 보듯이 냉각 후 주형을 제거한다.

6.4.2.2 인베스트먼트 주조(investment casting)

인베스트먼트 주조, 또는 로스트왁스 주조는 사형주조와 비슷하나, 주형 틀을 융점이 낮

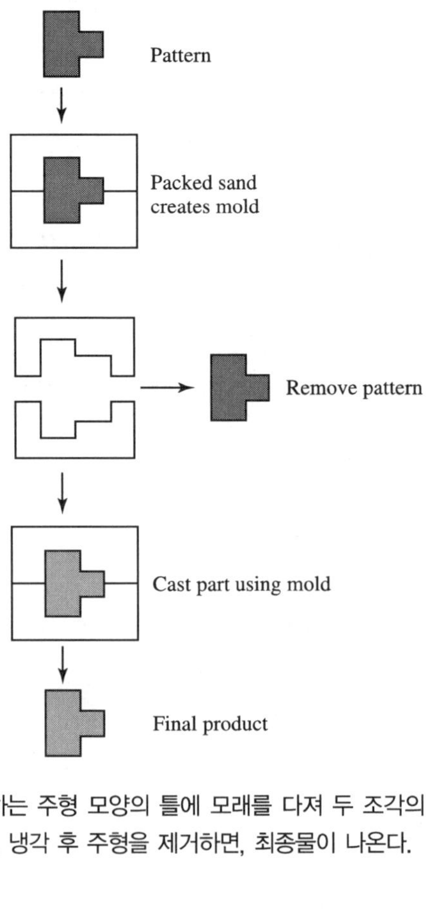

그림 6.7 사형 주조 공정. 우선, 원하는 주형 모양의 틀에 모래를 다져 두 조각의 모래 주형을 만든다. 틀을 제거하고 용융 금속을 주형에 붓는다. 냉각 후 주형을 제거하면, 최종물이 나온다.

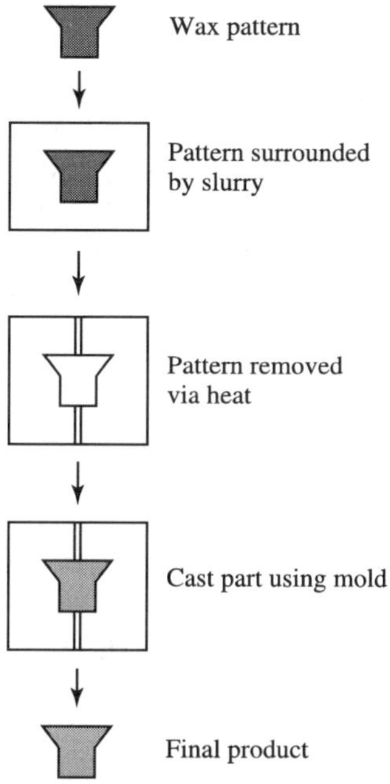

그림 6.8 인베스트먼트 주조 공정. 주형 틀을 융점이 낮은 왁스나 플라스틱으로 만든다. 주형 틀에 액상의 슬러리를 부어 주형을 제작하고, 전체를 가열하여 주형 틀을 녹이거나 태운다. 그런 다음 빈 주형에 용융 금속을 채우고 냉각시키고 주형을 깨면 최종물이 나온다.

은 왁스나 플라스틱으로 만든다. 주형 틀에 액상의 슬러리(일반적으로 소석고)를 부어 주형을 제작하고, 전체를 가열하여 주형 틀을 녹이거나 태운다. 그런 다음 빈 주형에 용융 금속을 채우고 냉각시킨다. 이 공정을 그림 6.8에 설명하였다. 정형외과용 임플란트에 사용되는 코발트-크롬계 합금이 일반적으로 인베스트먼트 주조법으로 제조된다.

6.4.3 금속의 분말 공정

분말공정, 또는 분말야금(powder metallurgy; P/M)은 낮은 연성 또는 높은 융점을 지닌 금속의 형상화를 위해 사용되는 기술이다. 분말을 틀에 넣고 가압하여 입자간 높은 접촉을 지닌 치밀한 재료를 만드는 것이다. 이 과정 이후 성형체(green compact)라 부른다.

성형체는 고온에서 더 치밀한 과정을 거치는데, 열간 정수압 프레스(hot isostatic pressing; HIP)라 한다. 일반적으로 100 MPa까지의 압력과 1100 ℃까지의 온도에서 행한다. HIP 동안, 그림 6.9와 같이 금속 분말은 소결, 또는 입자간 공극이 제거되어 치밀화된다. 소결의 구동력은 작은 금속입자들로 인해 넓은 표면적과 관련된 높은 에너지이다. 따라서, 고온에서 에너지를 낮추기 위해 입자들이 합쳐지기 쉽다. 이러한 방법으로 기공이 없는 재료를 얻을 수 있다. P/M 공정은 정밀한 치수가 요구되는 제품에 사용된다. 코

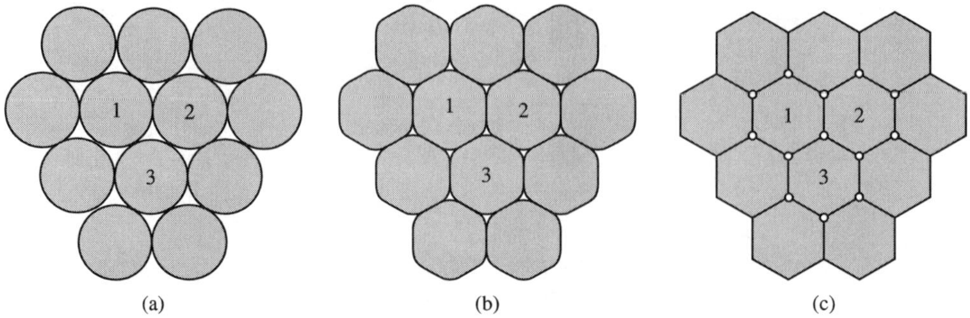

그림 6.9 분말 야금에서의 소결과정. 성형체(a)에 압력을 가하고 가열하여(b) 입자간 작은 기공들이 제거된다(c).

발트-크롬 합금은 인베스트먼트 주조 뿐 아니라 HIP로 얻을 수 있다.

6.4.4 금속의 쾌속조형기술(rapid prototyping)

지난 10년간 기술의 발달로 매우 정밀한 치수를 지닌 물품을 빠른 속도로 제조해 낼 수 있게 되었다. 비록 초기에 쾌속조형기술(rapid prototyping)이라 명했는데, 지금은 시작품이라기 보다 최종제품을 빠르게 생산하는 단계에 이르렀다. 따라서, 좀 더 정확한 표현은 쾌속생산기술(rapid manufacturing)이라 할 수 있으며, 임의형상제작기술(solid freeform fabrication; SFF)이라고도 한다. 쾌속생산기술은 컴퓨터원용디자인(computer-aided design; CAD) 소프트웨어를 이용하여 최종 산물의 3차원 이미지를 만들어 내면서 시작되었다. 신호가 제작기기에 전달되어 원하는 형상을 정확하게 얻을 수 있다.

비록 다양한 형태의 쾌속제작기술이 있으나, 금속 재료에서 가장 일반적으로 사용되는 방법인 선택적 레이저 소결법(selective laser sintering; SLS)은 P/M법과 많은 부분에서 공통점이 있다. 이 경우 금속 분말을 움직이는 플랫폼에 균일하게 깔고, 필요한 분말의 윗부분을 소결하기 위한 충분한 에너지를 공급하기 위해 레이저로 표면을 조사하여, 최종 제품의 일부분이 될 작은 고체 층을 만든다. 그림 6.10에 있듯이, 플랫폼은 아래로 움직이며, 다음 층을 제작하기 위해 과정이 반복된다, 레이저가 매우 작은 영역에 조사되므로, 섬유, 채널, 연결된 기공과 같은 복잡한 형상을 제조할 수 있다.

6.4.5 금속의 용접(welding)

용접은 두 재료를 함께 붙이는 공정이다. 금속의 접촉하는 부분을 융점까지 가열하고, 재료에 첨가하고, 접합부를 냉각하면, 두 재료 사이에 금속브리지가 생성된다. 용접은 위에

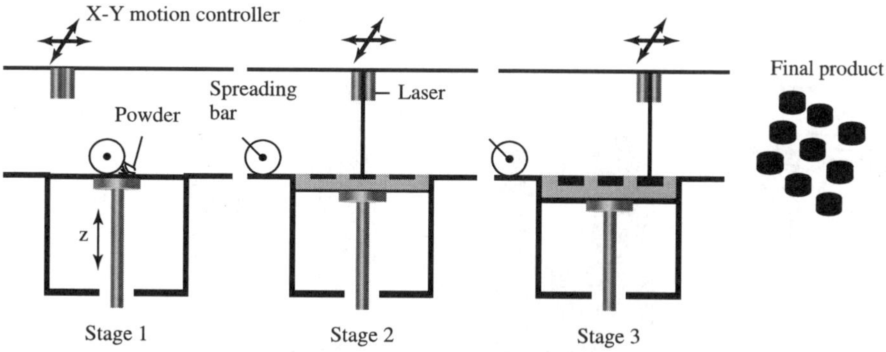

그림 6.10 선택적 레이저 소결법(selective laser sintering; SLS). Stage 1에서 금속 분말을 움직이는 플랫폼에 균일하게 깔고, stage 2에서 필요한 분말의 윗부분을 소결하기 위한 충분한 에너지를 공급하기 위해 레이저로 표면을 조사하여, 최종 제품의 일부분이 될 작은 고체 층을 만든다. 플랫폼은 아래로 움직이며, 다음 층을 제작하기 위해 과정이 반복된다(stage 3). 이런 과정으로, 복잡한 형상을 지닌 것을 제조할 수 있다.

서 언급된 공정 이후에 사용되며, 좀 더 복잡한 형상을 제조할 수 있다.

6.4.5 금속의 기계가공(machining)

기계가공은 절단기(고속회전날 또는 레이저)를 사용하여 재료의 일부를 제거하여 형상을 만드는 작업으로, 너무 복잡하거나 위에 사용된 방법으로 하기에 비용이 많이 들 때 사용한다. 기계가공은 일반적으로 금속이나 고분자(세라믹은 부서지기 쉽다) 재료를 위에서 언급한 방법 이후 이차 가공에서 사용한다.

6.5 세라믹 공정

세라믹 재료에는 유리, 결정세라믹, 유리세라믹 등이 있다. 각기 서로 다른 공정 과정이 있고, 최종 산물의 특성이 다르다. 많은 변수가 있지만, 세라믹을 형상화하는 가장 일반적 과정을 아래에 기술하였다. 형상화된 재료 위에 세라믹을 층상화하는 공정도 플라즈마 스프레이 코팅법을 통해 가능하며, 7장에 기술하였다.

6.5.1 유리 성형 기술

유리는 완전히 비정질상이므로, 열처리를 통해 성형을 하지만, 역학적 특성에 크게 영향을 주지는 않는다. 유리의 연화점(softening point)은 유리의 점도가 4×10^7P일 때 임의적

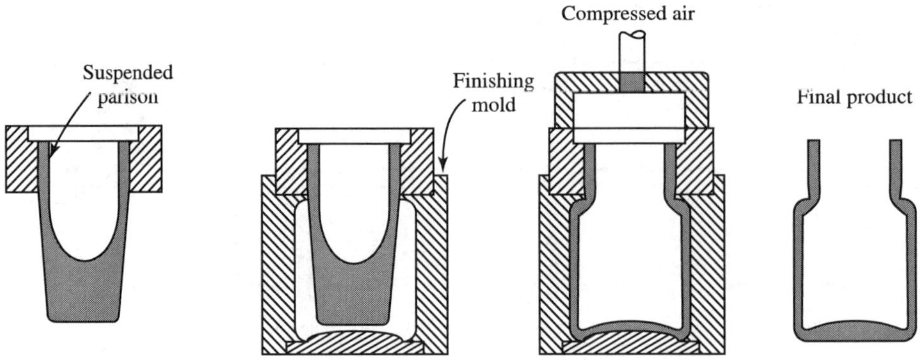

그림 6.11 오늘날 상업적으로 시행되는 유리 취입법에서, 가압 기술은 패리슨(Parison)이라 일컫는 최종 제품과 비슷한 출발 유리를 성형하는 최초의 방법이다. 패리슨은 더 정밀한 몰드(마무리 몰드)에 넣고, 공기를 불어넣어 유리가 몰드의 형태가 되도록 한다.

으로 정의된다. 이는 유리의 형상이 크게 변화되지 않고 취급할 수 있는 최대 온도이다. 더 높은 온도인 작업온도(working point, 점도가 10^4P일 때)에서 유리는 쉽게 변형된다. 따라서 이 두 온도 사이에서 유리를 성형한다.

이 온도 영역에서, 유리는 가압(pressing), 취입(blowing), 인발(drawing)과 같은 성형을 한다. 가압은 금속의 단조와 비슷하며 가열된 몰드에서 연화된 유리에 일정한 압력을 가하는 것이다. 냉각 시 유리는 몰드의 형상을 나타낸다. 오늘날 상업적으로 시행되는 취입법에서, 가압 기술은 패리슨(Parison)이라 일컫는 최종 제품과 비슷한 출발 유리를 성형하는 최초의 방법이다(그림 6.11 참조). 패리슨은 더 정밀한 몰드(마무리 몰드)에 넣고, 공기를 불어넣어 유리가 몰드의 형태가 되도록 한다.

유리 인발 공정은 금속의 경우와 유사하다. 용융된 유리를 롤러 위에서 판, 튜브와 같은 긴 형상을 제조할 수 있다(그림 6.12 참조). 또는 열탱크 바닥에 있는 작은 구멍을 통

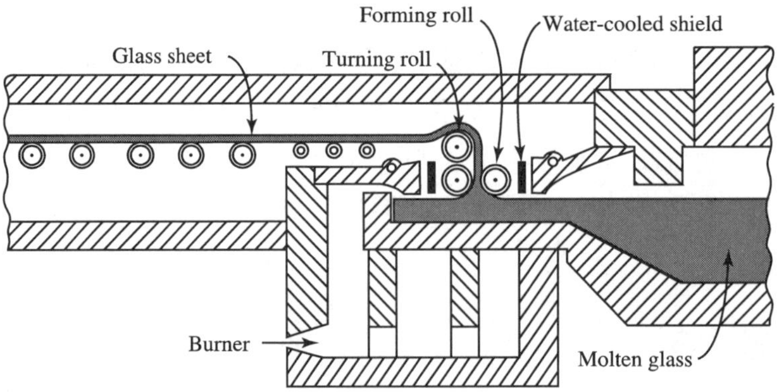

그림 6.12 유리 인발 공정은 금속의 경우와 유사하다. 용융된 유리를 롤러 위에서 판, 튜브와 같은 긴 형상을 제조할 수 있다

해 섬유 형태로도 뽑힌다. 금속의 경우에서 설명했듯이, 3차원 조직공학용 스캐폴드를 제작하기 위해서 유리 섬유를 사용할 수 있지만, 유리로 된 스캐폴드는 생분해성이 없기 때문에 널리 이용되지 못했다(그러나, 생체활성 유리는 정형외과 영역에서 뼈와의 결합력을 향상시키기 위해 사용되고 있다; 7장 참조).

6.5.2 세라믹의 캐스팅(casting)과 소성(firing)

6.5.2.1 세라믹 캐스팅

금속과 마찬가지로, 캐스팅은 특정한 형상을 제작하기 위해 세라믹에서도 사용된다. 이 방법은 비정질 유리에 비해 결정성 세라믹스나 결정화 유리에 더 적합하다. 다양한 방법을 통해 비교적 기공이 없는 몰드를 만든 후, 세라믹 입자들을 물과 유기 결합제와 섞어 몰드에 붓는다.

그런 다음, 건조시키면 수분이 증발하고 세라믹은 수축하여 몰드 벽과 분리된다. 이때, 성형체는 초기 제품으로서 여전히 수분과 결합제를 함유하고 있고 최종 제품에 비해 다공질이며 약하다. 추가 건조하여 여분의 수분을 제거할 수 있다; 그러나, 이 과정은 주의가 필요한데, 표면이 내부에 비해 더 빠르게 건조되어 수축과 균열이 발생할 수 있기 때문이다.

6.5.2.2 세라믹 소성

일단 건조되면, 성형체는 900~1400 ℃ 온도에서 처리한다. 이는 결합제를 날리고, 최종물의 밀도와 역학적 물성을 증가시키기 위해서 한다. 3장에서 언급했듯이 다공성 세라믹 재료를 이 공정을 통해 얻을 수 있는데, 이차 세라믹 상을 넣어 치밀화가 일어나는 온도 이하에서 태워 날려서 기공을 형성시킨다. 캐스팅과 소성 공정은 정형외과 및 치과용 세라믹 임플란트를 제조하기 위한 가장 일반적인 방법이다.

소성 온도와 시간에 따라 다른 종류의 세라믹을 얻을 수 있다. 이때, 소성은 금속의 어닐링 공정과 유사하다. 다결정 세라믹은 세라믹의 녹는점 이상에서 가열하고, 유지하고, 급속 냉각을 통해 얻을 수 있다. 이 과정에서 결정 성장이 가능하지만, 큰 입자를 지닌 재료가 얻어질 수 있는데, 이는 취약한 역학적 물성으로 인해 상업적으로 잘 이용되지 못한다.

유리화된 재료는 세라믹 분말을 녹는점 아래에서 가열하여 얻는다. 유리화(vitrification)는 연화 유리가 서서히 형성되는 과정으로, 기공 영역을 채우면서 입자 주위로 흘러 들어가게 된다. 냉각 후 미반응 입자와 잔류 기공으로 둘러싸인 유리질 영역으로 이루어진 고체 물질이 얻어진다.

결정화 유리(glass ceramics)는 유리를 출발 물질로 하여 공정 중 다결정 세라믹이 되는 데서 유래하였다. 이를 제조하기 위해 초기 유리를 500−700 ℃에서 열처리하여 다량의 결정핵을 형성시킨다. 이후 금속의 입자 성장과 같이 세라믹의 온도를 올려서 결정 성장을 촉진시킨다. 최종 재료는 미세한 입자를 지닌 비방향성의 결정이다.

6.5.3 세라믹의 분말 공정

비록 캐스팅 공정도 분말/물의 혼합물에서 시작했지만, 세라믹의 분말 공정은 일반적으로 결정 재료에서 가장 많이 사용되는 앞에서 언급한 금속의 P/M 공정과 유사한 것을 의미한다. 이 공정에서 세라믹 분말과 소량의 물 그리고/또는 결합제를 원하는 형상으로 프레스하고 소결과정을 거친다. 재료의 표면적을 낮추기 위해 원자 확산을 일으키기 충분한 높은 온도가 필요하다. 그러나, 이 과정은 세라믹의 용융점 이하에서 잘 일어난다. 금속에서와 같이 이 과정으로 재료의 기공률을 크게 낮출 수 있으며(그림 6.9 참조), 결정들은 서로 이온 결합을 형성한다. P/M 공정과 유사하게, 가압과 소결을 고온가압(hot-pressing) 공정을 통해 동시에 일어나게 할 수 있다.

6.5.4 세라믹의 쾌속제조 기술

금속과 마찬가지로, 세라믹 분말을 이용하여 쾌속제조 공정을 통해 복잡한 형상의 제품을 만들 수 있는 기술이 잘 개발되어 왔다. 6.4.4에서 설명한 소결 공정과 같은 방법이 세라믹에서 추가 사용될 수 있다. 그러나 3차원 프린팅(3D printing; 3DP)과 같은 결합제 기반의 방법을 포함하여 다양한 공정들이 널리 이용된다.

3DP 법은 선택적 레이저 소결법과 유사하나, 레이저를 사용하지 않고 프린트 헤드로 분말이 있는 플래폼 위를 주사한다(그림 6.10 참조). 컴퓨터에 의해 제어되며, 프린트헤드에서 특정한 영역에 액상 바인드 소량을 분사한다. 세라믹에서 이는 실리카 바인드의 일종으로 입자들이 고체로 응집되는 것을 돕는다. 다른 SFF 공정과 같이 플래폼을 내리고 분말을 더 뿌리고, 최종 산물이 생산될 때까지 공정을 반복한다.

비록 이러한 방법으로 세라믹 제품의 쾌속 생산이 가능하지만, 최종 산물보다 몰드를 제작하기 위해 SFF기술을 사용할 수 있다. 추가 재료를 이 몰드에서 기존 방법을 통해 얻을 수 있다. 그림 6.13에서와 같이, 이 방법으로 텍스쳐 표면(textured surface을 지닌 정형외과용 금속 임플란트를 위한 세라믹 몰드를 제작할 수 있다(이는 임플란트와 주위 뼈의 골유착을 촉진시키기 위해 사용된다). 이러한 응용을 위해서 쾌속 제조 공정에서 얻어질 몰드는 최종 물체의 형상에 해당하는 빈 공단을 지니고 있어야 함을 염두에 두어야 한다.

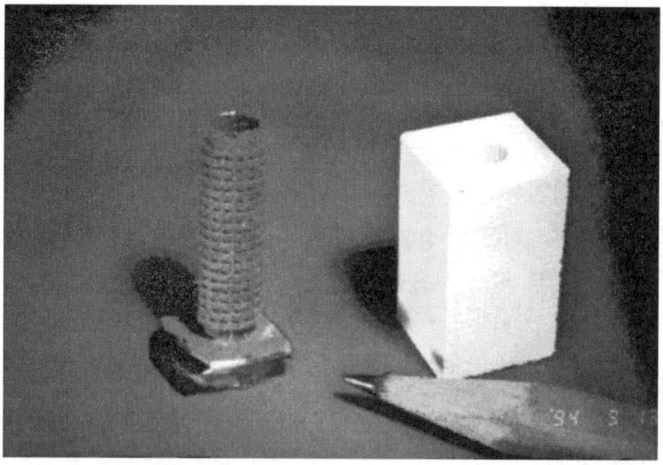

그림 6.13 금속 제품을 위한 몰드 제작에 쾌속 조형 기술을 이용할 수 있다. 그림은 쾌속 조형 기술로 제작된 세라믹 몰드를 보여 준다(오른편). 이는 텍스쳐 표면을 지닌 뼈 스크루(왼편)의 제작을 위해 사용될 것이다(연필은 상대적인 스케일을 보여 준다). 이 공정을 통해 복잡한 형상의 제작이 가능하다.

6.6 고분자 공정

6.6.1 열가소성과 열경화성(thermoplasts and thermosets)

세라믹과 마찬가지로, T_g와 T_m 같은 전이 온도는 고분자의 적절한 가공법을 찾는데 중요하다. 또 다른 중요한 인자는 고분자가 열가소성인지 열경화성인지 하는 것이다. 열가소성 고분자는 가열되면 용융되고 냉각 시 굳어진다. 이것은 고온에서 사슬간 이차결합력이 감소되어 고분자가 서로 미끄러지게 된다. 대부분 선형 고분자는 열가소성이다. 가공 중, 이들은 가열과 냉각을 반복적으로 행할 수 있지만 사슬의 공유 결합이 끊어질 정도로 분자의 운동이 심하게 일어나는 온도에서 열분해가 일어남을 주의해야 한다.

이에 비해, 열경화성 고분자는 고온으로 가열 시 영구적으로 굳어져 다시 부드러워지지 않는다. 이는 온도가 높아졌을 때, 고분자 사슬간 공유결합이 형성되었기 때문이다. 이처럼 가교가 잘 이루어진 고분자는 사슬이 서로 미끄러지지 않고 영구 변형이 일어난다. 열경화성 고분자는 가황고무, 에폭시, 그리고 레진을 포함한다. 열가소성 고분자처럼, 이들을 너무 높은 온도로 올리면 가교 결합이 파괴되어 열분해를 일으킨다.

이들 고분자로 복잡한 형성을 제조할 수 있다. 열경화성 고분자를 형상화하는 가장 일반적 방법은 캐스팅, 특히 압축성형(compression molding)인데 반해, 아래에 설명된 성형법은 열가소성 고분자를 성형하는 방법이다. 또한, 3장에서 논의했듯이 다공성 고분자 재료를 얻기 위해서 이 공정 동안 용융된 열가소성 고분자의 가스 버블을 이용하여 얻을 수 있다. 열경화성은 고온에서 몰드에서 제거할 수 있으나, 열가소성의 경우 몰드에서 제거하기 전 적절한 형태를 유지하기 위해서 T_g 이하로 냉각해야 함을 명심하자.

예제 6.4

생체재료 공장의 생산 매니저는 열경화성 고분자 레진으로 40,000개의 인공심장판막을 만든다. 가공과정 중 고온에서 열처리하는 공정이 필요하다. 불행히도, 그 공정 후 치수 오차가 발견되어 모든 인공심장판막이 너무 커서 사용할 수 없게 되었다. 매니저는 이러한 실수로 인한 경제적 손실을 줄이는데 관심을 가지고, 그 제품을 녹여 올바른 치수의 판막을 만들기 위해 레진을 재활용할 수 있을지 당신(생체재료 전문가)에게 물어왔다. 당신의 대답은?

풀이:

열경화성 고분자 레진이 사용되었고, 레진을 처리하기 위해 높은 온도 처리 과정을 거쳤기에, 그 재료는 재활용할 수 없다. 그 열경화성 고분자 레진은 고분자 사슬간의 공유결합 가교를 만들었다. 따라서, 가교 결합을 끊기에 충분한 열은 고분자사슬의 골격의 결합을 끊기에도 충분하여 고분자를 열분해시키기 때문에 녹여서 다시 사용할 수는 없다.

6.6.2 고분자 형상화

6.6.2.1 사출(extrusion)

고분자 사출은 금속의 사출과 유사하며 재료의 소성변형을 이용한 것이다 고분자 알갱이로 채워진 가열된 쳄버 내에서 스크루가 움직이며 고분자를 녹이고 연속적인 액체를 공급한다. 이 녹은 물질은 구멍을 통해 사출되며, 외부의 찬 공기나 물을 뿌려 고분자를 최종형상으로 고체화시킨다. 금속과 마찬가지로 이 방법은 주로 긴 막대나 튜브를 제작하는 데 사용된다. 생체재료 영역에서는 사출 공정은 expanded-PTFE(GORE-TEX) 혈관을 제조하는 데 일반적으로 이용된다.

6.6.2.2 섬유 방적(fiber spinning)

고분자를 사출하는 또 다른 형태가 섬유 방적이다. 이 공정은 용융된 고분자를 구멍이 많이 있는 스피너렛이라는 판으로 보낸다(그림 6.14 참조). 각 구멍을 통해 나온 고분자는 한 가닥 섬유를 형성하며 공기와 접촉하여 냉각된다. 6.2.3에서 언급했듯이, 섬유의 축 방향으로 인장력을 가하면서 성형하면 축 방향의 섬유 강도를 향상시킬 수 있다(연신 공정, drawing).[1)]

---

1) 이것은 6.4.1.4 와 6.5.1에서 설명했듯이, 금속이나 유리의 성형 방법 중 하나인 연신공정과 동일하진 않으나 유사하다.

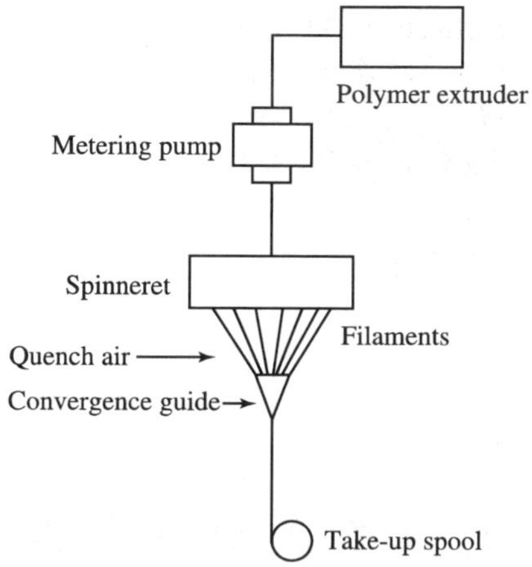

그림 6.14 섬유 방적 공정. 용융된 고분자를 많은 구멍이 많이 나 있는 스피너렛이라는 판으로 보낸다. 각 구멍을 통해 나온 고분자는 한 가닥 섬유를 형성하며 공기와 접촉하여 냉각된다. 이 필라멘트들을 스풀에 쌓아서 저장하거나 선적한다.

금속이나 세라믹 섬유와 같이, 고분자 섬유로부터 망사를 만들 수 있다. 많은 고분자는 생체 내에서 분해되므로 망사는 세포를 전달하거나 조직공학에서 생활성 인자로 널리 알려져 있다. 이 섬유들을 3차원적으로 배열하는 다양한 방법이 있으며, 그림 6.15에 몇 가지 설명하였다. 특정한 구조를 제조하기 위한 위빙(weaving), 니팅(knitting), 브레이딩(braiding) 등이 있다. 이런 망사에서 기공률은 섬유의 지름과 제조한 치밀도에 영향을 받는다. 이렇게 제조된 재료는 힘줄/인대 및 인공혈관으로 사용된다.

만일 10마이크로미터(μm) 이하의 섬유 지름이 요구되면 다른 방적 공정이 필요하다. 그 한 가지 방법은 현재 연구되고 있는 전기방사(electrospinning)으로 그림 6.16에 설명했다. 이 경우에 용융된 고분자는 강한 정전기장(전압이 5~30 kV) 하에서 노즐을 통해 분사된다. 이때 전기장은 용액의 표면장력을 넘어서게 되어 고분자 용액을 접지된 타깃 방향으로 가속시킨다. 용액은 공기와 접촉하여 냉각되며, 미세하고 루핑되는(rooping) 섬유로 모아진다. 그러나 섬유의 루핑 현상으로 집적된 섬유는 그림 6.15에서 설명한 직조된 망이기 보다는 3차원상의 부직포를 형성한다.

6.6.3 고분자 캐스팅

금속이나 세라믹과 마찬가지로, 고분자도 틀에 부어 굳힐 수 있다. 그러나, 고분자 재료에서 이 공정은 일반적으로 성형(molding)이라 한다. 여기서는 3가지의 가장 일반적인 방법을 설명하였다.

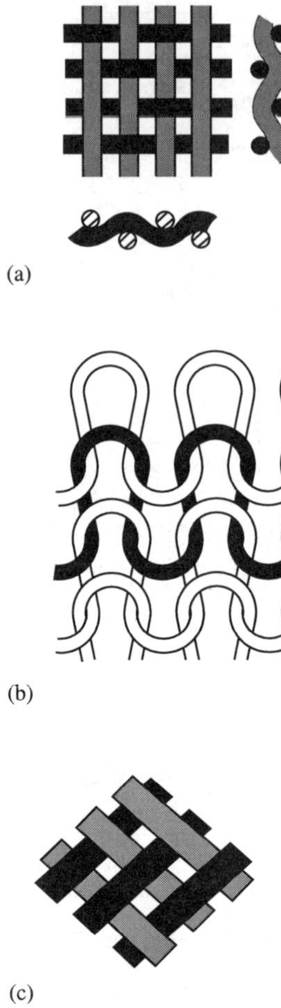

그림 6.15 섬유를 3차원으로 만드는 몇가지 방법이 개발되었다. 예로 (a) 위빙, (b) 니팅, (c) 브레이딩. 이런 다른 구조가 재료의 기공률과 기계적 물성을 좌우할 수 있다.

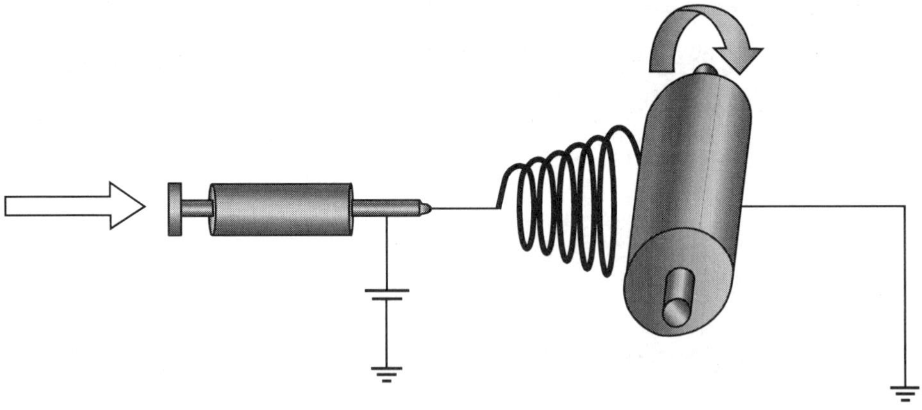

그림 6.16 전기방사에서 용융된 고분자는 강한 정전기장 하에서 노즐을 통해 분사되며, 전기장은 용액의 표면장력을 넘어서게 되어 고분자 용액을 접지된 타깃(여기서는 회전하는 스풀임) 방향으로 가속시킨다. 용액은 공기와 접촉하여 냉각되며, 미세하고 루핑되는(rooping) 섬유로 모아진다.

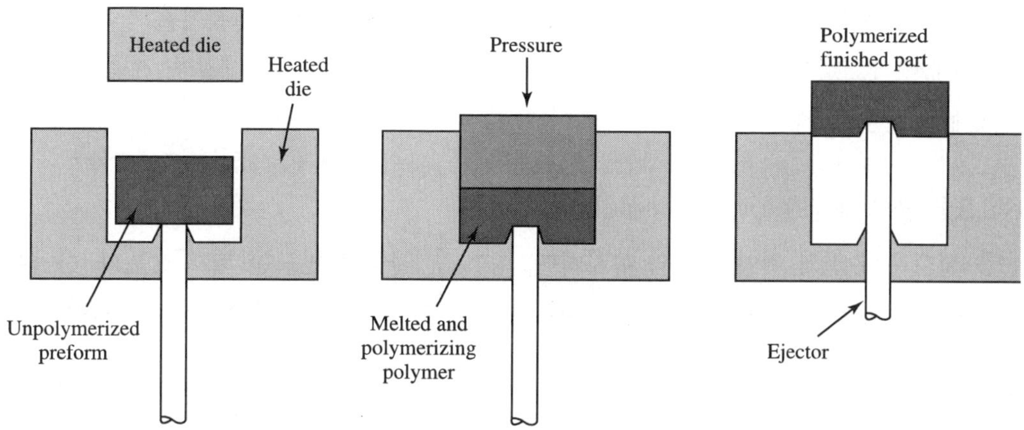

그림 6.17 압축 성형에서는 초기 고분자 원료를 가열된 몰드(틀)에 넣는다. 틀의 일부분은 아래로 움직여 고분자 원료와 접촉하게 되며 재료에 압력을 가하여 원하는 형상으로 만든다. 밀어내는 핀(ejector)은 최종 제품을 빠르게 밀어내도록 제조된다.

6.6.3.1 압축 성형(compression molding)

압축 성형에서는 고분자를 가열된 몰드(틀)에 넣는다. 틀의 반은 아래로 움직여 고분자와 접촉하게 되어 재료에 압력을 가하여 원하는 형상으로 만든다(그림 6.17 참조). 앞에서 설명했듯이, 이는 열경화성 고분자의 일반적인 성형 방법이며, 열 가소성 고분자에서도 사용된다. 예로, 고분자량 폴리에틸렌은 이 방법으로 제조하여 정형외과용 임플란트로 이용된다.

6.6.3.2 주입 성형(injection molding)

주입 성형은 우선 녹인 고분자를 가열된 챔버에 넣는다. 그림 6.18에 나타내었듯이, 끈기 있는 고분자 용액은 램의 작용으로 압력을 받아 노즐을 통해 나가게 된다. 정확한 양의

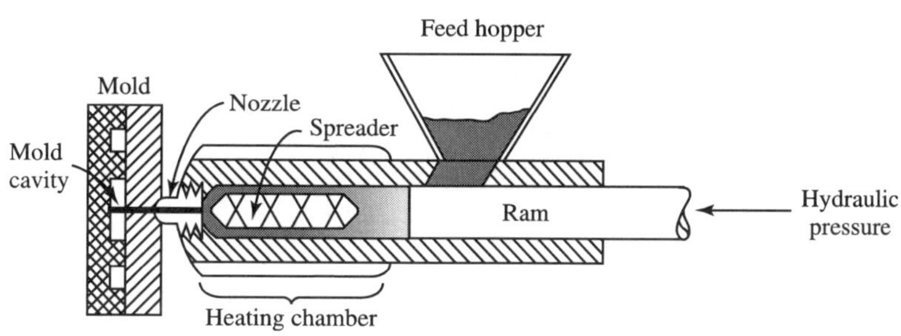

그림 6.18 주입 성형. 우선 고분자(입자 형태)를 피드 호퍼에 넣고, 가열 챔버로 보낸다. 녹인 후, 끈기있는 고분자 용액은 램의 작용으로 압력을 받아 노즐로 보내진다. 조절된 양의 고분자가 노즐을 빠져 나와 틀에 채워지면 압력을 일정하게 가해 고분자를 식히고 굳힌다. 이때 최종 제품은 압축 성형에서처럼 이젝터 핀(ejector pin)에 의해 틀에서 제거하다.

고분자가 노즐을 빠져 나와 틀에 채워지면 압력을 일정하게 가해 고분자를 식히고 굳힌 후, 틀에서 제거하다. 주입 성형의 장점은 속도이다–이 방법으로 새로운 제품을 몇 초 이내에 만들 수 있다.

6.6.3.3 송풍 성형(blowing molding)

송풍 성형은 유리의 취입 공정과 유사하며, 속이 빈 물체를 만드는 데 사용된다. 용융된 고분자 패리슨을 가열된 몰드에 넣고 공기나 스팀을 취입하여 고분자를 몰드 형태로 성형한다.

6.6.4 고분자의 쾌속 제조 기술

생체 고분자의 다양한 쾌속 제조 기술이 현재 연구되고 있지만, 여기서는 3DP와 스테레오리소그라피(stereolithography)를 소개한다. 고분자의 경우 금속이나 세라믹에 비해 분말 공정은 드물다. 그러나 3DP와 같은 SFF 기술에서는 미세한 분쇄한 고분자를 출발원료로 한다. 3DP 고분자 이식재는 세라믹에서 설명한 것과 동일하며(그림 6.10 참조), 단지 결합제가 유기 용매로서 고분자 입자를 국부적으로 녹이기 위해 사용된다. 용매가 증발하면서 입자들은 서로 붙어 굳는다. 이후 작업대를 내리고, 고분자 분말을 상층에 더 넣어 적층 방식으로 최종 제품을 만든다.

스테레오리소그라피는 액상의 출발원료를 사용한다. 이 공정에서 움직이는 작업대는

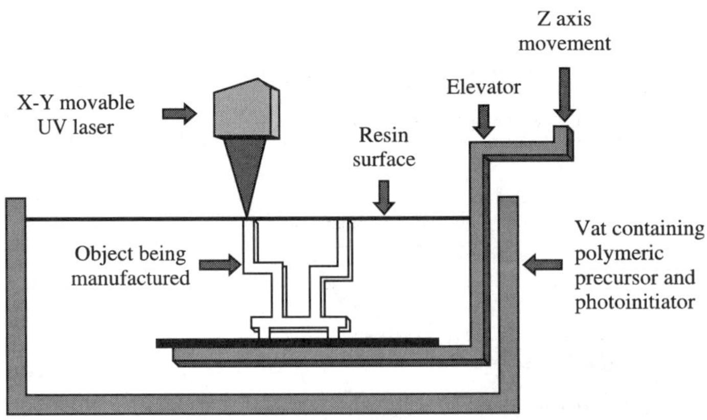

그림 6.19 스테레오리소그라피 도식도. 액상의 출발원료를 사용하는 쾌속 제작 기술임. 이 공정에서 움직이는 작업대는 고분자 출발 용액(일반적으로 단량체 또는 저분자량 고분자)과 빛에 반응하는 개시 분자(광개시제, photoinitiator)을 함유하고 있는 풀 내에 위치하고 있다. 작업대 위의 소량의 액상(엘리베이커에 부착되어 있는)을 닦으며 조절된 파장의 레이저로 주사해 나가면서 특정한 프로파일을 만든다. 이때 개시제는 일정한 영역에서 중합 반응을 일으키며, 액상을 고상으로 바꾼다. 작업대는 이후 내려지고 다음 층이 같은 방식으로 제조된다. 이 과정을 반복하며 3차원의 원하는 최종물을 만든다.

고분자 출발 용액(일반적으로 단량체 또는 저분자량 고분자)과 빛에 반응하는 개시 분자(광개시제, photoinitiator)를 함유하고 있는 풀 내에 위치하고 있다. 그림 6.19에서 보면, 작업대 위의 소량의 액상을 닦으며 레이저로 주사해 나가는데, 조절된 파장에서 빛을 내보내게 된다. 이때 개시제는 일정한 영역에서 중합 반응을 일으키며, 액상을 고상으로 바꾼다. 작업대는 이후 내려지고 다음 층이 같은 방식으로 제조된다.

6.7 생체적합성을 향상시키기 위한 공정

1장에서 소개했듯이, 생체적합성은 재료가 응용에 맞게 합당한 생체의 반응을 일으키는 것을 말하는 넓은 의미이다. 생체적합성에 대해 많은 관점이 있으며 대부분은 생체재료의 표면특성에 좌우되는데, 다음 장에서 설명하겠지만, 두 가지 중요한 고려사항은 재료가 감염이나 해로운 면역거부반응을 일으키지 않아야 한다는 것이다. 후처리 공정은 이러한 반응들을 줄이는 데 중요한 역할을 할 수 있다. 여기서는 합성이나 천연물 기반의 재료를 멸균(sterilization)하는 기술을 소개하였으며, 천연물 재료의 면역반응을 줄이는 방법에 대해 논의하였다.

6.7.1 멸균(sterilization)

생체재료의 사용은 심지어 무해한 병원균 상황에서도 심각한 감염을 유발할 수 있기 때문에 시술 전 생체 이식재를 멸균하는 것은 매우 중요하다(14장 참조). 또한, 천연물 기반 재료에서의 바이러서 감염 가능성을 줄인다. Kawalski와 Morrissey의 논의를 참고로 하여 [12], 여기서는 가장 일반적인 멸균 및 오염을 방지하는 방법에 대해 알아본다. 건열멸균 및 UV멸균 같은 방법에 대한 더 자세한 정보는 이 장 마지막에 언급된 참고문헌을 참조하면 된다. 이 방법들은 재료의 성질(녹는점 등)에 따라 천연 및 합성 재료 모두 사용될 수 있다.

실제로 이식재에서 모든 병원균을 제거하는 것은 불가능하므로, 멸균보증레벨(sterility assurance level: SAL)이 개발되었다. 기기의 SAL은 이식재를 다양한 시간 동안 멸균 후 배양액에서 배양한 후 얼마나 많은 박테리아 군체가 남아 있는지 결정하여 측정한다. 이 데이터로부터, 제조자는 일정 SAL(이식재가 멸균 상태를 유지하는 확률)을 유지하기 위해 멸균 시간과 양을 선택할 수 있다. 따라서, 아래 설명된 멸균법을 선택함에 있어, 생체재료 연구자는 멸균법이 원하는 SAL을 얻을 수 있는지와 함께 그 방법이 재료와 재료의 포장에 있어 적합한지를 고려해야 한다. 그래야만 생체재료가 멸균 과정 동안 변질되거나 변형되지 않는다.

6.7.1.1 증기 멸균(steam sterilization)

명칭에서 알 수 있듯이, 생체재료를 적어도 121℃의 고온에서 고압에 노출시키는 것이다. 오토클레이빙(authoclaving)이라고 하며, 이는 미생물이 서식하는 데 중요한 단백질이나 지질 성분을 변성시킨다. 이 방법의 장점은 효과적이고, 비교적 빠르고 간편하며, 독성 물질이 잔류하지 않는다. 그러나 고온에서 이루어지므로 낮은 융점을 지닌 재료에 사용하는데 제한이 있다. 추가로 가수 분해되는 재료는 이와 같은 분위기에서는 분해가 잘 되므로, 이러한 종류의 고분자에는 적합하지 않다.

6.7.1.2 산화에틸렌 멸균(ethylene oxide sterilization)

이식재를 산화에틸렌(EtO)가스에 노출시키려면 특별한 멸균 장치가 필요하다. EtO는 독성이 있어 암을 유발할 수 있으며, 발화물질이기 때문에, 장치 내부에 비활성기체와 혼합하여 사용한다. 멸균 과정은 30~50℃에서 이식재가 담긴 챔버를 진공으로 시작하여, EtO 가스로 채우고, 공기로 여러 번 퍼지를 시킨다. 이후 멸균기 외부를 공기로 노출시키면 잔류한 EtO를 제거할 수 있다.

EtO는 주로 핵산(DNA, RNA)의 영구적이며 화학적 변형을 일으켜 죽인다. 이 멸균법은 효율적이고, 틈이나 기공 내부로 깊이 침투할 수 있으며, 저온에서 이루어지므로 다양한 재료에 이용할 수 있다. 그러나 독성 잔류물이 재료에 남아 있으면 심각한 문제가 된다. 또한, 반응성과 발암성으로 인해 멸균을 수행하는 동안 주의해야 한다.

6.7.1.3 방사선 멸균(radiation sterilization)

방사선 멸균에서 사용되는 것은 감마선이나 전자빔 형태이다. 양쪽 모두 샘플을 조사기에 넣고 적절한 양을 조사받았는지 모니터링한다. 감마선은 ^{60}Co 동위원소로부터 나오고, 가속기가 전자빔을 생성한다. 전자빔의 장점은 가속기가 꺼지면 전자빔도 멈추는데, 이에 비해 ^{60}Co 동위원소는 지속적으로 반감하여 방사능을 유출하여 작업자의 건강에 악영향을 줄 수 있다.

방사능은 핵산과 같은 중요 세포 구성성분을 이온화시켜, 부착된 미생물을 죽인다. 방사능 멸균의 장점은 빠르고 효율적이며 다양한 재료에 적합하다는 것이다. 단점은 설치하는 데 고비용이 들며, PTFE나 가수분해되는 고분자인 PLA와 같은 일부 고분자는 방사능 분해에 취약하다는 점이다. 또한, 전자빔은 투과 깊이가 매우 적어 얇은 기기만 멸균이 가능하다.

예제 6.5

의료용 강철로 만든 새로운 혈관 스텐트를 생각하자. 그 스텐트는 조직과의 결합을 돕고 혈관이 축소되는 것을 막기 위해 새로운 고분자로 코팅 되었다. 증기 멸균, 산화에틸렌 멸균, 또는 방사선 멸균 중 어떤 것이 좋을까? 그 이유는?

풀이:

일반적으로 코팅된 스텐트는 산화에틸렌 멸균을 선호한다. 고분자가 금속에 비해 녹는점이 낮다는 점을 고려하면, 스팀 멸균은 고분자 코팅을 녹이기 때문에 적합하지 못할 것이다. 비록 산화에틸렌 멸균과 방사선 멸균 모두 고분자를 손상시킬 수 있지만, 방사선 멸균의 경우 더 걱정되는 사항이다. 따라서, 추천하는 방법은 산화에틸렌 멸균법이며, 처리 후 금속과 고분자 성분을 분석하여 아무런 손상도 일어나지 않았다는 것을 확인하는 것이다.

6.7.2 천연 재료의 고정

천연 재료들은 많은 병원균을 옮길 뿐 아니라, 재료의 일부분이 인체에서 '외부물질'로 인식되기 때문에 면역 반응을 일으킨다. 이럴 경우, 이식재가 분해되거나 방어벽이 형성되는 일련의 반응들(11~12장 참조)이 시작되어 결국 생체재료의 성능을 떨어뜨리게 된다.

특히 콜라겐 기반의 소재에 있어서 면역성를 감소시키기 위해서 적절한 형상으로 만든 후 글루타르알데히드(glutaraldehyde)와 같은 고정제로 가교를 시킨다. 비록 이러한 처리의 효능에 대해서 정확한 원인이 규명되지는 않았지만 가교 과정에서 생체에 외부물질로 인식되는 재료의 일부분의 화학구조가 변해서 원하지 않은 면역 반응을 줄여주기 때문으로 여겨진다.

요약

- 금속은 여러가지 방법으로 강화할 수 있는데, 이는 전위의 이동을 막기 위해 결함을 결정 구조 내에 첨가하는 것이다. 합금은 전위가 이동하는 데 필요한 전단 응력을 증가시키는 점결함을 통해 금속을 강화하는 것이다. 변형 강화는 선결함을 첨가하여, 전위가 다른 전위에 의해 형성된 국부적 응력장을 이동하는 데 필요한 에너지를 증가시키는 방법이다. 석출 경화는 전위의 이동을 막는 국부적인 응력을 형성하는 석출물을 첨가하여 일으킨다.
- 고분자를 강화하는 방법은 열처리이다; 고분자 사슬을 힘을 받는 축을 따라 배열되게 하는 인발 과정과 사슬이 서로 미끄러지는 것을 줄이는 가교 과정이 있다.
- 어닐링 공정은 일반적으로 입자 크기를 증가시키고, 입계 영역을 감소시키며, 내부 응력을 감소시켜 금속의 연성을 증가시킨다. 열이 방출되는 속도는 어닐링된 금속

의 입자 구조에 큰 영향을 준다. 반결정 고분자의 결정화도는 열처리를 통해 증가할 수 있으며, 그 과정 동안 증가된 에너지에 의해 자유롭게 배열될 수 있다. 금속의 어닐링 과정에서와 같이 냉각속도는 고분자의 최종 구조에 큰 영향을 준다.

- 금속은 다양한 공정을 통해 원하는 형상을 제조할 수 있다. 원하는 형상을 얻기 위해 금속에 힘을 가하는 성형법에는 단조, 압연, 압출, 인발이 있다. 주조는 틀에 용융된 금속을 채우고 성형에 비해 연성이 더 높고 복잡한 형상을 지닌 금속을 제조할 수 있다. 분말 공정은 틀에 금속의 미세 분말을 채우고 높은 압력을 가하여 고온에서 소결하는 것이다.
- 유리는 가압, 취입, 인발을 통해 원하는 형상을 얻을 수 있다. 주조는 결정인 세라믹과 결정화 유리에 사용된다. 세라믹의 주조는 작은 세라믹 입자를 물, 결합제와 혼합하여 틀에 넣고 건조한 후 가열하여 물과 결합제를 날려 보낸다. 분말 공정은 세라믹에 사용되는데, 비록 고온에서 이용되나 세라믹의 녹는점 이하에서 일어난다.
- 고분자 재료의 변수라 할 수 있는 T_g, T_m, 열가소성/열경화성의 유무 등은 적절한 가공법을 택하기 전에 고려되어야 한다. 금속이나 세라믹과 마찬가지로, 다양한 고분자의 형상을 얻기 위해 압출, 섬유방사, 전기방사, 주조(가압, 사출, 송풍 주조)등의 성형 기술이 이용된다.
- 생체재료는 병원균이나 생물학적 감염을 차단하기 위해 환자와 접촉하기 전 멸균처리를 하는 것이 매우 중요하다. 오토클래빙에 의한 멸균은 고압 증기를 이용하여 미생물이 서식하는 데 필요한 단백질이나 지질의 성분을 변성시키는 것이다. 재료를 조절된 조건에서 산화에틸렌에 노출시키는 것은 미생물의 핵산을 화학적으로 변형시켜 멸균하는 방법이다. 생체재료는 또한 감마선이나 전자빔과 같은 방사능에 노출시켜 멸균할 수 있다.

문제

6.1 금속, 세라믹, 고분자의 주조법을 비교하시오. 또한 금속과 고분자에서 냉각속도의 영향을 비교하시오.

6.2. 어떤 가공법으로 다공성 금속, 세라믹, 고분자를 제조할 수 있을까? 여러분은 다공성 재료를 얻기 위해 각각 어떤 가공법을 택하겠는가? 그 이유는?

6.3. 고관절 스템을 시술할 때, 종종 PMMA 뼈시멘트로 고정한다. 시술 시, 뼈시멘트의 구성 성분(주로 methyl methacrylate 단량체와 개시제로 이루어짐)을 혼합하고, 스템을 삽입하기 전에 고관절에 밀어 넣는다. 이때 혼합물은 자체적으로 중합된다. 제시된 정보와 함께 책을 참조하여, 이 재료는 열가소성인가 열경화성인가? 그 이유는?

6.4. 3종류 멸균법(고압증기, 산화에틸렌, 방사능)의 장점과 단점을 각각 2가지씩 나타내시오.

참고문헌

1. Callister, Jr., W.D. *Materials Science and Engineering: An Introduction*, 3rd ed. New York: John Wiley and Sons, 1994.
2. Shackelford, J.F. *Introduction to Materials Science for Engineers*, 5th ed. Upper Saddle River: Prentice Hall, 2000.
3. Ashby M.F. and D.R.H. Jones, *Engineering Materials 2: An Introduction to Microstructures, Processing and Design*, Oxford: Elsevier Science Ltd., Pergamon Imprint, 1986.
4. Sherwood, J.K., S.L. Riley, R. Palazzolo, S.C. Brown, D.C. Monkhouse, M. Coates, L.G. Griffith, L.K. Landeen, and A. Ratcliffe. "A Three-Dimensional Osteochondral Composite Scaffold for Articular Cartilage Repair." *Biomaterials*, vol. 23, pp. 4739–4751, 2002.
5. Pfaender, H., *Schott Guide to Glass*, London: Chapman and Hall, 1996.
6. Melican, M.C., M.C. Zimmerman, M.S. Dhillon, A.R. Ponnambalam, A. Curodeau, and J.R. Parsons. "Three-Dimensional Printing and Porous Metallic Surfaces: A New Orthopedic Application." *Journal of Biomedical Materials Research*, vol. 55, pp. 194–202, 2001.
7. Weinberg, S. and M.W. King. "Medical Fibers and Biotextiles." In *Biomaterials Science: An Introduction to Materials in Medicine*, B.D. Ratner, A.S. Hoffman, F.J. Schoen, and J.E. Lemons, Eds., 2nd ed. San Diego: Elsevier Academic Press, pp. 86–100, 2004.
8. Pham, Q.P., U. Sharma, and A.G. Mikos. "Electrospinning of Polymeric Nanofibers for Tissue Engineering Applications: A Review." *Tissue Engineering*, vol. 12, pp. 1197–1211, 2006.
9. Askeland, D.R. *The Science and Engineering of Materials*, 2nd ed. Boston: PWS-KENT Publishing Company, 1989.
10. Allcock, H.R. and F.W. Lampe, *Contemporary Polymer Chemistry*, Englewood Cliffs, NJ: Prentice Hall, 1981.
11. Cooke, M.N., J.P. Fisher, D. Dean, C. Rimnac, and A.G. Mikos. "Use of Stereolithography to Manufacture Critical-Sized 3D Biodegradable Scaffolds for Bone Ingrowth." *Journal of Biomedical Materials Research*, vol. 64B, pp. 65–69, 2003.
12. Kowalski, J.B. and R.F. Morrissey. "Sterilization of Implants and Devices." In *Biomaterials Science: An Introduction to Materials in Medicine*, B.D. Ratner, A.S. Hoffman, F.J. Schoen, and J.E. Lemons, Eds., 2nd ed. San Diego: Elsevier Academic Press, pp. 754–760, 2004.

Additional Reading

Black, J. and G. Hastings. *Handbook of Biomaterial Properties*. London: Chapman and Hall, 1998.

Brunski, J.B. "Metals." In *Biomaterials Science: An Introduction to Materials in Medicine*, B.D. Ratner, A.S. Hoffman, F.J. Schoen, and J.E. Lemons, Eds., 2nd ed. San Diego: Elsevier

Academic Press, pp. 137–153, 2004.

Cooper, K.P. "Layered Manufacturing: Challenges and Opportunities." *Material Research Society Symposium Proceedings*, vol. 758, pp. 23–34, 2003.

Fisher, J.P. and D.M. Yoon. "Polymeric Scaffolds for Tissue Engineering Applications." In *Tissue Engineering and Artificial Organs*, J.D. Bronzino, Ed., 3rd ed. New York: Taylor and Francis, pp. 1–18, 2006.

Hench, L.L. "Ceramics, Glasses, and Glass-Ceramics." In *Biomaterials Science: An Introduction to Materials in Medicine*, B.D. Ratner, A.S. Hoffman, F.J. Schoen, and J.E. Lemons, Eds., 1st ed. San Diego: Elsevier Academic Press, pp. 73–84, 1996.

Murphy, M.B. and A.G. Mikos. "Porous Scaffold Fabrication for Tissue Engineering." In *Principles of Tissue Engineering*, R.P. Lanza, R. Langer, and J.P. Vacanti, Eds., In press.

Park, A., B. Wu, and L.G. Griffith. "Integration of Surface Modification and 3D Fabrication Techniques to Prepare Patterned Poly(L-Lactide) Substrates Allowing Regionally Selective Cell Adhesion." *Journal of Biomaterials Science Polymer Edition*, vol. 9, pp. 89–110, 1998.

Park, J.B. and R.S. Lakes. *Biomaterials: An Introduction*, 2nd ed. New York: Plenum Press, 1992.

Schaffer, J.P., A. Saxena, S.D. Antolovich, T.H. Sanders, Jr., and S.B. Warner. *The Science and Design of Engineering Materials*, 2nd ed. Boston: McGraw-Hill, 1999.

Yannas, I.V. "Natural Materials." In *Biomaterials Science: An Introduction to Materials in Medicine*, B.D. Ratner, A.S. Hoffman, F.J. Schoen, and J.E. Lemons, Eds., 2nd ed. San Diego: Elsevier Academic Press, pp. 127–137, 2004.

CHAPTER 07

생체재료의 표면성질 (Surface Properties of Biomaterials)

주요 목표

생체재료의 표면성질이 단백질 흡착의 열역학에 미치는 영향과 표면처리 방법에 따른 표면성질에 미치는 영향에 관한 학습한다.

특정 목표

1. 열역학 기본법칙과 생체재료 표면에 대한 단백질 흡착의 열역학적 개념에 관한 이해
2. 생체재료 표면성질의 물리적 성질 및 화학적 성질이 단백질 흡착에 미치는 영향과 생물학적 반응에 있어 단백질 흡착의 중요성에 관한 이해
3. 물리화학적 표면 개질법과 생물학적 표면개질법의 차이에 관한 이해
4. 다양한 물리화학적 표면개질법에 관한 비교 및 생체재료의 종류에 따라 적용되는 적절한 방법에 관한 이해
5. 공유결합 코팅, 비공유결합 코팅, 코팅되지 않은 재료의 물리화학적인 표면개질법에 관한 이해
6. 다양한 생물학적 표면개질법 및 생체재료의 종류에 따른 적절한 방법에 관한 이해
7. 분해성 재료와 비분해성 재료의 시간에 따른 표면특성 변화에 관한 이해
8. 기질표면 패터닝을 위한 처리공정에 관한 이해
9. 표면분석법에 관한 이론 및 제한성에 관한 이해

7.1 서론: 표면화학 및 생물학의 개념

1장에서 6장까지는 재료의 총체적 성질과 이에 대한 원자 수준에서의 원인에 관하여 논의하였다. 그러나 생체재료의 표면은 생물학적 반응을 결정하고, 따라서 임플란트의 성패를 결정하는 극히 중요한 요소이기 때문에 이 장에서는 생체재료의 표면에 관해서만 논의하도록 한다. 따라서 고체 표면 개질을 위한 물리화학적인 방법과 생물학적인 방법 그

리고 생체재료 표면에 패턴을 형성하기 위한 공정법에 관하여 논의하도록 하자.

7.1.1 단백질 흡착과 생체적합성(Biocompatibility)

3장에서 이미 논의한 바 있지만, 재료의 표면은 일종의 평면적인 결합으로 볼 수 있다. 표면에 존재하는 원자들은 다른 원자들과 결합을 이루지 못한 면이 존재하기 때문에, 채워지지 않은 최외각 껍질로 인한 이 영역과 관련된 잉여에너지가 존재하게 된다. 이러한 잉여에너지를 **표면장력(surface tension, γ)**이라고도 한다. 이 상태는 열역학적으로 불안정하기 때문에, 원자 또는 분자들의 흡착을 통해 재료의 표면에 존재하는 미결합 상태를 충족시킴으로써 표면장력을 최소화하려는 추진력이 존재한다. **흡착(adsorption)**은 분자들이 고체 표면에 부착되는 현상을 말한다. 흡착은 분자가 다른 물질 내부로 침투하는 현상을, 예를 들면 물이 스폰지로 빨려 들어가는 현상과 같은, 의미하는 **흡수(absorption)**와는 다른 의미이다. 앞으로 여러 장에 걸쳐서 생체재료에 대한 단백질 흡착 현상에 관해 중점적으로 알아보기로 하자.

생리학적 조건하에서, 생체재료 표면의 **흡착물(absorbate)**은 주로 이온, 물, 그리고 단백질 등으로 구성된다. 인체가 반응하는 것은 "순수한" 생체재료에 대한 것이라기보다는 코팅된 표면에 대한 것이다. 따라서 생체재료 표면에 대한 단백질 흡착을 조절한다는 것은 생체적합성을 확보하는 데 있어서 주요한 요소로 작용한다

이 장에서는 먼저 생체재료의 표면이 단백질 흡착의 열역학에 미치는 영향에 관해 먼저 알아보기로 한다.

7.1.2 단백질 흡착을 결정하는 표면성질

생체재료 표면에는 표면장력의 형태로 추진력이 존재하지만, 단백질이나 다른 분자들의 흡착을 예측하기 위해서는, 재료의 표면(이 장에서 학습), 단백질, 그리고 용매(8장에서 세부적으로 학습)을 포함하는 전반적인 시스템에 대한 검증이 필요하다. 예상되는 흡착현상이 발생하기 전이나 이후의 시스템은 반드시 열역학적 관점에서 분석하여, 흡착현상이 에너지적인 측면에서 호의적으로 발생하는지를 검증해야 한다. 이어지는 절에서는 생체재료의 표면이 단백질 흡착에 얼마나 기여하는지에 관해 논의할 것이며, 8장에서는 단백질 흡착에 기여하는 다른 요소에 관해 학습하기로 한다.

흡착이 발생하기 전의 시스템을 검정하기 위해 열역학 법칙[1)]들을 적용하면, 두 가지

1) 이러한 열역학적 모델들은 표면에 대한 비특이적 흡착에 대한 설명으로만 적용이 가능하며, 이 장과 9장에서 다시 다루게 될 단백질-수용체 간의 작용에 대해서는 적용할 수 없다는 것에 주의해야 한다.

의 표면성질이 흡착에 가장 큰 영향을 미친다는 것을 알 수 있다:

1. 표면 소수성(surface hydrophobicity)
2. 표면전하(surface charge)

앞에서 논의한 바와 같이, 재료의 **소수성(hydrophobicity)**은 물에 대한 반응을 나타낸다. 소수성을 정량화하기 위해, 생체재료의 표면에 대한 접촉각(contact angle)을 분석하는데, 이에 관해서는 추후에 알아보도록 한다. **소수성**(물을 두려워거나 또는 물을 밀어내는 성질) 표면의 예로는 왁스칠을 한 자동차의 표면을 들 수 있다−왁스칠을 한 자동차의 표면에서는 물이 작은 구슬 형태로 뭉치게 된다. 이에 반해, 왁스칠이 벗겨진 후에는 친수성(물을 좋아하는 성질)을 띄는 페인트 칠이 된 금속성 표면에 물방울들이 퍼지는 경향을 보인다. 소수성 생체재료의 예를 들면, 표 2.5에 열거된 대부분의 합성 고분자물질들, 특히 메틸기[e.g., poly(methyl methacrylate)] 또는 스틸렌기[e.g., poly(styrene]가 붙어 있는 물질들이 대표적인 소수성 생체재료들이다. 세라믹과 금속성 생체재료들은 개질되지 않은 상태에서는 대체로 이들 고분자들에 비해 좀 더 친수성을 보인다. 표면의 소수성이 특정한 시스템에 대한 단백질 흡착에 어느 정도나 영향을 미치는지는 정확히 예측할 수는 없지만, 일반적으로 표면과 단백질의 소수성이 증가할수록 단백질 흡착이 증가하는 것으로 알려져 있다.

표면전하의 효과는 소수성에 의한 영향과 완전히 별개로 다룰 수는 없으며, 특히 소수성을 측정하기 위해 접촉각 분석법을 이용할 때는 접촉각 역시 표면전하에 민감하기 때문에 별개로 취급할 수는 없다. 그러나 표면전하가 매우 높은 경우에는 단백질의 하전된 부위와 끌어당기거나 배척하는 추가적인 효과를 가질 수 있다. 표면전하는 표면에 존재하는 이온화가 가능한 작용기들의 용해 또는 용액에 존재하는 특정한 이온들의 흡착 등에 의해 발생하게 된다. 이러한 성질이 단백질 흡착에 어떤 영향을 미치는지는 표면의 전하와 단백질의 전하에 의존한다.

위에서 언급한 생체재료에 대한 단백질 흡착의 열역학에 영향을 미치는 성질에 추가하여, 생체재료 표면의 물리적 특성 또한 중요한 역할을 한다. 이러한 특성들로는 **입체적 효과와 표면 거칠기(surface roughness)**가 포함된다. 예를 들면, poly(ethylene glycol)(PEG)와 같이 크고 유연성이 있는 고분자 사슬이 생체재료 표면에 존재하게 되면, 단백질 흡착이 감소한다(그림 7.1). 이는 표면의 상당한 양의 부피가 일정한 운동성을 갖는 이러한 커다란 사슬들에 의해 점유되어 있기 때문이다. 이들은 단백질들이 흡착하지 못하도록 빠르게 움직이고, 단백질들의 크기가 너무 커서 통과하기 어렵기 때문에, **입체적 반발(steric repulsion)**을 통해 단백질들이 표면에 흡착하는 것을 방해하는 일종의 벽을 형성하게 된다. 이와 달리, 표면 거칠기가 큰 표면은 표면에 존재하는 오목한 부분에 단백질들을 물리적으로 가두어 놓음으로써 특정한 부유에서의 단백질 흡착이 촉진될 수도

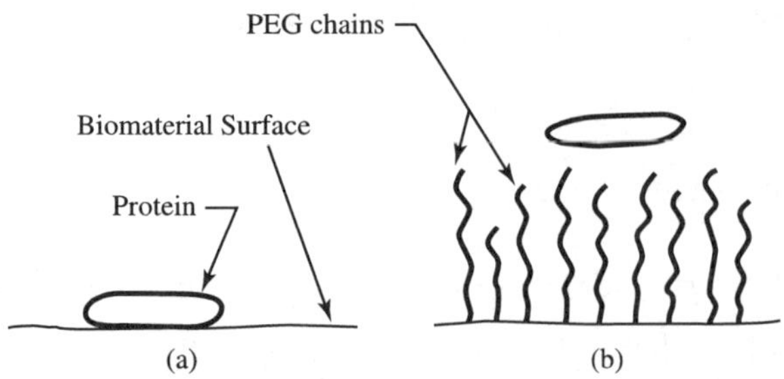

그림 7.1 PEG 사슬에 의한 입체적인 반발효과에 관한 모식도. (a) 입체적인 반발효과가 없는 재료에서는 단백질이 자유롭게 접근하여 생체재료의 표면에 흡착하게 된다. (b) PEG 사슬은 단백질이 표면으로 접근하는 것을 물리적으로 차단한다.

있다.

따라서 생체재료 표면의 소수성, 전하, 입체적 반발 그리고 표면 거칠기 등은 제조나 가공 과정을 통해 변화될 수 있으며, 이를 통해 단백질 흡착 경향을 바꿀 수 있다. 이 과정이 생체재료의 최종적인 생체적합성에 영향을 미칠 수 있는 가장 접근가능한 조절점이기 때문에, 생체재료의 표면을 개질하기 위한 다양한 방법들이 개발되어 왔다. 일부의 경우에는 이러한 방법들이 단백질 흡착과 직접적인 연관성을 갖지 않는 표면성질을 부여하기 위해 개발되었지만(강도를 증가시키거나, 마찰을 감소시키는 것과 같은), 표면의 화학적 성질이 변하게 되면 표면에 흡착하는 단백질의 종류나 양에 영향을 미친다는 사실을 항상 기억해야 한다. 이 장의 나머지 부분에서는 다양한 종류의 생체재료들에 대한 표면 개질 방법에 관해 알아보도록 한다.

예제 7.1

다음과 같은 가상적인 단백질과 두 종류의 재료 (A)와 (B)에 관해 고려해 보자. 이 경우에 있어서, 물의 접촉각이 재료 표면의 소수성에 직접적인 연관성을 갖는다고 가정하자. 주어진 단백질은 어느 재료에 더 많이 흡착할 것으로 예상되는가? 그 이유를 설명하시오.

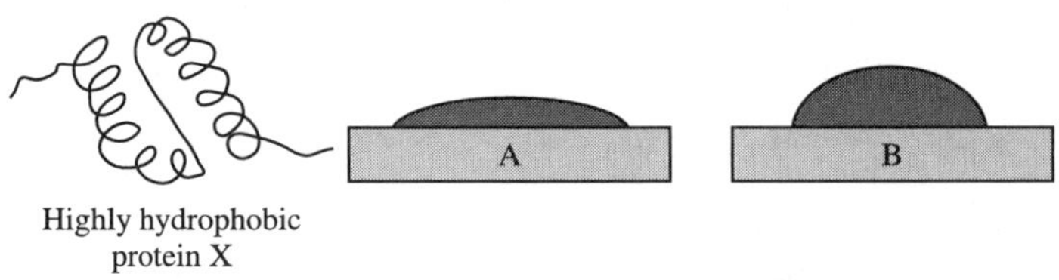

풀이: 재료에 대한 접촉각들이 직접적으로 주어지지는 않았지만, 그림을 잘 살펴보면 재료 B의 접촉각이 재료 A보다 더 크다는 것을 추측해 낼 수 있다. 여기서 접촉각이 재료의 소수성과 직접적으로 관련된다고 가정하면, 재료 B가 재료 A보다 더 소수성이라고 판단할 수 있다. 결과적으로, 재료 A와 B의 표면전하가 동등하다는 가정 하에서, 소수성 단백질 X는 소수성 인력에 의

해 재료 B의 표면에 더 많이 흡착할 것으로 예측할 수 있다.

7.2 물리화학적 표면개질법

7.2.1 표면개질법에 관한 개요

전반적인 재료나 합성한 고분자, 금속 그리고 세라믹 등을 포함하는 모든 종류의 생체재료를 처리하기 위해 개발된 다양한 표면개질법들이 존재한다(표 7.1 참조). 이들 중 다수는 6장에서 논의한 바와 유사한 제작 후 처리하는 기술로 간주할 수 있는 반면, 다른 경우들은 최종적인 표면개질이 생체재료의 화학적 성질과 관련된 경우도 있다(e.g. 아래에 설명한 표면 개질용 첨가물). 표면개질은 기계적 성질과 같은 총괄적 특성을 유지시킬 수 있는 장점이 있다. 그러나 생체 내에서 박리(delamination)될 수 있다는 가능성은 매우 심각한 문제가 될 수 있다.

따라서 다음과 같은 특성을 갖게 하는 표면처리 방법이 이상적일 것이다:

1. 얇은 특성(총괄성질에 미치는 영향을 최소화)
2. 박리되지 않는 성질
3. 간단하고 신뢰성이 있어야 함(상업화가 용이할 수 있도록)

추가적으로, 표면의 자유에너지로 인해 지속적으로 발생하고, 개질된 상태를 악화시킬 수 있는 표면의 재정렬이 발생하지 않도록 하는 방안이 포함되어야 할 것이다. 이러한 기준을 충족시킬 수 있는 다양한 표면처리 기술이 개발되어 있다. 일반적으로 이 기술들은 **물리화학적** 개질법과 **생물학적** 개질법으로 나눌 수 있으며, 각각에 관해 이어지는 절에서 좀 더 자세히 설명되어 있다.

7.2.2 물리화학적 표면코팅: 공유결합성 표면코팅

표 7.2에 요약되어 있는 바와 같이, 물리화학적으로 표면을 처리하는 방법들은 시료 표면의 조성을 바꾸기 위해 물리적인 법칙이나 화학반응을 이용한다. 그러나 생물학적 방법과는 다르게, 이러한 개질법들은 활성화된 생물학적 분자들을 표면에 고정시키지는 않는다. 물리화학적 개질법은 코팅층을 형성하거나 또는 특정한 코팅을 형성하지 않은 경우도 있지만, 이 절에서는 코팅법을 활용하는 방법에 관해서만 논의하도록 한다(다른 물리화학적 방법에 관해서는 다음 절을 참고하도록 할 것). 표면코팅층은 공유결합 또는 비공

표 7.1 다양한 표면개질법과 이에 활용되는 재료들

	Polymer	Metal	Ceramic	Glass
Non-covalent				
Solvent coating	√	√	√	√
Langmuir–Blodgett film deposition	√	√	√	√
Surface-active additives	√	√	√	√
Vapor deposition of carbons and metals[a]	√	√	√	√
Vapor deposition of parylene (*p*-xylylene)	√	√	√	√
Covalently attached coatings				
Radiation grafting (electron accelerator and gamma)	√	—	—	—
Photografting (UV and visible sources)	√	—	—	√
Plasma (gas discharge) (RF, microwave, acoustic)	√	√	√	√
Gas-phase deposition				
• Ion beam sputtering	√	√	√	√
• Chemical vapor deposition (CVD)	—	√	√	√
• Flame spray deposition	—	√	√	√
Chemical grafting (e.g., ozonation + grafting)	√	√	√	√
Silanization	√	√	√	√
Biological modification (biomolecule immobilization)	√	√	√	√
Modifications of the original surface				
Ion beam etching (e.g., argon, xenon)	√	√	√	√
Ion beam implantation (e.g., nitrogen)	—	√	√	√
Plasma etching (e.g., nitrogen, argon, oxygen, water vapor)	√	√	√	√
Corona discharge (in air)	√	√	√	√
Ion exchange	√[b]	√	√	√
UV irradiation	√	√	√	√
Chemical reaction				
• Nonspecific oxidation (e.g., ozone)	√	√	√	√
• Functional group modifications (oxidation, reduction)	√	—	—	—
• Addition reactions (e.g., acetylation, chlorination)	√	—	—	—
Conversion coatings (phosphating, anodization)	—	√	—	—
Mechanical roughening and polishing	√	√	√	√

[a] Some covalent reaction may occur.
[b] For polymers with ionic groups.
(Adapted with permission from [1].)

유결합에 의해 결합된다.

공유결합을 통해 표면에 형성된 코팅에 관해 먼저 알아보도록 하자. 아래에 설명된 방법들은 전체적인 방법들을 대표하지는 않지만, 공유결합성 코팅층을 형성하는 다양한 방법에 관해 설명할 수 있는 예를 이다. 이러한 방법들 중 일부 방법들은, 예를 들면 플라즈마 방전법(plasma discharge), 화학기상증착법 또는 물리기상증착법(chemical or physical vapor deposition), 복사(radiation), 또는 광그라프팅(photografting), 그리고 자기조립 단분자막(self-assembled monolayer), 생물학적 코팅층을 형성하기 위해 활용되고 있기도 하다 (7.3절 참고).

표 7.2 물리화학적 표면개질법에 관한 요약

General Surface Modification Method	Examples
Covalent coatings	Plasma treatment Chemical vapor deposition Physical vapor deposition Radiation grafting / photografting Self-assembled monolayers
Noncovalent coatings	Solution coatings Langmuir-Blodgett films Surface-modifying additives
Surface modification methods with no overcoat	Ion beam implantation Plasma treatment Conversion coatings Bioactive glasses
Laser methods for surface modification	Paterning

7.2.2.1 플라즈마법(plasma treatment)

플라즈마 방전법(plasma discharge)은 다양한 물리화학적 표면개질법들을 포함하는 포괄적인 용어이며, 이들 중 일부는 표면코팅을 형성하기도 하지만, 다른 경우는 그렇지 않다. 추가적으로, 플라즈마 환경에 노출시킴으로써 다른 표면개질법을 위한 전처리 과정으로 활용되기도 한다. **플라즈마(plamsa)**는 원자 또는 분자로 분리된 기체상태의 화학종들의 집합상태를 의미한다. 어떤 화학종이 기체 상태로 존재하는 경우 양이온과 음이온, 자유라디칼, 전자, 원자, 분자 그리고 광자들이 포함되어 있다. 플라즈마 방전법은 특정 온도 범위에서 발생할 수 있으며, 주로 진공 상태에서 생성된다.

플라즈마 환경은 기체를 통해 전기적 전위를 가함으로써 얻어질 수 있다. 플라즈마 방전 처리를 위한 방법들 중 가장 간단한 예를 그림 7.2에 나타내었다. 그림에 나타낸 바와 같이, 음극은 처리될 표면이고, 양극에 대해 음전위를 나타낸다. 음극에서 양극으로 이동하기 위해서는, 전자들이 챔버 내에 존재하는 기체를 관통하여야 하고, 분자들과 충돌함으로써 기상의 이온들이나 라디칼들을 형성하게 된다. 전자들이 시료로부터 방출되는데 반해 양이온들은 시료를 향해 이동하기 때문에 플라즈마가 유지된다.

시료의 표면에는 침착과 박리/식각이 경쟁적으로 발생한다. 생성된 화학종들은 반응성이 매우 높기 때문에, 단순한 식각을 통해서 표면화학에 상당히 심각한 변화를 발생시킬 수 있다. 그러나 많은 경우에 있어서, 혼합 상태의 공정이 발생한다. 이러한 경우에, 침착은 최소한 두 가지의 형태로 발생할 수 있다. 예를 들면, 자유라디칼들이 기체 상태에서 표면으로 다른 분자들과 중합하거나 또는 작은 분자들이 더 큰 입자들과 결합하여 표면에 침전될 수도 있다.

플라즈마 방전법은 생체재료를 세척하거나 생체재료를 추가적으로 개질하기 위한 전

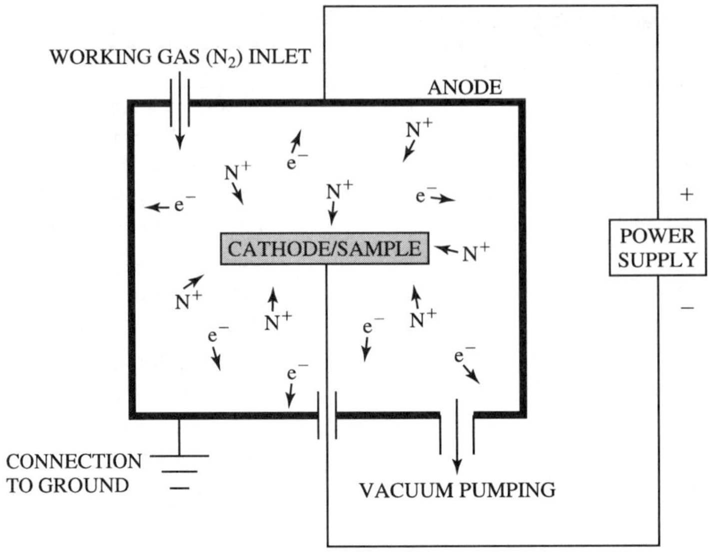

그림 7.2 플라즈마 방전법에 관한 모식도. 음극은 처리하고자 하는 표면이고, 양극에 대해 음전위를 나타낸다. 전자들은 챔버 내에 존재하는 기체들을 관통해 음극으로부터 양극으로 이동한다. 이 단계에서, 전자들은 기체 상태에서 분자들과 충돌하여 기상의 이온들과 라디칼들을 생성하게 된다. 이러한 화학종들은 시료와 작용하여 다양한 표면반응을 유발하게 된다. 플라즈마는 전자들이 시료로부터 방출되고, 양이온들이 시료를 향해 이동하기 때문에 유지된다.

구체로서 수산기(OH)나 아민기(NH_2)를 추가하여 하는데 이용된다(이 장에서 추후에 소개될 자기조립 단분자막과 생물학적 개질법을 참고). 위에서 설명한 바와 같이, 강력한 플라즈마는 시료의 분자들을 직접적으로 중합시키는데 활용될 수도 있다. 예를 들면, 다른 고분자의 표면에 공중합체를 형성할 수도 있으며, 공중합체를 표면에 가교결합 시키기 위해 플라즈마에 노출시킬 수도 있다.

플라즈마 방전법은 다양한 장점을 가지고 있다. Ratner와 Hoffman[1]에 의하면, 이 방법들은

1. 등각성이며,
2. 공극이나 구멍과 같은 결함이 없으며,
3. 처리하기가 용이하며,
4. 반응기로부터 꺼냈을 때 살균된 상태이며,
5. 침출물 생성을 감소시킬 수 있으며,
6. 기질에 대한 부착이 매우 좋으며,
7. 화학적 성질이 매우 우수한 막을 형성시킬 수 있으며,
8. 상대적으로 특성분석이 용이하다.

이와 같은 장점으로 인해, 플라즈마 처리법은 심장밸브 교환, 혈관이식재, 콘텍트 렌

즈 그리고 조직배양접시 등을 포함하는 고분자, 금속, 열분해 카본으로 제조된 생체재료들에 대해 적용되어 왔다. 그러나 다른 개질법들과 같이, 플라즈마를 토대로 한 처리법들의 단점들도 존재한다:

1. 반응기 내의 화학적 특성을 정의하기기 어렵다.
2. 기기들의 가격이 매우 고가이다.
3. 길고 협소한 기공 내에서의 균일반응을 진행시키기가 어렵다.
4. 가공과정이나 후에 오염을 방지하기 위한 시료준비에 상당한 주의가 필요하다.

플라즈마법의 또 다른 중요한 응용사례로는 세라믹과 같이 녹는점이 높은 물질을 녹이고, 용융된 입자들을 높은 속도로 가속시키기 위해 플라즈마 토오치(plasma torch)라고 하는 다른 형태를 활용할 수 있다. 이 방법을 사용하면, 토오치에서 플라즈마 스프레이코팅(plasma spray coating)을 형성할 수 있다. 이 방법은 금속성 정형외과용 금속보철물이나 치과 임플란트를 이식했을 때 주변조직과의 접합성을 향상시키기 위해, 세라믹코팅을 형성하기 위해 생체재료 분야에서 일반적으로 활용되고 있다.

7.2.2.2 화학기상증착법(chemcial vapor deposition)

화학기상증착법(chemcial vapor deposition, CVD)은 기체혼합물을 고온에서 시료에 노출시킴으로써 표면을 처리하는 방법이다. 이러한 환경은 다양한 반응이 발생하여 기체혼합물의 한 개 또는 그 이상의 성분들이 분해되고, 결과적으로 기질에 증착되도록 하는 방법이다. 이러한 코팅층을 형성하기 위해서는 기체원을 조절할 수 있고, 코팅 쳄버를 가열할 수 있는 기기와 폐기가스를 처리하는 방법이 필요하다. 반응온도를 낮추기 위해, 플라즈마 환경은 기상의 화학종들의 반응성을 향상시키는 데 이용된다. 이러한 방법을 플라즈마 증진 화학기상증착법(plasma-assisted chemical vapor deposition)이라고 한다.

CVD법은 생체재료들의 응용분야에 있어서 탄탈(tantalum), 몰리브덴(molybdenum)/레늄(rhenium) 또는 흑연(graphite)과 같은 기질에 대한 열분해 탄소코팅을 증착시키는 데 있어서 가장 일반적으로 이용되는 방법이기도 하다. 이 경우에는 기체성분들은 탄화수소이며, 이들은 반응챔버 내에서 열처리를 통해 분해, 또는 열분해(pyrolysis)되어 재료의 표면에 탄소가 증착되도록 한다.

7.2.2.3 물리기상증착법(physical vapor deposition)

물리기상증착법(physical vapor deposition, PVD)은 물리적인 공정을 통해 생성된 원자들을 시료의 표면에 코팅을 형성하는 방법이다. PVD법은 정형외과보철물, 수술도구, 그리고 치과임플란트 등에 성공적으로 응용되어 왔다. 예를 들면, 이 방법을 이용하여 금속성 고관절 임플란트에 금속합금코팅을 하는 경우, 내마모성을 향상시킬 수 있었다.

이와 같은 종류의 기술에는 스퍼터링(sputtering)과 열증착법 등이 포함될 수 있다. 여기서는 스퍼터링과 관련된 방법들에 관해서 중점적으로 알아보기로 한다. 그 이유는 이 방법들은 생체재료에 응용될 수 있고, 때때로 비전도성 시료에 얇은 박막을 코팅한 후 전자현미경으로 관찰하는 데 이용될 수 있기 때문이다(전자현미경에 관해서는 7.6.6절을 참고).

스퍼터링 증착(sputtering deposition)은 두 단계로 구성되는 공정이다. 먼저 에너지가 높은 이온들이나 원자들이 표적물질에 충격을 가하도록 하여 이들이 보유하고 있는 운동량을 표적 내에 존재하는 원자들에게 전달되도록 한다. 이렇게 되면 표적 물질의 표면을 구성하는 원자들 일부가 축출되게 된다. 두 번째 단계에서는, 표적으로부터 방출된 원자들이 시료의 표면에 충돌하여 응축됨으로써 얇은 박막을 형성하게 된다. 이 방법은 공유결합성 및 비공유결합성 코팅이 모두 가능하다.

CVD와 마찬가지로, 플라즈마 증진 PVD(plasma-assisted PVD)법이 있는데, 이 방법을 통해 표적과 충돌할 수 있는 고에너지 화학종들을 생성하기 위해 플라즈마를 형성한다. 이와 같은 공정에 관한 예를 그림 7.3에 나타내었다. 여기서 표적은 코팅하고자 하는 시료와 비교할 때 상대적으로 큰 음전위를 갖도록 한다. 충분한 진공 하에서, 이러한 환경은 7.2.2.1절에서 설명한 바와 유사하게 표적 부근에서 플라즈마 형성이 개시되도록 한다.

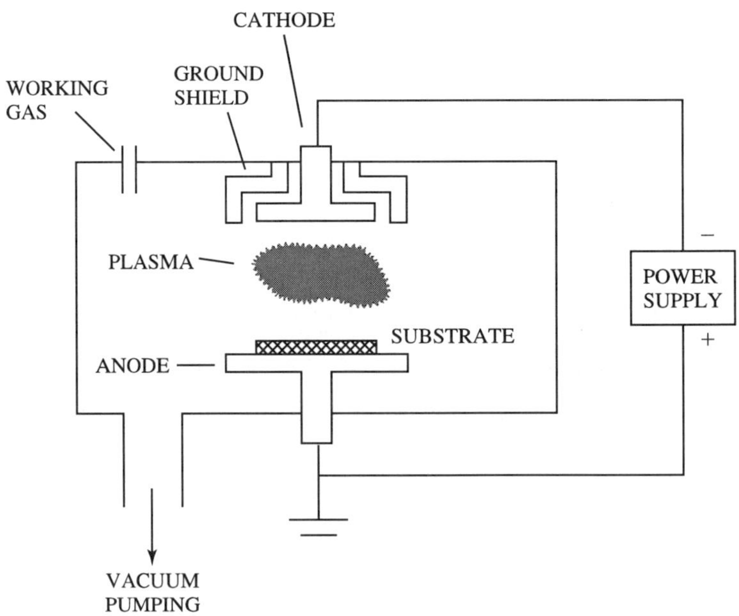

그림 7.3 물리기상증착에 관한 모식도. 플라즈마 증진 물리기상증착법에서는 플라즈마 생성은 표적과 충돌하게 되는 고에너지 화학종들을 생성시키기 위해 이용된다. 표적은 코팅될 시료에 비해 상당히 큰 음전위 상태로 고정되어 있다. 진공상태가 충분하면 표적 부근에서 플라즈마 형성이 개시된다. 그런 후 플라즈마로부터 화학종들은 표적과 충돌하여 원자들이 방출되도록 하는데, 이 원자들은 기질의 표면에 증착되게 된다. (Adapted with permission from [2].)

그런 후 플라즈마로부터 화학종들이 표적과 충돌하여 원자들이 방출되면, 이 원자들은 기질의 표면에 증착될 수 있다.

7.2.2.4 방사그라프팅(radiation grafting)/광그라프팅(photografting)

방사그라프팅(radiation grafting)과 광그라프팅(photografting)은 모두 비슷한 기전을 통해 표면에 부착성이 높은 코팅층을 형성할 수 있다. 기질을 고에너지의 방사선원에 노출시키면, 표면에 반응성이 높은 화학종들을 형성하여 밑에 있는 재료에 공유결합성 코팅층을 생성하도록 한다. 이러한 방법들은 소수성 기질에 수화겔(hydrogel)을 결합시키는 데 자주 활용된다. 또한 이 방법은 단량체들과 다른 전구체들의 혼합물을 활용하기 때문에, 코팅층의 성질을 쉽게 조절할 수 있다.

방사그라프팅 중 한 방법(동시조사법(mutual irradiation))에서는, 생체재료 기질을 단량체 용액 내에 넣은 후, 전자 또는 감마선으로 조사하여 중합된 코팅층을 생성한다. 다른 방법으로는, 표면 자유라디칼을 안정화시키기 위해 이 기질을 저온이나 비활성 분위기에서 조사한 후, 이 시료를 별개의 단계에서 코팅용 전구체들에 노출시킨다. 다른 형태의 방사그라프팅은 비활성 분위기보다는 대기 중에서 발생시킬 수 있다. 이 경우에 있어서, 방사성 화학종과 산소와의 작용을 통해 기질 표면에 과산화수소와 같은 반응성이 높은 산소 화학종들을 생성시킨다. 기질을 가열하게 되면 과산화수소가 분해되게 되어 생체재료에 코팅층 중합이 개시되도록 한다.

광그래프팅은 방사그래프팅과 유사하지만, 여기서는 방사선 대신 UV 또는 가시광선을 이용한다. 이 방법을 통한 표면개질을 위해 다양한 감광성 화학적 부위가 개발되어 있다. 가장 일반적으로는 페닐 아자이드(phenyl azide)와 벤조페논(benzophenone)을 사용하는 방법이다. 만일 이들 작용기가 코팅 전구체 내에 존재하게 되면, 빛에 노출되었을 때 여기되어 자유 라디칼이나 다른 반응성이 높은 화학종들을 형성하게 된다. 그런 후 활성화된 분자들은 기질 표면에서 발생하는 반응에 참여하여, 코팅층이 생체재료에 공유결합으로 연결되도록 한다.

7.2.2.5 자기조립 단분자막(Self-Assembled Monolayer)

자기조립 단분자막(SAM)을 이용한 표면처리법은 앞에서 설명한 코팅법과는 다른 원리가 적용된다. 이 방법에서는, 코팅층을 구성하는 분자들이 생체재료의 표면과 열역학적으로 호의적인 공유결합을 형성할 수 있도록 배열될 수 있는 분자들이다. 따라서 앞에서 설명한 처리방법에 반해, 특별한 장비가 요구되지 않으며, 개질공정이 실온 및 대기압 하에서 실행될 수 있다.

자기조립분자들은 양친매성(amphiphilic)을 가지며, 이는 분자들이 친수성(극성)과 소수성(비극성) 부위를 모두 가지고 있다는 의미이다. 이들 분자들은 그림 7.4에 나타낸 바

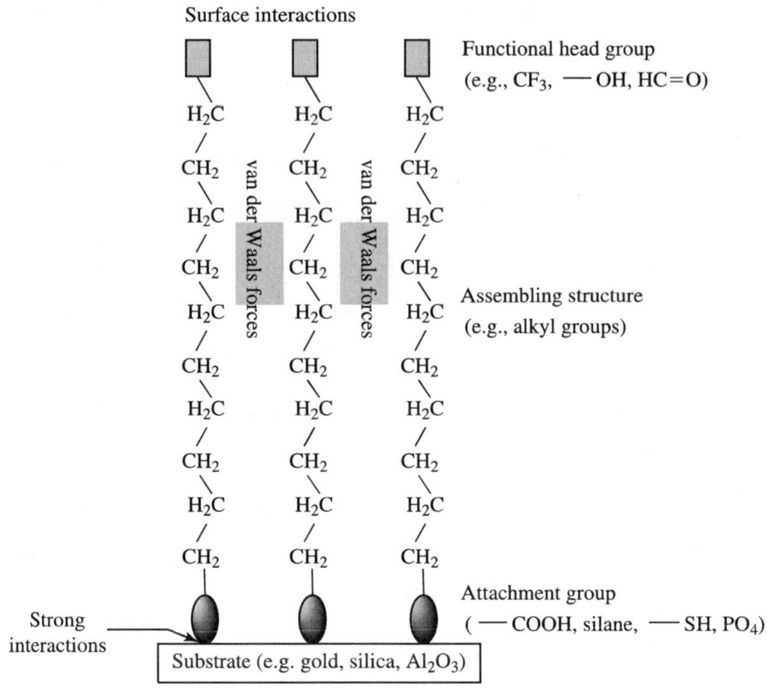

그림 7.4 양친매성 자기조립분자들의 3가지 중요한 부위; 결합부위, 긴 탄화수소(극성) 사슬, 그리고 기능성(극성) 머리부위.

와 같이 3가지의 주요한 부위를 가지고 있다.

1. 결합부위
2. 긴 탄화수소(알킬) 사슬
3. 기능성(극성) 머리부위

이들 중에서, 결합부위와 비극성 탄화수소 사슬이 자기조립에 주된 역할을 담당한다. 기능성 부위는 기질 재료의 소수성을 변화시키는 데 이용되거나 또는 추가적인 화학반응, 예를 들면 생물학적으로 활성화된 분자들의 결합이 발생하는 부위가 될 수 있다.

기질과 결합하는 작용기 사이의 강한 발열반응은 자기조립이 형성되는 데 있어서 추진력으로 작용한다. 예를 들면, 실레인은 아민기(NH_2) 또는 수산기(OH)와 쉽게 반응하기 때문에 일반적으로 결합부위로 활용된다(그림 7.5). 따라서 유리와 금속산화물과 같이 수산기를 많이 가지고 있는 재료들이 SAM법에서 선호되는 기질이다. 그렇지 않은 다른 생체재료들은 표면에 존재하는 적절한 반응기의 수를 증가시키기 위해(플라즈마 방사 또는 다른 방법들을 이용하여) 전처리를 할 수도 있다.

일단 SAM 분자들이 표면에 축적되기 시작하면, 각각의 분자들이 충분히 근접하게 되어 이들이 갖는 비극성 부위들이 결정화를 유발시키기 때문에, 알킬 사슬의 성질이 중요

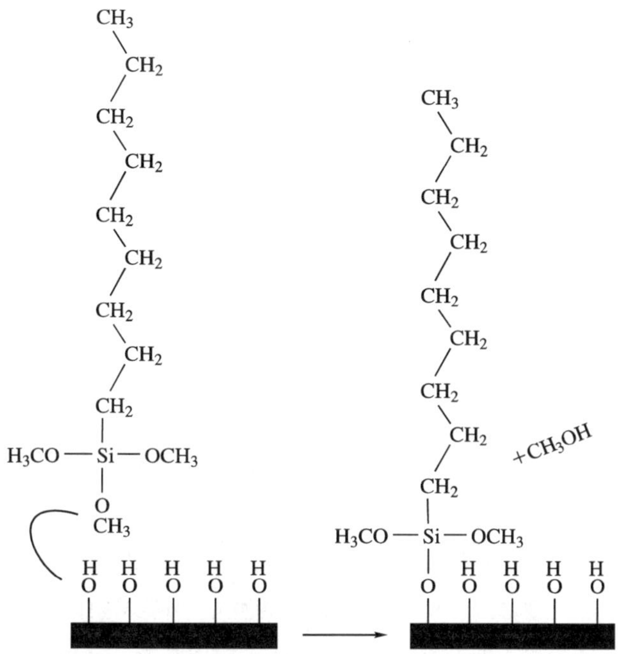

그림 7.5 수산기를 갖고 있는 기질에 알킬 실레인의 자기조립. A: 기질의 수산기와 실레인의 결합부위 사이에 강한 발열반응이 자기조립의 추진력으로 작용한다.

한 역할을 하게 된다. 결합부위와 알킬사슬의 밀도 높은 충진효과를 보장하기 위해서 코팅 화학종들의 높은 분자유동성이 요구된다.

표면개질법으로서의 SAM이 가지고 있는 장점은 공정의 용이성, 코팅층의 화학적 안정성(대체로 Langmuir-Blodgett 막에 비해 훨씬 더 안정적임), 그리고 다양한 결합부위나 작용기가 포함될 수 있다는 점이다. 생체재료의 화학적 성질을 개질하는 것 외에도, SAM은 분자수준에서 매끄러운 표면을 형성하고, 따라서 기질의 물리적 성질을 개질하는 데에도 활용될 수 있다.

7.2.3 물리화학적 표면코팅(physicochemical surface coating): 비공유성 표면코팅(non-covalent surface coating)

이 절에서는, 표면에 공유결합을 통해 결합되지 않는 물리화학적 코팅법에 관해 알아보도록 하자. 이 방법들에 관한 예로는 용액코팅, Langmuir-Blodgett 막, 그리고 표면개질용 첨가제 등이 있다. 이 방법들은 생체재료에 생물학적으로 활성인 분자들을 코팅하는 데에도 활용되고 있다(이 장의 7.3절 참조).

7.2.3.1 용액코팅(Solution Coatings)

생체재료의 표면에 공유결합에 의해 결합되지 않은 코팅층을 형성하는 표면개질 방법들 중 가장 간단한 방법은 용액코팅법(solution coating method)이다. 이 방법은 기질을 코팅물질이 녹아있는 용액에 담근다(대개 고분자를 유기용매에 용해시킨 상태). 그런 후 기질을 건조시키게 되는데, 유기용매가 증발되면서, 코팅층이 표면에 증착되게 된다. 이 방법은 생체활성 분자들을 기질에 코팅하는 간단한 방법으로 활용된다. 그러나 이 경우에는 유기용매보다는 물을 용매로 사용하는 경우가 더 흔하다.

7.2.3.2 Langmuir-Blodgett 막(Langmuir-Blodgett Films)

Langmuir-Blodgett 막(LB 막) 증착에 이용되는 분자들은 SAM에서 이용되는 분자들과 유사한 성질을 갖는다. SAM과 같이, 코팅 분자들은 양친매성을 갖는 두 부위로 이루어져 있다 – 친수성 머리부와 소수성 꼬리부. 그림 7.6에 나타낸 Langmuir 수조(Langmuir trough)를 이용하여, 이 분자들을 생체재료의 표면으로 이동시킨다. 그림에 나타낸 바와 같이, 코팅할 기질을 수용액 내에 담그고, 양친매성 분자들을 주입하면, 극성머리부는 물과 작용하고 분자의 나머지 부위는 공기 쪽으로 배열된다.

7.2.3.3 표면개질 첨가제(Surface-Modifying Additive)

표면개질 첨가제(surface-modifying additive, SMA)들은 재료 내에 주입했을 때, 자발적으로 표면으로 상승하는 원자 또는 분자들이며, 따라서 SMA의 특성을 갖는 피복층을 형성하게 된다. 표면의 자유에너지가 감소함으로써 이러한 재배열은 발생하게 된다. 따라서 주어진 SMA가 표면피복층을 형성하는 데 효과적인지는 SMA에 의한 표면장력의 차이, 재료 내에서의 SMA의 유동성, 생체재료의 주변조건 등에 의존한다(예를 들면, 공기 또는 물). SMA법은 앞에서 설명한 표면개질법과는 달리, 제조 후과정이 아니라, 오히려 생체재료의 합성/형성 과정의 일부에 속한다.

SMA의 예를 든다면, 구리를 포함하고 있는 금 합금을 들 수 있다. 추가적으로 크롬은 철의 표면으로 이동하려는 경향을 보이며, 이를 통해 내부식성을 갖게 한다. 세라믹의 경우, SMA법을 응용하기에는 어려움이 있는데, 그 이유는 세라믹 내부는 이온결합을 이루고 있기 때문에 원자들의 유동성이 그리 크지 않기 때문이다.

고분자 생체재료의 경우, SMA법을 구축하는 것이 훨씬 용이하다. 그림 7.7에 나타낸 바와 같이, 블록 공중합체를 예로 들 수 있는데, 이 공중합체는 블록 A가 고분자의 총괄성과 적합한 성질을 나타내는 반면, 블록 B는 적합하지 않지만, 표면에 대해 친화성을 가진다(전반적인 고분자/블록 A보다 낮은 표면에너지를 갖는다). 이 경우, 블록 A는 공중합 고분자를 내부적으로 고정시키는 역할을 하는 반면, 고분자의 표면특성은 블록 B에 의해 결정된다.

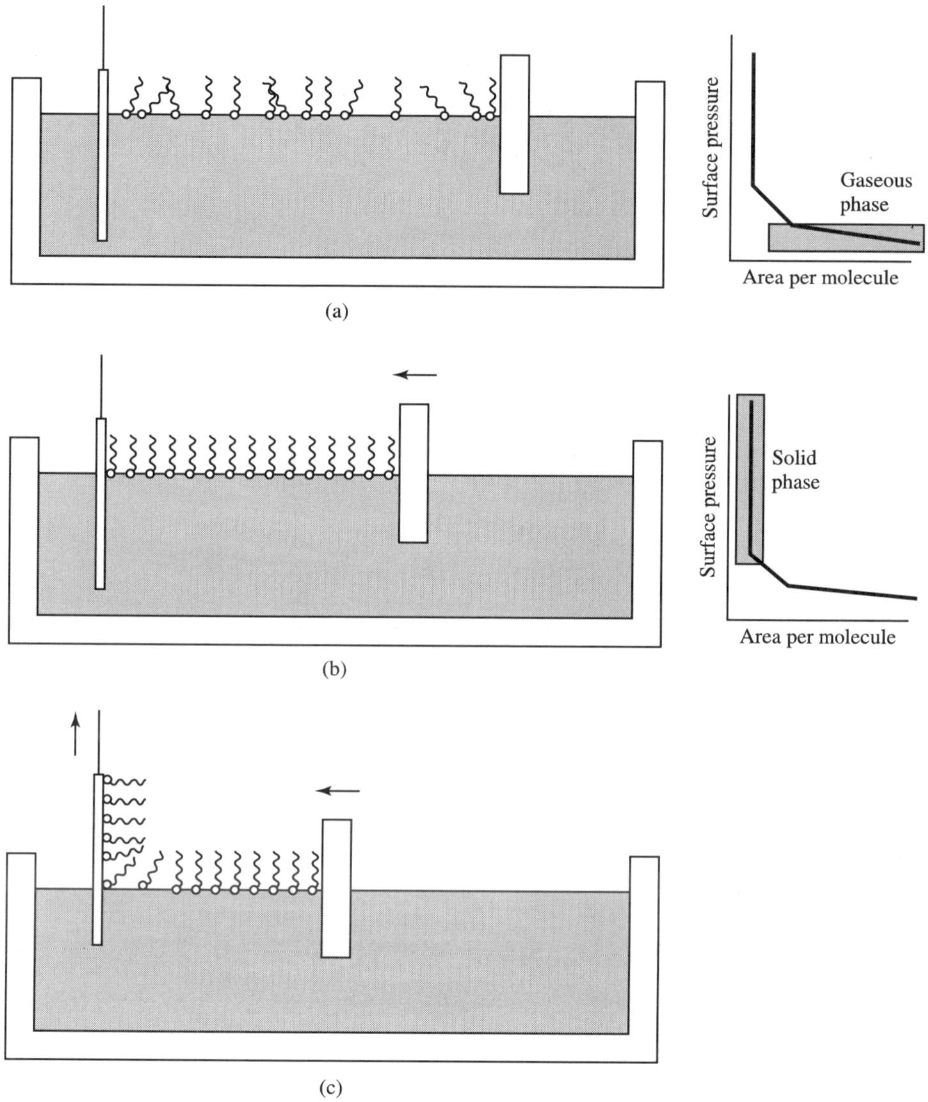

그림 7.6 Langmuir-Blodgett 막을 증착하기 위한 Langmuir 수조. 이 공정에서는, 양친매성(친수성 머리부와 소수성 꼬리부를 갖는다)인 코팅분자들을 Langmuir 수조를 이용하여 생체재료의 표면으로 이동시킨다. (a) 그림에 나타낸 바와 같이, 코팅될 기질을 수용액 내에 담그고, 양친매성 분자들을 주입하면, 극성 머리부는 물과 작용하고 분자의 나머지 부분은 공기 쪽으로 배열된다. (b) 이동이 가능한 베리어(barrier)를 이동시킴으로써, 코팅층이 서서히 압축되어 모든 분자들이 수직으로 서 있는 상태로 배열된다. (c) 이 시점에 도달하면, 분자당 차지하는 면적이 최소값에 도달하게 되고, 베리어로 좀 더 압축시켜도(표면압력이 증가시킨다), 거의 일정한 값이 유지된다. 이 값을 임계면적이라고 하고, 분자의 소수성 꼬리부의 크기와 형태에 의존한다. 임계면적에 상응하도록 표면압력을 유지하면서 코팅할 재료를 서서히 수조로부터 꺼내게 되면, 균일하고, 배향성이 우수한 코팅층을 증착시킬 수 있다. (Adapted with permission from [1].)

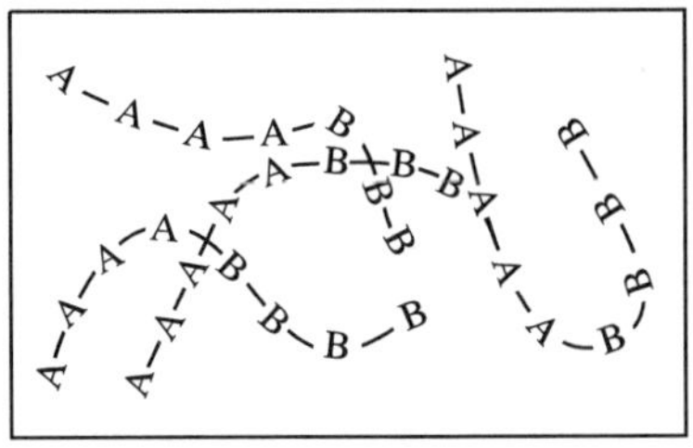

During fabrication

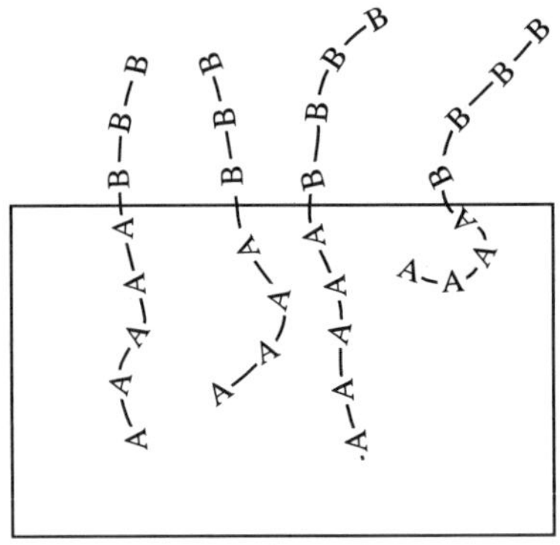

Post-fabrication

그림 7.7 고분자 생체재료에 표면개질용 첨가제를 사용한 경우에 대한 모식도. 여기서 사용된 첨가제는 블록 A와 B가 결합된 블록 공중합체이며, 블록 A는 고분자의 내부성질과 적합하지만, 블록 B는 적합성를 가지지 않고 표면에 대한 친화성을 갖는다(즉, 고분자 전체 또는 블록 A보다 낮은 표면에너지를 갖는다). 블록 A는 중합체를 고분자 내에 고정시키는 역할을 하고, 블록 B는 고분자의 표면특성을 결정하게 된다. (Adapted with permission from [1].)

이러한 모든 시스템들에 있어서, SMA을 설계하는 데 있어서 생체재료가 응용되는 최종적인 환경(대체적으로 수용액)을 고려해야만 한다. 소수성기가 많은 첨가제가 포함된 재료가 공기와 접촉하게 되면 첨가제들은 자발적으로 표면으로 이동하지만, 친수성 환경에 이식된 후에는 좀 더 소수성이 높은 재료의 내부에 남아 있으려고 하는 경향을 보인다.

7.2.4 막을 형성하지 않는 물리화학적 표면개질법(Physicochemical Surface Modification Methods with No Overcoat)

이 절에서는 별도의 피복층을 생성시키지 않고, 생체재료의 표면성질을 개질하는 물리화학적 표면개질법에 관해 알아보도록 하자. 이러한 방법들은 표면에 존재하는 원자들을 개질하기 위한 방법이며 별개의 피복층을 형성시키는 것은 아니다. 그러나 다양한 형태의 물리화학적 개질법을 통해 유사한 결과(예를 들면 표면소수성, 단백질 친화도, 또는 내마모성의 변화)를 얻을 수 있다.

7.2.4.1 이온빔 주입(Ion Beam Implantation)

이온빔 주입(ion beam implantation)은 생체재료의 표면에 고에너지를 갖는 이온들을 가속화시켜 조사하는 방법이다. 이 방법은 대개 금속들이나 세라믹 등에 적용하는데, 일부 고분자의 경우에도 적용된 사례가 있다. 이온들이 갖는 에너지가 매우 높기 때문에, 이온들이 표면으로 관통할 가능성이 높다(그림 7.8).

이온들이 재료의 표면과 작용함으로써, 여러 가지 결과를 가져올 수 있다. 공백들과 틈새들을 형성하는 연쇄반응이 개시되어, 각 원자들은 여러 차례에 걸쳐 이동하여, 최종적으로 새로운 위치에 놓이게 된다. 동시에 이온들을 충돌시키면 이온이 갖는 고에너지로 인해 기질로부터 원자들이 튀어나오게 된다. 이러한 변화들은 시료의 전체적인 표면 거칠기에 영향을 미친다. 표면에 국지적으로 열이 발생할 수도 있으며, 이로 인해 그 부

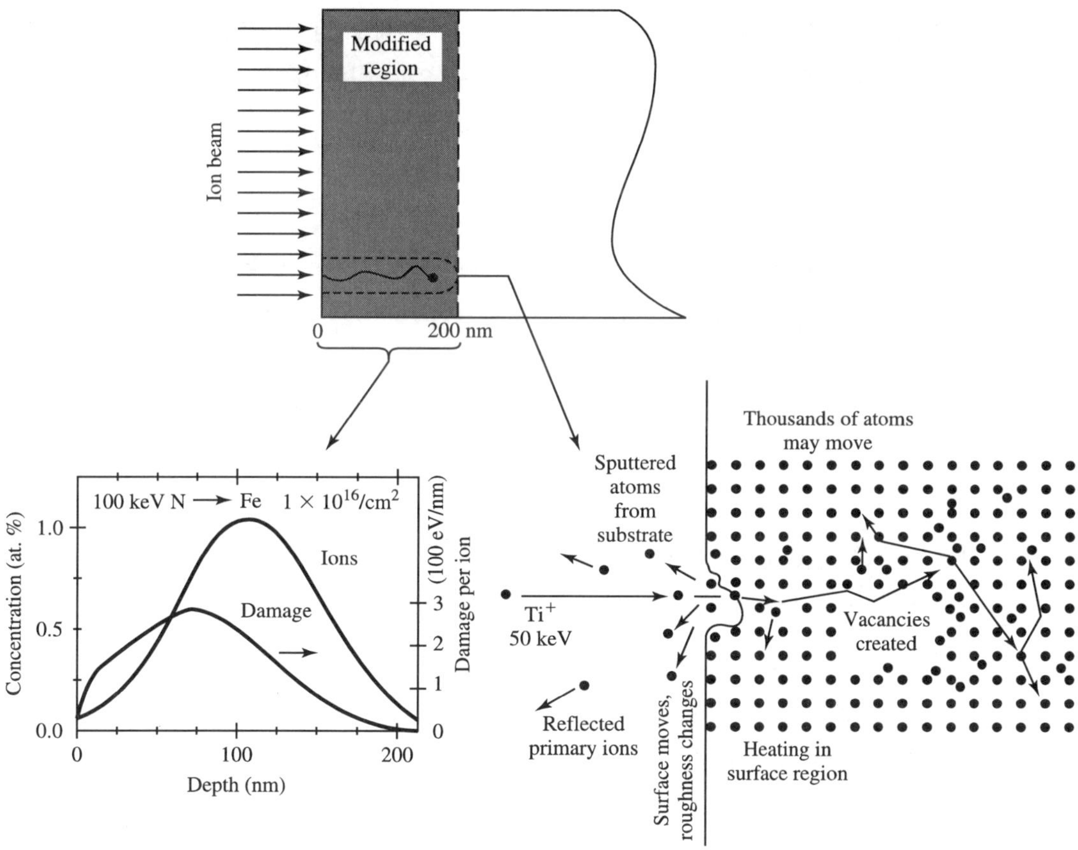

그림 7.8 이온빔 주입의 대표적인 모식도. 고에너지 상태의 이온들이 재료의 표면에 고속으로 조사하게 되면, 이 이온들에 의해 표면이 파괴된다. 일단 재료의 내부로 침투하면, 재료를 구성하는 일부 원자들이 추출되는 한편 다른 원자들은 서로 충돌하여 공백들을 형성하여 결정구조를 변화시킨다. 다양한 농도를 갖는 다른 종류의 이온들을 이용함으로써 개질 정도를 변화시킬 수 있다. (Adapated with permission from [1] and [3].)

위에 결정구조 또는 결함이 형성되는 반응속도론이 변할 수 있다.

이온빔 주입에 사용되는 기기에 관한 세부적인 사항은 이 책의 범위를 넘어서지만, 그 과정은 이온빔이 추출되어 시료에 집중되도록 하는 플라즈마의 형성을 통해 발생한다. 생체재료에 응용하기 위한 이온빔 주입의 예로는 내마모성을 향상시키기 위해 티타늄에 질소를 추가하거나, 피로수명(fatigue life)를 향상시키기 위해 스테인리스 강에 보론이나 탄소를 주입하는 방법 등이 있다. 이 재료들이 정형외과 임플란트로 사용되므로, 우수한 내마모성과 피로성질들은 이 재료들을 최종적으로 응용하는 데 있어서의 상태를 결정하는 데 매우 중요한 요소이다.

이온빔 주입의 가장 중요한 장점들 중 하나는 거의 모든 원소들이 이온화되기 때문에 경도, 마모, 부식 그리고 생체적합성과 같은 성질에 영향을 줄 수 있는 다양한 가능성이 존재한다는 것이다. 그러나 이 과정 중에 시료 내에 발생하는 대부분에 한해서는 충분히 조절된 표면특성을 갖는 표면을 생성하기 전에 충분히 이해하고 있어야 한다. 추가적으로, 공공(vacancy)와 침입(interstitial) 결함들은 처리 후에도 남아 있기 때문에, 이들을 제거하기 위해 추가적으로 가열과정이 필요할 수도 있다(이는 6장에서 설명한 바와 같이 기계적 강도를 향상시키기 위한 열처리과정과 유사하다).

7.2.4.2 플라즈마 처리(Plasma Treatment)

앞에서 설명한 바와 같이(7.2.2.1절 참고), 플라즈마 방전공정은 피복층을 증착시킬 수 있으며, 식각과 세척공정을 통해 표면성질을 변화시킬 수 있다. 이러한 응용법들을 위해 앞서 설명한 바와 같이 비활성기체를 사용하여 플라즈마를 형성시키고, 플라즈마를 구성하는 화학종들의 에너지는 원자/이온들이 생체재료 표면에 충돌함으로써 용융제거를 유발시킨다.

7.2.4.3 변환피복(Conversion Coatings)

변환피복법은 그 명칭에도 불구하고 중첩피복을 형성하는 것이 아니며, 금속 임플란트의 표면에 존재하는 원자들을 개질하여 산화막을 형성시키는 방법이다. 5장에서 설명한 바와 같이, 이 영역은 매우 얇으며(5~500 nm), 화학적으로 비활성이며 전자의 이동을 방지시킴으로써 부식을 방지한다. 이 층들은 재료를 산(강)과 직접적으로 처리하거나 양극산화(anodization)(알루미늄이나 티타늄)라고 하는 전기화학적 공정을 통해 형성시킬 수 있다.

7.2.4.4 생체활성 유리(Bioactive Glasses)

그림 7.9에 나타낸 상태도는 생체활성 유리(bioactive glass)라고 하는 정형외과에서 이용되는 세라믹의 종류별 조성을 나타내고 있다. 이 유리들에 대한 생물학적 반응들은 섬유

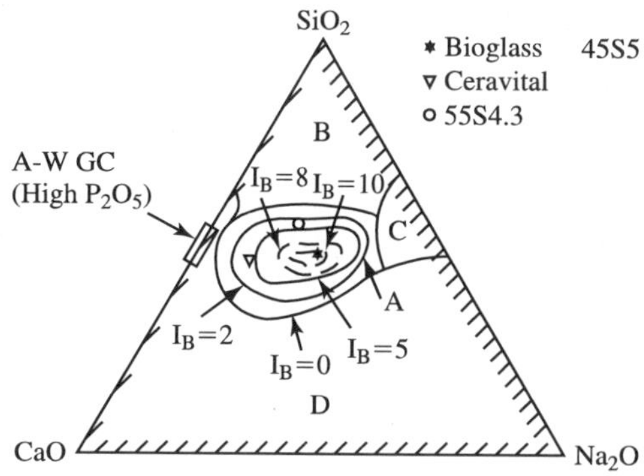

그림 7.9 정형외과의 임플란트로 자주 사용되는 생체활성 유리의 조성범위를 나타내는 상태도. I_B 지수는 이 재료의 생체활성도를 나타내는 지수이다. 이 지수값이 높을수록 뼈와의 유착이 빨라진다는 것을 의미한다. (Adapted with permission from [4]).

피막(fibrous encapsulation) (11장 참조)으로부터 재료의 완전한 분해에 이르기까지 다양한 형태로 나눌 수 있으며, 이러한 반응은 재료를 구성하는 CaO, Na_2O, 그리고 SiO_2의 비율에 따라 달라지며 상태도에 포함된 I_B 지수는 이물질들의 생체활성도를 나타내며, 이 값이 높을수록 이 재료가 주변 뼈조직과의 융합이 빨라진다는 것을 의미한다.

생체활성 유리의 조성이 특정한 범위에 속하는 경우, 생리학적 조건 하에서 표면에 CaO/P_2O_5와 SiO_2로 구성되는 코팅층이 형성되게 된다. 이 보호막은 재료의 표면에 인산칼슘 막이 침전되도록 하며, 자연적인 뼈와의 결합을 향상시키게 되어, I_B 값이 증가하게 된다.

7.2.5 표면개질을 위한 레이저법(Laser Methods for Surface Modification)

여러 경우에 있어서, 레이저는 앞에서 소개한 표면개질법들을 수행하는 데 활용될 수 있다. 고출력 광선을 시료에 조사하게 되면, 좁은 면적에 많은 양의 에너지를 신속하게 집중시킬 수 있고, 이를 통해 표면에 풀림(annealing), 에칭(etching), 막 증착 그리고 중합과 같은 반응을 촉진시킬 수 있다.

특정한 개질을 수행하기 위해서 레이저 광원이나 처리조건 등을 결정할 때, 간헐파(pulsed wave) 또는 지속파(continuous wave) 중 어느 것이 더 적절한지를 고려해야 하고 또한 레이저에 의해 표면이 가열됨으로써 발생하는 영향에 관해서도 고려해야 한다. 이러한 사항들은 기질이 레이저의 에너지를 흡수하거나, 계면에서 반사 또는 산란되는 양의 정도에 따라 달라지게 된다.

표면개질법으로 레이저를 사용하게 되면 처리공정을 대기압 조건에서 수행할 수 있으며 넓은 범위의 매우 정밀한 파장을 활용할 수 있게 된다. 뿐만 아니라, 이 기기를 활용하면, 여기빔의 반응시간이나 공간적인 위치를 명확하게 조절할 수 있다는 장점이 있다. 또한 레이저는 열과 빛에 의한 여기를 조합하여 원하는 반응을 개시시킬 수 있다.

7.3 생물학적 표면개질법(Biological Surface Modification Techniques)

생물학적 표면개질법은 생물학적으로 활성상태인 분자들을 앞에서 소개한 다양한 물리화학적 방법 등 다양한 방법을 통해 기질에 결합시키는 방법을 의미한다. 결합된 분자들은 세포 또는 다른 조직성분에 존재하는 특정한 표적부위와 자유롭게 작용하게 된다(이러한 작용에 관한 자세한 설명은 9장을 참조). 따라서 이러한 방법의 주된 관심은 원하는 분자가 생물학적 활성을 유지하면서 기질에 결합된 상태로 남아 있도록 하는 것이다. 다수의 생물학적인 분자들은 입체구조의 변화가 매우 민감하기 때문에, 코팅 후에 개별적인 분자들의 배향이나 회전능력에 관해 주의를 기울여야 한다.

표면개질에 활용되고 있는 생체분자들의 종류와 이들의 잠재적인 응용가능성에 관해 표 7.3에 열거하였다. 이에 대한 자세한 내용은 추후에 논의하겠지만, 표면처리를 위한 생체분자들은 여러 종류의 조직들로부터 얻은 단백질이거나 탄수화물이며, 특정한 세포와의 작용을 촉진하기 위해 결합시킨다. 다른 중요한 물질들로는 핵산 유도체(DNA 또는 RNA) 또는 약물들이 있는데, 표면에 결합시켜 특정한 세포기능을 조절된 방식으로 변경시키기 위해 사용한다.

표 7.3 표면개질에 응용되는 생체분자의 종류와 이의 응용

Enzymes	Bioreactors (industrial, bio-medical) Bioseparations Biosensors Diagnostic assays Biocompatible surfaces
Antibodies, peptides, and other affinity molecules	Biosensors Diagnostic assays Affinity separations Targeted drug delivery Cell culture
Drugs	Thrombo-resistant surfaces Drug delivery systems
Lipids	Thrombo-resistant surfaces Albuminated surfaces
Nucleic acid derivatives and nucleotides	DNA probes Gene therapy

(Adapted with permission from [5].)

생물학적 개질은 모든 종류의 생체재료에 대해 가능하지만, 이 분야에서의 대부분의 연구는 고분자성 기질에 대해 중점적으로 적용되고 있다. 생체분자를 표면에 고정시키는 것은 용해성 고분자, 고체 고분자, 3차원적 지지체나 수화겔을 형성하기 위한 다공성 고체고분자에 대해 모두 가능하다.

7.3.1 공유결합성 생물피막(Covalent Biological Coatings)

생체분자를 공유결합이나 비공유결합에 의해 기질에 결합시키는 방법을 포함하여 다양한 고정기술이 존재한다. 여기서 이러한 기술들 중 일부에 관해 알아봄으로써 고정법에 적용되는 일반적인 반응형태에 관해 알아보고자 한다. 물리화학적 방법과 마찬가지로, 공유결합에 의해 결합된 피막은 안정성을 향상시킬 수 있기 때문에 다양한 응용분야에 적용되고 있다. 그러나 이를 위해서는 기질표면에 반응성이 높은 작용기가 존재하여야 하는데, 이러한 작용기는 대개 수산기(OH), 카르복시기(COOH), 또는 아민기(NH_2) 등이 있다. 만일 생체재료의 표면에 이러한 작용기들이 존재하지 않는 경우에는, 반응을 진행하기 전에 생체재료의 표면을 개질하여(예를 들면, 플라즈마 방전을 통해) 적절한 작용기를 추가하여야 한다.

그림 7.10에는 생체분자들을 공유결합을 통해 결합시키는 여러 가지 방법들을 나타내었다. 이 방법들에는 분자를 기질에 직접적으로 결합시키거나 또는 비활성 분자이며 생체분자와 기질 사이의 물리적인 공간을 제공하는 **스페이스 암(spacer arm)**을 통해 결합시킬 수 있다. 이 스페이스 암은 생물학적 분자가 좀 더 자유로운 회전성과 활성을 제공할 수 있다. 뿐만 아니라 생체재료를 이식한 후에 국소적인 영역에서 생체분자들이 방출될 수 있도록 생분해성 스페이스 암을 제작할 수도 있다.

생체분자들은 그림 7.10(a-c)에 나타낸 바와 같이 제작 후 반응을 통해 기질 표면에 부착할 수 있으며 또는 재료의 합성과정의 일부로 포함될 수도 있다[그림 7.10(d-e)]. 전자의 경우, 분자와 표면과의 작용을 촉진시키기 위해 일종의 결합제를 사용할 수 있다. 결합제는 반응을 촉진시키거나 접착제로 남아 있을 수도 있고 방출되게 할 수도 있다. 결합 접합/합성 반응들에 대해서, 두 가지의 방법이 있다: (1) 생체분자를 전구체(단량체)에 결합시킬 수 있는데, 그런 후 전구체들은 3차원적으로 중합될 수 있다[그림 7.10(d)]. (2) 생체분자에 대한 친화도를 갖는 기를 포함하고 있는 활성화된 전구체를 중합시키고, 이어서 생성된 고분자를 원하는 분자에 노출시키는 방법이다[그림 7.10(e)].

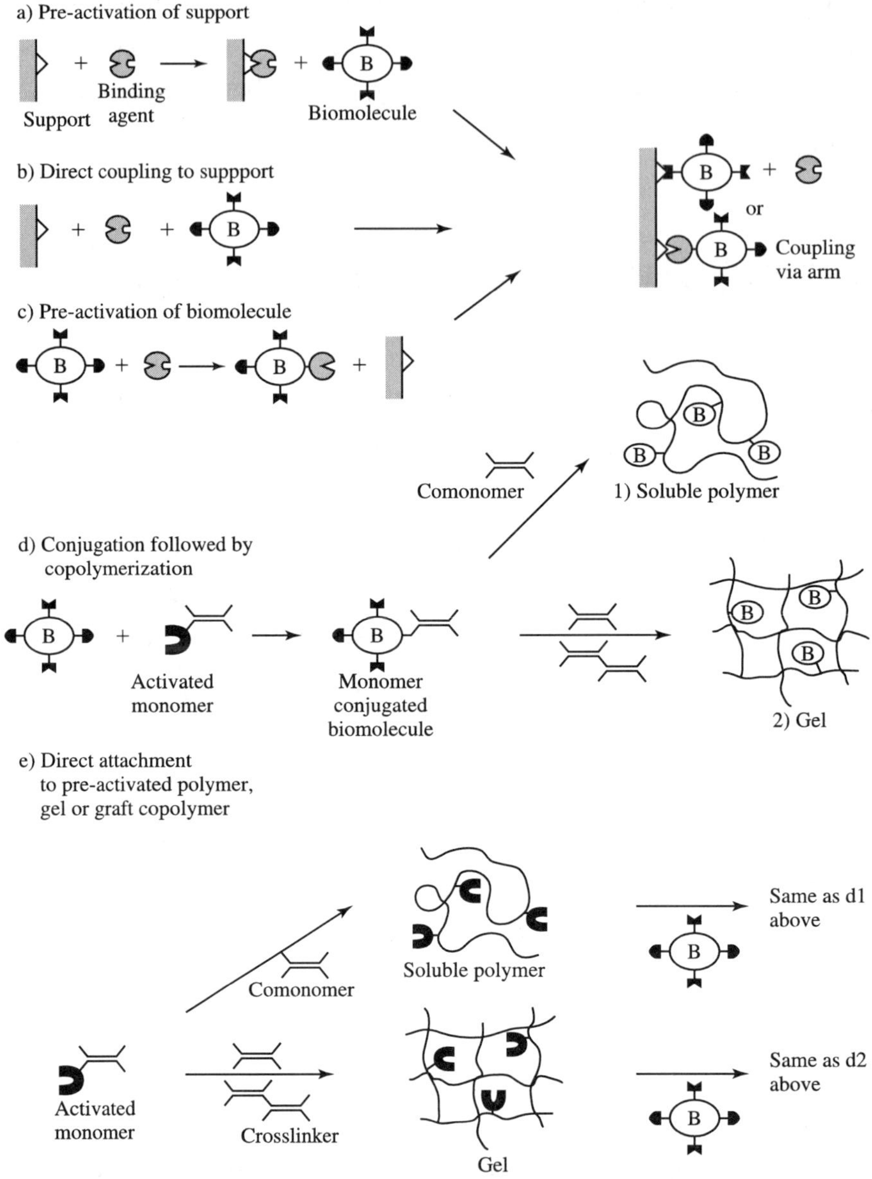

그림 7.10 생체분자를 공유결합을 통해 생체재료의 표면에 결합시키는 방법. (a–c) 제작후 처리를 통한 결합, (d–e) 합성과정에서 결합. 모든 경우에 있어서 생체분자 (B)를 스페이스 암을 이용하거나 이용하지 않고도 결합시킬 수 있다. (Adapated with permission from [5]).

예제 7.2

생분해성 고분자 임플란트 재료가 개발되었다. 이 재료는 표면부식 기전을 통해 분해된다. 이 재료를 장기적인 측면에서 세포부착이 요구되는 조직공학용 지지체로 활용할 예정이다. 재료의 표면에 세포부착을 향상시킬 수 있는 것으로 알려진 폴리펩타이드를 [폴리(에틸렌 글리콜) 스페이서 암을 이용하여] 이 재료의 표면에 공유결합을 이용하여 결합시키고자 한다. 이 아이디어에 관해 당신은 찬성하겠는가? 찬성 또는 반대한다면, 그 이유는 무엇인지 설명하시오. 만일 이 폴리펩타이드를 재료 내부에 혼합하는 방식으로 개질한다면, 적절한 방법이라고 생각되는가?

풀이: 이 아이디어는 응용하고자 하는 부분에서 원하는 효과를 거둘 수 없기 때문에 찬성할 수 없다. 표면부식에 의한 분해에 관해 되짚어 보면, 이는 제조된 구조체의 표면에서 재료의 손실이 지속적으로 발생하므로(비누가 물과 접촉하게 되면 표면으로부터 분해되어 줄어드는 것과 같은) 이 재료의 표면을 개질하는 경우, 표면이 분해되게 되면 개질한 효과가 더 이상 지속될 수 없다. 초기에 표면이 분해된 이후에는 세포부착이 전혀 발생하지 않는 개질되지 않은 재료의 내부가 노출되게 된다. 따라서 초기에는 세포들이 부착할 수 있으나, 장기적인 측면에서는 이 방법으로는 세포부착을 유도할 수 없다. 그러나 총괄적인 성질을 개질하는 방법은 좀 더 적절한 방법이라고 할 수 있는데, 이는 표면개질과는 달리 세포부착을 유도하는 펩타이드가 재료 내부에 전체적으로 분포되어 있기 때문이다. 결과적으로, 재료가 완전히 분해되는 과정에서도 세포들이 부착할 수 있는 가능성이 높아진다.

7.3.2 비공유결합성 생물학적 피막형성(Non-Covalent Biological Coatings)

공유결합성 생물피막이 필요 없는 경우나 또는 이를 형성하는 데 있어서 화학적으로 상당히 어려운 경우에는, 생체분자와 기질 간에 비공유결합성 작용을 통해 개질하는 방법도 있다. 이러한 방법은 대개 생체재료에 생체분자들을 흡착시키고 난 이후 가교결합을 형성시킴으로써 코팅층을 안정화시킨다. 흡착에 적용되는 원리들은 8장에서 자세히 설명하겠지만, 어떤 분자가 특정표면에 흡착될 것인지 여부는 **소수성 작용(hydrophobic interactions)**과 **정전기적 작용(electrostatic interactions)**에 의해 좌우된다. 따라서 이러한 힘들이 생체분자를 특정기질의 표면에 결합시키는 데 활용되게 된다.

예를 들면, 혈액응고를 방지하는 데 중요한 역할을 하며 친수성 탄수화물계 생체분자인 헤파린을 소수성 표면에 결합시키기 위한 방법으로 헤파린에 소수성 영역을 추가할 수 있다. 따라서 수용액 환경 하에서 생체분자와 기질의 소수성 영역의 작용에 의해 헤파린이 표면으로부터 약간 이격됨으로써 생체재료의 표면을 효과적으로 코팅할 수 있다(그림 7.11 참고).

이에 반해, 헤파린을 양전하를 띄는 표면에 흡착시키기 위해 헤파린 분자를 개질할 필요는 없다(그림 7.11 참조). 그 이유는 헤파린은 상당한 양의 음전하를 가지고 있기 때문에, 정전기적 작용에 의해 양전하를 띄는 생체재료의 표면에 헤파린 층을 형성할 수 있는 것이다.

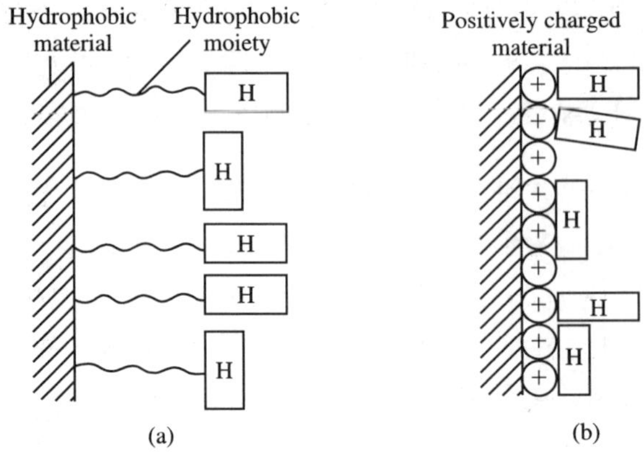

그림 7.11 친수성 생체분자인 헤파린으로 표면을 코팅하는 두 가지 방법. (a) 소수성 영역을 갖는 물질을 헤파린에 추가. 따라서 수용액 조건에서 헤파린과 기질의 소수성 영역들 간의 작용에 의해 헤파린이 표면으로부터 약간 이격됨으로써 생체재료를 효과적으로 코팅할 수 있다. (b) 헤파린이 양으로 하전된 표면에 흡착하는 경우, 생체분자를 개질할 필요가 없다. 왜냐하면 헤파린이 상당히 높은 음전하를 가지고 있기 때문에, 정전기적 작용에 의해 양으로 하전된 생체재료의 표면에 헤파린 층이 형성되도록 한다.

7.3.3 효소 고정화(Immobilized Enzymes)

앞에서 설명한 다양한 방법들은 고체기질(운반체)에 효소를 결합시키는 데 활용될 수 있다. 이 과정을 효소 고정화(enzyme immobilization)라 하며, 과거 50년 동안 많은 발전을 이루었으며, 현재 생체센서(biosensor), 조절된 약물방출장치(controlled release device)와 단백질 분석 등과 같은 분야에 다양하게 응용되고 있다. 9장에서 추가적으로 소개하겠지만, 효소는 단백질에 속하며, 다른 생체분자들이 포함되는 특정한 화학반응을 촉진하는 역할을 한다. 적용되는 경우와는 상관없이, 장치의 기능이 효소의 활성에 의존하기 때문에, 이 분자의 생체활성도(bioactivity)는 가장 중요한 사항이 된다. 따라서 단순한 흡착으로부터 스페이서 암을 활용한 공유결합에 의한 결합과 같은 좀 더 복잡한 기전들에 이르기까지 고정화 기술에 관한 많은 연구가 진행되고 있다. Poly(acrylamid) 또는 poly(ethylene glycol)과 같은 친수성 수화겔 운반체와 나일론이나 poly(styrene)과 같은 소수성 운반체들에 관한 연구가 진행되어 왔으며, 효소의 성질에 따라 최적 결과가 달라지게 된다.

이러한 장치들과 관련하여 추가적인 주의사항은 효소의 표적(효소의 **기질**)이 되는 생체분자들은 고정된 효소와 물리적으로 작용할 수 있도록 효소가 고정된 부위까지 확산될 수 있어야 한다는 것이다. 따라서 운반체의 기하학적 구조가 효소와의 접촉이 이루어질 수 있도록 충분히 큰 표면적을 갖도록 하는 것이 매우 중요한 사항이다. 효소의 화학적 활성과 기질의 충분한 표면적과 관련된 두 변수들은 정확한 측정을 위해서는 고정된 효소의 활성이 매우 중요한 포도당 센서와 같이 효용성이 높은 의학적 장치를 생산하기 위해 최적화되어야 한다.

7.4 표면성질과 분해(Surface Properties and Degradation)

표면처리는 특히 표면의 피막 그 자체 또는 기반이 되는 기질의 분해로 인한 변성에 특히 민감하다. 변환피막과 같은 일부의 경우에 있어서, 표면처리법은 기반이 되는 재료의 불필요한 분해(부식)가 발생하지 않는 방향으로 고안되어 있다. 그러나 생분해성 고분자와 같이, 전체적인 재료의 분해가 조절된 상태에서 진행되어야 하는 경우에도, 기반이 되는 재료의 제거 또는 생분해반응에 의해 발생하는 부산물의 작용은 표면피막에 심각하게 해로운 영향을 미치게 된다. 표면부식이 발생하는 재료와 같이 극단적인 경우에 있어서, 효과적이고 지속적인 표면처리방법을 고안하는 것은 거의 불가능에 가깝다고 할 수 있다.

7.5 표면 패터닝법(Patterning Techniques for Surfaces)

표면이나 기질 패터닝법(surface or substrate patterning)은 생체재료의 표면성질을 조절된 방식으로 개질하는 다양한 방법들을 아우르는 용어로서, 특정한 영역을 기하학적인 측면에서 매우 다른 특징을 갖도록 한다(그림 7.12). 표면패터닝에는 다양한 표면활성분자들을 활용할 수 있으며, 금속이나 고분자와 같은 재료들이 일반적인 기질로 활용된다. 가장 널리 활용되는 패터닝법들 중 두 가지는 미세접촉 인쇄(microcontact printing)과 마이크로 유체공학(microfluidics)이 있다.

미세접촉 인쇄법은 대개 광리소그래피인쇄술(photolithographic technique)을 이용하여 실리콘 웨이퍼에 먼저 원하는 패턴을 주형으로 제작한다(그림 7.13). 그런 후 실리콘 고무재료인 poly(dimethylsiloxane)(PDMS)를 주형에서 중합하여 양각 압형을 제작한다. 이 압형을 표면개질용 물질이 포함된 용액에 담금으로써 원하는 분자들을 압형에 도포한

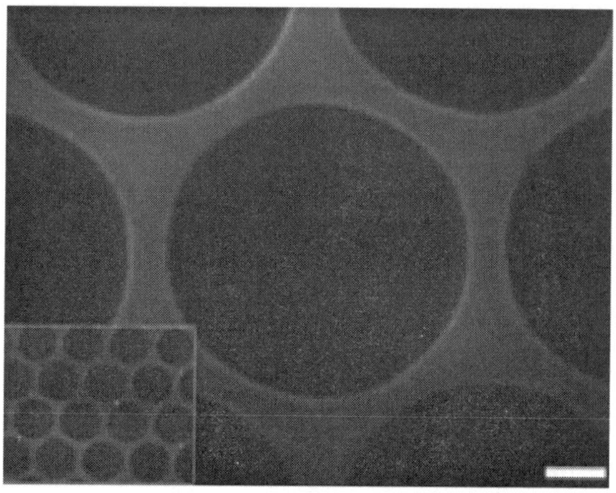

그림 7.12 표면기질의 패터닝법은 재료의 명확하게 한정된 부위의 표면성질을 개질하는 데 이용된다. 삽입된 그림은 동일한 표면을 낮은 배율로 촬영한 이미지를 나타낸다. (Reprinted with permission from [7].)

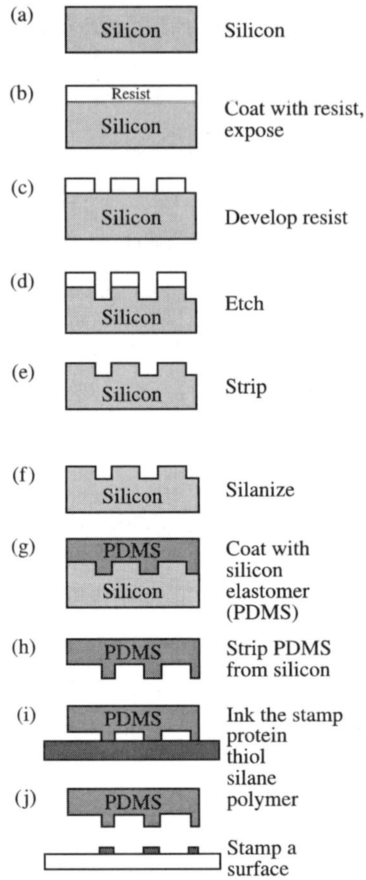

그림 7.13 미세접촉 인쇄법의 경우, 대개는 실리콘 웨이퍼에 광리소그래피법을 이용하여 원하는 패턴 주형을 먼저 제작한다(a–e). 그런 후 실리콘 고무재료(PDMS)를 주형에서 중합시켜 양각 압형을 제작한다(f–h). 압형을 원하는 분자가 포함되어 있는 용액에 살짝 담그서 표면개질용 기질을 도포하고(i) 그런 후 압형을 기질에 압착시킨다(j). 압형을 조심스럽게 제거한 후, 압형에 의해 개질되지 않은 부분을 개질하기 위해 추가적으로 작업을 반복함으로써 다기능성 표면을 제조할 수 있다. (Adapted with permission from [1].)

후, 이를 기질에 압착시킨다. 압형을 조심스럽게 제거한 후, 압형에 의해 개질되지 않은 부분을 개질하기 위해 추가적인 작업을 반복함으로써, 다기능성 표면을 제조할 수 있다.

이 방법은 SAM와 같이 표면에서 친수성을 띤 부분을 개질하기 위한 물리화학적 방법으로서 성공적으로 적용되어 왔으며, 생물학적 개질법에도 유용하게 활용되고 있다. 이 경우에 있어서, 생체재료를 한 종류 또는 여러 종류의 단백질에 노출시킴으로써 공간적으로 잘 배열된 형태로 개질할 수 있으며, 따라서 임플란트에 세포부착을 조절하거나 자연조직과의 작용을 향상시킬 수 있는 잠재성을 가지고 있다.

그림 7.14에 나타낸 바와 같이, 마이크로유체공학에서는 미세접촉 인쇄와 같은 재료들 중 여러 가지를 활용하고 있다. 이 방법에서는, 위에서 설명한 바와 같이 주형을 제작하지만, 원하는 이미지가 음각이 아닌 양각으로 주형에 제작되어 있다. 그런 후 PDMS를

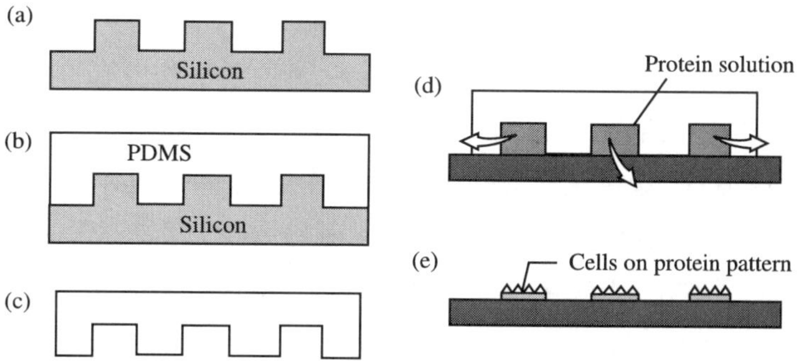

그림 7.14 마이크로유체공학 기술과 관련하여, (a) 주형은 미세접촉인쇄법에서 설명한 바와 같이 제작하지만, 주형은 요구되는 디자인의 음각이 아닌 양각의 이미지를 가지고 있다. (b) 그런 후 PDMS을 주형에서 중합시킨다. (c) 이어서 형성된 PDMS를 주형으로부터 떼어내어 유리슬라이더에 놓고 압착시킨다. 그런 후 이 기구는 채널들의 내부에만 소수성을 증가시키기 위해 플라즈마로 처리하되, 채널 사이의 영역은 각각의 채널들을 보전하기 위해 친수성이 유지되도록 한다. 미세접촉 인쇄법과 같이, (d) PDMS 폼은 기질에 대고 압착한 후 대상분자를 포함하고 있는 소량의 용액을 주입하거나 채널의 개방된 부위에 두면, 모세관 작용에 의해 용액이 채널을 통해 빨려 들어가게 된다. 이렇게 하면 채널의 밑부분에 있는 기질부위가 적절하게 개질되게 된다. (e) 분자가 표면과 반응한 후에, PDMS폼을 제거하고, 표면을 세척한다. (Adapted with permission from [7] and [8].)

주형 내에서 중합시켜 필요한 채널들을 형성시킨다. 제조된 PDMS는 유리슬라이드에 대고 압착시키고, 플라즈마로 처리하여 채널 사이의 영역은 소수성으로 남아 있도록 하여 각 채널의 원래 성질을 유지하도록 하고, 채널 내부만 친수성을 증가시킨다.

미세접촉 인쇄와 마찬가지로, 이어서 PDMS 모형을 기질에 압착한 후 채널에 원하는 분자를 담고 있는 용액을 소량 주입하거나 채널의 입구 주위에 가한다. 모세관현상으로 인해 모든 채널에 액체가 유입되게 되어, 채널 아래에 있는 기질부위가 적절하게 개질되게 된다. 분자가 표면과 반응한 후에, PDMS 모형을 제거하고 표면을 세척하면 된다.

위에서 설명한 바와 같이, 이 방법을 다른 종류의 표면활성 분자에 대해 연속적인 처리를 수행하게 되면 다기능성 표면을 제작하는 것이 가능하다. 미세접촉 인쇄와 유사하게, 이 방법은 물리화학적 또는 생물학적 피막 형성법으로 다양하게 활용되어 왔다. 이 공정의 명확한 장점은 매우 소량의 유체만 있으면 가능하므로, 값이 비싸거나 생산이 어려운 생물학적 시약에 대해 활용하기가 용이하다.

7.6 표면특성화에 관한 개요

생체재료의 표면특성화는 이 장에서 설명한 표면처리의 질을 결정하거나 재료에 대한 단백질 흡착 정도에 관한 정보를 제공하는 데 있어서 매우 중요하다. 표면은 화학적으로 활성을 가지고 있기 때문에, 표면처리를 위해서는 특별한 기기들을 준비해야 하며, 오염을 방지하기 위한 고도의 진공과 같은 조건이 요구된다.

그림 7.15에 나타낸 바와 같이, 표면으로부터 다양한 침투 깊이에서의 데이터를 측정하기 위한 표면특성화 방법들이 존재한다. 이 절에서는 일반적인 표면분석을 위한 접촉각 분석과 광학현미경과 같은 가장 간단하고, 저렴한 방법들에 관하여 알아보도록 하자. 재료에 의한 전자기적 복사선의 흡수를 수반하는 표면 분광학적 기술들은 감소하는 에너지를 순서에 따라 처리한다(ESCA 또는 ATR-FTIR). 표면분석을 위한 질량 분광기를 개선한 형태(secondary ion mass spectrometry)와 외형의 형태에 관한 정보를 얻기 위해 보다 진보된 방법들(electron microscopy와 scanning probe microscopy)에 관해서도 설명할 것이다. 표 7.4에는 이러한 표면분석법들에 대해 요약하였다.

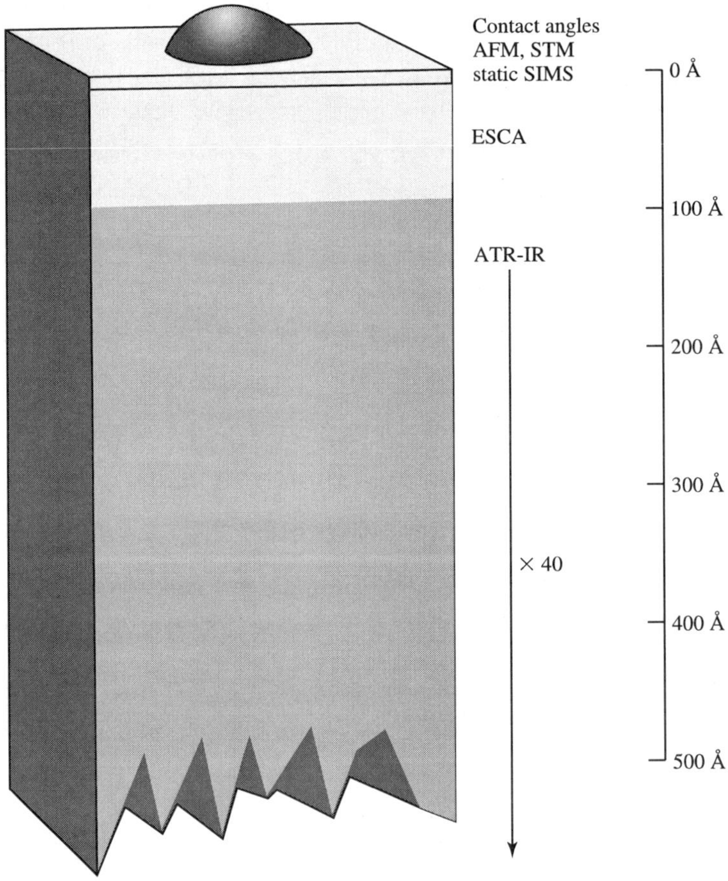

그림 7.15 다양한 표면분석법들의 표면침투. 일부 표면분석법들은 실제로 재료의 상당히 깊은 내부까지 침투하기도 한다. (Adapted with permission from [9].)

표 7.4 생체재료의 표면 분석법의 종류

Method	Principle	Depth Analyzed	Spatial Resolution	Analytical Sensitivity	Cost[c]
Contact angles	Liquid wetting of surfaces is used to estimate the energy of surfaces	3–20 Å	1 mm	Low or high depending on the chemistry	$
ESCA (XPS)	X-rays induce the emission of electrons of characteristic energy	10–250 Å	10–150 μm	0.1 atom %	$$$
Auger electron spectroscopy[a]	A focused electron beam stimulates the emission of Auger electrons	50–100 Å	100 Å	0.1 atom %	$$$
SIMS	Ion bombardment sputters secondary ions from the surface	10 Å–1 μm[b]	100 Å	Very high	$$$
FTIR-ATR	IR radiation is adsorbed and excites molecular vibrations	1–5 μm	10 μm	1 mol %	$$
STM	Measurement of the quantum tunneling current between a metal tip and a conductive surface	5 Å	1 Å	Single atoms	$$
SEM	Secondary electron emission induced by a focused electron beam is spatially imaged	5 Å	40 Å, typically	High, but not quantitative	$$

[a] Auger electron spectroscopy is damaging to organic materials and is best used for inorganics.
[b] Static SIMS ≈ 10 Å, dynamic SIMS to 1 μm
[c] $, up to $5000; $$, $5000–$100,000; $$$, >$100,000.
(Adapted with permission from [10].)

7.6.1 접촉각 분석(Contact Angle Analysis)

7.6.1.1 기본법칙

접촉각 분석은 대개 표면의 소수성(hydrophobicity)에 관한 전반적인 정보를 얻기 위해 사용된다. 어떤 재료의 **표면자유에너지(surface free energy)** 또는 **표면장력(surface tension, γ)**은 열역학적으로 새로운 단위면적의 표면을 형성하는 데 필요한 일로 정의된다. 대부분의 접촉각 실험에 있어서, 3개의 계면들과 이에 상응하는 γ 값으로 구성되는 계가 형성된다(그림 7.10)-액체-증기 계면(γ_{LV}), 고체-액체 계면(γ_{SL}), 그리고 고체-증기 계면(γ_{SV}). 대부분의 경우에 있어서, 의학적 재료에 대한 측정에 사용되는 액체는 물이다. 각각의 계면의 에너지에 의해 물방울이 입자형태를 취하게 된다(퍼짐 정도가 다름). 따라서 고체표면과 물방울 사이의 각(접촉각(contact angle, θ))을 정확하게 측정함으로써, 아래의 식을 이용하여 표면장력을 계산할 수 있으며, 이 식은 3개의 표면장력의 수평방향 성분들 간의 힘의 평형을 나타낸다(Young' s equation, 그림 7.16):

$$\gamma_{SV} - \gamma_{SL} - \gamma_{LV} \cos\theta = 0 \tag{7.1}$$

이 식은 2개의 미지수, 즉 γ_{SV}와 γ_{SL}을 포함하고 있다. γ_{SV}는 대개 Zisman에 의해 고안된 임계표면장력(critical surface tension, γ_c)을 이용하여 근사적으로 결정한다. γ_c는 γ_{LA} 값을 알고 있는 여러 종류의 액체들을 이용하여 결정한다. 접촉각 vs. γ_{LV} 그래프을 만들고

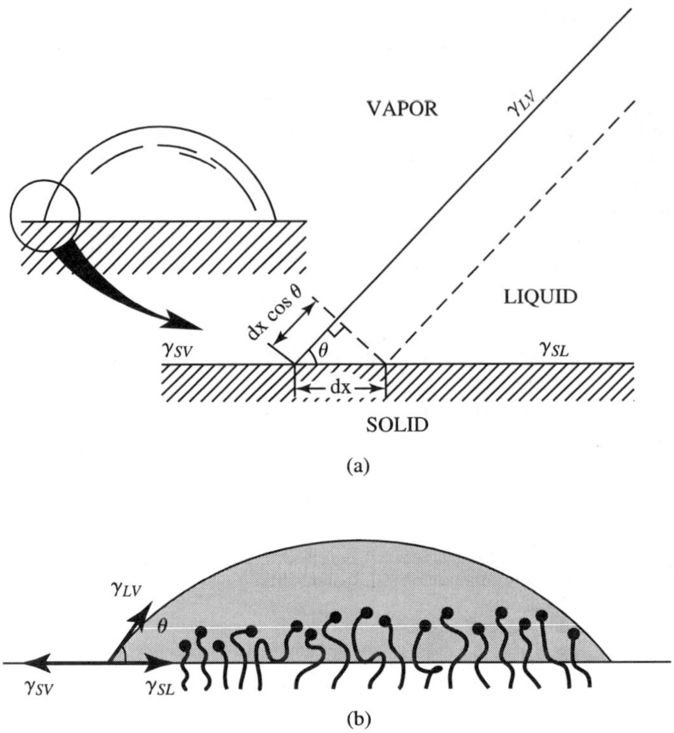

그림 7.16 (a) 접촉각 시험 모식도. 물방울 주위에 세 종류의 중요한 계면이 존재한다: 액체–증기(γ_{LV}), 고체–액체(γ_{SL}), 그리고 고체–증기(γ_{SV}). (Adapted with permission from [11].) (b) 표면개질을 통한 젖음성(wettability) 변화. 개질된 표면에서 물방울이 더 퍼지는데, 그 이유는 개질에 의해 액체/고체 계면의 표면장력이 감소하고, 따라서 Young 방정식으로부터 계산된 접촉각이 감소하게 된다. (Adapted with permission from [12].)

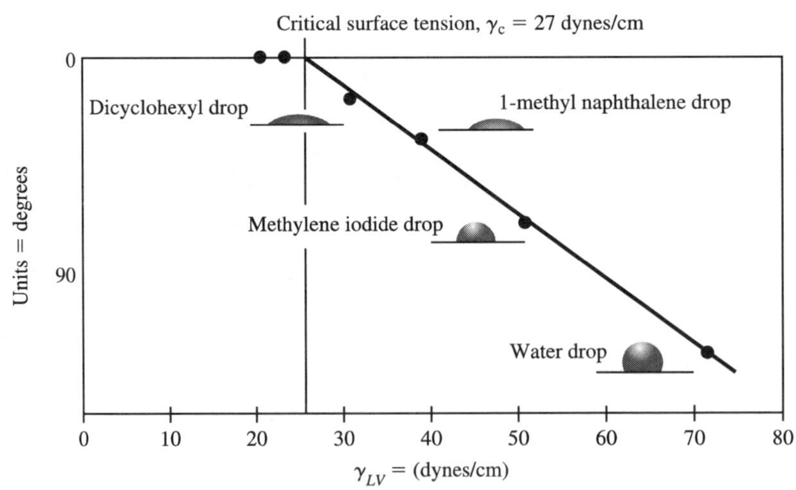

그림 7.17 도표에서 임계표면장력(γ_c)이 어떻게 결정되는가를 보여 주고 있다. 특정한 재료에 대해 다양한 액체들의 접촉각을 측정하고, 접촉각 vs. γ_{LV} 그래프를 그린다. θ=0에서의 γ_{LV}의 외삽치가 γ_c이다. (Adapted with permission from [10].)

θ=0(표면에서 완전한 퍼짐)이 되도록 외삽한다. 이 시점에서의 γ_{LV} 값을 γ_c라고 한다. 이를 가시적으로 그림 7.17에 나타내었다.

예제 7.3

그림을 참고하여 표면장력에 관한 Young 방정식을 유도하시오.

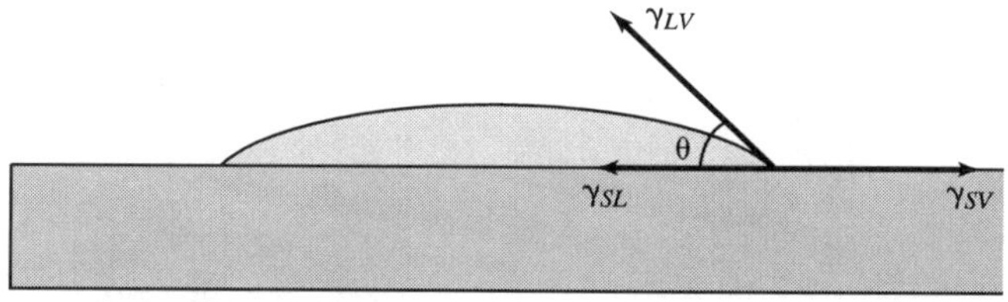

풀이: 그림에 표시된 힘들은 고체 표면에서 물방울이 정적 평형을 이루도록 균형을 이루어야 한다. 결과적으로 고체 표면에서 알짜힘이 영(0)이 되도록 하기 위해서는 γ_{SL}과 γ_{LV}의 합이 γ_{SV}와 같아야 한다. 고체 표면의 γ_{LV}는 표면에서 γ_{LV} 벡터 말단으로 직각을 이루는 수직선을 그려서 결정할 수 있다. 재료의 평면에서의 γ_{LV}의 벡터의 크기(p)는 다음과 같이 계산할 수 있다.

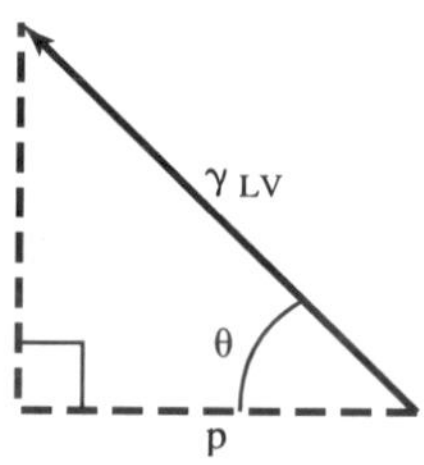

$$\cos = \frac{\text{adjacent}}{\text{hypotenuse}}$$
$$\cos\theta = \frac{p}{\gamma_{LV}}$$
$$p = \gamma_{LV}\cos\theta$$

결과적으로, 벡터들이 균형을 이루도록 정리하여 Young 방정식을 얻을 수 있다.

$$\gamma_{SL} + \gamma_{LV}\cos\theta = \gamma_{SV}$$
$$\underline{\gamma_{SV} - \gamma_{SL} - \gamma_{LV}\cos\theta = 0}$$

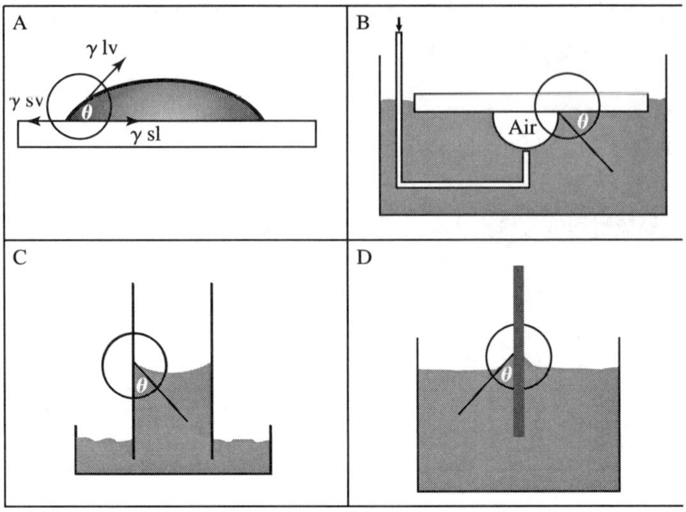

그림 7.18 접촉각 측정을 위한 다양한 실험장치: (a) 고착된 물방울(sessile drop), (b) 모세관 상승법(capillary rise method), 그리고 (c) Wilhelmy법(Wilhelmy plate method). 원은 접촉각을 측정한 위치를 나타낸다. (Adapted with permission from [10].)

7.6.1.2 측정장치

다수의 분석기법들과는 다르게, 접촉각 분석의 결과는 도표보다는 한 개의 숫자 (θ 또는 γ_c)로 주어진다. 이 측정치들에 대한 측정장치는 상당히 간단하지만, 그림 7.18에 나타낸 바와 같은 여러 가지 실험법이 개발되었다. 이 방법들에 대한 명확한 기전은 이 책의 범위를 넘어서는 것이지만, 모든 종류의 접촉각 측정장치들은 공통적으로 다음과 같은 성분들로 구성되어 있다.

1. 고체 시료 고정기
2. 액체 고정기
3. 접촉각 측정을 위한 방법(자동화가 되어 있을 수도 있다)

이러한 다수의 실험법들에서, 컴퓨터가 필요하지 않으며, 따라서 이 측정장치는 그리 고가는 아니다. 그러나 접촉각 측정이 항상 자동화되어 있지는 않기 때문에, 사용자의 특성에 따라 측정결과에 상당한 영향을 줄 수 있다..

7.6.1.3 수집정보

접촉각 자료는 대부분의 생체재료에 대해 폭넓게 활용이 가능하지만, 이 방법은 표면의 화학적 조성에 관한 세부적인 정보를 제공할 수 없다. 따라서 이 방법은 표면특성을 분석하기 위한 첫 단계의 분석법으로 활용할 수 있다. 동적 접촉각 측정(dynamic contact angle measurement)은 접촉각 이력(contact angle hysteresis)을 측정하기 위해 이용할 수 있다. 이 측정 방법에서 가장 일반적인 방법으로는 주사기를 사용하여 물을 표면에 서서히 가하여 전진접촉각(advancing contact angle)을 측정한다. 그런 후 동일한 방법으로 물을 제거하면서 후진접촉각(receding contact angle)을 측정한다. 이 두 값의 차이가 이 재료에 대한 접촉각 이력을 나타내며, 재료가 수용액 환경에 노출되기 전과 후에 재료의 표면장력(surface tension)이 어떻게 변하는지를 설명해 준다. 접촉각 이력은 다양한 원인에 의해 발생한다. 예를 들면, 재료의 친수성 영역은 물과의 접촉 후에 표면 외부로 재배열되고, 반면 공기와 같은 소수성 환경에 노출되면 재료의 표면 내부로 향해 표면으로부터 숨게 된다.

7.6.2 광학현미경(Light Microscopy)

7.6.2.1 기본법칙(Basic Principles)

광학현미경은 표면의 형상에 관한 정성적인 정보를 얻거나 또는 시료의 얇은 단면을 관찰하기 위해 첫 번째로 고려되는 비교적 간단한 기술이다. 광학현미경의 한 종류인 복합현미경(compound microscope)은 백색광원이 시료를 통해 조사되면 접안렌즈와 대물렌즈가 조합된 부분이 빛을 반사시켜 시료를 몇 배로 확대시킴으로써 육안으로는 관찰이 불가능한 부분에 대한 상세한 이미지를 제공해 준다. 이러한 현미경에서의 빛의 경로에 대한 도표를 그림 7.19에 나타내었다.

불투명한 시료의 경우, 광원은 시료의 밑부분이 아닌 윗부분에 위치해 있다. 이러한 기기의 해상도(resolution)(두 물체가 하나로 보이는 거리)는 백색광의 파장에 의해 제한되며, 대부분의 경우 약 0.2 마이크로미터 정도이다. 따라서, 이보다 더 작거나 또는 이보다 더 가까이 근접해 있는 물체들은 이 방법으로는 구별할 수 없다.

7.6.2.2 측정장치

광학현미경의 이미지들은 그림 7.20에 나타낸 바와 같이 광범위하게 활용될 수 있다. 이 장에서 특별히 강조하고자 하는 것은 이 방법을 활용하면 표면 형상에 관한 마이크로 수준의 이미지를 얻을 수 있다(그림 7.21). 그림 7.22에 나타낸 바와 같이, 광학현미경에는 4개의 기본요소들로 구성된다:

1. 광원-백색광을 발생한다.
2. 렌즈-유리렌즈는 빛의 광선들의 초점을 맞추고 시료의 상을 확대시킨다.
3. 시료대-시료를 안정되게 고정시킨다.
4. 탐지기(카메라 또는 사람의 눈)－결과적으로 생기는 이미지를 관찰하거나 캡쳐한다.

만일 카메라를 탐지기로 이용하면, 추가적인 이미지 분석을 위해 이미지를 컴퓨터에 저장할 수 있다.

그림 7.23에서 설명하고 있는 바와 같이, 시료의 표면(또는 물체의 얇은 단면)을 시료대에 고정시킨다. 집광렌즈(condenser lens)는 광선이 시료를 통해 통과하기 전에 초점을 맞춘다. 빛이 시료를 떠난 후에, 대물 및 대안렌즈들은 협력하여 시료의 이미지를 확대시킨다. 그런 후 이미지는 카메라로 보내지거나 또는 대안렌즈를 통해 관찰할 수 있다.

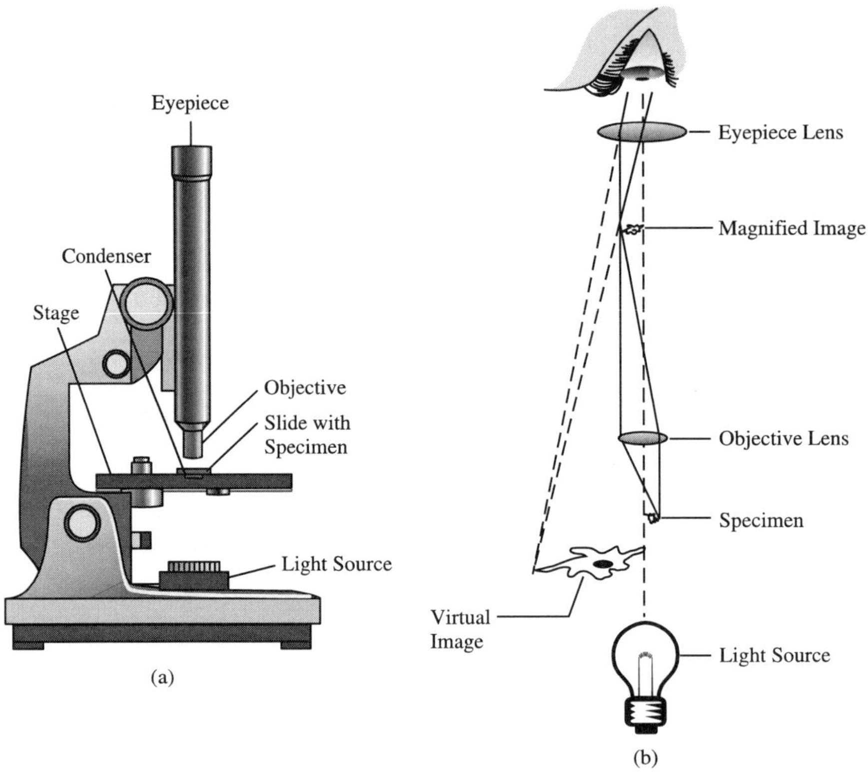

그림 7.19 (a) 복합현미경의 전체적인 이미지. 복합현미경에서, 광원은 시료의 아래에 위치하고, 시료를 위에서 관찰하게 된다. (b) 복합현미경의 빛의 경로. 대물렌즈는 물체의 확대된 이미지를 형성하는데, 이는 최초의 물체보다 더 크다. 그런 후 이 이미지는 대안렌즈에 의해 수차례에 걸쳐 확대되어 큰(역상의) 실제적인 이미지를 형성하게 된다.

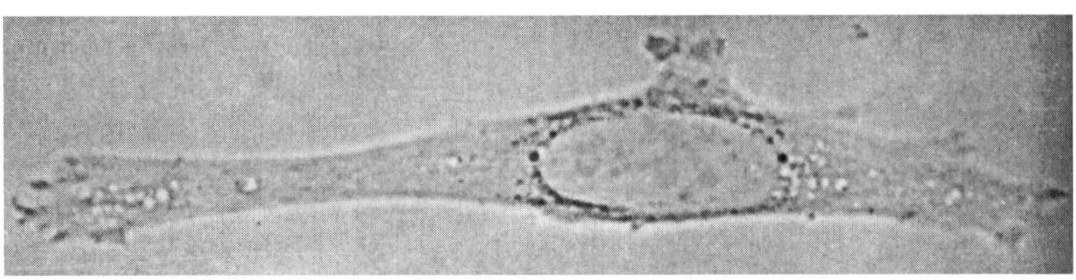

그림 7.20 광학현미경의 시료 이미지, 기질에 부착되어 있는 섬유모세포. (Reprinted with permission from [13].)

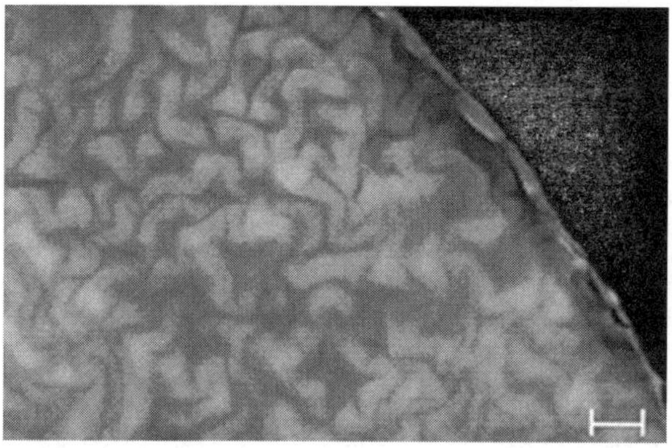

그림 7.21 고분자 표면에서 관찰된 표면부위. 시료는 형광현미경(fluorescence microscopy)이라고 하는 특정한 형태의 광학현미경으로 관찰하였다. 눈금자는 200 마이크로미터를 나타낸다. (Reprinted with permission from [14].)

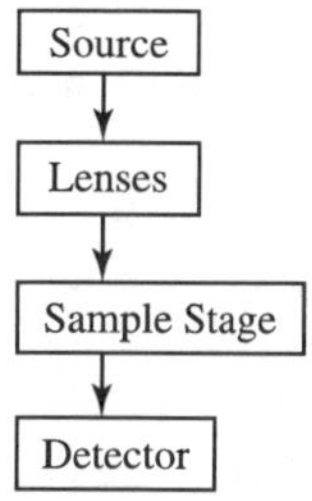

그림 7.22 광원, 렌즈, 시료대, 탐지기(카메라 또는 육안) 등을 포함하는 광학현미경 요소들의 구성도.

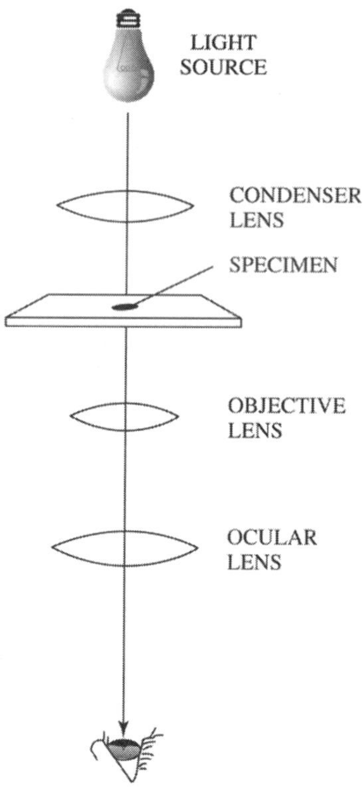

그림 7.23 광학현미경을 통한 빛의 경로. 시료표면(또는 물체의 얇은 단면)을 시료대에 위치시킨다. 집광렌즈는 광선이 시료를 통해 통과하기 전에 광선을 집중시킨다. 대물 및 대안렌즈는 시료의 이미지를 확대하기 위해 시료로부터 나가는 빛으로부터 합동하여 작용한다. 이미지는 대안렌즈를 통해 직접적으로 관찰할 수 있으며, 또는 카메라로 보내질 수 있다. (Adapted with permission from [13]).

7.6.2.3 수집정보

광학현미경은 오로지 이미지를 얻기 위해 이용되며, 본질적으로 정성적인 평가 결과만을 제공한다. 이미지는 특수 소프트웨어를 활용하여 추가적으로 분석할 수 있으며, 특정한 색깔이나 다른 사용자가 정의한 변수들에 대해 반정량적인 측정결과를 얻을 수 있다. 표면에 대한 정밀한 사진 이미지 이외에도, 이 장치는 생체적합성 평가를 위한 조직학적 분석에 있어서 매우 중요하다(이 책의 후반부에서 상세하게 논의할 것임). 간략하게 설명하면, 생체 내에 임플란트를 한 후 생체재료와 주변 조직들을 포함하는 시료절편을 연속적으로 채취하여, 염색하고 광학현미경을 통해 관찰함으로써 임플란트에 대한 염증반응 정도를 결정한다.

광학현미경은 시료를 관찰하는 데 진공이 필요하지 않은 장점이 있지만, 두껍거나 수화된 시료를 관찰하는 것은 어려우며, 따라서 이미지들이 생체 내에서 어떻게 생겼는지에 관해 직접적으로 연계시키기는 어렵다. 추가적으로, 광학현미경은 특히 시료의 표면형태에 대한 이미지를 얻기 위해 첫 번째로 선택되는 방법인데, 이는 광학현미경의 공간해상도가 제한적이기 때문이다.

7.6.3 화학분석을 위한 전자분광법(Electron Spectroscopy for Chemical Analysis, ESCA) 또는 X-선 광전자 분광법(X-ray Photoelectron Spectroscopy, XPS)

7.6.3.1 기본법칙

2장에서 언급한 바와 같이, X-선은 매우 높은 에너지를 갖는 전자기적 복사선으로 재료의 표면을 분석하기 위한 ESCA(또는 XPS라고도 함)의 광원으로 이용된다. 이러한 형태의 분광법에서는, X-선 흡수로 인해 가장 내부에 위치한 (최외각 궤도가 아닌) 원자의 오비탈들 중 하나로부터 전자 한 개가 방출되도록 한다. 방출된 전자의 운동에너지(kinetic energy)를 측정한다. 축출된 전자의 운동에너지를 측정하는 것이 X-선 형광법과 같은 다른 종류의 X-선 분광법들과 구분되는 점이다. X-선 형광법에 관한 논의는 추후에 전자현미경과 Auger 전자 분광법에 관한 절에서 다루도록 하겠다. 표 7.5에는 X-선법들 사이의 차이점에 관해 요약하였다.

전자의 운동에너지(E_k)로부터 결합에너지(E_b)를 다음과 같이 계산할 수 있다.

$$E_b = h\nu - E_k \tag{7.2}$$

여기서 ν는 진동수, h는 Planck 상수(6.6×10^{-34} J-s)이다. 전자들은 양전하를 띄는 핵에 의해 끌어당겨지고 있으며, 그 자리에 고정되어 있기 때문에, 전자들이 양전하의 효과

표 7.5 X-선법들 간의 차이점에 관한 요약

X-선 회절(X-ray diffraction)	X-선과 시료의 전자들 사이의 작용으로 인해 X-선의 산란이 발생한다. 산란각은 재료의 결정구조에 관한 정보를 제공한다.
화학분석을 위한 전자분광법 (Electron spectroscopy for chemical analysis(ESCA))	시료를 X-선에 노출시키면, 특정한 운동에너지를 갖는 내부 전자들이 축출된다. 이를 이용하여 그 시료의 화학적 조성에 관한 정보를 제공하는 결합에너지를 계산할 수 있다. 방출된 Auger 전자들의 운동에너지는 인위적인 결과로 검출될 수 있다.
X-선 형광 (*X*-ray fluorescence)	시료를 전자빔이나 X-선에 노출시키면 내부전자가 방출되고 이온이 형성된다. 외각전자들 중 한 개가 비어있는 위치로 내려오면 이온이 바닥상태로 돌아오는데, 이 과정에서 이 원자가 갖는 특성을 나타내는 특정한 파장의 X-선이 방출된다. 이 방법은 전자현미경으로 촬영한 시료의 화학적 조성을 결정하는데 추가적인 방법으로 활용된다.
Auger 전자분광법 (Auger electron spectroscopy)	시료를 전자빔 또는 X-선에 노출시키면 내부 전자가 방출되고 이온이 형성된다. 외각 전자들 중 한 개가 빈 위치로 내려오면 이온이 바닥상태로 돌아오며, 이 과정에서 원자가 갖는 특성 운동에너지를 갖는 이차 전자(Auger 전자)가 방출된다. Auger 방출과 X-선 형광은 경쟁적인 현상으로, 원자번호가 클수록 X-선 형광을 통해 완화가 더 잘됨.

를 더 강하게 느낄수록[전자들이 핵에 더 가까이 위치해 있기 때문이거나 또는 핵에 양전하가 더 많기 때문(원자번호가 더 큰)], 전자들의 결합에너지가 더 높아진다. 따라서 결합에너지는 전자가 핵에 얼마나 강하게 결합되어 있는지에 관한 정보를 제공하며, 이는 원자의 종류에 따라 변하며, 또한 이웃한 원자들의 핵과의 작용에 따라 변하게 된다.

ESCA는 대개 재료의 표면에 존재하는 원소들을 확인하기 위해 이용된다. 방출되는 전자의 에너지는 전자가 단지 최초 몇 개의 원자층으로부터 탈출할 수 있도록 허용하기 때문에 이 기기의 분석능력은 시료의 최외각층에서 ~100 Å까지로 제한된다.

7.6.3.2 측정장치

Poly(dimethyl siloxane)에 대한 전형적인 ESCA 스펙트럼을 그림 7.24에 나타내었다. ESCA 스펙트럼은 일반적으로 전자 측정치(*y*-축)을 결합에너지(*x*-축)의 함수로 나타낸다. 그림 7.25에 나타낸 바와 같이, 전자분광계는 4가지 기본요소들로 구성된다:

1. 광원 – 이미 알고 있는 파장을 갖는 X-선 생성

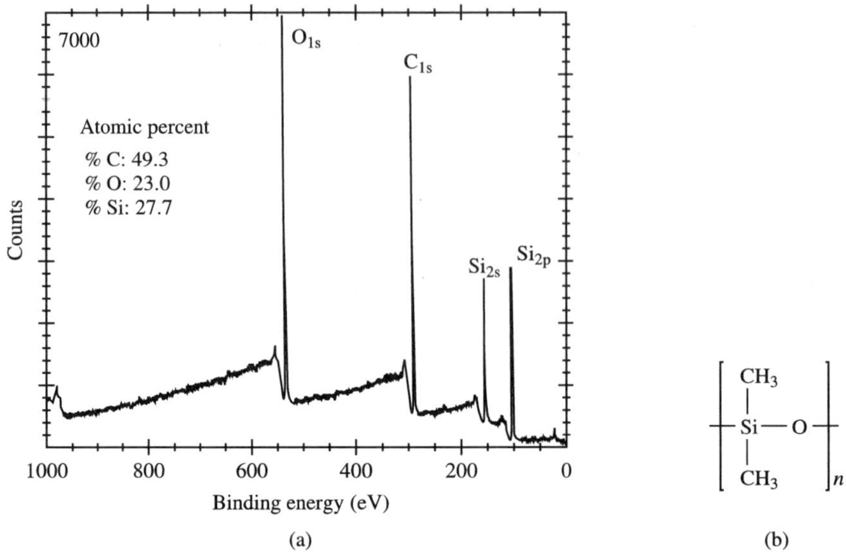

그림 7.24 (a) poly(dimethyl siloxane) (PDMS)의 전형적인 ESCA 스펙트럼. 전자측정치(*y*-축)를 결합에너지(*x*-축)의 함수로 나타낸 그래프. (b) PDMS의 화학구조. (Adapted with permission from [9].)

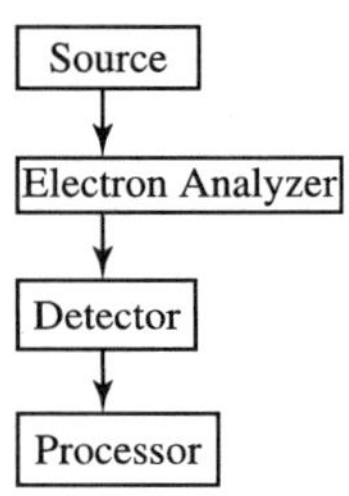

그림 7.25 ESCA 기기 성분들의 블록도표. 4종류의 중요한 성분들은 X-선 광원, 전자 분석기, 탐지기, 그리고 프로세서(컴퓨터).

2. 전자분석기 – 정전기장을 이용하여 운동에너지에 따라 전자들을 분리[2)]
3. 탐지기 – 분리된 전자들에 의해 발생하는 충격을 전기신호로 변환
4. 프로세서(컴퓨터) – 탐지기로부터 받은 신호를 적절한 스펙트럼으로 번역

그림 7.26에 예시된 것과 같이, 우선적으로 시료를 X-선으로 조사한다. 그런 후 방출되는 전자들이 분석기로 도입된다. 분석기의 기하학적 형태와 두 벽 사이의 전압 차로 인해, 특정한 운동에너지를 갖는 전자들만 탐지기에 의해 수집되는 반면, 다른 모든 전자들은 탐지가 되지 않는 부분에 충돌하게 된다(이는 2장에서 설명한 질량분광기의 질량분석기의 조작방법과 유사하다). 두 벽 사이의 전압차를 조절된 방법으로 변화시킴으로써 정

2) 전자들의 운동에너지를 측정하기 위한 다른 방법들도 있겠지만, 분산분석기라고 하는 이 방법은 가장 일반적으로 이용되는 방법이며, 따라서 여기서는 이에 관해 중점적으로 알아보도록 한다.

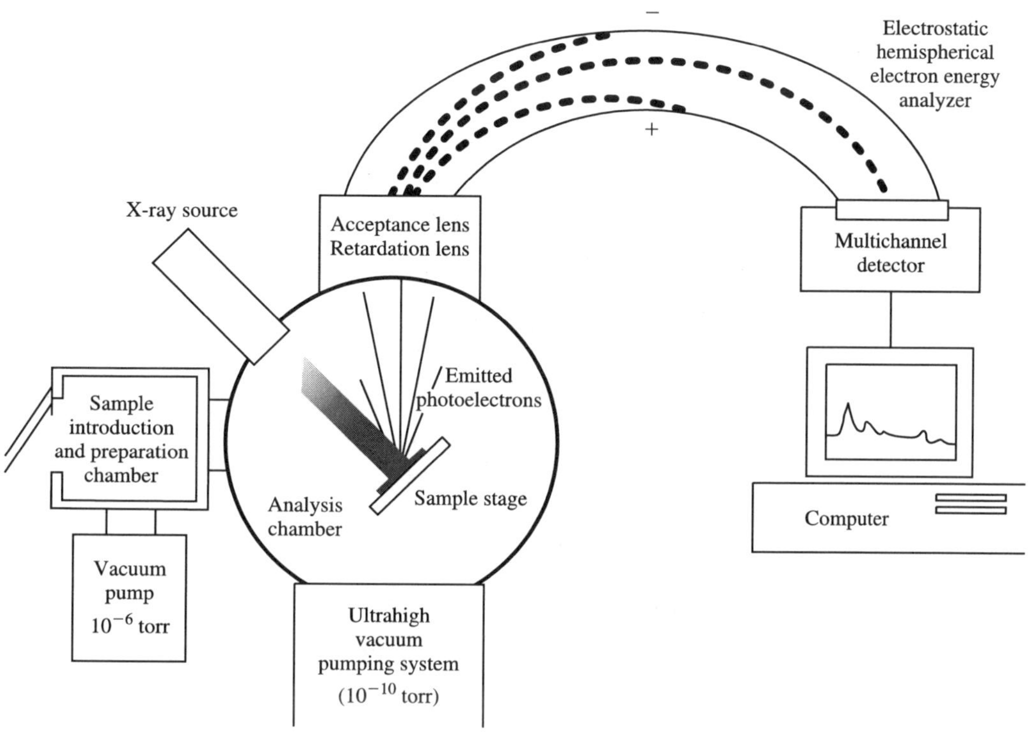

그림 7.26 ESCA 기기에 대한 모식도. 먼저 시료를 X-선으로 조사한다. 이에 따라 방출되는 전자들을 분석기로 주입시킨다. 두 벽 사이의 전압차와 분석기의 기하학적 형태로 인해, 특정한 운동에너지를 갖는 전자들만 탐지기에 의해 수집되며, 나머지 전자들은 탐지가 되지 않는 부위에 충돌하게 된다. 두 벽 사이의 전압차를 통제된 방식으로 변화시킴으로써, 정전기장(electrostatic field)이 변하게 되어 다양한 운동에너지를 갖는 전자들의 양을 측정할 수 있게 된다. 전압변환이 종료되면, 시료에 대한 전반적인 스펙트럼을 얻을 수 있다. (Adapted with permission from [10].)

전기장이 변하게 되어 탐지기가 다양한 운동에너지를 갖는 전자들의 양을 측정할 수 있게 된다. 전압 변환이 종료되면, 시료에 대한 전반적인 스펙트럼을 얻을 수 있다. 그림 7.26에 나타낸 바와 같이, ESCA 분석법은 방출된 전자들이 공기 중의 기체분자들과 불필요한 작용이 발생하는 것을 방지하기 위해 진공에서 수행한다.

7.6.3.3 수집정보

ESCA 분석법은 매우 민감한 분석법이며, 유기 또는 무기재료의 표면으로부터 ~100 Å까지 존재하는 수소와 헬륨을 제외한 모든 원소들을 탐지할 수 있으며, 원소의 농도가 0.1 원자 %까지 탐지가 가능하다. 이와 함께, ESCA 스펙트럼은 어떤 원소가 결합하고 있는 이웃원자들에 관한 정보도 제공한다. 예를 들면, ethyltrifluoroacetate에 관한 그림 7.27에 나타낸 바와 같이, 결합에너지들은 이 분자 내에 존재하는 다양한 탄소들을 구별할 수 있게 한다. 표시된 여러 원자들 중에서, 불소가 탄소로부터 원자가 전자 밀도를 끌어당기는데 있어서 가장 큰 능력을 갖는다(이를 전자음성도(electronegativity)라고 한다). 따라서

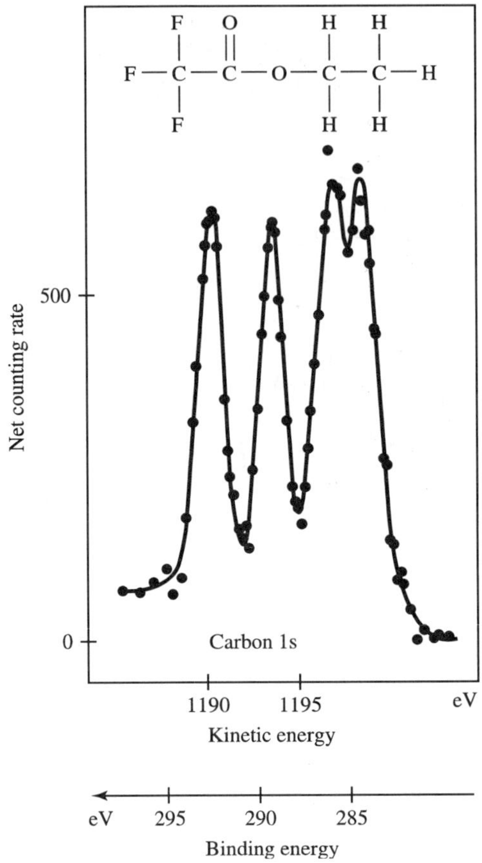

그림 7.27 Ethyltrifluoroacetate의 ESCA 스펙트럼. 그래프에 표시된 바와 같이, 이 분자에 포함된 다양한 탄소들의 결합에너지를 구별할 수 있다. 표시된 원자들 중에서, 불소가 탄소로부터 원자가 전자 밀도를 끌어당기는데 가장 큰 능력을 가진다. 따라서 양의 핵전하가 덜 가려지고, 원자주변의 탄소전자들은 더욱 단단하게 붙잡혀 있다. 이로 인해 이 탄소원자는 분자 내의 다른 탄소들에 비해 훨씬 더 높은 결합에너지를 갖는다. (Adapted with permission from [15] and [16].)

핵의 양전하가 덜 가리워지고, 원자에 가까이 위치한 탄소전자들은 더욱 강하게 잡혀있게 된다. 그 결과 이 탄소원자는 분자 내에 존재하는 다른 탄소원자들에 비해 훨씬 더 높은 결합에너지를 갖게 된다.

7.6.4 감쇠전반사 푸리에 변환 적외선 분광법 (Attenuated Total Internal Reflectance Fourier Transform-Infrared Spectroscopy, ATR-FTIR)

7.6.4.1 기본 법칙

ATR-FTIR은 총괄적 특성분석법을 개조함으로써 재료의 표면에서 특정한 변수들을 탐지

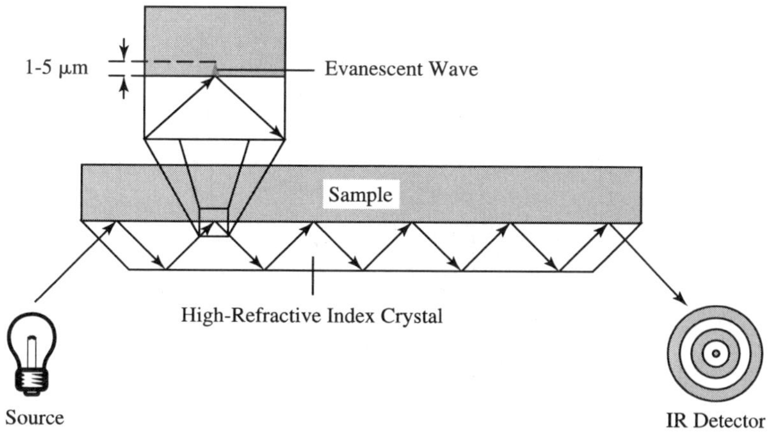

그림 7.28 ATR-FTIR 탐침 내에서 빛이 통과하는 경로. 흡수 정도를 증가시키기 위해, 탐침은 입사되는 복사선의 각도가 IR빔이 완전히 반사되도록 설계되어 있다. 따라서 빔이 시료와 근접해서 통과하는 동안, 반사와 감쇄가 여러 차례 발생하게 되며, 따라서 신호의 강도가 증가하게 된다.

하기 위해 개발된 분석법이다. 분자들의 IR 여기에 관한 이론은 2장에서 설명한 바 있다. 시료의 표면과 직접 접촉하고, IR 빔이 통과하는 굴절률이 높은 결정으로 제작된 특수한 탐침이 추가된 것이 ATR-FTIR의 큰 차이점이다.

전자기 복사선은 밀도가 높은 매질로부터 낮은 매질로 통과할 때, 반사가 일어난다. 반사가 발생하면, 광선은 짧은 거리를 통과하여 밀도가 낮은 매질로 침투하게 되며, 이러한 침투 복사선을 소산파(evanescent wave)라고 한다. 다른 IR법과 마찬가지로, 시료는 내부에 존재하는 결합들의 진동주파수로 인해 소산빔을 흡수하게 된다. 특정한 파장이 흡수되면 이 파장들이 감쇄되고, 그 재료의 화학적 구조에 관한 정보를 제공하게 된다.

탐지가 가능한 수준으로 흡수 수준을 증가시키기 위해, 복사선의 입사각을 IR빔이 완전히 반사될 수 있도록 탐침이 설계되어 있다. 따라서 광선이 시료에 근접해서 통과할 때, 여러 차례의 반사와 감쇄가 일어나게 되는데(그림 7.28), 이렇게 함으로써 신호를 증가시킬 수 있다. 탐침을 시료와 밀접하게 접촉시킴으로써, ATR-FTIR은 단지 표면 특성만을 측정하는 것으로 생각되지만, 표면분석법의 기준(1~5 μm)들에 의거하면, 비교적 시료의 깊은 부분에 대한 신호를 얻을 수도 있다는 사실에 주의해야 한다.

7.6.4.2 측정장치

Poly(dimethyl siloxane)의 전형적인 스펙트럼을 그림 7.29에 나타내었다. 다른 IR 스펙트럼과 마찬가지로, ATR-FTIR 자료들도 일반적으로 투과도(transmittance)(또는 흡수도) (y-축)을 파장의 함수(또는 파수)(x-축)로 나타낸다. ATR-FTIR에 대한 기본장치는 다른 FTIR법들과 비슷하며, IR 광원, 인터페로미터(inteferometer), 탐지기 그리고 프로세서를 포함하고 있다. 푸리에 변환법은 재료 표면에서 탐지되는 양이 작아서 신호가 약하게 나

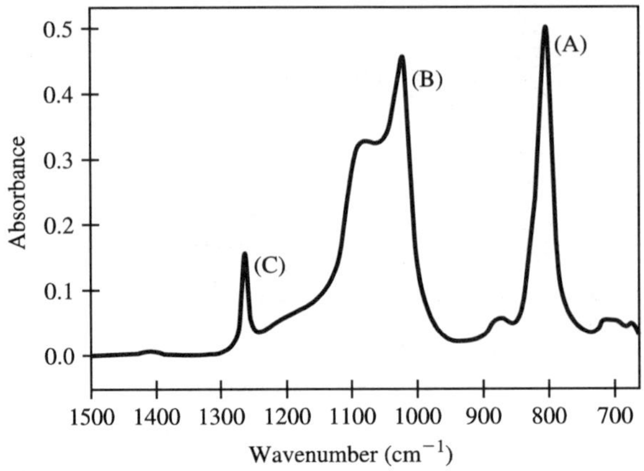

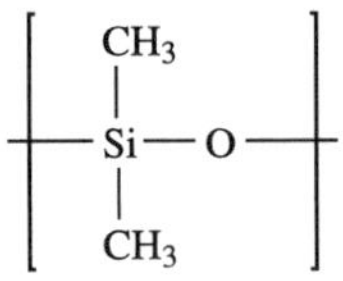

Poly(dimethyl siloxane)

그림 7.29 Poly(dimethyl siloxane)에 관한 전형적인 ATR-FTIR 스펙트럼. 특성피크들은 800 cm^{-1}에서 Si-CH_3 내에 존재하는 C-H 결합 (A), 1020 cm^{-1}에서 Si-O-Si 결합 (B), 그리고 1260 cm^{-1}에서 Si-CH_3에 존재하는 C-H 결합 (C).

타나는 경우(신호 대 노이즈 비), 이를 크게 증폭시켜 줄 수 있기 때문에 이 분석법에서 요구되는 사항이다. 그림 7.30에는 두 종류의 ATR 시료셀들, 즉 고체 시료와 액체 시료에 이용되는 것을 보여 주고 있다. 물이 포함된 시료를 측정할 수 있는 셀을 ATR-FTIR에 활용하면 단백질 흡착에 관한 분석에 매우 유용하게 활용할 수 있다.

7.6.4.3 수집정보

ATR-FTIR 스펙트럼들은 일상적인 IR 스펙트럼과 비슷하게 보이지만 동일하지는 않다. 흡수가 동일 파장에서 발생하지만, 2장에서 설명한 스펙트럼과 비교하면 피크의 강도가 변하게 된다. ATR-FTIR을 이용하는 많은 경우에 있어서 생체재료의 표면의 화학적 조성에 관한 정보를 얻기 위해 스펙트럼을 측정하는 것을 포함하여 총괄적인 측면에서 동일하다.

이 기술을 일반적으로 활용하는 또 다른 예는 특정한 결합을 나타내는 어떤 피크가 시간에 따른 상대적인 변화를 관찰하기 위해서도 활용된다. 예를 들면, 아마이드결합의 양상을 관찰하면 생체재료에 단백질이 흡착되는 속도를 면밀하게 관찰할 수 있다. 시료대를 개발함으로써 액체와 물로 구성되는 계면에 대한 측정이 가능하게 됨으로써[그림 7.30(b)], 이러한 형태의 실험을 쉽게 수행할 수 있게 되었다.

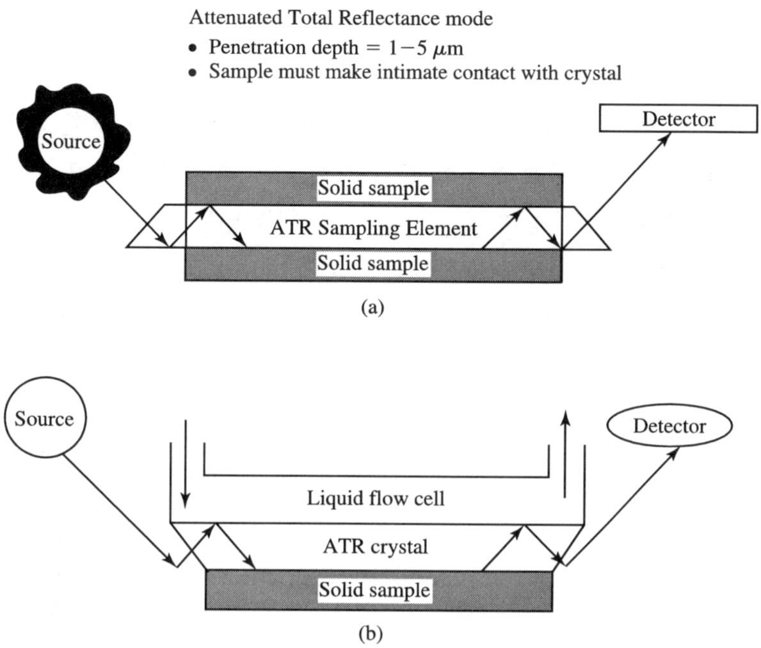

그림 7.30 두 종류의 ATR 시료대 (a) 고체시료를 위한 시료대와 (b) 고체/액체 계면을 위한 시료대. (Adapted with permission from [9] and [10].)

7.6.5 이차 이온 질량분광광도법(Secodnary Ion Mass Spectrometry, SIMS)

7.6.5.1 기본 법칙

ATR-FTIR과 같이, SIMS는 총괄적인 분석법으로부터 파생되었다, 즉 질량분광광도법. 그러나 SIMS는 전자기 방사선의 흡수와 관련된 IR과 같은 분광학적 기법과는 구별된다. SIMS에 대한 이론은 2장에서 설명한 분광광도계 이론과 동일하며 이온들을 질량에 따라 분리하는 데 중점을 두고 있다. 표면과 관련하여, 일차와 이차 이온들을 이용하는 시료의 이온화 방법에 근소한 차이가 있다(따라서 SIMS이라는 명칭은 이로부터 유래된 것이다).

이온화는 일차 이온들, 예를 들면 O_2^+, Ar^+, Xe^+ 또는 Cs^+들이 이온건으로부터 방출되어 시료의 표면과 충돌하게 된다. 이를 통해 표면층에 존재하는 원자들이 전기적으로 중성이거나 이온 형태로 떨어져 나가게 되는데, 이를 스퍼터 되었다라고 한다(이는 스퍼터 코팅(sputter coating)에서 타깃으로부터 원자를 스퍼터링하거나 또는 이온빔 주입 과정에서 시료표면으로부터 원자들을 제거하는 공정과 유사하다). 이렇게 방출된 이온들을 이차이온(secondary ion)이라 하고 총괄질량 분광광도법과 유사한 방법으로 질량에 따라 분리하기 위해 분석기로 모으게 된다.

7.6.5.2 측정장치

그림 7.31에 나타낸 바와 같이, 총괄적 질량스펙트럼과 같은 SIMS 스펙트럼은 상대적인 강도(y-축)를 질량(x-축)의 함수로 나타낸다. 그림 7.32는 SIMS에 필요한 측정장치가 총괄적 질량분광기의 장치와 상당히 유사한 것을 보여 주며, 4 종류의 주요 부분으로 구성된다: 시료를 담고 있는 이온화 챔버, 질량분석기, 이온탐지기, 그리고 탐지기로부터 얻어지는 신호를 적절한 스펙트럼으로 전환시키는 데 이용되는 프로세서/컴퓨터. 다른 질량분광기 종류들과 마찬가지로, SIMS 분석은 진공 하에서 수행한다.

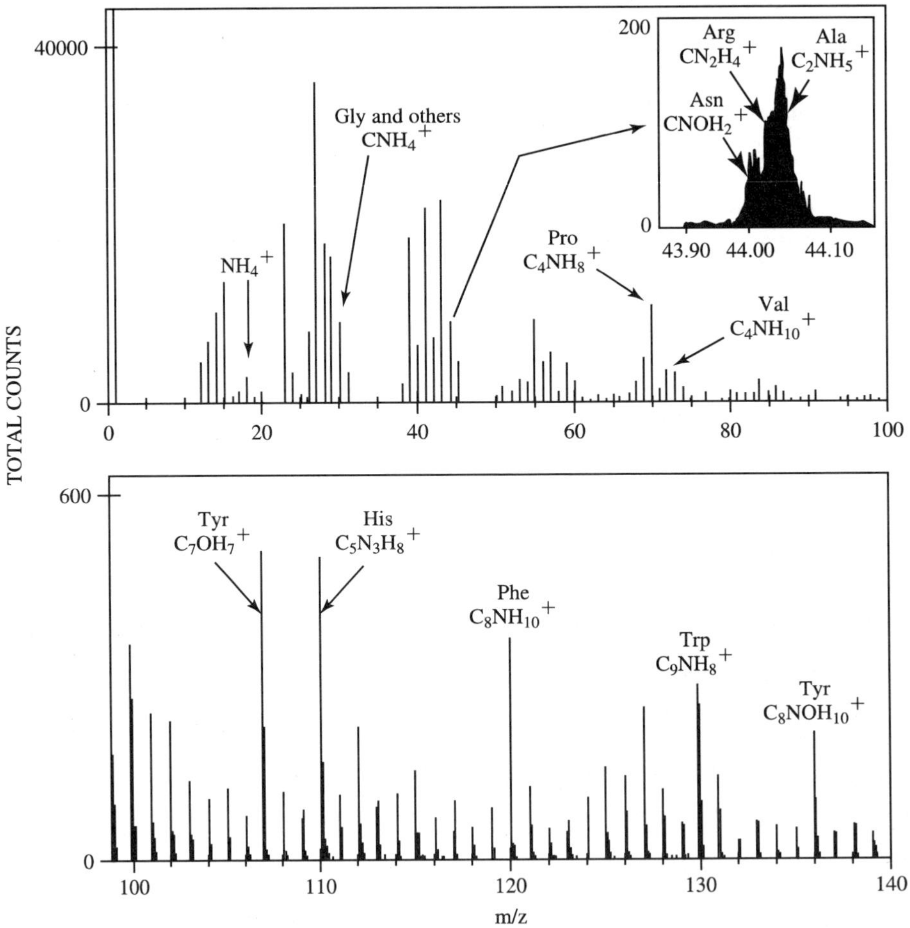

그림 7.31 SIMS를 이용하여 얻은 폴리스티렌 표면에 흡착된 피브리노겐에 대한 스펙트럼(양이온들만 측정하는 time of flight SIMS를 이용한 경우). 측정된 여러 개의 피크들은 피브리노겐 단백질 내에 존재하는 다른 종류의 아미노산을 나타낸다. 단백질이 다른 종류의 표면에 흡착할 때, 특정한 피크의 강도를 비교해 봄으로써, 각 표면에 흡착된 단백질들이 어떻게 배열되어 있는지에 관한 정보를 얻을 수 있다. (Adapted with permission from [17].)

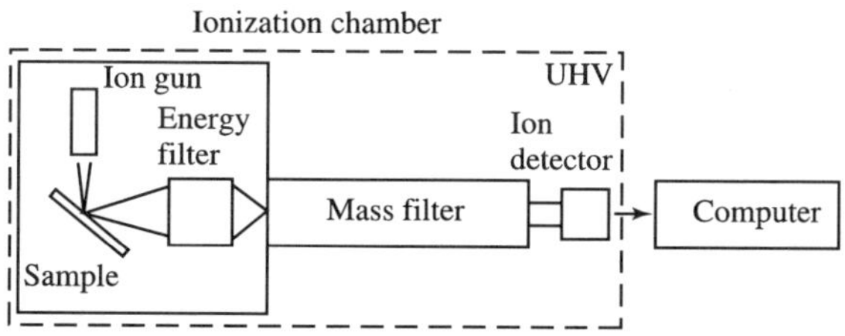

그림 7.32 4 종류의 중요한 성분들로 구성된 SIMS 장치에 대한 블록도표: 시료를 넣는 이온화 챔버와 이온건, 질량분석기(질량여과기), 이온 탐지기, 그리고 탐지기로부터 전달되는 신호를 적절한 스펙트럼으로 변환시킨는 프로세서/컴퓨터. SIMS 분석은 높은 진공(ultra-high vacuum, UHV) 하에서 수행한다. (Adapted with permission from [18] and [19].)

7.6.5.3 수집정보

SIMS분석법을 이용하면, 무기재료와 유기재료의 최외각 표면으로부터 수 Å 정도의 두께에 포함된 재료의 구조와 조성에 관한 정보를 얻을 수 있으나, 이러한 형태의 분광기의 정량적 측정결과의 정밀도는 제한적이다. 동적 SIMS를 이용하는 경우, 깊이에 따른 조성의 변화를 측정할 수 있다.

7.6.6 전자현미경: 투과현미경과 주사현미경(Electron Microscopy: Transmission Electron Microscopy(TEM) and Scanning Electron Microscopy(SEM))

7.6.6.1 기본법칙

양자역학의 원리에 의해 전자가 가속되면, 파동 성질을 갖는 것으로 알려져 있다. 전자현미경 기술은 이러한 전자의 성질을 이용하여 광학현미경과 유사한 이미지를 얻을 수 있게 되었다. 광학현미경과 가장 직접적으로 관련되는 현미경이 투과전자현미경(transmission electron microscope)인데, 이 전자현미경은 복합현미경과 매우 유사하지만(그림 7.33), 유리렌즈 대신 자석을 이용한다는 점이 다르다. 전자와 연계된 파장은 백색광보다 짧기 때문에, TEM의 분해능이 더 우수하며, 훨씬 더 세밀한 이미지를 얻을 수 있다(그림 7.34).

그러나 TEM을 이용하기 위해서는 매우 얇은 시료(20-200 μm 두께)가 필요한데, 그 이유는 시료가 두꺼우면 전자빔이 완전히 흡수되어 이미지를 생성해 낼 수 없기 때문이다. 이러한 얇은 시편을 만들기 위한 처리과정이 어렵기 때문에, 생체재료 연구에는 TEM보다 SEM이 더 많이 활용되고 있다. 추가적으로 이러한 시편들은 시료의 어떤 부위에서도 채취할 수 있기 때문에, TEM은 전적으로 표면분석법에만 국한되는 것은 아니다. 따라

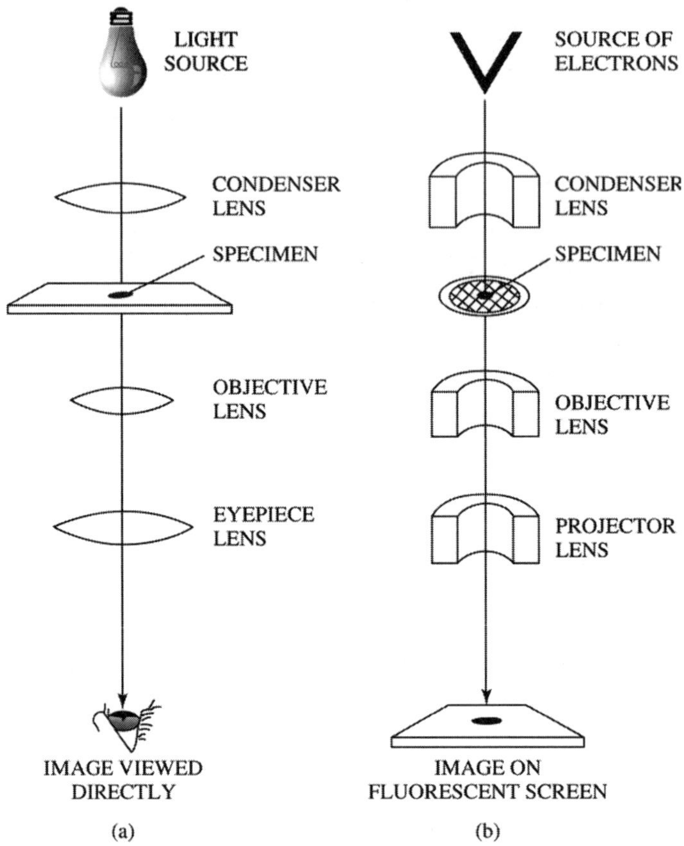

그림 7.33 광학현미경(a)과 복합현미경과 유사하게 설계되어 있지만 유리렌즈 대신 자석렌즈를 사용하는 투과전자현미경(b)의 에너지 경로 비교. (Adapted with permission from [13].)

서 이 절의 나머지 부분은 SEM의 원리와 장치에 관해 중점적으로 알아보도록 한다.

SEM을 통해 이미지를 얻는 방법은 그 기전이 다른 분석법과 다른 기전에 기초를 두고 있다. 이러한 형태의 전자현미경은 시료의 표면을 전자빔으로 스캔한다. 빔으로부터 나오는 전자들은 시료의 원자들과 충돌하면서 탄성 및 비탄성 산란이 발생한다(그림 7.35). 탄성산란(elastic scattering)의 경우, 전자의 궤적이 변하지만, 전자의 에너지는 변하지 않는다. 대다수의 경우에 있어서, 여러 차례의 탄성충돌(elastic collision)을 거친 후에, 전자들이 시료로부터 후방산란 전자(backscattered electron)의 형태로 빠져나간다. 비탄성 산란(inelastic scattering)은 전자들이 자신의 에너지의 일부 또는 전부를 시료의 원자에 전달했을 때 발생한다. 그러면 원자는 이로 인해 발생하는 과잉 에너지를 방출하기 위한 수단으로 2차 전자들, Auger 전자들(표 7.5 참고) 또는 X-선을 방출하게 된다. SEM 이미지는 1차 전자빔을 특정부위에 조사한 후 발생하는 2차 전자들을 측정함으로써 얻을 수 있다. 이들 전자의 강도는 시료의 표면 형태에 의존하기 때문에, SEM은 표면 이미지 분석법으로 간주하고 있다.

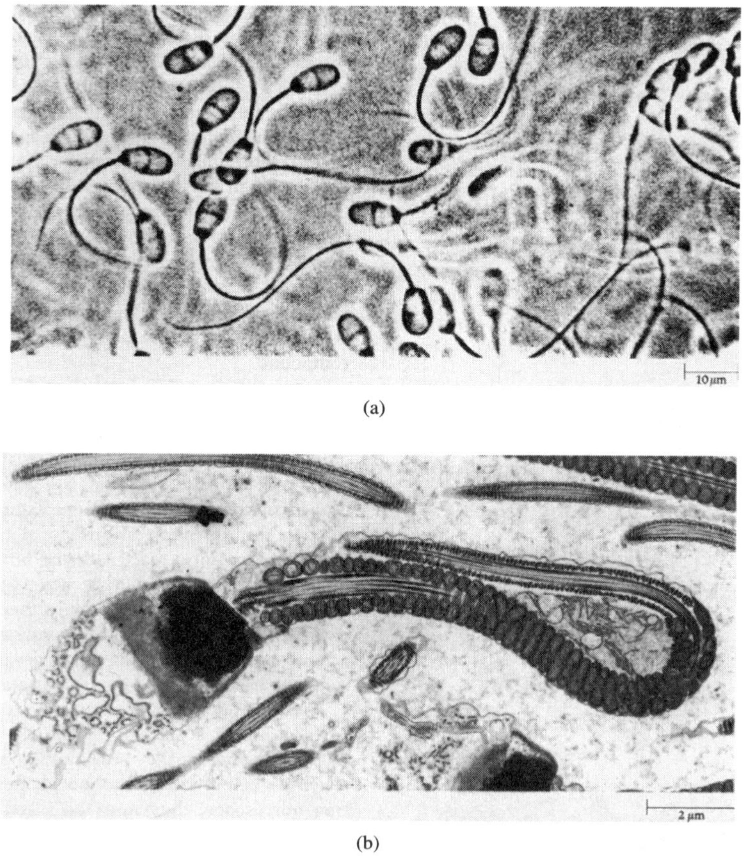

그림 7.34 (a) 백색광 현미경에서 얻은 정자세포의 이미지(눈금막대 10 μm). (b) 투과현미경으로부터 얻은 정자세포의 이미지(눈금막대 2 μm). 전자의 파장이 백색광의 파장보다 짧기 때문에, TEM의 분해능이 훨씬 높으며, 훨씬 더 세밀한 이미지를 얻을 수 있다. (Reprinted with permission from [13].)

SEM은 1차 전자빔으로 조산한 후 2차 전자들 대신 방출된 X-선을 분석함으로써 시료의 이미지 부분의 화학적 조성에 관한 정보를 얻을 수도 있다. 표 7.5에 요약한 바와 같이, X-선 형광은 전자빔이 노출되어 시료의 원자들로부터 한 개의 내부 전자가 제거되면서 발생한다. 바닥상태로 돌아오기 위해서는 외각전자들 중 하나가 비어 있는 자리를 채워야 할 것이며, 이 과정에서 그 원자의 특징적인 파장을 갖는 X-선이 발생하게 된다. 따라서 방출되는 X-선의 파장을 측정함으로써 시료의 원소들의 조성에 관한 정보를 얻을 수 있다. 그러나 이러한 방법으로 생성된 X-선들은 시료 내부 깊은 부위(1 μm 또는 그 이상)에 위치한 원자들에 의해서도 생성될 수 있기 때문에, 이 분석법은 표면의 화학적 성질에 관한 정보를 제공하지 못한다.

7.6.6.2 측정장치

티타늄 망사에 부착된 조골세포의 전형적인 SEM 이미지를 그림 7.36에 나타내었다. 이

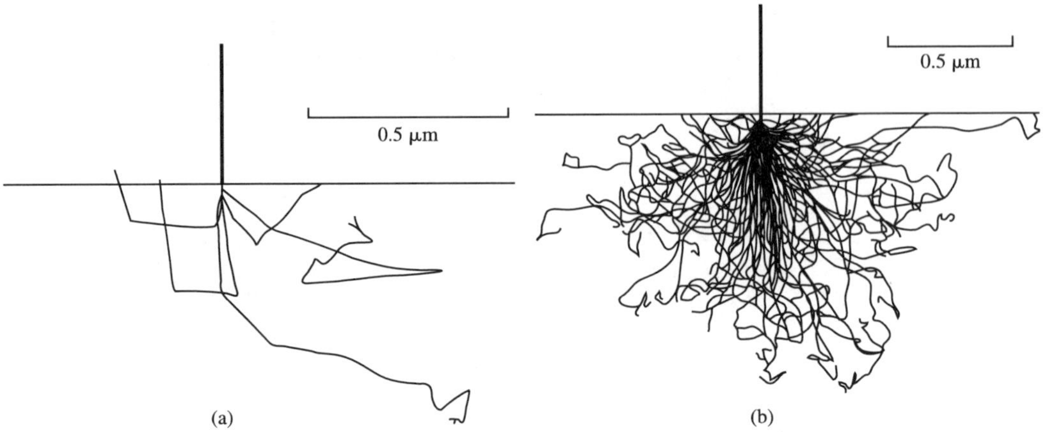

그림 7.35 SEM에서 철 시료와 충돌하는 전자빔의 예. (a) 시료 내에서 산란되는 5개의 전자들의 경로와 (b) 100개의 전자들에 대한 경로를 나타내고 있다. 빔으로부터 나온 전자들은 시료의 원자들과 충돌함으로써 탄성 및 비탄성 산란이 발생한다. 탄성 산란은 전자의 궤도가 변하게 하지만, 전자의 에너지는 변하지 않는다. 다수의 경우에 있어서, 여러 번의 탄성충돌 이후에 전자는 후방산란 전자로 시료를 빠져나가게 된다. 이에 반해, 비탄성 산란은 전자가 자신의 에너지의 일부 또는 전부를 시료의 원자에 전달한 경우에 발생한다. 이 원자는 과잉에너지를 방출하기 위해 2차 전자인 Auger 전자 또는 X-선을 방출한다. (Adapted with permission from [20].)

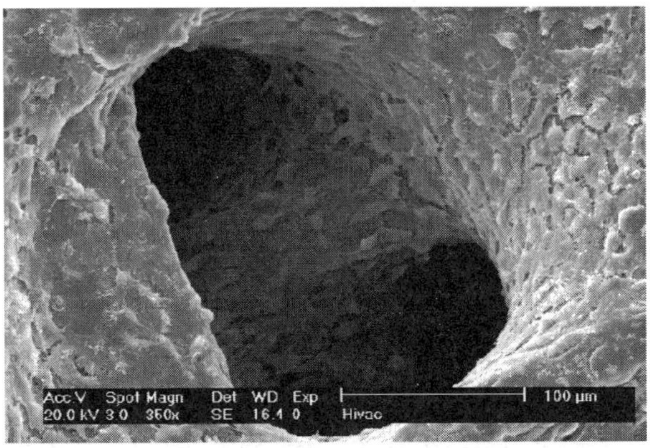

그림 7.36 티타늄 망사에 배양한 조골세포의 SEM 이미지. 개별 세포들을, 특히 기공의 뒷부분에 있는 섬유조직에서(이미지의 중앙부분) 관찰할 수 있다. 눈금막대는 100 μm. (Reprinted with permission from [21].)

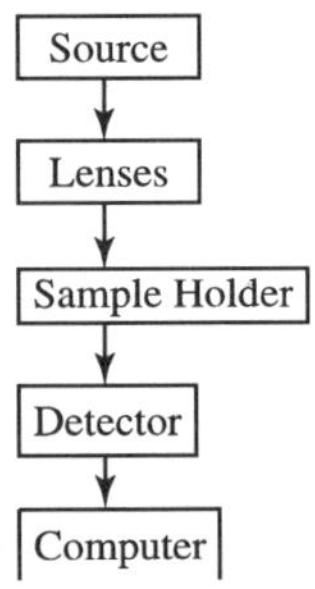

그림 7.37 SEM을 구성하는 요소들의 블록도표. SEM은 5개의 기본 요소들로 구성되어 있다: 가속된 전자원, 렌즈, 시료 고정대, 탐지기, 최종적인 이미지를 생성하는 컴퓨터.

이미지는 뼈조직공학에서 세포와 생체재료 지지체의 작용을 보여 주고 있다. 그림 7.37에 나타낸 바와 같이, SEM에는 5가지의 기본적인 요소들로 구성된다.

1. 광원-가속된 전자들을 생성시킴.
2. 렌즈-전자빔을 집중시키고 부위의 크기를 축소시키는 자석코일.

3. 시료 고정대-시료를 견고하게 고정시킴.
4. 탐지기-2차 전자 충격의 공간적 위치를 표시하고 이 정보를 전기적 신호로 변환시킴.
5. 컴퓨터-탐지기로부터 전달되는 신호를 이용하여 이미지를 생성함.

최적의 이미지를 얻기 위해, 고분자와 같은 절연성 시료는 전도성 물질을 이용하여 얇은 막을 입히는 전처리 과정을 거쳐야 하며, 이를 통해서 스캔이 진행되는 동안 전하가 축적되는 것을 감소시켜 준다. 이는 시료로부터 이미지를 얻기 전에, 금속성 타깃으로 시료에 물리적인 스퍼터링을 실시한다(이 장의 앞 절을 참고). 실제적으로는, 2차 전자들이 코팅에서만 생성되는데, 따라서 코팅층이 충분히 얇고 입체적이어야만 표면 형태에 대한 충실도가 높은 이미지를 얻을 수 있다. 그림 7.38에 나타낸 바와 같이, (코팅된) 시료를 시료 고정대에 놓고, 전자빔을 시료의 표면에 주사한다(빔들이 가로의 각 선과 세로의 모든 선들을 스캔한다). 2차 전자탐지기는 방출된 전자들을 측정할 수 있는 위치에 설치되어 있다. 탐지기로부터 전달되는 신호는(전자 충격강도와 위치를 나타내는) 이어서 적절한 소프트웨어를 이용하여 3차원 이미지를 만들어 낸다. 만일 방출된 X-선들을 분석하기 위해서는, 에너지 분산형 X-선 분석(energy-dispersive X-ray analysis, EDXA)이라고 하는 특수 탐지시스템을 이용해야만 이 복사선들을 수집하고 분석할 수 있다(그림 7.38). 전자들은 대기 중의 원자들과 쉽게 작용하기 때문에, 모든 전자 현미경은 진공 하에서 운영해야 한다.

7.6.6.3 수집정보

SEM은 생체재료 또는 조직이나 세포가 부착된 생체재료의 표면형태를 가시화하기 위해 이용된다. 이미지를 얻는 작업이 진공 하에서 수행되어야 한다는 요건은 생체재료가 생체 내에 존재하기 때문에 전반적인 생체재료분석에는 활용될 수는 없지만, 최근에 개발된 SEM들은 부분적으로 수화된 시료의 이미지를 얻을 수 있도록 되어 있다. SEM과 EDXA를 조합하게 되면, 표면의 화학적 특성을 구별하기에는 제한성이 있지만, 시료의 화학적 조성에 관한 정보를 얻을 수 있다.

7.6.7 원자탐침 현미경(Scanning Probe Miscroscopy, SPM): 원자힘 현미경(Atomic Force Microscopy, AFM)

7.6.7.1 기본 원리

원자탐침 현미경(scanning probe microscopy)는 작은 탐침과 시료의 표면을 구성하고 있는 원자 사이의 작용을 통해 3차원 이미지를 생성하는 여러 종류의 기술을 의미하는 포

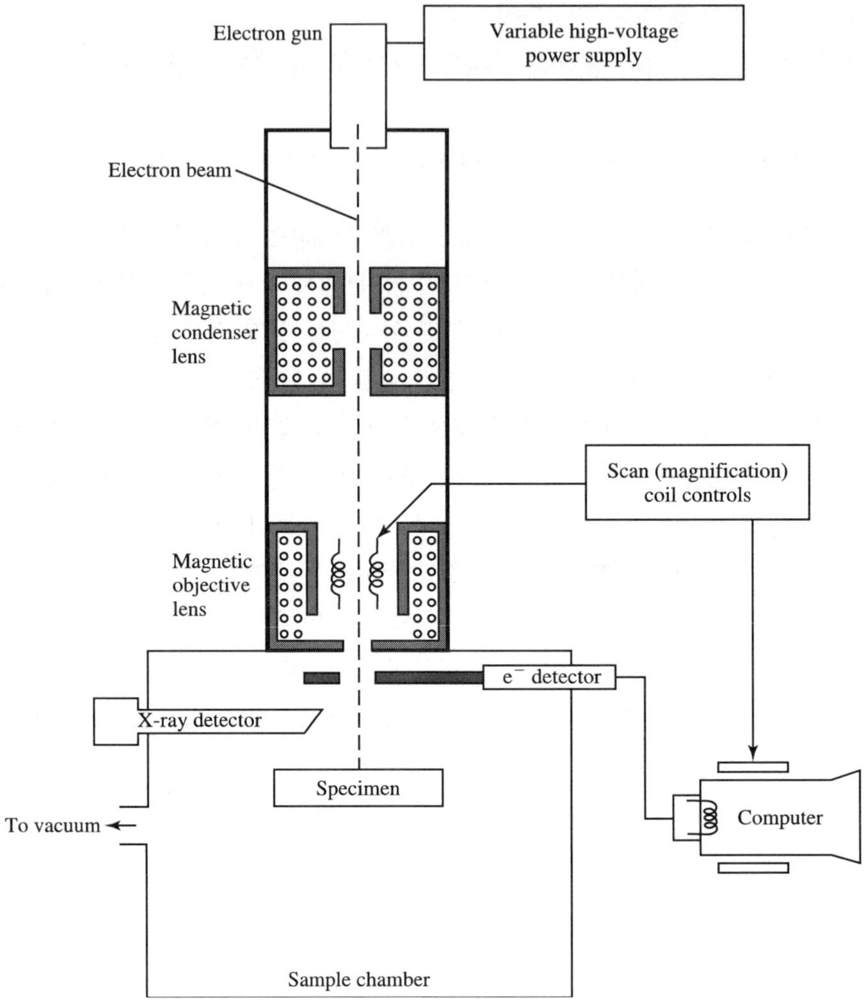

그림 7.38 SEM 모식도. 먼저 시료를 시료 챔버에 넣고, 표면을 전자빔으로 스캔한다. 2차 전자탐지기를 방출되는 전자들을 측정할 수 있는 위치에 설치한다. 탐지기로부터 전달되는 신호들을 적절한 소프트웨어로 처리하여 3차원의 이미지를 만든다. 만일 방출된 X-선을 분석하기 위해서는, 이 복사선을 수집하고 분석할 수 있는 에너지 분산형 X-선 분석(EDXA)라고 하는 특수한 시스템을 활용하여야 한다. (Adapted with permission from [15].)

괄적인 용어이다. 이들 중 원자힘 현미경(atomic force microscopy, AFM)에 관해서만 논의하기로 한다. SEM과 같이, AFM은 재료 표면에 대한 이미지를 공간 해상도가 Å에서 nm 수준 정도의 3차원 이미지로 생성할 수 있다. AFM의 분석능력은 시료의 최외각 표면에 있는 원자층에 제한되는데, 그 이유는 AFM은 표면을 구성하는 원자들의 전자구름과의 작용에 근거하여 운용되기 때문이다.

그림 7.39에 나타낸 바와 같이, AFM에는 작은 첨단부가 캔틸레버에 부착되어 있다. 첨단부가 재료의 표면에 접촉하면, 첨단부과 시료의 표면에 존재하는 원자들 간에 van

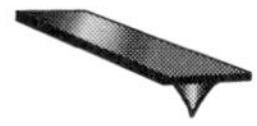

그림 7.39 원자힘 현미경에 사용되는 첨단부. 첨단부는 캔탈로프 빔의 끝부분에 부착되어 있다. (Adapted with permission from [10].)

der Waals와 정전기적 작용을 통해 특정한 힘의 분포가 생기고, 첨단부와 표면의 궁극적인 인력이 발생하여 캔탈로프가 휘어지게 된다. 이미지를 얻기 위해, 캔탈로프/첨단부의 조합이 통제된 형태로 재료를 횡단하면서 점방식으로 스캔하고, 시료가 고정된 시료대를 캔탈로프의 굽힘에 따라 위 아래로 이동하여 첨단부가 항상 표면과 접촉하도록 한다. 이와 같이 일정하게 접촉되도록 하는 데 필요한 시료대의 위치변화를 측정하여 3차원적 이미지를 나타내기 위한 높이를 표시하는 자료로 활용한다.

7.6.7.2 측정장치

그림 7.40에 전형적인 AFM 이미지를 제공하였다. 이 그림에 나타낸 바와 같이, AFM 기술은 순수한 생체재료의 표면과 흡착된 단백질에 관한 이미지를 얻기 위해 활용될 수 있다. 그림 7.41에서와 같이 AFM은 4가지의 기본 요소들로 구성된다:

1. 캔탈로프/첨단부-첨단부와 시료 사이에 작용하는 힘에 따른 굽힘.
2. 레이저/탐지기-표면에 반응하여 레이저빔이 캔탈로프로부터 되튀어서 광전다이오드 탐지기로 향하도록 하여 측정한다.
3. 시료 고정대-시료를 견고하게 고정시킴. 압전드라이브를 이용하여 첨단부와 시료 사이의 접촉을 유지시키기 위해 위 아래로 위치를 변화시킨다.
4. 컴퓨터-광전다이오드 탐지기로부터 전달되는 신호를 변환시키고 시료대의 위치에 피드백을 제공한다. 시료대의 위치를 측정하고, 이미지를 생성한다.

AFM 이미지들은 대체로 접촉 또는 탭핑 방식을 통해 얻는다. 설명을 쉽게 하기 위해, 접촉방식에 관해서만 설명하기로 한다. 그러나 단백질들이나 고분자 시료의 경우, 접촉방식에서, 압력을 가하게 되면 첨단부의 미세한 넓이로 인해 시료가 손상될 수도 있다. 따라서 섬세한 시료에 대해서는 탭핑 방식이 더 많이 사용된다. 두 방식 모두 특수하게 제작된 유체셀을 활용할 수 있는데, 이 방식을 활용하면 생체 내의 환경과 같은 수용액 상의 조건에서도 생체재료의 이미지를 얻는 것이 가능하다.

그림 7.42에서 설명한 것처럼, 이미지를 얻기 위해서는 시료를 시료대에 고정시키고 첨단부를 낮추어서 표면과 접촉하도록 한다. 이와 같은 상태가 되면, 칸탈로프로부터 레이저가 반사되면 이는 캔탈로프가 시료 방향으로 휘어졌다는 것을 의미한다(그림 7.42). 이어서 첨단부/캔탈로프를 제어된 상태에서 시료의 표면을 횡단하도록 하고, 캔탈로프의

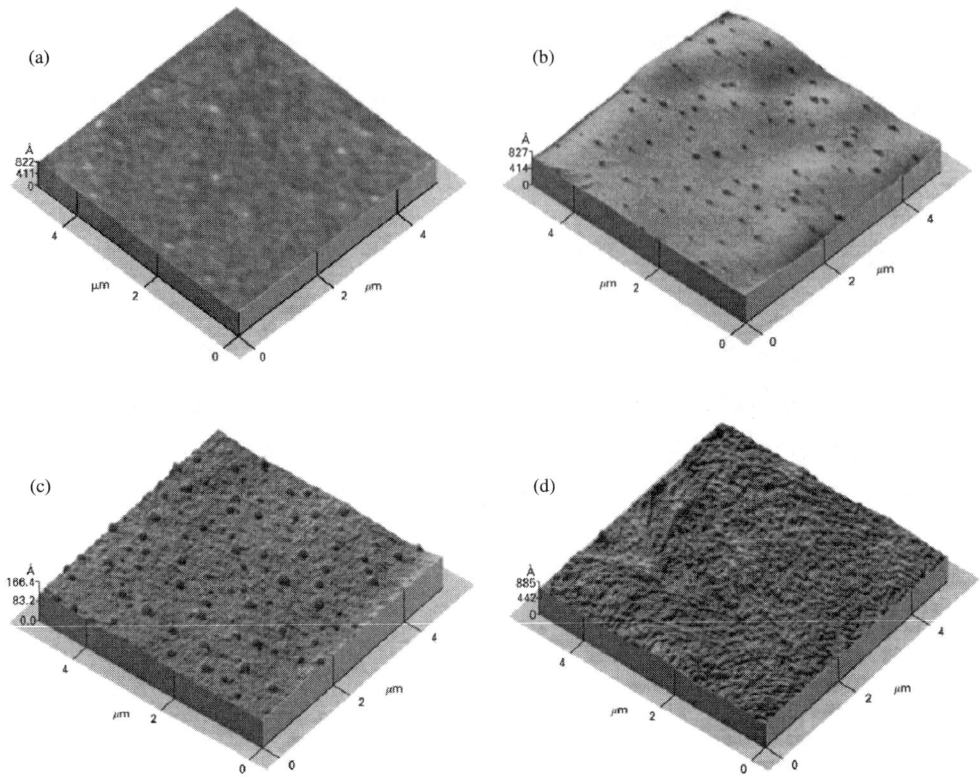

그림 7.40 (AFM을 이용하여 얻은) poly(D,L-lactic acid)-poly(ethylene glycol)-monomethyl ether diblock 공중합체(Me.PEG-PLA-숫자는 해당 고분자 블록의 kDa 단위의 분자량을 의미)의 필름과 PLA 필름의 표면형태 비교: (a) PLA, (b) Me.PEG5-PLA45, (c) Me.PEG5-PLA20, (d) Me.PEG5-PLA10. PLA 필름은 대부분 매끄럽고 구조성이 없는 표면을 가지고 있다. 고분자 내에 Me.PEG의 양을 증가시킴에 따라, 특정한 구조의 밀도(결정성 PEG가 주성분인)가 엄청나게 증가하는 것을 볼 수 있다. (Reprinted with permission from [11].)

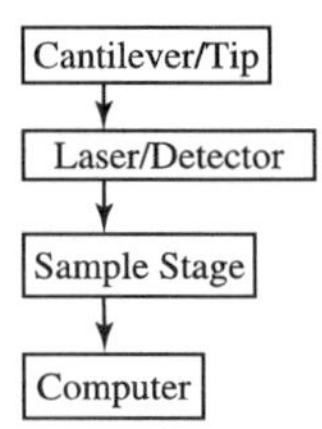

그림 7.41 AFM 장치의 블록도표.

휨 정도를 측정한다. 휨 정도가 변하게 되면, 시료대가 위 아래로 이동하여 시료와 첨단부의 접촉이 유지되도록 한다. 시료대 위치의 변화를 기록하여 적절한 소프트웨어로 처리하면 3차원 이미지를 얻을 수 있다.

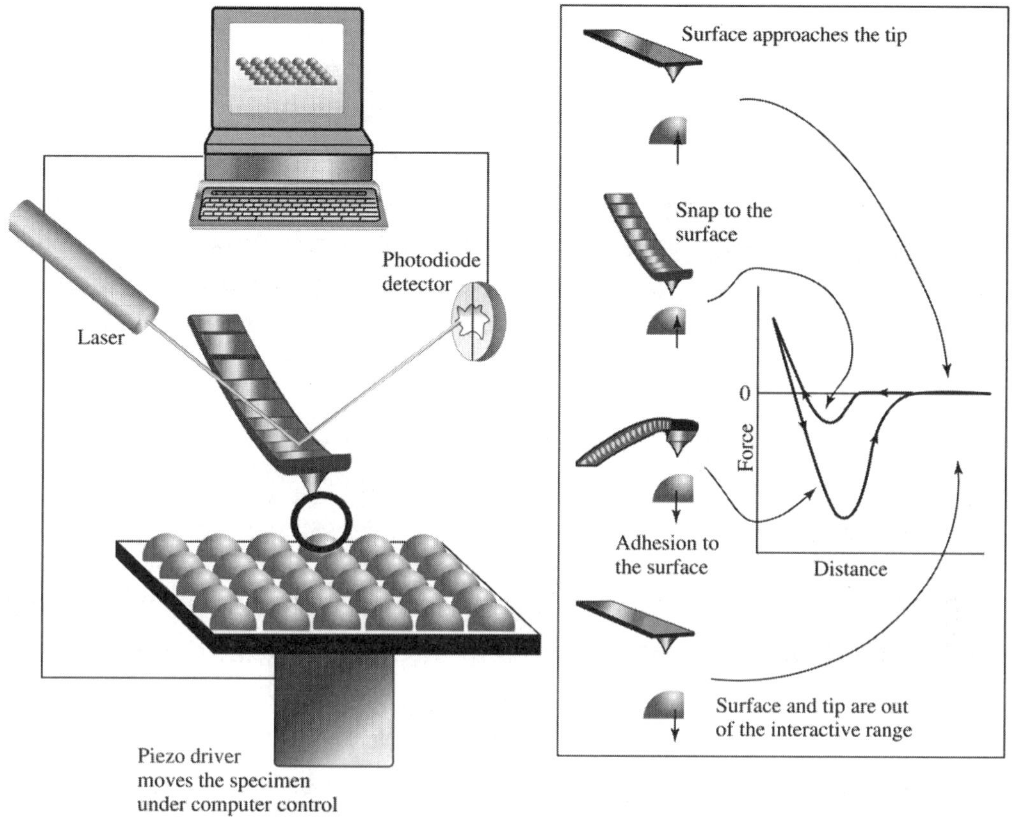

그림 7.42 AFM 장치의 모식도. 시료를 시료대에 고정시키고, 첨단부를 표면에 접촉할 때까지 내린 후, 이미지를 얻는 작업을 시작하게 된다. 이러한 설치작업이 끝나고, 캔탈로프로부터 레이저가 반사되면 캔탈로프가 시료를 향해 휘어졌다는 것을 의미한다. 그런 후 첨단부/캔탈로프를 시료의 표면에 대해 횡방향으로 이동시키면서 캔탈로프의 굽힘 정도를 측정한다. 휨 정도의 변화에 따라 시료와 점단부 사이의 접촉을 유지하기 위해 시료대를 상하방향으로 이동시킨다. 시료대의 변화를 측정하고, 적절한 소프트웨어를 사용하여 3차원 이미지를 얻을 수 있다. (Adapted with permission from [10].)

7.6.7.3 수집정보

AFM은 생체재료 또는 흡착된 단백질 층의 표면 형태를 가시적으로 관찰하는 데 가장 널리 활용되고 있는 기기이다. 그림 7.43에 나타낸 바와 같이, 첨단부의 너비를 크게 할수록, 접촉하는 원자들의 수가 늘어나기 때문에, 공간 해상도가 감소하게 된다. 따라서 최적의 결과를 얻기 위해서는 첨단부 말단의 너비가 이미지를 얻고자 하는 부분의 가장 작은 부분보다 더 작아야만 한다.

AFM은 캔탈로프의 굽힘 정도를 첨단부와 단면 간의 힘에 연계시키기 위해 Hooke의 법칙의 변수에 의거하여 힘을 정량적으로 측정하는 데 활용할 수 있다. 이를 위해서는 캔탈로프의 스프링 상수 E를 알아야만 한다. 이 분석방식은 생물분자들 간의 결합력 측정에도 활용할 수 있다. 이런 실험에서는 첨단부에 분자를 공유결합시키고, 시료 표면에 부

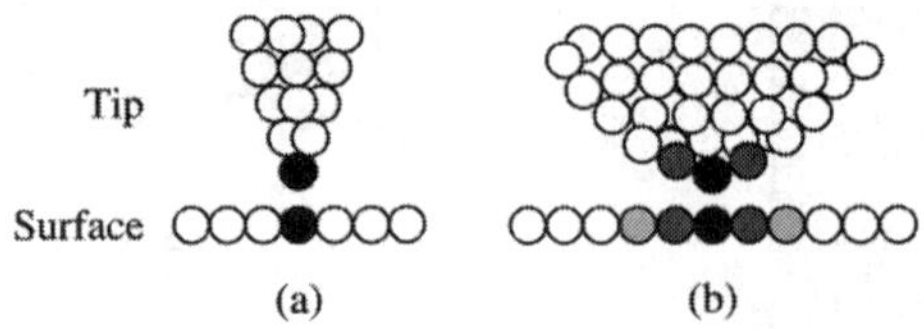

그림 7.43 AFM에 이용되는 두 종류의 시료 첨단부들. 첨단부의 너비가 증가하게 되면, 접촉하는 원자의 수도 증가하게 된다. 이 경우에는 공간 해상도가 감소하게 된다. 이런 특성 때문에, 첨단부 끝의 너비가 이미지를 얻고자 하는 시료가 갖는 가장 작은 형태보다 더 작게 하는 것이 바람직하다(a). 만일 첨단부가 너무 넓으면, 이미지 내에 인위적인 형태가 생기게 된다(b). (Adapted with permission from [23].)

착된 대상 분자와 첨단부 사이의 부착력을 측정하면 된다.

예제 7.4

아래의 그래프는 원자힘 현미경을 이용하여 열분해탄소로 제조한 인공심장 밸브의 판의 표면을 스캔한 표면조도의 형태를 보여 주고 있다. 그래프를 보면, 탄소재료의 표면이 5 μm 정도 크기의 표면 윤곽을 가지고 있는 것을 알 수 있다. 이 표에는 그래프에 표시된 여러 개의 경계표 간의 거리가 주어져 있다. 인체 환경 내에서, 판은 박테리아(구형으로 간주하면 직경이 ~10 μm), 피브린(fibrin) 단백질로 만들어진 원섬유(길이가 ~1 μm), 적혈구(직경이 ~2.5 μm), 혈소판(직경이 ~1 μm이며 혈액 내에서는 길이가 1 μm) 그리고 다른 비슷한 형태의 세포들이나 분자들과 접촉하게 된다. 표면조도와 제시된 혈액 성분들만을 고려한다면, 제시된 혈액 성분들과 재료가 상당한 정도로 접촉할 것으로 기대되는가? 그렇다고 판단되거나, 그렇지 않다고 판단된다면, 그 이유를 제시하시오.

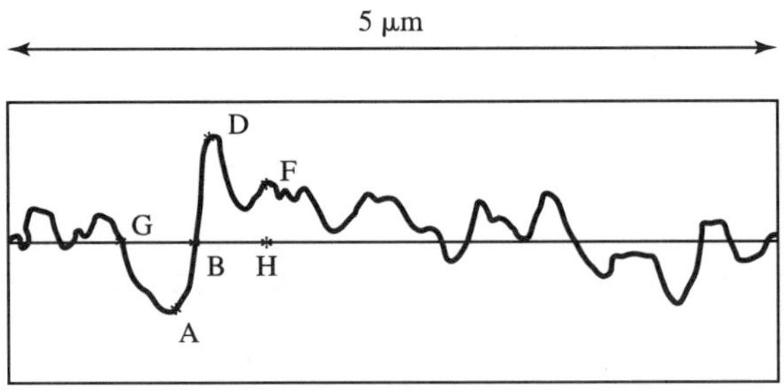

Points	Horizontal Distance (nm)	Vertical Distance (nm)
G&B	312.5	0
B&D	0	98.561
A&B	0	55.423
H&F	0	57.313

풀이: AFM으로 스캔한 결과를 육안으로 관찰해 보면, 표면이 상당히 거칠게 보이지만, 이러한 표면특성들의 규모는 잠재적으로 표면과 접촉할 혈액 성분들의 크기와 비교해 보아야 한다.

표에 제시된 자료들을 조사해 보면, 피크들의 수직거리는 100 nm 또는 그 이하이다. 재료와 접촉가능성이 있는 표에 제시된 성분들의 크기가 대략적으로 1에서 10 μm 정도라는 사실을 고려한다면, 표면의 규모는 훨씬 더 작다는 것을 알 수 있다(10배에서 100배 더 작다). 따라서 재료의 표면은 오히려 매끈한 편에 속하고, 재료와 제시된 혈액 성분들과의 접촉은 표면조도에 근거하면 최소가 될 것으로 사료된다. 혈액 속에 존재하는 단백질들의 크기를 고려하면, 이 표면은 거친 표면으로 간주할 수 있다는 사실에 주의해야 한다. 거친 표면은 단백질 흡착을 촉진시킬 수 있으며, 흡착된 단백질은 세포부착에 영향을 줄 수 있다. 그러나 혈액 단백질들은 이 문제에서 고려하고 있는 성분에 포함되지 않았다.

요약

- 생체재료 표면에서의 단백질 흡착은 두 종류의 표면성질에 강하게 영향을 받는 열역학적 원리에 의해 조절된다: 표면소수성과 표면전하. 그 외에도 재료표면의 물리적 성질들도, 표면조도와 원자의 공간적 장애물과 같은, 단백질 흡착에 영향을 준다.
- 생체재료 표면에서의 단백질 흡착을 조절하는 것은 매우 중요한데, 그 이유는 인체가 원래의 임플란트보다는 단백질이 흡착된 표면에 대해 반응하기 때문이다.
- 생체재료의 물리화학적 표면처리는 물리적 원리 또는 화학적 반응들로 인해 재료 표면조성의 변화를 동반하지만, 생물학적 분자들을 재료에 부착시키는 것은 아니다. 그러나 생물학적 표면개질법들을 활용하여 생물학적으로 활성분자들을 재료의 표면에 부착시키기도 한다.
- 생물학적 표면개질법들은 공유결합성이거나 또는 비공유결합성으로 진행될 수 있다. 공유결합성 개질의 경우, 생물분자들은 여러 종류의 반응을 통해 반응성 재료 표면에 결합시킬 수 있다. 생물분자들은 재료와 생체분자들 간의 소수성 또는 정전기적 인력 등과 같은 기전을 통해 비공유결합성 코팅층을 형성함으로써 재료의 표면을 개질할 수 있다.
- 재료의 표면특성들은 시간에 따라 변하게 된다. 표면특성들은 특히 표면 코팅층 그 자체 또는 하부에 존재하는 기질의 분해에 따른 변화에 민감하다.
- 명확한 차원을 갖는 기하학적인 설계가 가능한 생체재료들의 표면성질의 제어된 방식에서 변화시키기 위한 패터닝법으로는 미세접촉 인쇄와 미세유체역학이 있다.
- 생체재료의 표면특성을 규명하기 위한 방법에는 여러 가지가 있다. 접촉각 분석은 재료의 소수성과 관련된 성질을 규명할 수 있으며, 표면특성화를 위한 분석의 첫 단계로 활용된다. 광학현미경, 전자현미경, 주사탐침 현미경 등과 같은 현미경법을 이용하면 주로 생체재료의 형태에 관한 정보를 얻을 수 있다. 총괄적 재료에 대한

분석과 마찬가지로, 표면에 관한 분광학적 분석법으로는 ESCA와 ATR-FTIR과 같은 방법이 있다. 표면 분석을 위한 질량분석기를 개량한 이온질량분석기(SIMS)을 포함한 이들 분석법들은 유기 및 무기재료들의 표면의 최외각 부분을 이루고 있는 몇 개 층의 구조와 조성에 관한 정보를 얻는 데 활용된다.

문제

7.1 표면에 PEG 사슬이 공유결합에 의해 결합되어 있는(각 사슬의 말단에서 결합된) 비교적 소수성인 재료가 있다. PEG를 부착하면 재료표면에서의 단백질 흡착에 어떠한 영향을 줄 것으로 기대하는가?

7.2 당신이 뼈 플레이트(bone plate)를 압연으로 냉간가공하여 제작하였고, 이 장치의 생체적합성 측정결과도 우수한 것으로 나타났다. 그런데 생산부에서 총생산비용을 절감하기 위해 압연 방식을 열간 압연가공 방식으로 변경하는 것에 관해 문의해왔다. 만일 가공조건을 변경한다면, 장치를 제조하는데 사용된 재료가 바뀌지 않는데도, 생체적합성 테스트를 다시 수행하여야 하는가? 당신의 답변과 그 이유를 설명하시오.

7.3 당신이 근무하는 회사에서 자연 뼈의 기계적 성질과 매우 유사한 재료를 개발하였고, 이 재료를 고관절 보철물의 대퇴부 부분으로 활용한다면 이상적인 것으로 판단하고 있다. 불행하게도, 이 재료가 세포독성이 있는 것으로 나타났다. 다른 엔지니어가 이 재료에 활용할 수 있는 코팅법을 개발하였고, 이 방법을 활용하여 인체로부터 세포독성 재료를 밀봉할 수 있게 되었다. 이 방법이 실행 가능한 선택이라고 판단되는가?

7.4 고관절 임플란트의 대퇴부 임플란트의 머리부로 티타늄을 이용하려고 한다. 당신이 이 재료의 내마모성(wear resistance)을 향상시키는 방법을 고안해야 한다면, 어떤 조치를 취하겠는가?

7.5 당신이 인공 혈관보철물의 내부표면에서의 단백질 흡착을 제어하기 위해 두 종류의 표면개질법(Langmuir-Blodgett 막과 자기조립 단분자막)을 고려하고 있다. 이러한 특정한 경우에 대해 보다 나은 방법은 어느 것이라고 생각하는가? 그 이유를 설명하시오.

7.6 혈관보철을 위한 두 종류의 생체재료를 고려하고 있다. 한 종류는 표면에 다량의 수산기들이 노출되어 있는 반면, 다른 종류는 불소기가 노출되어 있다. 단백질 흡착과 관련하여 어떤 재료가 이 경우에 더 적절하다고 생각하는가? 그 이유를 설명하시오.

7.7 어떤 수용액성 액체의 γ_{LV}가 ~72 dyne/cm라고 한다면, 아래의 두 재료들 중 어느 것이 더 소수성 물질인가? 임계표면장력(critical surface tension)을 결정하기 위해 Zisman법을 어떻게 활용할 수 있는지를 설명하고, 임계표면장력이 재료의 표면성질과 어떤 관계가 있는지 설명하시오. (Figure adapted with permission from [23].)

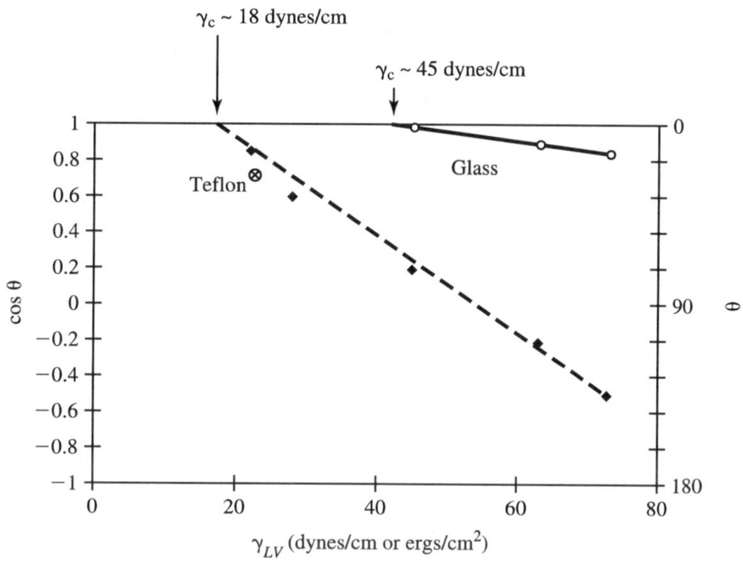

7.8 임플란트 재료로부터 장기간 동안 약물이 방출되도록 하는 경우에 있어서 한 가지 잠재적인 문제점으로 초기에 상당한 양의 약물의 급방출(burst release) 현상이다. 이러한 급방출을 감소시키기 위한 접근법으로 약물의 확산을 조절하기 위한 시도로서 재료의 표면을 코팅하는 방법이 있다. Kwok *et al.* [24]는 butyl methacrylate를 코팅재료로의 활용에 관한 연구를 수행하였다. 표면의 소수성을 증가시키기 위한 방법으로 표면을 플라즈마 처리하는 방법도 시도하였다. 이 연구의 일부는 플

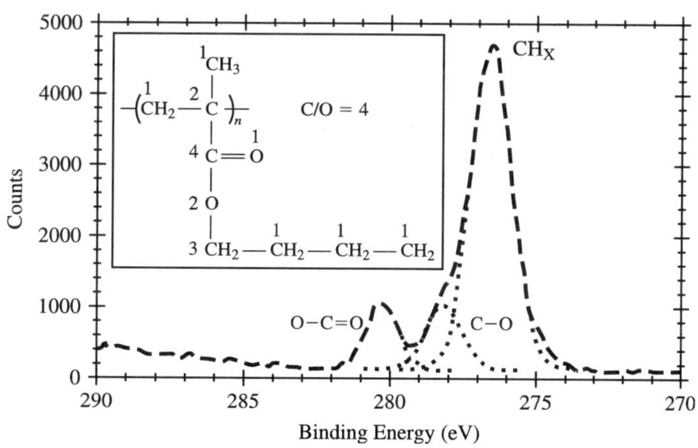

그림 1

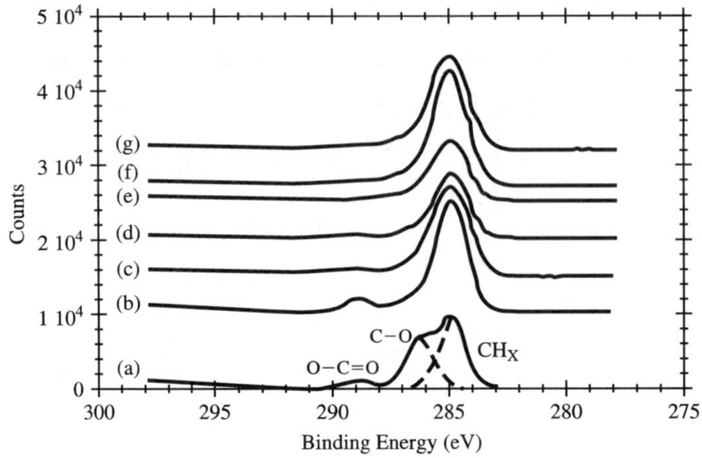

그림 2

Legend:
(a) 처리하지 않는 시료
(b–g) 플라즈마로 처리한 고분자: (b) 5W, (c) 10W, (d) 20W, (e) 40W, (f) 50W, (g) 60W

라즈마를 생성하는 기기의 출력이 표면의 화학적 성질에 미치는 영향에 관한 연구를 수행하였다(그림 2 아래부분). 높은 출력에서는 고분자의 일부가 분해되기 시작했다. 고분자의 결합들 중 높은 출력에서 분해되기 쉬운 결합은 무엇인가? 그림 2의 결과에 의거하여 설명하시오. 당신이라면 이 고분자의 표면처리를 위한 출력을 어떻게 설정하라고 권고하겠는가? 그리고 그 이유를 설명하시오(Figures adapted with permission from [24]).

7.9 이 장에서 소개한 표면분석법들 중, 재료의 표면과 물리적인 접촉이 필요한 방법은 무엇인가? 그리고 그렇지 않은 방법들은 무엇인가?

7.10 표면코팅의 한 종류로서 자기조립 단분자막(SAMO)들은 3가지의 주요한 영역으로 구성되어 있다. 단백질 부착에 활용하기 위해 유리 기질에 SAM을 형성하였다. 분자의 각 영역의 목적을 설명하고, 각 영역에 존재할 것으로 판단되는 화학기들의 특정한 예를 제시하시오. SAM을 활용한 경우, 원자힘 현미경으로 분석할 경우 기질 표면을 매끈하거나 거친 표면으로 만들 수 있겠는가? 그 이유를 설명하시오.

7.11 아래 그래프는 poly(methyl methacrylate) 뼈 시멘트 재료의 탄소 1*s*에 대한 ESCA 피크를 보여 주고 있다. 그래프에서, 동일한 재료에 대한 탄소 2*s* 피크를 그리고, 피크의 위치에 관해 설명하시오.

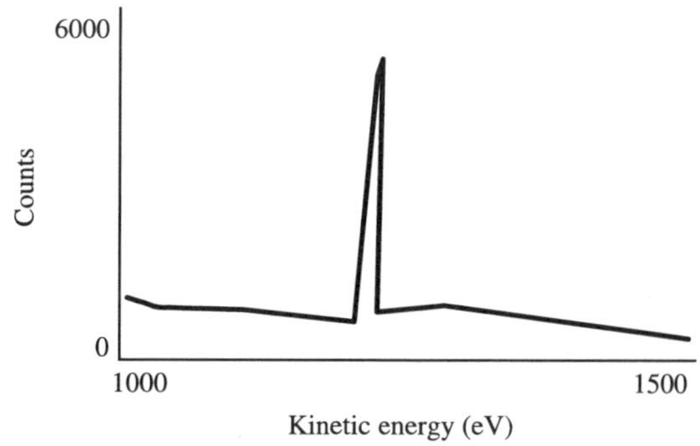

참고문헌

1. Ratner, B.D. and A.S. Hoffman. "Physiochemical Surface Modification of Materials Used in Medicine," In *Biomaterials Science: An Introduction to Materials in Medicine*, B.D. Ratner, A.S. Hoffman, F.J. Schoen, and J.E. Lemons, Eds., 2nd ed. San Diego: Elsevier Academic Press, pp. 201–218, 2004.
2. Kossowsky, R. *Surface Modification Engineering: Volume I: Fundamental Aspects*. Boca Raton: CRC Press, 1989.
3. Picraux, S.T. and L.E. Pope. "Tailored Surface Modification by Ion Implantation and Laser Treatment." Science, vol. 226, pp. 615–622, 1984.
4. Hench, L.L. "Ceramics, Glasses, and Glass-Ceramics." In *Biomaterials Science: An Introduction to Materials in Medicine*, B.D. Ratner, A.S. Hoffman, F.J. Schoen, and J.E. Lemons, Eds., 1st ed. San Diego: Elsevier Academic Press, pp. 73–84, 1996.
5. Hoffman, A.S. and J.A. Hubbell. "Surface-Immobilized Biomolecules." In *Biomaterials Science: An Introduction to Materials in Medicine*, B.D. Ratner, A.S. Hoffman, F.J. Schoen, and J.E. Lemons, Eds., 2nd ed. San Diego: Elsevier Academic Press, pp. 225–233, 2004.
6. Kim, S.W. and J. Feijen. "Surface Modification of Polymers for Improved Blood Compatibility," In *CRC Critical Reviews in Biocompatibility*, D.F. Williams, Ed., vol. 1, Boca Raton: CRC Press, pp. 229–260, 1985.
7. Folch, A. and M. Toner. "Cellular Micropatterns on Biocompatible Materials." *Biotechnology Progress*, vol. 14, pp. 388–392, 1998.
8. Patel, N., R. Padera, G.H. Sanders, S.M. Cannizzaro, M.C. Davies, R. Langer, C.J. Roberts, S.J. Tendler, P.M. Williams, and K.M. Shakesheff. "Spatially Controlled Cell Engineering on Biodegradable Polymer Surfaces." *FASEB Journal*, vol. 12, pp. 1447–1454, 1998.
9. Ratner, B.D. "Characterization of Biomaterial Surfaces" *Cardiovascular Pathology*, vol. 2, pp. 87S–100S, 1993.
10. Ratner, B.D. "Surface Properties and Surface Characterization of Materials." In *Biomaterials Science: An Introduction to Materials in Medicine*, B.D. Ratner, A.S. Hoffman, F.J. Schoen, and J.E. Lemons, Eds., 2nd ed. San Diego: Elsevier Academic Press, pp. 40–59, 2004.
11. Andrade, J.D. *Surface and Interfacial Aspects of Biomedical Polymers: Volume 1: Surface Chemistry and Physics*. New York: Plenum Press, 1985.

12. Tsujii, K. *Surface Activity: Principles, Phenomena and Applications*. San Diego: Academic Press, 1998.
13. Curtis, H. *Biology*, 4th ed. New York: Worth Publishers, 1983.
14. Temenoff, J.S., E.S. Steinbis, and A.G. Mikos. "Effect of Drying History on Swelling Properties and Cell Attachment to Oligo(Poly(Ethylene Glycol) Fumarate) Hydrogels for Guided Tissue Regeneration Applications." *Journal of Biomaterials Science Polymer Edition*, vol. 14, pp. 989–1004, 2003.
15. Skoog, D.A. and J.J. Leary. *Principles of Instrumental Analysis*, 4th ed. Orlando: Saunders College Publishing, 1992.
16. Siegbahn, K. ESCA, *Atomic, Molecular and Solid State Structure Studied by Means of Electron Spectroscopy*. Uppsala: Almquist and Wiksells, 1967.
17. Lhoest, J.B., E. Detrait, P. van den Bosch de Aguilar, and P. Bertrand. "Fibronectin Adsorption, Conformation, and Orientation on Polystyrene Substrates Studied by Radiolabeling, XPS, and ToF SIMS." *Journal of Biomedical Materials Research*, vol. 41, pp. 95–103, 1998.
18. Vickerman, J.C. *Surface Analysis: The Principal Techniques*. New York: John Wiley and Sons, 1997.
19. Vickerman, J.C. "Secondary Ion Mass Spectroscopy." *Chemistry in Britain*, vol. 23, pp. 969–971, 973–974, 1987.
20. Goldstein, J.I., Newbury, D.E., Echlin, P., Joy, D.C., Fiori, C.E. and E. Lifshin. *Scanning Electron Microscopy and X-Ray Microanalysis: A Text for Biologists, Scientists and Geologists*, New York: Plenum Press, 1981.
21. Bancroft, G.N., V.I. Sikavitsas, J. van den Dolder, T.L. Sheffield, C.G. Ambrose, J.A. Jansen, and A.G. Mikos. "Fluid Flow Increases Mineralized Matrix Deposition in 3D Perfusion Culture of Marrow Stromal Osteoblasts in a Dose-Dependent Manner." *Proceedings of the National Academy of Sciences*, vol. 99, pp. 12600–12605, 2002.
22. Lucke, A., J. Tessmar, E. Schnell, G. Schmeer, and A. Gopferich. "Biodegradable Poly(D,L-Lactic Acid)-Poly (Ethylene Glycol)-Monomethyl Ether Diblock Copolymers: Structures and Surface Properties Relevant to Their Use as Biomaterials." *Biomaterials*, vol. 21, pp. 2361–2370, 2000.
23. Dee, K.C., D.A. Puleo, and R. Bizios. An Introduction to *Tissue-Biomaterial Interactions*. Hoboken: Wiley-Liss, 2002.
24. Kwok, C.S., T.A. Horbett, and B.D. Ratner. "Design of Infection-Resistant Antibiotic-Releasing Polymers: II. Controlled Release of Antibiotics through a Plasma-Deposited Thin Film Barrier," *Journal of Controlled Release*, vol. 62, pp. 301–311, 1999.

Additional Reading

Andrade, J.D. *Surface and Interfacial Aspects of Biomedical Polymers: Volume 2: Protein Adsorption*. New York: Plenum Press, 1985.

Andrade, J.D. and V. Hlady. "Protein Adsorption and Materials Biocompatibility: A Tutorial Review and Suggested Hypotheses." In *Biopolymers/Non-Exclusion HPLC*, K. Dusek, C.G.

Overberger, and G. Heublein, Eds. New York: Springer-Verlag, pp. 1–63, 1986.

Burdick, J.A., A. Khademhosseini, and R. Langer. "Fabrication of Gradient Hydrogels Using a Microfluidics/Photopolymerization Process." *Langmuir*, vol. 20, pp. 5153–5156, 2004.

Callister, Jr., W.D. *Materials Science and Engineering: An Introduction*, 7th ed. New York: John Wiley and Sons, 2006.

Cao, L. *Carrier Bound Immobilized Enzymes: Principles, Application and Design*. Weinheim, Germany: Wiley-VCH, 2006.

Chen, C.S., M. Mrksich, S. Huang, G.M. Whitesides, and D.E. Ingber. "Micropatterned Surfaces for Control of Cell Shape, Position, and Function." *Biotechnology Progress*, vol. 14, pp. 356–363, 1998.

Chu, P.K., J.Y. Chen, L.P. Wang, and N. Huang. "Plasma-Surface Modification of Biomaterials." *Material Science and Engineering R*, vol. 36, pp. 143–206, 2002.

Cullity, B.D. *Elements of X-Ray Diffraction*, 2nd ed. Reading: Addison Wesley Publishing, 1978.

Davies, J. *Surface Analytical Techniques for Probing Biomaterial Processes*. New York: CRC Press, 1996.

Ewing, G.W. *Analytical Instrumentation Handbook*, 2nd ed. New York: Marcel Dekker, 1997.

Horbett, T.A. "Principles Underlying the Role of Adsorbed Plasma Proteins in Blood Interactions with Foreign Materials." *Cardiovascular Pathology*, vol. 2, pp. 137S–148S, 1993.

Hubbell, J.A. "Matrix Effects." In *Principles of Tissue Engineering*, R.P. Lanza, R. Langer, and J. Vacanti, Eds., 2nd ed. Austin: Academic Press, pp. 237–250, 2000.

Laidler, K.J. *Physical Chemistry*, 4th ed. Princeton: Houghton Mifflin, 2003.

Lloyd, A.W., R.G. Faragher, and S.P. Denyer. "Ocular Biomaterials and Implants." *Biomaterials*, vol. 22, pp. 769–785, 2001.

More, R.B., A.D. Haubold, and J.C. Bokros. "Pyrolytic Carbon for Long-Term Medical Implants." In *Biomaterials Science: An Introduction to Materials in Medicine*, B.D.

Ratner, A.S. Hoffman, F.J. Schoen, and J.E. Lemons, Eds., 2nd ed. San Diego: Elsevier Academic Press, pp. 170–181, 2004.

Norde, W. and J. Lyklema. "Why Proteins Prefer Interfaces." *Journal of Biomaterials Science Polymer Edition*, vol. 2, pp. 183–202, 1991.

O'Connor, D.J., B.A. Sexton, and R.S.C. Smart. *Surface Analysis Methods in Material Science*. 2nd ed. New York: Springer-Verlag, 2003.

Park, J.B. and J.D. Bronzino. *Biomaterials: Principles and Applications*. Boca Raton: CRC Press, 2003.

Rouessac, F. and A. Rouessac. *Chemical Analysis: Modern Instrumental Methods and Techniques*. New York: John Wiley and Sons, 2000.

Saltzman, W.M. "Cell Interactions with Polymers." In *Principles of Tissue Engineering*, R.P. Lanza, R. Langer, and J. Vacanti, Eds., 2nd ed. Austin: Academic Press, pp. 221–235, 2000.

Schaffer, J.P., A. Saxena, S.D. Antolovich, T.H. Sanders Jr., and S.B. Warner. *The Science and Design of Engineering Materials*, 2nd ed. Boston: McGraw-Hill, 1999.

Sudarshan, T.S. *Surface Modification Technologies*. New York: Marcel Dekker, 1989.

Tarcha, P.J. and T.E. Rohr. "Diagnostics and Biomaterials." In *Biomaterials Science: An Introduction to Materials in Medicine*, B.D. Ratner, A.S. Hoffman, F.J. Schoen, and J.E. Lemons, Eds., 2nd ed. San Diego: Elsevier Academic Press, pp. 684–697, 2004.

Tran, H., M. Puc, F. Chrzanowski, C. Hewitt, D. Soll, B. Singh, N. Kumar, S. Marra, V. Simonetti, J. Cilley, and A. Del Rossi. "Surface Modifications of Mechanical Heart Valves," In *Biomaterials Engineering and Devices: Human Applications*, vol. 1, D.L. Wise, Ed. Totowa: Humana Press, pp. 137–144, 2000.

Vaidya, R., L.M. Tender, G. Bradley, M.J. O' Brien, 2nd, M. Cone, and G.P. Lopez. "Computer-Controlled Laser Ablation: A Convenient and Versatile Tool for Micropatterning Biofunctional Synthetic Surfaces for Applications in Biosensing and Tissue Engineering." *Biotechnology Progress*, vol. 14, pp. 371–377, 1998.

Voet, D. and J.G. Voet. *Biochemistry*, 3rd ed. New York: John Wiley and Sons, 2004.

Whitesides, G.M. "The 'Right' Size in Nanobiotechnology." *Nature Biotechnology*, vol. 21, pp. 1161–1165, 2003.

Whitesides, G.M., J.P. Mathias, and C.T. Seto. "Molecular Self-Assembly and Nanochemistry: A Chemical Strategy for the Synthesis of Nanostructures." *Science*, vol. 254, pp. 1312–1319, 1991.

Yager, P. "Biomedical Sensors and Biosensors." In *Biomaterials Science: An Introduction to Materials and Medicine*, B.D. Ratner, A.S. Hoffman, F.J. Schoen, and J.E. Lemons, Eds., 2nd ed. San Diego: Elsevier Academic Press, pp. 669–684, 2004.

CHAPTER **08**

단백질과 생체재료와의 결합

||| 주요 목표

생물질 표면에의 단백질 흡착을 조절하는 열역학적 원리와 흡착의 운동성과 가역성과 관련된 단백질 구조 및 수송 특성을 이해한다.

||| 특정 목표

1. 단백질-기질 시스템의 기본적인 열역학 방정식의 이해
2. 단백질 흡착을 조절하는 세 가지 주요 요소의 비교과 대조
3. 기본 단백질 화학과 조직화의 구조에 대한 이해
4. 어떤 단백질 구조가 접힘과 흡착에 영향을 미치는 지에 대한 이해
5. 모델 단백질의 표면으로의 수송에 대한 방정식 사용
6. 여러 현상들의 분자적인 이유를 포함한 단백질 결합의 가역성과 비가역성을 비교와 대조
7. 흡착이 어떻게 용액에 있는 많은 단백질 타입의 존재를 변경시킬 수 있는지에 대한 이해
8. 이론과 특성화 기술로 나타내는 데 생기는 한계점에 대한 이해

8.1 서론: 단백질 흡착에 열역학

앞에서 설명한 바와 같이 인체는 생체재료 표면자체보다는 생체재료 표면에 있는 흡착된 단백질 층과 반응을 하기 때문에 단백질 흡착 프로파일을 변화시킴으로써 인플란트에 대한 생체전체반응을 조절할 수 있다.

7장에서 여러가지 생체재료 표면을 수식화하는 방법과 단백질 흡착의 영향에 대해서 논의한 바 있다. 이번 8장에서는 조금 다른 각도에서 논의하고자 한다. 즉, 단백질에 조성과 조성에 의한 재료표면에 부착력에 차이에 대해서 논하고자 한다.

대개, 단백질의 생체재료부착은 표면에 비공유결합을 말하며 이러한 결합방법이 이번

장에 요지이다. 단지, 보체(12장에서 자세히 설명)결합의 경우에는 생체재료와의 공유결합이 가능하다. 그외에 단백질과 생체재료와의 결합 관계 및 생물학적 반응은 이번 장의 후반부에서 설명되어진다.

8.1.1 깁스의 자유에너지와 단백질의 흡착

흡착과정을 이해하기 위해서는 열역학적으로 흡착이 안정적인지 관해 흡착과정의 전후 시스템의 분석이 필요하다. 이를 위해서 깁스의 자유에너지(G)의 기본적인 열역학적 양에 대해 알아봐야 한다.

깁스의 자유에너지는 엔트로피의 변수(S)를 포함하며 또한 엔탈피의 변수(H)를 포함한다. 간단히 말해서 엔탈피는 기계적 이를 위한 시스템에서의 에너지 양 정도를 말한다. 반면 엔트로피는 시스템에 혼란 정도를 말한다.

$$G = H - TS \tag{8.1}$$

T는 시스템에서 온도로서, 두 가지 개념과 관련 있고, 주어진 반응이 진행되는데 우호적인지 아닌지 결정할 때 쓰여진다.

일반적으로, 깁스 자유 에너지는 측정될 수 없지만 자유에너지에서의 변화 (ΔG)는 반응 전과 후에 시스템을 위해 정량화될 수 있다. 그러면, 이전의 등식이 된다(고정 온도와 압력에서).

$$\Delta G = \Delta H - T\,\Delta S \tag{8.2}$$

각 경우 Δ는 생성물에서 반응물을 뺀 값이다.

열역학의 두 번째 법칙에 의해 부과되는 제한 때문에 $\Delta G \leq 0$은 자발적인 반응을 의미하고, ΔG를 더 낮게 하는 어떤 것이든 효과적으로 받아들인다.

화학적인 반응을 위한 이들 등식들은 표면(*)의 비어 있는 부위에 단백질의 흡수 (P)가 가역적인 화학반응으로서의 모델이 될 수 있기 때문에 흡수 과정에 적용될 수 있다.

$$P + {}^{*} \longleftrightarrow P^{*}$$

P^{*}는 단백질이 흡수된 표면 부위를 의미한다. 그러면 전체 흡수 과정(ΔG_{ads})을 위한 G의 변화는 다음과 같이 나타내어진다.

$$\Delta G_{ads} = \Delta H_{ads} - T\,\Delta S_{ads} \tag{8.3}$$

그러나 이 등식은 하나의 일반화이다. 그것은 흡수 과정 전과 후에 시스템의 각각의 구성요소를 위한 ΔG의 계산을 포함한다는 것을 기억하는 것이 중요하다. 이들 개인적인 계산들은 다음의 것들을 포함한다.

1. 단백질

$$\Delta G_{prot} = \Delta H_{prot} - T\,\Delta S_{prot} \tag{8.4}$$

2. 흡착된 표면 근처의 물과 이온같은 용액

$$\Delta G_{sol} = \Delta H_{sol} - T\,\Delta S_{sol} \tag{8.5}$$

3. 생체재료 표면

$$\Delta G_{surf} = \Delta H_{surf} - T\,\Delta S_{surf} \tag{8.6}$$

각각의 경우에서 Δ는 흡수에서 흡수 전을 뺀 값이다. 이들 ΔG값은 흡수 과정을 위한 전체적인 ΔG을 합한 것이다.

$$\Delta G = \Delta H - T\,\Delta S \tag{8.7}$$

그러므로, 흡수 과정이 시스템의 하나 또는 그 이상의 구성요소를 위한 ΔG을 감소시키고 동시에 다른 구성요소의 ΔG를 최소한으로 증가시키면, 단백질 흡수는 열역학적으로 증가될 것이다.

예제 8.1

다음의 ΔH, ΔS 크기에 따른 Gibbs의 자유에너지의 변화량 공식을 생각해 보자.

경우 1. $\Delta H<0$이고, $\Delta S<0$

경우 2. $\Delta H>0$이고, $\Delta S<0$

경우 3. $\Delta H<0$이고, $\Delta S>0$

경우 4. $\Delta H>0$이고, $\Delta S>0$

각각의 경우에, 어떤 조건에서 ΔG가 양수인지 나타내고, 과정이나 반응이 자발적일 때의 온도 조건을 나타내어라.

풀이:

Gibbs의 자유에너지의 변화량 공식:

$$\Delta G = \Delta H - T\,\Delta S$$

경우 1] $\Delta H<0$이고, $\Delta S<0$면 ΔG는 $T\Delta S>\Delta H$일 때 양수이다. $\Delta G<0$일 때 반응이 자발적으로 일어난다. 이 경우는 $T\Delta S<\Delta H$일 때 반응은 자발적이고, $T<\Delta H/\Delta S$이다.

경우 2] $\Delta H>0$이고, $\Delta S<0$면 ΔG는 항상 양수이다. 그 결과 경우 2의 과정은 모든 온도에서 자

발적이지 않다.

경우 3] $\Delta H<0$이고, $\Delta S>0$면 ΔG는 항상 음수이다. 그 결과 경우 3의 과정은 모든 온도에서 자발적으로 일어난다.

경우 4] $\Delta H>0$이고, $\Delta S>0$면 ΔG는 $T\Delta S<\Delta H$일 때 양수이다. 이 경우는 $T\Delta S>\Delta H$일 때 반응은 자발적이고, $T>\Delta H/\Delta S$이다.

요약

경우 1. $\Delta H<0$이고, $\Delta S<0 \rightarrow \Delta G<0$이고, $T<\Delta H/\Delta S$

경우 2. $\Delta H>0$이고, $\Delta S<0 \rightarrow \Delta G>0$이고, 모든 T

경우 3. $\Delta H<0$이고, $\Delta S>0 \rightarrow \Delta G<0$이고, 모든 T

경우4. $\Delta H>0$이고, $\Delta S>0 \rightarrow \Delta G<0$이고 $T>\Delta H/\Delta S$

8.1.2 단백질 흡착의 성격

앞장에서 설명한 바와 같이 다음에 표면에 의해 단백질 흡착이 영향을 받음을 설명하였다.

1. 표면 소수성
2. 표면 전극성

이러한 개념이 보편될 때 단백질 흡착에 가장 큰 요인으로서는 다음과 같다

1. 표면에 탈수화 및 단백질(소수성)
2. 전극의 재구성(전극성)
3. 단백질의 구조적 변화

단백질 흡착에 전후 변화를 분석해 볼 때, 단백질 표면 전체를 보기보다는 생체재료 표면과 단백질의 도메인과의 결합을 보는 것이 도움이 된다. 이러한 개념은 그림 8.1의 설명되어 있다. 그리고 단백질의 다양한 표면과 성격에 따라서 이러한 결합에 영향에 대해 표 8.1과 8.2에 설명되어 있다,

탈수화는 단백질 흡착에 주요한 힘이다. 물 분자는 소수성 표면(생체재료 표면 또는 단백질 표면)에서 구조화된다. 따라서, 소수성 표면적을 줄이기 위해서 소수성 표면적은 단백질 부착에 의해 가까워지고 주위에 물 분자들이 탈구조화되며 전체적 시스템에서의 엔트로피의 증가를 초래하게 된다. 열역학 제2법칙에 따라서 엔트로피에 증가는 유리하다.

전극성 또한 단백질 흡착에서 열역학적으로 중요한 역할을 한다. 예를 들어서 단백질

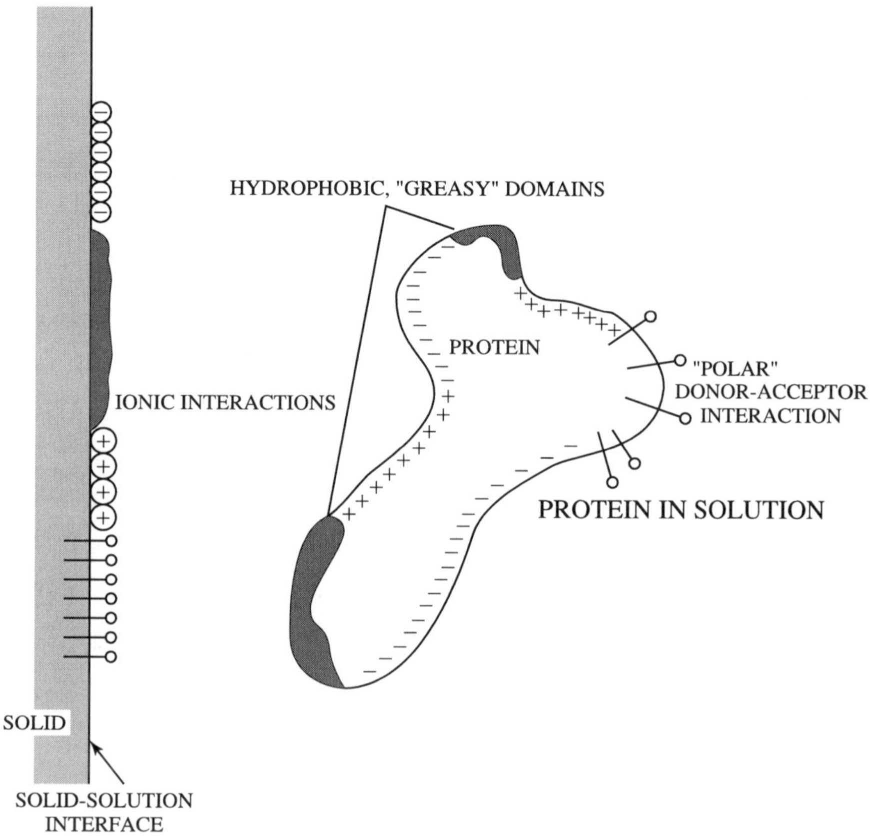

그림 8.1 생체적응재료의 표면과 단백질 사이의 상호작용을 보여 주는 개념도. 단백질의 표면은 금속표면의 다양한 부분에서 상호작용할 수 있다.([1]로 부터 승인되어 각색됨.)

표 8.1 표면 상호작용에 영향을 미치는 단백질 특성

Property	Effect
Size	Larger molecules have more sites for surface contact.
Charge	Molecules near their isoelectric point* generally adsorb more readily.
Hydrophobicity	More hydrophobic molecules generally adsorb more readily on hydrophobic surfaces.
Structure:	
Stability	Less stable proteins (such as those with less intramolecular crosslinking) can unfold to a greater extent and form more surface contact points.
Unfolding Rate	Molecules that rapidly unfold can form surface contacts more quickly.

*Isoelectric point: The pH at which the electrolyte concentration of an amphoteric substance such as protein is electrically zero because the concentration of its cation form equals the concentration of its anion form. (Adapted with permission from [2].)

표 8.2 단백질과의 상호작용에 영향을 미치는 표면 특성

Feature	Effect
Topography	Greater texture exposes more surface area for interaction with proteins.
Composition	Chemical makeup of a surface will determine the types of intermolecular forces governing interaction with proteins.
Hydrophobicity	Hydrophobic surfaces tend to bind more protein.
Heterogeneity	Nonuniformity of surface characteristics results in domains that can interact differently with proteins.
Potential	Surface potential will influence the distribution of ions in solution and interaction with proteins.

(Adapted with permission from [2].)

과 부착 표면이 같은 전극성을 가지면 단백질 부착을 줄이는 반발력이 발생한다. 이러한 반응이 수용액 상태에서 일어나므로 부착 표면과 단백질과의 전극적 반발력은 배지에 반대극성을 가진 이온과 결합을 통해서 극복 되어질 수 있다(그림 8.2). 그러나 이러한 반응은 수용액에 있는 이온이 표면 부착층에 전달되는 에너지의 소모를 감소해야 한다. 따라서, 이러한 부착은 단백질의 많은 표면에서 생체재료 표면과 반대극성을 가질 경우에 일어나며 이러한 경우 수용액에 소량의 이온에 전달이 필수적이다.

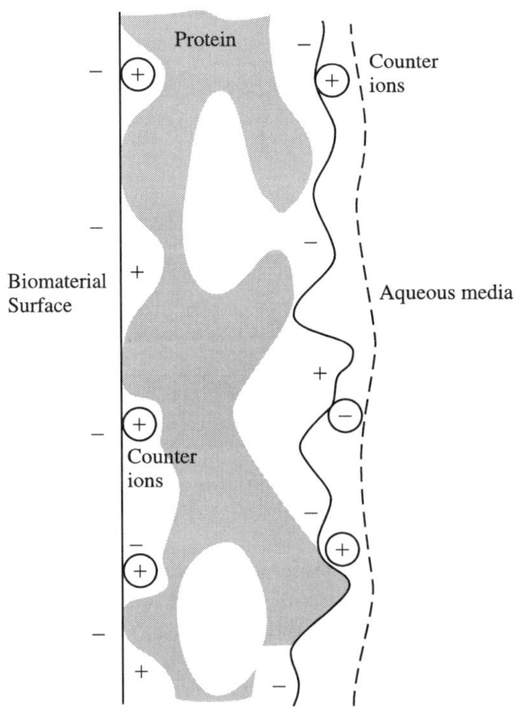

그림 8.2 단백질이 표면에 흡착되는 개념도. 전극성은 단백질 흡착에 열역학적으로 중요한 역할을 한다. 그 예로만 DIR 단백질과 표면이 같은 전극성이라면 단백질 부착을 줄이는 반발력이 생긴다. 표면과 단백질 사이의 반발은 배지에 반대극성을 가진 이온과 결합을 통해서 극복되어진다. ([3]로 부터 승인되어 각색됨.)

결론적으로 단백질 흡착과정 중에 단백질의 구조적 변화는 재료 표면에 단백질 코팅 정도와 분리저항성에 대한 중요한 변수로 작용한다. 만약 단백질이 구조적으로 불안정할 경우 생체재료 표면의 부착이 쉬워질 수 있으며 이것은 구조적 변화가 비교적 쉽기 때문이다. 이러한 구조적 변화는 앞에서 말한 두 가지 기준을 충족하기 위해 단백질의 소수성 및 전극성을 가진 부위가 최적의 구조적 변화를 위해 용이하기 때문이다.

단백질의 안정성은 대부분 화학적 조성에 의한 상호분자간의 결합에 의해 결정된다. 다음 절에서 단백질의 화학적 조성이 단백질의 구조와 안정성을 어떻게 결정하는지 볼 것이다.

8.2 단백질의 구조

8.2.1 아미노산화학

아미노산은 단백질 구조의 기본적 단위체이다. 그림 8.3에서 보는 바와 같이 아미노산 분자들은 중앙에 탄소원자가 수소원자, 아민그룹(NH_2), 카르복실그룹(COOH) 및 R그룹들과 결합되어 있다. R그룹에서의 다양성에 의해 각기 서로 다른 아미노산이 결정된다. 생리학적 pH에서 아미노그룹과 카르복실그룹은 각각 상반된 전하를 띤다(그림 8.3). 따라서, 아미노산들은 쌍극성 이온으로 간주되며 산 또는 염기로서 작용한다.

표 8.3에서 보는 거와 같이 20개의 아미노산들이 알려져 있다. 각각의 아미노산들은 3자 또는 1자의 코드로 분류되어 있으며 각각의 아미노산들은 3개의 DNA염기로 이루어진 코돈에 의해 암호화되어 있다.

각각의 아미노산들의 성질은 매우 다르며 R그룹에 조성과 크기에 따라서 가장 큰 영향을 받는다. 그림 8.4에서 보는 것 같이, 생리적 조건하에서 R그룹은 무극성, 극성, 양성, 음성 등으로 구분되어진다. 아미노산들간의 정전기적 결합은 단백질 구조의 결정에 크게 영향을 미치며 이것은 다음 장에서 설명되어진다.

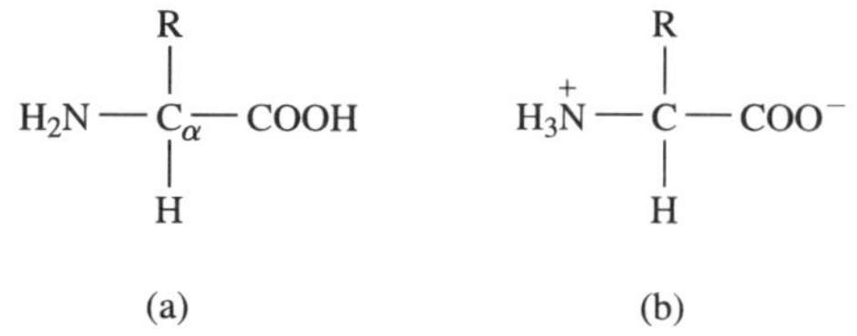

그림 8.3 (a) 아미노산은 가운데에 있는 탄소원소에 수소, 아민그룹, 카르복실기그룹 그리고 R그룹이 붙어 있다. R그룹의 다양성은 각기 서로 다른 아미노산을 만든다. (b) 생리학적 pH에서 아미노그룹과 카르복실그룹은 각각 상반된 전하를 띈다.

표 8.3 단백질의 아미노산 잔기들

Amino acid residue	Three-letter symbol	One-letter symbol	Mnemonic help for one-letter symbol	MW of residue at pH 7.0 (daltons)*	p*K* value of side chain
Alanine	Ala	A	Alanine	71	
Glutamate	Glu	E	gluEtamic acid	128	4.3
Glutamine	Gln	Q	Q-tamine	128	
Aspartate	Asp	D	asparDic acid	114	3.9
Asparagine	Asn	N	asparagiNe	114	
Leucine	Leu	L	Leucine	113	
Glycine	Gly	G	Glycine	57	
Lysine	Lys	K	before L	129	10.5
Serine	Ser	S	Serine	87	
Valine	Val	V	Valine	99	
Arginine	Arg	R	aRginine	157	12.5
Threonine	Thr	T	Threonine	101	
Proline	Pro	P	Proline	97	
Isoleucine	Ile	I	Isoleucine	113	
Methionine	Met	M	Methionine	131	
Phenylalanine	Phe	F	Phenylalanine	147	
Tyrosine	Tyr	Y	tYrosine	163	10.1
Cysteine	Cys	C	Cysteine	103	
Tryptophan	Trp	W	tWo rings	186	
Histidine	His	H	Histidine	137	6.0

(Adapted with permission from [4] and [5].)

단백질의 2차, 3차 및 4차 구조를 결정하는 중요한 두 개의 무극성 아미노산들로서는 프롤라인과 시스테인이 있다. 프롤라인은 고리구조를 가지고 있어서 다른 아미노산들에 비해 회전각도가 낮으며 따라서 단백질 3차 구조에서 제한적 역할을 한다. 시스테인은 R 그룹에서 설파이드기(SH)를 가지고 있어서 다른 시스테인과 이중 설파이드(S-S) 결합을 가질 수 있다.

8.2.2 1차 구조

2장 폴리머화학에서 설명되어진 바와 같이 아미노산들은 단백질을 형성할 수 있는 단위체이다. 이러한 아미노산과 아미노산 사이의 결합은 펩타이드 결합이라 불린다. 단백질은 또한 폴리펩타이드로 불려진다. 다른 종류의 폴리머들과 같이 폴리펩타이드는 응결과정을 거친다(그림 8.5). 그러나, 이러한 응결과정은 세포 내에 존재하는 효소가 세포 내의 염기에 의해서 결정되는 코돈에 의해 촉매된다. 단백질의 생산은 9장에서 자세히 설명되어진다.

단백질의 1차 구조는 코돈에 의해 결정되는 아미노산들의 배열을 말한다. 1차 구조는 단백질의 전체적 구조를 결정하는 가장 중요한 것이며, 따라서 단백질의 최종기능을 결정하게 된다. 예를 들어, 하나의 아미노산의 치환(글루탐산 대신에 발린)은 혈액내의 산

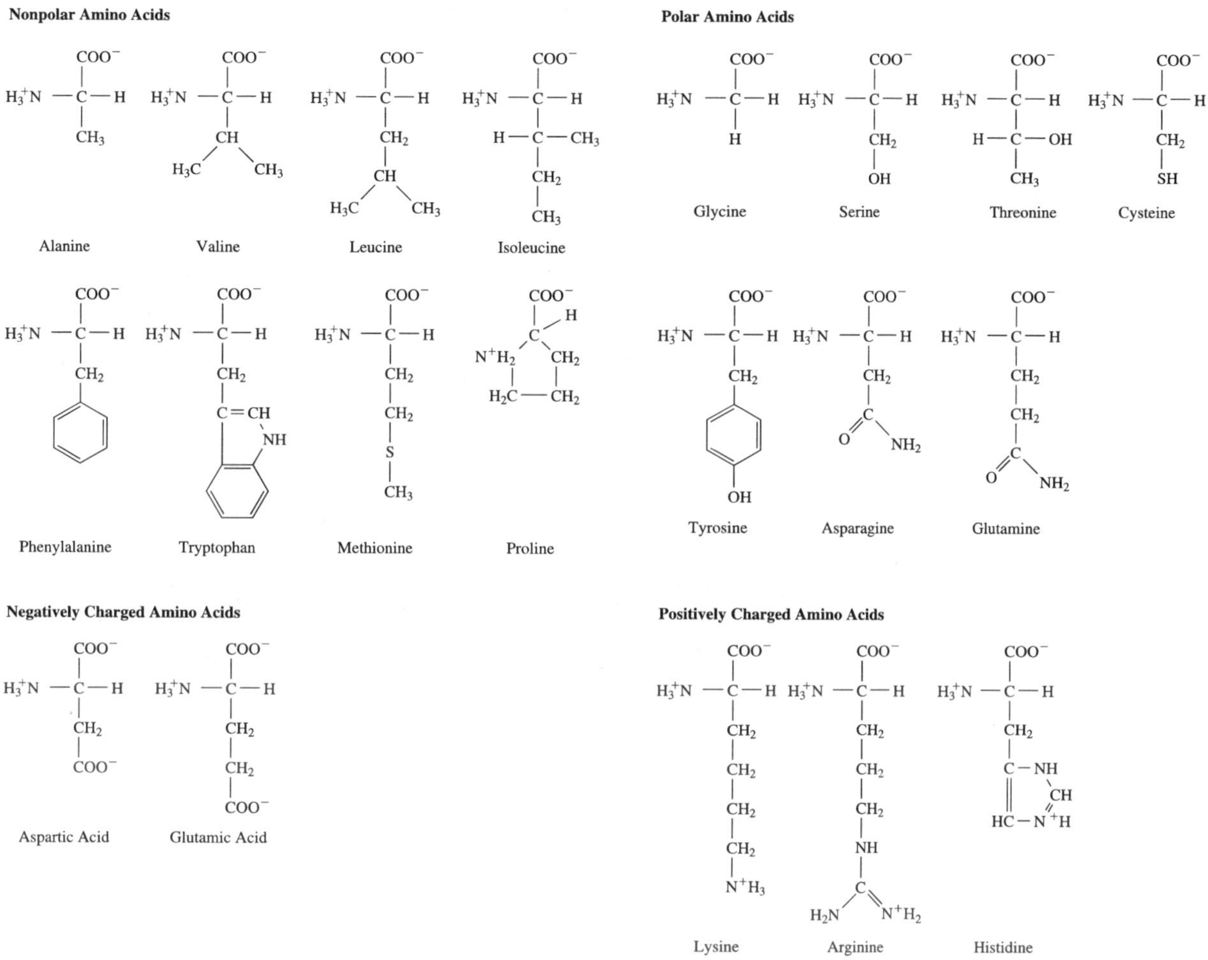

그림 8.4 아미노산의 R그룹은 비극성 극성 양성 음성으로 나뉜다.

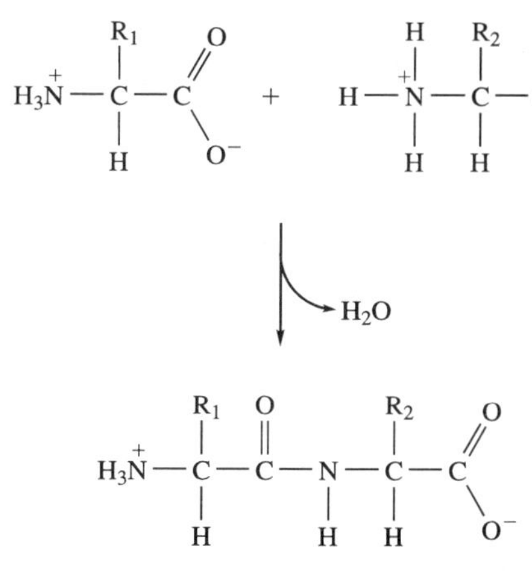

그림 8.5 액화반응의 모식도. 보이는 것과 같이 액화반응의 경우 폴리렙타이드의 합성과 물에 녹는 것을 보여 준다.

소를 운반하는 헤모글로빈의 전체적인 모양을 바꾸게 되며 이로 인해 겸상 적혈구 빈혈증을 초래하게 된다고 알려져 있다(그림 8.6 참조).

8.2.3 2차 구조

그림 8.7에서 설명되어진 봐와 같이 단백질의 구조에는 다양한 차원이 존재하며 이는 궁극적으로 최종 3차 구조를 결정하게 된다. 1차 구조는 아미노산의 배열만 결정하게 되는 반면 2차 구조는 이러한 아미노산들 간의 국부적인 상호작용에 의해 일어난다. 서로 가

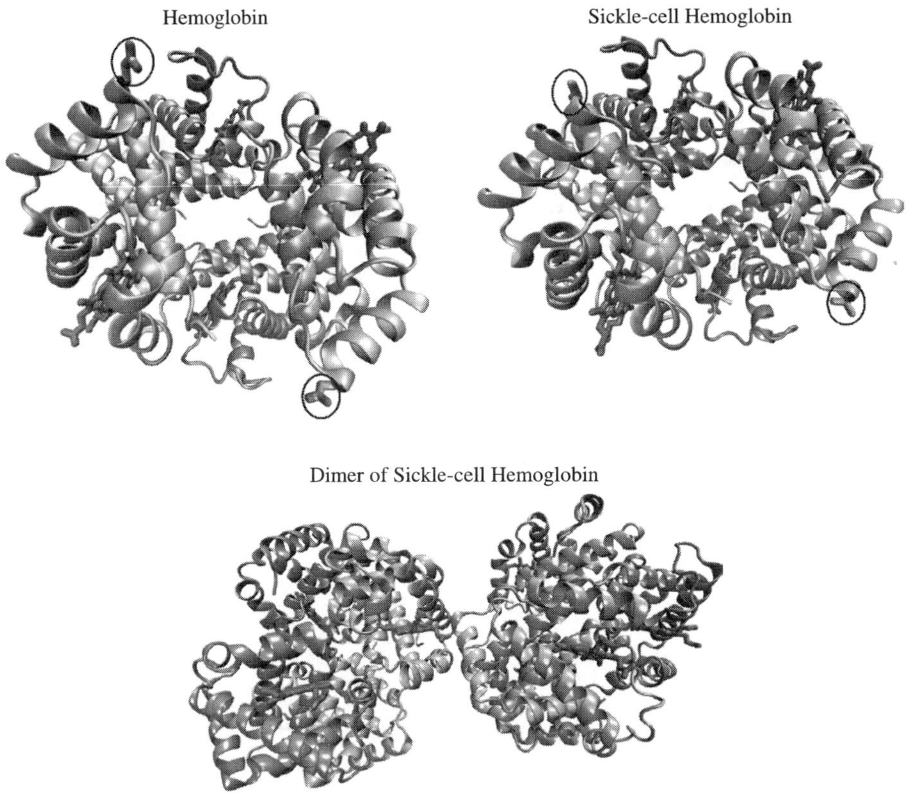

그림 8.6 사람의 헤모글로빈과 낫모양 세포의 헤모글로빈의 구조 모식도. (NOTE : 단백질자료뱅크(http://www.resb.org/pdb/home/home.do)는 과학자들의 의견과 NMR spectroscopy와 X-ray CRYSTALLOGRAPHY의 기술로 얻어진 단백질과 핵산의 구조자료들을 자유롭게 얻을 수 있는 곳이다.) 헤모글로빈은 4개의 체인구조로 이루워졌고 하나의 헤모글로빈분자는 4개의 산소분자를 가진다. 낫모양 세포 헤모글로빈은 산소화합의 형태가 안정적이고 기능적이다. 그러나 체인 B와 D의 (정상은 글루타믹산) 6번 잔기는 발린으로 돌연변이된 것이다.(그림에서 검은 원으로 표시한 곳이 돌연변이된 지역) 산소가 생길 때 배치의 변화 발린이 포함된 HT수성 패치에 노출되어지면 방출된다. 좀 더 안정적인 열역학상태에서 소수성 패치는 집합하는 경향이 있는데, 이유는 낫모양 세포빈혈을 앓는 의학적 환자의 헤모글로빈의 중합 때문이다. (적혈구는 중합된 헤모글로빈을 잡아늘린 모양을 유지한다.) (rice 대학 N. Haspel과 L.E. Kavraki에 의해 그림이 승인됨.)

까이 존재하는 아미노산간의 수소결합의 형성은 폴리펩타이드 사슬에서 꺽임과 접힘을 유발한다.

2차 구조의 가장 흔한 두 가지 형태는(열역학적으로 가장 안정하기 때문에) 알파-사슬 구조와 베타-시트이다. 알파-사슬구조는 왼쪽 또는 오른쪽 방향으로 형성될 수 있지만 오

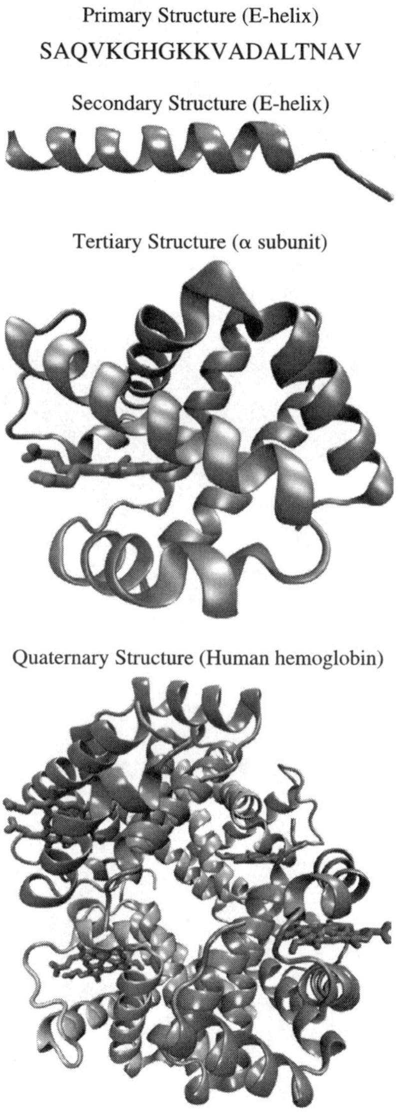

그림 8.7 단백질 구조의 다양한 차원의 예로 궁극적으로 최종 3차구조를 결정한다.(이런경우는 사람의 헤모글로빈이다.) 1차구조는 오직 아모노산의 선상배열이 결정하는데, 2차구조는 이런 아미노산사이에서 국부적 상호작용에 의해 이루워진다. 카르복실기와 아미노산의 아미노그룹사이에 수소결합형태는 폴리펩타이드체인들의 꺽임과 접힘을 만들어 낸다. 이 예로 E-helix가 있다. 더 나아가 3차구조는 3차에서 2차구조의 꼬임은 이런 예의 단위를 설명한다. 4차구조는 다양한 폴리펩타이드의 적응으로 묘사되고, 이는 다른 체인의 곁가지부속들 사이의 상호작용에 의해 일어난다. 그 예로 α단위같은 다른 단위는 사람 헤모글로빈에서 4차구조형태로 상호작용한다.(rice 대학의 N. Haspel, L.E. Kavraki, J.S. Olson에 의해 그림이 승인됨.)

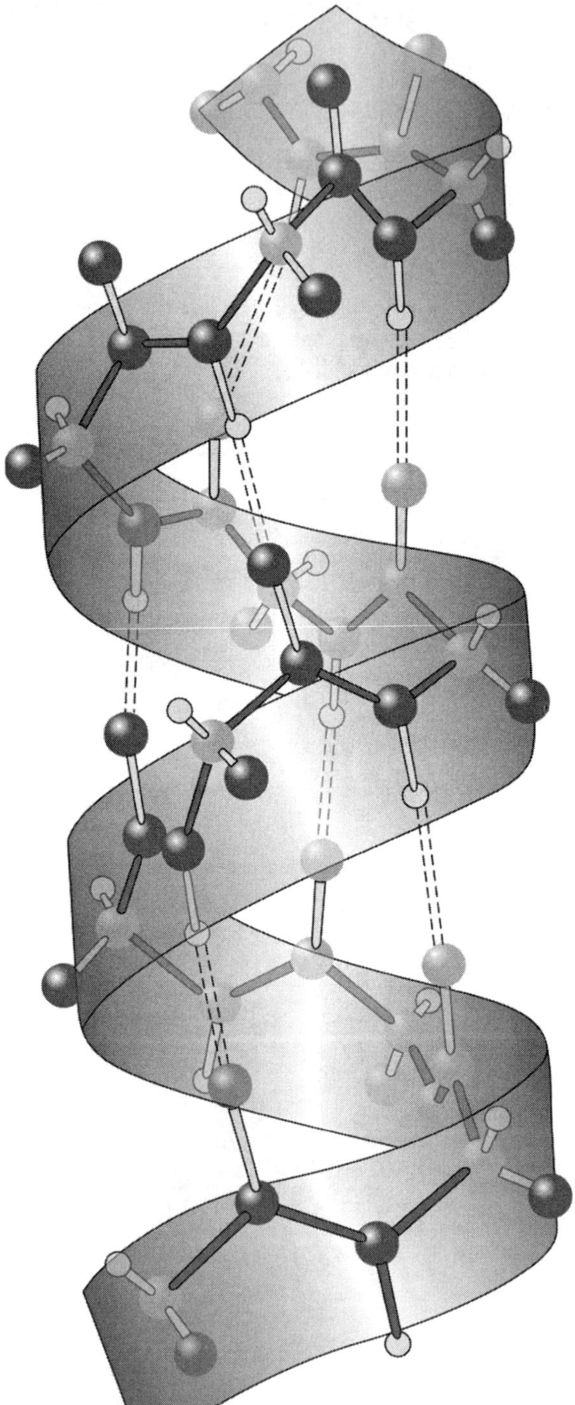

그림 8.8 단일 α-나선구조. 아미노산은 그들의 R그룹의 곁가지가 나선의 밖을 향하게 우선 배열된다. 한 바퀴를 도는데 3.6개의 아미노산이 필요하고 아미노산끼리 수소결합을 한다. 또한 이것의 반대쪽에 4개의 잔기는 누워있다. 수소결합은 선을 꺽는 것처럼 묘사된다. (Irving Geis의 그림. 오른쪽그림은 Houard Hughes Medical 협회의 소유이다. 허락없이 사용해서는 안된다.)

른쪽 방향이 더 안정적이다. 그림 8.8에서 보여진 것과 같이 한 바퀴 도는데 3.6 아미노산이 필요하다. 이때 각각의 아미노산들의 R그룹은 사슬구조의 바깥쪽으로 뛰어나와 있게 된다. 이런 알파-사슬 2차 구조의 예로서 콜라겐이 있다(그림 9.15). 콜라겐의 사슬구조는 매우 많은 프롤라인을 가지고 있다. 앞장에서 설명한 바와 같이 프롤라인에는 회전력이 떨어짐으로 콜라겐의 1차 구조에서 다른 아미노산들과 협력하여 사슬구조를 안정화하게 되는 것이다. 그러나, 다른 경우(다른 1차 구조)에서처럼 프롤라인은 꺽임이 어려움으로 사슬구조를 파괴할 수도 있다.

알파-사슬구조와 다르게 베타-시트구조는 두 개의 사슬 또는 하나의 사슬의 서로 다른 부위 사이에 수소결합에 의해서 형성된다. 이 경우, 그림 8.9에서 설명되어진 바와 같이 사슬들은 지그재그 형태의 일직선상의 위치하게 된다. 그림에서 보는 바와 같이 곁가지들은 이 그림에서 곁가지들은 면의 평평한 곳의 위와 아래에 돌출되어 있다. 평행 B시트는 같은 방향으로 진행되는 사슬들을 함유한 반면에, 역평행 B시트는 반대 방향으로 나아가는 사슬들로 구성되어 있다. 이러한 이차 구조를 가지는 천연의 중합체는 실크이다(그림 8.10).

예제 8.2

연구 그룹이 다음과 같은 시퀀스의 합성 올리고 펩타이드를 만들었다.

주어진 구조는 올리고 펩타이드의 1차, 2차, 3차 또는 4차 구조인가? 이 올리고 펩타이드의 pH 7.4에서의 net charge는 얼마인가? 연구 그룹은 이 올리고 펩타이드가 수용액에서 알파-helix 또는 베타-sheet 구조를 형성할 수 있는지 알고 싶어 한다. 예측을 하고 당신의 예측을 합리적으로 설명하시오. 이 연구팀은 이들 올리고 펩타이드 생리학적인 용액에서 이합체(dimer)를 형성할 것이라고 가정했다. 이합체의 구조 배열을 예측하고 당신의 예측을 합리적으로 설명하시오.

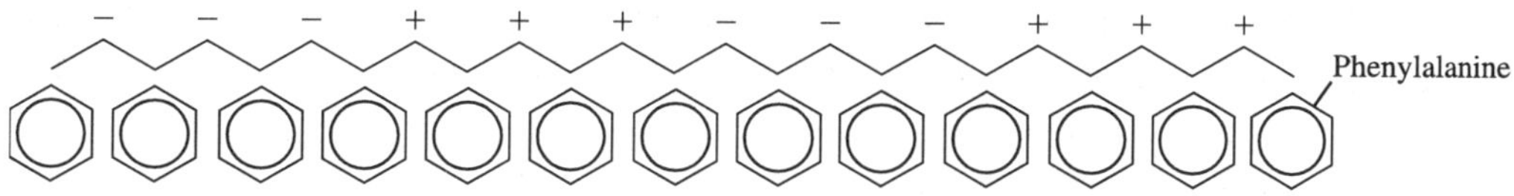

풀이:

우리에게 아미노산의 시퀀스가 주어졌고, 그러므로 이 올리고 펩타이드의 1차 구조 또한 알 수 있다. 주어진 올리고 펩타이드는 총 25개의 아미노산을 가지고, pH 7.4에서 이중 6개는 음 전하를(글루탐산, E), 6개는 양 전하를 띄고(리신, K), 13개는 전하를 띠지 않는 비극성 잔기이다(페닐알라닌, F). 그러므로 올리고 펩타이드의 pH 7.4에서의 net charge는 0이다. 올리고 펩타이드는 비극성 잔기와 전하를 띤 잔기 사이에서 규칙적인 배열과 아미노산 자체의 consideration의 결과로 베타-sheet를 형성할 것이다. 페닐알라닌의 큰 방향족 R기의 규칙적인 반복이 알파-helix

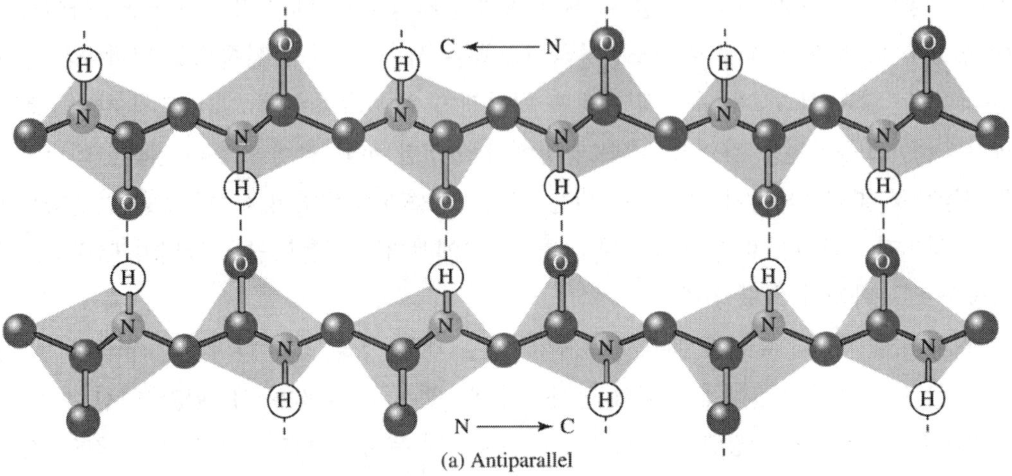

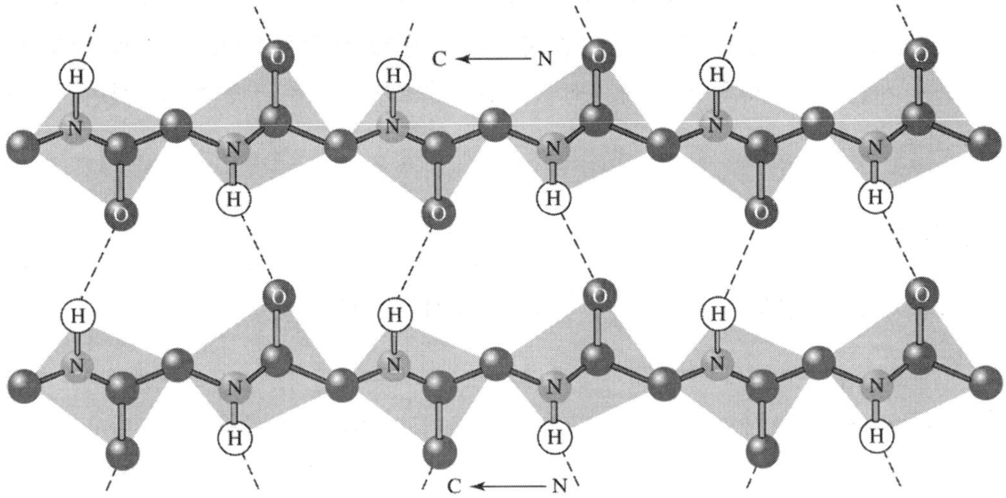

그림 8.9 플리트 시트의 구조. 사슬의 일부분 또는 체인끼리 수소결합에 의해 생성된다. 이런 현상은 주변에 있는 체인끼리 지그재그형태와 잡아 늘린 선형으로 이용된다. 곁가지들을 바닥의 수평면의 아래쪽으로 위치하도록 정한다. Antiparallel의 β-pleared seet는 (a) 반대편방향으로 뻗은 상태의 체인으로 이루워 졌고, 그 중 parallal β-pleared seet는 (b) 같은 방향으로 뻗어진 체인으로 이루워 졌다. 이 그림에서 "H"는 수소를 표시하고, "N"은 질소를 나타내고, "O"는 산소를 나타낸다.(Irving Geis의 그림. 오른쪽그림은 Houard Hughes Medical 협회의 소유이다. 허락 없이 사용해서는 안된다.)

구조의 형성을 구조적으로 저해할 것이다. 부가적으로 글루탐산과 리신의 전하를 띈 R기 사이에서 구조적 척력이 알파-helix를 형성하지 못하게 한다. 그러나 베타-sheet 구조는 도식적으로 sheet의 한쪽에 페닐알라닌의 나머지 기를 위치하게 하고, 전하를 띈 기를 sheet의 다른 쪽에 위치하게 한다.

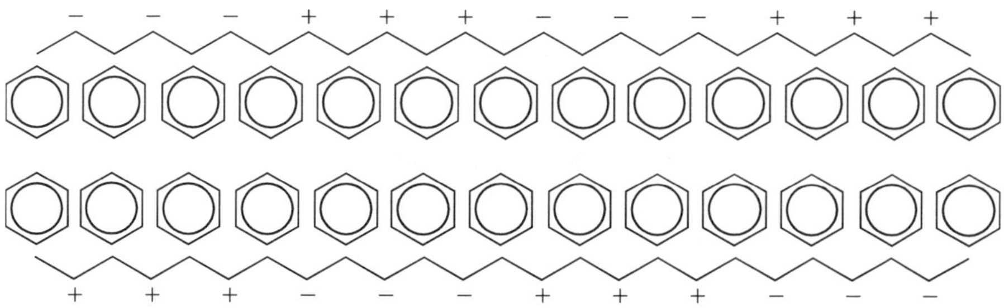

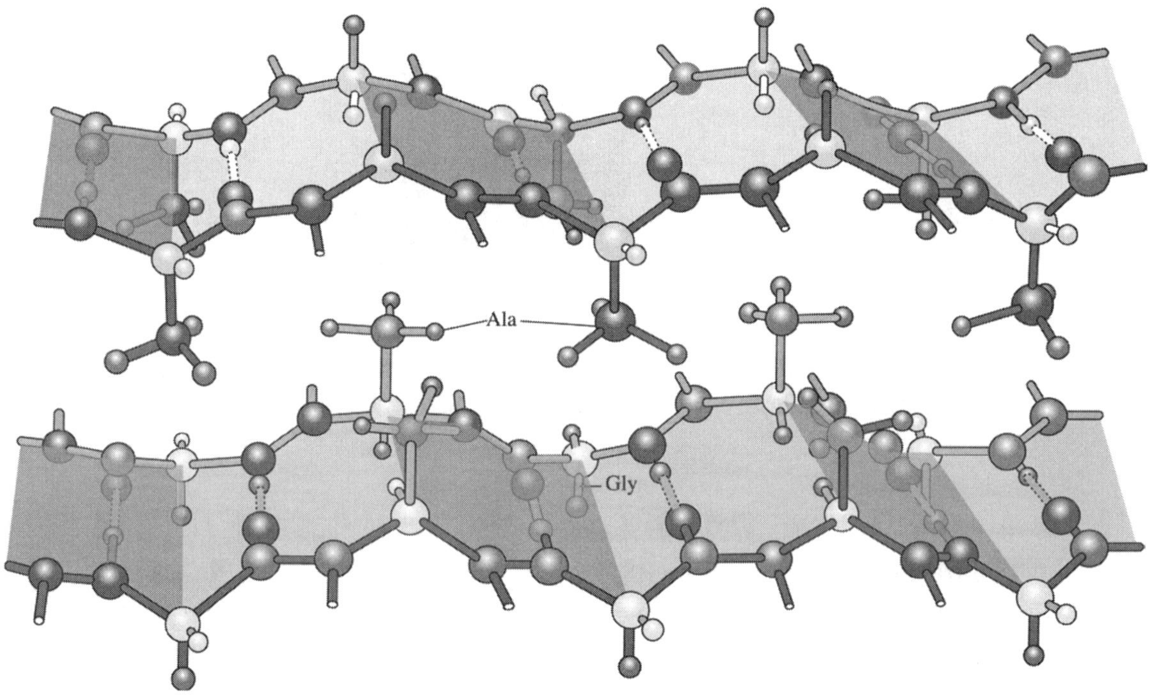

그림 8.10 실크에서 β-플리트 시트 구조의 모식도. (Irving Geis의 그림. 오른쪽 그림은 Houard Hughes Medical 협회의 소유이다. 허락없이 사용해서는 안된다.)

8.2.4 3차 구조(Tertiary Structure)

단백질의 삼차구조란 폴리펩타이드 사슬(polypeptide 사슬)의 전체 삼차적 배열을 말한다(즉 이차 구조가 어떻게 접혀졌는지를 말한다 그림 8.7 참조). 이는 같은 사슬에서 서로 멀리 떨어진 아미노산들 사이의 상호작용에 의한다. 사슬의 **backbone** 사이의 결합에 의해 결정되는 이차구조와는 달리, 삼차구조는 R 그룹 곁사슬들 사이의 결합에 의해서 결정된다. 삼차구조 중 특이하면서도 공통적인 구조로 **TIM-barrel fold**라는 것이 있다. 그

(a)

(b)

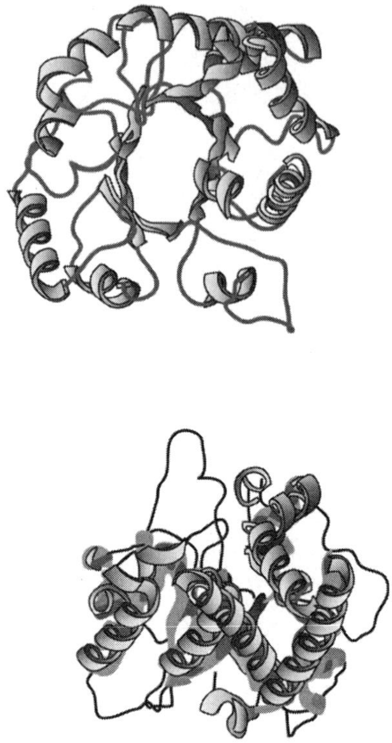

그림 8.11 TIM-barrel fold구조의 도식을 위(a)와 아래(b)에서 보여 준다. 이 특이적인 구조는 밖에 8개의 α-나선으로 둘러싸인 8개의 평행한 β-가닥으로 이루어졌다. ([6]으로부터 승인되어 각색됨)

림 8.11을 참조하면, **TIM-barrel fold**는 세포의 에너지 생산과 관련된 단백질인 **TIM(triosephosphate isomerase)**에 의해 처름으로 정의되었기 때문에 그렇게 명명되었다. 이 특이적인 구조는 밖에 8개의 α-나선으로 둘러싸인 8개의 평행한 β-가닥으로 이루어졌다.

곁 사슬의 상호작용 타입 수는 단백질의 삼차구조의 접힘에 영향을 준다.

1. 공유결합
2. 이온결합
3. 수소결합
4. 소수성결합

공유결합은 앞에서도 언급했듯이 시스테인 잔기의 황 원자들 사이에서 주로 발견된다. 공유결합이 꽤 강하기 때문에, 이황화 결합은 단백질 구조의 안정성에 큰 기여를 한다. 그러나 이온결합이 약하기는 하나, 이들의 마지막 단백질의 구조에 중요하다. 이들은 아미노산의 양성으로 전하된 잔기와 음성으로 전하된 잔기 사이에서 일어나며, 이와 비슷하게 수소결합은 극성 아미노산들 사이에서 형성된다. 소수성에 의한 접힘은 소수성 잔기들이 서로 정돈된 물을 제거하면서 얻는 공통의 이익에 따른 결합이다. 이러한 "소수성 효과"는 소수성 생체재료의 표면에서 일어나는 단백질 흡착과 같은 동일한 엔트로피의 결과에 의한다.

앞서 표면에 흡착하는 단백질에 관련된 열역학적 결과와 마찬가지로 가장 안정적인 단백질의 구조는 안쪽에 소수성 잔기를 배열하고 바깥쪽에 친수성 잔기를 배열하여 물과 상호작용하도록 하는 구조이다. 이러한 일반적인 규칙에도 불구하고, 소수성 아미노산들이 표면에서 발견되기도 하며 반대로 친수성이 안쪽에서 발견되기도 한다. 그러나, 이러한 일들이 일어나는 이유는 이러한 구조가 에너지적으로 더 이익이기 때문이다. 예를 들어, 표면의 소수성 부위는 세포들이 다른 단백질들과 상호작용하기 위한 것이며, 단백질의 core에서 발견되는 친수성 잔기들은 특정한 삼차원적 구조를 유지하기 위한 것이다.

8.2.5 4차 구조(Quaternary Structure)

대부분의 단백질은 주로 여러 개의 폴리펩타이드사슬로 이루어져 있으며, 각각은 일차구조에서부터 삼차구조까지 있다. 이들 각각의 사슬은 단백질 subunit이라 명하며, **사차구조**는 이들 구성단위들의 삼차배열을 말한다(그림 8.7). 이 명명법에 의하면 하나의 subunit은 monomer라 불리며, 두 개의 구성단위들은 이합체, 세 개는 삼합체라 불린다.

삼차구조와 같이, 사차구조 또한 아미노산들의 R 그룹사이의 상호작용의 결과이나, 사차구조의 경우는 서로 다른 펩타이드 사슬들 사이에서 일어난다. 구조를 안정화시키는 상호작용의 타입들은 위에서 언급한 것과 동일하다. 사차구조는 단백질의 전반적인 활동에 매우 중요하다. 예를 들면, 헤모글로빈 분자가 산소를 혈액 안에서 운반하도록 하는 것은 네 개의 분리된 폴리펩타이드 사슬들의 상호작용이다(그림 8.6).

폴리펩타이드의 주축과 특히 곁 그룹의 대전은 pH에 영향을 받으므로, pH 변화는 삼차와 사차구조에 모두 영향을 끼치며, 그 결과로 흡착력에 영향을 미친다. 이에 의하면, 단백질의 형태는 아미노산의 순서에 따라 엄격히 지시되나, 단백질의 접힘은 매우 동적이라는 것을 알아야 한다. 실제로, 단백질의 구조는 어떤 특정적인 형태로 단백질은 잡고 있는 결합의 열역학적 변동에 의해 변형되는 여러 형태들 사이의 평형을 선호한다. 비록 이러한 역동적인 접힘과 풀림의 과정은 끊임없이 일어나지만, 일반적으로 어떤 특정한 단백질이 다른 것들보다 안정적이며(예를 들어, 부피당 더 많은 공유결합과 수소결합 때문에), 고체 평면에 흡착하는 능력에 영향을 줄 것이다.

예제 8.3

자연적인 생머리를 가진 사람들은 오래가는 웨이브를 갖는 "파마(perm)"를 선택한다. 파마라는 과정은 전형적으로 머리카락을 컬 클립으로 감싼 후, 일정 시간 동안 환원제로 처리하고 그 후 다시 산화제로 처리하여 컬이 머리에 자리잡도록 한다. 아미노산 cysteine이 풍부한 단백질인 케라틴이 사람 머리카락의 주요 구성요소라는 것을 감안하여, 컬링의 화학적 방법이 어떻게 작용하는지 설명하여라.

풀이:

아미노산인 시스테인은 R residue에 황을 포함하고 있다. 케라틴 단백질의 시스테인 잔기들 사이의 이황화 결합들이 단백질 사슬 사이의 교차결합(crosslink)를 형성하여 머리카락의 구조적 안정성과 탄력에 기여한다. 자연적인 생머리가 컬 클립에 의해 감싸지면, 단백질 구성성분은 장력을 받게 된다. 여기에 환원제를 가하면 자연적으로 형성되어 있던 케라틴 단백질 내와 그리고 사이의 이황화 결합들이 깨지게 된다. 그 후에 처리되는 산화제는 이황화 결합을 촉진한다. 그러나, 새롭게 형성되는 결합들은 이제 컬 클립에 의해 형성된 컬을 안정화시키는 형태로 결합된다. 그러므로, 화학제와 컬 클립이 제거되어도 머리카락은 케라틴 단백질 내와 사이에 형성된 새로운 이황화 결합에 의해 유지되어 웨이브를 지니게 된다.

8.3 단백질 운반과 흡착 동역학

앞 절에서는 단백질의 구조적 안정성 뿐만 아니라 단백질과 표면 모두의 전하와 소수성이 생체재료의 흡착에 영향을 준다는 것을 밝혔다. 단백질에서는 이러한 특징들이 일차 구조에서부터 사차구조까지 지시를 받는다. 그러나, 흡착이 일어나기 전에, 단백질들은 고체 표면까지 운반되어야 하고, 이 운반률은 흡착 동역학에 영향을 미친다.

8.3.1 표면으로의 운반

단백질 운반을 모형화하는 식은 일반적으로 다음의 4가지 타입의 요소를 포함한다.

1. 확산
2. 열 대류
3. 흐름(대류 운반이라고도 불림)
4. 짝운반(다른 것들의 결합, 대류와 확산과 같은)

비록 상세한 운반 현상에 대한 것은 본 본문을 벗어나는 것이지만, 단백질 흡착에 대한 것이 본문에 포함되어 있기 때문에 운반의 기본 원리에 대한 간단한 논의는 짚고 넘어가도록 하겠다. 위에서 언급하고 묘사한 운반 타입들 중에서(그림 8.12), 우리는 고체 표면에서 단백질이 움직이는 것에 관한 확산과 흐름의 영향에 관하여 중점을 둘 것이다.

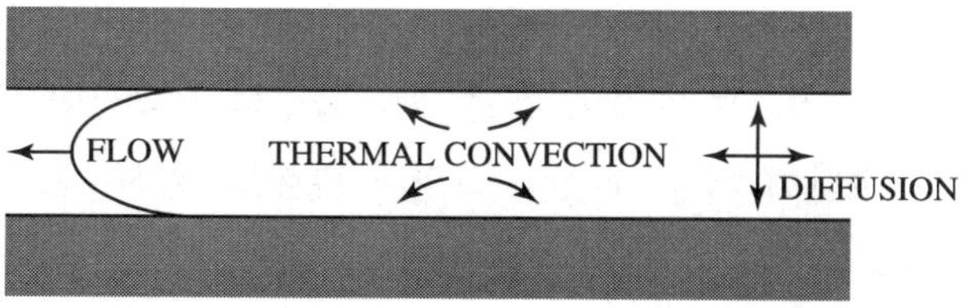

그림 8.12 운반현상의 3가지 종류는 단백질 흡착에서 보여 준다. : 흐름, 열대류, 확산. 온도구배는 확산에 의해 이루어지는 대해 반해 온도구배는 열대류에 의해 이루어진다. ([1]로부터 승인되어 각색됨)

운반의 속성은 기하학을 따르므로, 앞으로의 논의를 위해, 우리는 그림 8.13에서 보이는 실린더 안에서의 흐름에 관한 시스템을 정의할 것이다. 예를 들어, 이 경우는 분기점에서 멀리 떨어진 혈관에서 볼 수 있는 간단한 경우의 모형이다. 이 경우, 도형은 혈관의 단면을 나타내고 흐르는 액체는 모든 단백요소를 포함한 혈액이 될 것이다.

벽과의 상호작용에 의해 통로의 가장자리를 흐르는 액체는 그림 8.13에서 보이는 것처럼 포물선형 속도를 형성하며 더 느리게 흐를 것이다. 이러한 형태의 기하학에서 속도는 다음과 같다.

$$V = \frac{2Q}{\mu R^2}\left(1 - \left(\frac{r}{R}\right)^2\right) \tag{8.8}$$

V는 속도, μ는 점성, r과 R은 그림 8.13에서 정의된 것과 같고, Q는 실린더를 흐르는 액체의 용적 흐름 속도를 나타낸다. 이 식의 한 가지 흥미로운 특징은 $r=R$, $V=0$이라는

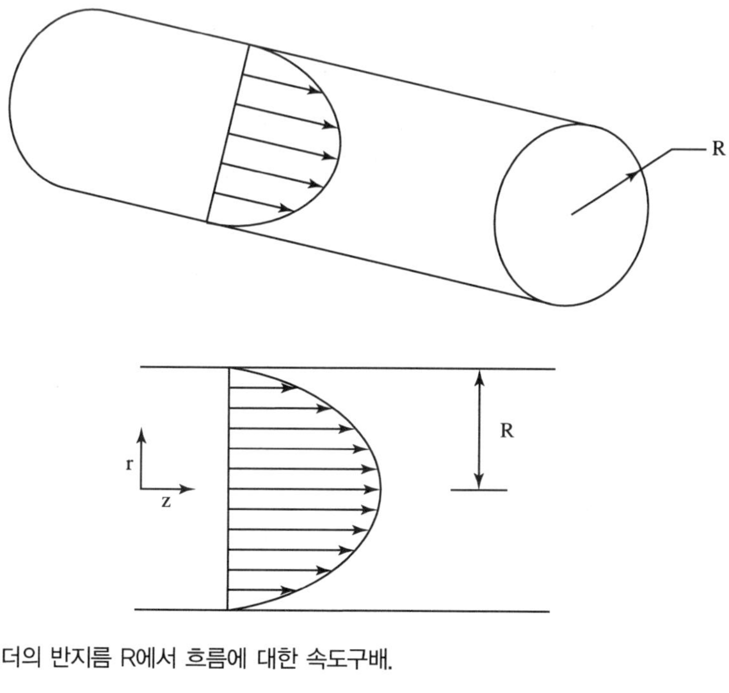

그림 8.13 실린더의 반지름 R에서 흐름에 대한 속도구배.

것이다. 이 포물선형 특성 때문에, 표면에는 흐름이 없고 단백질들은 흐름만으로는 경계점에 도달할 수 없다. 그러므로 흐름이 있는 데도 불구하고 확산이 고체 표면에서 단백질을 운반하는 중요한 수단이 되는 것이다. 그러나 반대로, 확산 속도에 영향을 미치는 표면 근처의 단백질 농도는 흐름의 영향을 받는다.

이것을 고려하면, 전체적인 단백질의 이동에 대류성과 확산의 기여를 모두 고려할 필요가 있다. 모두를 고려한 시스템을 정의하는 운반식은 다음과 같다.

$$\frac{\partial C}{\partial t} + V\frac{\partial C}{\partial z} = D\frac{1}{r}\frac{\partial}{\partial r}\left(r\frac{\partial C}{\partial r}\right) \tag{8.9}$$

여기서 C는 시간 t와 위치(z, r)에 대한 단백질의 농도를 나타낸다. 이 식에서 축성 확산이 아닌 방사성 확산을 고려하면 V는 흐름의 기여를 나타내고, D는 확산의 기여를 고려한 항이다. 여기에서 D(확산계수)는 단백질의 크기와 주위의 매개물을 고려한 상수이다. 식의 첫째 항은 불규칙한 상태를 대변하는 항이다. 즉, 시간에 따라 농도가 변한다.

대류성 확산식은 용액에서의 단백질의 운반만을 기술한다. 표면으로의 단백질 흡착은 이 식의 해법의 경계 조건을 이용하여 편입될 수 있는데, 이 식은 표면에서의 단백질 흡착 속도($r=R$)가 표면으로의 단백질 이동속도가 같다는 식이다. 이것의 해법과 비슷한 등식들이 이동 현상에 대해 더 발전된 본문으로 남아 있다.

8.3.2 흡착 동역학

위에서 언급했던 것처럼 속도적인 면 때문에, 혈관의 벽 근처의 흐르는 모든 액체는 평정한 용액층(여러 두께의)을 갖는다. 그러므로 벽에 생체재료가 있으면 단백질 흡착속도는 확산에 의해서만 결정된다. 그러나 혈장 단백을 이용한 여러 실험들에 의하면 확산 통제 기작과 관련하여 높은 초기 흡착 속도가 관찰되었으나, 조금 시간이 지난 후에는 평탄역에 도달하였다(그림 8.14). 이제는 이 평탄역이 그림 8.15에서 보여지는 것처럼 시스템에서 단백질을 나타내는 전체 표면의 단층덮개를 대변한다.

더 시간이 지나면(평탄역 근처에서), 이때부터 흡착 속도는 느려지고 아마도 표면에서 단백질 분자들이 자유 공간을 찾는 것이 힘들어 질 것이다. 흡착 과정중의 어떤 순간 포장을 향상시키기 위해 표면에서 단백질들의 재배열이 일어난다. 이러한 개념이 그림 8.16에 그림으로 표현되었다. 이 그림에서, 분자들은 흡착 과정의 후반기에 일어나는 것처럼 표면의 단백질 농도가 증가하면 이에 따라 그 위치를 바꾼다.

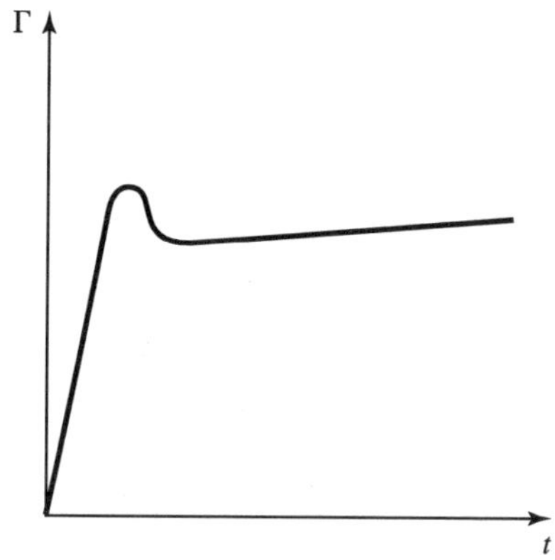

그림 8.14 표면 위에서 흡착혈액단백질의 작용시간에 대한 총 양을 나타낸 그림 설명. 확산통제기작에 관련하여 높은 초기 흡착속도를 나타내며 시간이 조금 지난 후에는 평탄역에 도달한다. 흡착곡선에서 넘치거나 혹이 나타나는 것은 여러 가지 다양한 방향을 설명한다. 더 많은 단백질이 흡착되어 결합된 표면에서의 재배열을 하는 동안 나타난다. 그리고 덜 강력하게 결합된 단백질은 흡수제에서 제거될지도 모른다. ([1]로부터 승인되어 각색됨)

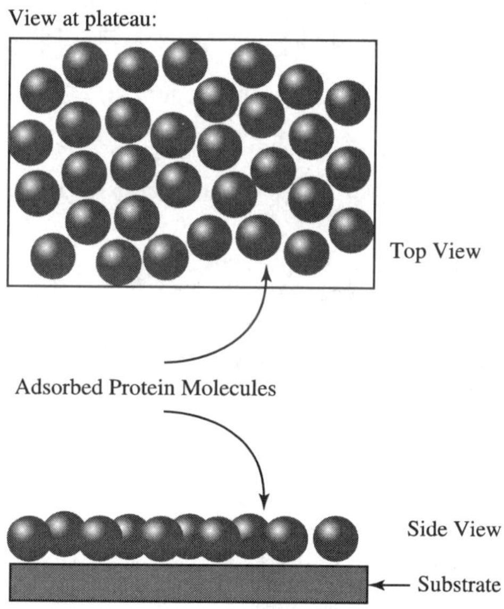

그림 8.15 단일층 단백질 도달범위의 도식. 그림 8.14에서 본 평탄역은 위에서 보여지는 것처럼 체계에서 단백질이 있는 전체표면의 단일층 도달범위를 대체한다. ([8]로부터 승인되어 각색됨)

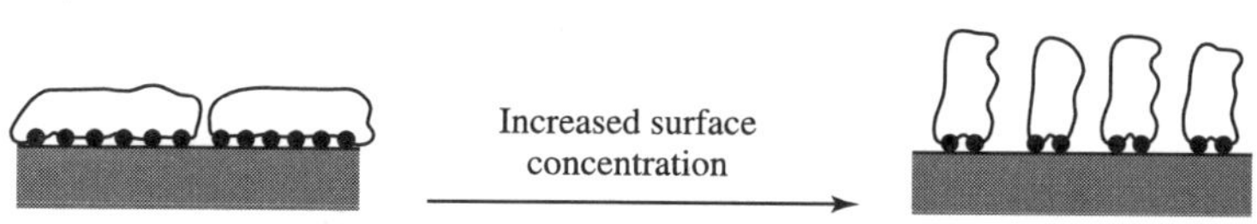

그림 8.16 표면위의 단박질의 재배열. 평탄역 부위의 근처에서 흡착속도는 느려진다. 아마도, 이때 표면에서 단백질분자들이 자유공간을 찾는 것이 매우 어려울 것이다. 표면에서 단백질의 재배열(특히 그것들의 적응에 의해 변화함)이 포장향상을 일으키기 때문에 표면에서 단백질의 농도가 증가한다. ([1]로부터 승인되어 각색됨)

8.4 단백 흡착의 가역성

8.4.1 가역과 비가역적 결합

흡착 과정의 평탄역의 초기나 근처에 단백질이 도달하게 되면, 표면에 영구적으로 결합하기 전에 항상 짧은 시간이나마 가역적인 결합이 일어난다. 우선 초기 부착을 위해 단백질이 많은 접촉("붙잡기")을 한다고 알려져 있다. 생체재료의 거주 시간이 증가할수록, 표면과의 상호작용을 증진시키는 단백질의 형태변화가 일어난다. 이것은 표면 자체의 특성에 대한 반응일 수도 있고, 흡착물질의 근처에 있는 단백질(측면 상호작용)에 대한 것일 수 있다. 이것은 주로 단백질 풀림과 물질에서의 퍼짐과 어느 정도 관련이 있다.

이들 형태변화 후에, 단백질 흡착은 결국 비가역적이 된다(영구적). 그러나, 이것이 일어나기 위해 걸리는 시간은 정확한 단백질/표면 혼합에 의존한다. 이 순간 이후, 단백질 탈착은 일어나기 힘들며 이는 단백질과 표면의 거의 모든 접촉이 동시에 깨져야 하기 때문이다(다음 단원에서 볼 수 있듯이).

표면에 있는 단백질의 마지막 형태는 그 활동에 큰 영향을 미친다. 그러므로 흡착 이후 유용하다. 예를 들어, 여러 연구들이 fibrinogen(혈액에서 발견되는 단백질)이 혈소판(혈액응고에 중요한 세포 파편, 13장 참조)에 붙는 능력이 그것이 흡착되는 표면의 특성에 따라 영향을 받는다고 지적하였다[8]. 그림 8.17에 묘사된 것처럼 이것은 흡착된 단백

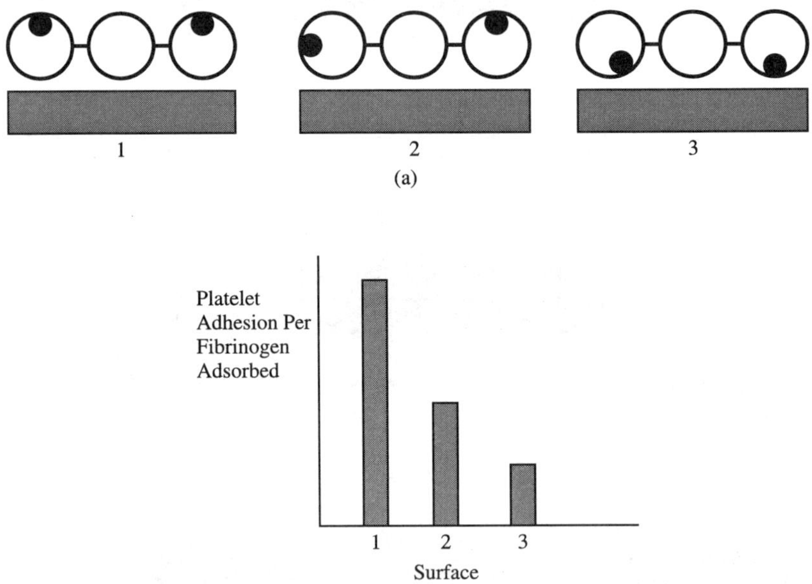

그림 8.17 생물학적 활성을 통한 단백질 흡착의 영향. (a) 원 안의 어둡게 된 부위는 혈소판에 결합하여 활성화된 섬유소원의 생물학적 활성부위를 나타낸다. (b) 표면에 있는 단백질의 마지막 형태는 그 활성에 강력한 영향을 미친다. 그룹 1을 예로 들면, 생체재료 표면에 상반되는 두 개의 생물학적 활성표면에서 더 많은 활성이 관찰되며 활성지역이 생체재료 표면 쪽으로 향하면(그룹 3처럼) 적은 활성이 관찰된다. ([8]으로부터 승인되어 각색됨)

질의 형태 변화에 따른 것일 수도 있다. 이 흡착된 단백질이 어떤 물질에서는 표면을 향한 결합 구역이 아래쪽에 위치하여 혈소판에 의해 인식되지 못할 수도 있기 때문이다.

8.4.2 탈착과 교환

탈착이 거의 일어나기 힘들 때, 흡착된 단백질 분자들의 교환이 여러 단백질 타입을 가지는 혈액과 같은 시스템에서 일어난다. 이러한 일은 표면에 대한 단백 부착의 동적인 성질

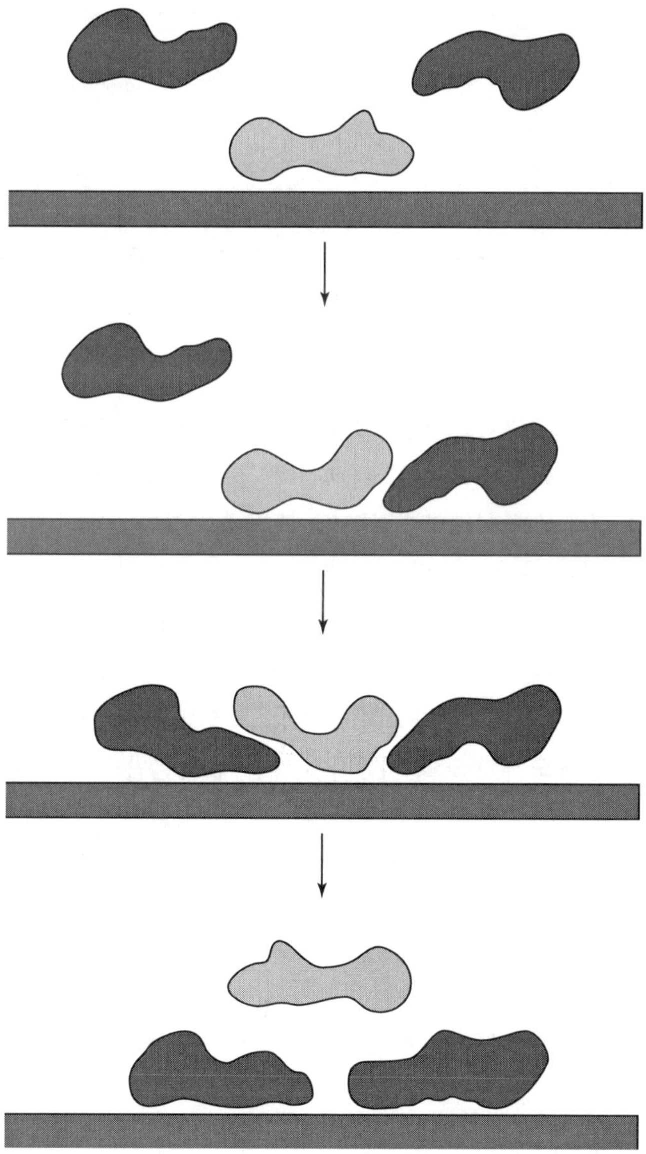

그림 8.18 재료표면에서 전환된 단백질의 도식. 시초 단백질은 재료에 대한 친화력이 높은 새로운 단백질에 의해 박혀 있던 것이 떨어진다. ([2]와 [4]로부터 승인되어 각색됨)

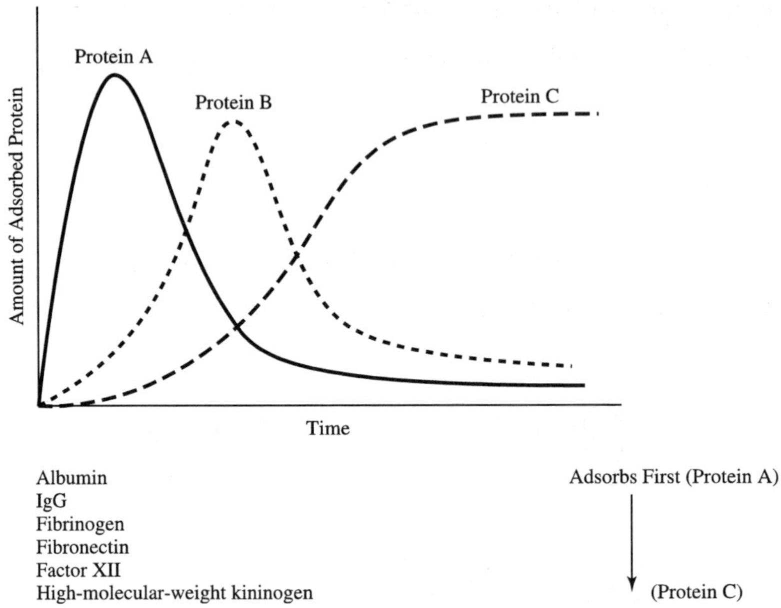

그림 8.19 Vroman 효과의 도식. 높은 농도를 갖는 단백질(혈액의 경우 알부민 같은)은 순식간에 붙고 시간이 지날수록 높은 표면 친화력을 갖는 단백질로 대체된다. ([2]로부터 승인되어 각색됨)

과 관련되어 있다고 믿어진다. 표면에 부착되는 것을 통제하는 결합의 변동 때문에 단백질이 잠시 동안 접촉을 깨는 동안 다른 단백질이 그 빈 자리에 상호작용을 형성할 수도 있다. 만약 두 번째 단백질이 이러한 방법으로 표면에 충분한 "다리"를 놓는다면, 이것은 첫 번째 단백질은 대체할 것이다(그림 8.18).

이러한 현상 때문에, 표면의 마지막 단백질 구성은 용액의 단백 농도 뿐만 아니라, 그것의 표면 친화력에도 의존한다. 이 장의 초반에도 언급하고 표 8.1에서도 요약했듯이, 표면 친화력은 크기, 전하, 소수성, 구조적 안정성, 그리고 단백질의 풀림 속도에 의해 영향 받을 수 있다. 확산 속도가 농도에 의존하기 때문에, 높은 농도의 단백질이 더 먼저 도착하고 먼저 흡착하나, 결국 더 큰 표면 친화력을 가진 것들이 이를 대체할 것이다. 이러한 교환을 Vroman 효과라고 한다. 유리와 금속 산화 표면에 선택된 혈장 단백질의 Vroman 효과에 대한 요약을 그림 8.19에서 볼 수 있다.

예제 8.4

어떤 실험적인 생체재료가 초기 농도 [A]인 단백질 A(10 KDa)와 초기농도가 [B]인 단백질 B(100 Pa)가 있는 수용액에 있다. 이번 예제에서는 단백질 흡착 속도가 확산에 의해서만 결정된다고 가정하자. 다음 실험의 결과를 고려하자:

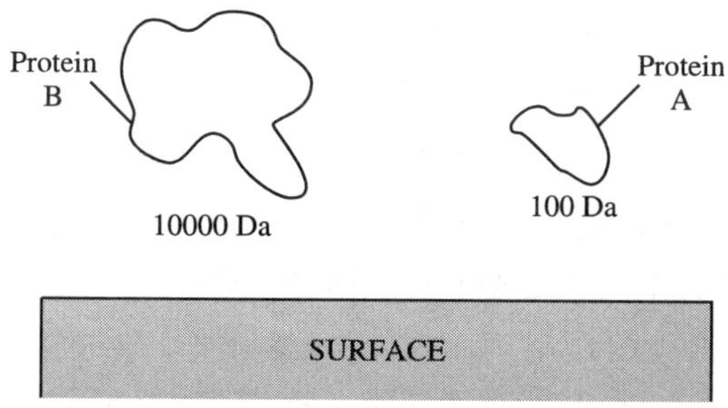

실험 1에서 용액에서의 단백질 A의 초기농도가 단백질 B의 초기농도의 네 배이다. 생체재료 표면에서의 단백 농도가 시간에 따라 변하는 양상을 다음과 같이 얻었다.

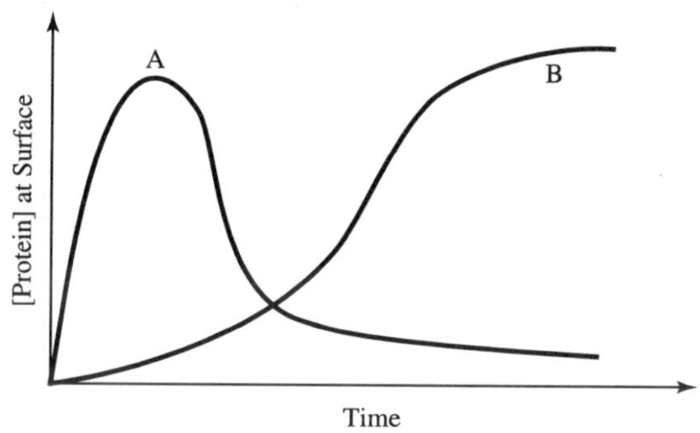

실험 2에서는 용액에서의 단백질 A의 초기농도와 단백질 B의 초기농도가 같았다. 생체재료 표면에서의 단백 농도가 시간에 따라 변하는 양상을 다음과 같이 얻었다. 그러나 컴퓨터가 그에 상응하는 단백질을 구별하지 못했다.

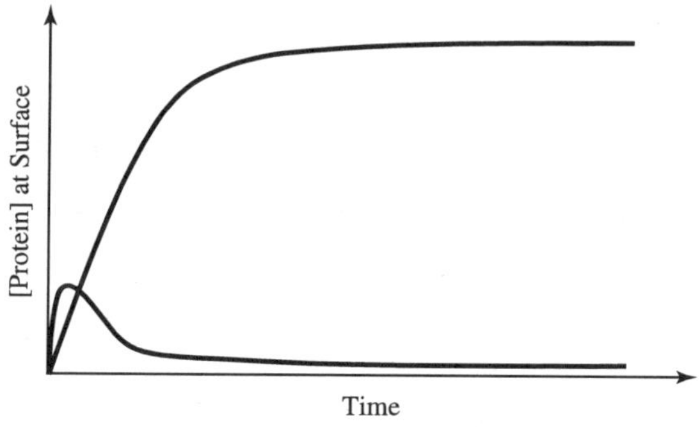

첫 번째 실험에서 추론된 정보를 이용하여, 각각의 그래프가 어떤 단백질과 상응하는지 지적하고 이를 지지하는 이유를 제시하여라.

풀이: 실험 1에서, [A]=4[B]. 실험 1에서 A의 단백 흡착 그래프의 초기 흡착이 B보다 훨씬 컸다. 그러나, 시간이 지나자, 물질에서의 B의 농도가 훨씬 크고, A는 거의 존재하지 않았다. A의

초기농도가 B에 비하여 훨씬 높다는 것을 고려하면, B에 비하여 높은 A의 초기 흡착은 B보다 A의 더 많은 분자들이 표면과의 상호작용 능력이 있다는 것으로 설명될 수 있다. 그러나 낮은 초기 농도에도 불구하고, 시간이 지날수록 단백질 B가 A보다 더 높은 농도로 표면에 흡착한다. 그러므로 시간이 지날수록 낮은 친화력의 A를 친화력이 더 높은 B가 대체하는 것으로 보인다. 이것이 Vroman 효과의 예이다. 실험 2에서는, [A]=[B]. 실험1에서보다 물질 표면에 대한 단백질 B의 친화도가 높은 것을 고려하면, 시간이 지날수록 A보다 물질 표면에 더 높은 농도로 존재할 것이라는 것을 예상할 수 있다. 그러나, A의 초기 흡착율이 B보다 높을 수 있는데 이는 분자 크기가 상대적으로 작아 물질 표면에 A가 초기 확산 되는 것을 촉진시킬 수 있기 때문이다. 그러므로 그래프는 다음과 같이 구별될 수 있다.

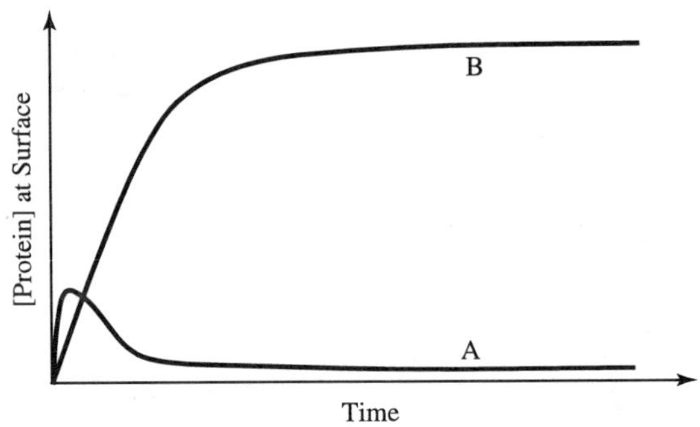

8.5 Techniques: 단백질의 타입과 양에 대한 assays(단백질의 정성과 정량분석)

용액에서의 단백질의 정성과 정량에 대한 많은 분석들이 존재하지만, 표면에서의 단백질 형태 결정은 더 어렵다(이 장의 주요 주제인). 흡착 후의 분자배열에 대한 정보는 7장에서 언급했던 많은 표면 분석 기법을 이용하여 얻을 수 있다. 물질에 코팅된 단백질을 조사하기 위해 ATR-FTIR, 그리고 다른 더 발달된 표면 기법들이 이용되고 있다.

그러므로 표면 분석 대신에, 이번 절에서 초점을 맞추는 것은 특정 단백질을 확인하고 그 sample안에서의 양을 확인하는 기술을 확립하는 데 있다. 비록 이러한 방법들이 단백질을 포함한 액체 시료를 주로 평가하는 데에 이용되기는 하지만, 특히 항체를 이용한 어떤 방법들은 표면 흡착 단백과 관련된 방법을 변형시킨 것이다. 대신에 이러한 기술들은 물질에 흡착되기 전과 후의 액체 상태의 단백질 구성요소에 대한 정보를 제공할 수 있다. 그러므로 흡착제의 구성을 알려준다.

이 절에서는 우선 이 장 초기에 언급했던 열역학 요소를 이용하여 정량과 단백질을 정제할 수 있는 친화 chromatography에 대한 논의를 하겠다. 나머지는 단백질 타입과 양을 확인하는 일반적인 특성 기법들, 즉 colorimetric과 형광 분석법을 포함하여, enzyme-linked immunosorbent assays(ELISAs)와 웨스턴블로팅법(Western blotting) 등에 대해 설명할 것이다. 어떤 특정한 sample의 정성과 정량 분석을 위해서는 여러 기법들이 혼합되어 사용될 수 있다는 것을 언급하겠다. 예를 들어, 친화 chromatography를 이용하여 어떤 sample이 분별되었다면, 그 sample 부분 안에서 특정한 단백질이 존재하는지 확인할 수 있는 ELISA를 이용할 수 있다.

8.5.1 High-Performance Liquid Chromatography(HPLC): 친화 Chromatography

그림 2.55에서 보이는 것처럼, 여러 가지 타입의 액체 chromatography가 있다. Size exclusion chromatography(SEC)가 2장에 설명되었다. 이 장에서는 흡착 chromatography라는 친화 chromatography의 종류에 초점을 맞추겠다. 전하에 따라 화합물을 분리하는 또 다른 종류의 친화 chromatography인 이온 교환 chromatography가 있으나 이는 이 책의 범위를 벗어나는 기술이므로 논의하지 않기로 하겠다.

8.5.1.1 기본 원리

흡착 chromatography는 소수성과 극성 상호작용에 따른 분석제의 흡착 선호도에 따라 분리하는 방법을 이용한 것이다. SEC처럼, 시스템은 이동상과 정지상 모두 갖고 있다. 이동상은 용해된 sample로 주입되는 액체 용매이다. 정지상은 작은(3-10 μm 지름의) polymer bead나 다공성 실리카로 이루어져 있다. 그러나 SEC와는 다르게, 친화 chromatography에서는 다공성 bead에 의한 분석제의 물리적 구속이 없다. 흡착 chromatography에서는 bead가 표면에 공유 결합으로 매우 소수성이나 매우 친수성의 polymer가 코팅되어 있다. 분석제 분자들이 그러면 그들 자신의 소수성에 따라 다양한 정도로 bead에 흡착된다.

정체 시간은 분석제의 화학구성에 매우 영향을 받는다. 정지상을 처음으로 빠져나가는 분자는 column에 대해 가장 친화력이 낮은 분자들이며, 가장 높은 친화력을 갖는 것은 가장 마지막에 빠져나간다(그림 8.20). 그 사이에는 분자들이 bead에 대한 그들의 상호작용에 따라 매우 다양한 체류시간을 갖는다. 그러나, 어떤 구성 요소가 가장 친화력이 낮고, 높은가는 HPLC system의 구성에 따라 결정된다.

Normal-phase chromatography는 극성 정지상과 hexane과 같은 비극성 이동상을 이용한다. 반대로, reverse-phase chromatography는 일반적으로 비극성 정지상과 극성 이동상을 이용한다. 그러므로 Normal-phase chromatography에서는 더 친수성인 것들이 더 늦게 분리되며, 이는 이들이 이동상보다는 정지상에 대한 친화력이 더 크기 때문이다. 그러나 reverse-phase chromatography에서는 더 친수성인 것들이 가장 먼저 분리되며, 이는 이들

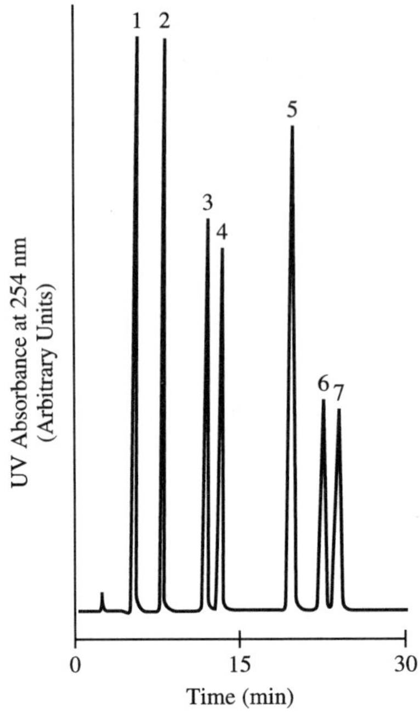

1. Methylparaben (R: —CH_3)
2. Ethylparaben (R: —CH_2CH_3)
3. Isopropylparabene (R: —$CH(CH_3)_2$)
4. n-Propylparabene (R: —$CH_2CH_2CH_3$)
5. sec.-Butylparabene (R: —$CHCH3C_2H_5$)
6. Isobutylparabene (R: —$CH_2CH(CH_3)_2$)
7. n-Butylparaben (R: —$CH_2CH_2CH_2CH_3$)

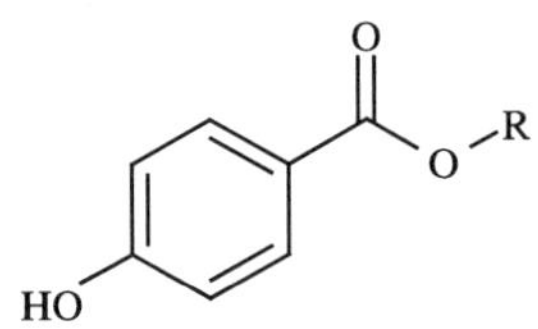

그림 8.20 역상에서 파라벤 혼합물의 HPLC 자국은 이동상에서 물–메탄올 혼합물 컬럼을 사용한다. 증가한 소수성 파라벤은 높은 정체시간을 설명하기 때문에 분자와 컬럼 사이의 상호작용이 증가한다. ([9]로부터 승인되어 각색됨)

이 정지상보다는 이동상에 대한 친화력이 더 크기 때문이다(그림 8.21).

8.5.1.2 기구 사용

그림 8.22에 설명되어 있는 것처럼, 친화 chromatography에서 요구 되는 기구 사용은 SEC와 동일하고, 다섯 가지 기본 요소를 포함한다: 펌프, 주입기, 비극성도에 따라 sample을 분리할 수 있는 column, 검출기, 검출기로부터 signal을 해석하여 적절한 plot으로 번역할 수 있는 처리장치/computer. SEC에서 처럼, 친화 chromatography에서는 UV, 굴절 index나 형광등을 포함한 여러 종류의 검출기들이 있다.

8.5.1.3 제공된 정보

친화 chromatography는 종종 original sample에 분리된 특정한 물질이 얼마나 존재하는지 확인하는 데에 쓰인다. 이는 우선 그 물질의 peak 밑의 면적을 적분하여 구할 수 있다. 비

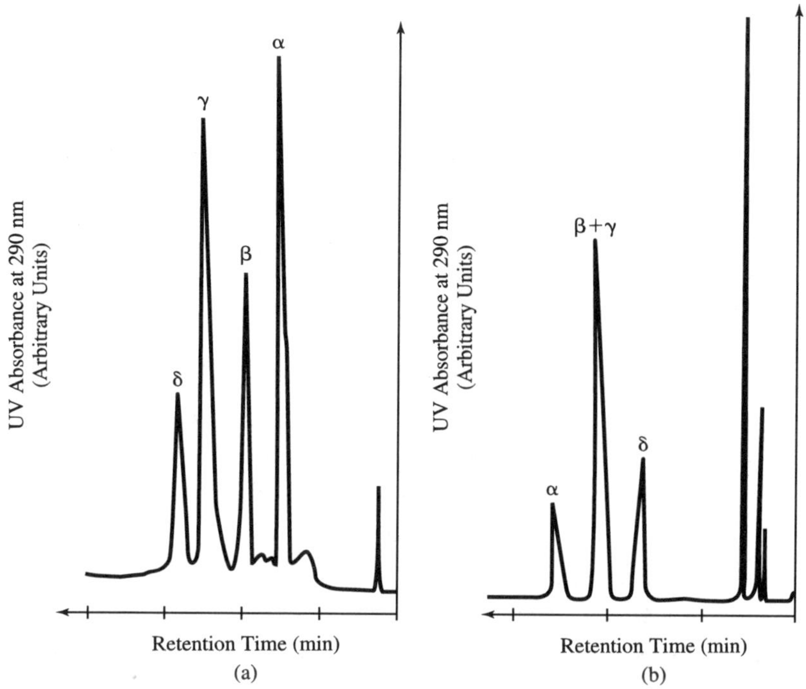

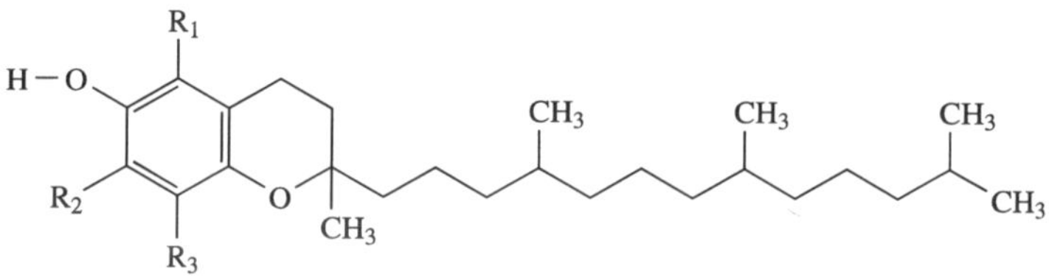

Compound	R_1	R_2	R_3	
α-Tocopherol	$-CH_3$	$-CH_3$	$-CH_3$	
β-Tocopherol	$-CH_3$	—H	$-CH_3$	
γ-Tocopherol	—H	$-CH_3$	$-CH_3$	
δ-Tocopherol	—H	—H	$-CH_3$	← **Most hydrophilic**

그림 8.21 (a) *α, β, γ, δ*-토코페롤(비타민 E의 네 가지 iso형태)의 혼합의 일반상 크로마토그래피. 이 경우 가장 친수성인 (*δ*-토코페롤) 것들이 나중에 분리되며, 이는 이들이 상대적으로 소수성에 대해 낮은 친화력을 갖기 때문이다. (b) *α, β, γ, δ*-토코페롤의 혼합의 역상 크로마토그래피이다. 이것은 가장 친수성인 (*δ*-토코페롤) 것들이 먼저 분리되며, 이는 이들이 상대적으로 친수성에 대해 높은 친화력을 갖기 때문이다.

슷한 방법으로 표준 그래프는 흥미있는 물질의 양이 증가하는 것을 나타내는 peak의 아래 면적을 적분하여 구할 수 있다(그림 8.23). unknown과 표준의 면적을 비교하면, unknown의 양을 정량할 수 있다. 분리되는 시간이 분자량을 정하는 것에 쓰이는 SEC와 다르게, 친화 chromatography에서는 peak 밑의 면적이 정량에 가장 중요하다.

그러나, 친화 chromatography의 또 다른 적용인 분류(fractionation)에 주요 요소는 분

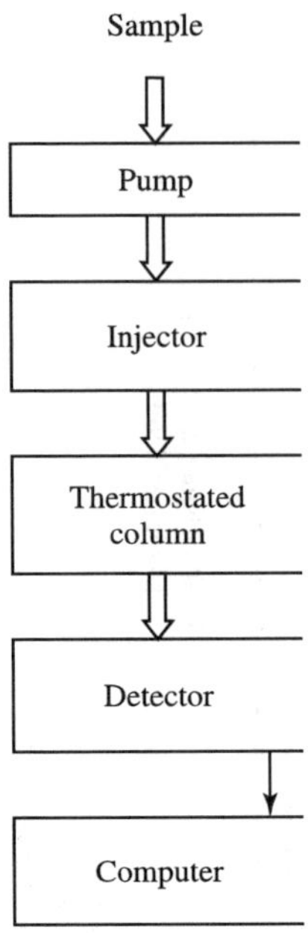

그림 8.22 친화 크로마토그래피 기구의 모식도. 다섯 가지 기본요소를 포함한다 ; 펌프, 주입기, 비극성도에 따라 샘플을 분리하는 컬럼, 검출기, 검출기로부터 신호를 해석하여 적절한 구상으로 번역할 수 있는 처리장치/컴퓨터.

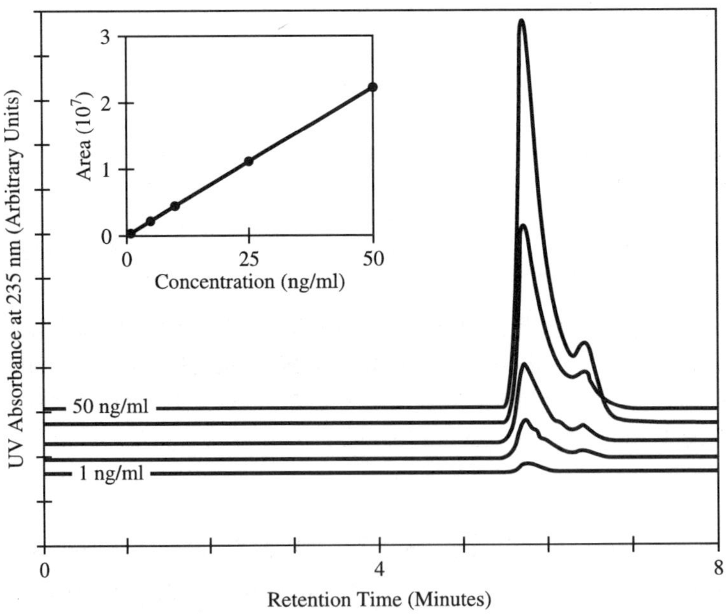

그림 8.23 N-비닐기 피롤리돈 기준의 역상 HPLC 크로마토그래피(1, 5, 10, 25, 50ng/ml). 그래프: 피크 밑의 면적을 통해 그린 교정곡선.

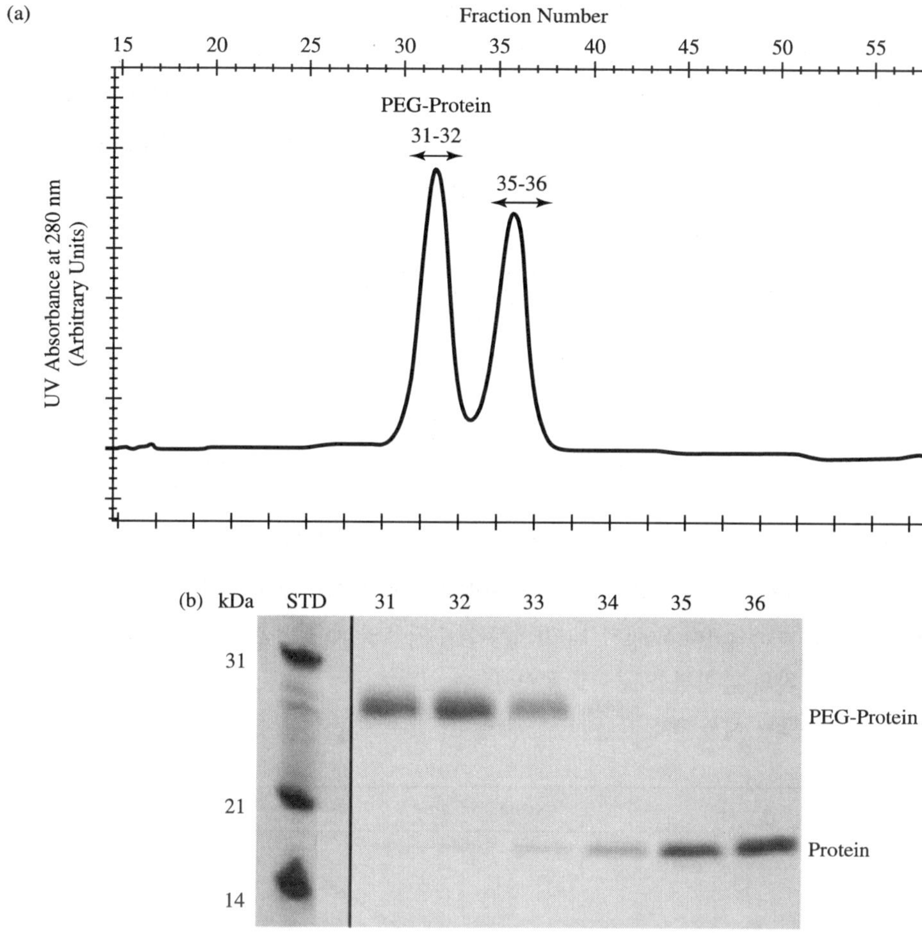

그림 8.24 이온교환크로마토그래피에 의해 결합한 PEG-단백질의 분류법. (a) 크로마토그래피 컬럼에 적용한 PEG-단백질 반응 혼합물의 정제 곡선. (b) 컬럼으로부터 얻은 분류번호 31-36의 SDS-PAGE 분석. 분류번호 31과 32는 PEG-단백질 결합을 우세하게 포함한다. 분류번호 34-36은 재연되지 않는 단백질을 포함한다. 분자량 표지는 STD가 부착된 줄에서 보인다.

별 시간이다. 이러한 과정은 단백질의 정제에 흔히 사용된다(그림 8.24). 예를 들어, 순수한 단백질의 분류 시간이 정해지면, 이동상의 단편이 이 시간 즈음에 수집될 수 있다. 이 chromatography 방법이 비파괴적이기 때문에, 이 단편들은 재구성되어 오염되지 않은 sample 물질로서 다른 연구에 이용될 수 있다.

예제 8.5

단백질 X의 알려진 농도의 표준 sample 5개가 reverse phase HPLC system에 돌려졌다. 다음과 같은 데이터가 얻어졌다. 표준을 돌린 후, 세 개의 농도를 모르는 단백질 X sample들(A, B, C)을 동일한 system에 돌렸다. 농도를 모르는 각각의 단백질 용액 sample의 농도를 계산하여라.

Sample A의 흡광도 그래프 아래 면적은 0.87×10^7, sample B의 면적은 1.32×10^7, 그리고 sample C는 0.21×10^7이다. 그러면 농도 29.0 ng/ml인 단백질 X의 sample의 그래프 아래 면적은 얼마가 될 것이라고 예상할 수 있는가? 두 번째 단백질(단백질 Y)이 같은 조건 하에 sample column에 돌려졌다고, 단백질 X가 분리된 약 2분 후 분리되었다. 이러한 관찰에 기초하면 어떤 단백질이 가장 분자량이 크겠는가? 어떤 단백질이 가장 친수성이겠는가?

[X] (ng/ml)	Area Under the Absorbance Curve (Arbitrary Units)
1.0	0.05×10^7
5.0	0.25×10^7
10.0	0.50×10^7
25.0	1.25×10^7
50.0	2.50×10^7

풀이: 표준에 대한 정보에 의하면, 표준 그래프는 데이타의 직선 회귀로부터 나올 수 있다. 직선 식 $y=mx+b$에서 x가 농도, y가 흡광 그래프 아래의 면적 m이 기울기 b가 y절편이 된다.
이 경우에, 기울기는 0.05×10^7 ml/ng가 되고, 상관계수가 1일 때 y 절편이 0이 된다. 식은 아래에 나열된 것처럼 각각의 데이터를 넣어도 증명할 수 있다.
그러므로, 눈금 그래프에 대한 직선 식은 다음과 같다:

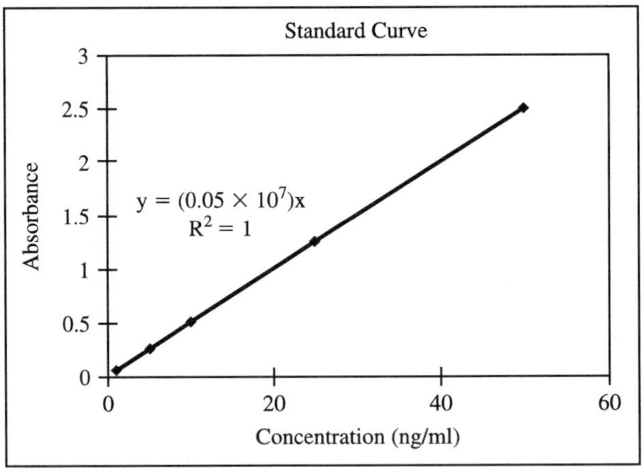

$$y = mx + b$$

$$0.05 \times 10^7 = m \cdot (1.0 \text{ ng/ml}) + b$$

$$0.05 \times 10^7 = 0.05 \times 10^7 \text{ ml/ng} \cdot (1.0 \text{ ng/ml}) + 0$$

$$0.05 \times 10^7 = 0.05 \times 10^7 \ldots \text{as was to be shown.}$$

$$(\text{Area Under the Absorbance Curve}) = (0.05 \times 10^7 \text{ml/ng})*[X]$$

$$[X] = (\text{Area Under the Absorbance Curve})/(0.05 \times 10^7 \text{ml/ng})$$

각각의 sample에 대한 알려지지 않은 농도는 이 식에 그에 해당하는 흡광 그래프의 아래 면적을 대신하여 계산하면 구할 수 있다.

For sample A,

$$[X] = 0.87 \times 10^7/(0.05 \times 10^7\ \text{ml/ng}) = \underline{17.4\ \text{ng/ml}}$$

For sample B,

$$[X] = 1.32 \times 10^7/(0.05 \times 10^7\ \text{ml/ng}) = \underline{26.4\ \text{ng/ml}}$$

For sample C,

$$[X] = 0.21 \times 10^7/(0.05 \times 10^7\ \text{ml/ng}) = \underline{4.2\ \text{ng/ml}}$$

단백질 X의 29.0 ng/ml sample의 흡광 그래프 아래의 면적은 아마도 다음과 같이 예상할 수 있다.

$$\text{Area Under the Absorbance Curve} = (0.05 \times 10^7\ \text{ml/ng}) \cdot 29.0\ \text{ng/ml}$$

$$\text{Area Under the Absorbance Curve} = \underline{1.45 \times 10^7\ \text{arbitrary units}}$$

HPLC가 size-exclusive assay가 아니고 affinity-base assay이기에 HPLC에서 여러 단백질의 분리 시간은 단백질의 분자량에 대한 어떤 정보도 주지 않는다. 그러므로 HPLC정보는 단백질 X와 Y의 상대적인 크기에 대한 어떤 정보도 주지 않는다. 그러나, 단백질들의 상대적 친수성에 관한 충분한 정보는 있다. 이것이 reversed-phase HPLC이기 때문에 비극성 정지상과 극성 이동상이 사용되었다고 가정한다. 그러므로 정지상보다 이동상에 대한 친화력이 더 크기 때문에 친수성이 먼저 분류된다. 단백질 Y보다 단백질 X가 먼저 분류되기 때문에 주어진 결과를 보면 단백질 X가 단백질 Y보다 친수성이다.

8.5.2 Colorimetric Assays

다음의 기술들은 색깔과 같은 양의 변화가 관찰 가능한 방법을 이용하여 어떤 특정한 단백질이 존재하는지 확인하는 여러 assay의 예이다. 이러한 많은 방법들이 혼합물에서 특정한 단백질의 양을 재는 것에 이용할 수 있을 정도로 강하다. 이러한 assay들은 친화 chromatography와 같은 정보를 주나, HPLC 기술은 주로 적은 양의 단백질에 더 민감하다. 또한 이 assay들은 모든 단백질의 종류에 가능한 것이 아니므로 아직도 어떤 sample들은 HPLC를 이용해 검출해야만 한다.

8.5.2.1 기본원리와 기구사용

어떤 단백질이 존재하는지를 확인하는 가장 간단한 검사는 특정한 색깔 변화를 유발하는 표지 화합물과 함께 성분을 반응시켜 보는 것이다. 이 특정한 색을 유발하는 분자는 2장에서 설명했던 것과 비슷한 방법으로 UV-VIS 방사물을 흡수할 것이다. 그러므로, UV-

VIS spectrophotometer(또는 종종 spectrophotometer가 붙은 자동화된 판 reader)는 알려진 파장에서의 sample의 흡광도를 읽는 것에 이용할 수 있다. 그러면 표준 그래프와 비교하여 sample의 단백질 농도를 측정하기 위해 Beer-Lambert의 법칙을 적용한다(2장 참조).

Colorimetric assay는 비록 색 형성 기작이 조금 다르지만 효소이거나 효소가 아닌 것 모두를 위해 개발되었다. 효소의 일이 기질을 깨는 것에 있기 때문에(더 많은 정보를 위해서는 9장 참조), Colorimetric assay의 기본을 형성하는 데 개발될 수 있다. 만약 어떤 기질이 더해져 깨지고 색의 변화가 일어나면(아니면 무색에서 색을 발하면) 색 변화는 쉽게 정량화할 수 있다. 기질이 얼마나 깨졌느냐가 효소가 얼마나 존재하는가와 비례하므로 효소의 양과 색의 변화가 직선관계를 주로 이루고 있다.

비효소 구성물을 검출하는 것은 단백질에 직접 염색물(chromophore)을 붙이는 것과 연관 되어 있다. 또는 대신에 염색물(dye)의 형태가 변하거나 화학적 특성이 변화하여 정량해야 할 단백질과 반응하여 색 변화를 일으킬 수 있다.

8.5.3 형광 assays

8.5.3.1 기본 원리

단백질의 형광 assay는 colorimetric assay와 비슷한 개념이나, 기구 사용에는 중요한 차이점이 있다. 이 경우, 반응이 일어나면 단백질에 형광 분자(fluorophore)가 붙는다. 눈에 보이는 빛 형광은 특정 양의 에너지를 흡수하면 fluorophore가 여기되는 것과 관련 있다(주어진 파장에서의 눈에 보이는 빛). 분자 수준에서, 눈에 보이는 빛 형광은 전자가 π결합에서 반결합 오비탈로 전자가 이동하는 여기와 관련 있다. 여기된 전자는 충돌을 일으키고 주위의 분자들과 상호작용을 일으켜 가장 낮은 여기된 에너지 상태로 떨어질 때까지 방사선을 내지 않고 소멸(에너지의 분실)을 일으키는 반응을 한다. 그러면 분자는 이제 바닥 상태에 이르고(2장 참조) 그러면서 흡수한 만큼의 같은 크기의 에너지를 방출한다(이 경우, 방사선을 내지 않고 소멸하는 것을 통해 잃은 에너지는 눈에 보이는 약간의 다른 파장이다).

8.5.3.2 기구사용

형광계의 기구사용은 2장에서 언급한 UV-VIS spectrophotometer와 비슷하다. spectrophotometer와 같이 형광계는 네 개의 주요 구성물을 가진다: 광원, 적절한 파장을 걸러주는 필터, 검출기, 검출기로부터 나오는 신호를 적절한 값으로 번역해 줄 처리장치/컴퓨터. 그러나 그림 8.25에서 보이는 것과 같이 광원 sample과 검출기는 빔의 방사가 산발되는 것을 최소화하기 위해 일직선상에 있지 않다. 또한 UV-VIS spectrophotometer와는 대조적으

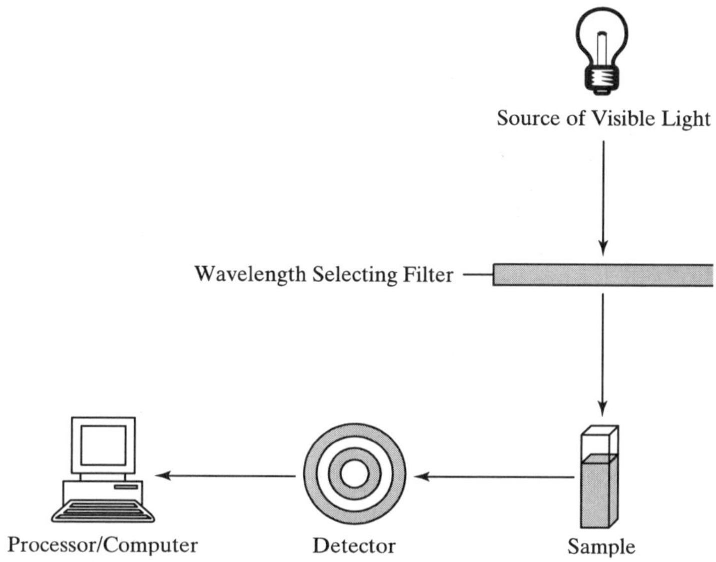

그림 8.25 형광계의 개략도. 형광계는 네 개의 주요 구성물을 포함한다 ; 광원, 적절한 파장을 걸러주는 필터, 검출기, 검출기로부터 나오는 신호를 적절한 값으로 번역해 주는 처리장치/컴퓨터. 그러나 UV-VIS 형광계와는 대조적으로 이 기구는 전체 스펙트럼의 값을 제공하는 대신에, 샘플의 어떤 파장에 근처에서만의 빛 강도를 분석하도록 배열되어 있다.

로 기구는 전체 spectrum의 값을 제공하는 대신에, sample의 어떤 파장에 근처에서만의 빛 강도를 분석하도록 배열되어 있다. 형광 현상이 매우 순간이기 때문에 형광계는 여기된 파장을 제공하고 동시에 분출 파장을 검출할 수 있어야 한다.

8.5.3.3 제공된 정보

Beer-Lambert의 법칙에서 도출된 것이 형광 강도 값과 함께 이용될 수 있으며 적절한 표준물질과 함께, 형광 물질이 표지된 단백질의 양을 측정할 수 있다. 형광 assay의 장점은 전통적인 colormetric 기술보다도 1배에서 3배 낮은 농도에서도 형광 현상이 검출 가능하다는 것이다. 게다가, 트립토판이나 타이로신과 같은 아미노산은 내부 fluorophore이다. 그러므로 단백질이 이러한 아미노산을 풍부하게 가지고 있다면 단백질에 부가적으로 label을 붙일 필요가 없다.

8.5.4 Enzyme-linked Immunosorbent assay(ELISA)

8.5.4.1 기본원리 및 과정

단백질의 매우 섬세한 동정을 위해서는 enzyme-linked immunosorbent assay(ELSA)에 항체의 사용이 혼합된 아래에 설명된 효소검출 방법을 사용할 수 있다. ELISA의 가장 흔한

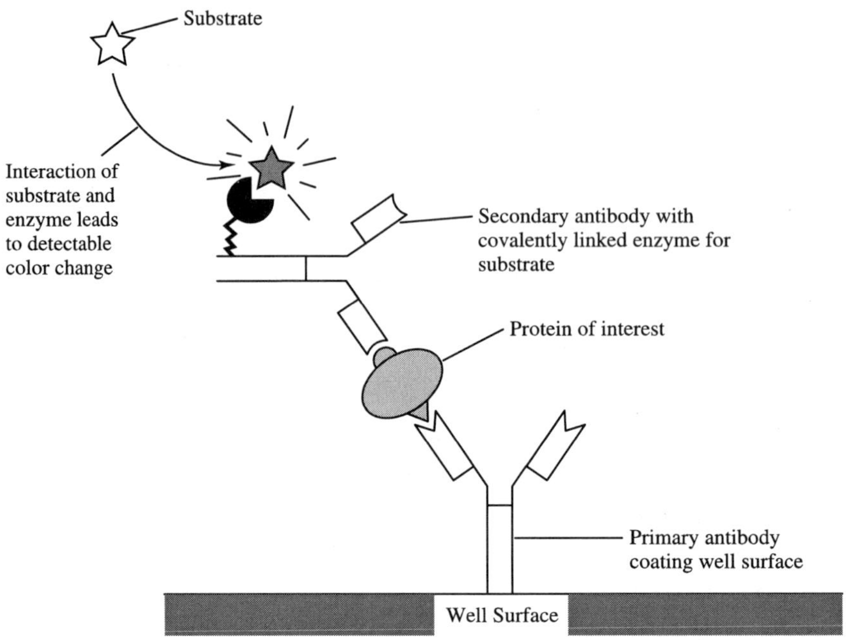

그림 8.26 샌드위치 ELISA 과정. 먼저, 일차 항체를 well에 붙인 후 샘플을 첨가한다. 관심 단백질은 일차 항체에 붙을 것이다. 이차 항체를 첨가하면 이것은 관심 단백질에 붙을 것이다. 기질이 추가된다. 웰은 각 단계 후에 씻겨 지고 이차항체에 의한 색 변화가 분광광도계에 의해 측정된다. 이 측정값은 초기 용액에서의 관심단백질 양을 말한다.

타입은 sandwich ELISA이다. 12장에서 더 다룰 항체는 단백질의 어떤 특정한 부분을 인식하여 여기에 단단히 결합할 수 있도록 특별하게 설계되었다. 그러므로 sandwich ELISA에서는 well plate가 우선 단백질이 붙을 수 있게 항체(primary antibody라 불리는)로 코팅되도록 설계되었다. 그러면 다음의 과정들이 뒤따른다(그림 8.26).

1. sample(관심 단백질이 포함된)이 추가된다.
2. 효소에 결합된 두 번째 항체(secondary antibody)가 추가된다. secondary antibody는 관심 단백질의 다른 특정 자리에 결합할 것이다. (이 assay에 가장 흔하게 사용되는 효소는 alkaline phosphate, horseradish peroxidase와 *p*-nitrophenol phosphate를 포함한다.)
3. 효소의 기질이 추가되고 색변화가 plate reader/spectrophotometer에 정량화된다.

colorimetric assay와 비슷하게 색 변화는 단백질의 존재에 비례한다. 정량화는 sample의 색변화가 순수한 관심 단백질이 다른 농도이나 sample과 같은 과정을 거친 표준물질과 비교되면 일어난다. 또한 이 과정에 효소에 직접 결합하는 것보다 secondary antibody로 fluorescetly label이나 방사성 표지를 항체에 붙이는 것도 흔하다. 이 경우 관심 단백질의 양은 앞에서 언급했던 것처럼 fluorometric-based 방법에 의해 측정되거나 방사성 검출기(감마 counter같은)를 이용하여 측정할 수 있다.

생체재료 표면에 흡착된 단백질에 추가된 가용성 항체에서와 같은 이 기술의 변형은, 흡수된 단백질의 형태를 조사하는 데에 사용될 수 있다. 만약 항체들이 용액에서의 단백질이 결합하는 것과 같은 정도로 결합하지 않는다면 단백질이 풀렸거나 항체와 결합하는 부위가 표면에 의해 가려졌다는 뜻이다.

8.5.5 웨스턴 블로팅(Western blotting)

8.5.5.1 기본원리 및 과정

항체는 gel 전기영동을 통하여 sample 단백질들이 분리된 후 어떤 특정한 단백질을 구별하기 위해 쓰일 수 있다. 이 과정이 웨스턴 블로팅이라 불린다. 이 경우, sample은 우선 양매성 분자(한쪽에 친수성과 소수성을 모두 가진)인 sodium dodecyl sulfate(SDS)로 처리한다. SDS는 단백질의 소수성 부분에 붙고 이들이 풀리도록 한다. 그러면 SDS 처리된 sample은 poly(acrylamide) gel에 load되고 전기장에 노출된다. SDS는 매우 음전하를 띠고 단백질의 어떤 전하도 가려준다. 그러므로 전기장이 존재하면 SDS단백질은 양전하 쪽으로 움직일 것이다. 큰 분자일수록 pore를 통해 움직이기 때문에 gel이 더 많이 끌려가고 결국 더 느리게 움직일 것이다. 결과적으로 gel에는 분연속적인 band들이 생기고, 이는 서로 다른 단백질을 대표한다. SDS-poly(acrylamide)-gel electrophoresis(SDS-PAGE)라 불리는 이 과정은 단백질을 순전히 그들의 분자량에 의해서만 분리하는 방법이며, 관심 단

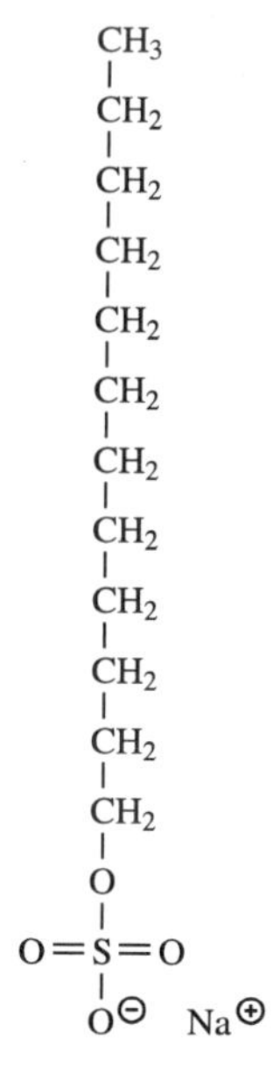

그림 8.27 로릴 황산 나트륨(SDS)의 구조

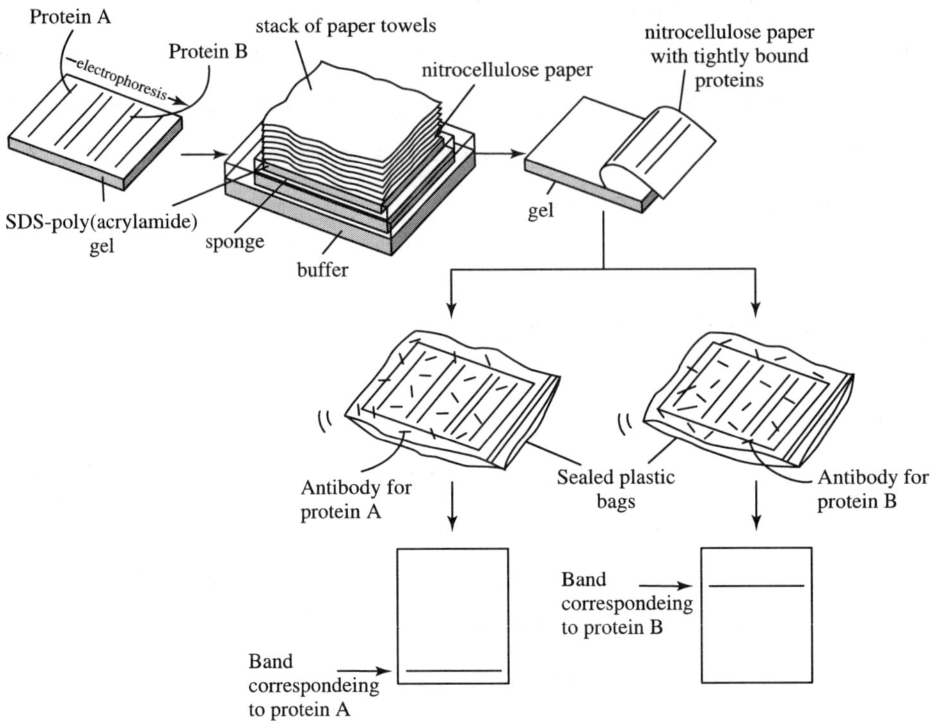

그림 8.28 웨스턴 블롯(Western blot) 분석의 과정. 샘플을 폴리(아크릴아마이드)겔에 전기영동한 후, 니트로셀룰로오스 시트에 이동시킨다. 이 시트는 항체(이 경우 단백질 A ,B에 대한 항체이다.)와 결합하고, 이를 통해 단백질이 초기 샘플에 존재하는지를 알 수 있다.

백질을 순수 정제할 때 주로 쓰인다.

특정 band가 표적 단백질을 포함하고 있는지 확인하려면, 웨스턴 블롯을 수행한다(그림 8.28). 이는 다음과 같은 과정을 수반한다:

1. band들은 gel을 papre에 견고하게 눌러 nitrocellulose paper에 옮겨진다. nitrocellulose가 단백질에 비특이적으로 결합하기 때문에 band들은 원래 gel이 옮겨지고 나타나는 것과 동이랗게 옮겨지고 나타내어진다.
2. 용액 속의 primary antibody가 blotted paper에 추가된다.
3. primary antibody에 결합하는 라벨된 secondary antibody가 추가된다.
4. 만약 secondary antibody가 효소에 결합되었다면, 기질이 추가된다.

카메라나 다른 수단으로 색 변화, 형광, 또는 방사선이 기록된다.

요약

- 단백질 흡착은 단백질, 용매, 표면 등으로 이루어진 체계와 연관되어 있다. 어떤 특정한 흡착이 일어날 것을 평가하기 위해서는 그 일이 일어나기 전과 후의 깁스 자유 에너지의 전체 변화를 통해서 그것의 열역학을 평가해야 한다. 만약 ΔG가 낮아진다면 흡착은 에너지면에서 일어날 것이다.
- 흡착에 가장 큰 영향을 주는 전체 단백질 흡착 체계의 요소는 표면과 단백질의 탈수, 전하를 띤 그룹들의 재배치, 그리고 단백질의 구조적 재배치이다.
- 단백질의 일차구조는 그들의 아미노산 서열의 직선 순서에 의해 지시된다. 이차구조는 α-나선과 β-시트를 이룬다. 삼차구조는 이차구조가 어떻게 접혔는가에 의존하며, 폴리펩타이드 사슬의 전체 삼차원 구조를 지시한다. 많은 단백질들이 여러 펩타이드 사슬들로 이루어졌으며, 각각은 일차에서부터 삼차구조를 지닌다. 단백질의 사차구조는 서로 다른 폴리 펩타이드 소단위의 아미노산곁 그룹사이의 상호작용에 의해 결정되며, 폴리펩타이드 사슬의 전체 삼차원 구조를 지시한다.
- 단백질의 구조적 배치는 pH와 같은 주변 환경에 의지하며, 소수성이나 전하 등을 표현하는 정도가 다양하고 이는 물질에의 흡착에 영향을 줄 수 있다. 단백질이 구조적으로 재배치가 가능하다는 것은 단백질이 소수성이나 전하를 띤 부분을 최선으로 변형하여 흡착에 필요한 열역학적인 가장 좋은 결과를 가능하게 할 수 있다는 뜻이다.
- 단백질 이동을 모형으로한 식은 확산, 열전달, 흐름, 짝이동 등의 요소를 포함한다. 실린더에서의 흐름의 경우, 포물선 속도식이 대표될 수 있다.
- 표면에서의 단백질의 짧은 가역적 결합이 단백질이 영구적으로 붙기 전에 일어난다. 초기 결합 기간 동안에, 단백질은 표면과의 상호작용을 촉진하기 위해 형태 변형을 일으킬 수 있다. 물질 표면에서의 마지막 단백질 구성은 물질 표면에 친화도뿐만 아니라 용액에서의 단백질 농도에 의존한다.
- 흡착 크로마토그래피와 이온교환 크로마토그래피와 같은 친화 크로마토그래피 기술은 열역학 원리의 적용을 통해서 단백질의 정량과 순수정제/분류를 가능하게 한다.
- 비색과 형광 분석는 분석 용액의 색 변화 형광 등의 눈으로 볼 수 있는 것을 통해 특정 단백질의 정량을 확인하는 것에 쓰일 수 있다. ELISA 기술은 관심 단백질에 특이적으로 결합하는 항체의 검출이나 상호작용(colorimetric, 형광, 방사선) 등을 통한 매우 특수한 단백질의 검출에 쓰인다.
- 웨스턴 블로팅(Western blotting)은 전기영동을 통해 단백질의 분류 수단으로 쓰이며 관심 단백질에 특이적으로 결합하는 검출 가능한 항체를 이용하여 관심 단백질은 정의하는데 쓰인다.

문제

8.1 단백질이 표면에 흡착될 수 있는, 혈관이식에 사용할 수 있는 물질과, 단백질과 표면에 공유적으로 부착될 수 있는 이차물질을 생각해 보아라. 어떤 물질이 혈관에서 단백질 층을 더 안정적으로 할 수 있을까? 이유는 무엇인가?

8.2 *In vitro* 실험을 수행해 본 결과, 당신은 관절 낭액 관련 치료에 사용하는 의료장비에 이용할 수 있는 어떤 물질을 발견하였다. 관절 낭액은 각각의 농도가 5, 0.5, 0.05mg/ml인 albumin, transferring, IgM 단백질을 포함하고 있다. 각 구성요소는 당신의 물질과 특이한 결합력을 갖고 있는데, 이 중 IgM 과의 결합력이 가장 강하고, albumin과의 결합력이 제일 약하다.

(a) 당신의 물질에 단백질이 흡착하는 운동에 대해서와, 각 단백질의 표면 농도가 시간에 따라 따라 어떻게 변하는지 서술하시오

(b) 실험 후 albumin을 관절낭액에 더 첨가하였다. 물질의 표면에 단백질이 흡착되는 데에 어떤 영향을 주겠는가?

(c) 아래의 그래프는 일정량의 시간에 따라 물질에 흡착되는 IgM의 양을 나타낸 것이다. 더 많은 IgM을 가하면 물질의 표면엔 어떤 일이 생기겠는가?

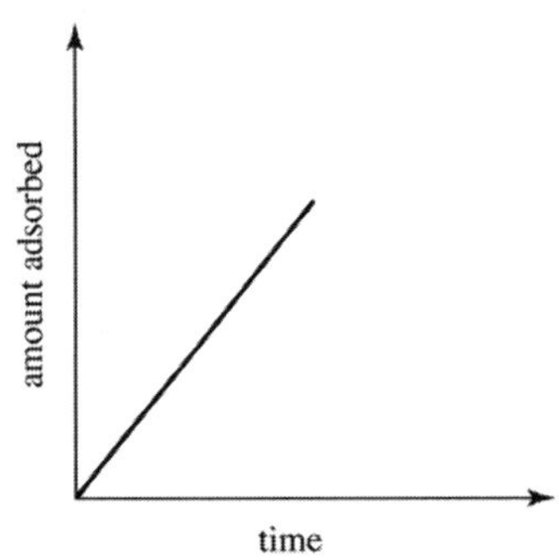

8.3 단백질구조의 어떤 요인이 물질로의 단백질 흡착에 가장 큰 영향을 주겠는가? 그 이유는 무엇인가?

8.4 당신이 물질로의 단백질 흡착에 대한 *In vitro* 실험을 수행하였다. 당신이 실험에 사용한 용액의 pH가 7.2였다. 그런데 당신의 조수가 실수로 용액에 약간의 HCl을 넣게 되어, pH가 6.7이 되었다. 실험에 영향을 미치겠는가? 왜 그렇게 생각하는가? 또는 왜 그렇지 않다고 생각하는가?

8.5 물질에 흡착하는 세 가지 단백질(X, Y, Z)에 대한 *In vitro* 실험을 수행하였다. 물질 표면에 단백질이 붙는 것을 알게 되었다면, 어떤 단백질이 흡착 된 것인지 어떤 방법으로 알아내겠는가? 용액과 물질표면을 분석하는 데에 어떤 방법이 적합할까?

8.6 (a) HPLC의 두 타입인 크기배제크로마토그래피(size exclusion chromatography)와

흡착크로마토그래피(adsorption chromatography)의 공통점과 차이점을 쓰시오

(b) 아래의 그래프를 역상 크로마토그래피(reverse-phase chromatography)를 이용하여 그렸다고 생각해 보자. 하나의 곡선은 다당류(설탕)을, 다른 한 곡선은 폴리스티렌과 공유결합하는 다당류를 나타낸 것이다. 어떤 모양의 그래프가 연산되며, 왜 그런가? column의 정지상에서 분자들의 상호작용을 설명하여라.

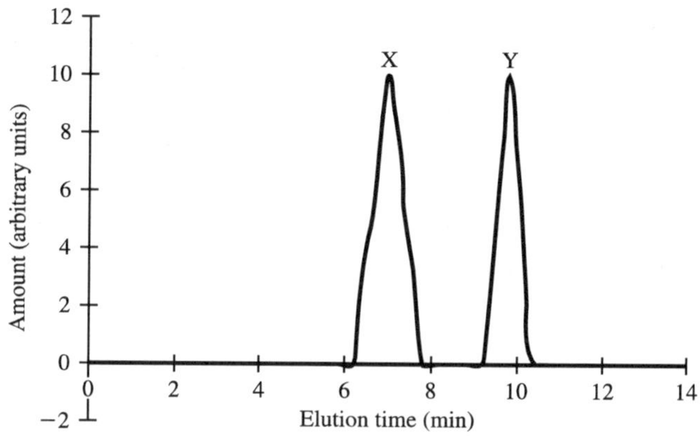

(c) 위의 그래프를 동일한 분자로 젤침투크로마토그래피(gel permeation chromatography, 크기배재크로마토그래피의 한 종류)로 그렸다고 생각해 보자. 어떤 모양의 그래프가 연상되며, 왜 그런가? column의 정지상에서 분자들의 상호작용을 설명하여라.

8.7 당신은 조직 공학에 적용할 수 있는 단백질과 펩티드를 갖는 물질의 표면 수정에 관심이 있다. 그러나 물질표면과 한 생 분자의 친화력은 다른 것들보다 훨씬 강하다. 어떤 표면수정 기술을 물질표면에 존재하는 생 분자에 적용할 수 있을까?

참고문헌

1. Andrade, J.D. and V. Hlady. "Protein Adsorption and Materials Biocompatibility: A Tutorial Review and Suggested Hypotheses." In *Biopolymers/Non-Exclusion HPLC*, K. Dusek, C.G. Overberger, and G. Heublein, Eds. New York: Springer-Verlag, pp. 1–63, 1986.
2. Dee, K.C., D.A. Puleo, and R. Bizios. *An Introduction to Tissue-Biomaterial Interactions*. Hoboken: Wiley-Liss, 2002.
3. Norde, W. and J. Lyklema. "Why Proteins Prefer Interfaces." *Journal of Biomaterials Science Polymer Edition*, vol. 2, pp. 183–202, 1991.
4. Andrade, J.D. *Surface and Interfacial Aspects of Biomedical Polymers: Volume 2: Protein Adsorption*. New York: Plenum Press, 1985.
5. Schulz, G.E. and R.H. Schirmer. *Principles of Protein Structure*. New York: Springer-Verlag, 1985.
6. Wierenga, R.K. "The TIM-Barrel Fold: A Versatile Framework for Efficient Enzymes."

FEBS Letters, vol. 492, pp. 193–198, 2001.

7. Bird, R.B., W.E. Stewart, and E.N. Lightfoot. *Transport Phenomena*, 2nd ed. New York: John Wiley and Sons, 2002.
8. Horbett, T.A. "Principles Underlying the Role of Adsorbed Plasma Proteins in Blood Interactions with Foreign Materials." *Cardiovascular Pathology*, vol. 2, pp. 137S–148S, 1993.
9. Maeda, Y., M. Yamamoto, K. Owada, S. Sato, T. Masui, H. Nakazawa, and M. Fujita. "High-Performance Liquid Chromatographic Determination of Six P-Hydroxybenzoic Acid Esters in Cosmetics Using Sep-Pak Florisil Cartridges for Sample Pre-Treatment." *Journal of Chromatography*, vol. 410, pp. 413–418, 1987.
10. Pyka, A. and J. Sliwiok. "Chromatographic Separation of Tocopherols." *Journal of Chromatography: A*, vol. 935, pp. 71–76, 2001.
11. Rosendahl, M.S., D.H. Doherty, D.J. Smith, S.J. Carlson, E.A. Chlipala, and G.N. Cox. "A Long-Acting, Highly Potent Interferon Alpha-2 Conjugate Created Using Site-Specific PEGylation." *Bioconjugate Chemistry*, vol. 16, pp. 200–207, 2005.

Additional Reading

Alberts, B., A. Johnson, J. Lewis, M. Raff, K. Roberts, and P. Walter. *Molecular Biology of the Cell*, 4th ed. New York: Garland Publishing, 2002.

Atkins, P. and J. de Paula. *Physical Chemistry*, 8th ed. New York: WH Freeman and Co., 2006.

Horbett, T.A. "Principles Underlying the Role of Adsorbed Plasma Proteins in Blood Interactions with Foreign Materials." *Cardiovascular Pathology*, vol. 2, pp. 137S–148S, 1993.

Hubbell, J.A. "Matrix Effects." In *Principles of Tissue Engineering*, R.P. Lanza, R. Langer, and J. Vacanti, Eds., 2nd ed. Austin: Academic Press, pp. 237–250, 2000.

Kuby, J. *Immunology*, 3rd ed. New York: W.H. Freeman, 1997.

Rouessac, F. and A. Rouessac. *Chemical Analysis: Modern Instrumental Methods and Techniques*. New York: John Wiley and Sons, 2000.

Skoog, D.A. and J.J. Leary. *Principles of Instrumental Analysis*, 4th ed. Orlando: Saunders College Publishing, 1992.

Voet, D. and J.G. Voet. *Biochemistry*, 3rd ed. New York: John Wiley and Sons, 2004.

CHAPTER 09

생체재료와 세포와의 결합

||| 주요 목표

생체재료 환경에서 얼마만큼 세포의 상호작용이 일어나는지에 대한 방법 뿐만이 아니라, 진핵세포의 구성 요소와 중요한 기능에 대해 이해하기.

||| 특정 목표

1. 진핵세포의 기본적인 구성 요소에 대해 이해하기.
2. 수용체-리간드 상호작용의 유형에 대해 이해하기.
3. 세포 밖 기질의 주요한 구성 요소의 특성에 대한 비교와 차이
4. 어떻게 수용체 신호는 중요한 세포 적 기능이 바꿔 변화 할 수 있는 유전자 발현의 변화에 대한 결과일 수 있는지에 대해 이해하기.
5. 4가지 중요한 세포 적 기능 간에서의 구별하기.
6. 세포와 표면 사이에서 비 특이적인 상호작용 모델 DLVO 이론에 대해 이해하기.
7. 세포 부착에서 특이적인 상호작용을 수반하는 수용체-리간드 상호작용을 묘사하는 기본적인 공식 사용에 대해 이해하기.
8. 세포 이동 모델에서 중요한 파라미터에 대해 이해하기.
9. 생체재료의 영향을 미치는 세포 독성일 수 있는 구성 요소에 대해 알아보기.
10. 세포 독성과 세포성 기능 분석 존재 하에서 가능한 한계에 대해 이해하기.

9.1 서론: 세포-표면 간의 결합과 세포기능

앞에 두 장에서 이야기한 것처럼 생체재료 표면 속성들은 단백질 부착에 영향을 주고 차례로 흡수된 층에서 구성물들은 세포 회복과 부착을 지시한다, 그러므로 표면 특성들은 전반적으로 재료에 생물학적 반응을 하는 큰 역할을 한다. 이 장에서, 우리는 표면과/또는 부착된 단백질의 세포반응에 대해 알아볼 것이다. 단백질-표면 상호작용은 특이적이

지 않은 반면 단백질-세포 상호작용은 많은 예에서 특이적이라는 거를 유념하는 게 중요하다 그리고 일반적으로 그 반응은 수용체-리간드를 통해 일어난다(다음 절을 참조).

상호작용 방식에 상관없이, 선택된 생체재료(그리고 흡수된 단백질들)이 부착된(혹은 이웃한) 세포들이 요구하는 기능 모두를 지지하는 것이 이식 성공에 있어서 필수적이다. 이런 기능들 중에는 다음과 같은 것들이 있다.

1. 생활력(모든 세포, 종종 기질에서 부착/확산에 관여)
2. 의사소통(모든 세포)
3. 단백질합성(모든 세포)
4. 증식(일부 세포)
5. 이동(일부 세포)
6. 활성화/분화(일부 세포)
7. 프로그램 된 세포 죽음(일부 세포)

그러나 세포-기질 상호작용이 어떻게 위 기능에 각각의 영향을 미치는지 좀 더 세부적인 거를 논의하기 전에, 우리는 세포의 기본 구성물과 이것들이 세포 외 환경과 어떻게 통하는지를 복습할 것이다.

9.2 세포 구조

인간 조직에는 다양한 종류의 세포들이 존재한다, 각각은 서로 다른 기능을 가지고 있다. 어떤 세포들의 주요 활동은 액체물질의 분비이다, 나머지는 전기적으로 활성이 있다, 그리고 조용한 나머지들은 침입한 병원체를 파괴한다. **분화된(임무를 받은)** 세포, **미분화(원시)** 세포 둘 다 신체 내에서 발견된다. 분화된 세포는 조직-특이적인 기능을 얻은 세포들이다. 반면 원시 세포들은 특별한 기능이 없는 채로 남아 있어서 여러 형태의 세포로 분화가 가능하다(변화에 있어서 조절된 과정을 겪는다, 일반적으로 유전자 발현 단백질 합성을 포함한다). 분화과정에 관한 논의는 9.4.3절에 나와 있다.

그러나 이런 세포들 모두 보통 어떤 특정 기능 그리고 어떤 구조적 특성을 가지고 있다. 포유류 세포에서 발견되는 기본적 세포 구성물들은 이 절에 기술되어 있고 그림 9.1에 요약되어 있다. 세포 생명력을 유지하는 데 있어서 중요한 관점은 주요 세포의 각각의 업무가 서로 다른 소기관 내에서 나누어져 있다는 것이다, 이들은 일반적으로 선택적 투과성 막으로 나누어져 있다. 많은 경우에, 몇 가지 세포 소기관들은 위에 있는 목록에 있는 기능 중의 하나를 수행하기 위해 함께 모여 일한다(예를 들어 핵, 소포체/골지체, 단백질합성을 하는 모든 소포들).

9.2.1세포막

세포는 **세포막**에 의해 외부환경과 구분되어 있다, 이중층 구조(그림 9.1)는 일차적으로 인지질로 구성되어 있다. **인지질**은 극성(친수성)인 머리 부분과 지방산으로 이루어진 무극성(친배성)인 꼬리부분을 가진 분자이다. 그림 9.2에서 일반적으로 세포에서 발견되는 인지질 중의 하나를 화학적 구조와 3차원 이미지 둘 다를 보여 주고 있다. 분자지역에서

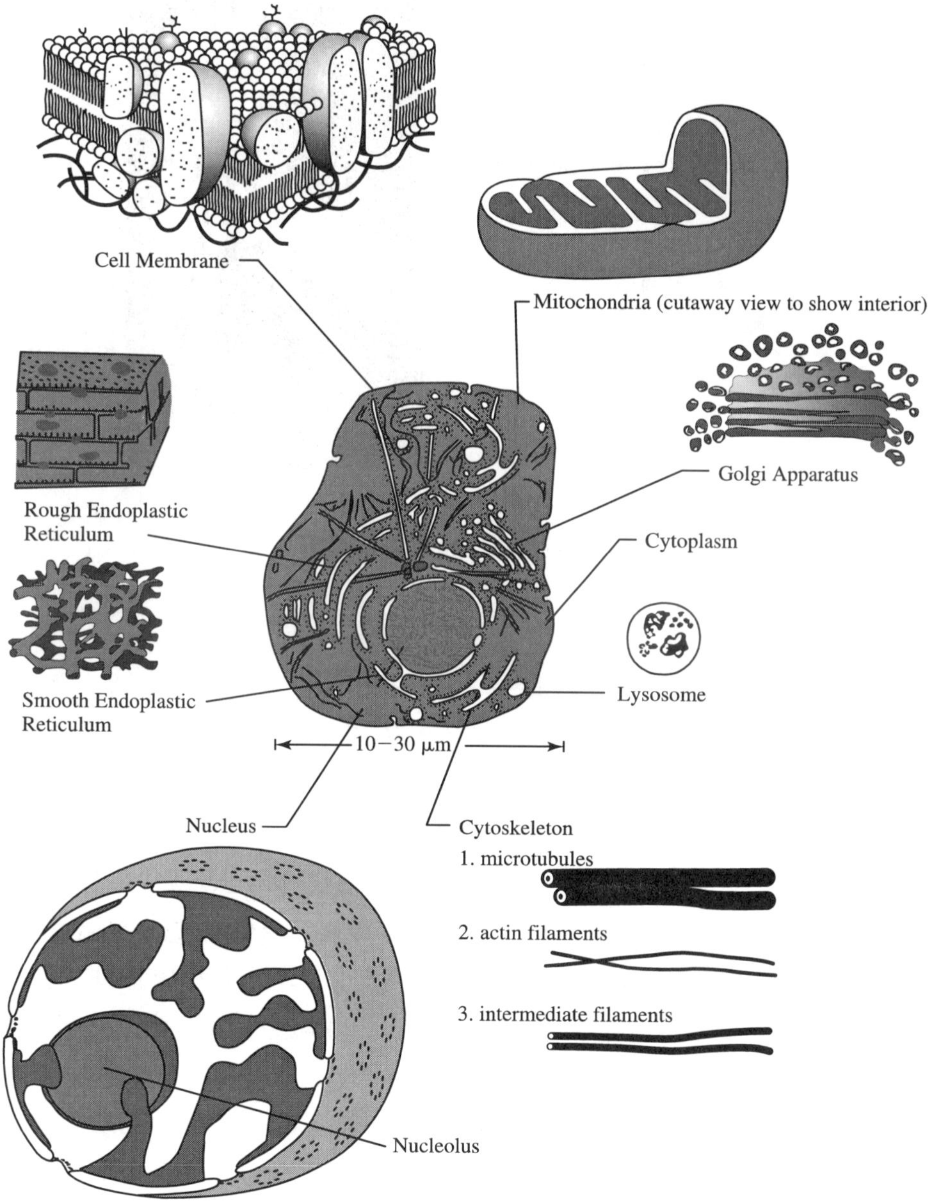

그림 9.1 주요한 세포 속 구성을 포유류 세포에서 보여 준다: 형질세포막, 미토콘드리아, 골지체, 세포질, 리소좀, 세포골격, 핵, 활면소포체, 그리고 조면소포체. 핵은 핵인을 포함하며 리보솜이 모여 있는 지역이다. ([1]과 [2]로부터 승인되어 각색됨.)

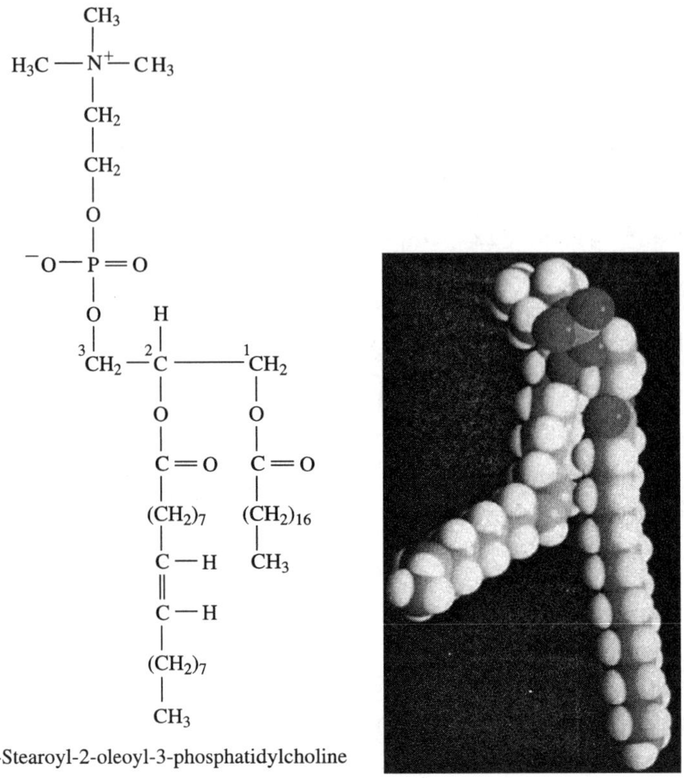

1-Stearoyl-2-oleoyl-3-phosphatidylcholine

(a) (b)

그림 9.2 (a) 화학적구조와 (b) 3차원적형태로 나타낸다. ((b) 그림은 Richaed Pastor, NIH, Bethesda, MD의 허가에 의함.)

의 극성차이 때문에, 수용성 환경에 노출됐을 때, 열역학적으로 가장 안정한 구조가 바로 이중층이다. 그래서 친매성 꼬리는 효과적으로 물을 피하고 극성 머리 부분은 수용성 환경과 상호작용한다(이것은 7단원에서 표면 변화를 묘사하고 있는 self-assembly 원리를 기본으로 하고 있다).

그림 9.1에서 보여 주고 있는 것처럼 세포막 또한 많은 단백질을 포함하고 있다. 이들 중 어떤 것은 친수성과 친매성 지역을 둘 다 가지고 있고 그래서 막 전체에 퍼질 수 있다(**세포막통과 단백질**이라 부른다). 반면 나머지는 세포막에 고정되어 있다, 하지만 학습과제는 우선적으로 세포 밖이나 세포 내 공간이다. 많은 세포막 통과 단백질은 세포 내에서 잘 정의된 화학을 유지하기 위해 특정 분자를 위한 채널이나 펌프처럼 작용한다. 세포막 통과 채널 단백질은 수송된 분자를 잡진 않는다, 하지만 인지질 이중층 내에 작은 구멍을 형성하여 Na^+, K^+, Ca^{2+}, Cl^- 같은 무기이온을 그들의 세포 안팎의 농도차에 의해 통과하게 해 준다. 반대로, 이온 펌프 같은 세포막 통과 **운반 단백질**은 물리적으로 분자를 붙여 수송하고 종종 농도구배에 역행하여 수송하기 위해서 에너지 소비를 요구한다. 이것의 일반적인 예로는 Na^+/K^+ 펌프가 있다. 이 펌프는 삼투압을 유지하고 세포부피를 조절하

기 위해 필요하다.

세포 밖 공간에 돌출된 단백질은 종종 특이적인 세포 밖 분자에 대한 수용체이다, 그리고 이것은 이번 9.2.7절 후반부에 논의될 것이다. 게다가 많은 탄수화물 유도-분자들은 세포 표면에 공유 결합적으로 붙어 세포 **glycocalyx**를 형성한다. 필요 없는 혈액 응고 덩어리 예방에 있어서 이 코팅의 중요성은 12장에 소개되어 있다. 막에서 분자들의 위치는 고정되어 있지 않고 매우 유동적이다, 그리고 세포표면상의 특이한 분자의 위치는 쉽게 외부자극에 의해 재배열될 수 있다.

세포막 형태의 유지는 굉장히 중요하다. 왜냐하면 세포 밖 수용성 환경(세포 밖 공간)과 세포 안의 수용성 환경(**세포질**)을 구분지어 주기 때문이다. 위에서 언급한 것처럼, 세포질은 독특한 화학적 구성을 가지고 있다, 그것은 세포 밖에서 발견되어지는 것들과 다르고 세포 생존에 있어서 중요하다. 게다가 세포막은 세포 밖과 세포 내 환경 사이에 접촉하고 있는 부분이다. 그러므로 세포가 다른 세포와 그것의 주변 환경과 소통하는 주요 메카니즘을 나타낸다.

9.2.2 세포골격

세포골격 요소의 간략한 소개가 이 절에 나와 있다. 하지만 좀 더 많은 정보를 위해 이 장의 끝을 참고해야 할 것이다. 세포골격에는 3가지가 있다: 6~8 nm 직경의 **미세필라멘트**, 10 nm 직경의 **중간필라멘트**, 25 nm 직경의 **미세소관**(그림 9.1).

이들은 모두 단백질을 기본구조로 가지고 있다. 이는 세포 요구에 의해 길어지거나 짧아질 수 있다, 몸의 뼈처럼 이들은 세포의 모양을 유지하고 세포 유동성에 큰 역할을 한다. 예를 들어 이들은 pseudopodia라 불리는 세포막의 손가락 같은 부분을 외부 자극에 의해 연장시키거나 세포 이동의 첫 단계로 작용한다(이 장의 후반부에 나와 있다).

세포 구조에 있어서 그들의 기능 외에도 미세소관은 세포 분열 전에 쌍을 이루는 DNA을 분리하는 데 중요한 역할을 한다(세포 증식에 관한 더 많은 정보는 9.4.2절 참조). 중간 필라멘트는 또한 많은 수용체 단백질에 붙는다. 이는 세포 외공간으로 돌출되어 있다. 그러므로 외부신호를 "번역"하는 데 있어서 세포에게 중요한 수단이다.

9.2.3 미토콘드리아

세포가 기능을 위해 산화적 인산화반응을 통해 에너지를 생산하는 **미토콘드리아**는 일반적으로 각 세포에서 발견된다. 이들은 두 개의 인지질 이중층(그림 9.1)을 포함한 독특한 구조를 가지고 있다. **내막(Inner membrane)**은 여러 번 접혀 표면적이 넓고 **세포간질**

(matrix space)를 둘러싸고 있다. 세포간질에는 포도당 같은 분자들을 자르는 효소들이 있으며 내막에는 산화환원 반응을 통한 에너지 생산의 마지막 단계가 일어난다. **외막 (Outer membrane)**은 세포질의 나머지 부분을 세포간질과 내막으로부터 분리시켜 준다.

산화적 인산화 반응의 생성물은 **아데노신 삼인산**(ATP)이다. 이것은 에너지를 필요로 하는 부분으로 이동하여 **아데노신 이인산**(ADP)로 가수분해되기 때문에 "energy currency"로 종종 불린다. 이 반응은 발열반응이고 생성된 에너지는 세포 반응(세포질에서 적절한 화학 상태를 유지하기 위해 농도 구배에 역행하는 ion pumping같은 반응)에 사용된다. ADP는 미토콘드리아로 다시 돌아와 인산화되어 ATP가 된다.

9.2.4 핵

9.2.4.1 핵의 구조와 기능

핵은 세포 조절의 중추로 여겨지고 있으며 유전 정보를 갖고 있는 DNA가 응축되어 chromatin의 형태로 핵 안에 있다. 핵은 두 개의 인지질 막으로 이루어져 있는 핵막에 의해 세포의 나머지 부분과 분리되어 있다(그림 9.1). Outer membrane은 연속해서 세포질이 되며 **핵공**이라는 곳에서는 inner membrane과 연결되어 있다. 핵공은 특정 분자만이 핵 안팎으로 이동할 수 있는 gate 모양의 단백질로 이루어져 있다.

핵에는 인이라는 지역이 있는데 이곳에는 리보솜이 모여 있다. 리보솜은 소포체에서 단백질 합성 과정에서 중요하다.

9.2.4.2 DNA의 구조

특정 구조 때문에 DNA는 수천 개의 정보를 담고 있는 물질인 **유전자**를 가지고 있다. 본질적으로, DNA는 세포에서 합성되는 모든 단백질의 주형을 형성한다. 유전자가 발현이 되면 세포는 유전자에 의해 암호화된 단백질을 활발하게 합성한다. DNA는 단백질을 합성하기 위해 발현되어 있는 부분 외에는 핵에 응축된 상태(또는 **supercoiled**)로 남아 있게 된다. 그리고 세포 분열 이전에는 DNA가 복제될 수 있도록 덜 응축되어 약간 열려있는 형태이다.

8장에서 언급했던 것처럼, 유전자는 특정 아미노산의 code인 **codon**으로 이루어져 있고 이것이 단백질의 일차구조를 결정한다(단백질 합성이 어떻게 일어나는지에 대해서는 9.4.4절 참조). 보이는 것은 DNA double helix의 특이한 구조 때문에 가능하다. DNA는 핵산의 polymer이다. 각각의 핵산은 인산, 당, 염기로 이루어져 있다. DNA에서 염기는 두 개의 ring 구조(퓨린)일 수도 있고 하나의 ring(피리미딘)구조일 수도 있다.

그림 9.4에 나와 있는 것처럼 DNA에서 발견되는 두 개의 퓨린 염기는 **아데닌**(A)과 구아

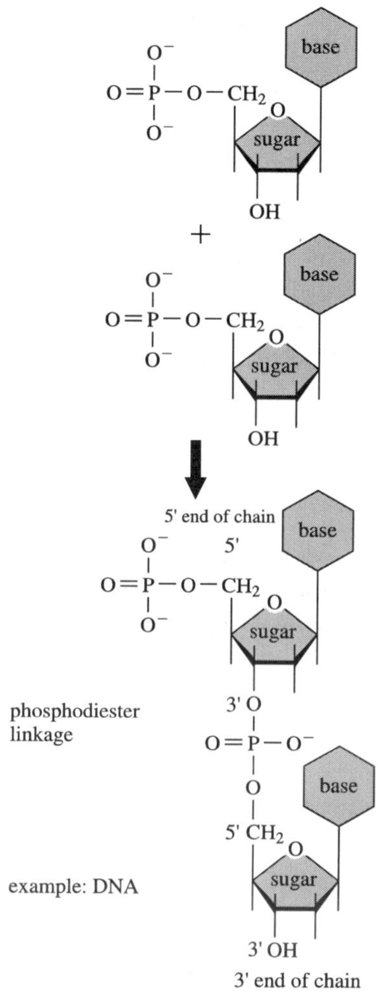

그림 9.3 핵산은 인산, 당, 염기로 이루어져 있다. 핵산은 유사한 DNA구조를 일으켜 결합 할 수 있다. ([1]로부터 승인되어 각색됨.)

닌(G)이다. 반면 두 개의 피리미딘 염기는 티미딘(T)과 시토신(C)이다.

핵산은 그림 9.5에서 보이는 분자구조를 형성하기 위해 이인산 결합을 통해 중합되어 있다.

3′과 5′은 결합에 참여하는 당에 있는 탄소를 골격으로 한다. 그리고 사슬의 위치(방향)를 나타내는 데 사용되어진다. 그림에 나와 있는 것처럼 DNA에 있는 당의 형태는 데옥시리보오스 당이다. 그래서 이름이 DNA이다.

1950년에 발견된 것처럼 DNA의 3차원적 구조는 이중나선구조이다. 당과 염기 그룹이 골격을 형성한다. 반면 각 사슬의 염기들은 안쪽을 향해 있다. 이것은 매우 중요하다. 그 이유는 반대 사슬상의 염기사이의 수소결합이 가능하게 하기 때문이다. A는 T와 결합하고, G는 C와 결합한다(그림 9.6). 염기쌍을 최대화하기 위해서 DNA 두 가닥은 역평행

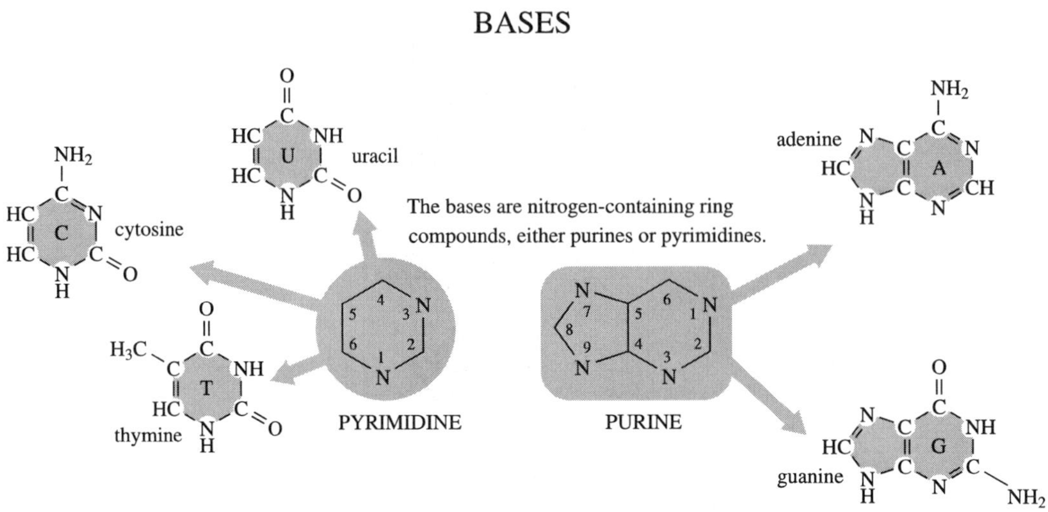

그림 9.4 DNA/RNA 염기의 도식. 염기는 하나의 링(피리미딘)구조일수도 있고, 두 개의 링(퓨린)구조 일수도 있다. DNA의 두 개의 피리미딘 염기는 티민(T)과 시토신(C)이 있고 두 개의 퓨린 염기는 아데닌(A)과 구아닌(G)이 있다. RNA에서 티민은 우라실(U)로 교체된다. ([1]로부터 승인되어 각색됨.)

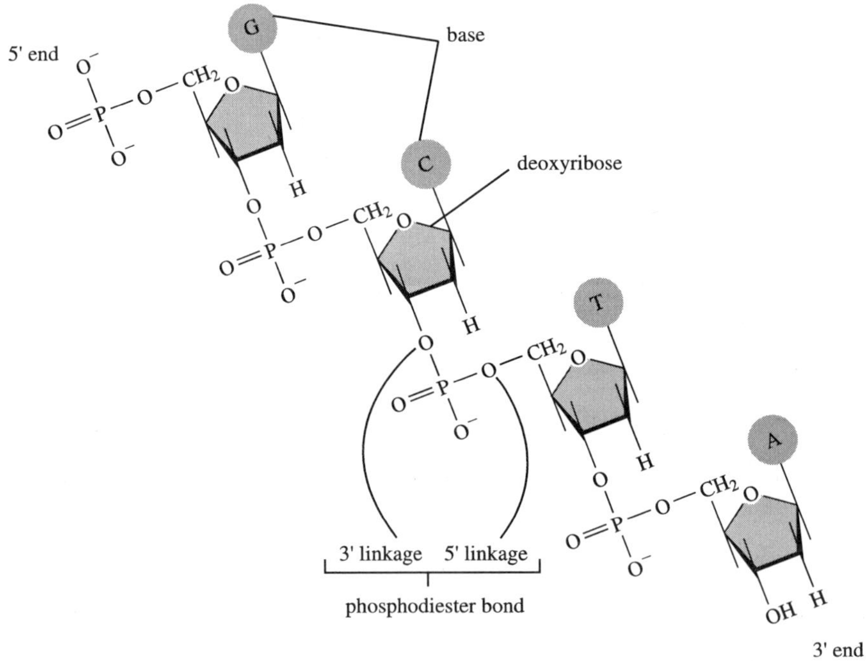

그림 9.5 DNA의 당 뼈대. DNA에 대한 핵산은 분자구조를 형성하기 위해 이인산결합을 통해 중합되어 있다. 3'과 5'은 결합에 참여하는 당에 있는 탄소를 골격으로 한다. 그리고 사슬의 방향을 나타낸다. 당의 현태는 디옥시리보오스당이다. 그래서 그 이름을 갖는다. ([1]로부터 승인되어 각색됨.)

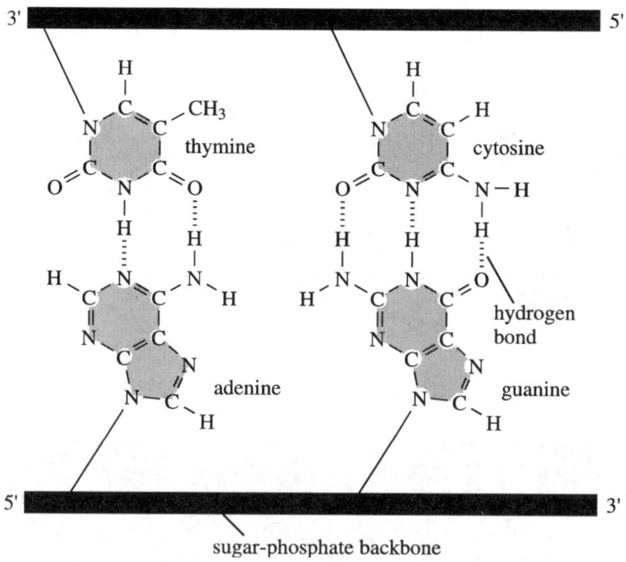

그림 9.6 DNA에서 염기-염기 상호작용. DNA의 3차원적 구조는 이중나선구조이다. 당과 염기그룹이 골격을 형성한다. 반면, 각 사슬의 염기들은 안쪽을 향해 있다. 이것은 매우 중요하다. 반대 사슬상의 염기 사이의 수소결합이 가능하기 때문이다. (A는 T와 결합하고 G는 C와 결합함.) 염기쌍을 최대화하기 위해서 DNA 두가닥은 역평행하여 하나는 3′에서 5′ 방향으로 배열되어 있고 상보적인 다른 가닥은 5′에서 3′으로 배열되어 있다. ([1]로부터 승인되어 각색됨.)

하며, 하나는 3′에서5′ 방향으로 배열되어 있고, 상보적인 다른 한 가닥은 5′에서 3′으로 배열되어 있다(그림 9.6).

DNA의 3차원적인 그림이 그림 9.7에 나와 있다. 오른 이중나선은 1회전에 대략 10개의 염기를 가지고 있고 소수성 상호작용을 통해, 게다가 수소결합을 통한 주어진 추가적인 구조적 안정성에 있어서 염기들은 DNA에서 발견되는 유전적 정보에 중요하다. 만약 적당한 전사와 번역장치가 있다면(9.4.4절을 참조), 3개의 염기 set들은 특정 아미노산에 대한 코돈을 구성하며 직접적으로 단백질 구조와 관련될 수 있다.

9.2.4.3 RNA 구조

DNA 외에도, RNA가 핵에서 발견된다. 비록 분자 둘 다 핵산의 중합체이다. 그래서 많은 구조적 특징을 공유한다, 여기에 RNA가 DNA와 다른 몇 가지 점이 있다. 화학적 관점에서, RNA 뼈대인 당은 추가적인 산소를 포함하고 있다(리보오스당, 그림 9.8을 참조). 그리고 DNA에서 발견되는 피리미딘 염기 티민은 RNA에서 **우라실**(U)로 대체되어 있다(그림 9.4).

그러나 아마 DNA와 RNA의 가장 다른 점은 그림 9.9에 나와 있는 것처럼, RNA 는 한 가닥이고 그래서 규칙적인 나선구조를 형성하지 않는다.

RNA의 목적은 DNA에서 발견되는 유전적 코드의 중간자적 역할을 하는 것처럼 보인

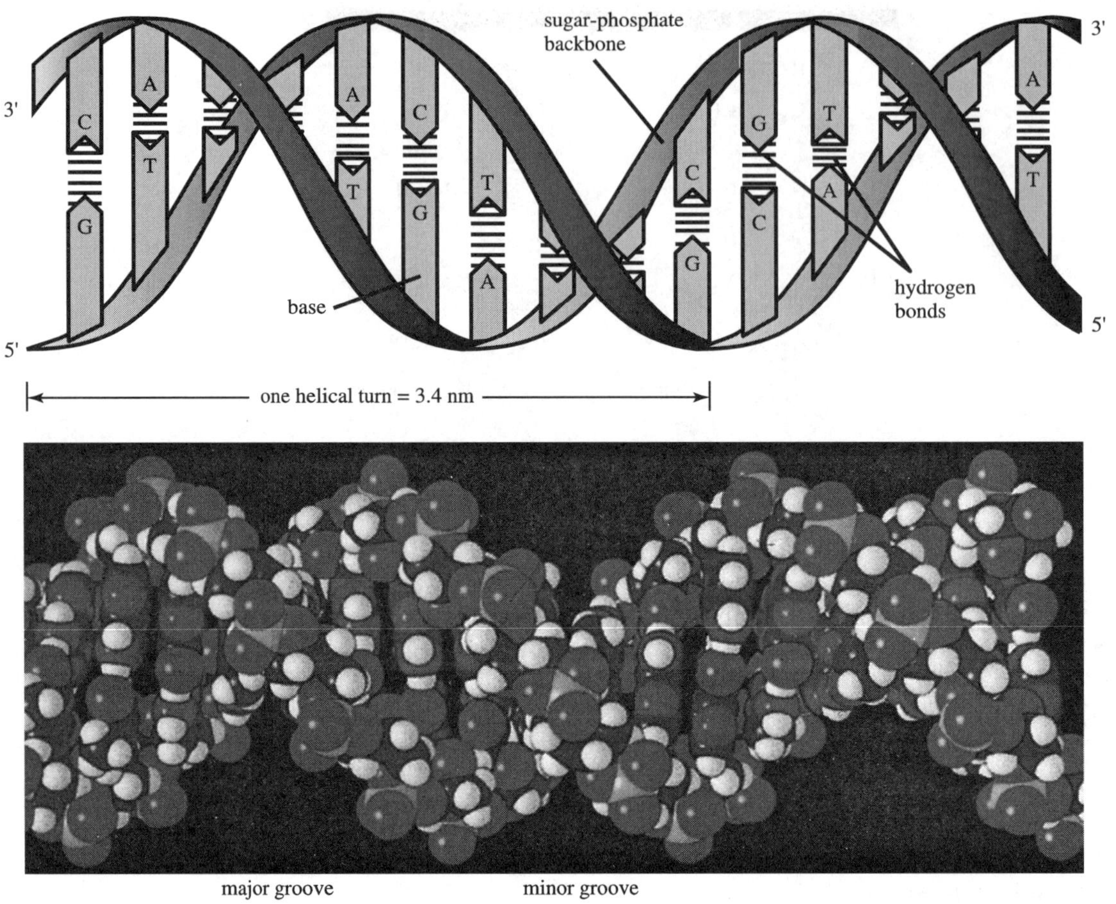

그림 9.7 DNA의 화학적 구조와 3차원적 형태. ([1]로부터 승인되어 각색됨.)

다. 3가지 주요 RNA 형태는 이렇다: **메신저 RNA(mRNA)**, **운반 RNA(tRNA)**, **리보솜 RNA(rRNA)**. 이들 중에 mRNA는 일반적으로 발현된 유전자 근처 핵에서 발견된다. 그리고 rRNA는 아마도 일시적으로 리보솜 합성의 부분처럼 인에 위치한다. RNA의 각 형태와 그것의 단백질 생산에 대한 기여는 이번 장의 다음 절에서 논의될 것이다.

9.2.5 소포체

위에서 언급한 것처럼, 핵막의 바깥쪽 막은 세포의 소포체와 연결되어 있다(그림 9.10). 인지질 막으로 구성된 이 길고 평평한 판은 단백질 합성이 일어나는 장소이다. 일반적으로 소포체는 두 개로 구분되나 연결되어 있는 영역으로 나누어진다 : 소포체의 바깥쪽 표면에 많은 수의 리보솜을 포함하고 있는 조면소포체와 구조적으로 더 관 모양에 가깝고 리보솜을 포함하지 않는 활면소포체이다.

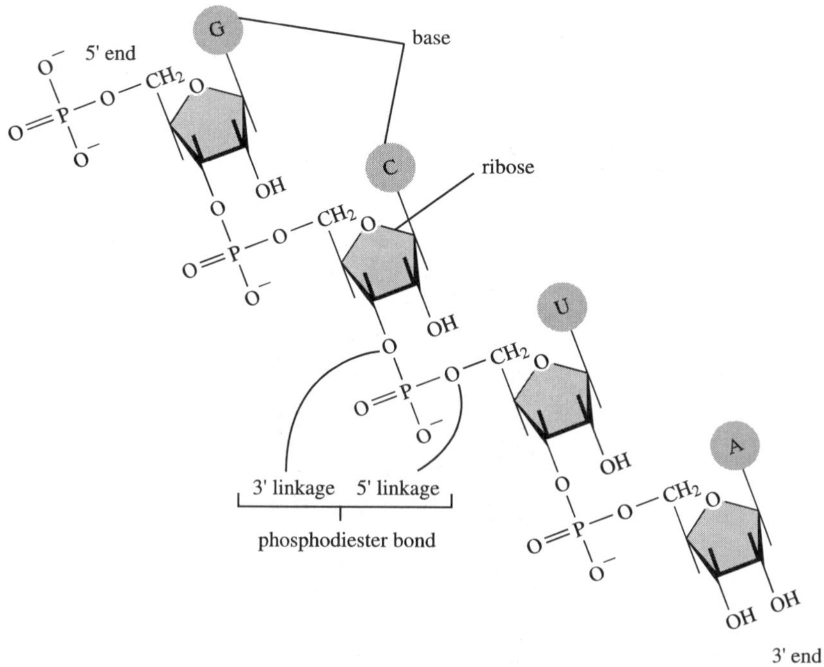

그림 9.8 RNA 당 뼈대. RNA에 대한 핵산은 DNA처럼 분자구조를 형성하기 위해 이인산결합을 통해 중합되어 있다. 그러나, RNA 뼈대에 존재하는 당의 형태는 리보오스이다. ([1]로부터 승인되어 각색됨.)

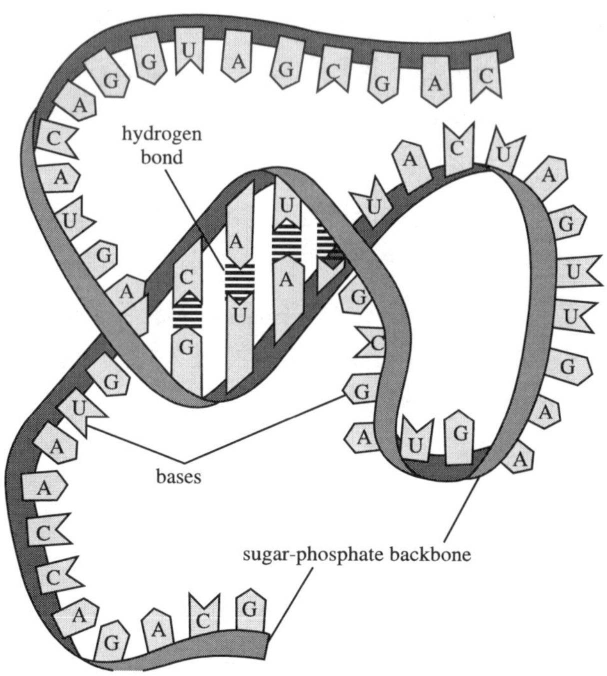

그림 9.9 RNA의 구조. RNA는 한 가닥이어서 규칙적인 나선구조를 형성하지 못한다. ([1]로부터 승인되어 각색됨.)

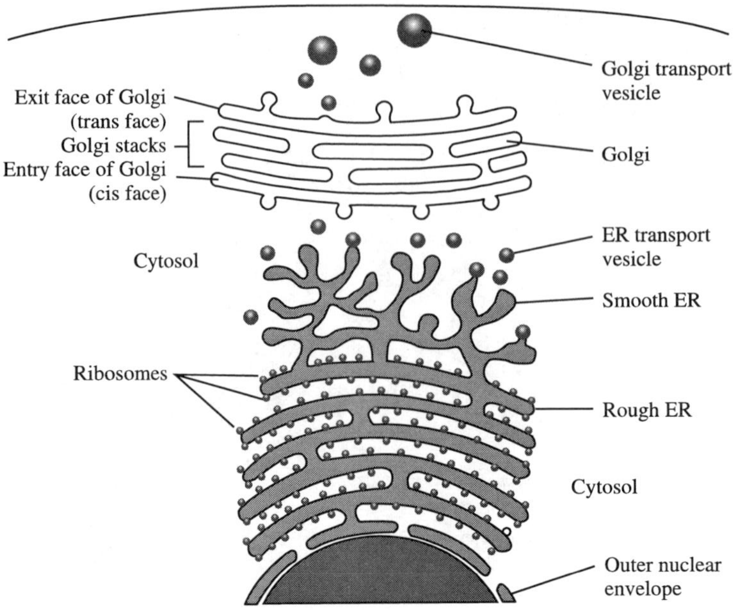

그림 9.10 단백질 합성을 일으키는 소포체의 도식. 많은 수의 리보솜을 포함하고 있는 조면 소포체는 핵막에 붙어 있다. 핵으로부터 나온 조면 소포체가 활면 소포체로 전환된다. ER의 일부분은 분리되고 나서 골지체로 운반된다. ER에서 야기된 단백질은 후에 변형되어 그들의 최종 목적지로 운반되어진다. ([2]로부터 승인되어 각색됨.)

리보솜은 rRNA와 연관단백질을 포함하는 두 개의 소단위체로 구성되어 있으며 각 소단위체는 인에서 조립된다. 리보솜의 최종형태는 구형구조로 DNA로부터 유래된 정보를 지니는 mRNA가 주형으로 사용되는 특정 단백질을 합성하기 위한 반응을 촉매한다(더 자세한 내용은 9.4.4 부분을 참조).

단백질이 형성된 후에 이것은 활면소포체로 향해 있는 조면소포체의 내부(**내강**)로 방출되고 **골지체**로의 운반을 위해 작은 인지질 소낭(아래 문단을 참조)로 포장된다(그림 9.10). 골지체에서 여러 가지 단백질은 수정, 분류되고 그들의 최종 목적지로 수송을 위해 포장된다. 이러한 방식으로 단백질은 세포 내 특정 소기관을 목표로 향할 수 있고 세포 외 공간으로의 방출을 위해 꼬리표가 부착될 수도 있다.

9.2.6 소낭

인지질 이중층에 싸여진 단백질을 포함하는 소낭은 세포질 전체에 걸쳐 발견되며 이 소낭은 소포체에서 골지체 또는 골지체에서 표적 목적지로 단백질을 운반한다.

단백질이 분비되면 소낭은 세포막과 융합하고 포함된 내용물을 세포 외 유출로 알려진 과정을 통해 분비하게 된다. 소낭은 반대과정인 **세포 내 이입** 때문에 또한 중요하다.

세포 외 환경으로부터 온 입자는 세포막의 포위를 통하여 소낭에 들어간다. 세포 내 이입이 일어나는 동안 소화효소를 함유하고 있는 특수화된 소낭은 새롭게 형성된 식포(**리소좀**, 그림 9.1 참조)와 융합한다. 리소좀은 설계되어 있다 섭취된 입자를 분해하도록 그리고 특히 중요하다 과립구와 호중구의 작용에서 급성염증 반응(10장 참조).

9.2.7 막수용체와 세포접촉

세포와 다른 세포 간 상호작용 또는 세포 외 환경은 세포의 퍼짐, 이동, 의사소통, 분화와 활성화와 같은 기능의 변화를 유발할 수 있다(그림 9.11). 이것은 종종 "바깥-안" 신호전달로 언급된다. 반대로, 다양한 원인으로 인해 세포는 다양한 분자를 분비하거나 세포의 접촉을 재배열하고 세포 외 환경을 변화시킬 것이다("안-바깥" 신호전달). 두 경우 모두에 있어서, 이러한 세포-세포 그리고 세포-세포 외 기질(**세포 외 기질**) 상호작용은 세포막 상에 존재하는 단백질-기반 수용체에 의해 가능하게 된다. 이 부분에서 우리는 세포접촉의 몇 가지 범주 뿐만 아니라 세포접촉을 촉진하는 수용체에 대해서 묘사할 것이다.

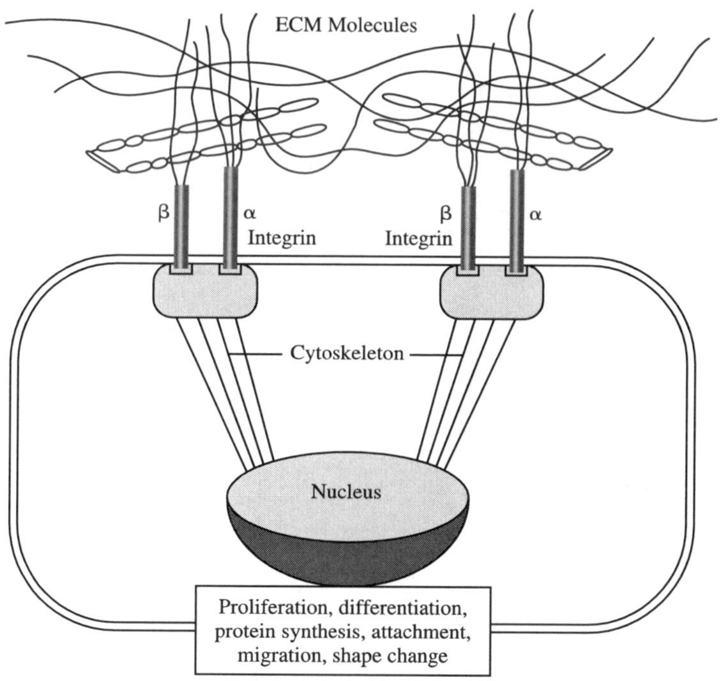

그림 9.11 외부환경으로부터의 세포 상호작용은 세포 속 기능 변화를 초래할 수 있다 ("바깥-안" 신호전달). 반대로 변화와 이동과 같은 세포 속 기능의 변화 때문에 세포는 세포 밖 환경을 변화 시킬지도 모른다 ("안-바깥" 신호전달). 이러한 모든 상호작용은 인테그린과 같은 세포막의 단백질-기반 수용체에 의해 가능하게 된다. ([3]로부터 승인되어 각색됨.)

9.2.7.1 세포접촉의 유형

그림 9.12에서 보듯이 세포는 다른 세포와 다양한 접촉을 형성할 수 있다. 이것은 밀착연접, 간극연접, 그리고 데스모좀을 포함한다. **밀착연접**은 인접한 세포막끼리 부착될 때 형성되며 작은 분자가 세포사이를 통과하는 것을 막는다. **간극연접**은 두 개의 다른 세포막을 연결하는 현판 같은 구조물에 의해 생성된 작은 친수성 채널이다. **데스모좀**은 두 세포간의 기계적 접착으로 넓은 밴드(**belt desmosome**) 또는 특이적인 점(**spot desmosome**)에서 모두 형성된다. 데스모좀은 각 세포마다 존재하는 캐드헤린 수용체에 의해 형성이 유발된다.

유사하게, 세포는 다양한 방식으로 세포 외 기질에 부착할 수가 있다. 가장 일반적인 접촉은 헤미데스모좀과 focal desmosome이다. 헤미데스모좀과 focal desmosome은 둘 다 데스모좀과 유사한 구조를 가진다. 그러나 부착을 매개하는 수용체가 인테그린 종류이다

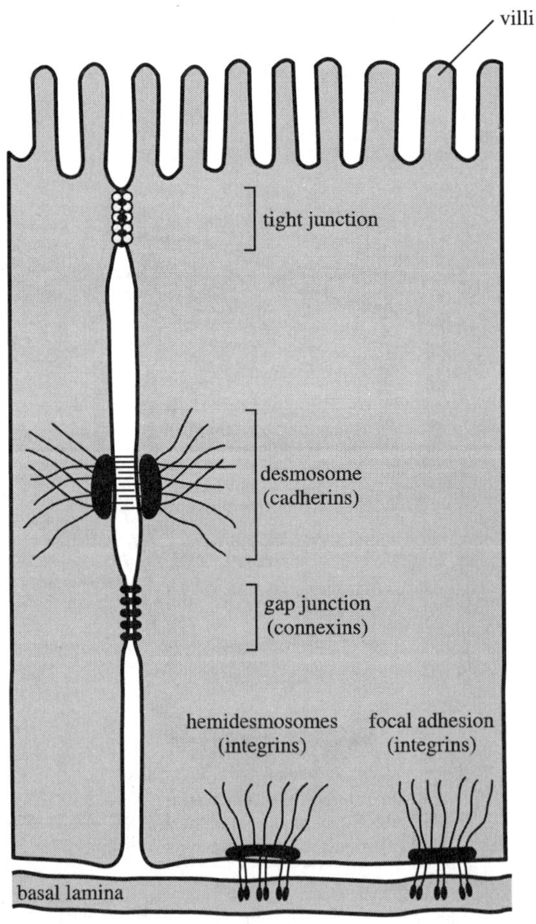

그림 9.12 상피세포에 결합하는 세포의 다른 형태를 보여 주는 도식. 밀착연접, 데스모좀, 그리고 간접연접 형태는 세포-세포 결합의 한 부분인데 반하여 헤미데스모좀 그리고 국소부착은 세포-ECM이 결합하는 동안에만 일어난다. ([1]로부터 승인되어 각색됨.)

(아래 문단을 참조). 이러한 상호작용은 세포 외 기질에 대한 강한 부착을 나타낸다.

9.2.7.2 막 수용체와 리간드의 유형

위에 묘사된 다양한 세포 간 상호작용은 다양한 세포막 수용체에 의해 촉진되며 각 수용체는 표적 분자(리간드)와 작은 거리 내에서는 특이적이다. 가장 일반적인 수용체 분자 중 일부를 다음과 같은 종류로 묶는다.

1. 캐드헤린
2. 셀렉틴
3. 뮤신
4. 인테그린
5. 다름 부착 분자들(CAMs)

위에서 언급했듯이, 막 캐드헤린은 데스모솜 형태로 세포-세포 부착에 관여한다(그림 9.13). 이것들은 칼슘-의존성 **homophilic** binding(한 세포상의 캐드헤린 분자 하나는 다른 세포의 캐드헤린에 결합한다), 그들의 세포질 지역이 중간 필라멘트에 붙어 있고 세포밖과 세포 내 환경을 연결시켜 준다.

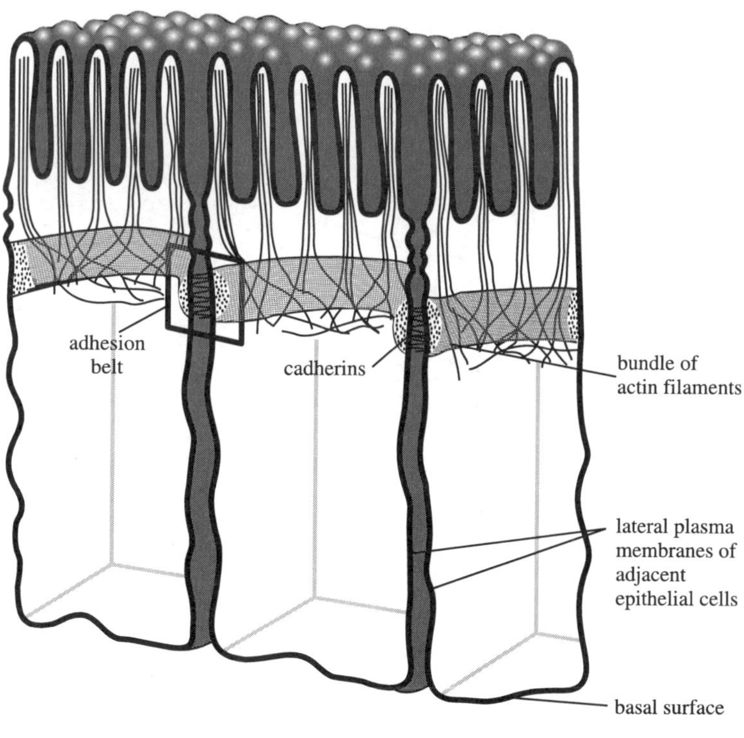

그림 9.13 상피세포의 부착 위치. 막 카드헤린은 데스모좀 형태로 세포–세포 부착에 관여한다. 이들은 칼슘–의존성 동종성 결합(각각 다른 두 개의 세포에 결합하고 있는 카드헤린 분자)으로 그들의 세포질 지역이 중간 필라멘트에 붙어 있고 세포 밖과 세포 내 환경을 연결시켜 준다. ([1]로부터 승인되어 각색됨.)

캐드헤린처럼, **셀렉틴**은 세포-세포 결합에 관여한다, 하지만 셀렉틴은 **heterophilic** binding에 참여한다. 다른 셀렉틴에 결합하는 대신에, 이 수용체들은 target 세포막에 존재하는 특정 탄수화물 그룹에 특이적이다. 셀렉틴의 구조 그림은 그림 9.14에 나와 있다.

뮤신은 단백질을 기본으로 한 분자이다. 이들은 탄수화물에 공유결합을 하고 있다. 그리고 셀렉틴에 결합하기 위해 리간드가 존재한다. 그것 때문에 그들은 heterophilic 세포-세포 interaction과도 관련이 있다. 뮤신-셀렉틴 상호작용은(그림 9.14에 나와있다). 상처난 부위로의 백혈구 이주 초기 단계에 있어서 큰 역할을 한다(10장 참조).

인테그린은 세포-세포와 세포-기질 접촉 둘 다와 관련이 있는 막 단백질이다. 이들 수용체들은 세포 내에서 중간 필라멘트와 연결되어 있다, 그 때문에 직접적으로 짝지은 세포 외 결합이 세포 구조 상에서 일어난다.

그림 9.14에서 보듯이 이 단백질들은 heterodimer이며 알파와 베타의 뚜렷한 subunit을 포함하고 있다. 이 subunit들의 서로 다른 조합들로 인해서 다른 리간드들의 부착을 초래한다. 예를 들어 이전에 설명한 바와 같이 어떤 인테그린 수용체들은 콜라겐과 같은 세

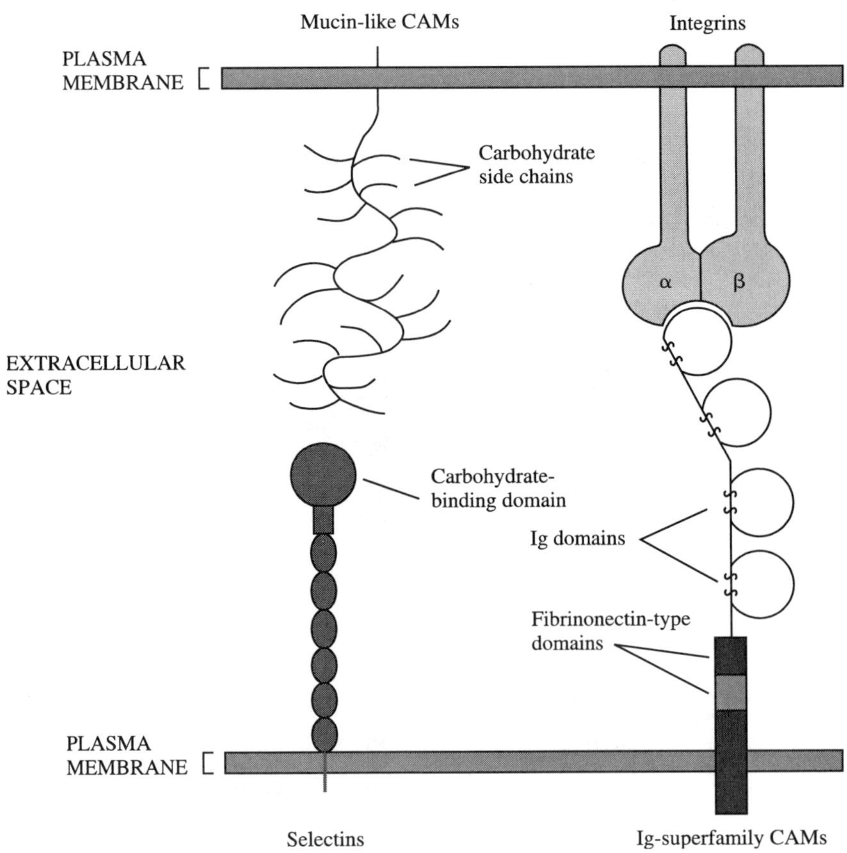

그림 9.14 세포막 수용체의 여러 가지 형태 : 뮤신, 인테그린, 셀렉틴, 그리고 Ig-세포부착분자(Ig-CAMs). ([4]로부터 승인되어 각색됨.)

포 외 기질단백질과 부착을 한다. 다른 subunit 들의 조합은 이후에 설명할 세포 부착분자들과의 특이성을 유도하기도 한다.

다른 세포 부착물질(CAM)들은 hetero와 homo 형태의 결합을 통해 세포간의 상호작용을 매개하는 세포막 단백질들을 포함한다. 상당부분의 이것들은 그들의 구조에 기초한 구분인 면역글로불린 초가족에 속한 것으로 간주된다. 그림 9.14가 가리키듯이 CAM은 이웃세포에 있는 인테그린 수용체와 상호작용을 한다. 뮤신-셀렉틴의 상호작용과 같이, CAM-인테그린의 상호작용은 초기염증반응에서 일어나는 세포이동에 있어서 중요한 역할을 한다. 한편 위에서 설명한 수용체들은 붙어 있는 소량의 탄수화물들과 함께 주요 단백질을 구성한다. 이 분자들을 프로테오글리칸이라고 하며, 이것은 뒤에 오는 장에서 설명하기로 한다. 프로테오글리칸의 수용체는 세포기능에서 광범위하게 중요하다. 심혈관계에서 한 가지 중요한 예는 트롬보모듈린 수용체로서 혈관에 분포한 세포에 발현하고, 혈액응고를 돕는다.

9.3 세포 외 환경

세포사이의 세포 외 기질을 둘러싼 환경과의 접촉은 세포의 생존에 역동적이고 중요하다. 세포 외 기질의 대체는 생체물질의 주입이나 모양의 변화, 또는 주변세포의 기능에 의해 이루어진다. 또한 이후에 이해될 핵심적인 세포-간질 사이의 상호작용의 측면으로서 세포 외 기질은 이식조직에 대한 조직반응의 더 나은 직접적인 영향을 주는 새로운 재료를 포함한다.

이 장에서는 흔한 세포 외 기질의 구성분에 대해서 설명하고자 한다.

세포 외 기질은 섬유-강화 세포간질로서 섬유-구성분(콜라겐, 엘라스틴)과 함께 다양한 공간을 구성하는 성분들(프로테오글리칸, 당단백질)로 둘러싸인 것으로 정의될 수 있다. 이 간질들은 성장인자와 같이 자유롭고, 또한 격리된 것들을 포함한다. 세포 외 기질의 구조물로서의 섬유 단백질들의 공헌에 대해서 논의 하고자 한다.

9.3.1 콜라겐

콜라겐은 포유동물에서 가장 많이 존재하는 단백질이며 tensile strength의 가장 큰 역할을 한다. 그림 9.15에서 보듯이 콜라겐은 알파 chain이라고 부르는 삼중나선 polypetide로 구성되어 있다. 다른 알파 chain의 조합은 약 20개 정도가 알려져 있다. 가장 일반적인 것은 피브릴 콜라겐이다(타입 Ⅰ, Ⅱ, Ⅲ). 그리고 이중에서 타입 Ⅰ이 가장 흔하다. 타입 Ⅸ, Ⅶ 같은 콜라겐들은 피브릴이 아니지만 타입 Ⅰ-Ⅲ으로부터 섬유가 조립되는 데 중요한 역할을 한다.

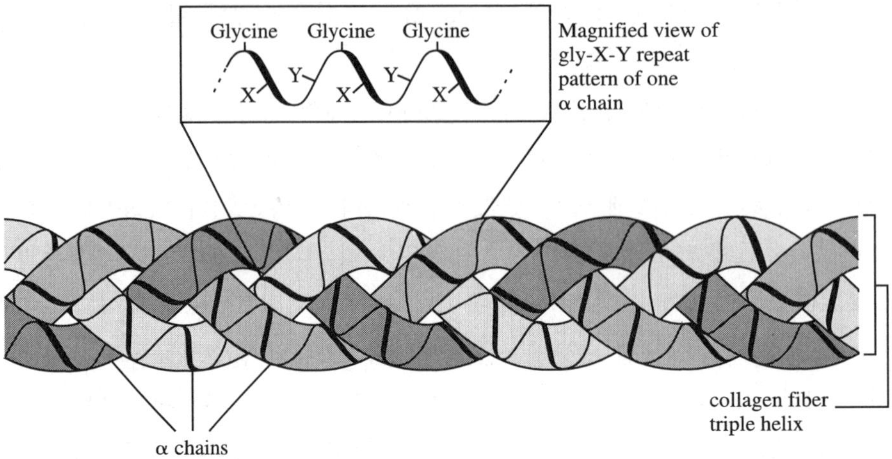

그림 9.15 콜라겐 섬유 3중 나선 형태에 결합시킨 3개의 콜라겐 –사슬의 도식화. 각각의 –사슬을 쉽게 시각화하기 위해 이 그림에서 특이한 모양을 갖는다. 각각의 –사슬이 반복된 아미노산 구조인 gly–X–Y의 패턴으로 이루어져 있음을 확대하여 볼수 있다.

그림 9.15를 더 자세히 보면 각각의 알파 chain이 반복된 아미노산 구조인 gly-X-Y의 패턴으로 이루어져 있음을 볼 수 있다. 글리신이 가장 작은 아미노산이기 때문에 매 3번째 위치의 residue들은 삼중나선의 구조를 구성하는 데 있어서 빽빽한 구조를 만드는 데 기여한다. X와 Y는 어떤 아미노산도 될 수 있지만 그것들은 각각 프롤린과 하이드록시 프롤린인 경우가 종종 있다. 8장에서 본바와 같이 특징적인 프롤린의 구조는 polypeptide에 있는 kink에 기원하며 이것은 나선구조의 안정성에 기여한다.

마지막 콜라겐 섬유들은 보통 너무 커서 완전히 세포 안에서 조립될 수 없기 때문에, **procollagen** 분자들이 세포바깥 공간으로 분비되어진다, 거기서 그들은 자가 조립을 통해 성숙한 섬유가 된다. 그림 9.16처럼 procollagen 분자의 작은 펩타이드 서열은 콜라겐 분자의 **fibril**(직경 10-300 nm)로의 더 효율적인 packing을 위해 잘려진다. 각각의 피브릴들은 나중에 더 큰 **섬유**(최종 직경 0.5-3 μm)로 조립된다. fibril과 섬유는 **lysyl oxidase**의 작용으로 리신-리신의 공유 교차결합을 형성을 통해 안정화된다. 콜라겐 분자들의 형성에 대해 더 많은 정보는 9.4.4절에 나와 있다.

콜라겐 분자들은 특히 fibrillar 콜라겐, 같은 물리적인 특징을 많이 가지고 있다. 다른 중합물질처럼(3-4장에 나와 있다). 예를 들어, 만약 콜라겐의 교차결합이 방해되면 물질의 신장강도는 엄청나게 감소된다. 왜냐하면 섬유들은 하나가 다른 하나를 지나가게 되어 있기 때문이다(그림 4.17을 참조)

그래서, 조직 engineering scaffold와 상처치료에 응용하기 위해서 기계적 특징을 개선하고 특성들의 조절을 위해 콜라겐의 교차결합을 증가시키기 위한 방법이 현재 연구되고 있다.

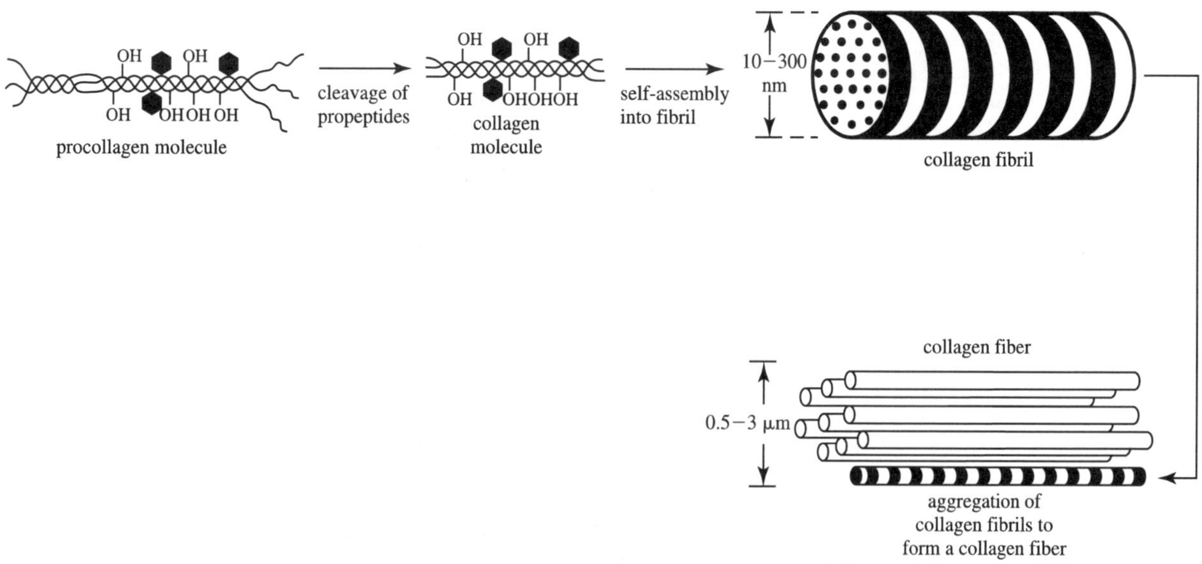

그림 9.16 콜라겐 섬유의 집합. 마지막 콜라겐 섬유는 보통 너무 커서 완전히 세포 안에서 집합될 수 없기 때문에 그 작용은 세포 속과 세포 밖 환경 양쪽 단계에서 일어난다. 세포 속 공간에서 야기된 콜라겐 전 단계 분자들은 세포 밖 공간으로 분비되어진다. 거기서 그들은 자가조립을 통해 성숙된 섬유가 된다. 콜라겐 전 단계 분자의 작은 펩타이드 서열은 콜라겐 분자의 소섬유(직경 10–300 nm)로의 더 효율적인 포장을 위해 잘려진다. ([1]로부터 승인되어 각색됨.)

9.3.2 엘라스틴

4단원에서 언급했던 것처럼 엘라스틴은 섬유를 형성한다. 이 때문에 낮은 스트레스에서도 섬유들은 큰 탄성적 변형이 가능하다. 그리고 그것은 세포 외 기질(그림 9.17)의 탄력성과 신장성을 책임지고 있다.

엘라스틴은 수많은 소수성 아미노산(~85%), 부분적 발린(~15%)으로 구성되어 있다. **엘라스틴 섬유**들은 lysyl oxidase를 포함해 보조 단백질만큼 엘라스틴을 가지고 있다, 그것은 리신 잔기내와 사슬사이의 교차결합을 통해 복잡한 3차원적 네트워크(그물)을 만들어 낸다. 다른 고무 물질처럼, 이런 공유 교차결합들은 섬유의 탄력성에 중요하다. 4단원에서 언급했던 것처럼, 열역학적 고려가 늘어지지 않은 상태로 엘라스틴을 돌려놓게 만들고 세포 외 기질 요소의 독특한 기계적 특징들을 만들어 낸다.

9.3.3 프로테오글리칸

세포 외 기질의 다른(무정형) 요소들은 프로테오글리칸과 당단백질을 포함한다. 이런 분자들은 그들의 물과 다른 세포 외 기질 요소들과의 광범위한 상호작용 때문에 세포 간질 구조에 있어서 중요하다. 비록 그들의 이름이 유사하고 둘 다 단백질과 탄수화물이 구성

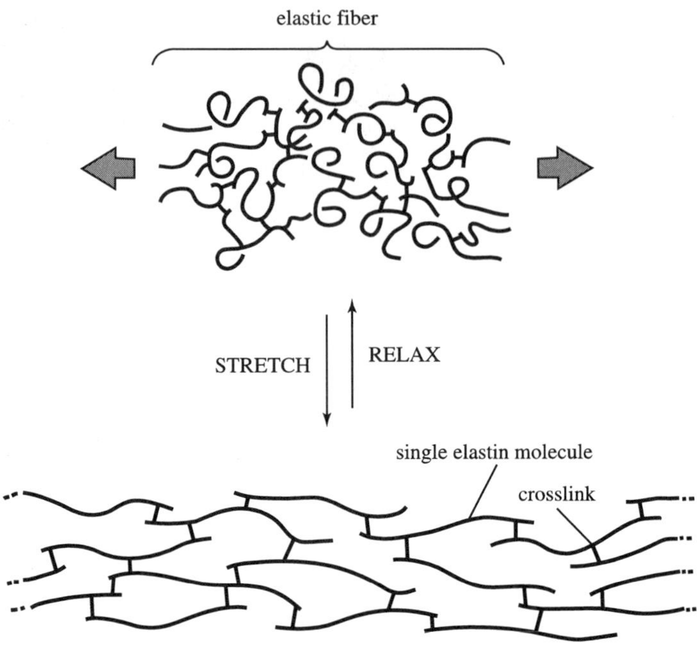

그림 9.17 휴식과 스트레스단계에서 엘라스틴의 도식을 보여 준다. 적재방향으로 펼쳐지고 일렬로 정렬된 각각의 엘라스틴분자들은 신장성 있는 요소를 야기 시킨다. 네트워크는 엘라스틴분자들 사이의 교차결합에 의해 서로 연결된다. ([1]로부터 승인되어 각색됨.)

요소이지만, 프로테오글리칸은 적은 양의 탄수화물(glycan)이 붙어 있는 단백질이다. 반면에, 당단백질은 탄수화물 사슬이 붙어 있는 폴리펩타이드이다(당단백질은 다음 절에서 더 논의된다).

당단백질과 **프로테오글리칸**의 또 다른 주요한 차이는 **당단백질**에서 탄수화물이 가지를 굉장히 많이 친 반면 프로테오글리칸의 탄수화물은 글리코사미노글리칸(gags)라 불리는 다당류의 긴 사슬을 형성하고 있다. 가장 일반적인 GAG의 다당류 요소의 화학적 구조, 히알루논산(HA),케라탄 설페이트(KS), 콘드로이틴/더마탄 설페이트(CS 또는 DS), 헤파탄 설페이트(HS), 그리고 헤파린를 포함하고 있는 그림 9.18에 나와 있다. 굉장히 큰 음전하가 존재하기 때문에 특히, 설페이트된 GAGs(KS,CS,HS), 이런 분자들을 물은 강하게 끌어당기고 상호작용한다. 그러므로 수용성 환경에서 그것들은 빠르게 하이드로젤 특성을 가진 하이드레이트 사슬을 형성한다. 이것은 GAG가 생체 내에서 공간을 채우고 윤활작용을 하는 데 쓰이게 한다,

프로테오글리칸 분자는 하나의 단백질 코어에 부착된 여러 GAGs로 구성된다. 전형적인 프로테오글리칸은 아글리칸(aggrecan)이며, 연골 조직에서 발견된다. 아글리칸에선, 다른 프로테오글리칸에서와 같이, KS와 CS GAGs들은 폴리펩티드 사슬 내의 세린 또는 트레오닌 잔기와의 특수화된 결합을 통해 단백질 코어에 부착되어 있다. 그림 9.19에서 묘

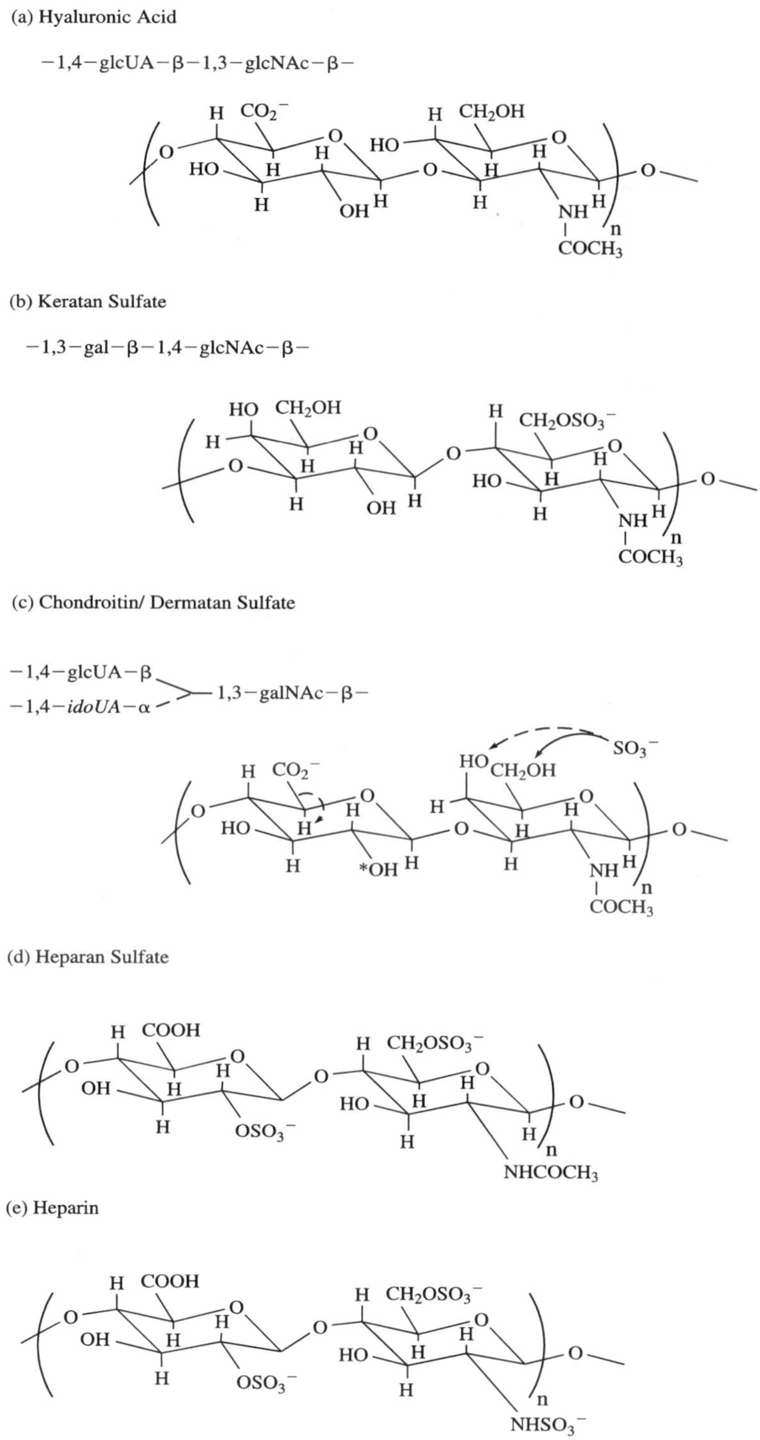

그림 9.18 (a) 히알루론산, (b) 케라틴 황산염, (c) 콘드로이틴 황산염, (d) 헤파린 황산염, 그리고 (e) 헤파린의 화학적 구조. (a)–(c)에 대한, D–글루쿨론산은 “glcUA”로 나타내고, N–아세틸 글루코사민은 “glcNAc”로 나타내며, D–갈락토오스는 “gal”로 나타낸다. 그리고 L–이드우론산은 “*idoUA*”로 나타낸다. (c)에서 점선과 별표는 −1,4–idoUA–α–1,3–galNAc–β–에 대한 위치를 나타내는 요소이다. ([5]와 [6]으로부터 승인되어 각색됨.)

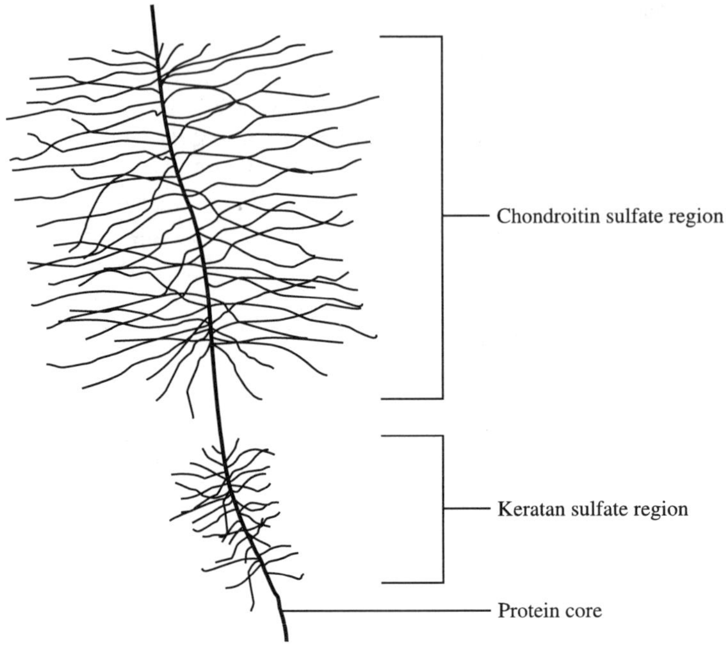

그림 9.19 단백질 핵심에 붙어 있는 케라틴 황산염과 콘드로이틴 황산염의 거대한 프로테오글라이칸을 포함하는 지역의 병–브러쉬 구조의 예이다.

사된 바와 같이, 이는 각각의 GAG 분자가 단백질 코어에서 뻗어나가 병-브러시(bottle-brush) 구조를 형성한다.

KS 및 CS와 같이, 헤파란 황화물(heparan sulfate) GAGs을 포함하는 프로테오글리칸들도 세포 외 기질에서 발견되는데, 이들은 종종 수용성의 생물학적 활성을 가진 분자들과 상호작용하고 그들을 수용(retain)하는 데 주로 사용된다(9.3.5절 참조). 또한, HS는 많은 수의 포유류 세포의 표면에서 발견된다. HS와 유사한 화학적 구조를 가진(그림 9.18을 참조) 그의 사촌격인 헤파린은 그들의 항응고 성질로 유명하다(13장을 참조). 따라서, 7장에서 논의된 바와 같이, 기저에 헤파린을 갖는 표면 코팅은 심혈관계 장치의 혈액 적합성을 향상시키기 위해 광범위에 걸쳐 연구되어 왔다.

9.3.4 당단백질들(Glycoproteins)

비록 다양한 당단백질들이 세포 외 기질에서 발견되지만, 이 절은 두 가지 대표적인 분자들, 피브로넥틴과 라미닌에 집중할 것이다. 이들 모두는, 많은 수의 다른 당단백질들과 같이, 세포들 또는 많은 수의 세포 외 기질 구성성분에 대한 결합 도메인 뿐만 아니라 여러 반복적인 모티프들을 갖고 있다. 당단백질들은 따라서 종종 다양한 조직 요소들을 연결시키기 위한 일종의 "접착제"로 간주된다.

피브로넥틴은 이황화 결합(disulfide bonds, 그림 9.20)에 의해 함께 결합된 두 개의 펩티드 소단위들로 구성되어 있다. 그림에서 나타낸 바와 같이, 세 가지의 별개의 반복적인 모티프들이 발견되어 왔다. 각각의 소단위는 또한 콜라겐과 CS를 포함하는 다양한 세포

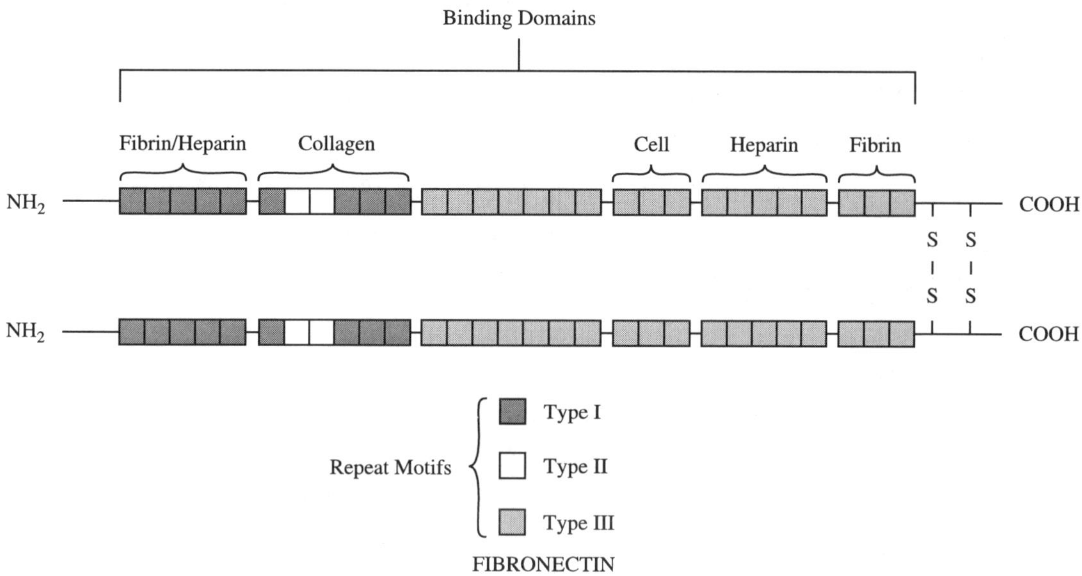

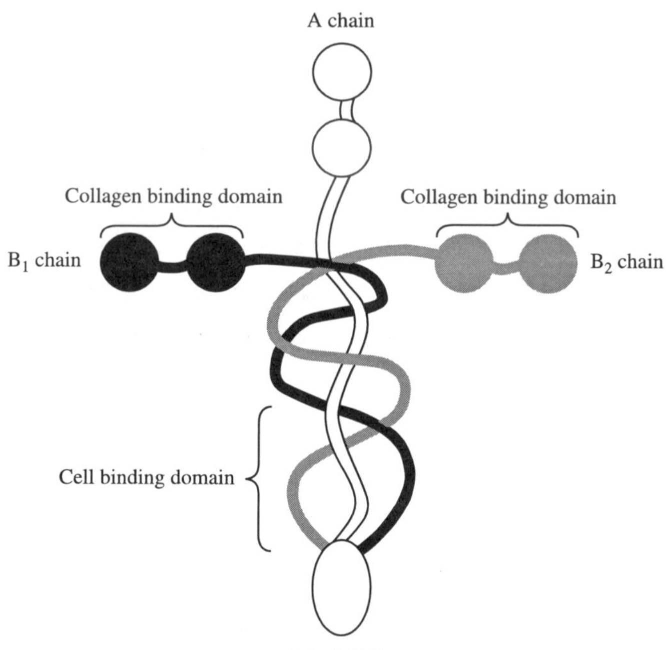

그림 9.20 피브로넥틴과 라미닌의 구조. 피브로넥틴은 이황화결합에 의해 함께 결합된 두 개의 펩타이드 소단위들로 구성되어 있다. 세 가지 별개의 반복적인 모티브들(그림에서 Type I, Type II, 그리고 Type III에 의해 나타남.)은 피브로넥틴에서 발견되었다. 또한, 라미닌은 복수의 소단위들을 갖고 있다 : 세 가지 이황화 결합된 펩타이드 사슬(A, B_1 그리고 B_2)들은 느슨하게 엮인 십자유사구조로 배열되어 있다. 여기에 그려지진 않았더라도 라미닌 소단위들의 반복적인 모티브들은 피브로넥틴처럼 관찰될 수 있다.

외 기질 분자들을 위한 복수의 결합 위치를 갖고 있다. 피브로넥틴은 세포 상의 특정 인테그린 수용체에 결합하여 반교체(hemidesmosomes) 및 초점 결합(focal adhesion) 형성을 촉진시키는 리간드를 포함하기 때문에 특별히 중요하다. 이 당단백질은 또한 피브린과 헤파린 모두를 위한 결합도메인을 갖고 있어 혈액응고작용에서 역할을 담당하고 있다(13장을 참조).

피브로넥틴과 같이, **라미닌**은 복수의 소단위들을 갖고 있다. 이 경우, 세 가지 이황화-결합된 펩티드 사슬들(A,B_1 그리고 B_2)이 느슨하게 엮인 십자유사 구조(그림 9.20)로 배열되어 있다. 역시 피브로넥틴과 유사하게, 세포막 상의 인테그린 수용체 및 IV종 콜라겐과 같은 세포 외 기질 분자들에 대한 결합위치 뿐 아니라 많은 수의 반복적인 모티프가 라미닌에서도 발견되어 왔다.

예제 9.1

이전에 단원에서 설명되어진 것처럼, 단백질은 보통 생체재료 표면에 부착된다. 많은 생체재료는 단백질이 흡착되기 전에 세포 부착이 이루어지지 않는다. 어떻게 단백질은 생체재료에 세포의 부착을 가능하게 하는가?

풀이: 자연 생리적인 환경에서 세포는 세포 밖 기질 환경의 단편 그리고 다른 세포와 연관된다. 그들의 대다수 세포-세포와 세포-세포 밖 기질 접촉은 세포막의 단백질 기본적인 수용체에 의해 가능하게 된다. 그 수용체는 표적 분자의 결합에 특이적이다. 생체재료는 보통 자연적으로 존재하지 않으므로 결합에 대해 특이적인 수용체를 갖는다. 그러나, 수용체는 다수의 단백질에 대해 자연적으로 존재한다. 게다가, 생체재료의 단백질 부착은 세포가 부착 단백질에 대한 특이적인 수용체와 부착 단백질의 지역을 가지므로 부착을 가능하게 할 수 있다. 그리고 흡착의 과정은 단백질의 결합지역이 비틀어지거나 입체적으로 가리지 않는다고 추정된다. 이런 식으로, 생체재료에 자연적으로 부착되지 않는 세포는 재료에 부착된 단백질 결합에 의해 부착되어질 수 있다.

9.3.5 다른 세포 외 기질 성분들

뼈나 치아 같은 특별한 경우, 세포 외 기질의 콜라겐섬유 사이사이에 이 조직들이 다른 조직보다 훨씬 더 높은 강도를 갖게 하는 미네랄 결정의 침전이 있다. Ca와 P 이온으로 된 이 결정의 국부적인 침착은 그 지역의 세포에 의해 정확하게 조절된다. 전체 메커니즘은 아직 알려지지 않았지만 막 소포와 음전하를 띠는 오스테오폰틴(osteopontin), 골 시알로프로틴(bone sialoprotein)같은 단백질들이 이 과정에 중요한 역할을 한다는 것이 알려져 있다.

또한 많은 조직들이 성장인자 같은 가용성 매개물질과 특이적으로 상호작용하는 구조의 세포 외 기질 단백질을 포함한다. 이러한 상호작용의 결과는 가용성 인자가 적절한 세포막 수용체에 결합하여 특정한 세포 기능의 자극이 필요할 때까지 가용성 인자를 격리하고 저장하는 것이다. 가용성 인자들의 방출은 세포가 생물활성분자에 결합하는 단백질의 일부를 소화하거나 기질 손상으로 인해 기질을 리모델링하는 동안 일어난다. 이러한 방법으로 세포는 주변 환경 변화에 대응하기 위해 자신들의 기능을 변화하도록 유도된다.

이것의 한 가지 구체적 예시는 섬유아세포 성장 인자(섬유아세포 성장 인자)와 헤파란 설페이트간의 상호작용이다. 이 경우, 헤파린 설페이트(HS)가 세포 외 기질 내에 성장인자를 함유하고 있을 뿐만 아니라, 어떤 세포들의 경우, 헤파린 설페이트의 존재가 섬유아세포 성장 인자의 작용을 촉진하는 데 필요한 것으로 보인다. (이 경우 섬유아세포 성장 인자는 특정 세포막 수용체에 결합한 후, 대개 세포 증식을 유발시킨다.) 헤파린 설페이트에 대한 섬유아세포 성장 인자의 높은 결합력은 헤파린이나 헤파린 설페이트를 함유하고 있는 생체물질(흔히 하이드로겔)의 설계에서 활용된다. 이들 물질들과 섬유아세포 성장 인자가 결합되면 그들은 조절된 전달 기구(controlled delivery device)로 활용되는데, 그 이유는 결합된 성장인자는 물질들이 파손되어 헤파린 또는 헤파린 설페이트(heparin/HS) 조각이 유출되는 경우 또는 헤파린 설페이트와 섬유아세포 성장 인자간의 이온 상호작용이 방해되는 경우를 통해서만 전달될 수 있기 때문이다.

9.3.6 기질 재구성(Matrix remoding)

세포 외 기질은 지속적으로 **재구성**되고 있다. 이러한 과정 중에, 오래된 성분들은 흡수되고(그 결과 생성된) 아미노산들은 세포 내로 재활용되어 나중에 사용된다. 이와 동시에 새포들은 새로운 기질 분자들을 합성해 내는데, 이들 분자들은 세포 외에서 축적된 다음 다시 변경된다. 이러한 활동의 대부분을 담당하는 분자들은 **효소**라고 불리는 단백질의 부분집합인데, 이 효소들은 특정 반응들을 세포 내 환경 또는 세포 외 기질에서 촉매 작용한다. 위에서 언급되었던 바와 같이, 라이실 산화제(lysyl oxidase)는 콜라겐과 엘라스틴의 상호연결을 촉매한다. 다른 촉매들과 같이, 효소들은 반응에 요구되는 활성화 에너지를 낮춤으로써, 특정 반응들을 촉진시킨다. 특히, 이러한 분자들은 반응물을 물리적으로 가깝게 위치시키고 잠재적으로 기존의 상호작용을 약화시킴으로써 새로운 결합의 형성을 촉진시키거나 특정 지점에 위치한 결합을 끊어 버리는 등의 기능을 수행한다.

효소들은 복잡한 3요소 및 4요소 구조로 된 구형의 단백질들이다. 그림 9.21에서 보여진 바와 같이, 폴리펩티드 사슬의 겹침이 효소에 의해 기능 받는 분자(**기질**)이 삽입될 수 있는 작은 주머니를 결과적으로 형성한다. 이러한 틈은 **활성 장소**(active site)라고 불리며,

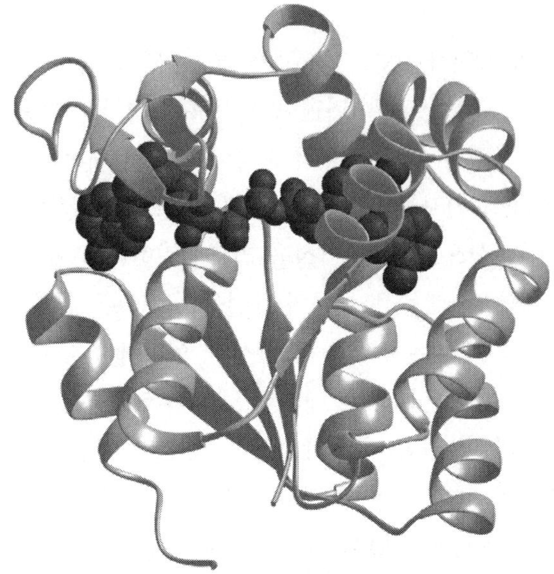

그림 9.21 Q1999R Bacillus subtilis 아데닐레이트 키나아제의 경우 효소의 구조. 폴리펩타이드 사슬의 겹침이 효소에 의해 기능을 받는 분자(기질)가 삽입될 수 있는 작은 주머니를 결과적으로 형성한다. 이러한 주머니는 활성부위라고 부르며, 기질의 특정부분에 적합하도록 되어 있다. 적절한 반응이 촉매되고 나면 기질은 분리되고 효소는 다른 분자들에 결합하여 반응과정을 다시 시작한다. (그림은 R. Counago, J.S Olson, Y. Shamoo, 그리고 J. Soman, Rice University의 허가에 의함.)

기질의 특정 부분에 적합하도록 되어 있다. 적절한 반응이 촉매되고 나면, 기질이나 쪼개진 기질조각들은 유리되고 효소는 다른 분자들에 결합하여 반응 과정을 다시 시작한다.

인간의 기질 퇴화(matrix degradation)는 주로 기질 단백분해효소(matrix metalloproteinases, MMPs)라고 불리우는 효소군(enzyme family)의 반응 결과이다. 이러한 분자들은 여러 요소들 중 콜라겐과 프로테오글리칸의 분해를 촉매한다. 건강한 조직에서, 기질 재구성은 엄격히 조절되어, 기질 퇴화는 새로운 세포 외 기질 분자의 합성에 비해서 높은 속도로 이뤄지지는 않는다. 이러한 활동들은 단백분해효소의 조직억제자(tissue inhibitors of metalloproteinases, TIMPs)로 불리우는 MMPs 억제자들의 국소화된 농도 변화를 통해서 이뤄진다. 따라서, 특정 지역내의 MMPs와 TIMPs의 상대적인 농도는 그 지역에서 세포 외 기질이 얼마나 퇴화되는지 그 정도를 결정하게 된다.

9.3.7 생체물질로서의 세포 외 기질 분자

1장에서 언급된 바와 같이, 많은 수의 세포 외 기질 분자들, 특히 콜라겐과 특정 종류의 프로테오글리칸은 생체재료로 사용된다. 이러한 분자들은 화학적 변경과정을 거치던, 거치지 않던 간에, 다양한 조직에서 사용된다. 손상된 조직을 대체하기 위해 하나의 특정

세포 외 기질 분자가 사용되기보다는 온전한 세포 외 기질 전체가 사용될 수도 있다. 비록 세포 외 기질 유래 물질이 잠재적으로 일으킬 수 있는 문제로 원치않던 면역반응이 나타날 수 있지만, 세포 제거화(decelluarization)와 고정(fixation) 과정이 물질의 거부반응(rejection)의 위험을 줄이기 위해 개발되어 왔다. 이러한 종류의 생체물질들의 예시들은 현재 세포 제거화된(decelluarized) 뼈 이식과 세포 제거화된 심장 판막 대체 등의 임상적 시술 과정에서 사용되고 있다(자연적으로 유도된 조직 대체의 병리적 석회화 문제에 관하여 14장을 참고하시오).

예제 9.2

연구자가 연골 조직공학 적용을 위해 합성 하이드로겔 재료를 개발했으나 그 재료가 *in vitro*의 생리학적인 조건아래에서 분해되는 데 200년이 걸린다는 것을 발견했다. 이때, 연구자는 젤라틴(변성된 콜라겐의 한 종류)의 양끝에 화학적으로 반응기를 첨가하는 방법을 개발하여 하이드로겔에서 가교제로서 작용할 수 있게 되었다. 연구자는 그 결과로서 젤라틴 가교제의 함량이 높은 퍼센트에서 하이드로겔에 결합하게 됨을 보였다.

(a) *In vivo*에서 하이드로겔 재료의 분해를 밝히기 위한 연구가 수행하였다. 젤라틴 가교제를 함유한 한 그룹(그룹 A)에 하이드로겔을 12주 동안 이식시켰다. 비분해성의 가교제인 비젤라틴을 함유한 대조 하이드로겔이 그룹 B에 12주 동안 이식시켰다. 한 그룹의 하이드로겔은 연구 기간 동안 완벽하게 분해되었지만 다른 그룹의 경우 거의 분해되지 않았다. 어느 그룹의 하이드로겔에서 샘플이 분해되었는가? 그 이유는 무엇인가?

(b) 그룹 A에서 한 subject의 이식 위치에서의 TIMPs의 농도가 다른 subject보다 높은 것을 발견하였다. 또한, 이 subject에서 샘플의 분해 특성이 그룹 A의 다른 샘플과 다른 것을 발견했다. 이 subject에서 샘플은 이 그룹의 다른 샘플보다 더 빠르게 분해되는가 아니면 더 느리게 분해되는가? 당신의 답변을 구체적인 이유를 들어 지지하시오.

풀이:

(a) 그룹 A의 샘플들이 높은 퍼센트의 젤라틴 가교제를 함유할 때 분해되었다. 그러므로, 그룹 A의 샘플의 하이드로겔의 과반수가 젤라틴이었다. 젤라틴이 가공한 콜라겐이고, 콜라겐은 MMP(특히, collagenase)의 작용에 따라 효소적으로 분해될 수 있음을 생각해 보면 젤라틴 가교제가 *in vivo*의 생리학적인 환경에서 정상적으로 존재하는 collagenase에 의해 분해됨에 틀림없다. 그러므로, 하이드로겔은 그룹 B의 샘플에 존재하지 않는 젤라틴 가교제의 효소적인 분해를 통해 분해될 것이다.

(b) TIMPs는 MMP를 저해하고, ECM형태 변화에 있어서 자연적인 조절제이다. TIMPs가 높은 수준인 subject의 하이드로겔 샘플이 그룹 A의 다른 subjects의 샘플보다 더 느리게 분해되는데 이는 하이드로겔의 젤라틴 가교제의 효소적 분해가 TIMPs의 더 높은 농도에 의해 지연되었기 때문이다.

9.4 세포 기능에 영향을 미치는 세포환경 상호작용

국소화된 세포-세포 그리고 세포-세포 외 기질 간 접촉을 포함하는 세포의 미시환경은 이러한 상호작용들은 복잡한 세포 내 경로를 통한 세포 기능의 변화를 초래할 수 있다는 점에서 매우 중요하다. 보다 구체적으로 세포-환경 상호작용(그림 9.11)을 들여다보면, 세포 외 기질 분자들이 인테그린 수용체에 결합하여 초점 접착(focal adhesion)을 형성하는 것은 세포골격에 변화를 초래하여 궁극적으로 세포핵 내의 유전자 발현에 영향을 미치게 된다. 이와 유사하게, 세포들은 또한 성장인자들과 같은 수용성 매개자들을 위한 수용체를 갖고 있고, 이러한 성장인자들은 일련의 세포 내 인자들(이차 매개자들 **secondary messengers**)의 연계된 활동을 통해서 유전자 발현을 변경시키게 된다. 수용성 인자들의 효과들은 10~12장에서 기술된 생체물질들에 대한 면역 및 염증 반응들에서 특히 중요하다.

유전자 발현의 변형은 커뮤니케이션와 같은 다른 기능 뿐 아니라 네 가지 주요 세포 기능—세포 생활력, 증식, 분화, 그리고 단백질 합성—에 영향을 미칠 수 있다. 세포-환경 상호작용을 통해 조절되는 이러한 세포 기능들에 관련된 경로들은 이 절에 기술되어 있으며, 세포 이주는 다음 절에 언급되어 있다. 이러한 과정들이 생체물질 이식에 의한 세포 외 환경 변화에 따라 어떻게 변경될 수 있는지에 관한 특정 예시들은 나중에 이어지는 장들에서 기술될 것이다.

9.4.1 세포 생존(Cell Survival)

극단적인 경우들에서, 세포 외 환경의 변화는 보다 전통적인 세포괴사 또는 **'세포자살'**로 일컬어지는 일종의 프로그램된 세포 죽음을 통해 세포 죽음으로 귀결된다. 이는 주변환경의 일반적인 화학적 변화(예, pH 감소) 또는 세포막에 결합하여 세포 죽음으로 직접적으로 연계되는 특정 인자의 출현(세포자살의 경우 흔함)에 의해 발생할 수 있다.

세포괴사는 막의 투과성 증가로 인해 중요한 세포 내 효소가 유출되어 결국 세포 용해(분해, disintegration)로 귀결되는 세포 구조의 일련의 변화과정이다. 미시적으로, 이러한 종류의 세포 죽음은 세포 팽윤(cell swelling)과 세포소 기관들의 분해가 그 주요 특징이다. 죽은 세포가 염증세포들에 의해 포식되면 그 지역은 깨끗해진다(10장 참조).

대조적으로, 세포자살은 역시 미시적으로 관찰될 수 있는 일련의 보다 조절된 변화를 수반한다. 중요한 특징들은 세포 축소(cell shrinkage), 세포질 돌기 형성, 그리고 마지막으로 세포소 기관의 소그룹을 내포하는 소낭들로 구성된, 분절된 세포사멸체(apoptotic bodies)의 형성등을 포함한다. 이러한 소낭들은 이후 주변 세포들에 의해 포식되어, 세포괴사와는 달리, 아무런 염증 반응도 유발하지 않는다. 이러한 종류의 세포 죽음은 자가반응

면역 세포들의 제거 뿐 아니라, 태아형성(embryogenesis) 및 발달과정에서 특히 중요하다. 12장에서 좀 더 논의될 것이다.

9.4.2 세포 증식

비록 세포 주기를 총괄하는 사건들은 완벽히 이해되고 있지는 않지만, 적절한 세포 외 환경의 형성(예, 충분한 공간)은 세포가 주어진 시점에서 분열을 할 것인지 여부를 결정하는 데 있어 매우 중요한 요소가 된다. 세포들은 그들의 증식에 대한 성질에 따라 불안정한(labile), 영구적인 또는 안정한 경우들로 구분될 수 있다. 불안정한(labile) 세포들은 지속적으로 자신을 복제하는 데 반해, 영구적인 세포 종류들은 최종적으로 분화되어 있어 (다음 절을 참조) 분열능력을 잃어버린 상태이다. 안정적인 세포들은 이 두 극단적인 상태의 중간지점에 위치한다. 한 번의 분열을 거친 후, 그들은 특정한 기능을 수행하게 된다. 하지만 그들은 주변 세포의 소실과 같은 신호들에 의해 유도되어 다시 세포 주기로 재돌입하여 증식하기도 한다.

9.4.2.1 세포 주기: 간기

간기 이러한 각각의 세포 종류와 세포 주기에 대한 그들의 관계는 그림 9.22에 묘사되어 있다. 세포 주기는 세포가 분열되는 때인 유사분열기(M phase)와 세포 DNA와 세포소 기관들은 세포분열기를 준비하기 위해 복제되는 간기(phases G_1, S and G_2)로 나뉘어진다. G_1기는 일반적인 세포 성장과 세포 막 크기의 증가를 포함하는 부가적인 세포소 기관들의 조립을 위한 기간으로 간주된다. S기 동안, 세포핵 DNA가 복제된다. 뒤이어 G_2기가 뒤따르는데, 이 기간 동안 세포 분열을 가능케 하는 단백질과 구조물들이 조립된다.

G_1 대신에, 안정적인 세포들은 G_0기로 들어가서 무활동 상태(resting)로 간주되기도 한다. 이 기간 동안, 이러한 세포들은 크기가 커지거나 세포소 기관들을 복제하지 않는다. 하지만 그 대신에 조직 내의 특정 기능을 수행한다. 위에서 언급된 바와 같이, 특정 자극은 그들을 자극하여 G_1기로 돌아오게 하여 복제를 계속하도록 하기도 한다.

9.4.2.2 세포 주기: 유사분열

세포분열기 G_2기가 완료되고 난 후, 세포는 유사분열기(M phase)를 시작할 준비가 되어 있다. 유사분열은 여러 특징적인 시기들로 다시 세분되며, 이는 그림 9.23(a)에 명시되어 있다.

1. 전기(Prophase)
2. 중기(Metaphase)

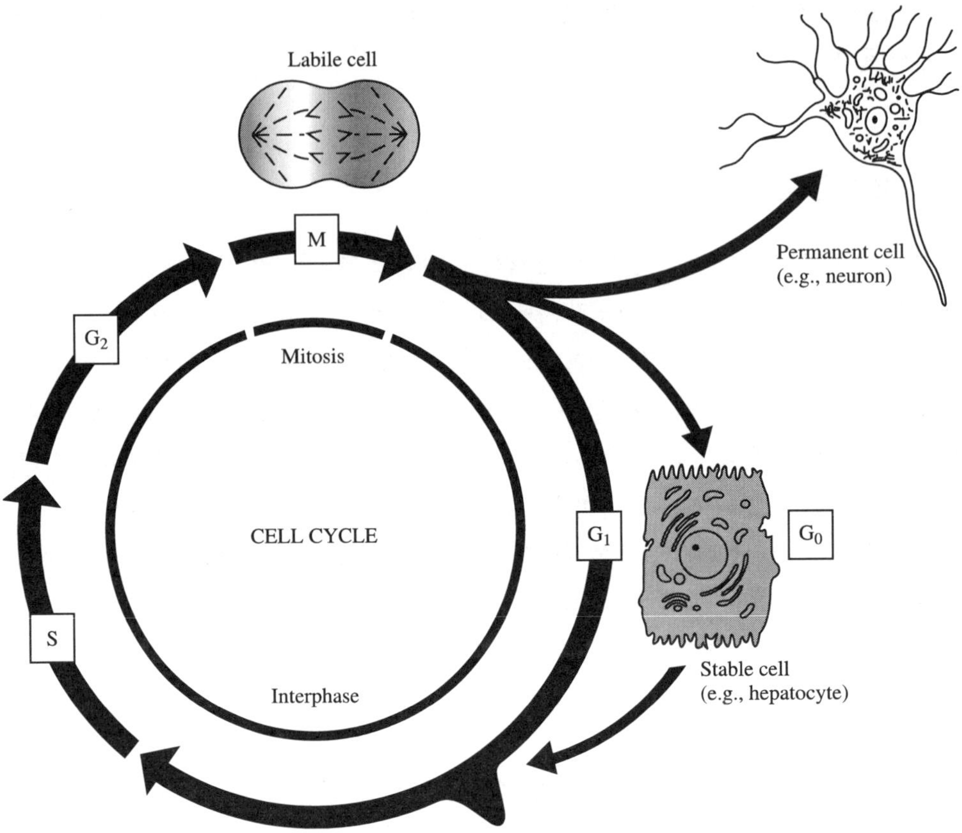

그림 9.22 전형적인 세포 순환 도식. 세포주기는 세포가 분열되는 때인 유사분열기(M phase)와 세포와 DNA와 세포소기관들은 세포분열기를 준비하기 위해 복제되는 간기(phase G1, S 그리고 G2)로 나뉘어진다. G1기는 일반적인 세포성장과 부과적인 세포소기관들의 조립을 위한 기간으로 간주한다. S기 동안, 세포핵 DNA는 복제된다. G2기에는 세포분열을 가능하게 하는 단백질과 구조물들이 조립된다. G1 대신에 안정적인 세포들은 G0기로 들어가서 무활동 상태(휴면상태)로 간주되기도 한다. 이 기간 동안 이러한 세포들은 크기가 커지거나 세포소기관들을 복제하지 않는다. 하지만 그 대신에 조직 내의 특정기능을 수행한다. ([7]로부터 승인되어 각색됨.)

3. 후기(Anaphase)
4. 말기(Telophase)

G_2에서 **전기**로의 전이는 인의 소실과 핵에서의 **염색질**의 염색체로의 응축을 통해 알 수 있다(그림 9.24).

S기에서 복제 후에 각각의 염색체는 두 개의 동일한 자매 **염색분체**를 갖는다. 유사분열 후에, 각 염색체에서의 하나의 염색분체는 딸세포 중 하나의 핵에서 발견되어질 것이다. 미세소관이 붙어 있는 염색체의 두 쌍의 분리는 또한 핵막 밖에서 일어난다. 이들은 **유사분열방추체**를 형성할 것이다, 유사분열 후기에 염색체를 동등하게 분리하는 데 필요한 세포가 유사분열의 다음 단계인 **중기**로 넘어갈 때 핵막이 해체되고 방추체 미세소관

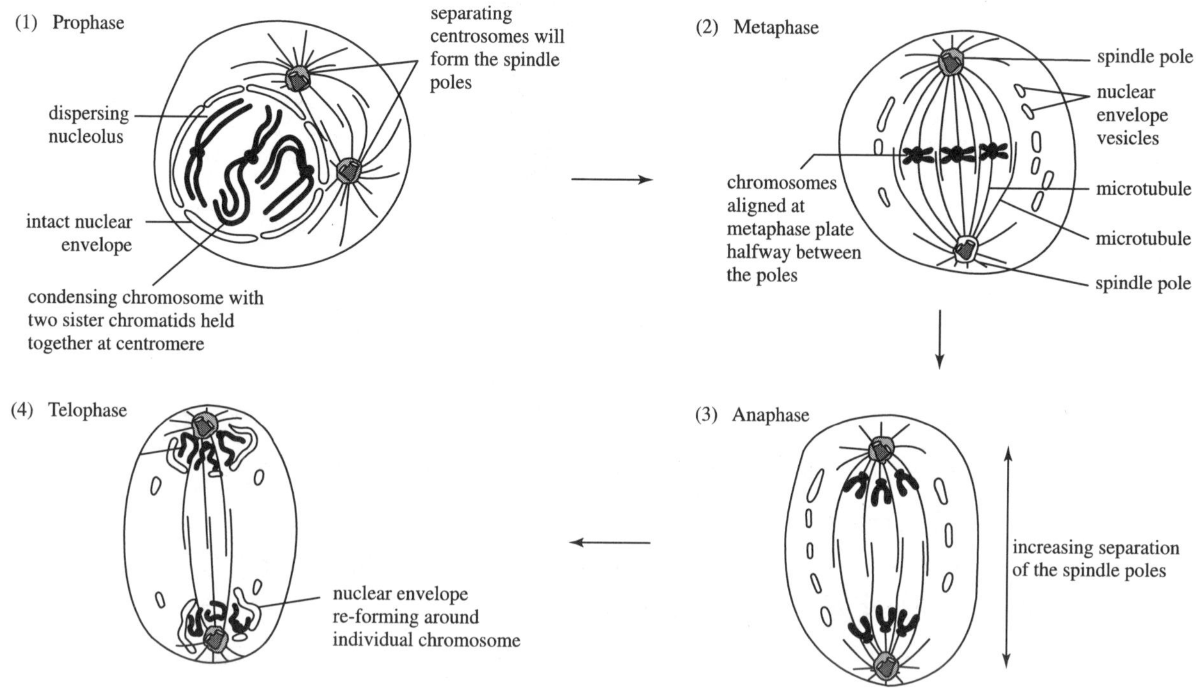

(a)

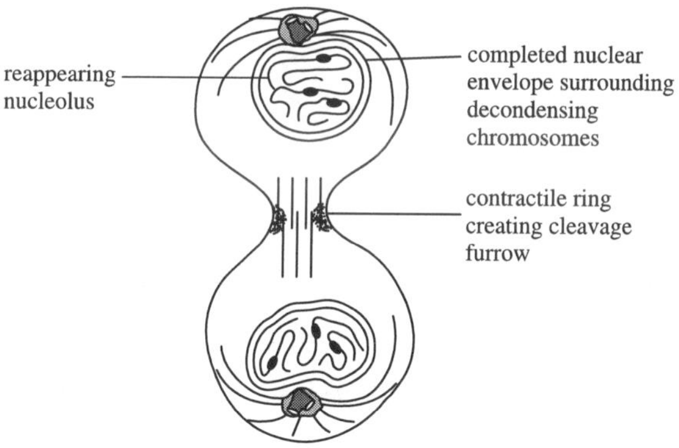

(b)

그림 9.23 (a) 유사분열은 4개의 주요한 특징적인 시기들로 나눠진다 : 전기, 중기, 후기, 그리고 말기. 전기는 핵인과 유사분열방추사 구조의 응축을 통해 알 수 있다. 중기 동안 염색체는 두 개의 유사분열방추사 사이에 일렬로 정렬된다. 후기는 방추사에 의해 끌어당겨져 방추극에 배열되는 시기이다. 말기는 핵막이 다시 형성되고 세포에서 사이토키네시스가 시작되는 시기이다. (b) 사이토키네시스 즉, 세포질의 분리는 유사분열 이후에 발생하여 두 개의 딸세포에서 분열고랑과 마지막 분열의 발생이 일어난다. ([1]로부터 승인되어 각색됨.)

이 염색체에 직접 붙는다. 이 유사분열의 부분은 가끔 **전중기**라 불린다. 방추체가 붙은 후에, 염색체는 세포 안에서 앞뒤로 끌어당겨진다. 그들이 세포의 적도면에 배열될 때까지[그림 9.23(a)]. 이 배열은 중기의 끝을 알리는 신호이다.

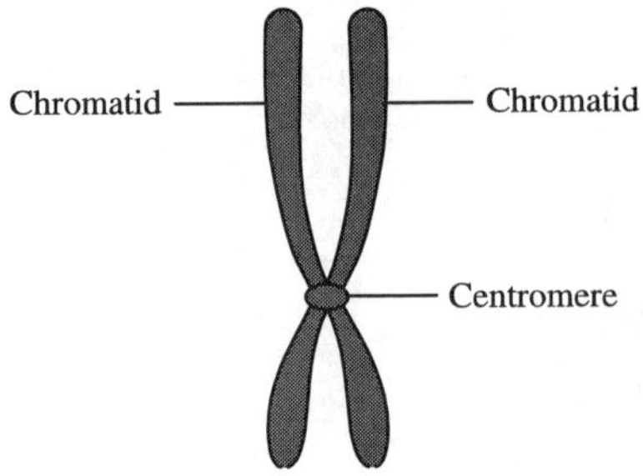

그림 9.24 2개의 염색분체와 하나의 중심립으로 구성된 염색체 모식도. ([8]로 부터 승인되어 각색됨.)

후기는 갑자기 자매염색분체가 방추체에 의해 끌어당겨질 때 시작되고. 완전히 분리된다[그림 9.23(a)]. 각각의 염색분체(지금부터 염색체라 부르겠다)는 방추극 가장 가까이로 끌려간다(중심체).

유사분열의 마지막 단계인 **말기**에 분리된 염색체는 각자의 극에 도달하고 방추체 미세소관이 해체되기 시작한다[그림 9.23(a)].

핵막이 다시 형성되고 인이 다시 나타난다. 사이토키네시스(**Cytokinesis**), 혹은 세포질의 분리, 일반적으로 후기에 시작해서 말기 이후에 마무리된다[그림 9.23(b)]. 이 과정은 세포 중앙 주변의 원형질막의 느린 접힘이 특징이다(the cleavage furrow). 그리고 모세포와 동일한 세포질 성분을 가지는 두 개의 딸세포로 분리된다.

9.4.3 세포분화

이 장의 초반에 언급한 것처럼 많은 조직에서 미분화세포 또는 줄기세포의 형태가 존재한다. 줄기세포는 여러 세포의 형태로 스스로 분화할 수 있는 능력을 가지고 있다. 줄기세포는 조직에서 특정한 기능을 수행하는 분화된 세포나 수임(committed)세포를 생산할 수 있다. 그들은 불안정하거나 안정하거나 영구적이지만 그들 자신의 세포형태를 재생할 수 있다. 대신 줄기세포는 몇 종류의 세포형태를 생산할 수 있는 만능(pluripotent) 세포나 모든 세포형태를 생산 할 수 있는 전능성(totipotent) 세포를 만들기 위해 나눠진다.

배아줄기세포와 성체줄기세포 사이의 주된 차이는 배아줄기세포는 배아에서 발견되고 이미 수임된 조직에서는 발견되지 않는다. 그러므로 배아의 시기에 의존해서 그것들은 더 또는 덜 전능성을 가지고 있다고 생각되어질 수 있다. 반대로 성체줄기세포는 성인과 특정한 조직으로부터 얻어질 수 있고 더욱 만능하다. 성체줄기세포의 두 가지 흔한 예는 골수에서 발견되어진다. 조혈줄기세포는 적혈구와 백혈구를 생성한다. 반면에 실질줄기세포는 다양한 결합조직(뼈, 연골, 건/인대와 같은)으로의 세포로 분화될 수 있다(그림 9.26).

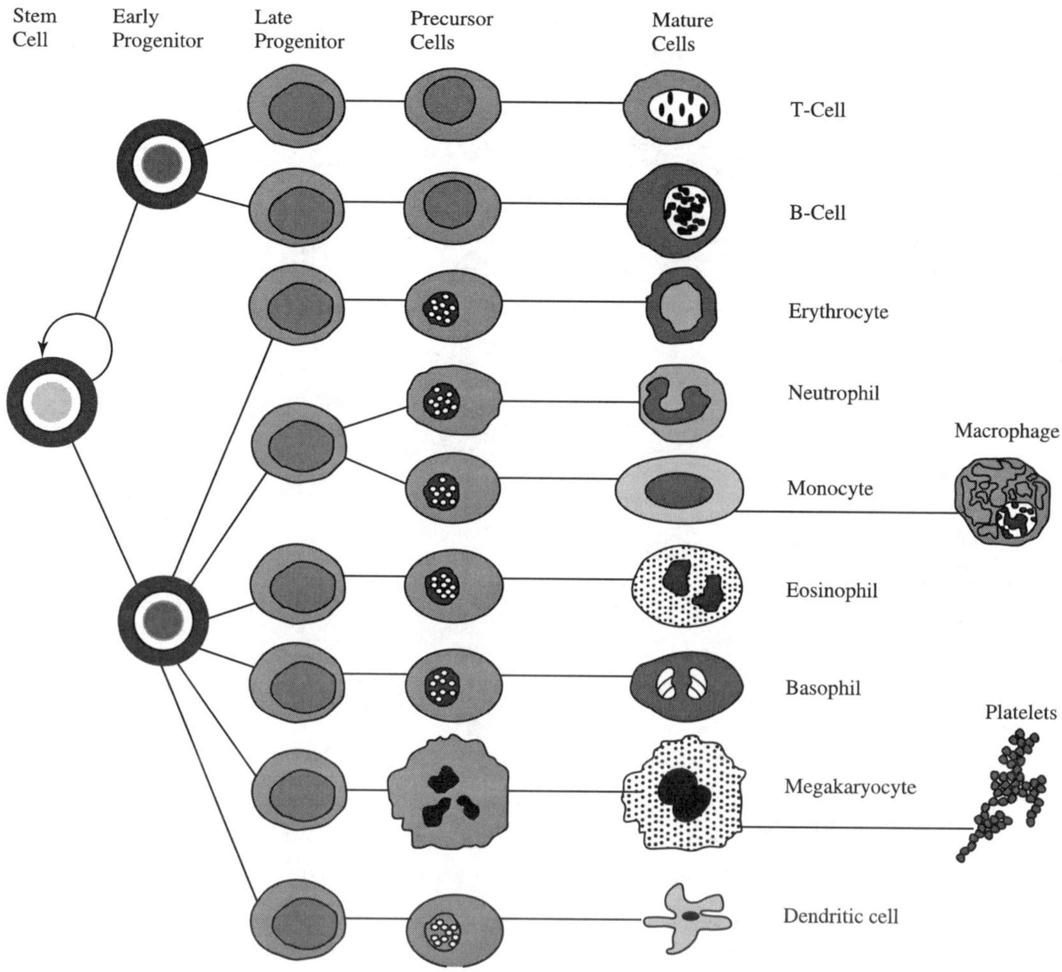

그림 9.25 조혈모세포로부터 혈액세포들이 만들어짐, 줄기세포는 스스로 복제되거나 여러 가지 세포유형으로 분화한다. ([9]로 부터 승인되어 각색됨.)

줄기세포(pluripotent와 totipotent)가 분화를 요구 받게 될 때, 그것들은 표현형의 변형에 영향을 줄 수 있는 유전자발현과 단백질합성과 관련된 통제된 변화를 겪게 된다. 세포의 표현형은 그것의 형태학이나 세포모양, 또는 특정단백질의 생산과 같이 계측할 수 있는 요인들을 포함하는 주목할 만한 특징들로 알 수 있다.

이러한 분화단계는 세포 안 밖의 세포막수용체에 붙는 것을 통해 화학적이고 기계적 요소들을 포함하는 세포 외 환경으로부터의 수용성이나 불용성요소에 의해 초기화되거나 조절된다. 이러한 자극들을 이해하는 것과 새로운 생체재료의 디자인으로 그것들을 통합시키는 것은 특히 조직공학분야에서 최근에 수많이 연구되고 있다.

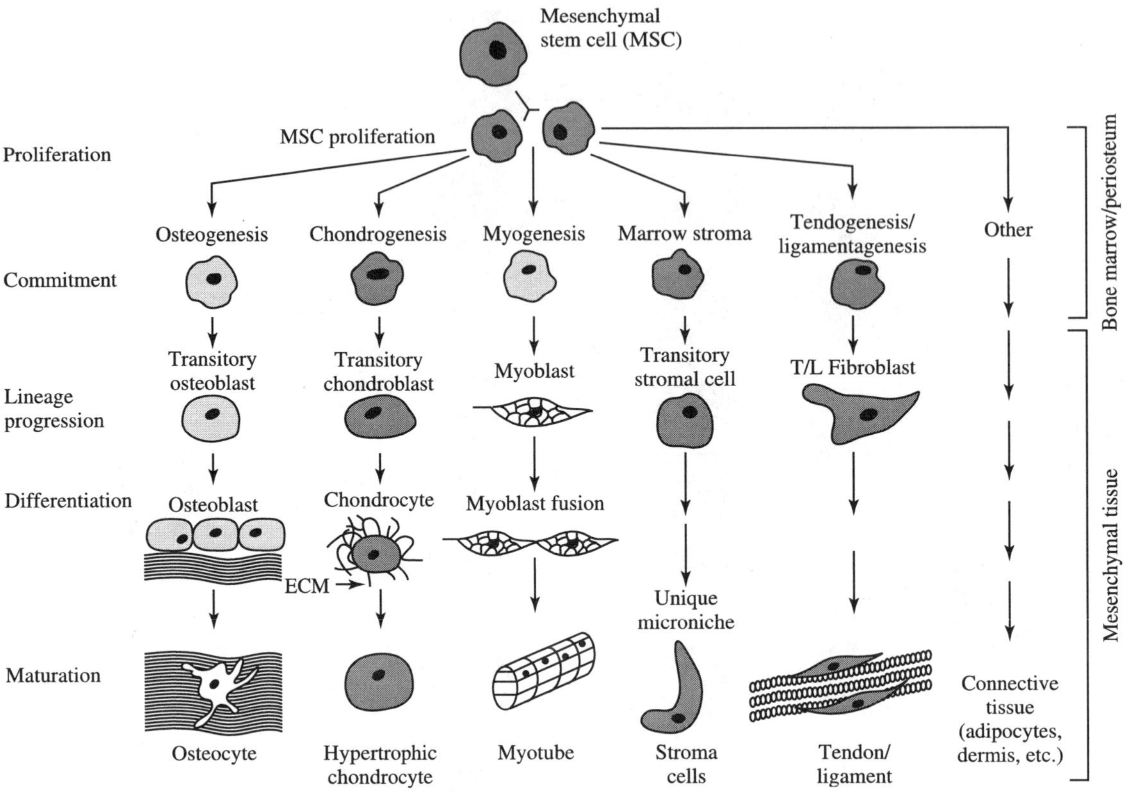

그림 9.26 실질 줄기세포는 뼈, 연골, 근육, 건, 인대, 지방조직이 실질조직으로부터 수 많은 다른 방법을 통해 분화되어 역할을 맞는다. 실질줄기세포는 증가한 실질줄기세포로부터 만들어 증식되거나, 조직 특이 분화에 의해 특별한 계통으로 이어진다. MSC의 역할과 진행은 생물활성분자의 활성이 포함되어 특이분화를 통해 이루워진다. 성장인자와 사이토카인에 의해 세포는 분화와 성숙 분열과정에서 조직특이 분화의 생산으로 증가된다. 최종적으로 뼈세포의 분화세포는 세포질 분자의 활동에 의한 합성단계에서 모습이 변화하고, 조직의 항상성 또는 유지로 인해 증가한다. ([10]로 부터 승인되어 각색됨.)

9.4.4 단백질 합성

수용체-리간드 결합은 세포분화에 영향을 줄 뿐만 아니라 합성된 단백질의 형태나 양을 변화시키는 것과 관련된 분화된 수임세포의 기능을 변화를 야기할 수 있다. 예를 들어 단백질 생산은 상호교류, 활성화, 세포 외 기질의 생산과 remodeling과 같은 세포기능에 중요하다.

일반적인 단계는 이 절에서 서술된 유전코드로부터 시작되는 단백질의 생성과 분비가 요구된다. 예를 들어 우리는 중요한 세포 외 matrix 단백질, collagen의 생성에 초점을 맞출 것이다. 이 과정의 개관은 그림 9.27과 9.28에 주어져 있다.

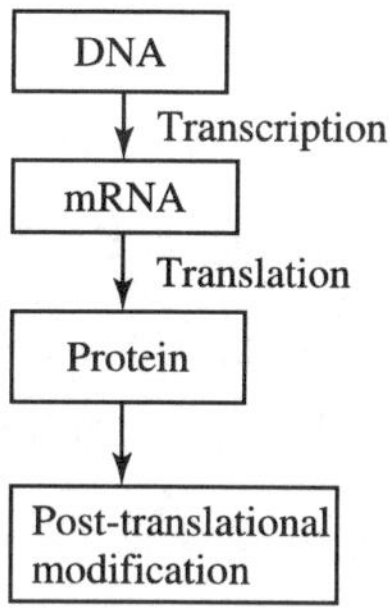

그림 9.27 단백질의 변이와 생성과정 모식도.

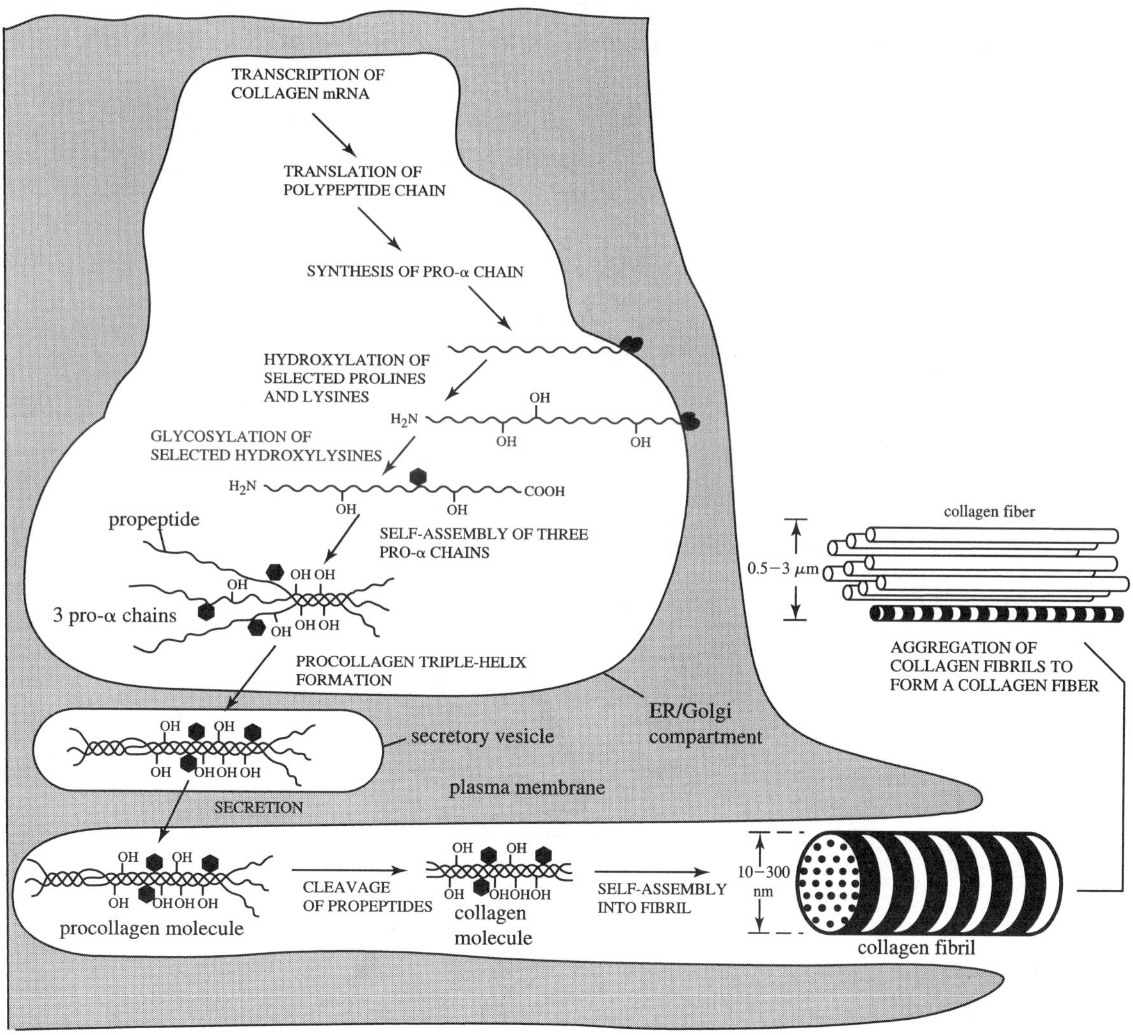

그림 9.28 콜라겐합성과정요약. α사슬을 만드는 전사, 번역, 합성과 이 사슬의 3개가 합쳐져서 콜라겐의 삼중 헬릭스가 세포에서 만들어진다. 전 콜라겐분자는 최종섬유와 원섬유의 결합과 분비물이다. ([1]로 부터 승인되어 각색됨.)

9.4.4.1 콜라겐 합성: 전사

콜라겐 합성은 콜라겐을 위해 코딩된 염색질 부위가 덜 압축되고 분리된 DNA strands의 압축을 풀기 위한 효소가 허락될 때 시작된다. RNA Polymerases라 불리는 이 효소는 이전에 base-pairing기술을 사용하여 밝혀낸 DNA위의 콜라겐 유전자와 상보적인 선형 mRNA를 합성한다(그림 9.29). 이 과정은 전사이다(비슷한 과정은 세포분리 전에 염색질의 복제동안 발생하지만 이 케이스에서 발생된 새로운 분자는 상보적 DNA 가닥들이고 이것들을 만드는 효소는 DNA 중합효소이다).

선형, 단일가닥 mRNA분자는 1,000에서 10,000 bases길이이고 상보적인 DNA 코드를 포함한다. 예를 들어, 만약 DNA염기서열이 CCAGGA이면 부합되는 mRNA염기는 GGUCCU이다. 예를 들어 3개 염기는 특정한 아미노산을 위한 코돈을 만드는데 위의 mRNA는 Glycine(GGU코돈)과 Proline(CCU코돈)을 나타낸다. mRNA 코돈의 전체목록은

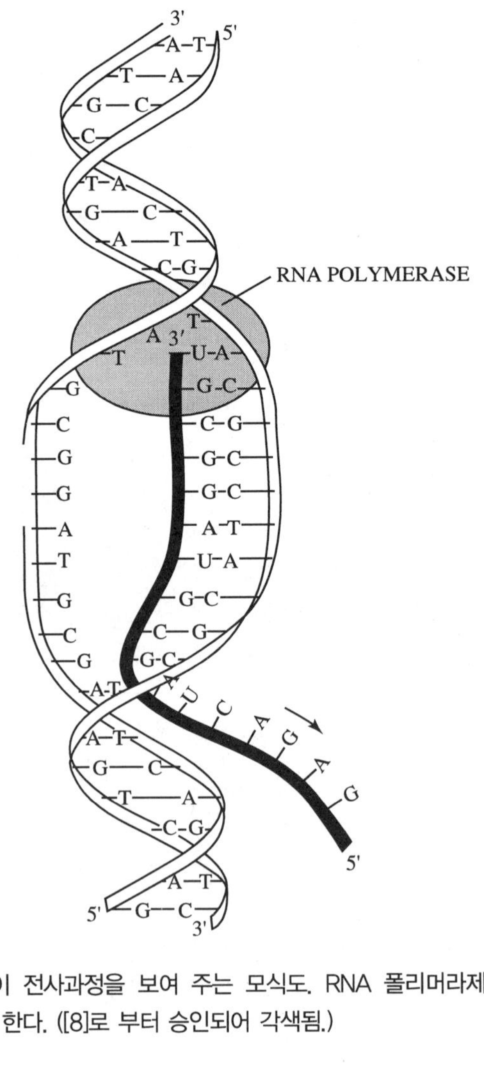

그림 9.29 분리된 DNA 가닥이 전사과정을 보여 주는 모식도. RNA 폴리머라제는 선형 mRNA 가닥을 합성하고 가닥을 닫아 주는 일을 한다. ([8]로 부터 승인되어 각색됨.)

1st position (5' end)	2nd position U	C	A	G	3rd position (3' end)
U	Phe	Ser	Tyr	Cys	U
	Phe	Ser	Tyr	Cys	C
	Leu	Ser	STOP	STOP	A
	Leu	Ser	STOP	Trp	G
C	Leu	Pro	His	Arg	U
	Leu	Pro	His	Arg	C
	Leu	Pro	Gln	Arg	A
	Leu	Pro	Gln	Arg	G
A	Ile	Thr	Asn	Ser	U
	Ile	Thr	Asn	Ser	C
	Ile	Thr	Lys	Arg	A
	Met	Thr	Lys	Arg	G
G	Val	Ala	Asp	Gly	U
	Val	Ala	Asp	Gly	C
	Val	Ala	Glu	Gly	A
	Val	Ala	Glu	Gly	G

그림 9.30 mRNA 고돈 표. ([1]로 부터 승인되어 각색됨.)

그림 9.30에서 볼 수 있다. 생성된 후에, mRNA strand는 핵공을 통해 핵 밖으로 이동하여 ER로 들어간다.

9.4.4.2 콜라겐 합성 : 번역과 번역 후 변형

ER에서 RNA의 다른 형태인 tRNA는 mRNA와 마찬가지로 요구되어진다. tRNA는 또한 단일가닥이지만 분자내의 염기 쌍에 의해 안정화되는 hair pin 구조 복합체로 접힌다(그림 9.31). tRNA는 적응분자로 행동하고 한쪽 끝은 아미노산이 결합자리와 다른 쪽 끝은 mRNA분자가 결합자리를 가지고 있다. mRNA를 위한 결합자리는 Anticodon으로 알려진 3개의 염기순서이다. Anticodon은 특정 아미노산을 위한 mRNA코드에 상보적이다. 예를 들면 glycine을 포함하는 tRNA와 anticodon CCA는 mRNA분자의 첫 부분에 결합하고 proline을 포함하는 두 번째 tRNA와 anticodon GGA가 따라온다(그림 9.32). anticodon은 T대신에 U를 사용하는 것을 제외하고는 원래 DNA 서열과 비슷하다.

단백질 조립의 실제과정은 3개의 단계(개시, 신장, 종료)를 가지고 있다. 이것은 조면 소포체의 외부표면에 위치한 리보솜을 필요로 한다(그림 9.33). 개시단계에서 작은 ribosomal subunit은 mRNA위에 특정한 코돈(시작코돈)에 결합하고 두 번째 커다란 ribosomal subunit의 결합을 촉진한다. 그림 9.34(a)에서 보는 것과 같이 리보솜에 두 개의 다른 도메인이 있다. P자리는 만들어지는 peptide가 결합하고 반면에 A자리는 체인에 붙을 다음 아미노산을 포함한다.

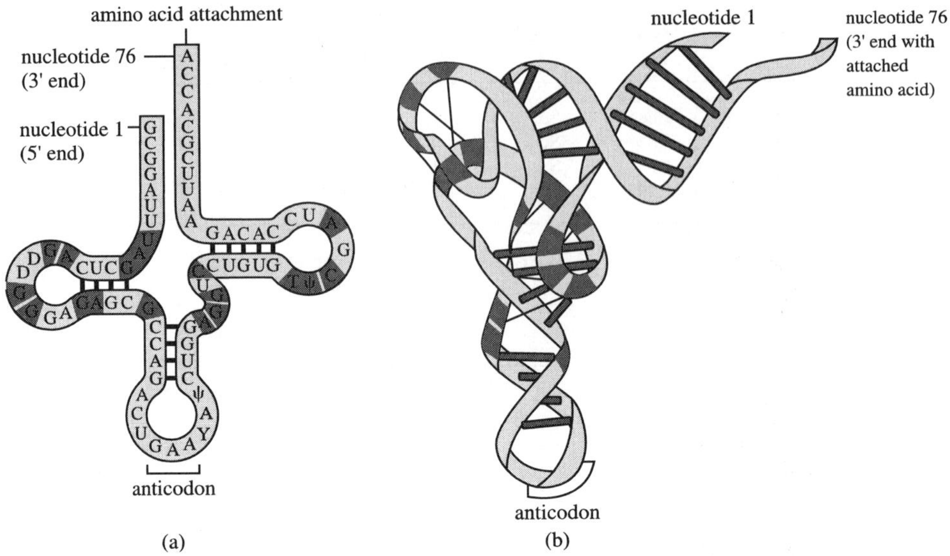

그림 9.31 (a) tRNA의 "헤어핀(hairpin)"구조 묘사도.
(b) 활성되는 tRNA의 3차 배좌이다. mRNA를 위한 결합자리는 3개의 염기로 구성된 안티코돈으로 안티코돈에 맞는 아미노산 때문에 반대편 끝부터 맞는 부분이 연결되어진다. ([1]로 부터 승인되어 각색됨.)

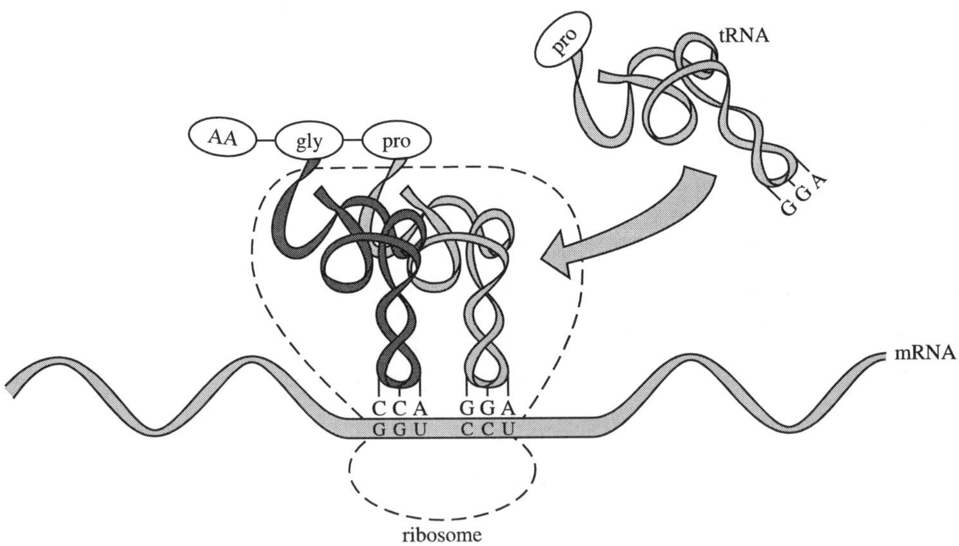

그림 9.32 펩타이드사슬의 성장으로 프롤린이 합성된다. 적당한 안티코돈(GGA)을 가진 tRNA가 프롤린을 옮기면 mRNA의 코돈(CCU)에 붙을 수 있다. 프롤린은 페타이드연결을 통해 글라이신잔기와 붙는다.

신장단계 동안에 리보솜의 P자리에 한 개, A자리에 한 개씩 있는 두 개의 tRNA분자는 mRNA에 붙는다[그림 9.34(b)]. 리보솜은 아미노산과 P자리에서 방출된 tRNA사이의 peptide bond의 형성을 촉진한다. A자리에 미리 있던 tRNA는 P자리로 이동하고 3번째

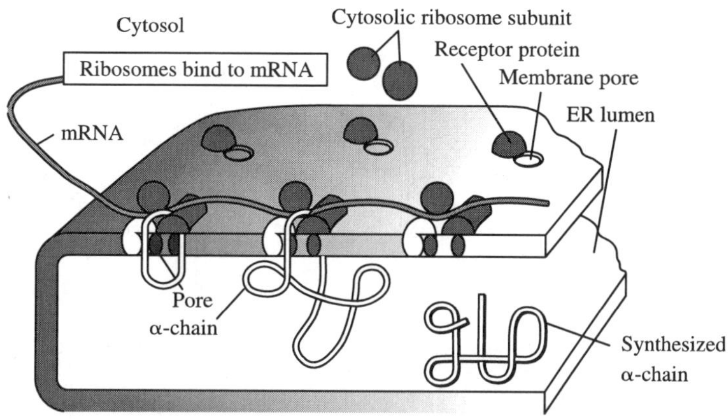

그림 9.33 콜라겐의 전아사슬합성그림, mRNA에 리보솜이 붙고, 전 α사슬은 전이 후 소포체내강에서 풀어져서 형태를 갖춘다. ([2]로 부터 승인되어 각색됨.)

tRNA 분자는 새로 열린 A자리에 붙는다. Peptide bond는 다시 형성되고 위의 과정이 반복된다.

리보솜이 release factor에 의해 인식되는 mRNA위의 특정코돈(종료코돈)에 도달하면 단백질 합성이 종료된다. Polypeptide chain은 마지막 tRNA로부터 잘려지고 tRNA는 방출된다[그림 9.34(c)]. Release factor는 ribosomal subunits의 분해를 개시한다. mRNA에서부터 Polypeptide chain으로 바뀌는 모든 과정을 번역이라 부른다.

번역이 완료된 후에, 현재 합성이 완료된 콜라겐 pro-α 사슬 단백질은 ER 내강으로 이동한다(그림 9.33). 더 나아가 ER과 골지에서 번역 후 과정은 3개의 콜라겐 pro-α 사슬이 합쳐져서 procollagen분자가 형성되는 결과가 그림 9.28에 나와 있다. 9.3.1절에서 언급한 것처럼 더 안정된 3차구조, fibril, fiber조립 같은 추가적인 반응은 세포 외 기질으로의 procollagen 분비 후에 발생한다.

예제 9.3

몇몇 조직 재생은 생체재료에서 생물작용 요소, 생물작용 요소에서 특정한 생물학 반응을 촉진하는 것을 포함한다. 예를 들어 BMP-2 단백질을 뼈 형성 지역에 이동시키는 몇몇 전략을 포함한다. 그러나 몇몇 연구자들은 BMP-2를 암호화하는 유전자를 포함하고 있는 명확한 DNA를 이동시켜 유전자를 발현시키는 방법을 개발하였다. 다이온 중합체(polycationic polymer), polyethylenmine과 같은 복합체를 가지고 DNA를 세포에 이동시키는 접근 방법이 있다. 다른 접근 방법에는 인지질 미소구체 안에 DNA응 압축하는 방법이 있다.

(a) 구조적인 안정성의 용어와 생물 작용 효과의 지속성, 치료상 단백질을 직접 이동시켰을 때보다 단백질을 암호화하는 DNA를 이동시켰을 때 잠재적인 이점이 무엇인가?

(b) 다이온 중합체(polycationic polymer)와 DNA를 중합 했을때의 방법에 대해 논의해 보자. 만

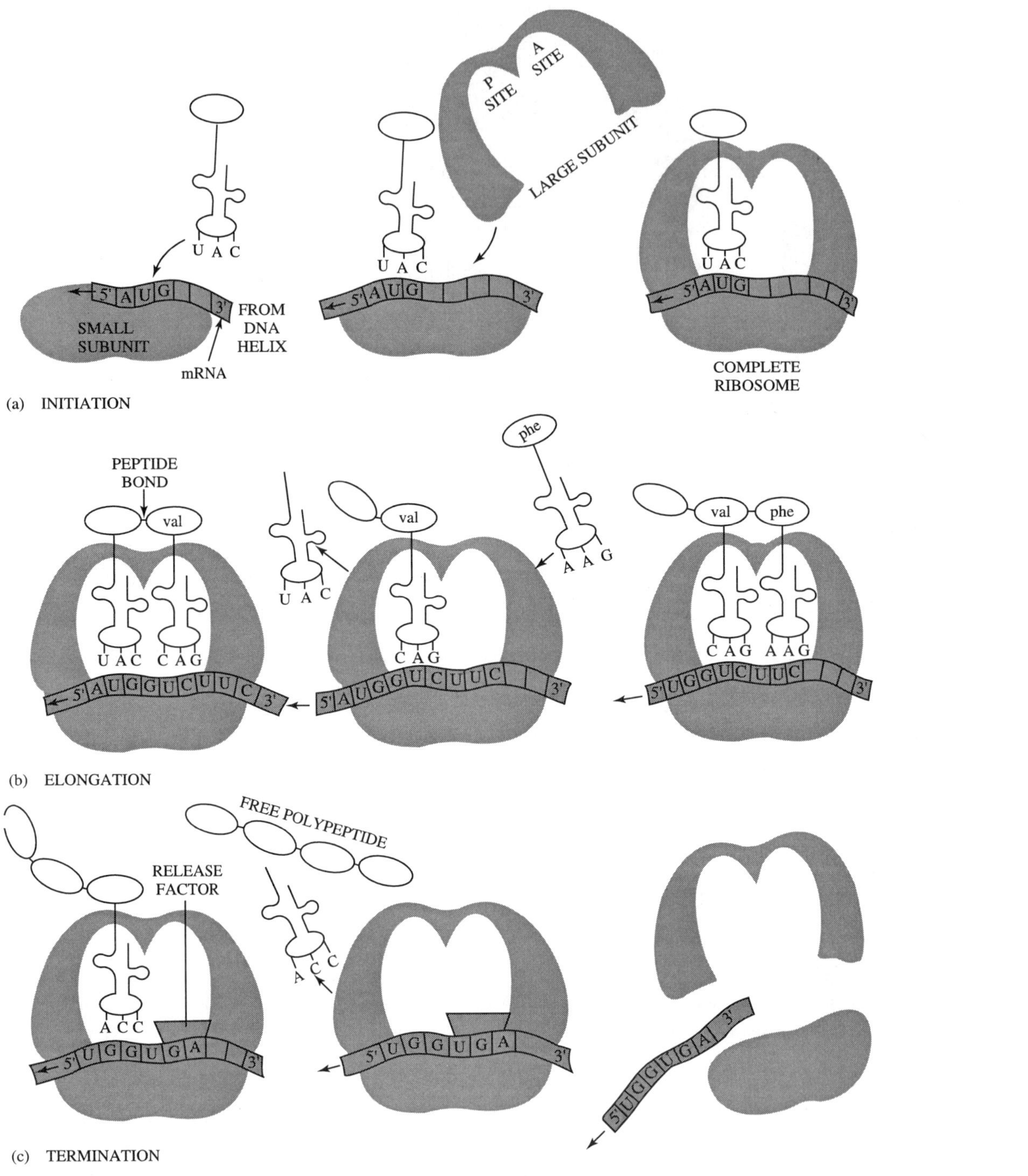

그림 9.34 전이과정그림. 3개의 과정이다 : (a) 개시단계에서는 작은 리보소말단위는 mRNA 위에 특정한 코돈(시작코돈)에 결합하고, 두 번째 커다란 리보소말단위와 결합을 촉진한다. (b) P자리(자란 펩타이드가 붙음)와 A자리(사실이 더해질 때 다음 아미노산이 붙는 곳)가 있는 2개의 tRNA분자가 신장단계중에 mRNA가 붙는다. 리보솜은 아미노산 사이에 펩타이드 본드의 형태를 촉진시키고, tRNA의 P자리는 대체된다. (c) mRNA 특정코돈에 리보솜이 도착했을 때, 인자가 풀어짐으로 인지하고, 단백질 합성이 종료된다. 폴리펩타이드체인은 마지막 tRNA를 자르고, tRNA는 떨어진다. 떨어진 인자는 리보소말인자의 분리를 개시한다. ([8]로 부터 승인되어 각색됨.)

약 중합체 운반체가 (+)전하일 때, 어떻게 세포 내로 DNA가 들어가는 것이 촉진되는가?

(c) 지질과 응축된 DNA가 세포 내로 들어가는 기작은?

(d) 단백질 발현이 충분하기 위해 세포에 DNA만 들어갔을 때 또는 발현을 위해 세포의 특정한 부분에 DNA가 들어가면 되는가?

풀이:

(a) 일반적으로 단백질은 생체 활성을 유지하기 위해 3차원 구조 복합체를 유지하게 요구된다. 이전 장에서 논의했던 것 처럼 전반적인 단백질의 구조는 1차, 2차, 3차 그리고 4차 구조를 포함한다. 단백질의 구조는 환경적인 요소, 용액의 pH, 효소의 존재에 매우 민감하다. 단백질은 효소의 활성, pH의 작용, 상처 치유 환경의 산성 pH와 같은 세포 외 환경에서는 분해된다. DNA는 일반적으로 단백질보다 안정적이고, 의존적이며 주로 순서대로 잔기를 가져 단백질의 기능을 유지한다. DNA의 두가닥 구조는 물과 같은 수용액에 노출되면 인 골격에 (−)전하를 가지고 소수성의 성격을 가지는 반면에 안쪽의 double helix는 수소결합을 가져 안정적인 형태를 가진다. 그러므로 DNA는 일반적으로 수분을 포함한 생리학적인 환경에서는 단백질보다 안정적인 구조를 가진다. 그리고 그 결과 단백질보다 DNA가 생물 활성에 더 낫다. 생물 활성 효과가 지속되는 기간에 단백질은 생물 활성 형태로 존재한다. 치료상의 단백질의 경우 목표 지점에서 분해되고 없어지고, 추가된 단백질은 반듯이 시간 내에 생물학적 효과를 바라는 곳에 이동시킨다. 그러나 DNA는 단백질을 나타낸다. 필수적으로 DNA는 단백질을 생산하고, 하나의 유전자로부터 많은 수의 단백질을 만든다. 단백질의 발현은 세포에서 계속적으로 일어나고, DNA에서 실현 가능하다. 따라서 프라스미드 DNA의 존재는 단백질 그 자체의 이동 비교하였을 때 잠재적으로 생물학적 이용 가능성이 있는 치료용 단백질을 만들 수 있다.

(b) DNA는 다-음이온 거대분자이며 골격에 인산염 그룹에 음이온 전하를 가진다. 그 결과 다-양이온 중합체가 적절한 조건에서 음전하의 DNA와의 전하-전하 상호작용과 양이온 중합체 간의 정전기적 결합을 한다. 만약 중합체 운반체가 양이온 전하를 가지면 양이온 전하가 세포막을 통해 정전기적 끌림을 가지게 된다. 이러한 정전기적 상호작용은 DNA가 세포 내로 들어갈 때 세포막의 반발력에 의해 촉진시켜 준다.

(c) 세포막은 유동적이고 유동 인지질 이중층이다. DNA가 비슷한 인지질로 구성된 미세구 안에 응축되어 있다면 미세구의 인지질은 세포막에 잠재적으로 근접하고 결합될 것이다. 그렇게 함으로써 세포 안쪽으로 DNA를 전환시킨다.

(d) 유전자 발현을 위해서 DNA가 세포 내로 들어가는 것은 충분하지 않다. DNA가 발현되기 위해서는 핵 내로 들어가야 한다. 세포의 핵 내 DNA는 mRNA로부터 전사된다. mRNA의 전사는 단백질을 암호화하며 그 후에 핵 밖에서 rRNA와 tRNA간의 도움으로 발생한다.

9.5 부착, 퍼짐과 이동의 모델

Affecting cell 생육, 증식, 분화, 단백질 합성, 세포와 세포 외 기질간 상호작용은 세포부착과 기질통과의 정도에 큰 영향을 준다. 이런 세포기능의 측면은 보장된 이식체 통합과 이식체로 인한 원치 않는 상처를 예방하기 위한 생체재료 디자인에서 고려해야 한다.

세포부착과 이동과 관련된 단계들은 다양한 세포형태를 위해 넓게 연구되어 있다. 이 실험들은 우리가 막수용체와 이 과정에서의 세포골격의 역할을 더 잘 이해하게 해 주고 부착과 퍼짐과 이동을 위한 많은 복합체들의 수학적 모델의 개발을 허락한다. 이 과정을 위한 단순한 핵심 측면은 여기에 리뷰되어 있다.

9.5.1 기본부착모델 : DLVO 이론

세포표면 부착을 위한 기본 모델은 Derjaguin, Landau, Verway, Overbeek에 의해 만들어진 DLVO 이론이 중심이다. 전하를 띤 콜로이드 입자의 응고를 설명하기 위해 처음 발달한 이 이론은 단백질 흡수를 위한 8장에서 설명한 것과 같은 열동학적 논거를 기본으로 하고 있다. 이것은 세포와 표면 사이의 접촉을 위한 매우 단순화된 모델이다. 반면에 이 이론은 세포막과 기질의 분자들 사이의 어떤 특정한 수용체-리간드 상호작용도 설명하지 못한다. 그러므로 그것은 단지 어떻게 세포가 생체재료와 반응하는지 이해하기 위한 처음 접근에서만 사용된다. 비슷하게 그것은 또한 세균의 생체재료 부착 모델로도 사용된다(14장 참조).

그림 9.35은 떨어진 거리(z)의 기능을 위한 DLVO 이론에 의해 결정된 입자와 표면 사이의 자유에너지 $G(z)$을 그리고 있다. 원자결합을 위한 힘-거리 곡선과 비슷하게, 이 곡선은 몇 개의 경쟁적 힘의 결과이다. 이 힘들은 그래프에서 기울어진 선으로 보여지는 두 개이다. 입자가 표면에 접근했을 때 넓은 범위의 정전기적 상호작용과 반데르발스 상호작용 사이의 균형을 나타내는 포텐셜에너지(secondary minimum이라 불리는)의 떨어짐이 있다. 이전에 언급 한 것과 같이 모든 정전기적 인력은 표면의 전하, 세포의 전하, media의 구성에 영향을 받는 반면에, 반데르발스 인력은 세포와 기질 사이의 양극성 상호작용에 의해 야기된다. 소수성 효과는 DLVO 이론에 고려되지 않고 정전기적 인력과 반데르발스 인력보다 훨씬 작은 영역에서 존재한다. 그렇기 때문에 입자와 표면사이 상호작용 에너지에 충분하게 기여하지 못한다.

입자(세포)는 secondary minimum의 결과로서 표면에 느슨하게 부착되어 있다. 그러나 그것은 그것이 포텐셜 에너지 장벽(그림 9.35에서 보여줌)을 넘어설 수 있고 Primary minimum(그림 9.35에서 보이지 않음)으로 들어갈 때까지 결코 강하게 결합하지 않는다. Primary minimum은 접촉부위의 좁은 영역의 정전기적 인력과 반데르발스 인력의 균형에

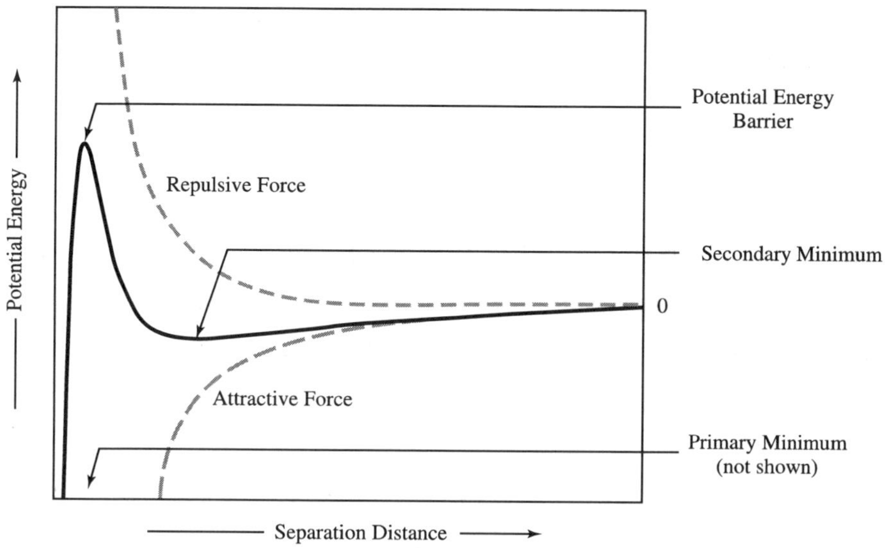

그림 9.35 DLVO이론에서 입자부착이론이다. 분열기간의 기능에 따른 상호작용이 자유에너지에 대한 그래프이다. 표면에 입자가 붙은 것은 양 에너지에서 급격하고, 이는 장기의 전기력 상호작용과 장기의 반데르 웰프 상호작용 사이의 균형을 나타낸다. 결과 입자는 표면에 느슨하게 붙고 두 번째 최소점이 나타난다. 잠재적인 에너지장벽(절정에 의해 그래프가 보임.)을 넘어서지 않을 경우 결코 강하게 부착되지 않는다.(보여주지 않음).

의해 야기된다. 장벽을 넘어서기 위해 필요한 에너지는 입자의 랜덤한 움직임에 의해 제공되고 시스템 온도에 의존한다(Brownian motion).

9.5.2 DLVO 이론의 한계과 발전된 모델

DLVO 이론이 세포-표면 결합의 평가를 제공하지만 그것은 입체적 반발과 같이 몇몇 중요한 요소를 설명하지 못한다. 단백질과 같은 많은 것들은 부피가 크거나 주변환경이 친수적이거나 표면근처에 일정한 움직임을 가진 표면과 결합 할 수 없을 것이다. 게다가 표면형태학의 역할은 이 모델을 설명하지 못한다. 또 단백질 함몰과 비슷하게 거친 표면은 물리적으로 표면에 틈을 가진 함정 세포이다. 그러나 여기서 주목할 필요가 있다. 세포는 단백질보다 더 커다란 몇몇의 상태가 있는데 그것은 세포에 의해 감작되는 길이 위에서 단백질로부터의 '거침' 이다.

또한 언급한 것처럼 DLVO 이론은 세포부탁에서 중요하게 여겨지는 특별한 수용체-리간드 상호작용을 고려하지 않았다. 그러므로 추가적인 모델은 수용체-리간드 결합의 역학적 관계와 같은 것들을 포함하는 주제들을 설명하기 위해 만들어졌다. 비록 이 모델들의 세부적인 것들은 이 책의 범위를 뛰어넘지만 방정식은 다양한 상황에서 많이 형성되는 리간드-수용체 복합체에 대한 정보를 제공하기 위해 형식화되었다. 단 모든 수용체분자와 원래 리간드 양이 알려져 있을 경우에 해당한다. 예를 들어 수용체-리간드 결합은 가역적인 화학반응으로서 모델화될 수 있다.

$$R + L \underset{k_r}{\overset{k_f}{\rightleftarrows}} C$$

이 반응에서 R은 자유로운 수용체, L은 자유로운 리간드, C는 수용체-리간드 복합체이고 k_f와 k_r은 복합체 형성과 해리의 반응비율이다. K_f와 k_r은 1장과 다른 부분에서 언급했던 결합의 열역학적 이론과 관련되어 있다. 그러므로 수용체-리간드 복합체 농도에 대한 모델은 아래와 같이 변화할 수 있다.

$$\frac{dC}{dt} = k_f RL - k_r C \tag{9.1}$$

여기서 R, L, C는 자유로운 수용체, 자유로운 리간드, 수용체-리간드 복합체를 나타낸다. 그러나 DLVO모델에서 이 모델들은 더 정확하게 세포-기질의 부착을 예상하고 특이적, 비특이적 상호작용을 설명하기 위해 결합될 수 있다.

9.5.3 세포 퍼짐과 이동 모델

9.5.3.1 세포 퍼짐

부착한 후에 세포는 기질표면을 따라 pseudopodia 같은 손가락을 연장시킨다. 이 시점에서 세포표면 위의 인테그린 수용체는 바닥에 단단하게 붙어 있는 세포 표면의 리간드와 상호작용을 한다. 이 과정은 세포 퍼짐으로 알려져 있다. 그리고 모든 세포의 형태에서 더 또는 덜 발생한다. 이것은 내부 세포골격이 부착단백질을 흡수하거나 생산하는 것 같은 재배열과 관련된 복합체 현상인데 세포 퍼짐에 대한 모델은 아직 개발되지 않았다.

그러나 적어도 세포형태에 대한 실험적인 증거가 있는데 그것은 퍼짐 정도와 표면의 자유에너지 사이의 상관관계에 있다. 이러한 상관관계의 존재는 필연적인데 표면자유에너지가 단백질 흡수에 영향을 주고 그것은 세포 퍼짐의 결과인 단백질 코팅과 막수용체 사이의 상호작용이 관련되어 있다.

9.5.3.2 세포이동

세포이동은 세포퍼짐과 관련된 비슷한 자극으로 시작된다. 그림 9.36에서 그려진 것과 마찬가지로 긴 허족 안의 세포막 연장은 세포 가장가리의 액틴 미세섬유의 중합체에 의해 발생한다. 이것은 기질로의 막 인테그린 수용체의 부착에 의해 나타난다. 허족이 단단하

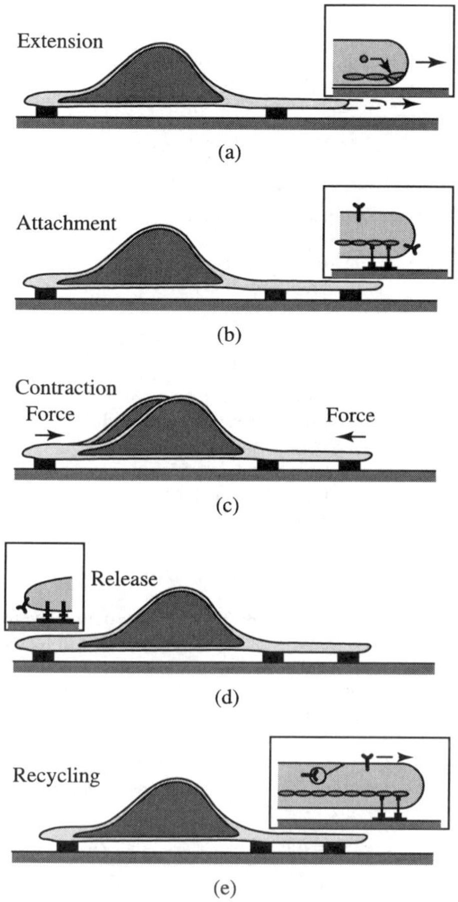

그림 9.36 세포이동그림이다. (a) 첫 번째, 세포막 안의 세포의 가장자리에 액틴미세섬유의 중합체에 의해 생긴 허족으로 이동한다. (b) 막에 기질이 인테그린수용체를 거쳐 붙어 있다. (c)(d) 허족이 확실히 붙은 후에 수축하는 힘과 후방 수용체의 방출이 동반되고 세포이동을 앞으로 이끈다. (e) 마지막으로 인테그린수용체는 연속적인 과정이 반복될 때 끝부분으로 돌아가서 재사용된다. ([11]로부터 승인되어 각색됨.)

게 부착된 후에 수축력이 발생하고 후방 수용체의 방출이 동반되고 세포이동을 앞으로 이끈다. 마지막으로 인테그린 수용체는 그들이 이 과정을 다시 반복할 때 재사용된다.

왜냐하면 이것은 매우 복잡한 과정이기 때문이다. 다양한 세부적인 단계의 경과의 설명되는 세포 이동 모델은 개발되었고 한 모델에서 계산된 변수는 큰 규모의 모델에서 상수를 결정하기 위해 사용될 수 있다. 그림 9.37에서의 표는 세부적인 세포 내 사건들이 결국 전체 세포 집단의 이동을 예상하는 데 사용될 정보라는 것을 설명해 준다. 체계의 가장 꼭대기에서 수학적 모델은 세포집단의 이동에 대한 정보를 제공하기 위해 디자인되었다. 2장에서 금속 생체재료에서의 원자 확산 소개했을 때 많은 입자를 가로지르는 세포의 이동은 또한 유동적인 방정식의 사용으로 모델화되었다. 가장 단순한 경우에 세포

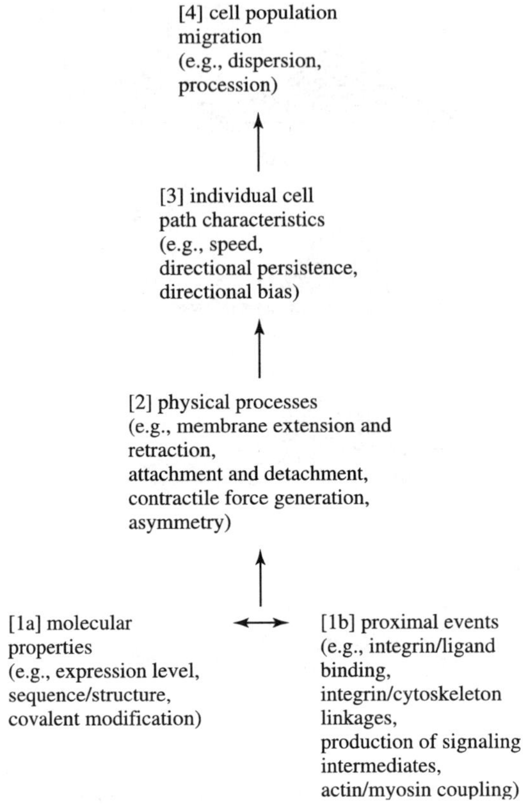

그림 9.37 세포이동모델 중 다양한 단계들끼리의 관계를 설명하는 그림. 세포 안에서 일어나는 세부적 사건들은 세포집단의 이동을 예상하는 데 사용될 정보들이다. ([12]로 부터 승인되어 각색됨.)

이동은 랜덤한 세포이동의 조합 결과이고 수용성 화학신호(화학주성)의 반응에 따른 직접적인 이동이다. 그러므로 이차원 시스템에서 세포의 유동 M(세포/거리/시간)은 아래와 같이 나타낼 수 있다.

$$M = random\ motility + chemotaxis \tag{9.2}$$

$$M = -\sigma\frac{dN}{dx} + \chi N\frac{dC}{dx} \tag{9.3}$$

여기서 시그마는 랜덤이동계수이고 N은 세포수, χ는 화학주성계수, C는 화학신호의 농도, x는 거리이다.

이름에서 나타나는 것처럼 랜덤이동 term은 랜덤한 자연적인 비방향적 세포 이동을 모델링한다. 만약 화학적 요소 없이 입자적 방향에서 세포이동을 유도한다면 두 번째 term은 0이고 이것은 세포가 random-walk 패턴으로 이동한다고 가정한다. 만약 수용성 agent가 있다면 이동은 두 번째 term에서 포함된 관심 있는 위치에서의 기질의 수축에 의존한다.

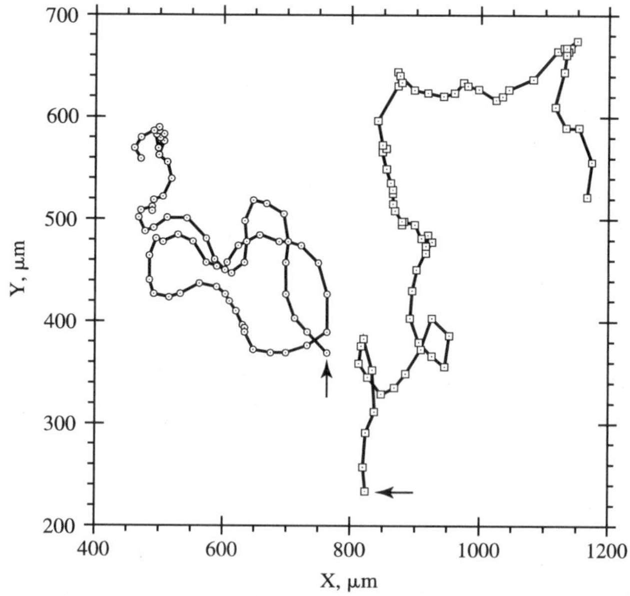

그림 9.38 대표적인 곡선들. 일정한 환경에서 소 폐 질환 동맥 내피세포들의 이동이다. 30분간격으로 각 세포의 중심립의 이동이 대표적으로 보여진다. 각 곡선의 시작점을 화살표로 가르켰다. 자리이동속도와 지속적인 시간에 의해 2개의 중요한계에서 이런 곡선으로 측정된다. (Riceeogkrdml Y. Lee와 K.Zygourakis의 허락을 받은 그림.)

더 세부적 단계에서 개인적인 세포의 이동은 모델화될 수 있다. 개인적인 세포의 이동경로는 흔적이 남고 그림 9.38에서처럼 보인다. 여기서 보이는 것으로부터 두 개의 주 변수인 translocation speed(s)와 persistence time(p)는 결정되어 있다. Translocation 속도는 변화들 사이에서 그래프의 모든 직선 부위에서의 세포이동속도이다. Persistence 시간은 세포가 격렬한 변화 없이 기질을 따라 이동한 시간의 길이이다. 시간은 p보다 훨씬 길고 이 변수는 집단모델(2차원시스템이라 가정함)에서 랜덤이동계수와 관련되어 있다.

$$\sigma = \frac{1}{2}s^2p \tag{9.4}$$

액틴 중합체와 인테그린결합과 같이 증가하는 세부적인 세포 내 사건들의 모델은 또한 가능하지만 그것들에 대한 설명은 이 책의 범위를 뛰어 넘는다. 세포하나와 세포집단에 대한 두 가지 이동에 해한 실험적 의미는 다음 절에서 논의되어 있다.

예제 9.4

일부 조직 공학 방법은 조직 재생을 증진과 관리를 위해 합성 중합체 하이드로겔 스캐폴드를 이용한다. 그러나 poly(ethylene glycol) (PEG)를 기본으로 하는 하이드로겔 재료는 보정되지 않는다면 세포 부착력을 거의 나타내지 않는다. 하이드로겔의 한 가지 보정 방법은 특별한 펩타이드 시퀀스 또는 셀 부착을 증진시키는 시퀀스의 공유결합의 부착이다. 펩타이드 시퀀스 RGD(arginine-glycine-aspartic acid)는 많은 ECM 단백질들에서 발견된 모티프이다. 인테그린에 의한 RGD 시퀀스의 인식은 세포 부착력으로 이끈다. Poly(ethylene glycol)-*co*-poly(α-hydroxy acid) diacrylate macromer로 구성된 조직공학 하이드로겔 스캐폴드를 고려해 보자. Acrylate moieties는 하이드로겔을 형성하기 위한 적절한 개시에 의존적으로 macromer의 공유결합에 의한 교차결합이 이루어지게 하고, 반면에, 에스테르 그룹은 결과적으로 하이드로겔의 가수분해를 이루어지게 한다. 하이드로겔은 poly(ethylene glycol) acrylate macromer 사슬의 공유결합을 통한 보정이 RGD 시퀀스의 말단과 함께 보정되어짐을 가정해 보라.

(a) 주어진 생분해성 poly(ethylene glycol)-*co*-poly(α-hydroxy acid) diacrylate 하이드로겔이 펩타이드 보정이 재료 표면에 제한되게 해야 하거나 또는 장기간의 셀 부착을 증진시키기 위해 재료 전체를 통해 일어나게 해야 하는가? 당신의 답변을 정당화시켜 보시오.

(b) 펩타이드 시퀀스는 펩타이드 moiety를 하이드로겔 network에 공유 결합시키는 반응성 acrylate 그룹과 화학적으로 한 쌍을 이룬다. 당신에게 acrylate와 펩타이드 사이에 (a) PEG 스페이스 (분자량 3,400 kDa)를 가지거나 (b) acrylate 그룹과 펩타이드 사이에 스페이서를 가지지 않는 것 사이에서 선택이 주어진다. 어느 방법이 주어진 펩타이드 수에 대해서 가장 높은 세포 부착력을 낼 것인가? 그 이유는 무엇인가? 하이드로겔을 가공하기 위해 사용된 PEG-*co*-poly(α-hydroxy acid) diacrylate이 8,000 kDa의 분자량이 가지는 것을 가정해 보라

(c) 이제 보정된 PEG-*co*-poly(α-hydroxy acid) diacrylate 하이드로겔의 펩타이드 sheet를 조직 배양 실험을 통해 재료 표면에 세포 부착력을 테스트한다. 세 그룹이 조사되었다. RGD 펩타이드의 표면 농도는 그룹 A에서 0.001 pmole/cm^2, 그룹 B에서 0.1 pmole/cm^2, 그리고 그룹 C에서는 1 pmole/cm^{2}이다. 어느 그룹이 가장 높은 세포 부착력을 보일 것인가? 어느 그룹이 재료에 대한 세포 spreading 수준이 가장 높을 것인가? 어떤 방법으로 cell migration이 재료 표면에서 리간드(이 경우, 펩타이드)의 농도에 영향을 받는가?

풀이:

(a) 하이드로겔은 재료에 대한 장기간 세포 부착에 이상적이고, 펩타이드 보정이 재료 표면에 제한되기보다는 재료 자체에 존재해야 하기 때문에 조직 공학 적용에 적합하다. 만약 보정이 재료 표면에 제한된다면, 재료의 세포 부착력은 보정된 표면이 분해에 의해 소실될 때 매우 감소될 것이다. 그러나, 만약 재료 전체가 펩타이드 시퀀스로 보정된다면 펩타이드는 표면 부식 또는 대량 분해 기전에 의한 재료의 분해 과정 동안에도 재료에 존재할 것이다. 그러므로 세포 부착은 펩타이드 시퀀스의 대량의 결합을 통해 재료 분해 과정 동안 증진될 것이다.

(b) PEG 스페이서를 가지는 펩타이드 moiety의 이용은 주어진 펩타이드 수에 따라 더 큰 세포 부착을 보일 것이다. 하이드로겔 표면에는 풀려진 끝부분과 구성성분인 PEG-*co*-poly(α-

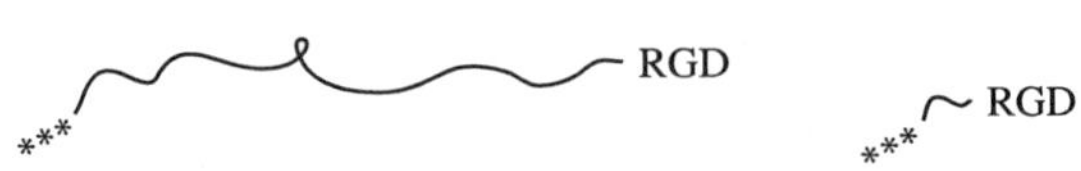

hydroxy acid) diacrylate 중합체 사슬의 노출된 부분이 존재할 것이다. 중합체 사슬의 자유 말단과 각 부분들은 유동성을 가지게 된다. 스페이서가 없는 펩타이드 moiety의 경우에서 펩타이드 시퀀스는 PEG-*co*-poly(α-hydroxy acid) diacrylate 사슬 단편과 하이드로겔 표면 말단의 존재 때문에 입체구조적으로 세포에 노출되지 않을 것이다. 그러나 PEG 스페이서는 펩타이드 시퀀스가 재료 전체에 연결되게 할 것이다. 3,400 Da 분자량의 스페이서는 PEG-*co*-poly(α-hydroxy acid) diacrylate 사슬의 거의 절반에 해당하고 표면의 자유 사슬 말단으로부터 최소한의 입체 장애를 가지는 펩타이드 시퀀스의 존재를 만들기에 충분할 것이다. 그러므로 세포 부착을 증진할 수 있다.

(c) 펩타이드 표면농도가 가장 높은 그룹(그룹 C)은 일반적으로 가장 높은 세포 부착력과 세포 spreading을 보인다. 재료 표면에 대한 리간드의 수가 증가함에 따라 세포 부착에 유용한 리간드 수도 일반적으로 증가하므로 세포 부착 정도는 증가한다. 부착 세포들의 접촉수가 증가함에 따라 세포 spreading정도도 증가한다. 세포는 부착을 위한 표면에서 리간드와의 상호작용이 요구된다. 표면에서 리간드 농도의 증가는 리간드의 표면 증가와 함께 유동성이 증가함을 넘어서 어느 정도까지 세포 유동성을 증가시킨다. 이는 표면에 있어 리간드의 더 높은 농도에서 세포들이 표면에 많이 펼쳐지게 되고, 접촉한 많은 부분들에서의 유동성이 떨어지게 되기 때문이다.

9.6 기술 : 세포–재료 상호작용의 효과를 결정하는 분석법들

이 장에서 우리는 세포 세포 외 기질의 기본적 성분을 관찰하고 어떻게 그들의 상호작용이 다양한 세포기능에 영향을 주는지 논의 할 것이다. 이 절에서는 변화되는 확실한 기능의 범위를 결정하기 위한 분석법을 설명할 것이다. 이것은 세포독성(세포사), 세포부착, 퍼짐, 세포이동, 유전자발현(DNA/RNA 분석법) 변화의 측정을 포함한다. 이전에 언급한 것처럼 단백질 생성은 또한 세포 분화와 기능에 중요하고 8장에서 설명한 같은 방법들을 가지고 양을 측정할 수 있다(colormetric, florescent assay, ELISAs, Western blotting).

세포 외 기질의 다양한 단백질 위치는 이번 절 후반부에서 설명되어 있는 면역염색법을 통해 검출할 수 있다.

9.6.1 세포독성분석

대부분 기본적 단계에서 세포와 환경간의 상호작용은 세포의 능력에 영향을 준다. 그러므로 세포독성은 세포에게 있어서 새로운 기질이 개발되는 데 커다란 관심거리이다. 그리고 세포독성을 위한 실험실 분석은 종종 새로운 생체재료를 위한 양립성 실험에서 요구되는 첫 번째 단계이다. ASTM(4장에서 기계적 실험 프로토콜을 위해 설명했던)과

표 9.1 재료에 사용된 세로독성 분석법

Description	Material Form	ASTM Standard Number
Direct contact	Bulk or extract	F-813
Agar diffusion	Bulk or extract	F-895
Elution	Extract	F-619

(Adapted with permission from [14].)

International Organization of standardization(ISO)를 포함하는 많은 규제보드들은 세포독성실험과 결과자료분석을 위한 표준 과정을 개발하였다.

표 9.1에서 보는 것과 같이, 많은 승인된 세포독성 분석법은 직접접촉과 아가확산, 추출실험을 포함해서 개발되었다. 변화된 실험과정의 존재에 대한 이유 중 하나는 전체 세포독성에 영향을 줄 수 있는 몇몇 생체재료의 특징에 있다. 종종, 그것의 세포독성을 결정하는 물질 측면은 그것이 세포표면과 상호작용하는 것에 의해 결정된다. 그러므로 특정물질은 세포부착과 퍼짐을 촉진할 수 있는 반면에 같은 시간에 하루나 일주 넘게 유독한 영향을 줄 수도 있다. 세포대사나 단백질 합성 기관을 방해하는 생체재료에서 나타나는 어떤 것들도 세포독성으로 고려될 수 있다. 이것은 물질들 자신이나 생성된 추가적이거나 과정을 거친 에이전트, 그리고 잠재적 생성물들을 포함한다.

생성물의 마지막 사용과 마찬가지로 형태와 주변세포의 분화상태 두 가지가 세포독성 실험의 조합이 대부분 적합한 선택을 하는 시기를 설명하는 것은 중요하다. 이 예는 추출실험에서 세포죽음 생성물인 치과학에서의 아연 eugenol 백악질에서 발견되어진다. 그러나 현재 dentin이라 불리는 석회화된 조직의 두꺼운 층에 의해 주변세포로부터 분리된 물질이 있는 치과과정에서 흔하게 사용된다.

9.6.1.1 직접접촉분석법

개념상으로 가장 단순한 세포독성 실험은 직접접촉분석법이다. 여기서. 실험물질은 특정한 차원으로 제작되고 세포배양접시에 배양되는 세포의 가장 꼭대기에 위치하게 된다. 배양 인큐베이터에서 24시간 후에 샘플 주변 지역의 세포는 현미경 상에서 터지거나 부풀어오른 상태로 관찰된다. 더 이상 살아 있는 것이 아닌 이 세포들은 종종 media의 표면으로부터 들어올려지고 결과적으로 링모양의 물질 주변에는 세포들이 존재하지 않게 된다. 몇 가지 프로토콜에서 링의 사이즈(죽고 손상된 세포를 포함)는 측정된다. 왜냐하면 이 분석법은 1차적으로 정성적이고 양성대조군(비세포독성)와 음성대조군(완벽한 세포독성)이 결정적으로 포함되어 샘플 물질의 상대적인 세포독성 정도를 측정할 수 있다.

비록 이 방법이나 다른 방법에서 ASTM 표준이 요구되지 않더라도 추가적인 실험은 샘플의 세포독성 특성에 대해 더 많은 정보를 제공해 주는 생채재료에 노출한 후에 세포에 대해 수행될 수 있다. 예를 들어 샘플의 죽은 세포의 조각의 정성적 평가는 또한 살아 있는 세포의 세포막 투과를 할 수 없는 염색 약의 사용을 통해서 가능하다. 염색된 세포는 죽게 되고 더 이상 그들의 세포막의 본래 모습을 유지할 수 없게 된다.

정량적 접근은 media안에 lactate dehydrogenase(LDH) 같은 세포 내 효소의 양을 측정하는 것으로 얻을 수 있다. 세포 대사에서 중요한 이 효소는 세포가 터지고 그것의 세포 내 물질들이 방출된 후에 단지 상층액에서 검출될 수 있다. 표준곡선은 LDH의 양을 개진 세포의 수로 변환하는 데 사용된다.

다른 대안으로, 가능성은 살이 있는 세포에서 색이 변하는 염색약을 사용해서 측정하는 것이 있다. 색 변화는 8장에서 단백질분석을 위해 설명한 비슷한 장치인 spectrophotometer를 장비하고 있는 microplate reader를 통해 특정한 파장을 읽을 수 있다. 살아있는 세포의 양은 아무 처리를 하지 않은 벽(양성대조군)에서 나타나는 색을 가진 샘플 벽에 색 generation의 비율에 기초한 조각으로 나타난다. 이러한 측정을 위해 사용되는 대부분 흔한 구성물은(3-(4, 5-dimethylthiazolyl-2)-2, 5-diphenyltetrazolium bromide)(MTT) 살아있는 세포에서 보라색을 생산한다.

9.6.1.2 아가확산분석법(Agar Diffusion Assay)

아가확산분석법은 단 세포가 배양접시에 부착하게 되고 샘플물질의 노출 전에 아가로 덥히는 이번 경우만 제외하고는 직접접촉분석법과 비슷하다. 아가는 홍조류로부터 추출되는 자연적인 중합체이다. 그리고 세포에 해를 주지 않는다. 그러나 그것은 샘플을 직접적인 접촉이 있는 실험에서 나타날 수 있는 뭉게짐이나 세포가 방해받는 것과 같은 것으로부터 지켜 주는 물리적 장벽을 제공한다.

아가는 세포의 생존을 지키기 위해 세포배양 media와 결합한다. 그러나 샘플로부터 생기는 수용성 결과물은 아가 안으로 확산되고 물질 아래지역에 위치하는 세포의 죽임의 결과가 된다. 세포는 지역 안에서 분열하고 샘플로부터의 거리에 의존하게 된다. 그리고 노출 후 1~3일 동안 관찰하게 된다(그림 9.39). 더 많이 효과 있는 지역과 견본으로부터

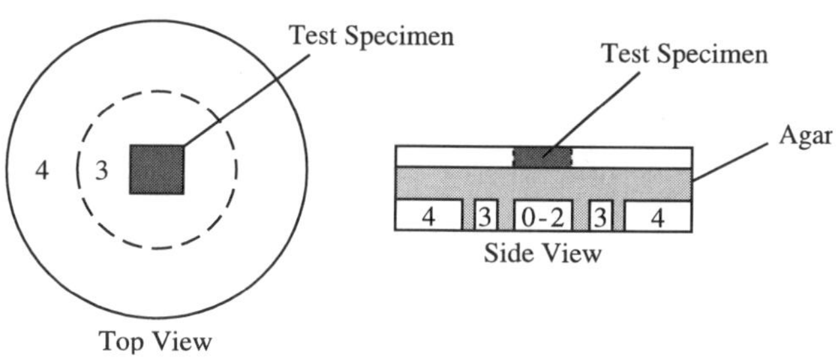

그림 9.39 아가확산방법모식도. 재로시료의 세포독성을 측정한다. 웰 플레이트에 부착된 세포를 아가로 덮는다. 실험할 표본은 아가 위에 올려놓고, 세포는 1-3일 배양을 한다. 세포는 분리된 공간에 넣고, 시료로부터 그들의 공간에 따라 정하고, 생존력을 실험한다. 더 많은 효과가 있는 지역과 또는 표본으로부터 덜 떨어진 것의 영향을 시료의 세포독성의 크기에 따라 관찰한다. ([14]로 부터 승인되어 각색됨.)

더 멀리 떨어진 지역의 효과를 관찰 할 수 있고 샘플의 세포독성의 더 큰 것도 관찰 할 수 있다. 직접접촉분석법과 같이 세포 염색이 나타내는 능력은 각 지역 안에 죽은 세포의 수를 평가하는 것을 제공하는 media에 포함된다. 양성과 음성 대조군은 종종 결과 비교의 목적으로 포함된다.

9.6.1.3 Elution 분석법

Elution 또는 extract 분석법은 비반응성단량체 또는 퇴화된 생성물 같은 생체재료에서 발견되는 거를 수 있는 분자의 세포독성을 결정하기 위해 수행한다. 이 과정의 가장 흔한 버전은 생물학적 환경에 가까운 수용성 배지에서 어떤 수용성 분자든 추출하는 것이다. 이 분석법에서 세포는 배양되고 24시간 동안 세포배양접시 벽에 붙어 있게 된다. 동시에 추출한 배지는 신선한 세포배양배지에서 주어진 양에서 아는 양만큼의 물질을 깔아 놓는 것으로 준비를 하고 37도 24시간 동안 배지 안에서 확산될 수 있게 어떤 수용성 생성물도 허락한다. 이 시간이 지나면 추출한 배지는 벽에 포함된 세포에 첨가되고 이전에 언급한 기술을 사용하여 1~3일 동안 관찰한다.

9.6.2 부착/퍼짐 분석법

다양한 표면에 대한 세포부착은 종종 샘플물질에 셀이 부착하는 것을 허락하는 것에 의해 시간을 셋팅하고 통제된 방법에서 붙지 않은 세포를 늘리기 위해 측정될 수 있다. 세포부착 양은 표면에 남은 많은 세포의 수나 씻겨져 나간 세포 수를 기록함으로써 측정할 수 있다.

표면의 세포 수=심겨진 전체 세포 수−씻겨진 세포 수

이런 예에서 많은 세포들은 MTT와 같은 염색 약을 가지고 염색하거나 방사선 표시자나 LDH같은 세포 내 효소를 가지고 결정할 수 있다.

세포 퍼짐의 관찰은 더 정성적이고 주로 염색된 세포와 관련되어 있고 광학현미경으로 관찰한다. 몇몇 케이스에서 분석 소프트웨어는 다른 환경에서의 세포표면을 결정하기 위한 현미경에 의해 얻어진 이미지를 사용할 수 있다. 그러므로 더 정성적인 퍼짐의 평가를 받을 수 있다.

이 부착 분석법에 대한 주요 단점은 샘플들 사이에서 높은 실험적 오류를 야기시킬 수 있는 씻는 단계에서 사용된 힘을 재생산하기 어렵다는 것이다. 이러한 한계를 극복하게 위해 씻는 단계동안 통제된 흐름을 제공하기 위한 많은 수단은 개발되었다. 이것들 중에 하나는 병렬적 접시안에 있는 견본을 위치해 놓는다(그림 9.40). 이러한 시스템에서 벽(샘플이 들어가 있는)에 있는 shear stress(τ)는 용액(h)의 속도(μ)와 마찬가지로 부피측

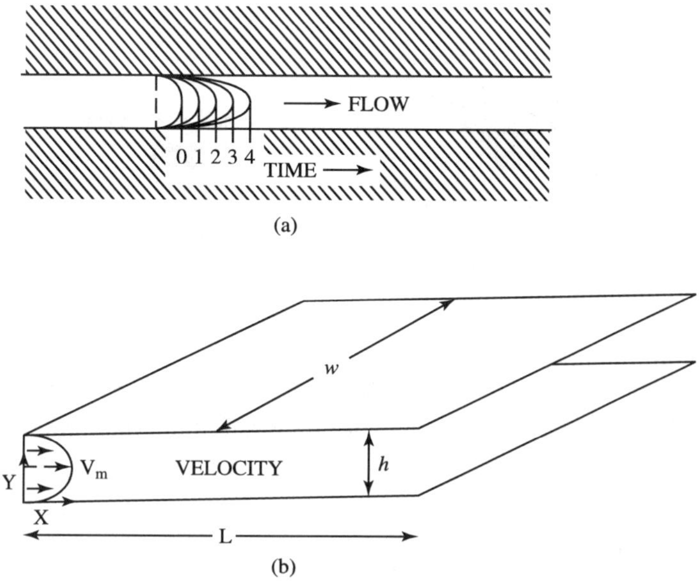

그림 9.40 부착/펴짐 분석법 중 세포가 전단변형에 초점을 맞춰 기준을 사용할 수 있게 통안에 바닥이 평행하게 한 모식도. 보조변수 *h*는 판사이의 산격을 나타내고, *w*는 실험장치에서 판의 넓이를 나타내고, V_m은 액체가 담궈질 수 있는 부피를 나타낸 것이다. (a)에서는 시간에 따라 변화한 V_m으로, 안정적인 상태로 포물선을 그리며 흘러가는 동안 V_m의 외형은 도달한다. ([15]로 부터 승인되어 각색됨.)

정의 흐름비율(Q)에 비례적이다.

$$\tau = \mu \frac{6Q}{h^2 w} \tag{9.5}$$

그러므로 견본 위에 나누어진 힘은 씻는 단계에서 이 변수들의 변화에 의해 통제될 수 있다. 샘플이 자라는 동안 통제된 shear를 생산하는 다른 방법은 radial flow chamber의 사용이나 centrifugation 기술을 포함한다.

9.6.3 이동분석법

세포이동을 평가하기 위한 몇 가지 과정은 개발되었고 다양한 표면에서 특징적인 세포이동을 설명하기 위한 수학적 모델이 사용되었다. 특별히 세포집단의 이동을 관찰하기 위한 많은 방법은 원래 시점에서부터 움직인 세포의 수의 기록과 움직인 거리의 평균 기록을 포함하여 사용한다. 분석법의 예는 capillary tube test를 포함하는 이동거리를 측정한다. Capillary tube 방법은 처음 개발된 것 중에 하나와 작은 튜브(capillary tube) 안에 있는 세포집단의 제한과 관련되어 있다. 튜브의 개방은 팬모양에서 튜브의 밖으로 이동하

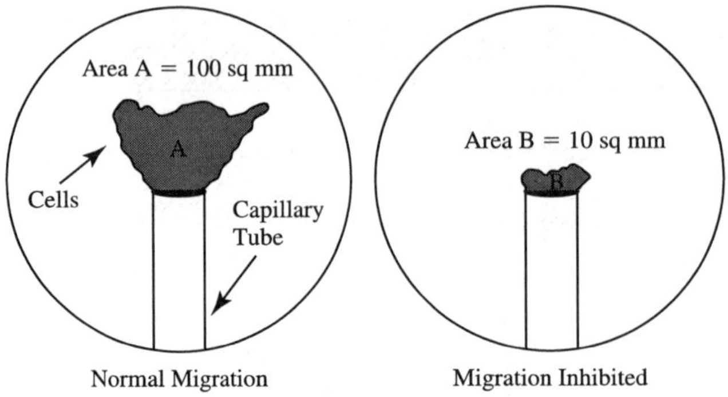

그림 9.41 이동분석방법의 한 종류로 모세관 실험의 모식도. 세포의 경우에 모세관에서 실제로 포함되어 있다. 이것은 세포배양 표면에서 위치한다. 세포의 이동은 2–4일 지난 후 현미경 상에서 볼 수 있다. ([16]로 부터 승인되어 각색됨.)

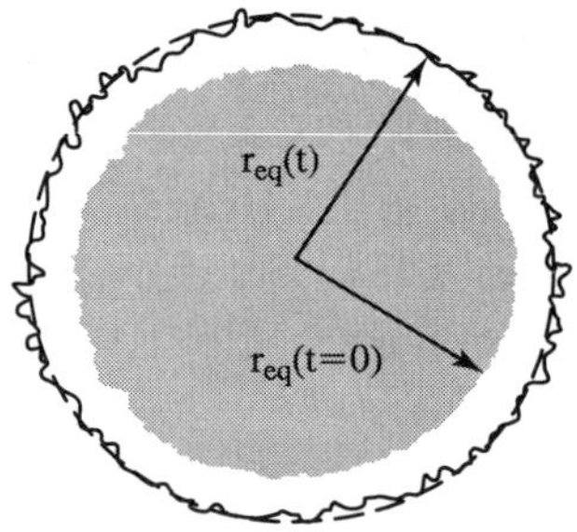

그림 9.42 대체 이동 방법 모식도. 세포는 알려진 원형 직경을 가진 세포배양접시의 바닥에 뿌린다. 원형에 떨어지고, 세포집단의 반지름은 이동넓이를 시간에 따라 결정된 것을 보여 준다. ([17]로 부터 승인되어 각색됨.)

는 것을 허용하여 표면에 대항해 있다. 2~4일 후에 팬모양 지역은 이동한 거리의 정성적 평가를 제공하여 측정할 수 있다.

이 기술의 변화에서 세포는 물리적 장벽 안에서 제한되고 장벽이 옮겨진다(그림 9.42). 며칠 동안 세포집단에서 반지름의 증가는 관찰될 수 있고 광학현미경을 사용하여 측정하고 적절한 이미지 분석 소프트웨어를 사용할 수 있다. 주요결점과 다른 집단 이동에 대한 분석은 이동에 기여하는 지역에서 증가하는 부분을 구별하는 것이 어렵고 세포증식에 의해 야기되는 부분을 구별하는 것이 어렵다. 이것은 세포증식이 충분히 효과를 가지고 만약 실험이 며칠 동안 수행되면 특별한 문제다.

주어진 지역에서 떨어진 지역으로 이동하는 집단에서의 세포 수는 Boyden chamber Assay를 사용하여 측정할 수 있다. 이 분석법은 기질의 충격을 관찰하는 것보다 종종 이동할 때 수용성 요소의 효과를 결정하기 위해 사용된다. Boyden chamber test에서 다공성 필터는 수용성 에이전트에부터 분리시킨다. 그림 9.43에서 본 것처럼 세포는 꼭대기 층에

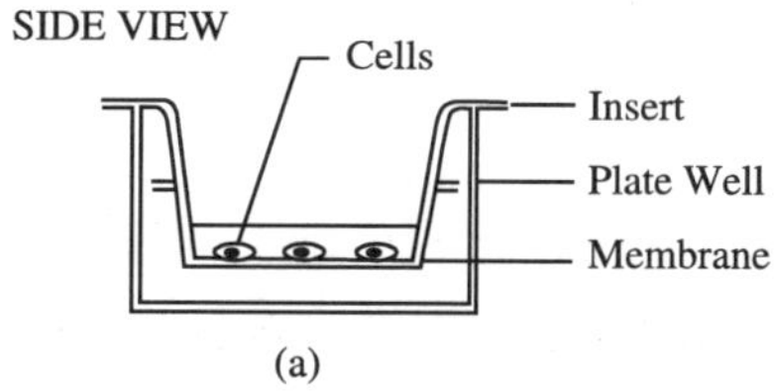

그림 9.43 Boyden chamber방법 모식도. 이동방법은 주어진 공간에서 주로 움직인 곳의 세포들의 숫자를 양으로 정 할 수 있다. Boyden chamber실험은 구멍이 많은 필터로 세포를 나누고, 용해 가능한 용액으로 실험한다. 구멍은 세포가 이동 할 수 있게 충분히 넓고(~3-8 ㎛), 중력을 통해서 떨어지기에는 충분히 작다(〈12-20 ㎛). (a) 세포를 윗부분에 뿌리고, 실험물질은 바닥부분에 놓는다. 이런 도구는 필터를 통해 용해용액으로 확산되고, 세포들이 서로 작용한다. (b) 시간이 주어진 후에 막을 통해서 지동한 세포들의 숫자와 바닥 chamber에 있는 세포를 찾아 현미경으로 수치화 한다. ([11]로 부터 승인되어 각색됨.)

서 원래 심겨져 있고 테스트 물질은 필터를 통해 확산될 수 있고 세포와 상호작용하는 쳄버의 아래쪽에 위치해 있다. 특정한 시간 후에 많은 세포들은 필터를 통해 이동하고 쳄버의 바닥에서 발견되는 것은 광학현미경으로 측정될 수 있다. 이 기술이 더 정밀해진 것은 끌리는 에이전트의 반응에서 장벽을 통해 이동하는 때 세포가 더 명확히 보이는 것을 허용하게 된다.

하나의 세포의 이동을 관찰하는 실험방법은 주로 현미경 단계의 맨 위에 있는 세포표면의 인큐베이션을 허용하는 장치와 관련되어 있다. 몇 시간까지 주어진 시간 간격에서의 세포위치의 이미지는 포획하고 각 시간의 중간에서의 정확한 세포위치를 결정하기 위해 진행된다. 그러므로 배양기간을 넘어 cell track을 형성한다. 이러한 수학적 모델을 사용하여 설명하고 시간과 세포속도(s)와 영구시간(p)와 같은 변수 사이에서 세포위치를 비교하여 계산하게 된다.

9.6.4 DNA와 RNA 분석법

DNA와 RNA 분석은 생체재료에 의해서 세포의 DNA가 직접손상을 입었는지 확인하기 위해 사용되고 또 종종 생체재료의 환경이 유전자발현과 세포기능에 어떻게 영향을 주는지 보기 위해 사용된다. 유전자 발현에서의 극적인 변화를 바라지 않는다. 왜냐하면 이것은 주변 조직에 문제를 일으킬 수 있는 단백질 생산의 변화라는 결과를 가져오기 때문이다. 그러나 병에 걸린 조직에서 특정 단백질의 생산을 증가시키는 유전자발현의 변화는 바람직하다. (이것은 이 책의 범위를 뛰어넘는 유전자치료 기술의 기본이다). 특정유전자의 감소하거나 증가하는 조절 둘 다 아래의 기술에서 사용 될 수 있다.

9.6.4.1 Polymerase Chain Reaction(PCR) and Reverse-Transcription Polymerase Chain Reaction(RT-PCR)

유전자의 상태를 확인하거나 측량하기 전에 유전자를 검출할 단계를 위해 DNA 또는 RNA의 양을 증대시키는 것이 먼저 필요하다. DNA를 위해서는 polymerase chain reaction(PCR)을 사용하는 과정이고 RNA를 위해서는 reverse-transcription polymerase chain reaction(RT-PCR)을 사용한다. 이런 기술들이 유용하기 위해서는 관심 있는 유전자의 각 끝부분의 DNA염기서열을 알고 있어야 한다. 그래서 DNA 결합 프라이머(짧은 올리고핵산염 서열)의 쌍이 합성되어야 한다. PCR을 위해 아래의 각 단계들이 수행되어야 한다 (그림 9.44).

1. 이중 가닥 유전자 DNA(dsDNA)는 열 처리로 변성되어져서 두 개의 단일가닥 DNA를 만든다(ssDNA).
2. ssDNA는 과량의 프라이머를 넣고 온도를 낮추어 primer-DNA 혼성체를 만든다.
3. 열에 안정한 DNA 중합효소(Taq 중합효소)와 4가지 디옥시리보뉴클레오티드 삼인산(bases)를 첨가한다.
4. DNA 중합효소는 프라이머에서부터 시작하여 각각의 가닥을 복제한다.
5. 새롭게 만들어진 dsDNA는 각 가닥으로 분리되기 위해 열처리가 되고 다음 반응을 이어간다.

이 과정은 상대적으로 짧은 시간 안에 관심 있는 유전자의 많은 복제본을 생산하기 위해 여러 주기를 반복할 수 있다.

RT-PCR은 과정의 시작단계에서 한 단계를 첨가하고 나머지는 위에서 설명한 것과 같은 단계를 거친다. 이 경우에는 시작 재료는 mRNA이다. 그래서 그것은 PCR과정을 시작하기 전 처음에 DNA로 전사되어야만 한다. 이 과정은 바이러스에서 추출한 역전사효소를 가지고 시행된다. 여기서 효소는 샘플에서 mRNA로부터 상보적인 ssDNA를 생산해 낸다. 이 ssDNA는 관심 있는 특정한 유전자를 증폭시키는 PCR반응 Step 2에 위치해서 반응을 이어간다.

9.6.4.2 Southern and Northern Blotting

PCR를 통해 증폭된 DNA는 Western blot(8장에서 봤던)과 비슷한 과정인 Southern blot을 통해 분석될 수 있다. 그러나 DNA가 이미 음전하를 띄고 있기 때문에 agarose 또는 poly(acrylamide) 겔(그림 9.45) 위에 샘플을 연동하기 전에 SDS를 첨가하지 않는다. 이 방법으로 그것이 변성되어서 DNA가 분자량에 의해 분리되면 ssDNA는 니트로셀룰로오즈에 결합된다. 이것은 NaOH에 겔을 잠기게 함으로써 수행되어진다. 그리고 나서 샘플은 아래의 단계를 거친다.

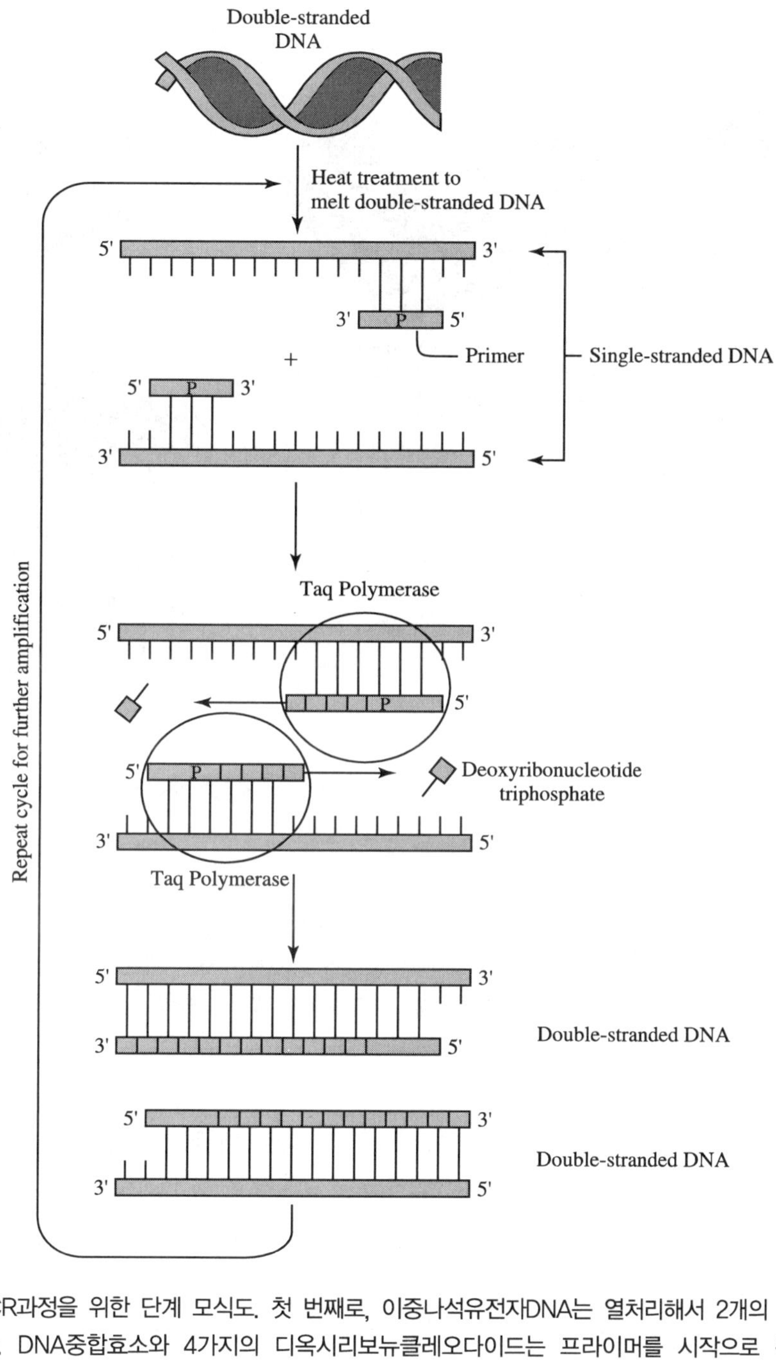

그림 9.44 RCR과정을 위한 단계 모식도. 첫 번째로, 이중나석유전자DNA는 열처리해서 2개의 단일 가닥 DNA로 만든다. DNA중합효소와 4가지의 디옥시리보뉴클레오다이드는 프라이머를 시작으로 각 나선에 상보적으로 DNA폴리머라제와 그 뒷부분에 붙는다. 새로운 형태의 dsDNA는 열처리로 각 가작으로 분리되고, 2번째 순환로 다음 반응이 일어난다. 이런 과정은 많은 cycle로 반복되어지고, 결과적으로 비교적 짧은 시간에 관심을 가지는 유전자를 많은 수로 늘린다.

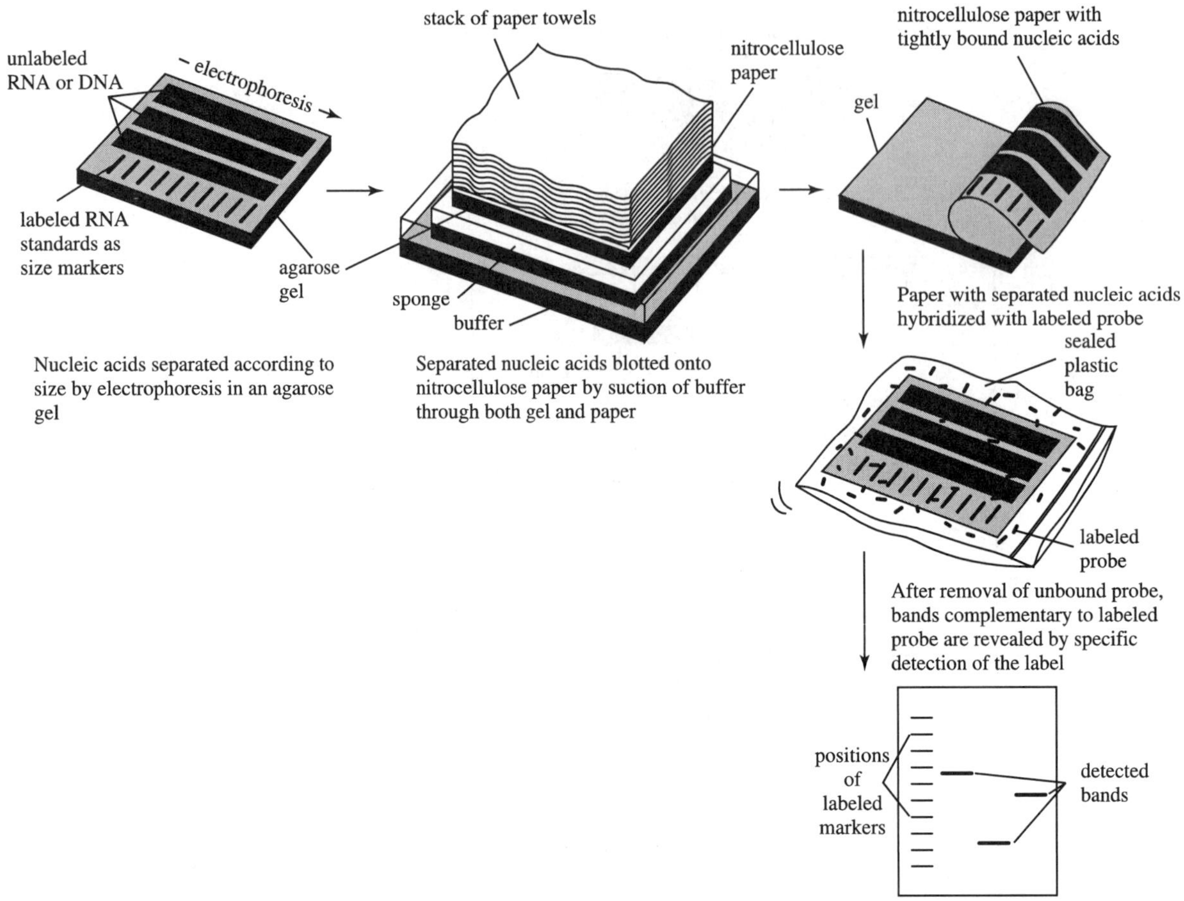

그림 9.45 서던 블로팅으로 DNA래석하는 방법. DNA는 폴리 또는 아가로즈로 전기영동하여 분자량에 따라 나누고, NaOH에 젤을 적신후 변성시킨다. 그 결과 ssDNA 밴드는 반대편 종이가 강하게 누르는 힘으로 니트로셀룰로즈 페이퍼로 옮겨진다. 표시된 DNA나 RNA가 포함된 용액에 유전자에 상보적인 관계를 가진 블로팅 종이를 위에 올리면 프로브의 종류에 따라 수소결합과정이 진행된다. ([1]로 부터 승인되어 각색됨.)

1. 결과로 나온 ssDNA 밴드는 페이퍼를 겔에 강하게 누름으로써 니트로셀룰오로즈 페이퍼로 이동되어진다.
2. 관심 있는 유전자에 상보적인 표시된 DNA 또는 RNA(탐침)가 포함된 용액은 흡수된 페이퍼의 맨 위에 첨가된다.
3. 혼성체 검출은 탐침의 형태(주로 표시된 형상분자나 방사성 동위원소)에 따라 진행된다.

만약 원하는 것이 mRNA분석이라면 Northern blot을 통해 비슷하게 분석할 수 있다. 이 과정은 Southern blotting과 같은 방법인데 mRNA가 단일가닥이기 때문에 전기영동 후 시행되는 변성단계가 필요없다. 또다시 상보적인 DNA또는 RNA 탐침이 RNA 서열을 검증하는 데 사용된다.

비록 이것이 가능하지만 이미지 분석 소프트웨어나 방사성 동위원소를 사용하여 DNA나 RNA의 상대적인 농도를 결정하고 유전자 발현의 변화에 대한 의견을 제공한다. Southern/Northern blotting을 통해 양을 측정하는 것은 어렵기 때문이다. 샘플 내에 mRNA 내용물의 양적인 측정을 얻기 위해서는 연구자들은 최근에는 종종 RT-PCR과 비슷한 원리로 작동하지만 형광 탐침을 사용해 각 중합주기 후에 증폭된 접힌 DNA를 track하는 real-time RT-PCR을 사용한다.

9.6.5 단백질 생성 분석 : 면역염색법

8장에서 설명한 Colorimetric과 염색 분석법들을 포함해서 단백질합성의 양을 재는 많은 방법들이 있다. 관심있는 단백질에 붙어서 표지분자의 색이나 염색이 변화하는 것에 기초를 둔 이러한 방법들은 효소 또는 효소가 아닌 분자들을 검출하기 위해 개발되었다.

또한 그것들은 프로테오글라이칸 같은 낮은 아미노산 물질 같은 세포 외 기질구성물들을 위해 사용될 수 있다. 이전 장에서 설명한 단백질 검출에 흔하게 쓰이는 다른 기술들은 ELISAs와 Western blotting같이 항체기반 방법들이다.

ELISAs와 Western blotting을 설명하는 것과 비슷한 방법으로 항체는 조직의 단백질의 위치는 알아내기 위해 사용될 수 있다. 특히 얇은 절단면과 광학현미경을 통해 보여지는 부분에서 사용된다. 이 기술은 immunohistochemistry라고 불리고, 이 절에서는 immunostained라고 말한다. 이 과정은 그림 9.46에서 그려져 있다.

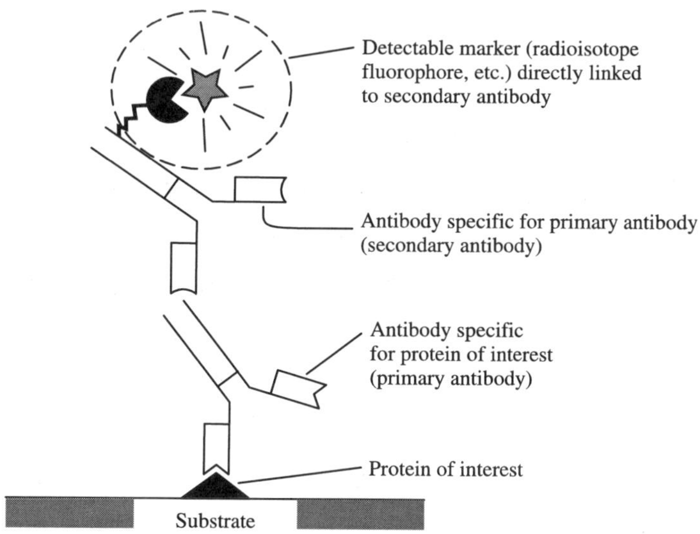

그림 9.46 면역조직염색법을 이용한 기술그림, 첫 번째로, 일차 항체를 시료 자른 곳에 올리면 적합한 단백질에 가서 붙는다. 표시된 이차 항체는 일차 항체가 있는 곳에 붙는다. 이차항체는 다양한 이유를 통해 보여진다.

1. 1차 항체를 관심 있는 단백질이 붙어 있는 절단면에 첨가한다
2. 표지된 2차 항체는 첨가하면 1차 항체에 결합 하게 된다. 2차 항체는 효소가 연결되어 있거나 chromophore(색깔이 있는 분자)를 직접적으로 붙이고 있다.
3. 만약 필요하다면 효소의 기질을 첨가한다. 그러면 절단면은 단백질이 존재하는 샘플의 지역이 가시광선에서 보여질 것이다. (특징적인 색깔이 드러날 것이다).

이것은 면역염색법의 간접적인 방법이다. 이 방법은 신호증폭의 가능성이 있거나 1차와 2차 항체의 디자인에 의존할 때 흔히 사용되어진다. 만약 표지된 2차 항체의 많은 수가 1차 항체에 결합하면 증폭이 발생하게 된다. 그러므로 강하게 위치하는 색깔이 주어지고 심지어 적은 양의 단백질도 나타나게 된다. 비슷한 기술은 형광현미경으로 샘플을 볼 수 있는 형광물질로 표지된 단백질이 사용 될 수도 있다.

요약

- 진핵세포는 수많은 특별한 화합물을 포함한다. 세포막은 인지질 이중막으로 세포 외부의 환경과 세포질을 나누는 역할을 한다. 세포골격의 일반적인 구성은 기능적인 단백질 기본 구조이고, 미세섬유, 중간섬유, 그리고 미세소관으로 되어 있다. 미토콘드리아는 매우 많은 접힘 구조이고 ATP를 ADP로 인산화반응을 통해 세포의 에너지를 생산한다. 핵은 세포의 DNA를 보관하고, 또한 세포의 핵막의 나머지로부터 분리된다. 핵막의 외막은 소포체와 연결되어 있고, 단백질의 합성이 일어난다. 조면소포체의 리보솜은 단백질 합성을 촉진한다. 리소좀이라고 불리우는 특별한 낭은 섭취한 입자를 잘라 분해하는 효소를 포함하고 있다.
- 세포는 세포 외 기질에 다른 세포와 다양한 접촉을 형성할 수 있다. 이러한 접촉은 세포막의 수용체와 상호작용을 통해 발생한다.
- 막수용체의 일반적인 범주는 캐드헤린(cadherins), 셀렉틴(selectins), 뮤신(mucins), 인테그린(integrins), 다른 세포 부탁분자(CAMs)가 포함된다. 캐드헤린(cadherins)은 데스모좀 형태로 칼슘-의존성으로 한 세포상의 캐드헤린 분자 하나는 다른 세포의 캐드헤린에 결합한다. 셀렉틴(selectins)은 세포-세포 결합을 관여하며 뮤신처럼 이 수용체들은 표적 세포막에 존재하는 특정 탄수화물 그룹에 특이적이다. 세포와 세포 또는 세포와 기질의 접촉의 형태는 소단위들의 서로 다른 조합들로 인해서 다른 리간드들의 부착을 초래한다. CAMs은 이형, 동형 형태의 결합을 통해 세포간의 상호작용을 매개한다.
- 세포 외 기질분자 인테그린의 결합은 세포 내의 중간섬유와 연결되어 있다. 세포골격은 변화는 세포에서 유전자 발현에 영향을 준다. 또한 액체 매개체는 세포막의

수용체와 상호작용을 하고, 2차 전달체 연쇄반응를 통해서 유전자 발현을 이끈다.

- 세포의 주요한 네 가지 기능은 세포 생활력, 증식, 분화, 그리고 단백질 합성이다.
- 세포사는 두 가지의 일반적인 기작으로 일어난다. 세포괴사(Necrosis)는 세포가 부풀어 오르고 분해되고 염증세포에 의해 세포 잔해가 깨끗하게 된다. 그리고 세포자연사(apoptosis)는 세포의 잔해가 세포 자연사 형태로 조절되는 방법으로 염증세포의 반응을 유도하지 않고 식세포에 의해 분해된다.
- 세포 증식과정은 몇 단계를 거치는데, 유사분열(M기)과 간기(phases G1, S 그리고 G2)를 포함한다. 세포의 G0단계에서는 증식이 일어나지 않는다.
- 분화된 세포나 수임(committed)세포는 자신의 세포 타입을 다시 만들 수 있으나 반면에 만능 세포는 몇 가지 세포타입을 만들 수 있고 전능성(totipotent) 세포는 모든 타입의 세포를 만들 수 있다.
- 단백질의 합성은 대상 단백질을 암호화하는 지역에서 각자의 DNA 가닥이 일시적으로 RNA 중합효소에 의해 분리된다. 그 결과로 mRNA 각각의 형태로 전사가 일어난다. mRNA가 소포체(ER)로 이동하고 그리고 특정 tRNA분자, 리보솜이 상호작용을 해 대상의 단백질을 번역한다. 번역전 과정은 소포체와 골지체에서 발생한다.
- DLVO 이론은 비특이적 유체 정역학적인 세포 표면 부착을 위한 기본 모델을 말한다. 이 이론은 열역학 이론에 기초하여 어떤 특정한 수용체-리간드의 상호작용과 수용체-리간드의 농도를 묘사했다. DLVO 이론의 결합으로 세포-기질 부착을 알고, 특이적인 것과 비특이한 것을 조금 더 설명하고 더 정확한 모델을 결과로 나타냈다.
- 표면에서의 세포 군집 이동은 무작위적 또는 특정 자극, 액상 화학적 신호(주화성)에 대한 반응으로 나타난다. 세포 군집의 이동성은 무작위적 이동과 주화성에 의해 분리되는 기간을 포함하여 재료 위에서 입자를 가로질러 세포의 이동이 가능하다.
- 각각 세포의 이동(migration)은 세포의 위치 이동의 속도와 방향의 변화가 없는 시간을 포함한다.
- 생체재료의 세포독성은 재료, 가용물의 물질, 그리고 분해 물질의 세포독성을 포함한 복합적인 주제이다.
- 현존하는 세포독성 분석실험은 직접 접촉 분석법과 아가확산분석법(Agar Diffusion Assay)과 용리 분석법, 죽은 세포 또는 살아있는 세포의 정량을 포함하는 분석법이 있다.
- 세포 부착 분석은 재료에 세포의 수를 고려하여 뿌려 주고, 현미경을 통해 분석하거나 세포를 씻고 혈구 계산 기술을 통해 분석한다.
- 세포 이동 분석은 이동하는 세포 군집의 특징적인 이동을 Boyden chamber 에세이, 또는 시간을 많이 초과하여 세포를 키우면서 복합 영상 장치를 통해서 세포 하나

하나의 움직임을 분석하는 방법이다.

- 핵산의 성질은 PCR, RT-PCR, 서던 블로팅, 그리고 노던 블로팅을 통해서 평가한다.
- 단백질 생성의 정량은 비색분석(Colorimetric)과 형광 방법을 통해 한다. 면역염색법은 단백질의 발현을 질적으로 가시화시키는 방법을 제공한다.

문제

9.1 (a) 세포막 수용체와 리간드의 다양한 종류에는 무엇이 있는가? 접촉 종류의 각 형태에는 무엇이 있는가(세포-세포 또는 세포-ECM)?

(b) 어떻게 다른 수용체와 리간드가 생체재료와 같이 상호작용하는가?

9.2 콜라겐과 같은 ECM 구성요소는 세포보다 클 수 있다. 그러나, 세포는 그들의 정보에 대해 반응한다. 어떻게 이들은 존재하는가? 세포 밖 물질인 섬유의 정보는 전사를 통해 중요한 역할 관계를 포함하는 콜라겐의 합성물에 대해 설명하고 그림을 그리시오. 그들의 단계를 수행하는 장소의 각 위치를 반영하시오.

9.3 대부분의 신체의 조직은 상대적으로 부드러운 뼈와 비교된다. 조직 공학의 접근을 지나 뼈를 대신하는 합성 골격 재료를 제작할 때 당신은 어떻게 이 지식을 제공할 수 있는가?

9.4 생체재료의 세포 독성 테스트는 어떻게 할 수 있는가?

(a) 고관절 삽입을 위한 금속재료

(b) 조직 공학의 사용을 위해 분해할 수 있는 뼈대

9.5 당신은 가능성이 있는 검사된 조직 공학 뼈대를 갖는다. 당신은 이전에 MTT 분석에 사용한 재료의 특징이 되는 세포 부착을 시도하였다. 그러나 그 재료는 분석을 방해한다. MTT 분석은 재료에 세포가 부착되는 수를 결정하는 방법이다.

9.6 당신은 세포가 없이 삽입된 뼈대의 부착을 조직 공학에 의해 결정하고, 둘러싼 세포는 재생 과정의 삽입과 개시로 침투될 것이다. 세포 침투를 돕는 화학적 물질은 인접한 세포를 끌어당겨 삽입되면 방출되고 뼈대 안에 가득할 것이다. 어떻게 당신은 이 화학적 물질인지 아닌지를 결정하여 *in vitro* 실험에서의 효과를 기술 할 수 있는가?

9.7 당신은 연골 결함의 회복에 관여하는 합성 뼈대를 평가한다. 새로운 조직 결함으로 인한 형성물과 재료의 삽입하는 기술은 새로 형성된 조직의 단백질 내용물에 의해 결정되어 질 수 있는가?

9.8 새로운 water 접촉각 블록 공중합체 XY의 구성성분과 단백질 피브로넥틴의 존재를 세포 부착력 분석으로 세포 부착 퍼센트를 아래의 데이터로 보여 준다.

(a) 공중합체인 X와 Y 블록의 상대적인 소수성은 무엇인가? 당신은 위에 있는 데이터의 기본으로 대답하다.

(b) 공중합체 구성성분에 의한 의존적인 세포 부착에 대해 설명하기. 특히, 5% X, 25% X, 그리고 100% X 보고 세포 부착의 합계에 대한 타당한 이유를 제공한다.

Copolymer Composition (% X)	Water contact angle (°)	% Cell Attachment
5	120	55
10	95	70
25	80	90
50	65	65
75	40	45
100	15	20

9.9 아래에서 보여 주는 osteoblasts(뼈를 형성하는 세포) 실험에 대한 그림은 2시간 또는 24시간 동안 RGD(Acr-PEG-RGD로 제작됨)를 다른 농도로 처리하여 poly(ethylene glycol)-based hydrogel 재료에 배양한다. 이 펩타이드 서열은 세포 부착과 확산을 촉진시키는 인테그린 수용체와 반응하는 것으로 알려졌다.

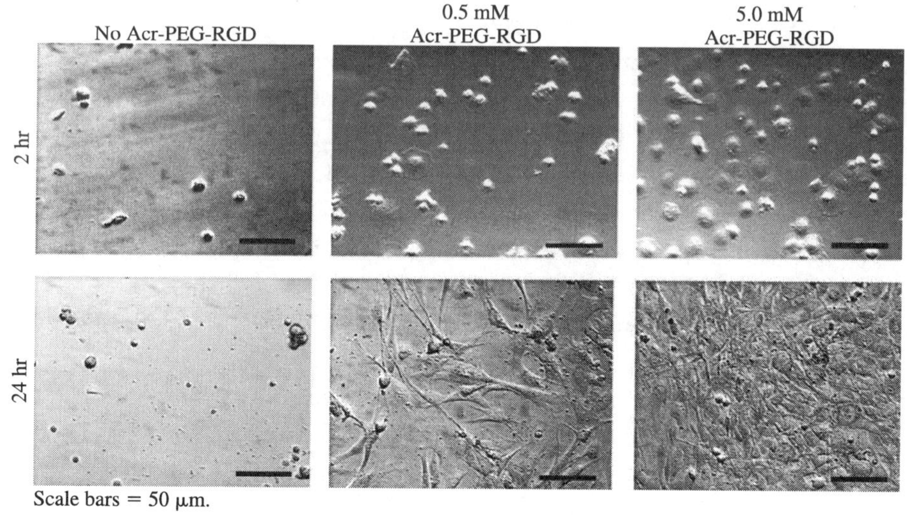

Scale bars = 50 μm.

(a) RGD 펩타이드는 재료의 표면에 연계되어지는 두 가지 방법에 대해 기술하기.

(b) 위의 실험은 세포 배양 배지인 혈청 단백질의 혼합물에 의해 수행된다. 만약에 단백질 혼합물을 두 배로 넣으면 배양 배지가 첨가된다. 그러면 세포 부착과 확산은 no-RGD 또는 5 mM RGD 샘플에 영향을 미치는가? 당신의 두 경우를 추론해서 설명하기.

(c) 왜 5 mM RGD에 대한 2시간 이미지보다 24시간 이미지의 세포가 더 많은 수를 나타나는지 설명하기.

참고문헌

1. Alberts, B., D. Bray, J. Lewis, M. Raff, K. Roberts, and J. Watson. *Molecular Biology of the Cell*, 3rd ed. New York: Garland Publishing, 1994.
2. Bergman, R.A., Afifi, A.K., and P.M. Heidger. *Histology*. Philadelphia: W.B. Saunders Company, 1996.
3. Cotran, R.S., Kumar, V., Collins, T., and S.L. Robbins. *Robbins Pathologic Basis of Disease*, 2nd ed. Philadephia: W.B. Saunders Company, 1999.
4. Kuby, J. *Immunology*, 3rd ed. New York: W.H. Freeman, 1997.
5. Hay, E.D. *Cell Biology of Extracellular Matrix*, 2nd ed. New York: Plenum Press, 1991.
6. Bhat, S.V. *Biomaterials*, 2nd ed. Harrow: Alpha Science International Ltd., 2005.
7. Martinez-Hernandez, A. "Repair, Regeneration, and Fibrosis." In *Pathology*, E. Rubin and J.L. Farber, Eds., 2nd ed. Philadelphia: J.B. Lippincott, 1994.
8. Curtis, H. *Biology*, 4th ed. New York: Worth Publishers, 1983.
9. Koller, M.R., and B.O. Palsson. "Tissue Engineering: Reconstituting Human Hematopoiesis *Ex Vivo*." *Biotechnology and Bioengineering*, vol. 42, pp. 909–930, 1993.
10. Bruder, S.P. and A.I. Caplan. "Bone Regeneration through Cellular Engineering." In *Principles of Tissue Engineering*, R.P. Lanza, R. Langer, and J. Vacanti, Eds., 2nd ed. Austin: Academic Press, pp. 683–696, 2000.
11. Palsson, B.O. and S.N. Bhatia. *Tissue Engineering*. Upper Saddle River: Pearson Prentice Hall, 2004.
12. Maheshwari, G. and D.A. Lauffenburger. "Deconstructing (and Reconstructing) Cell Migration." *Microscopy Research and Technique*, vol. 43, pp. 358–368, 1998.
13. Sawhney, A.S., P.P. Chandrashekkar, and J.A. Hubbell. "Bioeradible Hydrogels Based on Photopolymerized Poly(ethylene glycol)-co-poly(α hydroxy acid) Diacrylate Macromers", Macro-molecules, vol.26, pp. 581–587, 1993.
14. Shalaby, S.W. and K.J.L. Burg. *Absorbable and Biodegradable Polymers*. Boca Raton: CRC Press, 2004.
15. Andrade, J.D. and V. Hlady. "Protein Adsorption and Materials Biocompatibility: A Tutorial Review and Suggested Hypotheses." In *Biopolymers/Non-Exclusion HPLC*, K. Dusek, C.G. Overberger, and G. Heublein, Eds. New York: Springer-Verlag, pp. 1–63, 1986.
16. Hallab, N., J.J. Jacobs, and J. Black. "Hypersensitivity to Metallic Biomaterials: A Review of Leukocyte Migration Inhibition Assays," *Biomaterials*, vol. 21, pp. 1301–1314, 2000.
17. Shin, H., K. Zygourakis, M.C. Farach-Carson, M.J. Yaszemski, and A.G. Mikos. "Attachment, Proliferation, and Migration of Marrow Stromal Osteoblasts Cultured on Biomimetic Hydrogels Modified with an Osteopontin-Derived Peptide," *Biomaterials*, vol. 25, pp. 895–906, 2004.
18. Burdick, J.A. and K.S. Anseth. "Photoencapsulation of Osteoblasts in Injectable RGD-Modified PEG Hydrogels for Bone Tissue Engineering." Biomaterials, vol. 23, pp. 4315–4323, 2002.

Additional Reading

Asthagiri, A.R. and D.A. Lauffenburger. "Bioengineering Models of Cell Signaling," *Annual Review of Biomedical Engineering*, vol. 2, pp. 31–53, 2000.

Bruck, S.D. *Properties of Biomaterials in the Physiological Environment*. Boca Raton: CRC Press, 1980.

Cai, S., Y. Liu, X. Zheng Shu, and G.D. Prestwich. "Injectable Glycosaminoglycan Hydrogels for Controlled Release of Human Basic Fibroblast Growth Factor," *Biomaterials*, vol. 26, pp. 6054–6067, 2005.

Chan, B.P. and K.F. So. "Photochemical Crosslinking Improves the Physicochemical Properties of Collagen Scaffolds," *Journal of Biomedical Materials Research Part A*, vol. 75, pp. 689–701, 2005.

Charulatha, V. and A. Rajaram. "Influence of Different Crosslinking Treatments on the Physical Properties of Collagen Membranes," *Biomaterials*, vol. 24, pp. 759–767, 2003.

Couñago, R. Chen, S., and Y. Shamoo. "*In Vivo* Molecular Evolution Reveals Biophysical Origins of Organismal Fitness." *Molecular Cell*, vol. 22, pp. 441–449, 2006.

Dee, K.C., D.A. Puleo, and R. Bizios. *An Introduction to Tissue-Biomaterial Interactions*. Hoboken: Wiley-Liss, 2002.

Dickinson, R.B., A.G. Ruta, and S.E. Truesdail. "Physiochemical Basis of Bacterial Adhesion to Biomaterial Surfaces." In *Antimicrobial/Anti-Infective Materials: Principles, Applications, and Devices*, S.P. Sawan and G. Manivannan, Eds. Lancaster: Technomic Publishing, pp. 67–93, 2000.

Edelman, E.R., E. Mathiowitz, R. Langer, and M. Klagsbrun. "Controlled and Modulated Release of Basic Fibroblast Growth Factor," *Biomaterials*, vol. 12, pp. 619–626, 1991.

Fujisawa, R. and Y. Kuboki. "Preferential Adsorption of Dentin and Bone Acidic Proteins on the (100) Face of Hydroxyapatite Crystals," *Biochimica et Biophysica Acta*, vol. 1075, pp. 56–60, 1991.

Guyton, A.C. and J.E. Hall. *Textbook of Medical Physiology*, 11th ed. Philadelphia: W.B. Saunders, 2006.

Hartgerink, J.D., E. Beniash, and S.I. Stupp. "Self-Assembly and Mineralization of Peptide-Amphiphile Nanofibers," *Science*, vol. 294, pp. 1684 – 1688, 2001.

Horbett, T.A. "Principles Underlying the Role of Adsorbed Plasma Proteins in Blood Interactions with Foreign Materials," *Cardiovascular Pathology*, vol. 2, pp. 137S–148S, 1993.

Horbett, T.A. "The Role of Adsorbed Proteins in Tissue Response to Biomaterials." In *Biomaterials Science: An Introduction to Materials in Medicine*, B.D. Ratner, A.S. Hoffman, F.J. Schoen, and J.E. Lemons, Eds., 2nd ed. San Diego: Elsevier Academic Press, pp. 237–246, 2004.

Huang, F.M., K.W. Tai, M.Y. Chou, and Y.C. Chang. "Cytotoxicity of Resin-, Zinc Oxide-Eugenol-, and Calcium Hydroxide-Based Root Canal Sealers on Human Periodontal Ligament Cells and Permanent V79 Cells," *International Endodontic Journal*, vol. 35, pp. 153–158, 2002.

Hubbell, J.A. "Matrix Effects." In *Principles of Tissue Engineering*, R.P. Lanza, R. Langer, and J. Vacanti, Eds., 2nd ed. Austin: Academic Press, pp. 237–250, 2000.

Hunter, G.K. and H.A. Goldberg. "Modulation of Crystal Formation by Bone Phosphoproteins: Role of Glutamic Acid-Rich Sequences in the Nucleation of Hydroxyapatite by Bone Sialoprotein," The *Biochemical Journal*, vol. 302 (Pt 1), pp. 175–179, 1994.

Lin, X. "Functions of Heparan Sulfate Proteoglycans in Cell Signaling During *Development*," Development, vol. 131, pp. 6009–6021, 2004.

Martins-Green, M. "Dynamics of Cell-ECM Interactions." In *Principles of Tissue Engineering*, R.P. Lanza, R. Langer, and J. Vacanti, Eds., 2nd ed. Austin: Academic Press, pp. 33–55, 2000.

Mitchell, R.N. and F.J. Schoen. "Cells and Cell Injury." In *Biomaterials Science: An Introduction to Materials in Medicine*, B.D. Ratner, A.S. Hoffman, F.J. Schoen, and J.E. Lemons, Eds., 2nd ed., San Diego: Elsevier Academic Press, pp. 246–260, 2004.

Salih, E., S. Ashkar, L.C. Gerstenfeld, and M.J. Glimcher. "Identification of the Phosphorylated Sites of Metabolically 32P-Labeled Osteopontin from Cultured Chicken Osteoblasts," *Journal of Biological Chemistry*, vol. 272, pp. 13966–13973, 1997.

Saltzman, W.M. "Cell Interactions with Polymers." In *Principles of Tissue Engineering*, R.P. Lanza, R. Langer, and J. Vacanti, Eds., 2nd ed. Austin: Academic Press, pp. 221–235, 2000.

Schakenraad, J.M. "Cells: Their Surfaces and Interactions with Materials." In *Biomaterials Science: An Introduction to Materials in Medicine*, B.D. Ratner, A.S. Hoffman, F.J. Schoen, and J.E. Lemons, Eds., 1st ed. San Diego: Elsevier Academic Press, pp. 141–147, 1996.

Schoen, F.J. and R.N. Mitchell. "Tissues, the Extracellular Matrix, and Cell-Biomaterial Interactions." In *Biomaterials Science: An Introduction to Materials in Medicine*, B.D. Ratner, A.S. Hoffman, F.J. Schoen, and J.E. Lemons, Eds., 2nd ed. San Diego: Elsevier Academic Press, pp. 260–281, 2004.

Scott-Burden, T. "Extracellular Matrix: The cellular Environment," *News in Physiological Sciences*, vol. 9, pp. 110–115, 1994.

Voet, D. and J.G. Voet. *Biochemistry*, 3rd ed. New York: John Wiley and Sons, 2004.

Watts, A. and R.C. Paterson. "Pulpal Response to a Zinc Oxide-Eugenol Cement," *International Endodontic Journal*, vol. 20, pp. 82–86, 1987.

Zygourakis, K. "Quantification and Regulation of Cell Migration," *Tissue Engineering*, vol. 2, pp. 1–16, 1996.

CHAPTER 10

생체재료 이식과 급성염증

||| 주요 목표

급성염증 반응에 관련된 세포들을 이해하고, 염증반응에 따른 획득면역 유도 관련성을 이해한다.

||| 특정 목표

1. 자연면역(=내재면역, 선천성면역, 비특이면역) 및 획득면역(=적응면역, 후천적면역, 특이면역)의 차이점을 이해한다.
2. 4가지 종류의 백혈구의 형성과정과 작용에 관해 비교하고 구분한다.
3. 급성 염증반응의 전반적인 생리적인 반응을 이해한다.
4. 염증반응에 관한 임상적 징후 및 생리적 원인을 습득한다.
5. 호중구의 이동 현상에 관한 과정 및 관련 신호들을 이해하고 외부에서 침입한 이물질을 중화(neutralizing)시키는 과정을 이해한다.
6. 외부 이물질을 제거하고 획득면역계를 연계시키는 대식세포의 역할을 이해한다.
7. *시험관내(in vitro)* 분석 기술에 대한 개념과 한계에 대해 이해한다.

10.1 서론: 자연면역 및 획득면역에 관한 개요

앞으로 생체재료가 특정 단백질 및 세포와 상호작용하여 일어나는 다양한 일반적인 반응인 염증, 면역 및 혈액 응고에 관해 다룰 것이다. 그림 10.1은 생체재료 이식 후 몇 주가 지난 뒤 일어나는 생물학적 반응을 보여 주고 있다. 생체재료 이식은 인체에서 보면 일종의 항상성(homeostasis)을 파괴하는 것이라 할 수 있다. 따라서 침입에 대항하는 일련의 방어 기전을 작동하여 항상성을 유지하려고 한다. 이러한 방어는 원래 병원균에 대항하도록 고안되어 있으나, 생체재료도 일종의 이물질로 인식되어 관련된 세포나 신호 분자

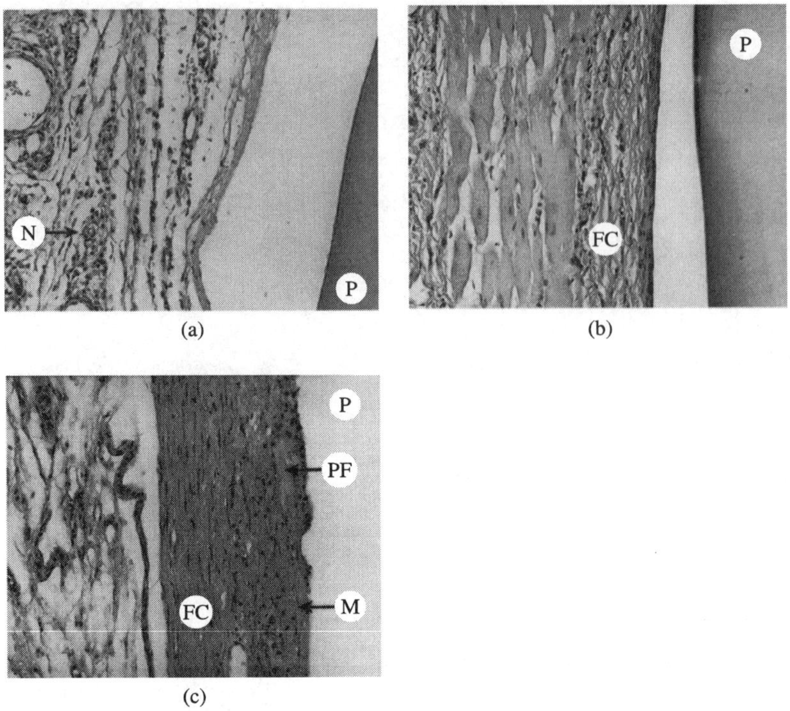

그림 10.1 생분해성 폴리머 생체재료(polymeric biomaterial (poly(propylene fumarate–co–ethylene glycol))를 쥐에 12주 동안 피하 이식 후 나타나는 생체 내(*in vivo*) 반응: (a) 이식 후 4일째 (b) 이식 후 3주째 (c) 이식 후 12주째. 헤마톡실린 및 에오신으로 염색한 사진으로, P는 폴리머 혹은 폴리머 좌측의 공간, N은 호중구, FC는 섬유성 피막(fibrous capsule), M은 대식세포, PF는 섬유성 피막에 침습된 폴리머 단편들을 나타냄. 전형적인 상처–치유 반응을 보여 주고 있다. 이식 초기 수일 이내에 호중구들이 이식 부위로 들어오고(급성 염증 단계), 그 후 점차 이식 주위를 둘러싸는 섬유성 피막들이 발달한다(섬유성 피막화 단계, 즉 치유단계). 생체재료는 생분해성이므로, 이식 후반에는 폴리머 단편들이 관찰된다.

들이 동일하게 반응하는 것이다.

자연면역은 선천성 면역으로 비특이적인 체내 첫 번째 방어선이라 할 수 있다. 만약 체내로 침입한 세균이 자연면역반응에 의해 제거되지 않으면 특이적인 획득면역 반응이 개시되어 림프구라는 백혈구 세포가 활성화된다. 즉 태어나면서부터 갖게 되는 자연면역과는 달리, 획득면역 반응은 가령 특정 질병에 대한 백신을 투여했을 때나 어떤 병원균에 노출되어 면역성을 얻는 경우에 활성화된다는 차이점이 있다.

자연면역과 획득면역 반응에 모두 노출된 후에도 지속적으로 세균이 남아 있게 되는 경우, 감염(infection)이라고 한다. 그러나, 특이할 만한 점은 세균에 의한 감염이 아니라 생체재료 이식의 경우에서도 종종 염증반응이 일어나기 때문에, 자연면역의 중요성을 인지하는 것이 중요하다. 두 가지 면역반응은 서로 동일한 신호 분자들을 공유하는 등 밀접하게 연관되어 있으며, 전반적으로 백혈구(leukocytes)의 다양한 활성을 필요로 한다.

10.1.1 백혈구의 특징

10.1.1.1 백혈구 종류

4가지 종류가 존재하며 주로 혈액 내에서 특이한 기능을 담당하고 있다.

1. **과립구(granulocytes).** 현미경 하에서 과립이 관찰되기 때문에 과립구라 명명하였으며, 호중구, 호산구, 호염기구가 있다. 핵이 여러 개로 나뉘어진 다형핵 세포로서 주로 침입한 이물질을 포식하며 염증반응을 보조하는 역할을 담당한다.
2. **단핵구(monocytes).** 과립구와 달리 핵이 나누어지지 않았으며, 포식 능력이 크고 염증반응에 중추적인 역할을 담당한다.
3. **림프구(lymphocytes)/형질세포(plasma cells).** T 림프구 및 B 림프구가 있으며 획득면역 반응을 담당하는데, 12장에서 자세히 다루어질 것이다.
4. **거대핵구(megakaryocytes).** 골수에 존재하며 혈소판(platelets)을 생성한다. 생성된 혈소판은 무핵이며 혈액으로 순환하면서 혈액 응고에 관여한다.

10.1.1.2 백혈구 형성

백혈구는 다분화능을 가진 조혈모세포(hematopoietic stem cell)로부터 형성된다. 조혈모세포는 두 가지 전구세포를 형성하는데, 하나는 적혈구, 과립구, 단핵구, 거대핵구로 분화하는 전구세포이며, 다른 하나는 림프구로 분화하는 전구세포이다(그림 9.25 참조). 과립구, 단핵구 및 거대핵구는 골수에서 만들어진다. 림프구는 골수에서 만들어져서 림프선, 비장, 흉선, 편도선 등의 림프조직에서 성숙된다. 과립구는 대개 인체가 필요로 할 때까지 골수에서 저장되어 있으나, 림프구는 림프조직에 모여 있기도 하고 일부는 혈액으로 계속 순환하고 있다.

10.1.1.3 백혈구의 수명

일반적으로 백혈구는 혈액에 존재하다가 필요한 조직으로 이동한다. 예를 들어 과립구는 세균 침입으로 인해 대항하여 없어지지 않는 한, 혈액에서 4-8시간 정도, 표적 기관에서 4-5일 정도 생존할 수 있다. 단핵구는 혈액에서 10-20시간 정도 있다가 특정 조직으로 이동하여 **조직 대식세포(tissue macrophage)**가 된다. 대식세포는 단핵구보다 크고 세균을 죽이는 능력이 매우 크며, 몇 달에서 몇 년까지 생존할 수 있다. 특정한 조직 내에 존재하면서 지속적으로 감염을 방어하는 역할을 담당한다.

림프구는 림프액 유출구를 따라 나와서 혈액 내에 몇 시간 정도만 머물다가 다시 림프조직으로 들어간다. 이렇게 림프조직으로 돌아온 림프구는 얼마 후 림프 유출구를 통해 다시 혈액으로 되돌아가면서 순환한다. 이러한 순환을 반복하면서 림프구는 체내 전반에 걸쳐 혈액과 체액을 통해 각종 조직 사이로 계속 돌아다니게 되는데, 몇 달에서 몇 년간 생존하면서 필요한 곳에서 작용하게 된다.

10.1.2 자연면역의 구성

본 10장은 주로 자연면역에 관한 내용이며, 획득면역에 관한 상세한 설명은 12장에서 다루어질 것이다. 자연면역에 의한 방어 기전에 있어서 필요한 4가지 주요 구성원은 다음과 같다.

1. 해부학적 방어(피부, 점막)
2. 생리학적 방어(체온, 낮은 pH의 위)
3. 대식세포(과립구)
4. 염증

전형적인 자연면역 반응은 염증반응을 유도하여 대식세포를 불러들여 외부에서 침입한 세균의 수를 줄이는 것으로, 앞에서 서술한 여러 방어들이 복합적으로 함께 작용하게 된다.

10.2 염증반응의 임상적 징후 및 원인

임상적으로 염증의 주요 증상은 4 주증(cardinal signs)으로 나타내는데, 수 세기를 걸쳐 관찰된 염증 반응의 특징들로서 라틴어에서 유래하였다. 일반적으로 염증이 나타나는 조직에서 관찰되는 4 주증은 다음과 같다.

1. 발적(rubor): 홍조(redness)
2. 종창(tumor): 부종(swelling)
3. 발열(calore): 열(tissue heating)
4. 동통(dolor): 통증(pain)

의학이 발달하면서 이러한 특정 증상들에 대한 원인이 밝혀지면서 **급성염증(acute inflammation)**에 의해 나타나는 생리학적인 변화로 이해되고 있다. 급성염증은 즉각적으로 반응하여 정상 조직의 손상을 가져오는 자연면역의 일부분으로, 병균이 침투하는 즉시 초기 몇 시간에서 며칠 이내에 일어나는 생리학적인 현상을 말한다. 따라서, 몇 주 또는 몇 달에 걸쳐 지속되는 **만성염증(chronic inflammation)**과는 구별된다. 그림 10.1에서와 같이, 이러한 급성염증 및 만성염증은 생체재료 이식에서 모두 일어날 수 있다. 만성

표 10.1 염증반응에 관여하는 매개물질들

염증반응 유도 효과	매개물질
국소 혈관 확장	키닌, 피브로펩티드, 히스타민, 프로스타글란딘
미세혈관 투과성 증가	브라디키닌, 피브로펩티드, 프로스타글란딘
조직간극 부위 응고	피브리노겐, 기타 혈장 단백질들
조직으로의 중성구 이동	인터루킨-8, 혈소판 활성인자(PAF), 보체 분해 생성물 C3a, C5a, C5b67, 피브로펩티드, 프로스타글란딘, 루코드리엔
조직으로의 대식세포 이동	대식세포 염증 단백질(MIP): 1a, 1b

염증의 자세한 내용은 11장에서 설명될 것이다.

급성염증은 보체계와 T 림프구(12장에서 설명)에서 분비되는 매개체에 의해서나 다단계혈액응고 과정(13장에서 설명)의 생성물에 의해 조절되고 있다. 표 10.1은 이러한 매개물질들의 종류 및 이들이 유도하는 다양한 반응들을 설명하고 있다.

정상조직이 손상을 받으면 주위 혈관들이 **팽창(vasodilate)**하게 되면서 발적과 발열을 유도하게 되고 염증반응이 진행된다. 이때 주위 미세혈관들의 투과성이 증가하게 되어 둘러싸고 있는 **조직간극(interstitial)**으로 혈장 성분들이 빠져나가게 된다. 그 중 조직간극으로 들어간 피브리노겐과 같은 혈액 단백질은 손상 부위를 응고시켜 일종의 벽을 쌓음으로써 다른 세균으로부터의 침입을 방지하는 해부학적 방어선을 형성한다. 다른 매개물질들은 다수의 과립구와 단핵구들을 조직으로 불러들여 염증반응의 결과물인 찌꺼기와 외래 세균들을 포식하게 한다. 이때 조직의 여러 세포들도 같이 팽창하게 되기 때문에, 염증반응에서 나타나는 일련의 과정들은 마치 종양처럼 부풀어 보이는 조직 부종을 일으키는 주요 원인이라 할 수 있다. 또한 다단계 혈액응고 과정(13장에서 설명)에서 분비되는 **키닌(kinins)**이라는 물질은 통증을 유발하게 된다.

10.3 조직대식세포 및 호중구의 역할

염증반응에 의해 나타나는 핵심 방어기전은 바로 외래 침입자들과 싸워 포식할 수 있는 세포들을 불러들이는 것이다. 체내에서 일어나는 세포에 의한 첫 번째 방어는 주변에 존재하는 조직 대식세포에 의해 이루어진다. 조직 대식세포는 정상조직이 손상 받자마자 한 시간 이내에 작용하여 매개물질들을 분비함으로써 과립구와 특히 호중구를 혈액으로부터 염증 조직으로 불러들인다. 이때 호중구가 혈관으로부터 나와서 혈관내피조직을 통과하여 조직으로 이동하는 현상을 혈관통과(extracasation)라 한다.

10.3.1 호중구의 이동

혈관통과를 위해서는 호중구는 반드시 혈관내피와 결합하고 혈관내피세포층 사이를 통과하여 염증부위로 이동해야 한다. 이 과정은 **구르기(rolling)**, **활성화(activation)**, **결합(arrest and adhesion)** 및 **이동(migration)** 등의 4가지 단계로 이루어져 있다(그림 10.2). 혈액을 따라 이동 중인 호중구는 혈관내피세포에 발현되어 있는 셀렉틴-다당체(selectin-carbohydrate)와 낮은 친화성으로 결합할 수 있다. 앞서 9장에서 설명한 바와 같이 셀렉틴은 혈관내피세포에서 발현하고 있어 다당체 유사 부분이 호중구 표면의 프로테오글리칸(뮤신, musins)과 결합할 수 있다. 염증이 일어난 부위의 혈관내피세포에서 셀렉틴의 발현이 증가하여 호중구의 결합을 촉진시킨다. 그러나, 강한 결합이 아니기 때문에 호중구는 혈관내피세포에 잠시 묶여 있다가 혈류에 의해 쉽게 떨어지는 과정을 반복하면서 혈관벽을 따라 구르기(rolling) 시작한다.

호중구가 구르기(rolling) 시작하면서 **화학적 유인물질(chemoattractants)**에 의해 **활성화(activation)**되어 손상 입은 조직으로의 이동을 유도한다. 이때 세포의 이동을 유도하는 화학적 자극을 **주화성(chemotaxis)**이라 하는데, 이러한 과정을 위한 첫 단계가 바로 혈관통과과정(extravasation)이라 하겠다. 호중구에 작용하는 대표적인 두 가지 화학적 유인물질로는 인터루킨-8 (IL-8)과 대식세포염증 단백질-1b (MIP-1b)이 알려져 있다. IL-8과 MIP-1b는 호중구의 표면에 존재하는 특정 수용체와 결합하여 세포내 신호를 전달하여 세포막 표면의 인테그린 분자들을 구조적으로 변화시키게 된다. 이에 따라 인테그린은 혈관내피세포의 표면에 존재하는 세포접합분자(CAM)의 면역글로블린 부위에 높은 친화성을 갖게 된다.

이러한 **활성화(activation)** 단계를 거친 후 호중구의 인테그린 수용체와 혈관내피세포의 CAMs은 강하게 결합하여 세포가 더 이상 구르지 못하도록 잡아두고 혈관내피에 완전히 결합하도록 한다(**결합, arrest and adhesion**). 혈관투과과정(extravasation)의 마지막 단계는 결국 호중구가 염증조직으로 이동하기 위해 **내피세포사이 통과(transendothelial migration)**하는 과정으로 이루어져 있다. 결국 혈관내피 통과 과정은 혈관내피세포들 사이 작은 공간에 흡착이 일어나면서 세포를 혈관 밖으로 스며들게 하는 **혈구누출(diapedesis)**로 이어진다(그림 10.2). 아직까지 **내피세포사이 통과(transendothelial migration)** 과정을 유도하는 정확한 자극은 알려지지 않았으나, 호중구는 화학적 유인물질에 대한 수용체를 높게 발현하고 있어 세포접합분자들 간의 상호작용의 결과로 인해 필요한 부위로의 이동을 유도한 것으로 여겨진다.

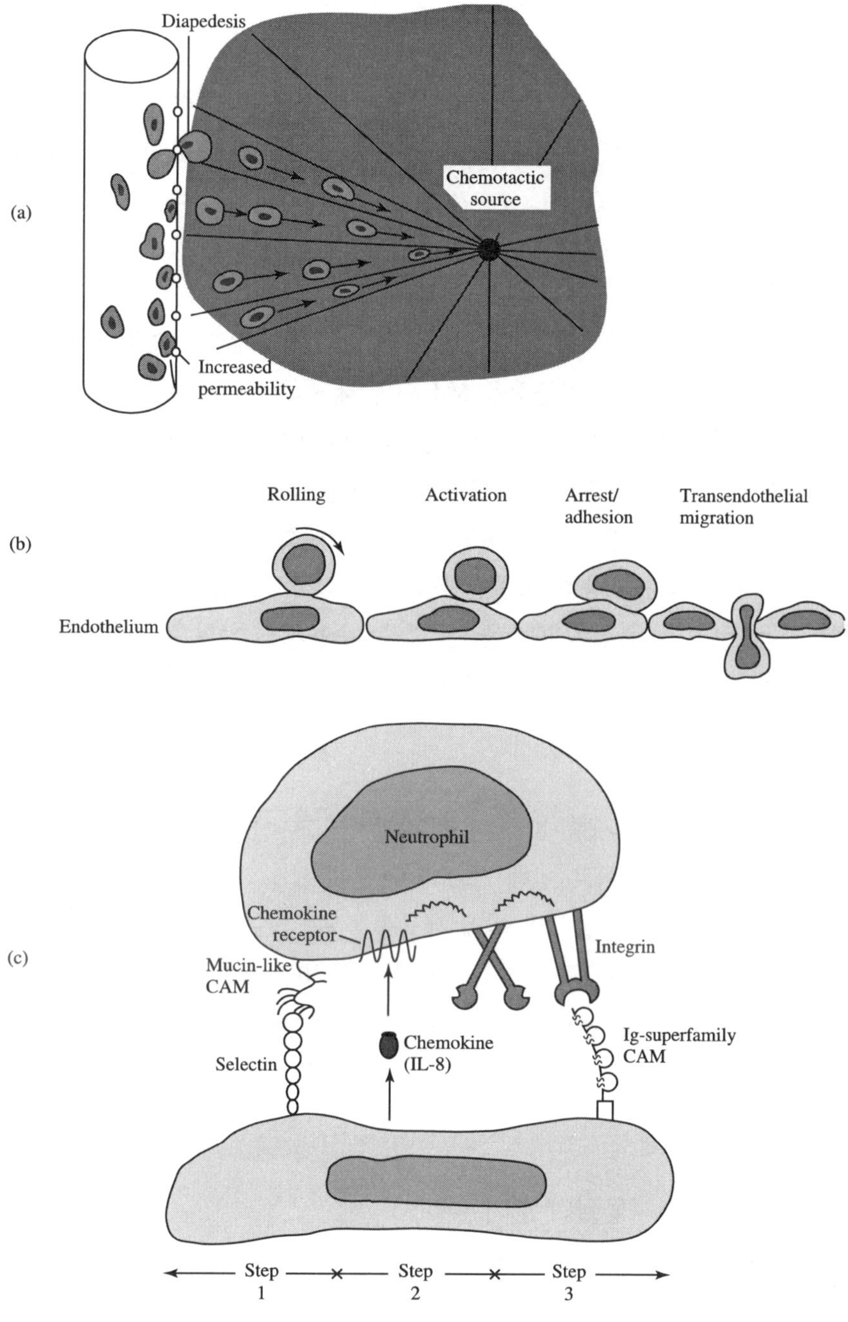

그림 10.2 호중구의 혈관통과. (a) 혈관통과를 위해 호중구는 혈관통과를 위해서는 호중구는 반드시 혈관내피와 결합하고 혈관내피세포층 사이를 통과하여 염증부위로 이동해야 한다. (b) 4가지 주요 단계: 구르기(rolling), 활성화(activation), 결합(arrest/adhesion) 및 이동(migration). (c) 혈액을 따라 이동 중인 호중구는 혈관내피세포에 발현되어 있는 셀렉틴-다당체(selectin-carbohydrate)와 낮은 친화성으로 결합하므로 구르기(rolling)가 일어난다 (단계 1). 이 후 호중구는 화학적 유인물질(chemoattractants)에 의해 활성화된다. 인터루킨-8과 MIP-1b와 같은 화학적 유인물질이 호중성구의 표면에 있는 특정 수용체와 결합하여 세포내 신호를 전달하게 되면 세포막 인테그린 분자들의 구조적인 변화를 유도한다(단계 2). 이에 따라 인테그린은 혈관내피세포의 표면에 존재하는 세포접합분자(CAM)의 면역글로블린 부위에 높은 친화성을 갖게 되어 세포가 더 이상 구르지 못하도록 잡아두고 혈관내피에 완전히 결합하도록 한다(결합, 단계 3). ([2], [3]의 그림 인용.)

10.3.2 호중구의 작용

상처 부위에서 호중구는 외래 세균들의 침입을 막기 위한 여러 가지 기능을 수행하고 상처-치유 반응을 도와 준다. 이러한 살생 기전에는 식작용, 호흡파열(respiratory burst), 신호전달분자의 분비 등이 있다.

10.3.2.1 식작용

호중구의 주요 임무는 이물질을 제거하는 데 있다. 9장에서 설명한 바와 같이, 호중구는 일반적으로 식작용에 의해 이물질을 포식되면 세균을 죽이는 물질과 효소들을 갖고 있는 과립들이 식작용낭(거대 입자들을 포식한 상태의 거대 소낭)과 융합되어 이물질을 소화시키는 작용을 담당한다. 이외에도 활성화된 호중구는 항체와 보체로 피복(coating)된 이물질 입자를 인지할 수 있는 수용체들을 다량 발현하고 있어 효과적으로 이물질을 제거할 수 있다. 피복 작용을 통해 이물질만을 특이적으로 인지하여 신속하게 제거하도록 고안되어 있는 것이다. 이 경우 피복을 인지하는 수용체의 발현은 다단계 보체 활성 과정을 통해 생성된 물질에 의해 증가된다(12장 참조).

10.3.2.2 호흡파열

활성화된 호중구는 당대사를 10배 정도 증가시키고, 산소소모는 2-3배 증가시키는 호흡파열 현상을 일으킨다. 이로 인해 세포내 과립에 활성 산소와 활성 질소종(라디칼과 강산화제 등)이 형성되어 방출시켜 외래 세균들을 죽일 수 있는 다른 방법이라 할 수 있다. 한편 체내에 이식된 생체재료에도 작용하여 부식 및 산화를 증가시켜 분해시키기도 한다(5장). 그러나, 이러한 활성종은 조직 자체에도 손상을 주기 때문에 염증반응은 국소적으로 일어나야 하는 것이 중요하다. 어떻게 염증반응이 조절되는지는 이 장의 후반부에서 다루어질 것이다.

10.3.2.3 화학적 매개물질의 분비

외부 침입자를 제거하는 중요 기능 외에 호중구는 싸이토카인(cytokines)이라는 다량의 인자들을 분비하여 여러 세포들에 특이적으로 작용하여 영향을 주고 있다. 표 10.2는 몇 가지 중요 싸이토카인의 작용에 대해 설명하고 있으며, 표 10.3에서는 싸이토카인이 작용하는 표적 세포를 나타내고 있다.

조직내에서 활성화된 호중구는 MIP-1a, MIP-b와 같은 매개물질을 분비하여 단핵구를 불러들이고, IL-8을 분비하여 더 많은 호중구를 유인한다. 또한 다른 인자들은 림프구를 불러들이므로 자연면역과 획득면역 반응간에 상호 교류하는 역할을 담당하기도 한다.

표 10.2 싸이토카인의 작용

인터루킨-1(IL-1)	과립구의 이동을 촉진, IL-8 생성 증가, 림프구 활성, 조직인자 방출 촉진
인터루킨-6(IL-6)	림프구 활성
인터루킨-8(IL-8)	호중구 유인, 호중구의 인테그린/CAM 결합 촉진
대식세포 염증 단백질 1a(MIP-1a)	단핵구 유인
대식세포 염증 단백질 1b(MIP-1b)	인터루킨-8의 호중구에 대한 작용과 동일, 단핵구 유인
변이성장인자-β(TGF-β)	염증반응 제어
종양괴사인자-β(TNF-β)	과립구 이동 촉진, 인터루킨-8 생성 증가, 조직 인자 방출촉진

표 10.3 염증/면역에 관여하는 싸이토카인

염증세포에 의해 생성되어 염증세포에 작용하는 싸이토카인	IL-1, IL-8, MIP-1a, MIP-1b, TGF-β, TNF-α
염증세포에 의해 생성되어 림프구에 작용하는 싸이토카인	IL-1, IL-6, TGF-β, TNF-α

예제 10.1

3개월 전 척추 유합 수술을 받은 환자들이 척추 수술 후 수술 부위에 과도한 부종과 발열 현상을 호소하고 있었다. 환자 차트를 관찰한 결과, 이 경우 티타늄 척추경 나사못과 로드가 이식된 것을 발견하였다. 외과의는 이식 주위에 나사못과 로드 사이의 움직임에 의해 떨어져 나오는 작은 부스러기 파편들이[4] 원인일 것으로 가정하였다. 차후 계속된 관찰을 통해 부스러기 파편들의 양이 척추경 나사못과 로드간의 움직임 정도에 비례하여 증가함을 알게 되었다. 대식세포의 수 또한 오래된 부스러기 파편들의 양에 비례하여 증가함을 발견하였다. 그렇다면 큰 부피의 이식물에 대해 예상되는 반응과는 다르게, 오래된 이식물에서 떨어져 나온 부스러기 파편에 대해 일어날 수 있는 반응은 무엇일까?

풀이: 염증반응은 생체재료 이식에 의한 외과적 수술에 의해 일어나는 조직 손상에 의해 동반된다. 이상적인 경우는 염증반응이 하루 만에 해결되는 경우이다. 그러나, 대부분의 생체재료는 외부 물질로 인식되어 대식세포와 같은 식세포들이 생체재료를 없애려고 지속적으로 염증반응을 야기시킨다. 그런데, 척추경 나사와 같은 생체재료는 대식세포보다 너무 커서 포식할 수가 없다. 그 결과 대식세포는 생체재료 주위에 몰려들게 되고 가수분해 효수를 세포 외부로 분비시

켜 생체재료를 분해하려고 하나 포식할 수 없어 식작용은 실패하게 된다. 이에 비해, 생체재료에서 떨어져 나온 마이크로미터 단위의 작은 부스러기 파편들은 대식세포에 의해 포식될 수 있다. 티타늄은 생분해가 되지 않기 때문에 입자들이 대식세포에 남아 있다가 세포들이 죽거나 분해되면 입자들은 다시 남아서 다른 대식세포에 의해 포식될 것이다. 또한 이식한지 오래된 생체재료의 부스러기 파편들은 점차 증가하면 노출되는 이식물의 총면적 또한 증가시키기 때문에 생물학적 반응의 정도도 증가하게 되는 것이다.

10.4 다른 백혈구들의 역할

10.4.1 단핵구/대식구

대략 염증반응 5~6시간 후 일부 호중구에서 방출되는 신호들에 의해 단핵구들이 상처 부위로 몰려오게 된다. 이 후 단핵구들은 다량의 조직 대식세포로 분화하기 시작하여 염증반응 개시 후 8시간이 지나면 대식세포의 성숙이 끝나게 되는데, 이때 세포는 팽창하여 대량의 리소좀을 형성하게 된다. 며칠에서 몇 주 지나면 대식세포가 조직의 대부분을 차지하게 된다. 대식세포의 기능은 호중구와 유사하지만 보다 강력하고 지속적인 살상 능력을 갖고 있다.

10.4.2 대식세포의 작용

대식세포는 이물질을 포식하고 화학매개물질을 분비하여 체내 시스템간 반응을 조절하는 등호중구와 유사한 작용을 한다. 그러나, 아래에 기술한 바와 같이 항원-표지 세포로서 작용하여 자연면역과 획득면역 반응간 상호 작용에 필수적인 역할을 담당한다는 점에서 호중구와 구별된다.

10.4.2.1 포식작용과 생체재료

대식세포에 의한 식작용은 호중구와 동일하게 일어나지만, 하나의 대식세포는 호중구에 비해 더 많은 세균이나 이물질 입자들을 포식할 수 있는 능력이 있다. 그러나, 대식세포는 상처 부위에 보다 오랫동안 머물러 있기 때문에, 만약 생체재료 이식에 의한 상처 부위에서 식작용이 제대로 일어나지 않는 경우 다음과 같은 현상이 나타날 수 있다. 만약, 세포 내로 포식되어 들어온 생체재료 입자들이 잘 분해되지 않으면 계속 머물러 있다가 그 대식세포가 죽거나 융해되면서 다시 주변으로 방출하게 된다. 이러한 입자들이 대식세포가 포식할 수 있을 정도로 작은 입자들이라면 대식세포는 다시 포식하게 되면서 위와 같은 과정을 되풀이하게 되고, 이 부위로 많은 대식세포들의 유입이 계속되면서 장기간에 걸쳐 이를 없애기 위한 식작용이 반복될 것이다.

만약, 포식해야 할 입자들이 다량으로 존재한다면, 다수의 대식세포가 지속적으로 죽어가고 새로운 대식세포들로 채워지면서 임상적 질환이 유도될 수 있다. 대표적인 질환으로 규폐증(silicosis)이 있는데, 규폐증은 호흡을 통해 들어온 규산(silica) 입자들이 폐 조직에 남아서 일어나는 질환이다. 대식세포는 규산 입자들을 없앨 수가 없어서 조직으로 입자들을 다시 방출하게 되고, 다른 세포들에게 작용할 수 있는 싸이토카인도 함께 분비된다. 분비된 싸이토카인은 섬유아세포를 자극하여 주변 조직에 섬유성 조직을 형성하게 된다. 이로 인해 폐에 생긴 섬유성 조직은 산소 운반에 필요한 표면적을 감소시키기 때문에 결국 호흡 곤란이 생기게 되는 것이다.

반면, 생분해가 되지 않는 생체재료의 경우 그 크기가 세포보다 크면 클수록 포식할 수 없기 때문에 포식 실패(frustrated phagocytosis) 현상이 나타난다. 이는 호중구나 대식세포에서 모두 일어날 수 있는데, 입자가 너무 커서 세포가 포식하여 세포 내에서 분해하지는 못하고 리소좀에 들어있던 효소나 다른 생성물들을 이물질 주변 부위로 분비하기만 한다. 대개 5 mm 이상인 입자가 이에 해당된다. 이 경우 분비되는 효소의 양은 입자의 크기에 비례하므로, 이식물의 크기가 클 수록 보다 강한 반응을 유도할 수 있다고 할 수 있다.

10.4.2.2 화학매개 물질의 분비

활성화된 대식세포에서 분비되는 다수의 화학매개 물질들 중 다른 시스템에도 영향을 주는 주요 3가지 싸이토카인인 인터루킨-1(IL-1), 인터루킨-6(IL-6) 및 종양괴사인자-a(TNF-a)에 대해 중점적으로 설명하고자 한다. 각 싸이토카인이 나타내는 작용은 3가지 영역으로 나눌 수 있다.

1. 염증반응에 작용(IL-1과 TNF-a)
2. 획득면역 반응에 작용(IL-1과 IL-6)
3. 신체 전반적인 작용 효과(3가지 모두)

염증반응에서 보다 세분화된 반응은 IL-1과 TNF-a에 의해 일어나는데, 혈관내피세포의 부착 분자세포의 발현을 증가시킴으로써 혈액 내 순환하던 세포가 상처 부위 조직으로 잘 이동하도록 도와 준다. 이와 함께 과립구 표면에 존재하는 인테그린과 결합할 수 있는 CAMs의 발현도 증가시키고, IL-8의 생성을 증가시킴으로써, 호중구의 인테그린-CAM 결합을 촉진시키는 작용에 관여한다. 또한, TNF-a는 호중구와 대식세포에 직접 작용하여 활성화시키기도 한다.

이러한 싸이토카인은 림프구의 활성 및 이동 또한 증진시키므로, 획득면역으로 연결되는 중요한 작용을 담당한다고 할 수 있다(12장). 또한 신체 전반적인 효과를 나타내기도 한다. 싸이토카인이 작용하여 간에서 단백질의 생성이 유도되도록 하는 급성 염증반응이 이에 해당하는데, 그 결과 체열(열)을 발생시켜 침입한 이물질을 없애도록 도와 준다. 특히 IL-1과 TNF-a는혈관내피세포와 대식세포에 작용하여 특정 조직 인자들을 합성하고 방출하도록 함으로써, 혈액-응고 다단계 과정을 활성화시키기도 한다(13장).

10.4.2.3 항원-제시 세포로서의 역할

대식세포의 주요 기능은 항원-제시 세포(antigen-presenting cell, APC)로 작용하여 자연면역과 획득면역 반응을 직접적으로 연결시키는 것이다. 활성화된 대식세포는 특정 수용체(2형 조직적합성 복합체)의 발현을 증가시켜 이물질(항원)을 림프구에 제시하도록 한다. 이러한 대식세포와 림프구와의 결합을 통해 대식세포가 제시하는 단백질은 특정 림프구의 수용체가 인지하게 되고 획득면역 반응을 유발하게 한다(12장에서 설명).

예제 10.2

3개월 전 척추 유합 수술을 받은 환자들이 척추 수술 후 수술 부위에 과도한 부종과 발열 현상을 호소하고 있었다. 환자 차트를 관찰한 결과, 이 경우 티타늄 척추경 나사못과 로드가 이식된 것을 발견하였다. 외과의는 이식 주위에 나사못과 로드 사이의 움직임에 의해 떨어져 나오는 작은 부스러기 파편들이[4] 원인일 것으로 가정하였다. 차후 계속된 관찰을 통해 부스러기 파편들의 양이 척추경 나사못과 로드간의 움직임 정도에 비례하여 증가함을 알게 되었다. 대식세포의 수 또한 오래된 부스러기 파편들의 양에 비례하여 증가함을 발견하였다. 그렇다면 큰 부피의 이식물에 대해 예상되는 반응과는 다르게, 오래된 이식물에서 떨어져 나온 부스러기 파편에 대해 일어날 수 있는 반응은 무엇일까?

풀이: 염증반응은 생체재료 이식에 의한 외과적 수술에 의해 일어나는 조직 손상에 의해 동반된다. 이상적인 경우는 염증반응이 하루 만에 해결되는 경우이다. 그러나, 대부분의 생체재료는 외부 물질로 인식되어 대식세포와 같은 식세포들이 생체재료를 없애려고 지속적으로 염증반응을 야기시킨다. 그런데, 척추경 나사와 같은 생체재료는 대식세포보다 너무 커서 포식할 수가 없다. 그 결과 대식세포는 생체재료 주위에 몰려들게 되고 가수분해 효수를 세포 외부로 분비시켜 생체재료를 분해하려고 하나 포식할 수 없어 식작용은 실패하게 된다. 이에 비해, 생체재료에서 떨어져 나온 마이크로미터 단위의 작은 부스러기 파편들은 대식세포에 의해 포식될 수 있다. 티타늄은 생분해가 되지 않기 때문에 입자들이 대식세포에 남아 있다가 세포들이 죽거나 분해되면 입자들은 다시 남아서 다른 대식세포에 의해 포식될 것이다. 또한 이식한지 오래된 생체재료의 부스러기 파편들은 점차 증가하면 노출되는 이식물의 총면적 또한 증가시키기 때문에 생물학적 반응의 정도도 증가하게 되는 것이다.

10.4.3 기타 과립구

염증에 관여하는 세포들의 작용은 기본적으로 호중구와 대식세포에 의해서 일어나지만, 다른 과립구들도 조금씩 관여하고 있다. 호산구도 호중구/대식세포와 마찬가지로 화학적 유인물질에 반응하지만 포식 능력은 상대적으로 작다. 그러나, 호산구는 기생충에 붙어서 없애는 데 중요한 역할을 담당한다. 또한 염증-유도 물질들을 해독하여 염증반응이 일어난 국소부위 이외로 염증이 퍼지지 않도록 막아 주는 역할을 한다.

호염기구는 혈액내에 존재하며 다른 조직에 있는 비만세포(mast cells)와 유사한 기능을 담당한다. 활성화되면 염증반응을 매개하는 헤파린, 히스타민, 브라디키닌, 세로토닌 등을 방출한다(표 10.1 참조). 또한 호염기구와 비만세포는 12장에서 다루어질 과민반응(allergy)에 중요한 역할을 담당하고 있다.

10.5 급성염증의 종료

급성염증 반응은 조직 손상 후 항상성을 회복하고 외부 세균의 침입을 막도록 고안되어 있다. 그러나, 급성염증의 결과로 나타난 일련의 생리학적 변화들이 인체 전반으로 퍼지거나 장기간 지속된다면 정상조직의 기능에 불이익을 가져올 수 있다. 따라서, 모든 조직에는 급성염증을 감소시키거나 종료시키는 몇 가지 기전이 존재한다.

염증반응이 상처 부위에 국한되어 작용하도록 하기 위한 방법으로는 염증 반응 전반에 걸쳐 다양한 화학적 매개물질들이 작용하여 생체계를 감시하고 균형을 유지하고 있다. 한 예로 IL-1을 생성하는 세포들(대식세포 외)은 인터루킨-1 수용체 항진제(IL-1ra)도 함께 생성한다. IL-1ra는 IL-1과 화학적으로 유사한 구조를 갖고 있어 표적세포에 존재하는 IL-1이 작용하는 수용체에 동일하게 결합할 수 있지만, 표적 세포를 자극시킬 수는 없다. 즉, IL-1ra가 IL-1 대신에 수용체에 결합하면 표적 세포의 활성화를 억제한다(그림 10.3). 따라서, 염증 반응의 정도는 대식세포에서 생성되는 IL-1과 IL-ra의 상대적인 양에 의해 결정된다.

염증의 확산을 조절하는 다른 방법으로 염증반응을 제한하는 물질을 생성하는 것이다. 가령 대식세포와 림프구에 의해 생성되는 변이성장인자-β (TGF-β)가 이에 해당하는데, TGF-β는 염증반응에 관여하는 특정 세포들의 활성을 억제하고 있다. 또한 염증에 관여하는 화학적 매개자는 수용액 상태에서 신속하게 비활성화되거나 분해되므로, 생성되는 부위에만 국한되어 작용할 수밖에 없다. 이러한 특성으로 인해 손상부위에만 국소적인 반응을 나타내도록 한다.

급성염증을 유도하는 자극이 없어지면 반응은 다양한 방법으로 종결될 수 있다. 11장에서 설명한 바와 같이 림프구나 다른 단핵구들이 염증부위에 존재하는 것으로 보아 급

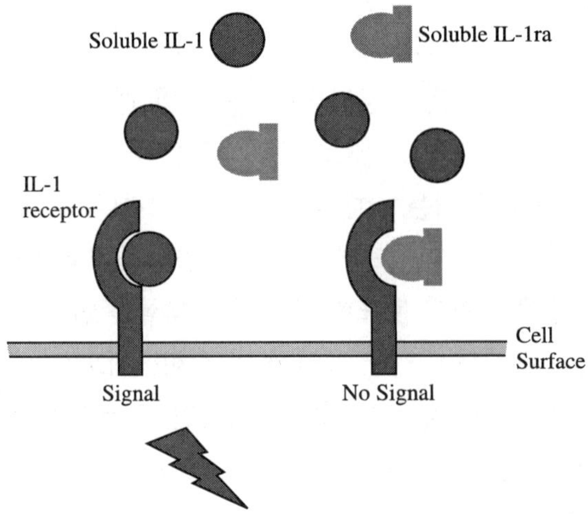

그림 10.3 인터루킨-1 수용체 항진제(IL-1ra)와 IL-1에 대한 세포의 반응을 나타내는 모식도. IL-1ra는 IL-1과 화학적으로 유사한 구조를 갖고 있어서 동일한 수용체에 결합하여 표적세포에 작용한다. 그러나, IL-1과 달리 IL-1ra는 세포를 자극할 수는 없다. 이 경우 IL-1ra는 표적세포의 활성화를 억제하게 된다. 따라서 염증반응의 정도는 IL-1과 IL-1ra의 상대적인 양에 의해 결정된다.

성염증이 만성염증으로 진행되는 경우도 한다. 그와 같은 경우가 아니면 새로이 육아조직이 생성되고 이물질 반응이 일어나면서 성공적으로 종결되기도 한다. 이러한 급성염증의 종결 반응이 분해되지 않는 생체재료를 이식하였을 때 기대하는 정상적인 상처-치유 반응이라고 하겠다. 이에 관한 자세한 내용은 다음 장에서 설명될 것이다.

10.6 분석 기법: 염증반응 분석을 위한 *시험관내(In Vitro)* 방법들

다수의 *시험관내(In vitro)* 방법들은 생체재료가 어떻게 염증반응을 유도하고 9장에서 제시한 염증반응의 부류 중에 어떤 종류에 들어가는지를 분석하기 위한 방법이라 하겠다. 대개 인간 혈액에서 분리한 세포를 재료 견본과 함께 배양하여 몇 시간에서 며칠 정도 지난 후 세포의 활성화 정도를 측정한다. 높은 활성을 나타내는 생체재료는 이식 후 *생체내(In vivo)*에서 염증전구 반응을 유도할 가능성이 높다고 볼 수 있다. 이러한 실험은 혈관내피세포와 여러 종류의 백혈구 등 염증반응에 관여하는 다양한 세포들을 이용하여 동일하게 시행할 수 있다.

10.6.1 백혈구 검사

백혈구(주로 호중구나 대식세포)의 *시험관내(In vitro)* 세포활성 정도는 주로 다음과 같은 지표들을 측정하여 검사하고 있다.

1. 세포 부착 및 확장성
2. 세포사
3. 세포의 이동
4. 싸이토카인 분비
5. 세포 표면 단백질 발현

앞에서 설명한 바와 같이 세포 부착 정도는 몇 가지 방법으로 측정할 수 있다. 세포에 방사선동위원소나 형광물질로 표지 한 후 세포를 융해하여 세포 내 분자 입자들(예, LDH)의 방출 정도를 측정하는 방법이 있다. 9장에서 언급한 바와 같이 세포의 확장성 정도를 보다 정성적으로 측정하는 방법은 세포들을 염색하여 광학현미경으로 부착된 세포들을 이미지화시키는 것이다.

염증세포의 주된 기능은 필요한 곳으로 이동하는 것이기 때문에, 생체재료에 의해 생기는 분해 산물과 다른 자극에 의해 재료 표면에 생길 수 있는 분해 산물 모두에 대한 염증세포의 이동 정도를 분석하는 것은 매우 중요하다. 9장에서 기술한 세포의 이동 정도를 측정하기 위한 방법들은 세포의 이동을 연구하는 데 도움이 될 것이다. 각 세포 하나를 시간 별로 직접 분석하는 방법을 이용하여 재료의 성질에 따른 세포의 이동성에 미치는 영향을 관찰할 수 있다. 또는 집단 분석 방법을 이용하여 재료 견본을 함께 배양하거나 배양하지 않은 조건에서 단핵구 또는 과립구 무리들의 이동 정도를 비교할 수 있을 것이다.

인터루킨과 TNF-α와 같은 염증전구 반응 싸이토카인이 배양액으로 분비된 정도 또한 세포 활성화를 나타내는 다른 지표이다. 대개의 경우 ELISA(8장 참조) 방법을 이용하여 분비된 싸이토카인 양을 측정할 수 있다.

마지막으로 단핵구나 과립구의 활성화 정도를 측정하는 방법으로 혈관내피세포에서 발현하는 리간드와 결합하는 특정 수용체들을 표지자로 발현하고 있는 세포를 관찰하는 방법이 있다. 수용체들은 어떤 자극에 의해 세포 표면으로의 발현이 증가하기 때문에, 그 표지자를 발현하고 있는 세포 집단을 측정함으로써 생체재료에 노출되었을 때 얼마나 그 세포의 활성화를 유도할 수 있는지를 정량적으로 관찰할 수 있다. 유세포분석기(fluorescence-activated cell sorter, FACS) 또는 유동세포분석기(flow cytometry)를 이용하여 측정 가능하다.

FACS 기계를 이용한 유세포분석은 면역염색기술(9장 참조)의 원리를 이용한 방법이다. 관찰하고자 하는 수용체에 대한 항체에 형광물질을 표지 한 후 염증 세포에 처리한 다음 세포 전체를 FACS에서 분석한다(그림 10.4). 세포들은 한 번에 하나씩 진동 노즐을 지나 형광에 대해 적정 파장을 내는 레이져를 통과하게 된다. 각 백혈구의 형광세기(한 세포에 결합하는 항체의 수)는 측정되어 컴퓨터로 자료가 저장되므로, 형광을 나타내는 세포(활성화)와 형광을 나타내지 않는 세포(비활성화)들 간의 상대적인 양을 정량적으로 비교할 수 있다.

또한 FACS를 이용하여 활성화된 세포들과 비활성화된 세포들을 물리적으로 분리할 수 있다. 레이저가 방출되면 형광세기에 비례하여 음성 전하를 띠도록 한다. 세포는 전기적 전하를 띠는 양극판으로부터 튕겨져 나가게 된다. 이러한 양극판의 원심분리력에 따라 세포는 각기 다른 형광세기를 나타내는 두 종류 이상의 그룹으로 분리되는 것이다(그림 10.4).

10.6.2 기타 분석 기법

생체재료에 의한 염증반응 유도 가능성을 측정하는 시험관내(*in vitro*) 검사를 통해 혈관내피세포의 반응을 예측한다. 혈관내피세포의 세포 표면 수용체(예, 셀렉틴)나 리간드(예, CAMs)의 발현을 증가시켜 호중구와 대식세포의 이동을 촉진시키는 것은 염증 반응에 중요한 단계이다. 따라서, 생체재료에 노출시킨 후 달라지는 세포 표면의 표지자 발현을 앞에서 설명한 유사한 방법들(FACS 또는 유동세포분석기)으로 측정하는 것이다.

최근에 조직공학으로 제조된 다양한 재료들을 이용하여 염증반응 정도를 측정하기 위한 시험관내(*in vitro*) 분석 방법들이 개발되고 있다. 예를 들어 피부와 접촉할 생체재료를 인공 피부조직과 함께 배양하여 분비되는 염증성 싸이토카인들을 ELISA 등을 이용하여 측정한다[5]. 이러한 3차원적 입체물은 다양한 세포들을 포함하고 있어 시험관내(*in vitro*) 반응에 대한 분석 결과를 토대로 향후 체내(*in vivo*) 반응을 예측하는 데 도움이 될 것이다.

요약

- 자연면역 즉 비특이면역은 외래 이물질에 대해 방어하는 첫 번째 방어선이다. 자연면역 반응이 침입한 이물질을 완전히 제거하지 못하면 획득면역 반응이 개시된다. 자연면역은 과립구나 단핵구와 같은 백혈구들이 작용하여 이루어진다. 획득면역은 림프구라 불리우는 백혈구들이 관여한다.
- 과립구와 림프구는 모두 조혈모세포로부터 태어난다. 과립구, 단핵구 및 거대핵구는 골수에서 생성되는 반면, 림프구는 림프조직에서 생성된다. 일반적으로 과립구는 작용하기 전까지 골수에 머물러 있다. 과립구의 주요 기능은 염증반응을 보조하며 이물질을 포식하는 작용을 담당한다. 반면, 림프구의 경우 대부분 림프조직에 저장되어 있으나, 일부는 항상 혈액을 통해 순환하고 있다.

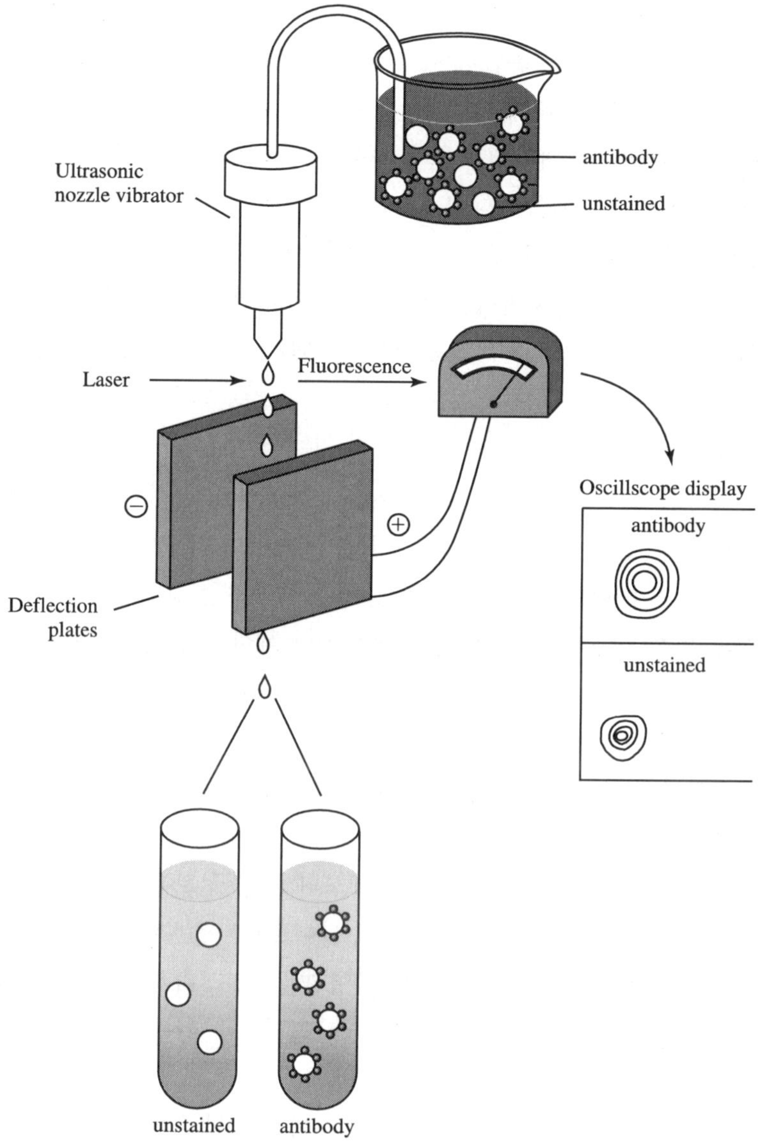

그림 10.4 유세포분석기(FACS)를 이용한 세포 분석. 먼저, 형광물질로 표지된 세포를 FACS에 넣는다. 세포들은 한 번에 하나씩 진동 노즐을 지나 형광에 대해 적정 파장을 내는 레이저를 통과하게 된다. 각 세포의 형광세기(한 세포에 결합하는 항체의 수)는 측정되어 컴퓨터로 자료가 저장되므로, 형광을 나타내는 세포(활성화)와 형광을 나타내지 않는 세포(비활성화)들 간의 상대적인 양을 정량적으로 비교할 수 있다. 이러한 두 세포군을 물리적으로 분리할 수 있다. 레이저가 방출되면 형광세기에 비례하여 음성 전하를 띠도록 한다. 세포는 전기적 전하를 띠는 양극판으로부터 튕겨져 나가게 된다. 이러한 양극판의 원심분리력에 따라 세포는 각기 다른 형광세기를 나타내는 두 종류 이상의 그룹으로 분리되는 것이다. ([3]에서 그림 인용).

- 염증의 임상적 징후는 발적(홍조), 종창(부종), 발열(열) 및 동통(통증)이 나타나는 것이다. 손상된 부위 주변 혈관이 확장하면서 홍조 및 열이 발생한다. 주위 미세혈관들의 투과도가 증가하면서 조직간극으로 혈장성분들이 빠져나가면서 각 세포들

이 팽창하면서 부종이 일어난다. 혈액응고반응이 개시되어 손상된 부위를 정상조직과 격리되고 이때 통증이 유발된다. 이러한 반응은 정상 조직의 손상이 일어나는 즉시(몇 시간에서 며칠 이내에) 일어나는 현상으로 급성염증이라 한다.

- 순환 중인 호중구와 혈관내피세포 간에 결합은 친화력이 낮아서 쉽게 떨어지고 혈관 벽을 따라 구르기가 가능하다. IL-8과 MIP-1b와 같은 화학적 유인물질이 호중구를 활성화시키면 호중구의 인테그린과 혈관내피세포의 CAMs 간의 결합 친화도가 높아진다. 결합이 강해지면서 호중구는 혈관내피세포에 머무르며 부착하게 된다. 부착된 호중구는 혈구누출 과정을 통해 혈관내피세포 사이로 이동하여 혈관 외부로 빠져나가게 되면 그곳에 존재하는 화학적 유인물질의 작용에 의해 손상 부위로 이동하게 된다.
- 호중구는 식세포작용, 호흡파열, 또는 화학적 매개물질 분비를 통해 침입한 외부 세균을 제거할 수 있다. 식작용으로 이물질을 포식하여 세포내 존재하는 효소와 세균독성 물질을 이용하여 소화시킨다. 활성화된 호중구는 호흡파열 과정을 통해 활성 질소종과 활성 산소종을 다량 생산하여 과립 내에 갖고 있다가 이를 방출함으로써 외부 세균을 죽인다. 또한 싸이토카인을 분비하여 단핵구들과 다른 호중구들을 세균이 침입한 부위로 끌어들인다.
- 대식세포는 호중구와 같이 이물질을 식작용으로 없애는 작용을 하지만, 세균이나 입자들을 포식하는 능력은 호중구보다 훨씬 크다. 그러나, 세포보다 크기가 크고 분해되지 않는 생체재료에 대해서는 대식세포나 호중구 모두 성공적으로 식작용을 수행할 수는 없다. 대식세포는 활성화되면 싸이토카인을 분비하여 생체 전반적으로 작용하며, 염증반응과 획득면역 반응에 영향을 준다. 활성화된 대식세포의 가장 중요한 기능은 항체표지세포로서 작용하여 자연면역과 획득면역 반응간에 직접적으로 연결시키는 역할을 담당한다는 것이다.
- 다양한 시험관내(*in vitro*) 분석 기술을 이용하여 생체재료에 의해 유도될 수 있는 염증반응에 대한 정보를 얻을 수 있다. 주로 백혈구의 부착이나 확장성, 세포사, 이동, 싸이토카인 방출을 측정하거나 세포 활성화 지표로서 세포 표면의 표지 단백질 분석하는 방법이 있다. 유세포분석기를 이용한 기술을 이용하여 표지 단백질을 발현하는 세포(백혈구 또는 내피세포)의 수를 정성적으로 측정할 수가 있다. 또한 조직공학으로 고안된 여러 재료들을 이용하여 염증반응의 유무를 예측하는 시험관내(*in vitro*) 분석 방법도 있다.

문제

10.1 자연면역과 획득면역의 차이점에 대해 기술하시오.

10.2 자연면역에 관여하는 구성원들 중 이식된 생체재료에 대한 반응에 가장 적게 영향을 주는 것은 무엇인가?

10.3 생체재료에 대한 조직의 반응을 평가하는 실험에서 대조군은 생체재료를 이식하지 않고 외과적 수술만을 실시한 그룹을 사용하고 있다. 이러한 대조군을 포함해야 하는 근거는 무엇이며, 이때 예상되는 조직의 반응은 무엇인가?

10.4 생체재료 이식 후 식세포작용이 어렵게 하는 요소는 무엇인가?

10.5 3가지의 재료-폴리(테트라플루오에틸렌), 폴리(에틸렌테데프탈레이트), 폴리(프로필렌)-에 대해 혈관이식용으로서의 유용성을 분석하고자 한다. 과립구의 활성화를 유도될 수 있는지를 측정하는 방법은 무엇인가?

10.6 호중구의 혈관투과에 대한 주요 단계를 설명하고 각 단계에 관여하는 중요한 생물분자들을 나열하시오. 환자 X는 혈관내피세포에 셀렉틴의 발현이 되지 않는 희귀한 질환을 갖고 있다. 환자 Y는 혈관내피세포에 면역글로블린계 CAMs의 발현이 되지 않는 질환을 갖고 있다. 각 환자에서 호중구의 혈관투과가 어떠할지를 예측하고 그 이유를 설명하시오.

참고문헌

1. Suggs, L.J., R.S. Krishnan, C.A. Garcia, S.J. Peter, J.M. Anderson, and A.G. Mikos. "*In Vitro and In Vivo* Degradation of Poly(Propylene Fumarate-Co-Ethylene Glycol) Hydrogels," *Journal of Biomedical Materials Research*, vol. 42, pp. 312–320, 1998.
2. Guyton, A.C. and J.E. Hall. *Textbook of Medical Physiology*, 9th ed. Philadelphia: W.B. Saunders, 1996.
3. Kuby, J. *Immunology*, 3rd ed. New York: W.H. Freeman, 1997.
4. Wang, J.C., W.D. Yu, H.S. Sandhu, F. Betts, S. Bhuta, and R.B. Delamarter. "Metal Debris from Titanium Spinal Implants," *Spine*, vol. 24, pp. 899–903, 1999.
5. Trasciatti, S., A. Podesta, S. Bonaretti, V. Mazzoncini, and S. Rosini. "*In Vitro* Effects of Different Formulations of Bovine Collagen on Cultured Human Skin," *Biomaterials*, vol. 19, pp. 897–903, 1998.

Additional Reading

Alberts, B., A. Johnson, J. Lewis, M. Raff, K. Roberts, and P. Walter. *Molecular Biology of the Cell*, 4th ed. New York: Garland Publishing, 2002.

Anderson, J.M. "Mechanisms of Inflammation and Infection with Implanted Devices," *Cardiovascular Pathology*, vol. 2, pp. 33S–41S, 1993.

Black, J. *Biological Performance of Materials: Fundamentals of Biocompatibility*, 4th ed. New York: CRC Press, 2005.

Colman, R.W., J. Hirsh, V.J. Marder, A.W. Clowes, and J.N. George. *Hemostasis and*

Thrombosis: Basic Principles and Clinical Practice. Philadelphia: Lippincott, Williams, and Wilkins, 2001.

Dee, K.C., D.A. Puleo, and R. Bizios. *An Introduction to Tissue-Biomaterial Interactions*. Hoboken: Wiley-Liss, 2002.

Granchi, D., E. Cenni, E. Verri, G. Ciapetti, S. Gamberini, A. Gori, and A. Pizzoferrato. "Flow-Cytometric Analysis of Leukocyte Activation Induced by Polyethylene-Terephthalate with and without Pyrolytic Carbon Coating," *Journal of Biomedical Materials Research*, vol. 39, pp. 549–553, 1998.

Gretzer, C., K. Gisselfalt, E. Liljensten, L. Ryden, and P. Thomsen. "Adhesion, Apoptosis and Cytokine Release of Human Mononuclear Cells Cultured on Degradable Poly(Urethane Urea), Polystyrene and Titanium in Vitro," *Biomaterials*, vol. 24, pp. 2843–2852, 2003.

Hallab, N., J.J. Jacobs, and J. Black. "Hypersensitivity to Metallic Biomaterials: A Review of Leukocyte Migration Inhibition Assays," *Biomaterials*, vol. 21, pp. 1301–1314, 2000.

Jenney, C.R., K.M. DeFife, E. Colton, and J.M. Anderson. "Human Monocyte/Macrophage Adhesion, Macrophage Motility, and Il-4-Induced Foreign Body Giant Cell Formation on Silane-Modified Surfaces In Vitro. Student Research Award in the Master' s Degree Candidate Category, 24th Annual Meeting of the Society for Biomaterials, San Diego, CA, April 22–26, 1998," *Journal of Biomedical Materials Research*, vol. 41, pp. 171–184, 1998.

Mitchell, R.N. "Innate and Adaptive Immunity: The Immune Respinse to Foreign Materials." In *Biomaterials Science: An Introduction to Materials in Medicine*, B.D. Ratner, A.S. Hoffman, F.J. Schoen, and J.E. Lemons, Eds., 2nd ed. San Diego: Elsevier Academic Press, pp. 304–318, 2004.

Palsson, B.O. and S.N. Bhatia. *Tissue Engineering*. Upper Saddle River: Pearson Prentice Hall, 2004.

Pu, F.R., R.L. Williams, T.K. Markkula, and J.A. Hunt. "Expression of Leukocyte-Endothelial Cell Adhesion Molecules on Monocyte Adhesion to Human Endothelial Cells on Plasma Treated PET and PTFE In Vitro," *Biomaterials*, vol. 23, pp. 4705–4718, 2002.

Shen, M. and T.A. Horbett. "The Effects of Surface Chemistry and Adsorbed Proteins on Monocyte/Macrophage Adhesion to Chemically Modified Polystyrene Surfaces," *Journal of Biomedical Materials Research*, vol. 57, pp. 336–345, 2001.

Silver, F.H. and D.L. Christiansen. *Biomaterials Science and Biocompatibility*. New York: Springer, 1999.

Trindade, M.C., M. Lind, D. Sun, D.J. Schurman, S.B. Goodman, and R.L. Smith. "*In Vitro* Reaction to Orthopaedic Biomaterials by Macrophages and Lymphocytes Isolated from Patients Undergoing Revision Surgery," *Biomaterials*, vol. 22, pp. 253–259, 2001.

CHAPTER 11

창상치유(wound healing)와 생체재료

||| **주요 목표**

생체재료를 임플란트 시술한 이후에 발생하는 용해 단계와 종류 그리고 이러한 용해과정이 임플란트를 매식하지 않은 경우의 창상치유와 다른 점에 관해 학습한다.

||| **특정 목표**

1. 육아조직의 특성에 관한 이해
2. 임플란트의 성질이 이물반응에 미치는 영향에 관한 이해
3. 섬유성 피막형성과 만성염증의 비교
4. 네 종류의 용해에 관한 구분과 이들에 대한 성공여부 결정
5. 창상수복과 재생의 비교
6. 정상적인 창상치유 단계와 생체재료의 이식 이후에 발생하는 치유단계의 비교
7. 염증반응과 생체적합성에 관한 평가를 위한 동물모델 선택에 있어서의 한계와 문제점에 관한 이해

11.1 서론: 육아조직 형성

이 장에서는 이식된 생체재료에 대한 신체의 반응, 특히 매식 후 대략적으로 24시간 이후에 발생하는 현상들에 좀 더 집중하여 고찰해 보기로 하자(급성반응에 관해서는 10장에서 이미 논의하였음). 매식(또는 상처가 발생한) 이후 빠르게는 하루 만에 염증반응에 관여하는 대식세포(macrophage)들이나 다른 세포들이 섬유모세포(fibroblast)와 혈관내피세포(vascular endothelial cell)가 창상부위로 이동하는 것을 촉진하기 위해 주화성 신호(chemoattractive signal)를 보내게 된다(그림 11.1). 3 내지 5일 이내에, 육아조직(granula-

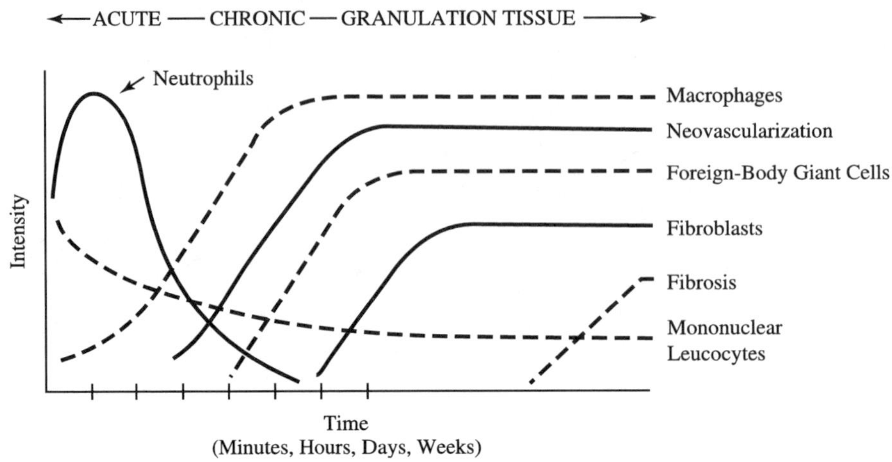

그림 11.1 상처 또는 생체재료의 이식 이후에 발생하는 인체의 창상치유 반응. (Adapted with permission from [1].)

tion tissue)의 형성이 개시되는 것을 현미경으로 관찰할 수 있다.

육아조직(granulation tissue)은 조직학적으로 자갈모양의 과립 형태를 나타내는 특징을 보이기 때문에 붙여진 명칭이다(그림 11.2). 이 조직은 현존하는 혈관으로부터 발아되는 수많은 관형태의 발아(vascular bud)들이 형성되면서 형성된다. 이러한 과정을 **신혈관발달(neovascularization)** 또는 **혈관신생(angiogenesis)**이라고 한다. 이 과정이 최고조에 달하면, 육아조직은 다른 어떤 종류의 조직들보다 단위부피당 모세혈관의 수가 높다.

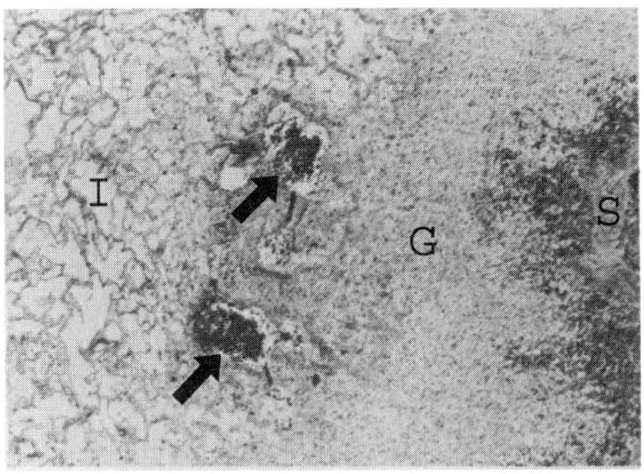

그림 11.2 조직/재료의 계면에서의 육아조직의 형성. 개의 비장에 발생한 넓은 표면의 상처부위를 다공성 sodium amylose succinate로 치료하였다. 충분히 발달한 육아조직(G)에 의해 비장(S)과 고분자(I)가 분리되어 있다. 혈관과 유사한 영역이 육아조직(화살표)의 최전방에 위치해 있다. 이 시료를 헤마톡실린(hematoxylin)과 에오신(eosin)으로 염색하였고, 이를 통해 세포의 핵이 염색되었다(검정색 점들). 배율은 60X임. (Reprinted with permission from [2].)

창상치유에 있어서 이 과정은 **섬유모세포(fibroblast)**가 증식하는 특징을 보이기도 한다. 앞 장에서 간단히 언급한 섬유모세포들은 다양한 조직에서 발견되는 세포이다. 이 세포는 콜라겐과 프로테오글리칸(proteoglycan)이 풍부한 세포외 기질(extracellular matrix)을 생산함으로써 결합조직을 합성하고 유지하도록 하는 것이 주된 기능들 중 하나이다. 육아조직에서는, 이들 섬유모세포들 중 일부가 평활근세포(smooth muscle cell)와 유사한 특징을 나타내기도 하는데, 이들을 근육섬유모세포(myofibroblast)라고 한다. 근육섬유모세포들은 창상수축(wound contraction)을 담당하며, 이로 인해 전체적인 환부를 수축시킴으로써 창상치유가 신속하게 진행되도록 한다.

예제 11.1

혈관은 혈관발달(vasculogenesis)이라고 하는 발생과정을 통해 새롭게 형성될 수 있다. 이 과정에서, 세포 외 기질과 사이토카인(cytokine)을 통해 제시되는 신호에 응하여 혈관전구세포들이 이동하여 혈관을 형성하기 위해 분화한다. 그렇다면 혈관신생(angiogenesis)과 혈관발달(vasculogenesis)의 차이는 무엇인가? 노화에 따라 혈관이 생성될 가능성이 왜 감소하는 것인가? 혈액공급이 조직을 발달시키고 재생하는 데 중요한 이유는 무엇인가?

풀이: 혈관신생은 이미 존재하는 혈관으로부터 발아되어 발아(budding)과정을 통해 새로운 혈관이 형성되는 과정을 의미한다. 따라서 혈관발달은 새로운 생성과정이 아니다. 그러나 혈관신생은 현존하는 혈관으로부터 새로운 혈관이 발생하거나 발아하는 과정이 아니다. 오히려 혈관전구세포들이 세포와 세포 외 기질의 유도에 의해 새로운 혈관을 창조해 내는 현상을 의미한다. 신체 내에 존재하는 줄기세포나 전구세포들의 수는 노화가 진행되면서 감소하게 된다. 따라서, 혈관신생에 참여할 수 있는 혈관전구세포들은 노화에 따라 감소하게 된다. 반면 배아에는 줄기세포가 풍부하며, 혈관발달을 촉진한다. 혈관은 발달과정이나 재생 중인 조직에 영양분과 함께 세포를 공급하고, 세포들의 부산물들을 제거하는 데 필요하다.

11.2 이물반응(Foreign Body Reaction)

육아조직은 이물반응의 일부분에 해당한다. 이 반응에는 이물거대세포(foreign body giant cell, FBGC)와 앞에서 설명한 육아조직 요소들이 관여한다. 이물거대세포는 단일세포보다 더 큰 생체재료를 식작용(phagocytosis)하기 위해 단핵구(monocyte)/대식세포(macrophage)가 융합하여 만들어진 다핵세포이다.

이물거대세포의 상대적인 조성은 임플란트와 관련된 다양한 요소들에 의존한다. 그 중 하나가 재료의 표면성질이다. 임플란트의 표면의 형태와 화학적 성질이 표면성질에

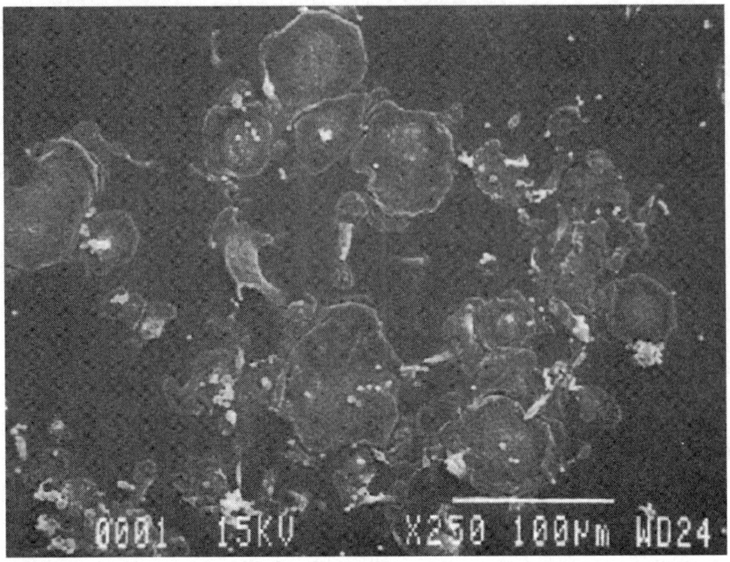

그림 11.3 주사전자현미경 사진에는 쥐의 피하조직에 이식된 poly(propylene fumarate-co-ethylene glycol)에 대한 이물반응을 보여 주고 있다. 이미지에서 대식세포(작은 세포들)과 이물거대세포(큰 세포들)을 관찰할 수 있다. (Reprinted with permission from [3].)

포함된다. 예를 들면, 실리콘 유방보철물과 같이 부드러운 재료의 경우, 세포 한 개 또는 두 개 정도 두께의 대식세포층이 관찰된다. 그러나 분해 중인 생체재료의 외부표면과 같이 거친 재료의 경우, 대식세포와 FBGC 등이 혼재해 있는 것을 볼 수 있다 (그림 11.3과 그림 11.4).

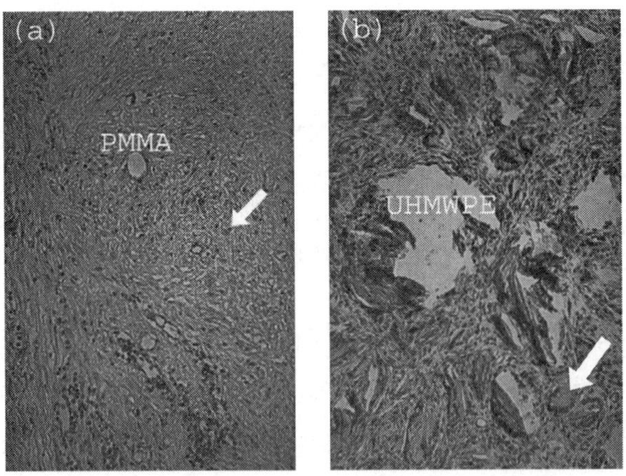

그림 11.4 토끼의 창상으로부터 얻은 조직 시편들. (a) 조직에서 입자성 PMMA(원형 공간)에 대한 이물반응과 확인된 수많은 대식세포(작은 화살표)들. (b) 크기가 큰 UHMWPE 입자들(불규칙한 공간들)에 대한 이물반응과 대식세포들과 이물거대세포들(큰 화살표). Basic Oil Red O Stain, 배율은 60X. (Reprinted with permission from [4].)

매식된 재료의 형태(특히 표면적과 부피의 비율) 또한 이물반응에 영향을 미칠 수 있다. 표면적과 부피의 비율이 큰 임플란트들(예를 들면, 섬유 또는 다공성 재료들)은 조직-재료의 계면에 대식세포와 FBGC의 비율이 높은 반면, 표면적과 부피비가 낮은 임플란트들은 섬유성(육아)조직(fibrous (granulation) tissue)이 더 많이 형성되는 것을 볼 수 있다. FBGC 또는 대식세포들은 재료가 존재하는 한 생체재료를 포위하고 있는 상태로 남아있지만, 이들 세포들이 분해효소 또는 주화성 물질들과 같은 생체활성인자들을 지속적으로 활발하게 분비하는지에 관해서는 잘 알려져 있지 않다.

11.3 섬유성 피막형성(Fibrous Encapsulation)

분해되지 않는 재료로 제조한 임플란트에 의해 발생된 창상치유 과정의 최종단계는 섬유성 피막형성 단계이다(그림 11.1). 이 단계에서는 육아조직이 성숙되며, 보다 큰 혈관들이 형성되고, 국지적으로 발생하는 기계적 힘에 대응하여 콜라겐섬유들이 배열되는 특징을 보인다. 이런 경우에 있어서는, 생체재료가 존재함으로써 임플란트 주위를 둘러싸고 있는 캡슐이 파괴되는 것을 방지해 주고, 결과적으로, 정상적인 창상치유과정에서 발생할 수 있는, 반흔(scar)이 생성되지 않게 한다(반흔 생성에 관한 자세한 설명은 이 장의 후반부 내용을 참고). 섬유성 피막형성은 다수의 생체재료들을 임플란트한 경우 받아들일 만한 결과이다.

(임플란트 이후 4주 또는 그 이상의) 장기적인 캡슐의 형성 정도는 여러 가지의 요인에 의존한다:

1. 임플란트 과정에서 발생한 초기손상의 정도
2. 결과적으로 발생하는 손상된 세포의 양
3. 임플란트 부위의 위치
4. 임플란트의 분해시간(만일 분해성이라면)

좀 더 세부적으로는, 캡슐의 두께는 다음의 요인들 영향을 받는다:

1. 발생한 작은 입자의 양과 조성
2. 임플란트 부위에 작용하는 기계적인 힘
3. 임플란트의 형태
4. 전기적인 전류(만일 발생하는 경우)

섬유성 캡슐의 크기는 부식, 분해 그리고 마모 등에 의해 발생하는 작은 입자들의 방출속도에 비례하여 증가한다. 이 파편들의 화학적 조성, 특히 이들의 세포독성(cytotoxicity), 역시 캡슐 형성에 중요한 영향을 미치는 인자이다. 추가적으로, 캡슐은 임플란트와 주위

조직 사이에 움직임과 같은 기계적 힘이 존재하는 경우 더욱 두꺼워진다.

생체재료의 가장자리와 뚜렷한 변화가 발생한 표면 부위에서 좀 더 두껍운 캡슐이 관찰되므로, 임플란트의 형태가 캡슐 형성에 영향을 미친다는 것을 알 수 있다. 마지막으로, 전극에 의한 자극과 같이 전기적 전류가 발생하는 임플란트의 경우, 캡슐의 두께는 전류의 밀도에 상응하는 경향을 나타낸다. 이러한 경우, 기능성 전극에 의해 국지적인 pH와 O_2 농도를 조정할 수 있으며, 따라서 캡슐형성은 전기적 전류 뿐만 아니라 이러한 간접적인 요소들에 의해 영향을 받는다.

예제 11.2

약물연구실에서 조절된 약물전달을 위해 분해되지 않는 합성고분자로 제조한 임플란트를 개발하였다. 연구자들은 이 약물전달체를 피하조직에 이식하는 것을 고려하고 있다. 이들은 *in vitro* 연구를 통해 전달체로부터 약물이 방출되는 방출속도를 결정하였으나, *in vivo*에서의 약물방출 연구에서 방출속도가 다르다는 것을 알게 되었다. 정확히 말하면 *in vivo*에서 약물방출속도가 더 낮은 것으로 나타났다. 이처럼 방출속도의 차이를 유발시키는 요인이 있다면 무엇이겠는가? 동일한 부피를 갖되 정육면체 형태의 임플란트와 구형 임플란트의 경우, 어느 것이 더 두꺼운 캡슐을 형성하겠는가? 그리고 그 이유는 무엇인가?

풀이: *In vivo* 상에서 직면하는 복잡한 환경들을 *in vitro* 상에서 수행하는 실험에서 그대로 모사한다는 것은 매우 어려운 일이다. 결과적으로, *in vitro* 연구에서 얻어진 실험결과들은 *in vivo* 상의 연구를 통해 얻은 결과와는 다른 것이 일반적이다. 분해성이 없는 합성고분자로 제조된 약물전달체를 임플란트했을 때 발생하는 최종적인 조직반응은 전달체에 섬유상 피막이 형성되는 결과일 것이다. 섬유상 캡슐은 잠재적으로 약물이 전달체로부터 확산되는 것을 저해시키는 작용을 할 것이며, 따라서 약물방출속도가 감소하게 된다. 섬유성 피막형성 현상은 *in vitro*에서 모사하기 어려운 현상이다; 따라서 *in vitro* 상에서 얻어진 방출현상은 아마도 조직적인 요소에 의한 확산장벽을 반영하지 못한 결과로 볼 수 있다. 추가적으로, 효소들의 존재와 농도도 *in vitro*와 *in vivo* 조건에서 다르며, 이 또한 약물방출 속도에 영향을 미칠 수 있다. 정육면체 형태의 임플란트는 동일한 부피를 갖는 구형 임플란트에 비해 더 두꺼운 섬유조직이 형성되는데, 이는 정육면체 임플란트의 가장자리와 모서리 등이 임플란트를 격리시키기 위한 섬유조직 형성을 촉진할 수 있기 때문이다. 또한 정육면체의 표면적은 동일한 부피를 갖는 구의 표면적에 비해 더 크고, 따라서 날카로운 모서리를 갖는 이물질의 넓은 표면적에 의해 섬유성 피막형성이 더 현저하게 나타나게 되고, 대식세포와 이물거대세포의 수가 증가하게 된다.

11.4 만성염증반응(Chronic Inflammation)

만성염증반응은 급성염증반응(acute inflammation)에 비해 조직학적인 균일성이 낮은 반응이다(그림 11.5). 만성염증반응의 특징은 림프구(lymphocyte)와 혈장세포(plasma cell) 등과 같은 단핵세포가 존재한다는 것이며, 이는 재료가 후천성 면역반응(acquired immune response)를 유발시켰다는 것을 의미할 수도 있다(이에 관해서는 다음 장에서 자세히 논의하도록 한다). 급성염증반응이 종결시점과 육아조직이 완전히 형성되는 시점 사이의 단기간 동안에 만성염증반응이 관찰되는 것이 공통적인 현상이지만(그림 11.1), 이 시점보다 더 오랜기간 동안 만성염증반응이 지속되는 경우에는 병리학적인 현상으로 간주한다.

일부의 경우에는, 만성염증반응에 육아종(granulomas)이 나타나기도 한다. 육아종은 포식할 수 없는 입자들을 둘러싸고 있는 FBGC 세포들의 층으로 형성된다. FBGC 세포들은 상피양세포(epitheloid cell)라고 하는 상당히 변형된 대식세포들의 고리 내에 포함되어 있다. 이 세포덩어리는 림프구 층에 의해 둘러싸여 있다. 만성염증반응은 생체재료의 화학적 또는 물리적 성질에 의해 유발되거나 또는 임플란트 부위에서의 움직임에 의해서도 유발할 수 있다.

11.5 네 종류의 해소

앞 장에서 이미 설명한 바와 같이, 염증과 창상치유반응의 최종적인 목적은 손상된 부위를 원상 복구시키는 것이다. 따라서 새로운 평형상태를 형성하는 것은 이러한 반응의 결

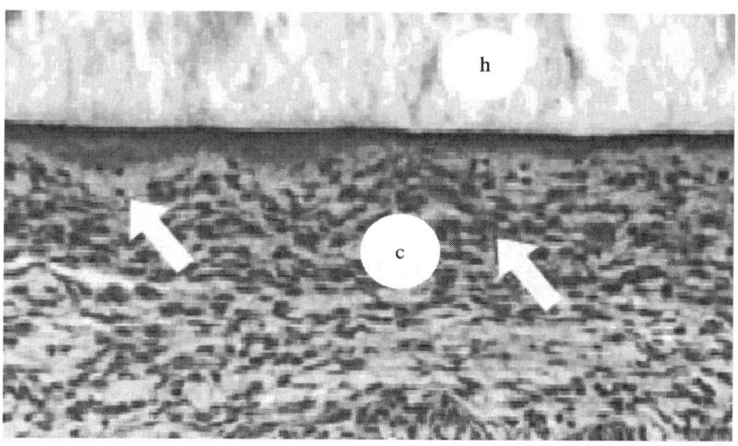

그림 11.5 쥐의 피하조직에 이식한 천연고분자(dextran) 수화겔(h)에 대한 만성염증반응. 대식세포들(오른쪽 화살표), 림프구(왼쪽 화살표)와 길게 늘어난 섬유모세포들이 주위조직에서 확인되었다. C는 섬유성피막이 형성되기 시작한 영역을 나타낸다. Toluidine blue 염색법. 배율은 100X. (Reprinted with permission from [5].)

과로 볼 수 있다. 결과적으로 나타날 수 있는 형태들을 다음과 같이 네 종류로 분류할 수 있으며, 일부는 앞에서 설명한 바 있다.

1. 압출(extrusion)
2. 흡수(resorption)
3. 통합(integration)
4. 피막형성(encapsulation)

압출(extrusion)의 경우, 만일 임플란트가 상피조직과 접촉이 발생한 경우에(피부의 최상층), 이 조직과 연접하여 주머니가 형성될 수 있으며, 이로 인해 재료가 신체 외부로 빠져 나올 수 있다. 이러한 현상은 가시가 스스로 빠지게 되는 원인이다.

만일 임플란트가 생분해성(흡수성) 물질이라면, 분해속도에 따라 섬유성 캡슐이 형성되지 않을 수도 있다. 다른 방안으로는, 만일 캡슐이 형성된다면, 임플란트가 흡수된 이후, 이 캡슐은 파괴되거나 또는 그대로 남아 있을 수도 있고 또는 다른 조직으로 대체될 수도 있다.

통합(integration)은 순수한 티타늄을 뼈에 이식한 경우와 같이 제한된 경우에만 발생한다. 이러한 해소 형태의 특징은 계면에 섬유성 캡슐이 형성되지 않고, 숙주조직이 재료에 밀착되는 것이다.

피막형성(encapsulation)은 앞에서 설명한 비흡수성 재료에 대한 전형적인 반응이다. 만성염증/육아종이 형성되는 현상은 원래 상태로 복구되는 과정이 아니기 때문에(용해가 발생하지 않았음), 이 경우에 해당되지 않는다.

위에 언급한 각각의 용해는 생체재료 이식의 원인에 따라 실패 또는 성공으로 간주될 수 있다. 예를 들면, 흡수와 통합은 조직공학적 응용에 있어서 가장 이상적인 경우인 반면, 생체재료 이식에 있어서 무난한 결과로 간주되는 피막형성은 조직공학적인 측면에서 실패로 간주된다. 그 이유는 손상된 조직을 합성물질로 대체하기 보다는 완전한 기능을 갖는 조직을 만들어 내는 것이 가장 중요한 목적인 조직공학 분야의 특성 때문이다.

11.6 수복과 재생: 피부의 창상치유

앞에서 설명한 바와 같이, 조직공학에서는 정상적인 기능을 갖는 조직을 형성하기 위해 생체재료를 활용한다. 두 과정에 의해 정상적인 기능을 갖는 조직이 형성되는 것은 과정에 의해 이루어진다: 수복(repair)과 재생(regeneration). 두 과정 모두 조직공학적 목적에 따라 성공적인 결과를 도출할 수 있다. 조직수복(tissue repair)의 경우, 손상부위는 흉터조직(scar tissue)으로 대체되는데, 이는 구조, 생화학적 조성 그리고/또는 기계적 성질이 자연적인 조직과 다를 수 있다. 조직재생(tissue regeneration)의 경우, 손상된 부위는 손상되기 전에 존재하던 조직과 동일한 조직으로 대체된다. 이 경우에는, 정상조직의 구조, 조성, 그리고 성질들이 완전히 복구된다. 이 절에서는 수복과 재생의 차이를 설명하고 정상적인 창상치유가 분해되지 않는 생체재료에 의한 치유와의 차이점을 설명하기 위해 피부에서의 창상치유를 예로 활용한다.

11.6.1 피부수복

피부는 그림 11.6에 나타낸 바와 같이, 내부의 진피층(dermal layer)과 외부의 표피층(epidermal layer)과 같은 두 개의 영역으로 구성된다. 만일 표피층에만 상처가 난 경우에는, 결손부위의 재생이 가능하다. 그러나 베거나 화상이 진피층까지 도달한 경우라면, 수복이 창상치유의 주된 수단이 된다.

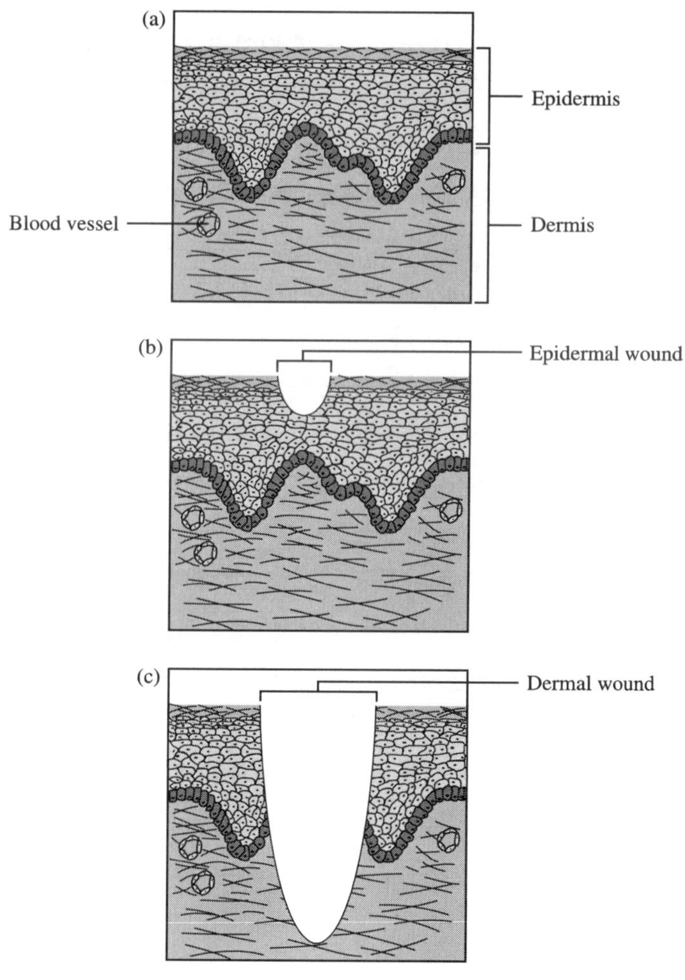

그림 11.6 (a) 내부 진피층과 표피층을 나타내는 피부 모식도. 만일 표피층에만 상처가 발생한 경우, (b)에 나타낸 바와 같이, 손상부위에 대한 재생이 가능하다. 그러나 베거나 화상이 진피층까지 도달한 경우, (c)에 나타낸 바와 같이, 창상은 수복에 의해 치유된다.

상처가 생긴 후에 첫 번째 반응으로 혈액응고(blood clotting) 작용이 발생하며, 혈액의 손실을 방지하기 위해 피브린 네트워크이 형성된다(상세한 내용은 13장 참고). 이어서 앞에서 언급한 바와 같이 생체재료의 이식에 대한 일련의 국지적인 반응과 세포유입 과정을 포함한 급성염증반응이 발생하게 된다(10장 참고). 이 단계는 파괴된 조직찌꺼기들이 제거되고, 세포 외 기질에 존재하는 글리코사미노글리칸(glycosaminoglycan)의 일종인 히알루론산(hyaluronic acid)이 침착(deposition)되는 것이 특징이다.

염증반응은 섬유모세포들을 유입시키는데, 이 세포들은 증식하여 세포 외 기질을 침착시키고, 육아조직형성을 개시하는 특성을 보인다. 앞에서 설명한 바와 같이, 이 시기에 새로운 혈관들이 대량으로 형성된다. 이 단계에서 특이할 만한 사항으로는 세포 외 기질에 침착되는 콜라겐섬유(제3형)들은 가늘고 무질서하게 배열되는 것이다. 새로운 세포 외 기질이 침착되면서, 응고된 피브린은 분비된 특정한 효소들과 남아 있는 대식세포들의 식작용에 의해 용해된다.

피부 창상수복의 최종단계는 리모델링, 또는 흉터가 생성되는 단계이다. 상처가 발생한 후 대략 일주일 후부터 세포 외 기질에 존재하는 콜라겐 분자들이 교체되는 현상이 발생하는데, 제3형 콜라겐들이 효소와 식작용 등에 의해 분해되고, 최종적으로 제1형 콜라겐으로 대체된다. 새롭게 형성된 콜라겐 섬유다발(collagen bundle)들은 더 크고, 조직에 가해지는 항력의 축방향으로 배열된다. 이와 유사하게, 히알루논산(hyaluronic acid)에 대한 콘드로이틴설페이트(chondroitin sulfate)와 더마탄설페이트(dermatan sulfate)와 같은 글리코사미노글리칸들의 비율이 증가한다.

흉터조직 내에서의 콜라겐 축적은 상처가 생긴 후 2 내지 3개월 동안 지속된다. 추가적으로 콜라겐 섬유들의 가교결합이 한층 더 진행되면서, 신생조직의 기계적 성질이 향상된다. 이 시기 동안 연결되지 않은 혈관들은 흡수되고, 흉터가 엷어지면서 혈관이 사라지게 된다.

이 단계에 이르면 피부의 수복과정이 완료되게 된다: 정상적인 기능을 갖는 조직으로 대체되는 과정이 완료되고, 대부분의 경우에 있어서, 정상적인 상태가 된다. 분해성이 없는 재료가 존재하는 경우, 이 과정은 완전하게 완성되지 못하는데, 그 이유는 재료를 둘러싼 캡슐이 남아 있고, 이는 흉터조직으로 리모델링 되지 않기 때문이다. 진피의 손상부위가 복구되면서, 이와 함께 상처에 상피조직이 형성되는데, 이에 관해서는 다음 장에서 설명하도록 한다. 그러나 이러한 상황은 진피층에 상처조직이 존재하기 때문에 손상부위가 재생된 것은 아니다.

11.6.2 피부재생(Skin Regeneration)

표피층에 국한된 조직손상의 경우(피부의 까짐), 재상피화(reepithelialization)를 통해 결손된 부위가 완전히 재생되는 것이 가능하다. 완전한 수복의 경우와 마찬가지로, 표피(epidermis)에 분해되지 않는 임프란트가 지속적으로 존재하는 경우에는 이 과정은 진행되지 않는다.

그림 11.7에 나타낸 바와 같이, 재상피화는 결손부위의 가장자리에 위치한 세포들이 결손부위를 더 많이 덮기 위해 형태가 변형됨(편평화)으로써 개시된다. 창상의 가장자리의 세포 외 기질과의 결합이 끊어진 세포들은 결손부위로 이동할 수 있게 된다. 이와 동시에 이동하는 전면의 후방부위에 상피세포들이 증식하면서 점차적으로 창상부위 전체를 덮는 얇은 피복이 형성된다.

이동하는 선도부위의 가장자리에 위치한 세포들이 다른 상피세포들과 접촉하게 되면(즉 손상부위가 완전히 덮히게 되면), 세포들은 원래의 입방형 형태로 회복되고, 세포 외 기질에 다시 결합하게 된다. 이어서 증식과 기질 합성이 추가로 진행되면서 조직이 원래의 두께로 복구되게 된다. 결과적으로 생성되는 신생조직은 상처가 발생하기 전의 구조와 동일한 성질을 가지게 된다.

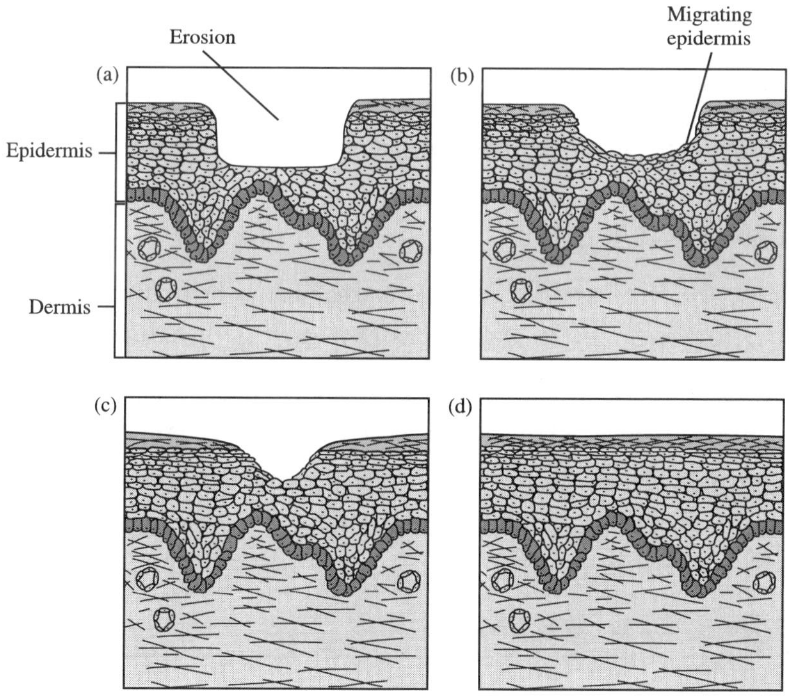

그림 11.7 외피층에 국한된 피부 상처의 재생. (a) 상처의 가장자리에 위치한 세포들의 형태(편평한 형태)가 상처를 좀 더 감쌀 수 있도록 변함에 따라 재상피화가 시작된다. (b) 그런 후 이 세포들은 상처부위로 이동한다. (c) 일단 이동성 선도부위의 가장자리에 위치한 세포들이 다른 상피세포들과 접촉하게 되면(즉 손상된 부위가 완전히 덮혀지면), 입방형 형태로 회복되고, 세포 외 기질에 다시 부착되게 된다. (d) 증식과 기질이 추가적으로 진행되어 원래의 조직 두께로 회복된다. (Adapted with permission from [6].)

11.7 염증반응에 대한 생체 내 실험

염증반응에 대한 *in vitro* 평가(앞 장 참고)가 재료의 생체적합성(biocompatibility)에 대한 지표로 유용하게 활용될 수 있지만, 염증반응을 구성하는 세포의 종류와 신호분자들의 복잡한 상호작용이 발생하는 생체 내 평가를 대체할 수는 없다. 표 11.1에는 생체 내의 반응에 영향을 미칠 수 있는 임플란트와 관련된 인자들을 열거하였다. 이 표에 나타낸 항목들은 다양한 수단을 통해 특정한 생물학적 반응을 유발시킬 수 있다:

1. 생물학적 분자들(예를 들면 단백질과 이온들)이나 세포들과 임플란트와의 상호작용(이는 재료의 표면 형태나 화학적 성질 등을 포함한다).
2. 생물학적 분자들이나 세포들과 임플란트로부터 용해되어 나오는 용해성 물질들과의 작용(용해는 재료의 화학적 성질, 첨가제 또는 분해로 인해 발생함).
3. 생물학적 분자들 또는 세포의 불용성 입자들과의 작용(대개 임플란트의 분해에 의해 발생).
4. 임플란트 주위에서 하중이나 변형률의 변화(재료의 특성에 의해 발생할 수 있으나, 장치의 기하학적 구조나 최종적인 성질에 의해 영향을 받기도 함).

이러한 상호작용들의 복잡성과 생체적합성 시험의 중요성으로 인해, 여러 규제기관(U.S. Food and Drug Administration, ASTM, ISO)들이 *in vivo* 생체적합성 평가를 위한 지침과 절차를 제시하고 있다[8-11]. 이러한 기준들에 의하면, 생체적합성(biocompatibility)은 "의료기기가 특정한 용도에서 적절한 숙주반응과 함께 작동할 수 있는 능력"으로 정의되어 있으며, 따라서 생체적합성 평가(biocompatibility assessment)는 "숙주반응을 결정하는 항상성 기전의 변형 규모와 지속 정도에 대한 측정"을 의미한다.

다양한 시험법들은 발암성(carcinogenicity), 혈액적합성(hemocompatibility), 면역반응 그리고 염증반응 등에 대한 평가를 요구하는 생체적합성 평가의 광의의 정의에 포함된다(표 11.2 참조). 추후에 이러한 연구들 중 일부 사항들에 관해 알아보도록 하자. 이 절에서는, 염증반응을 직접적으로 평가하는 *in vivo* 시험에 관해 먼저 알아보도록 한다. ISO 기

표 11.1 in vivo 조직적합성 평가를 위한 관련요소

제조된 재료
예정된 첨가물, 공정상 오염물질, 그리고 잔류물질
용해된 물질들
분해된 물질들
기타 다른 성분들과 이들의 최종생산물과의 작용
최종 생산물의 성질과 특성

(Adapted with permission from [7].)

표 11.2 조직적합성 테스트(*in vivo*)

민감화
자극
피부내 반응성
전신적 독성(급성 독성)
아만성 독성(아급성 독성)
돌연변이원성(genotoxicity)
임플란트
혈액적합성
만성독성
발암성
재생성 및 발달성 독성
생분해성
면역반응

(Adapted with permission from [7].)

준과 같이, 이는 전신적 독성(급성, 아급성, 그리고 만성)은 물론 국소적인 반응성과 독성에 대한 테스트들도 포함하고 있다. 추가적으로, 이러한 영향은 생체재료의 추출물을 주입한 후에 시험하고, 또한 임플란트한 후에도 시험하는 것을 권하고 있다.

이어서 설명할 내용은 Spector와 Lalor[12]의 이론에 관한 내용으로, 생명공학 장치에 대한, 특히 생체재료를 특정한 조직에 이식하는 경우를 포함, *in vivo* 연구를 설정하는 데 있어서 중요한 관심사항에 관하여 설명하고자 한다. 이러한 요소들은 "불활성" 임플란트는 물론 조직공학적인 생산품들에 대해 고려되어야 하지만, 세포나 성장인자들과 같은 활성분자들을 포함한 장치에 대한 생체적합성 테스트들은 심사과정을 더욱 난해하게 하기 때문에, 조직공학적 생산품에 대해서는 추가적인 *in vivo*와 *in vivo* 테스트들이 요구된다는 것에 주의해야 한다. 물론, 다른 모든 동물실험과 마찬가지로, *in vivo* 생체적합성 실험은 적절한 동물보호지침을 따라야 하고, 수술 단계나 수술 이후에 통증을 완화시킬 수 있도록 주의해야 한다.

11.7.1 동물모델 개발에서의 고려사항

11.7.1.1 동물의 선택

생체 내에서의 염증반응을 연구하기 위해 동물의 생리학 및 치유반응이 인간과 어느 정도 유사한지에 의거하여 선택해야 한다. 물론 치유현상이 인간과 완전히 동일한 동물은 없을 것이다. 따라서 동물실험을 통해 생체재료에 관한 인체의 반응을 완벽하게 예측한

표 11.3 의료기기와 *in vivo* 실험을 위해 사용되는 해당 동물모델

Device Classification	Animal
Cardiovascular	
Heart valves	Sheep
Vascular grafts	Dog, pig
Stents	Pig, dog
Ventricular assist devices	Calf
Artificial hearts	Calf
Ex vivo shunts	Baboon, dog
Orthopedic/bone	
Bone regeneration/substitutes	Rabbit, dog, pig, mouse, rat
Total joints—hips, knees	Dog, goat, nonhuman primate
Vertebral implants	Sheep, goat, baboon
Craniofacial implants	Rabbit, pig, dog, nonhuman primate
Cartilage	Rabbit, dog
Tendon and ligament substitutes	Dog, sheep
Neurological	
Peripheral nerve regeneration	Rat, cat, nonhuman primate
Electrical stimulation	Rat, cat, nonhuman primate
Ophthalmological	
Contact lens	Rabbit
Intraocular lens	Rabbit, monkey

(Adapted with permission from [7].)

다는 것은 어려운 일이다. 새로운 재료를 개발하는 과정에서, 초기 단계에서는 작은 동물(쥐, 토끼)를 이용하고, 그런 후 국지적인 염증반응이 용인할 정도인 경우, 더 큰 동물모델(염소, 개, 양, 소)에 대해 적용한다. 표 11.3에는 다양한 의료기기를 테스트하기 위해 사용되는 동물모델을 나타내었다.

11.7.1.2 이식부위의 선택

대부분의 연구에서, 이식부위는 가능한 최종적으로 적용하고자 하는 부위와 최대한 유사한 위치를 선택하도록 해야 한다. 때로는 새로운 재료에 대한 염증반응을 조사하기 위해 초기 단계에서는 피하낭과 같은 접근이 용이한 부위를 이용하기도 한다. 어떤 경우라도, 이식부위는 염증반응의 정도에 영향을 미칠 수 있는 다양한 반응들에 대한 평가가 가능해야 한다. 예를 들면, 혈관이 충분히 생성되지 않은 이식부위에서 대식세포와 같은 염증세포의 수가 감소한 경우, 이는 재료의 항염증 성질보다는 이들 세포들의 접근이 어렵기 때문이라고 볼 수 있다. 다른 중요한 인자들로는 주위에 존재하는 세포들의 증식 및 이동능력과 기계적인 성질의 변화가 다른 주변세포의 거동에 미치는 영향 등이 있다.

11.7.1.3 연구기간

ISO기준에 의거하면, 재료가 최종적으로 활용하기 적절한지를 규명하기 위해서는 여러 종류의 독성에 관한 연구가 이루어져야 한다. 급성독성(acute toxicity)은 투여한 후 24시

간 이내에 발생하는 유해한 영향을 의미하고, 아급성독성(subacute toxicity)은 투여 후 14-28일 사이에 나타나는 영향을 의미한다. 아만성독성(subchronic toxicity)은 최초 90일 이내에 발생하는 반응을 의미하는 반면(또는 실험대상동물의 수명의 10% 이내의 기간), 만성독성(chronic toxicity)은 이 기간 이후에 나타나는 영향을 의미한다. 이러한 연구들은 장치의 최종적인 설계에 따라 생체재료의 추출물을 이용하여 실행할 수도 있고, 또는 적절한 부위에 직접 임플란트하여 실행할 수도 있다.

독성에 관한 테스트와 더불어 임플란트 후 조직학적 분석을 통해 생체재료에 대한 국소적인 염증반응에 관한 중요한 정보를 얻을 수 있다. 이러한 임플란트에 대한 테스트의 경우, 측정된 반응들은 실질적으로 수술, 염증 그리고 임플란트 주위의 최종적인 조직 리모델링(resolution) 등이 복합적으로 나타난 결과이며, 따라서 다양한 시점들에 대해 평가하는 것이 바람직하다.

11.7.1.4 생체재료에 대한 고려사항: 투여량(dose)와 투여(administration)

임플란트의 형태가 생물학적 반응에 미치는 영향이 크기 때문에, 새로운 물질을 평가하는 것도 좋지만, 최종적으로 이식되는 장치와 동일한 형태의 재료를 테스트하는 것이 중요하다.

본질적으로, 재료의 형태는 신체의 관점에서는 이 재료의 '투여량(dose)' 에 영향을 미친다. 생체적합성에 관한 시험은 두 가지 중요한 이유 때문에 수행되어야 한다: 즉 염증반응의 정도와 형태에 관한 정보를 얻기 위한 우수한 재료에 대한 탐색 (이 경우에는 재료의 모양은 중요하지 않음), 이식하고자 하는 최종적인 모양으로 가공된 재료에 대한 염증반응 평가(이 경우 모양이 더욱 중요함).

특정한 부위에 재료를 직접 이식하는 실험의 경우, 전체적인 형태 뿐만 아니라 다음 요소들이 동물에 제공되는 재료의 투여량에 영향을 미친다.

1. 임플란트의 무게와 전체적인 크기
2. 임플란트 표면적
3. 임플란트의 표면 형태
4. 동물당 이식되는 임플란트의 수

앞에서 논의한 바와 같이, 생체재료 샘플들은 동물에 직접적으로 이식할 수 있다 . 다른 한편으로는 재료의 추출물을 동물에 주입하여 용해성 재료에 대한 반응을 평가할 수 있다. 이 경우에, 추출물을 포함하는 용액은 물론 주입하는 부위에 따라 염증반응에 영향을 미칠 수 있다.

이와 같은 두 가지 주입형태의 중간적인 방법은 케이지 임플란트(cage implant) 모델이다. 즉, 생체재료를 스테인리스 강으로 만든 케이지에 넣어서 이식하는 방법이다(그림

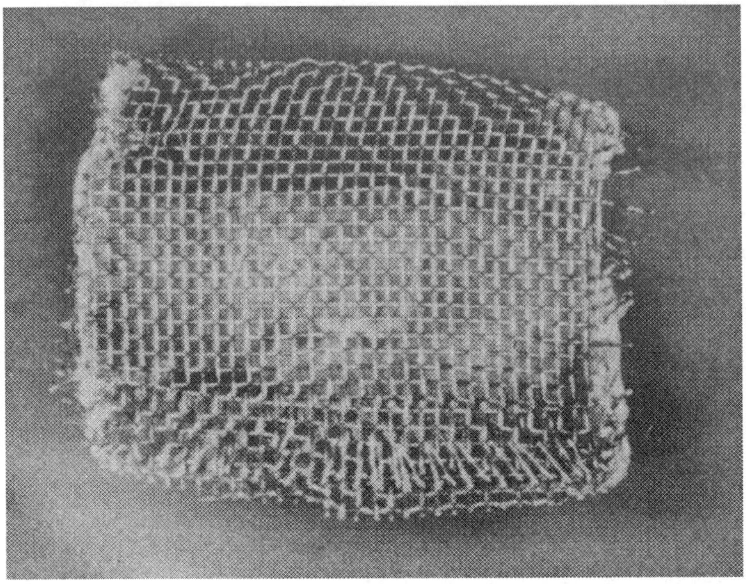

그림 11.8 스테인레스 강으로 제작한 케이지 임플란트 모델에 관한 이미지. 케이지 임플란트 시스템은 Case Western Reserve University [13]의 James M. Anderson과 그의 연구진에 의해 개발되었으며, 이 시스템에서는 실험하고자 하는 생체재료를 스테인레스 강으로 제작한 케이지에 넣은 후, 이식하도록 되어 있다. 이 시스템에서는 이식된 생체재료와 주위 조직들 간에 직접적인 접촉이 없는 상태에서 재료에 대한 염증반응을 시험할 수 있다. (Reprinted with permission from [14].)

11.8). 이 방법을 활용하면, 재료와 주위 조직의 직접적인 접촉이 발생하지 않는 상태에서 염증반응을 평가할 수 있다. 특히 이 방법은 생체재료의 용해성(추출이 가능한(extractable)) 부분에 대한 반응을 평가하는 데 유용하다. 그러나 이 방법은 케이지 재료가 추가됨에 따라 케이지 주위의 국소적인 부위에서 다른 염증반응이 발생할 수 있는 것이 단점이기도 하다.

11.7.1.5 적절한 비교군의 포함

많은 경우에 있어서, 적절한 비교군을 도입하게 되면, 시험샘플에 대한 상대적인 반응에 관한 정보를 얻을 수 있다. 용도나 대조 목적에 따라, 순수한 대측성 조직(contralateral tissue) (반대편 부위로부터 얻은)이나 재료를 이식하지 않은 수술부위를 비교군으로 활용할 수 있다. 다른 경우로는, 재료와 장치의 비교군(즉, 기준물질이나 개발된 장치와 새롭게 개발된 이식제와의 비교) 등이 추천할 만 하다.

11.7.2 평가방법

생체재료에 대한 생물학적 반응에 대한 평가방법은 가장 관련성이 높은 정보를 얻을 수 있는 방법을 선택해야 하고, 실험하고자 하는 설계의 일부분에 포함시켜야 한다. 재료를 직접적으로 이식하여 시행하는 생체적합성에 관한 연구의 경우로는 아래에 언급된 다양한 평가방법들이 존재한다. 여러 가지 방법을 동시에 활용하게 되면 임플란트에 대한 염증반응의 정도나 성격에 관한 전체적인 그림을 얻을 수 있기 때문이다.

11.7.2.1 조직학/면역조직학(Histology/Immunohistochemistry)

이식한 샘플을 외식한 후, 조직을 포함하고 있는 임플란트를 잘라서 9장에 소개된 방법과 같이 전통적인 염료나 항체를 이용하여 염색한다. 이 기술은 매우 일반적이며 특정한 세포의 형태나 세포 외 기질 분자들을 확인할 수 있기 때문에 여러 단계에서의 조직반응을 시각화시킬 수 있다. 그러나 샘플들 간의 차이나 또는 염색 방법의 차이로 인해, 염색의 양이나 강도의 정량화가 어렵다는 것이 이 방법의 문제점이다. 최근 들어, 이러한 기술들은 염색된 조직샘플들을 컴퓨터와 연계한 분석기술을 추가함으로써 많이 향상되었다.

11.7.2.2 전자현미경(Electron Microscopy)

투과전자현미경(transmission electron microscopy, TEM)과 주사전자현미경(scanning electron microscopy, SEM)을 임플란트에 대한 조직반응을 조사하는 데 활용할 수 있다. 이 기기들을 조작하는 원리는 7장에 소개되어 있고, 외식된 재료에 대해 동일한 방법을 적용할 수 있다. TEM은 임플란트의 계면을 초미세구조 수준에서 조사할 수 있다. 만일 X-선분석과 연계하여 이용한다면(7장 참조), 샘플로부터 용해된 재료의 종류 및 이들이 위치해 있는 부위 등을 알아낼 수 있다. 시간이 상당히 경과한 경우에는, TEM을 활용하여 주위 조직과의 융합 정도를 측정할 수도 있다. 그러나 이 방법의 가장 큰 문제점은 아주 얇은 시편으로 제작해야 하는데 이 과정이 매우 어렵다는 것이다. 샘플을 관찰하기 위해서는 진공 하에서 시행해야 하는데, 조직의 형태를 유지하기 위한 시편을 제작하기 전에 시편을 고정하고 탈수하는 과정에서 상당한 주의를 기울여야 한다.

SEM은 샘플을 시편화할 필요없이 임플란트−조직 계면의 형태학적 이미지를 얻기 위한 대안으로 활용될 수 있다. TEM과 마찬가지로, 임플란트로부터 용해된 용해성 물질들의 위치를 SEM과 연계하여 X-선 분석을 통해 확인할 수도 있다. 또한 TEM과 마찬가지로, 대부분의 SEM 이미지를 얻는 과정이 진공 속에서 진행되기 때문에, 샘플을 완전히 보존하기 위해서는 고정 및 탈수 과정이 매우 중요하다. 최근 개발된 SEM은 수분이 존재하는 상태에서도 이미지를 얻는 것이 가능하며, 이를 통해 이러한 한계를 극복할 수 있다.

11.7.2.3 생화학적 분석

생화학적 분석은 생체재료의 이식 후에 발생하는 염증반응을 평가하는 데 도움이 된다. 9

장에 소개된 바와 같이, 여러 가지 기술들이 활용되고 있으며, 이러한 방법들로는 생체활성분자들의 합성에 대한 비색계 분석(colorimeter assay), 또는 특정한 단백질을 확인하기 위한 면역학적 분석법 등이 있다. 예를 들면, 생화학적 분석법들을 이용하면, 임플란트 주위의 조직에 존재하는 염증반응의 매개물질의 양을 측정하는 것이 가능하다. 이 방법의 가장 중요한 이점은 정량적이라는 점이며, 자동화된 플래이트 리더를 이용하면 여러 개의 샘플들을 한 번에 조사할 수도 있다는 것이다.

11.7.2.4 기계적 시험

임플란트와 주위 조직이 포함된 상태에서 외식한 샘플에 대한 기계적 시험은 대개 4장에서 소개된 시험법들의 틀 안에서 수행할 수 있다. 인장강도, 굽힘강도 또는 "압출"에 대한 시험들은 일반적으로 행해진다. 이 방법은 시간이 경과함에 따른 장치 주위에서의 리모델링 또는 임플란트가 어떻게 주위 조직들과의 융합하는지 등과 같은 임플란트에 대한 장기적인 반응을 평가하는 데 유용하다. 이러한 기술이 정량적인 반면, 결과는 샘플들이 신선한지, 동결되었는지, 또는 고정되었는지에 따라 상당한 영향을 받는다. 따라서 샘플들을 일관되게 처리하는 것이 시점 간의 비교 또는 연구결과들 간의 비교에 있어서 극히 중요하다.

예제 11.3

우수한 분해성 이식재료에 대한 염증반응을 평가하기 위한 연구가 수행되었다. 이 재료는 6주 후에 총괄적인 과정을 통해 분해가 되도록 설계되어 있다. 이 연구에서 한 그룹의 생쥐(그룹 A)들은 이 재료를 이용하여 디스크 형태로 제작하여 등 부위 피하조직에 이식하였다(등쪽 피하이식). 다른 그룹의 생쥐들(그룹 B)은 그룹 A에 이식된 디스크와 동일한 부피의 분해성 이식재료로 만든 생산물을 주입하였다. 두 경우 모두 재료에 대한 조직반응을 이식한 후 24 시간이 경과된 시점에서 조직학, 면역조직화학 그리고 생화학적 실험을 통해 평가하였다. 그룹 B에서 심한 염증반응이 관찰된 반면, 그룹 A에서는 염증반응이 미미한 것으로 관찰되었다. 이식을 위한 수술로 인한 염증반응의 차이는 없다고 가정한다면, 이 재료에 대한 적합성에 관하여 어떤 결과를 얻을 수 있겠는가?

풀이: 그룹 A에서 염증반응이 미미하다는 점은 전체 디스크가 24시간 후에 심각한 염증반응을 유도하지 않는다는 것을 의미한다. 재료가 6주 동안 총괄적 분해과정을 통해 분해되도록 설계되어 있기 때문에, 이식 후 24시간이 경과되었을 때에는 재료의 내부 또는 주위에 분해산물이 아주 조금 또는 없어야 한다. 그러나, 그룹 B의 경우, 이 재료로 만든 분해성 제품이 주입되었고, 24시간 후에 상당한 염증반응이 관찰되었다. 이는 이식재료의 분해산물이 염증반응을 유도한다는 것을 의미한다. 따라서 이 이식재료가 분해됨에 따라 더 현저한 염증반응을 유도할 가능성이 높다. 그러나 전체 디스크를 이식한 경우에 이식 후 6주의 염증반응이 그룹 B에서 관찰된

결과에 비해 얼마나 더 심각할 것인지를 예측하는 것은 쉬운 일이 아니며, 그 이유는 실제 재료가 생체 내에서 분해될 때, 모든 분해산물들이 한 번에 발생하는 것이 아니기 때문이다.

요약

- 일반적으로 육아조직은 상처가 생긴 이후 여러 날이 경과되어야 생기게 된다. 이 조직은 조직학적으로 자갈모양의 과립형 모양을 갖는 것이 특징이며, 이는 혈관신생이라고 하는 과정에서 이미 존재하는 혈관으로부터 다수의 혈관들이 발아되기 때문이다.
- 임플란트에 대한 이물반응은 육아조직과 이물거대세포(대식세포의 융합에 의해 형성되는 다핵세포)의 인자들의 작용에 의해 발생한다.
- 섬유성 피막형성은 비분해성 임플란트에 대한 치유과정의 최종단계이다. 여기서는 육아조직의 성숙 및 임플란트 주위에 섬유성 캡슐이 형성되게 된다. 캡슐이 형성되는 정도는 이식시 발생한 최초 상처의 정도, 손상된 세포의 양, 이식된 재료의 종류, 그리고 임플란트 부위에 영향을 받는다.
- 만성염증은 급성염증/섬유성 피막형성에 비해 조직학적 양상이 균일하지 않으며, 림프구, 혈장세포, 경우에 따라 육아종이 존재하는 특징을 보인다.
- 상처와 이식에 이어지는 염증반응과 창상치유 반응에 대해 4종류의 주된 용해가 존재한다: 압출(extrusion), 흡수(resorption), 통합(integration) 그리고 피막형성(encapsulation). 압출은 이물질을 신체 외부로 몰아내려고 하는 현상을 의미한다. 흡수성 임플란트는 시간이 경과함에 따라 사라지게 되고, 섬유성 캡슐을 형성하기도 하고, 그렇지 않기도 하다. 통합은 자연조직과 임플란트의 중간에 섬유성 캡슐의 방해없이 가까이 근접하게 되는 것을 의미한다. 피막형성은 재료에 대해 섬유성 피막 형성을 수반하지만, 만성염증반응을 포함하지는 않는다. 재료에 대한 최종적인 활용은 관찰된 반응들이 성공적인지 아닌지에 따라 결정된다. 창상회복은 조직회복이나 조직재생을 통해 이루어진다. 조직회복의 경우, 흉터조직에 의해 대체되고, 이는 자연조직의 구조, 생화학적 조성, 그리고 기계적 특성이 다를 수 있다. 조직재생의 경우, 창상이 발생하기 이전의 조직과 동일한 조직에 의해 결손부위가 대체되는 것을 의미한다. 비분해성 임플란트 재료가 존재하는 경우에는 재료의 주위에 캡슐이 남아 있고 리모델링이 발생하지 않기 때문에 창상의 정상적인 회복 또는 재생은 완전하게 진행되지 못한다.
- 세포와 관련된 신호전달분자들 간의 복잡한 상호작용으로 인해, 생체재료와 연계된 염증반응과 생체적합성은 적절한 동물모델을 이용하여 *in vivo* 연구를 통해 평

가된다. 염증반응에 대한 검사는 생체적합성을 결정하는 데 필요한 여러 가지 테스트들 중 하나에 불과하다.

- 생체 내 실험을 위한 설계에서는 동물의 종류, 이식부위, 연구기간, 생체재료의 투여량과 투여, 적절한 비교군 포함, 그리고 평가방법 등에 관해 고려해야 한다.
- 외식 후 재료에 대한 평가는 다양한 방법에 의해 수행되는데, 예를 들면 조직학, 면역조직화학, 전자현미경(TEM 또는 SEM), 생화학적 분석, 그리고 기계적 시험 등이 포함된다.

문제

11.1 생체재료의 이식 후에 발생하는 창상치유의 단계들을 열거하시오.

11.2 단순한 상처와 비교할 때, 비분해성 생체재료의 이식으로 인해 발생한 창상부위에 발생하는 조직반응의 차이를 열거하시오.

11.3 여러분이 심실세동(ventricular fibrillation)이 진행되는 것을 중지시키기 위한 장치인 이식 가능한 제세동기(cardioverter-defibrillator)를 위한 외장 케이스를 설계하도록 지시를 받았다. 이물거대세포반응의 수준에 영향을 미칠 수 있는 재료의 구조와 표면성질은 무엇이며, 각각이 미치는 영향은 어떤 것들이 있는가?

11.4 다음의 각각에 대해 용해반응의 종류는 무엇인가?

(a) 조각난 파편
(b) 분해성 조직공학 지지체
(c) 티타늄으로 제조한 뼈 나사
(d) 분해성 meniscal arrow(meniscal tears 치유하기 위해 사용되는)
(e) 유방보철물
(f) 인공심장판막편
(g) 카데터
(h) 표면 반흔조직(딱지)
(i) 뼈 회복을 위한 산호 임플란트

11.5 결손부위의 회복을 위해서는 조직재생이 필요한가?

11.6 당신이 근무하는 회사에서 잠정적으로 혈관이식제로 활용할 목적으로 폴리우레탄을 개질한 재료를 개발하였다. 회사에서 이 재료에 대한 신체 내에서의 염증반응에 관한 분석과 염증반응이 재료의 기능을 방해하지 않는 임플란트를 만들 수 있는지 결정하라는 지시를 받았다. 이 재료에 대한 염증반응을 평가하고, 이 재료를 원하는 대로 응용하는 것이 적절한지를 평가하기 위해 어떤 실험을 수행하겠는가?

11.7 새로운 고분자 재료를 약물전달계의 일부로 사용하는 것을 고려 중이다. 이 재료

를 이식한 경우, 재료에 대한 조직반응을 평가하기 위해, 공극이 없는 디스크 형태로 제조하여 동물모델의 피하조직에 4주간 이식하였다. 이 재료를 이식한 경우, 시간에 따라 발생하는 숙주반응에 관해 설명하고, 잠재적으로 유해한 영향에 관해 설명하시오.

11.8 당신이 근무하는 회사에서 전기적 활성도를 전류로 측정하기 위해 전극을 개발하여 뇌에 이식하고자 한다. 쥐의 뇌에 이식한 후, 아래 실선 (A)에 나타난 바와 같은 결과를 얻었다.

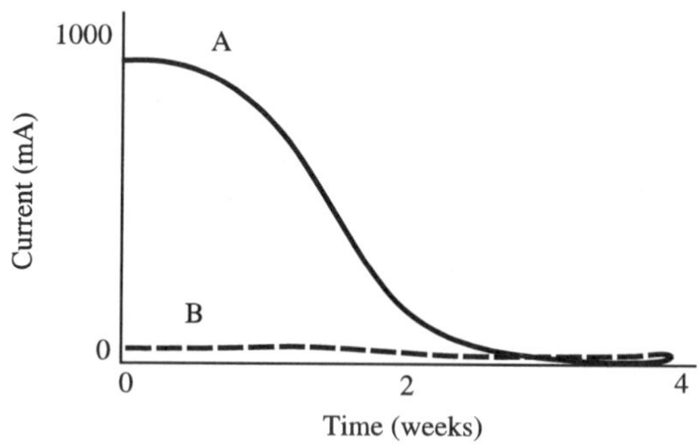

(a) 이러한 관찰 결과를 설명할 수 있는 기전을 제시하시오.

(b) 전극의 표면에 폴리에틸렌 글리콜을 공유결합시켜 개질하여 쥐의 뇌에 이식한 후, 점선 B와 같은 결과를 얻었다. 전극의 표면개질에 의해 이러한 결과들이 얻어진 이유는 무엇인가? 당신이라면 표면이 개질된 전극을 판매하는 것을 권장하겠는가?

참고문헌

1. Anderson, J.M. "Mechanisms of Inflammation and Infection with Implanted Devices," *Cardiovascular Pathology*, vol. 2, pp. 33S–41S, 1993.
2. Jeffery, D.L., D.P. Dressler, J.M. Anderson, and M.J. Gallagher. "Hemostatic and Healing Studies of Sodium Amylose Succinate (Ip760)," *Journal of Biomedical Materials Research*, vol. 16, pp. 51–61, 1982.
3. Suggs, L.J., M.S. Shive, C.A. Garcia, J.M. Anderson, and A.G. Mikos. "*In Vitro* Cytotoxicity and *In Vivo* Biocompatibility of Poly(Propylene Fumarate-Co-Ethylene Glycol) Hydrogels," *Journal of Biomedical Materials Research*, vol. 46, pp. 22 – 32, 1999.
4. Schmalzried, T.P., M. Jasty, A. Rosenberg, and W.H. Harris. "Histologic Identification of Polyethylene Wear Debris Using Oil Red O Stain," *Journal of Applied Biomaterials*, vol. 4, pp. 119–125, 1993.
5. Cadee, J.A., M.J. van Luyn, L.A. Brouwer, J.A. Plantinga, P.B. van Wachem, C.J. de Groot,

W. den Otter, and W.E. Hennink. "*In Vivo* Biocompatibility of Dextran-Based Hydrogels," *Journal of Biomedical Materials Research*, vol. 50, pp. 397–404, 2000.

6. Martinez-Hernandez, A. "Repair, Regeneration, and Fibrosis," in *Pathology*, E. Rubin and J.L. Farber, Eds., 2nd ed. Philadelphia: J.B. Lippincott, 1994.
7. Anderson, J.M. and F.J. Schoen. "*In Vivo* Assessment of Tissue Compatibility." In *Biomaterials Science: An Introduction to Materials in Medicine*, B.D. Ratner, A.S. Hoffman, F.J. Schoen, and J.E. Lemons, Eds., 2nd ed. San Diego: Elsevier Academic Press, pp. 360–367, 2004.
8. ASTM F763-99, *Standard Practice for Short-Term Screening of Implant Materials*, ASTM International.
9. ASTM F1904-98e1, *Standard Practice for Testing the Biological Responses to Particles* In Vivo, ASTM International.
10. ASTM F1983-99, *Standard Practice for Assessment of Compatibility of Absorbable/Resorbable Biomaterials for Implant Applications,* ASTM International.
11. ASTM F981-04, *Standard Practice for Assessment of Compatibility of Biomaterials for Surgical Implants with Respect to Effect of Materials on Muscle and Bone*, ASTM International.
12. Spector, M. and P.A. Lalor. "*In Vivo* Assessment of Tissue Compatibility." In *Biomaterials Science: An Introduction to Materials in Medicine*, B.D. Ratner, A.S. Hoffman, F.J. Schoen, and J.E. Lemons, Eds., 1st ed. San Diego: Elsevier Academic Press, pp. 220–228, 1996.
13. Marchant, R., A. Hiltner, C. Hamlin, A. Rabinovitch, R. Slobodkin, and J.M. Anderson. "*In Vivo* Biocompatibility Studies. I. The Cage Implant System and a Biodegradable Hydrogel," *Journal of Biomedical Materials Research*, vol. 17, pp. 301–325, 1983.
14. Peppas, N.A., and R. Langer. "New Challenges in Biomaterials," *Science*, vol. 263, pp. 1715–1720, 1994.

Additional Reading

Bhat, S.V. *Biomaterials*. Boston: Kluwer Academic Publishers, 2002.

Black, J. *Biological Performance of Materials: Fundamentals of Biocompatibility*, 4th ed. New York: CRC Press, 2005.

Clark, R.A.F. and A.J. Singer. "Wound Repair: Basic Biology to Tissue Engineering." In *Principles of Tissue Engineering*, R.P. Lanza, R. Langer, and J. Vacanti, Eds., 2nd ed. Austin: Academic Press, pp. 857–878, 2000.

Dee, K.C., D.A. Puleo, and R. Bizios. *An Introduction to Tissue-Biomaterial Interactions*. Hoboken: Wiley-Liss, 2002.

Jenney, C.R. and J.M. Anderson. "Alkylsilane-Modified Surfaces: Inhibition of Human Macrophage Adhesion and Foreign Body Giant Cell Formation." *Journal of Biomedical Materials Research*, vol. 46, pp. 11–21, 1999.

Kuby, J. *Immunology*, 3rd ed. New York: W.H. Freeman, 1997.

Matthews, B.D., G. Mostafa, A.M. Carbonell, C.S. Joels, K.W. Kercher, C. Austin, H.J. Norton, and B.T. Heniford. "Evaluation of Adhesion Formation and Host Tissue Response to Intra-Abdominal Polytetrafluoroethylene Mesh and Composite Prosthetic Mesh," *The*

Journal of Surgical Research, vol. 123, pp. 227–234, 2005.

Silver, F.H. *Biomaterials, Medical Devices, and Tissue Engineering: An Integrated Approach*. New York: Chapman and Hall, 1994.

Silver, F.H. and D.L. Christiansen. *Biomaterials Science and Biocompatibility*. New York: Springer, 1999.

Yannas, I.V. "Synthesis of Tissues and Organs," *Chembiochem*, vol. 5, pp. 26–39, 2004.

CHAPTER 12

생체재료에 대한 면역반응

주요 목표

획득면역 반응이 유도되는 과정과 결과에 대해 이해하고 생체재료 이식 후 일어나는 보체 활성화에 대해 이해한다.

특정 목표

1. 체액성(humoral) 면역과 세포성(cellular) 면역의 차이점을 이해
2. 면역반응시 항원 표지 과정에 대해 이해하고, 항원(antigens), 부착소(haptens), 보조제(adjuvants)의 역할에 대해 이해
3. 림프구 성숙과정과 클론의 형성 및 증식에 대해 이해
4. 항체(antibodies)의 특성과 기능에 대해 이해
5. 자극을 받은 후 B 세포와 T 세포의 작용 차이를 비교하고 이해
6. T 세포의 종류에 따른 역할의 차이점을 구분
7. 다단계 보체활성 과정, 염증반응, 획득면역 반응 간의 상호관계에 대해 이해
8. 보체계 활성에 의한 영향과 조절 기전에 대해 이해
9. 4종류 알러지 반응의 차이점을 구분하고 생체재료 개발에 있어서 고려해야 할 주안점에 대해 이해
10. *시험관 내(in vitro)* 분석 기술에 대한 개념과 한계에 대해 이해

12.1 서론: 획득면역에 관한 개요

앞에서 생체재료를 이식하였을 때 나타나는 자연면역(비특이) 반응에 대해 여러 차례 설명하였다. 그러나, 인체는 이러한 비특이적인 반응이 아니라 생체재료(또는 생체재료에 흡착된 단백질들)의 특정 부분에도 반응할 가능성이 있다. 이것이 획득면역으로 인한 반

응이며, 혈액과 조직에 항상 순환하고 있는 림프구에 의해 일어난다.

획득면역 반응에서 생체재료학자들이 주요 관심사는 면역독성이다. 면역독성은 면역계 기능을 변화시켜 면역계나 다른 생체계에 나타내는 모든 부작용을 포괄하는 용어이다[1]. 예를 들어, 알러지(면역계 기능장애)와 자가면역질환(면역계가 세포를 "자기(self)"로 인식하여 공격함으로써 나타나는 다른 조직의 파괴)이 생체재료 이식 후에 나타나고 있다. 혼합재료들로 만들어졌거나 이질 세포 또는 단백질들이 포함되어 있는 조직공학 제품들에서 특이적이며 복합적으로 일어나는 획득면역 반응은 제품 고안 시 고려해야 할 척도이다. 가능하면 제품에 대한 면역독성 반응을 완화시키기 위해 반드시 기본적인 획득면역 반응을 이해해야 하므로 먼저 획득반응에 대해 설명하고, 재료에 대한 과민반응(알러지)을 설명하고자 한다.

획득면역 반응은 후천적인 반응으로 다음과 같은 4가지 특성을 갖는다[2]:

1. 특이성(specificity)
2. 다양성(diversity)
3. 자기/비자기(self/nonself) 인식
4. 면역학적 기억(immunological memory)

획득면역에는 체액성(humoral) 면역과 세포성(cellular) 면역으로 2가지 종류가 있다. **체액성면역(humoral immunity)**은 이물질에 대한 항체가 작용하여 일어난다. 박테리아와 같은 이물질과 반응하여 제거하는 역할을 담당한다. 반면, **세포성면역(cellular immunity)**에서는 특이화된 림프구(T 세포)가 바이러스 감염되거나 암세포와 같이 변이가 일어난 자가 세포를 인지하는 주요 기능을 담당한다.

획득면역의 특이성은 림프구(B 세포, T 세포)에 의해 나타나는데, 항원에 반응하여 면역반응이 활성화되기 때문이다. **항원(antigen)**은 **항체(antibody**, 면역글로블린 당단백질로 구성)나 T 세포 수용체(TCR)에 특이적으로 결합하는 물질로서, 대개 8,000 달톤(Da) 이상의 분자량을 갖는 이물질이다. 항체에 의해 인식되는 항원의 특이적인 부분을 **항원요소(epitope)** 또는 항원성결정부위라고 한다. 항원은 여러 개의 **항원요소(epiotpe)**을 갖고 있으며 각기 다른 항체나 TCR에 결합한다.

면역반응에서의 생체재료의 역할에서 중요한 요소로서, 획득면역에서 주로 다루어지는 다른 물질로는 부착소(불완전항원, haptens)와 보조제(adjuvants)가 있다. 작은 분자량을 가지는 부착소(hapten)나 운반체(carrier)를 단독으로 면역반응을 유발시킬 수 없지만 단백질과 같은 큰 분자와 같이 결합함으로써 보다 강력한 면역반응을 나타내도록 도와준다. 두 번째 노출되면 운반체 없이도 항체가 부착소에 대해 작용할 수 있다. 이러한 특성은 금속성 이식체에 대한 면역반응에서 중요하다. 보조제(adjuvant)는 항원에 대한 면역반응을 비특이적으로 증강시키는 물질로서, 식세포 작용을 증진시키거나 체내에서 항원이 계속 남아서 면역반응을 유도할 수 있게 한다.

12.2 항원표지와 림프구 성숙

12.2.1 조직적합성 항원복합체(Major Histocompatibility Complex, MHC) 분자

12.2.1.1 1형 조직적합성 항원복합체(MHC class I)

획득면역의 첫 번째 단계는 항원을 인식하는 것이다. 대부분의 항원은 반드시 *I형 또는 II형* **조직적합성 항원복합체(major histocompatibility complex, MHC)** 분자와 함께 제시

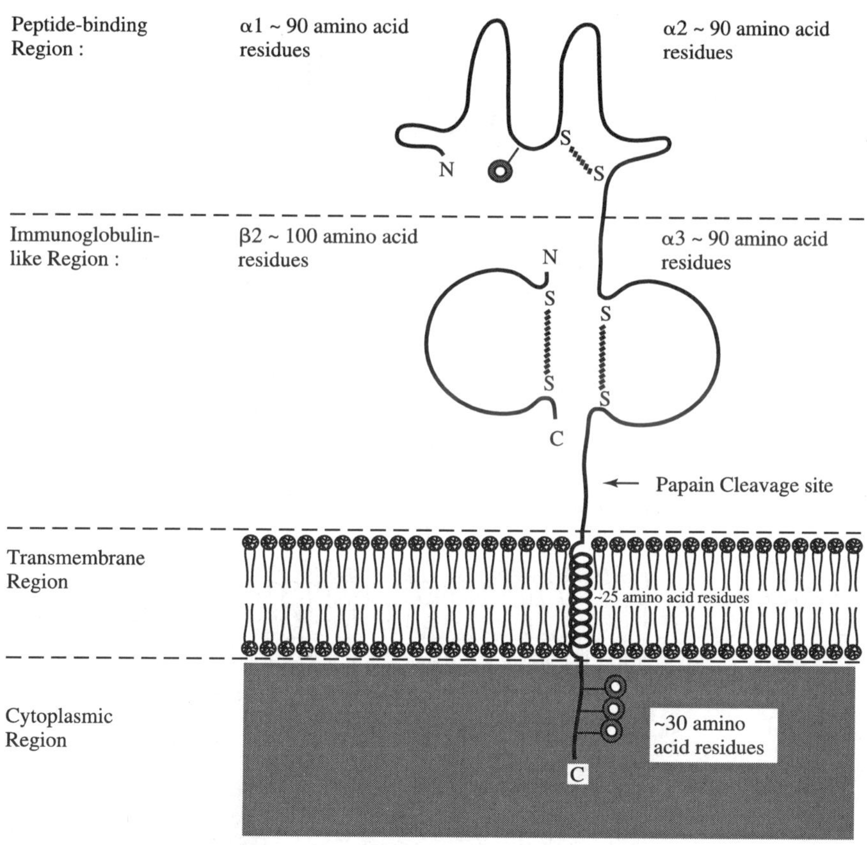

그림 12.1 펩티드 결합 부위(Peptide-binding region)/알파1 약 90개의 아미노산 잔기(α1~90 amino acid residues)/알파2 약 90개의 아미노산 잔기(α2~90 amino acid residues)
I형 조직적합성 항원복합체(major histocompatibility complex class I) 분자의 모식도. I형 분자는 막에 존재하는 당단백질로 작은 단백질인 베타2-거대글로불린(β2-macroglobulin)과 결합된 상태로 거의 모든 핵이 있는 세포들에서 발현한다. I형 MHC 분자는 두 개의 결합 사슬(α와 β)이 비공유 결합으로 연결되어 있다. α_1과 α_2 사이에 갈라진 틈에 항원이 결합하는데, 항체와 T 세포 수용체의 결합부위만큼 특이적이지는 않다. ([3]에서 인용).

된 상태로 인식되어야 한다. MHC는 다수의 유전자들로 유전적 복합체를 이루고 있고 I형과 II형 분자들을 생성한다. 그림 12.1에서와 같이 **I형 MHC** 분자는 막에 존재하는 당단백질로 작은 단백질인 베타2-거대글로블린(β2-macroglobulin)과 결합된 상태로 거의 모든 핵이 있는 세포들에서 발현한다. I형 MHC 분자는 두 개의 결합 사슬(α와 β)이 비공유결합으로 연결되어 있다. α사슬의 말단부분은 갈라진 틈을 형성하여 항원과 결합하는데, 항체와 T 세포 수용체의 결합부위만큼 특이적이지는 않다. I형 MHC 분자는 T 세포 중의 하나인 T 독성세포(또는 T_c 세포)에 의해 인지된다.

12.2.1.2 2형 조직적합성 항원복합체(MHC class II)

II형 MHC 분자도 막에 존재하는 당단백질이며 α와 β 사슬을 갖고 있다(그림 12.2). 양

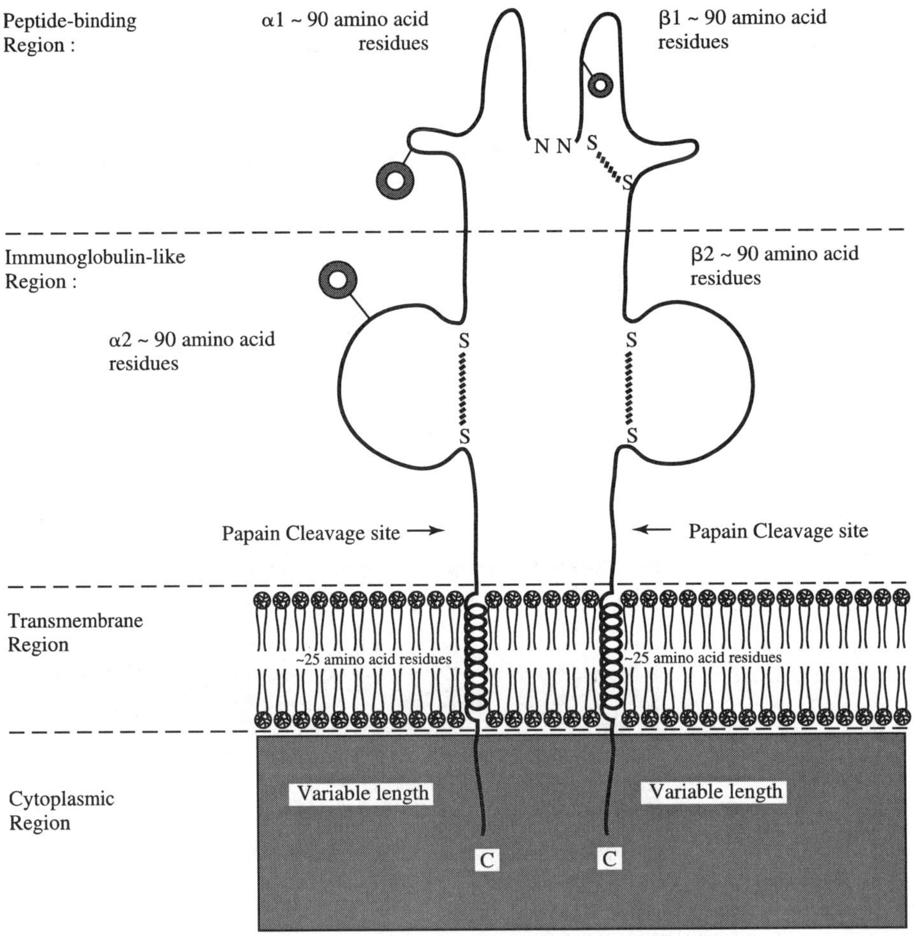

그림 12.2 펩티드 결합 부위(Peptide-binding region)/ 알파1 약 90개의 아미노산 잔기(α_1~90 amino acid residues)/ 베타 1 약 90개의 아미노산 잔기(β_1~90 amino acid residues)
II형 조직적합성 항원복합체(major histocompatibility complex class II) 분자의 모식도. II형 분자는 막에 존재하는 당단백질이며 α와 β 사슬을 갖고 있으며 항원표지세포에서만 발현하고 있다. 양쪽 말단 부위에 항원-결합 틈을 형성하고 있어 항원에 대한 친화도는 1형 MHC 분자와 유사하다. ([3]에서 인용).

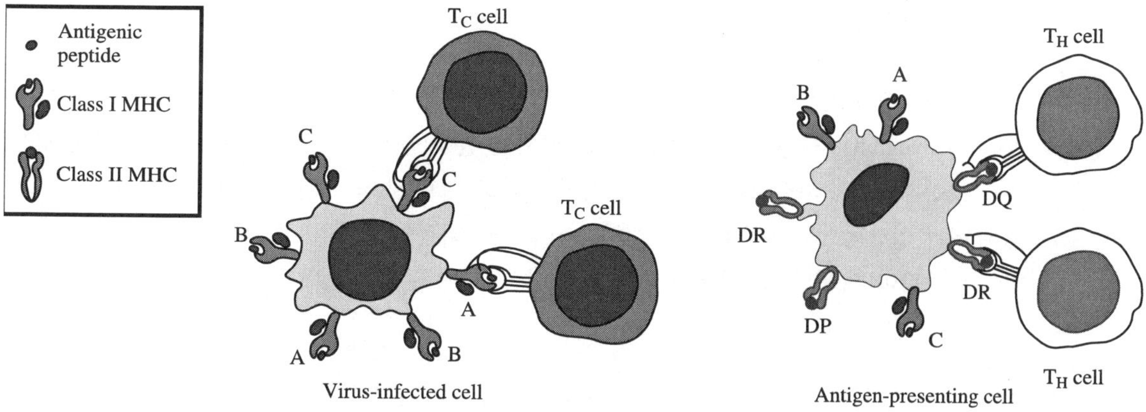

그림 12.3 항원 펩티드(Antigenic peptide)/ I형 MHC(Class I MHC)/ II형 MHC(Class II MHC)
T 세포에 의한 MHC 분자 인식. 인간의 I형 MHC 분자는 A, B, C 유전자자리에 의해 발현되며 T 독성세포(T_c cells)에 의해 인식된다. 인간의 II형 MHC 분자는 DP, DQ, DR 유전자자리에 의해 다른 종류의 T 세포인 T 보조세포(T_h cells)에 의해 인식되며, 항원제시세포(APCs)에서만 발현된다. ([2]에서 인용.)

쪽 말단 부위에 항원-결합 틈을 형성하고 있어 항원에 대한 친화도는 I형 MHC 분자와 유사하다. 그림 12.3에서와 같이, II형 MHC 분자는 I형 MHC 분자와는 달리 다른 종류의 T 세포인 T 보조세포(또는 T_h 세포)에 의해 인지된다. 또한 II형 MHC 분자는 **항원제시세포(antigen-presenting cells, APCs)**에서만 발현된다는 차이점이 있다. 세포 표면에 II형 MHC 분자를 발현하는 항원제시세포는 T 보조세포(또는 T_h 세포)의 활성화에 필수적인 공동자극신호(co-stimulatory signal)를 전달할 수 있다(자세한 내용은 T 세포 활성화에서 설명). 대식세포(항원자연면역과 획득면역 시스템 간 상호작용에 중요 기능), B 림프구, 수지상세포가 이에 속한다.

12.2.1.3 MHC 분자 변이성과 조직 적합성

I형 MHC 분자를 생성하는 3개 유전자자리(loci)를 가진 유전자들과 II형 MHC 분자 생성에 필요한 3개 유전자자리를 가진 유전자들이 있다. 각 개체는 양쪽 부모로부터 각기 한 유전자자리의 유전자들을 물려받기 때문에, 각 사람의 세포 표면에 다형의 MHC 분자들을 발현하게 된다. 체내에서는 반응하지 않는 비자기 분자(non-self molecules)로 인식되는 MHC 분자들이지만, 면역 반응을 인지하고 일으키는 데 주작용을 담당한다. 따라서 장기이식을 받는 수여자에게서 나타나는 조직거부 반응을 일으키는 주요 원인이 될 수 있다. 이 점을 방지하기 위해 조직적합검사를 시행하여 공여자와 수여자 간에 MHC 분자형이 얼마나 일치하는 지를 검사하게 된다. 유사한 MHC 분자형을 가지고 있을수록 수여자에게서 조직거부 반응이 일어날 가능성은 낮아진다.

예제 12.1

일반적으로 뼈가 소실되었을 때 치료하는 방법은 동일 환자의 다른 뼈의 일부를 이식하거나(자가이식, autograft), 시신(동종이식, allograft)에서 얻은 뼈를 이식하는 것이다. 자가이식의 경우, 대개 자신의 뼈를 얻어 별다른 처리를 거치지 않고 바로 이식이 이루어진다. 그러나 시신에서 얻은 뼈는 일반적으로 이식하기 전에 처리해야 하는 과정이 있다. 바로 뼈에 존재하는 세포들을 없애는 과정이다. 면역학적인 측면에서, 동종이식 시 뼈를 이식하기 전에 뼈의 세포들을 제거하는 것이 중요한 이유는 무엇인가?

풀이: 이식거부 반응은 일반적으로 이식물의 세포들에서 존재하는 MHC 분자들을 항원으로 인식하여 수여자의 체내에서 세포성 면역반응을 일으키는 것이다. 만약 이식물에 세포들이 존재한다면, 반드시 이식이 이루어지기 전에 공여자와 수여자간의 MHC 분자들의 유사성을 확인하는 조직 적합성 검사를 실시해야 한다. 만약, 이식물의 세포에 존재하는 MHC 분자들과 수여자의 MHC 분자들이 서로 다르다면 수여자의 체내 면역세포들에 의해 이식물은 이물질로 이식되어 세포성 면역반응을 유도하여 이식거부반응을 일으키고 결국에는 이식 실패로 이어질 수 있다.

12.2.1.4 MHC 분자들과의 세포 내 결합체 구성

그림 12.4에서와 같이, I형 또는 II형 MHC 분자들에 의해 항원이 세포 외로 제시되기 전에 먼저 항원은 세포 내에서 분해되어 적절한 MHC 분자들과 결합체를 이루어야 한다. 세포 내 항원(endogenous antigens) 즉 바이러스 단백질이나 종양 세포에서 생성되는 단백질과 같이 체내 세포 내에 존재하는 항원은 먼저 세포질에서 펩티드 조각으로 분해된다. 이때, 펩트드 조각은 조면세포체(rough endoplasmic reticulum)에 존재하는 I형 MHC와 결합하게 된다. 이 후 항원-I형 MHC 복합체는 세포막으로 이동한다.

세포 외 항원(extracellular antigens)은 세포 바깥에서 식작용을 통해 세포 내로 들어오게 된다[그림 12.4(b)]. 세포 내로 이입된 항원은 펩티드 조각으로 분해되어 세포 내 이입 소포와 융합하여 소포 안에 존재하는 II형 MHC 분자와 결합한다. 이 후 항원-II형 MHC 복합체는 세포막으로 이동한다. 생체재료에 있어서 주로 세포 외 항원은 생체재료 자체가 되는 반면, 세포 내 항원은 생체재료의 독성이나 발암성으로 인해 세포의 변이가 일어나 생성된 것이다(14장에서 악성 종양변이에 대해 자세히 다루어질 것이다.).

12.2.2 림프구 성숙과정

항원에 반응하여 획득면역에 관여하는 주요 림프구는 2가지 종류로 B 세포와 T 세포가

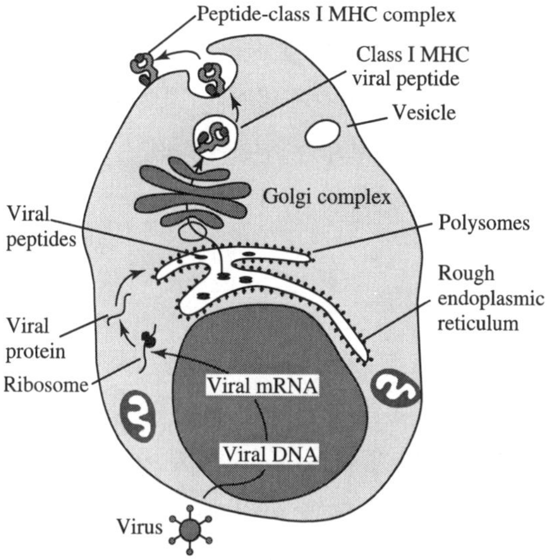

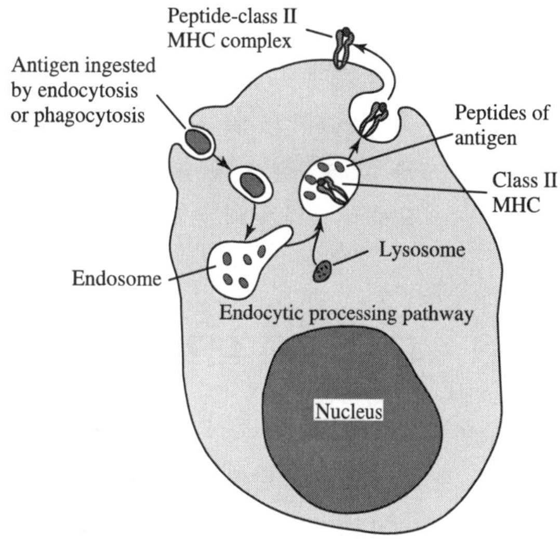

그림 12.4 (a) 펩티드-I형 MHC 복합체(Peptide-class I MHC complex)/ I형 MHC와 바이러스 펩티드(class I MHC viral peptide)/ 소포(vesicle)/ 골지체(golgi complex)/ 바이러스 펩티드(viral peptides)/ 폴리좀(polysomes)/ 조면소포체(rough endoplasmic reticulum)/ 리보좀(ribosome)/ 바이러스의 mRNA(viral mRNA)/ 바이러스의 DNA(viral DNA)/ 바이러스(virus) (b) 펩티드-II형 MHC 복합체(Peptide-class II MHC complex)/ 내포작용 또는 식작용으로 이입된 항원(antigen ingested by endocytosis or phagocytosis)/ 항원 펩티드(peptides of antigen)/ II형 MHC(class II MHC) / 리소좀(lysosome)/ 엔도좀(endosome)/ 내피작용 경로(endocytic processing pathway)/ 핵(nucleus)
세포 내 항원 처리과정. (a) 바이러스 단백질이나 종양 세포에서 생성되는 단백질과 같은 세포 내 항원은 먼저 세포질에서 펩티드 조각으로 분해된다. 이때, 펩티드 조각은 조면세포체(rough endoplasmic reticulum)에 존재하는 I형 MHC와 결합하게 된다. 이 후 항원-I형 MHC 복합체는 세포막으로 이동한다. (b) 세포 외 항원은 세포 바깥에서 식작용을 통해 세포 내로 들어오게 된다. 세포 내로 이입된 항원은 펩티드 조각으로 분해되어 세포 내 이입소포와 융합하여 소포 안에 존재하는 II형 MHC 분자와 결합한다. 이 후 항원-II형 MHC 복합체는 세포막으로 이동한다. ([2]의 그림 인용.)

있다. B 세포는 체액성 면역에 관여하며 매우 특이적인 항체를 생성한다. T 세포(T_c, T_h)는 세포성 면역을 담당하며 특이성이 매우 높은 단백질인 T 세포 수용체(TCRs)를 생성한다. 주변으로 분비되는 항체와 달리, TCRs는 세포막에 존재하고 있다. 하나의 림프구는 각기 하나의 항원에만 작용하는데, 동일한 항원에 결합하는 10,000여개 정도의 항체(B 세포에서)/TCRs(T 세포에서)가 표면에 존재한다. 그러나 각 세포는 항체/TCR을 만들어 내는 유전자들이 발생 중에 재조합이 일어나 각기 다른 항원에 특이적으로 반응하도록 한다. 항체와 TCRs의 형성은 어떻게 획득면역이 높은 특이성을 갖는지를 말해 주는 예라고 볼 수 있는 반면, 각 세포에서 일어나는 유전자 재조합은 면역학적 다양성을 갖게 해 주는 기전이라 할 수 있다.

B 세포는 골수에서 형성되어 나와서 말초 림프조직(림프절과 비장)에서 성숙되는 과정을 겪는다. 반면, T 세포는 골수에서 형성되어 흉선에서 성숙된다. 만들어진 각 세포는 특이적인 항체/TCR를 갖게 된 후 "자기(self)" 항원에 노출되는 과정을 거친다. 이 과정에

서 "자기" 항원에 반응할 수 있는 세포들은 세포사(apoptosis)를 통해 죽게 되어 체내 자가 조직에 반응하는 세포들을 만들어내지 못하도록 한다(생성된 세포의 90% 이상이 죽게 된다.). 이러한 과정은 자기/비자기를 인식하도록 하여 획득면역계가 적절하게 기능할 수 있도록 하는 데 중요한 반응이다. 성숙 과정을 거친 림프구는 림프조직으로 이동한 후 잠시 머물다가 바로 혈액으로 들어가서 체내 전반을 순환하게 된다.

12.2.3 클론 집단의 활성화 및 형성

하나의 MHC 분자에 의해 적절하게 항원제시가 일어나서 항원이 TCR에 결합하게 되면 T 림프구는 활성을 갖는다. 그림 12.5에서와 같이 항원 결합 이후 T_h 세포에서 분비되는 싸이토카인은 T_c 세포의 활성을 도와 준다. MHC 분자에 의한 항원제시 과정에는 B 세포가 관여하지 않지만, T_h 세포로부터 분비되는 싸이토카인에 의한 B 세포 동시자극(costimulation)은 B 세포가 완전하게 활성화되는 데 필요하다. 또한 대식세포에 의해 분비되는 IL-1, IL-6, TNF-α 또한 B 세포와 T 세포의 활성화를 도와 주어 자연면역과 획득면역 반응간의 상호작용을 촉진시킨다. 표 12.1은 상처치유 반응에 관여하는 싸이토카인과 작용하는 표적 세포를 설명하고 있다.

림프구가 활성화되면 신속하게 세포 분열하여 그 항원에 특이적으로 반응하는 클론 세포 집단을 형성하도록 한다. 이 과정 중에 **작용세포(effector cells)**와 **기억세포(memory cells)**가 생긴다. 기억세포는 작용세포에 비해 수명이 길어 몇 년 이상 생존하면서 특정 항원에 작용할 수 있는 특이성을 갖게 된다. 이러한 기억세포는 인체가 동일 항원에 다시 노출되었을 경우 작용하여 보다 신속하고 강화된 반응을 나타내도록 한다. 따라서 기억 B 세포와 기억 T 세포를 생성함으로써 획득면역계의 특징 중의 하나인 기억 반응이 가능하다.

12.3 B 세포와 항체

12.3.1 B 세포의 종류

앞에서 언급한 바와 같이 B 세포 활성화 과정에서 MHC 분자에 의한 항원 제시 과정은 필요하지 않다. 일단 항원과 T_h 세포에 의해 자극 신호가 결합하면 기억 B 세포와 형질세포(plasma cells)라는 작용세포를 생성하기 위해 증식하게 된다(그림 12.5). 기억세포는 세포막에 결합하여 존재하는 항체를 발현하는 반면, 형질세포는 세포 밖으로 항체를 분비한다. 형질세포는 성숙기를 거친 후 약 2,000개 이상의 항체를 분비할 수 있으며, 이러한 양을 며칠에서 몇 주에 걸쳐 지속적으로 생성해 낼 수 있다.

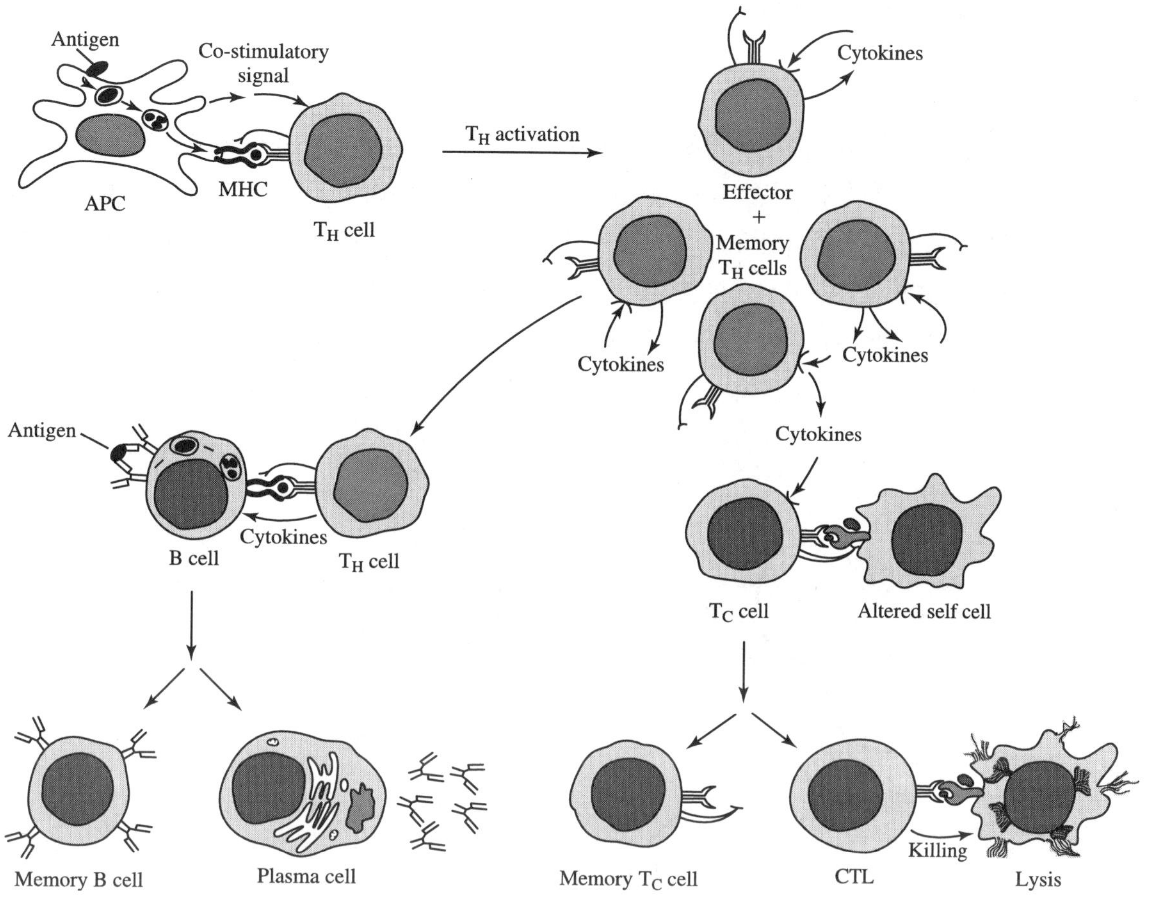

그림 12.5 항원(antigen)/ 동시자극 신호(co-stimulatory signals)/ 항원제시세포(APC)/ MHC(MHC)/ T_H 세포(T_H cell)/ T_H 활성화(T_H activation)/ 싸이토카인(cytokines)/ 작용세포(effector)/ 기억 T_H 세포(memory T_H cells)/ B 세포(B cell)/ T_C 세포(TC cell)/ 변이가 일어난 자가 세포(altered self cell)/ 기억 B 세포(memory B cell)/ 형질세포(plasma cell)/ 기억 T_C 세포(memory T_C cell)/ CTL(세포독성세포, CTL)/ 세포 죽임(killing)/ 융해(lysis)

면역 반응에서의 T_H 세포와 다른 세포들간의 상호작용. 하나의 II형 MHC 분자에 의해 적절하게 항원제시가 일어나서 항원이 TCR에 결합하게 되면 T_H 림프구는 활성을 갖는다. 항원의 성질이나 항원 제시 방법에 따라 T_C 세포와 B 세포 또한 항원에 결합할 수 있다. 이때 T_H 세포에 의해 분비되는 싸이토카인이 항원 결합 후의 T_C 세포 활성화를 도와 준다. 또한 B 세포에도 T_H 세포의 싸이토카인이 결합하여 동시자극 시킴으로써 B 세포가 완전하게 활성화되도록 한다. 활성화 된 후 B 세포와 T_C 세포는 신속하게 세포 분열하여 그 항원에 특이적으로 반응하는 클론 세포 집단을 형성하도록 한다. 이 과정 중에 작용세포(세포독성 T 림프구(CTLs)나 형질세포)와 기억세포가 만들어진다. ([2]에서 그림 인용.)

표 12.1 상처치유 반응에 관여하는 싸이토카인

싸이토카인 생성 세포	표적 세포	싸이토카인 종류
염증세포	염증세포	IL-1, IL-8, MIP, TNF-α, TGF-β
염증세포	림프구	IL-1, IL-6, TNF-α,
림프구	림프구	IL-2, IL-4, Il-5, IL-6, TGF-β
림프구	염증세포	IL-8, MIP, TGF-β

12.3.2 항체의 특성

12.3.2.1 항체의 구조

그림 12.6에서와 같이 B 세포에 의해 생성되는 항체는 4개의 폴리펩티드 사슬로 구성되어 있다. 2개의 큰 사슬인 중쇄(heavy chain)는 55-70 kDa 정도의 분자량을 가지며 이황(S-S) 결합으로 연결되어 있다. 2개의 작은 사슬인 경쇄(light chain)는 24 kDa의 분자량을 갖고 있다. 각 경쇄는 이황결합으로 중쇄와 하나씩 연결되어 있다. 각 중쇄/경쇄의 말단부분에는 항원이 결합할 수 있는 틈(cleft)이 존재한다. 이러한 부분을 가변부위(variable portion, F_{ab})라고 하는 특이적인 구조가 있어 항원-결합능을 갖고 있는데, 중쇄 및 경쇄의

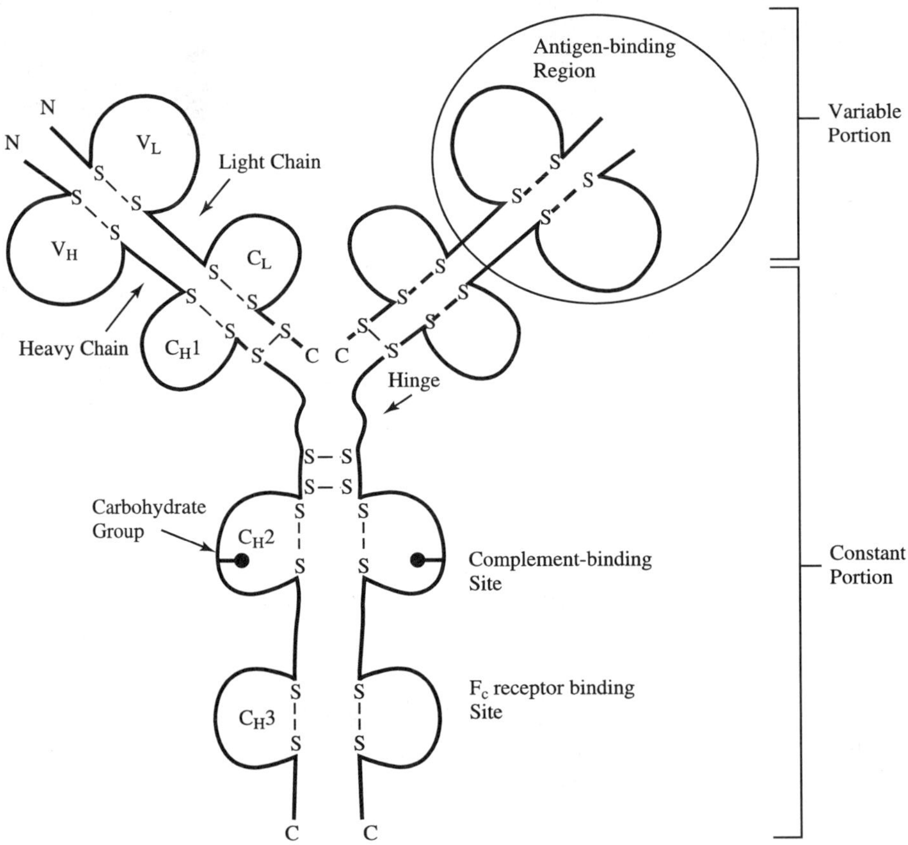

그림 12.6 B 세포에 의해 생성되는 항체는 4개의 폴리펩티드 사슬로 구성되어 있다. 두개의 큰 사슬인 중쇄(heavy chain)는 55~70 kDa 정도의 분자량을 가지며 이황(S-S) 결합으로 연결되어 있다. 두개의 작은 사슬로 이루어진 경쇄(light chains)는 24 kDa 정도의 분자량을 가지며 역시 이황 결합으로 이루어져 있는데, 각 경쇄는 이황 결합으로 중쇄와 하나씩 연결되어 있다. 각 중쇄/경쇄의 밑단부분에는 항원의 결합할 수 있는 틈(cleft)이 존재한다. 이러한 부분을 가변부위(variable portion)라고 하는 특이적인 구조가 있어 항원-결합능을 갖고 있는데, 중쇄 및 경쇄의 아미노산을 암호화하는 유전자들이 재조합 과정을 통해 다양한 부위를 만들어낸다. 나머지는 불변부위(constant portion)로 구성되어 있는데, 대식세포의 수용체가 항체를 인식하는 부위이며, 보체 복합체의 특정 부분이 인식하는 부분이기도 하다.

아미노산을 암호화하는 유전자들이 재조합 과정을 통해 다양한 부위를 만들어 낸다. 나머지는 불변부위(constant portion, F_c)로 구성되어 있는데, 대식세포의 수용체가 항체를 인식하는 부위이며, 보체 복합체의 특정 부분이 인식하는 부분이기도 하다(다단계 보체 활성에 관한 설명 참조). 이와 유사하게 TCR도 가변부위를 갖고 있으나, 나머지 부분은 세포막 속에 완전히 박혀있다는 차이점이 있다.

12.3.2.2 항체의 분류

중쇄 불변부위의 아미노산의 차이에 따라 항체를 분류하고 있다. 그림 12.7에서와 같이 5 종류의 항체가 있으며, 각기 "면역글로블린(immunoglobulin)"를 약어로 표기한 Ig에 각 종류에 해당하는 대문자를 붙여서 표기한다. IgG, IgD 및 IgE는 한 부류에 속하며 모두 유사한 일반적인 구조를 가지고 있고 동시에 2개의 항원(하나의 팔(arm)에 각 항원이 결합)에 결합할 수 있는 능력이 있다. IgG는 가장 많이 존재하는 항체 종류로, 인간의 전체 항체의 약 75%를 차지하고 있다. IgE 항체는 차지하는 부분은 매우 낮지만, 알러지 반응에 중요한 역할을 담당하고 있다. IgA 항체는 다른 종류의 항체들과 유사한 구조를 갖지만 특이하게 J (joining, 연결) 사슬을 갖고 있어 이합체(dimerization)를 형성할 수 있다. 이러한 이합체는 한 번에 4개의 항원과 결합이 가능하여 항체의 응집(agglutination) 반응에 중요하다. IgM의 경우 다른 항체와 유사한 일반적인 구조를 갖고 있으나 J 사슬이 연결되어 오합체(pentamerization)를 이루고 있어 한 번에 10개의 항원과 결합할 수 있다.

12.3.2.3 항체의 작용 기전

항체는 다음과 같은 4가지 방법으로 병원균을 제거하는 데 도움을 준다.

1. 응집(agglutination)
2. 침전(precipitation)
3. 중화(neutralization)
4. 용해(lysis)

응집(agglutination)은 여러 개의 큰 입자로 이루어진 항원 표면에 항체가 결합하여 덩어리로 만들어 항원이 작용하지 못하도록 하는 것이다. 세균의 경우 응집 작용을 통해 제거하는 대표적인 예이다. 이러한 반응에는 여러 항원과 결합하여 3차원적으로 이물질을 효과적으로 서로 연결시켜 모아야 하기 때문에 IgA와 IgM 항체가 가장 효과적으로 작용한다. **침전(precipitation)**은 항체가 항원과 결합하여 복합체를 이루게 하는 것으로, 크기가 커진 항체-항원 복합체는 더 이상 용해되지 않아 항원이 작용할 수 없게 하는 것이다. 대개의 경우, 용해성을 없애면 이물질의 기능이 억제된다. **중화(neutralization)**는 항체가 이물질에 존재하는 활성 부분이나 독성 부위에 결합하여 덮어버리는 것을 말한다. 또한 어

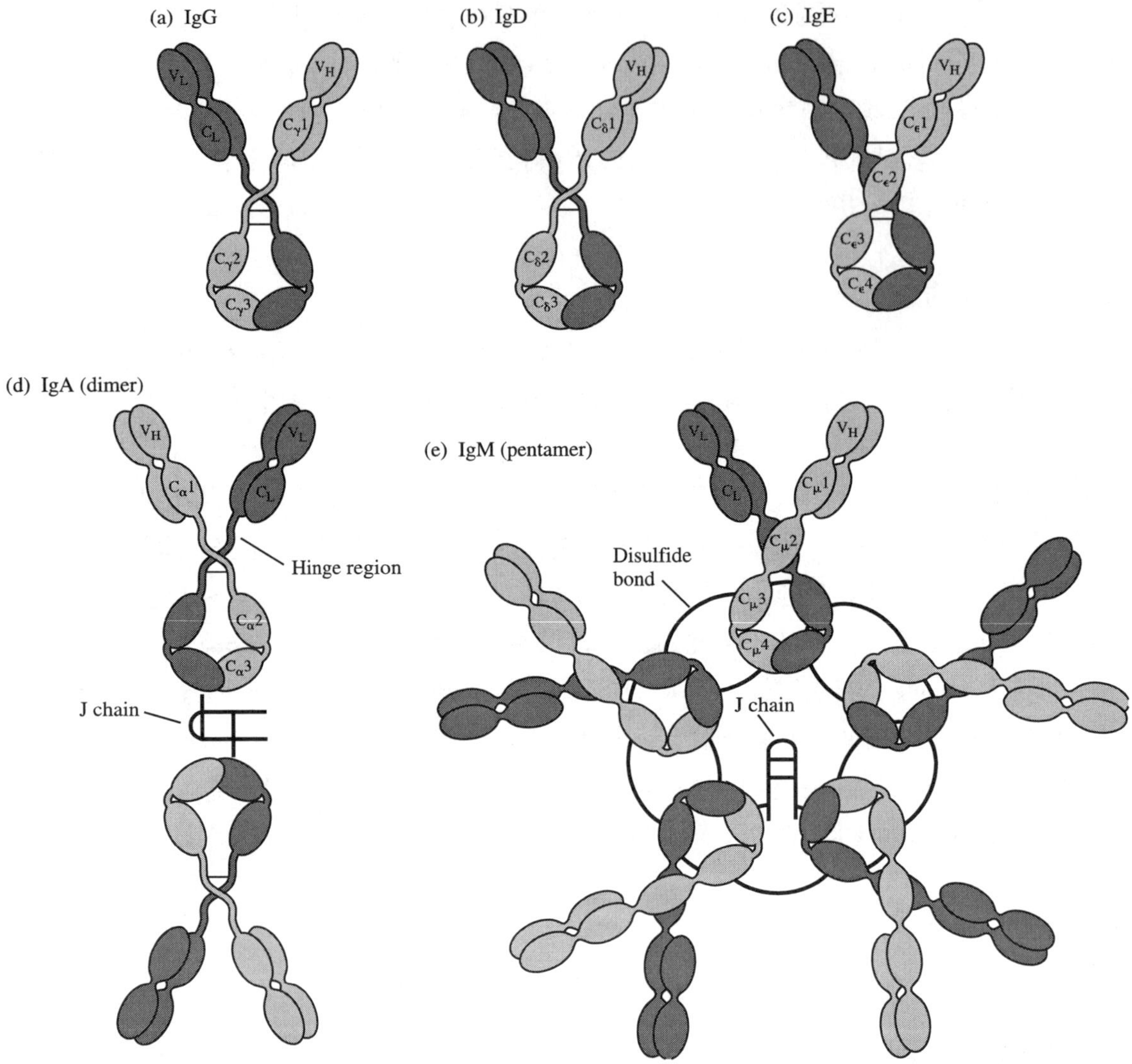

그림 12.7 이합체(dimer)/ 오합체(pentamer)/ 힌지 영역(hinge region)/ J 사슬(J chain)/ 이황화 결합(disulfide bond) 5종류의 항체가 있으며, 각기 "면역글로블린(immunoglobulin)"를 약어로 표기한 Ig에 각 종류에 해당하는 대문자를 붙여서 표기한다. (a–c) IgG, IgD 및 IgE는 한 부류에 속하며 모두 유사한 일반적인 구조를 가지고 있고 동시에 2개의 항원(하나의 팔(arm)에 각 항원이 결합)에 결합할 수 있는 능력이 있다. (d) IgA 항체는 다른 종류의 항체들과 유사한 구조를 갖지만 특이하게 J (joining, 연결) 사슬을 갖고 있어 이합체(dimerization)를 형성할 수 있다. 이러한 이합체는 한 번에 4개의 항원과 결합이 가능하다. (e) IgM은 다른 항체와 유사한 일반적인 구조를 갖고 있으나 J 사슬이 연결되어 오합체(pentamerization)를 이루고 있어 한 번에 10개의 항원과 결합할 수 있다. ([2]의 그림 인용.)

떤 항체는 침입하는 개체의 세포막을 직접 공격하여 세균을 **용해(lysis)**하여 죽일 수 있다.

이러한 직접적인 작용 외에도 항체는 간접적으로 이물질을 없애는 데 도움을 주고 있다. 식작용 세포(과립구 등)에 항체와는 다른 종류의 수용체가 존재하는데, 이 수용체에 항체가 결합하여 항원 내재 입자들에 대한 식작용 정도를 증진시킨다. 또한 항원-항체 결합은 보체계가 활성화되는 주요 경로로서 외부 침입자를 제거하는 또 다른 기전을 제공하고 있다.

예제 12.2

전투 중인 한 군인이 치명적인 부상을 입어서 수혈이 필요한 상황이다. 혈액이 매우 부족한 상황이라 의무병은 한 개의 혈액만을 찾을 수 있었다. 그러나 혈액형 표시가 지워져서 어떤 혈액인지 알 수 없는 상황이다. 그래서 의무병은 공혈자 혈액의 적혈구와 부상자의 혈청을 혼합하여 혈액학적 교차실험을 실시하고자 하였다. 현미경으로 관찰한 결과 적혈구들이 작은 덩어리를 형성하는 것을 확인하였다. 이것이 혈액응고로 인한 것이 아니라고 가정한다면, 어떻게 이러한 덩어리가 생긴 것인가? 어떤 항체가 주로 관여한 것인가? 공혈자의 혈액이 이 환자에게 사용될 수 있는지, 아니면 다른 공혈자를 찾아야 하는 것인가? 만약 그렇다면 그 이유와 그렇지 않은 이유는 무엇인가?

풀이: 적혈구 덩어리가 생긴 것은 공혈자의 적혈구들이 응집반응을 일으킨 것이다. 응집이 일어난 것은 부상자의 혈청에 공혈자의 적혈구 표면에 존재하는 단백질들에 대해 반응할 수 있는 항체들이 존재한다는 것을 의미한다. IgA와 IgM은 각기 이합체와 오합체를 이룰 수 있어 응집반응에 관여하는 가장 효과적인 항체라 할 수 있다. 이 환자의 경우 공혈자의 혈액에 대한 항체들을 갖고 있기 때문에, 이 혈액을 수혈해서는 안 된다. 만약 수혈을 하게 되면 면역반응이 계속 일어나 치료를 방해할 것이다.

12.4 T 세포

12.4.1 T 세포의 종류

앞서 설명한 바와 같이 T 세포는 활성화되려면 MHC 복합체에 의해 항원 제시 과정이 필요하다. 2가지 종류의 T 세포가 존재하는데, 보조 T 세포(T_h)와 세포독성 T 세포(T_C)가 있다. T_h 세포는 표면 당단백질인 CD4를 갖고 있어서 II형 MHC 분자에 제시된 항원을 인지한다. 반면, T_C 세포는 표지 단백질로 CD8을 갖고 있어서 I형 MHC 분자에 제시된 항원을 인지한다.

12.4.2 보조 T 세포(T_h)

T_h 세포는 획득면역 반응에서 중추적인 역할을 담당한다. 후천성면역결핍증(acquired immune deficiency syndrome(AIDS)에서 T_h 세포가 파괴되어 방어기전이 무너지는 것이

다. T_h 세포는 항원-II형 MHC 복합체와 항원제시세포(APC)에 의한 동시자극 신호(co-stimulatory signal)에 함께 반응하여 활성화된다. 동시자극 신호는 APC 표면에 B7-1이나 B7-2 당단백질이 T_h 세포의 특이 수용체에 결합함으로써 일어난다(그림 12.8).

일단 활성화되면 클론성 증식을 시작하여 작용세포(effector cell)와 기억 T_h 세포 집단을 형성한다(그림 12.5). 이 후 작용세포는 싸이토카인을 분비하여 다음과 같은 다양한 작용을 나타낸다(표 12.1).

1. B 세포 성장 및 분화 자극(IL-4, Il-5, IL-6에 의한 작용)
2. T_C 세포 증식 자극(IL-2에 의한 작용)
3. T_h 세포 활성화 자극(IL-2에 의한 작용)
4. 화학적유도(chemotaxis) 증진 및 대식세포 활성화(MIP, IL-8에 의한 작용). 체내의 이물질을 제거하기 위해 어떻게 획득면역과 자연면역 반응이 같이 상호작용을 이루는지를 보여 주는 예라고 할 수 있다.

활성화된 T_h 세포는 B 세포와 결합하여 체액성면역 반응(humoral immne response)을 직접 자극한다.

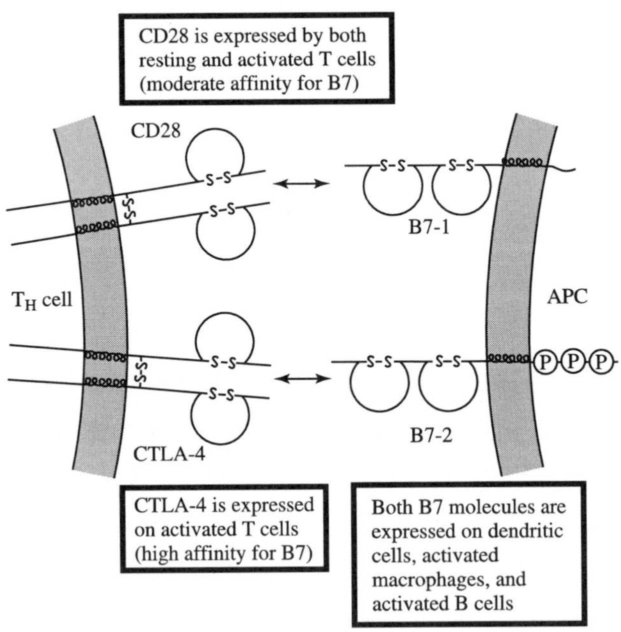

그림 12.8 휴지기 T 세포와 활성화 T 세포 모두 CD28을 발현(B7에 대해 적당한 친화도를 가짐). T_h 세포의 활성화. 항원-II형 MHC 복합체와 T_h 세포는 항원-II형 MHC 복합체와 항원제시세포(APC)에 의한 동시자극 신호(co-stimulatory signal)에 함께 반응하여 활성화된다. 동시자극 신호는 APC 표면에 B7-1이나 B7-2 당단백질이 T_h 세포의 특이 수용체에 결합함으로써 일어난다. ([2], [4]의 그림 인용.)

12.4.3 세포독성 T 세포(T_C)

앞서 언급한 바와 같이, T_h 세포는 T_C 세포에도 작용하여 활성화시키고 세포독성 T 림프구(cytotoxic T lymphocytes, CTLs)인 기억 T_h 세포와 기억 T_C 세포로의 클론성 세포 증식을 유도한다. CTLs은 퍼포린(perforins)을 분비하여 보체 복합체가 세포막을 공격하는 기전과 유사한 방법으로 표적 세포를 융해시킨다. CTL의 표면에 존재하는 수용체는 융해된 세포에서 나온 항원들을 떼어내어 다른 세포로 이동시켜 "변이 자가(altered self)" 세포를 매우 효과적으로 제거하도록 한다. 따라서 바이러스 감염과 암세포를 없애는 데 중요한 한편, MHC 분자가 공여자 및 수여자 간에 일치하지 않아 일어나는 이식 거부 반응에 관여한다. 그러나, T_C 세포는 T_h 세포에 비해 생체재료에 대한 획득면역반응 유도에 별로 관여하지 않는다.

12.5 보체계(Complement System)

보체계는 자연면역의 한 부분을 담당하나, 획득면역 반응과 매우 연관되어 있기 때문에 이 장에서 설명하고자 한다. **보체계(complement system)**는 20개 이상의 혈장 단백질들이 다단계로 활성화되어 궁극적으로는 이물질을 제거하는 데 작용한다. 다음 장에서 설명될 혈액응고와 유사한 단계로 활성화되며 이 과정에 많은 증폭이 일어나 빠르고 정확한 반응을 유도하게 된다. 보체 활성화는 2가지 방법으로 일어나는데, **전형적 경로(classical pathway)**와 **대체경로(alternative pathway)**로 나뉘어 활성화되면 막공격 복합체(membrane attack complex)를 형성하도록 집중시켜 외래 세포를 융해한다.

12.5.1 전형적 경로(고전경로, Classical Pathway)

전형적 경로(classical pathway)를 통해 보체가 활성화되는 주요 과정은 그림 12.9에서 설명하고 있다. 대부분의 생체재료들은 대체경로(alternative pathway)를 통해 보체를 활성화시키지만 어떤 경우에는 전형적 경로가 관여하기도 한다.

전형적 경로는 항체(IgG 또는 IgM 종류)가 표적(세균이나 생체재료)의 항원과 결합하여 개시된다. 항체가 표적에 부착하면 F_C 부분에 입체 구조에 변화가 일어나 보체 단백질 C1의 결합 부위가 노출된다. 이는 어떻게 보체계와 획득면역 반응이 서로 연관되어 있는지를 보여 주는 하나의 중요한 예라고 할 수 있다.

C1은 하나의 C1q와 각각 두 개의 C1r와 C1s로 이루어진 복합체이다(그림 12.10). C1q는 18개의 폴리펩티드 사슬로 이루어져 6개의 팔(arms)을 형성하는데, 각 팔(arm)은 구형의 "머리(heads)" 부분을 통해 항체의 F_C 부분과 결합할 수 있다. C1r과 C1s는 모두 효소

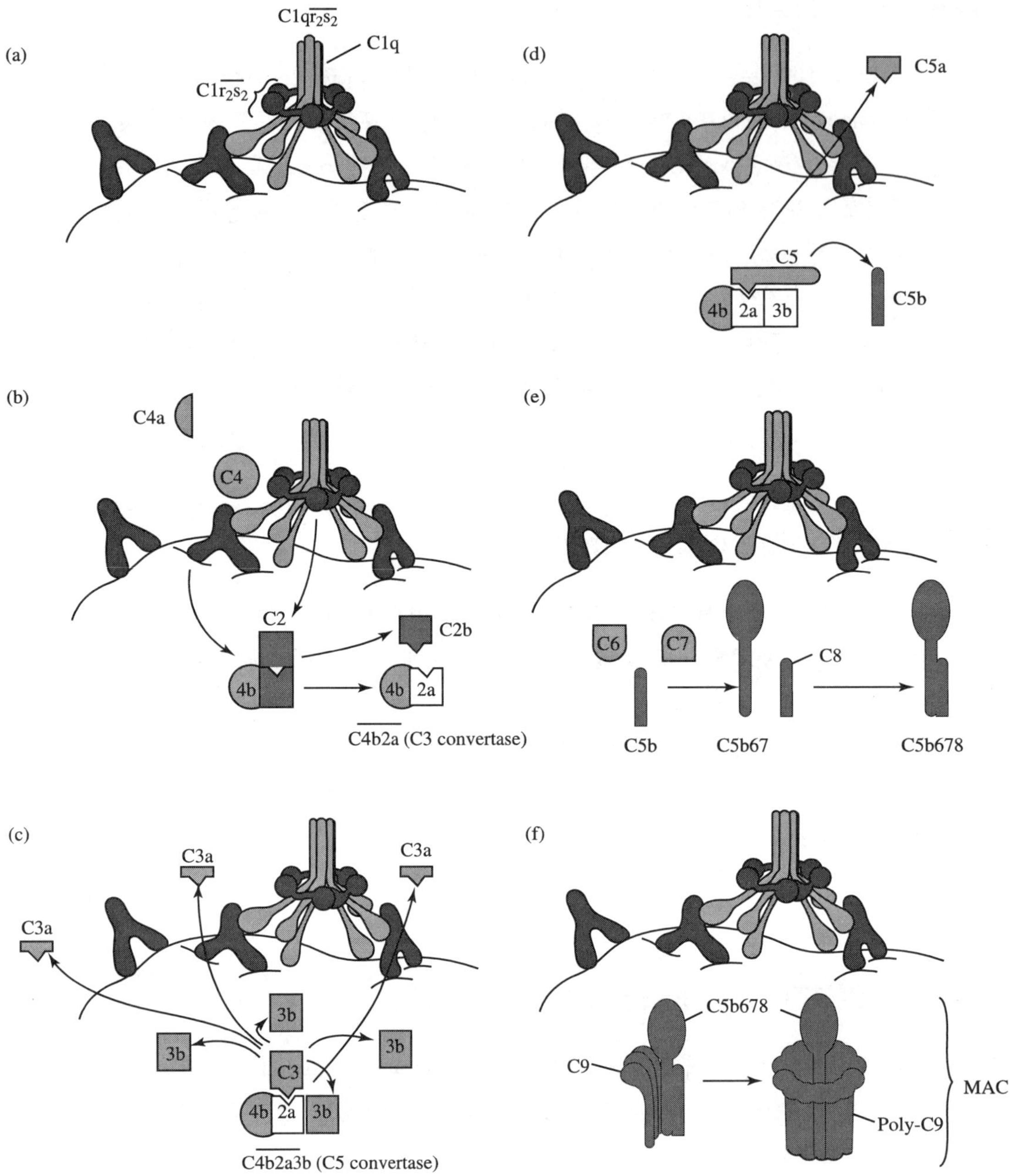

그림 12.9 C5 전환효소(C5 convertase)/막공격 복합체(MAC)

전형적 경로(classical pathway)에 의한 보체 활성화. (a–f) 전형적 경로는 항체(IgG 또는 IgM 종류)가 표적(세균이나 생체재료)의 항원과 결합하여 개시된다(a). 항체가 표적에 부착하면 구조적으로 변형을 유도하여 C4가 잘리면서 다단계로 진행되는 일련의 화학적 반응이 시작되고(b), 그 결과 막공격 복합체(MAC)를 형성하여 세균 막에 70–100Å 정도 직경의 구멍을 낸다(f). 이러한 구멍으로 이온과 작은 분자들이 세포 밖으로 지속적인 누출이 일어나서 삼투압 평형을 유지하지 못하고 결국 세포 융해가 일어난다. ([2]의 그림 인용.)

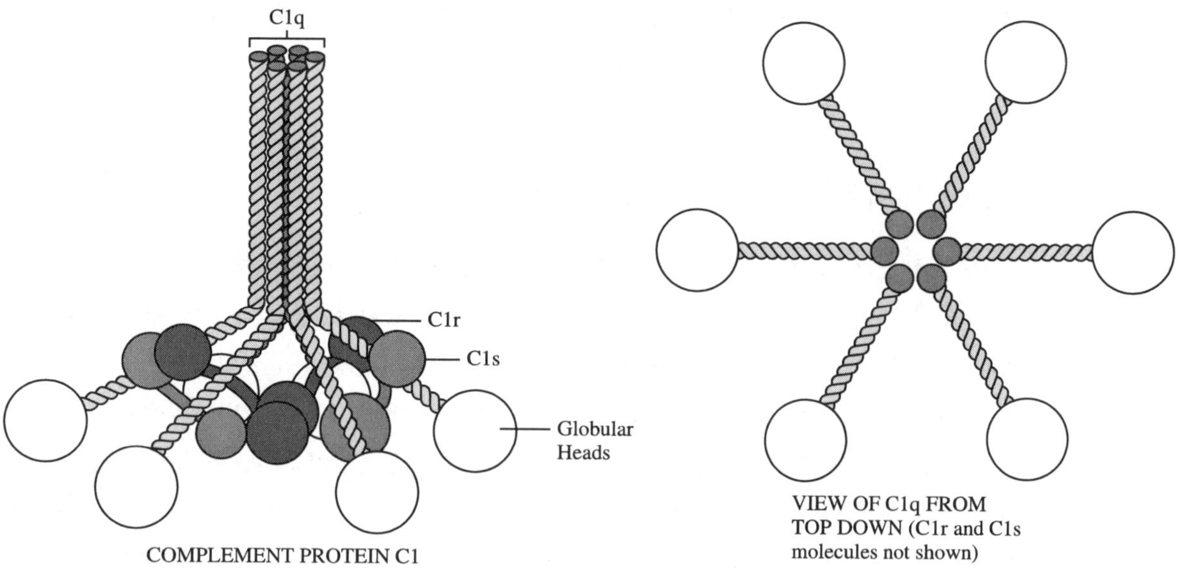

그림 12.10 구형머리(Globular heads)/ 보체 단백질 C1(complement protein C1)/ 위에서 아래로 내려다보았을 때의 C1q 모양(view of C1q from top down) (C1r and C1s molecules not shown(C1r과 C1s는 나타내지 않음))
보체 단백질 C1의 구조. C1은 하나의 C1q와 각각 두 개의 C1r와 C1s로 이루어진 복합체이다. C1q는 18개의 폴리펩티드 사슬로 이루어져 6개의 팔(arms)을 형성하는데, 각 팔(arm)은 구형의 "머리(heads)" 부분을 통해 항체의 F_C 부분과 결합할 수 있다. C1r과 C1s는 모두 효소이다(serine protease).

이다(serine protease). C1q는 안정적으로 결합하려면 반드시 적어도 2개의 F_C 부분과 결합해야 하기 때문에, 매우 근접하여 결합할 수 있는 오합체 구조(pentameric structure)인 IgM이 보체 활성에 보다 효과적이라고 하겠다.

C1q는 항체에 결합하여 C1r의 입체 구조에 변화를 유도하여 C1r을 잘라서 활성 효소인 **C1r**을 형성하도록 한다(이하 활성화된 효소는 굵은 글씨로 표기.). 이 후 **C1r**은 C1s를 잘라서 활성화시킨다. **C1s**는 C4에 작용하여 C4a(작은 조각)와 C4b(큰 조각)로 자른다.

이때 C4b의 결합 부위가 노출되어 **C1s** 주변에 있는 표적의 표면에 부착하여 C2에 대한 수용체로 작용하게 된다. 그 다음 C2는 **C1s**에 의해 잘라져서 **C4b2a**(C3 전환효소, C3 convertase)를 생성하고 작은 조각인 C2b는 주위로 확산된다. **C4b2a**는 C3에 작용하여 C3a와 C3b를 생성한다. 큰 조각인 C3b는 **C4b2a**와 결합하여 **C4b2a3b**(C5 전환효소, C5 convertase)를 생성한다. 또는 주변으로 퍼져 나가서 옵소닌(opsonin)으로 작용하여 이물질에 대한 식작용을 증진시킬 수 있다. 하나의 C4b2a는 다수의 C3 분자들을 자를 수 있어서 이러한 다단계 과정으로 활성화됨으로써 증폭되는 일련의 과정은 매우 효과적이라고 할 수 있다.

이때, **C4b2a3b**는 C5에 작용하여 C5a와 C5b를 생성한다. C5a는 퍼져 나가서 용해성 면역매개체들로 작용한다. 이러한 C5a는 호중구를 이끌어 오는 작용을 하기 때문에, 자연면역 반응에 한 부분을 보조하는 보체계의 역할을 보여 주고 있다. 다른 생성물인 C5b는 표적의 표면에 결합하여 막공격 복합체를 형성하기 시작한다.

12.5.2 대체경로(alternative pathway)

2번째 보체 활성화 경로는 **대체경로(alternative pathway)**로서 생체재료에 의해 활성화되는 주요 경로이다. 대체경로는 항체 없이 진행되는 경로이다. 항체 대신에 보체 단백질에 의해 유도하는데, 체내와 다른 특성을 지닌 표면에 보체 단백질이 결합하면서 개시된다.

그림 12.11에서와 같이 대체경로의 시작은 혈청 단백질 C3에서 비롯되는데, C3는 서서히 자연적으로 가수분해가 일어나 C3a와 C3b를 형성한다. C3b는 이물질 표면이나 자신의 체내 세포 양쪽 모두에 결합할 수 있다. 그러나, 자신의 세포는 세포막에 연결되어 있는 구성성분에 의해 C3b가 빠르게 불활성화시킨다(보체계 조절에 관한 설명 참조). C3b가 부착한 후 인자 B(factor B)가 결합하게 되어 효소 **인자 D(factor D)**[1]에 대한 결합 부위를 노출시키게 된다.

인자 D(factor D)는 결합 후 인자 B에 작용하여 생성된 Ba는 주변으로 퍼져 나가며, 표면에 C3 전환효소인 **C3bBb**를 형성하게 된다. 이후 **C3bBb**는 C3를 C3b로 더 많이 절단한다. 전형적 경로와 마찬가지로, 다단계 활성 과정 중 이 과정에서 활성을 증폭시키는 장점이 있다. 결국, C3b는 **C3bBb** 복합체와 결합하여 **C3bBb3b**를 형성하게 되는데, 이것이 대체경로의 C5 전환효소(C5 convertase)가 된다. 형성된 **C3bBb3b**는 전형적 경로와 마찬가지로 C5를 잘라서 C5b를 형성하여 막공격 복합체의 형성을 유도한다.

12.5.3 막공격 복합체(Membrane Attack Complex)

전형적 경로와 대체경로 모두 결과적으로 이물질 표면에 C5b를 만들어 내는 과정이다. 그림 12.9에서와 같이 C5b는 C6가 결합할 수 있는 부위를 갖고 있다. C5b6는 그 다음에 C7과 결합하여 복합체를 형성하여 구조적으로 형태 변형을 초래함으로써 표적세포의 지질 이중막의 소수성 부분을 노출시킨다. 이후 C8이 결합하여 C5b678을 형성하면 세포막 속으로 끼어 들어가 작은 구멍(직경 10Å)을 낸다. 마지막 단계로 C5b678에 의해 여러 개의 C9이 결합하고 중합이 일어난다. 이에 따라 C5b678 복합체는 다중-C9(poly-C9) 구조로 둘러싸여 **막공격 복합체(MAC)**가 되어 70-100Å 직경의 구멍을 형성하게 된다. 이러

1) 흥미롭게도, 생체재료 표면에 작용하지 않은 온전한 C3 분자가 흡착되어 인자 B가 결합함으로써 또 다른 방법으로 대체경로가 활성화되기 때문에, 뒤에서 설명할 조절단백질에 의해 쉽게 조절되지 않는다는 증거가 있다.

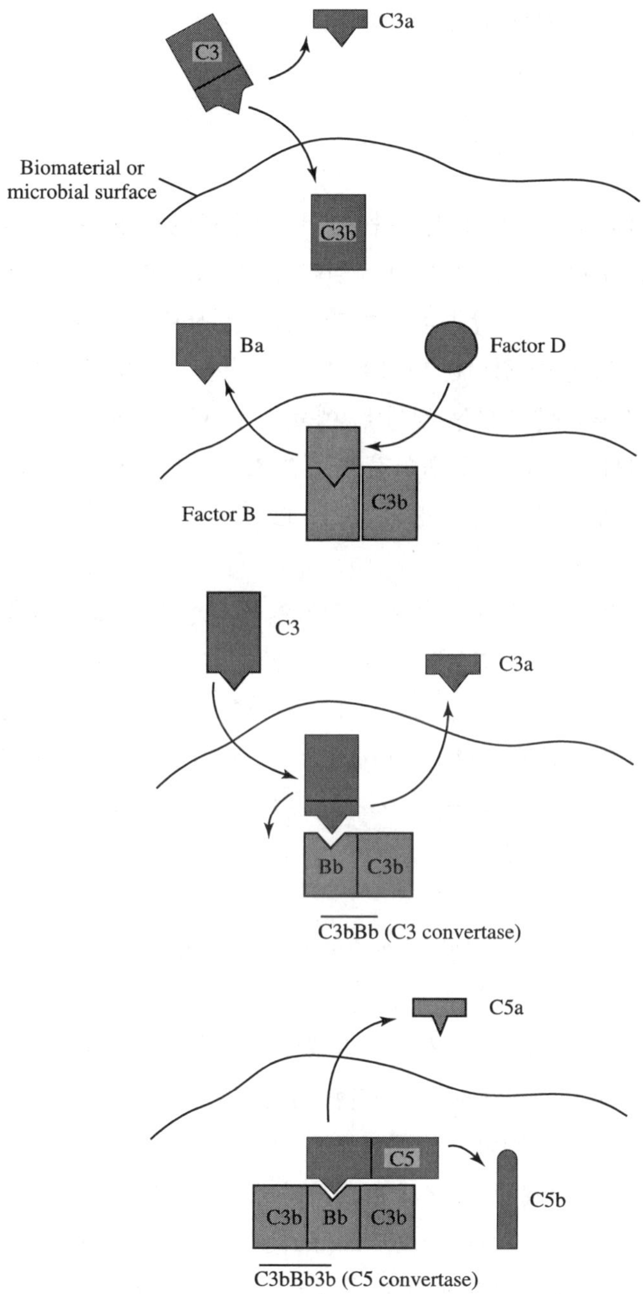

그림 12.11 생체재료나 세균의 표면(biomaterial or microbial surface)/인자 D(factor D)/인자 B(factor B)/C3 전환효소(C3 convertase)/C5 전환효소(C5 convertase)
대체경로(alternative pathway)에 의한 보체 활성화. 혈청단백질 C3는 서서히 자연적으로 가수분해가 일어나 C3a와 C3b를 형성하면서 시작되어 **C3bBb3b**를 형성하는 일련의 다단계 활성 과정을 거친다. 이 후 **C3bBb3b**는 전형적 경로와 마찬가지로 C5를 잘라서 C5b를 형성하여 막공격 복합체의 형성을 유도한다(그림 12.9 참조). ([2]의 그림 인용.)

한 구멍으로 이온과 작은 분자들이 세포 밖으로 지속적인 누출이 일어나 삼투압 평형을 유지하지 못하고 결국 세포 융해가 일어난다.

12.5.4 보체계 조절

자신의 세포는 보호하고 국소적으로 작용하여 외래 병원균만을 융해하여 죽이도록 하기 위하여 수많은 분자들이 다단계 보체 활성 조절에 관여하고 있다. 이 장에서는 생체재료와 관련되어 일어나는 여러 가지 작용과 조절 기전을 중심으로 설명하고자 한다.

보체계를 조절하는 방법 중 하나는 다단계 활성 과정에 관여하는 특정 효소들의 수명을 짧게 함으로써 활성을 제한한다는 것이다. 예를 들어, C3b의 표적 결합부위는 C3 전환효소에 의해 잘려져서 40 nm 정도 떨어져 나가면 자연적으로 가수분해되어 비활성 상태가 된다. 이에 따라, 부근에 있는 자신의 정상 세포에는 C3b가 결합하지 않도록 하여 세포의 융해를 막는다.

또한, 조절단백질들이 다단계 보체계 활성 단계에서 다양한 조절 역할을 담당하고 있다. 그 중 대부분은 C3b나 MAC 형성 단계에 관여하고 있다. C3b 생성은 보체 반응이 크게 증폭시키는 단계이며, 특히 C3b가 정상세포에 부착하게 될 경우 세포 융해를 일으키거나 식작용을 유도하기 때문에, 매우 정교하게 조절되어야 한다. 마찬자기로, C5b67 복합체의 경우 표적세포로 적절하게 들어가지 못하면(생체재료의 경우와 같이) 다시 떨어져 나와 주위 세포에 붙어서 세포 융해를 일으킬 수 있기 때문에, MAC 형성 유도 단계도 조절되어야 한다.

조절단백질은 두 가지 주요 기전에 의해 활성화되는데, 분자 복합체의 중요 결합부위에 경쟁적으로 결합하거나 복합체 자체를 분해시키는 기전이 존재한다. 전형적 경로에 관여하는 조절단백질은 **보체활성조절(RCA) 단백질**로서 C4b가 C2a에 결합하는 것을 막아서 C3 전환효소로의 형성을 억제한다. 동일한 방법으로 대체경로에서는 다른 RCA 단백질에 의해 C3b가 인자 B에 결합하지 못하도록 하여 C3 전환효소의 생성을 억제한다. 다른 조절단백질은 MAC 단계에서 C8과 결합하여 중합-C9 복합체 형성을 억제하기도 한다. 한 예로, 분해촉진 인자(Decay-accelerating factor (DAF))는 전형적 경로와 대체경로에 관여하는 C3 전환효소에 결합하여 세포에 결합한 복합체에서 활성 효소를 떼어내는 역할을 담당한다.

12.5.5 보체계의 효과

보체계 활성은 항체 작용을 증폭시키기도 한다. 앞서 설명한 바와 같이, 응집, 침전, 중화 및 세포 융해와 같은 작용을 도와 주는 역할을 한다. 예를 들어, C3b와 같은 경우, 소량의 항체가 이물질에 흡착하여도 응집 반응이 일어날 수 있도록 도와 준다. 중화 반응의 경우도 항체가 이물질의 독성부위를 둘러싸게 될 때 보체 단백질이 있으면 증진된다. 또한, 세포 융해 작용 역시 다단계 보체 활성 과정의 마지막 단계에 형성되는 MAC에 의해 일어난다.

항체의 작용을 보조하는 역할과 함께, 보체 활성은 염증반응과 같은 자연면역 유도에도 관여한다. 특히, C3a, C4a 및 C5a는 비만세포와 호염구에 결합하여 히스타민 등을 분비하도록 한다(뒤에서 설명). 이를 통해 평활근의 수축을 유도하고 혈관 투과성을 증진시키는 등 염증에 관련된 변화들을 유도한다(10장 참조). 또한, C3a, C5a 및 C5b67 복합체는 이물질이 존재하는 부위로 단핵구와 호중구의 유인작용을 촉진한다. 한편, C3는 대식세포가 중합(우레탄) 생체재료에 부착하는 과정에 관여하기도 한다.

따라서 보체단백질은 염증반응에 같이 작용함으로써 부가적으로 식작용을 촉진시키는 기능을 수행한다. 이 경우, 보체단백질(주로 C3b)은 **옵소닌(opsonin)**으로 작용하여 이물질에 대한 옵소닌 작용을 촉진한다. 이때 C3b는 이물질 표면에 부착하여 대식세포와 호중구의 특정 수용기와 결합하도록 하여 식작용을 돕는 것이다.

12.6 생체재료에 대한 불필요한 면역반응

앞서 비자기(nonself) 세포나 단백질 또는 생체재료와 같은 이물질 표면에 반응하여 일어나는 면역계의 일반적인 반응을 설명하였다. 획득면역 반응은 세균체를 없애는 데 중요하지만, 수여자의 조직거부반응, 자가면역 질환, 과민반응 등과 같은 원하지 않는 반응인 일종의 부작용을 나타내기도 한다. 이러한 불필요한 면역반응은 생체재료에 대해서도 일어나고 있다.

12.6.1 생체재료에 대한 자연면역과 획득면역 반응

생체재료 자체는 이식 조직의 경우와 같이 "거부(rejected)"되는 경우는 드물다. 거부현상은 일차적으로 세포 표면에 존재하는 이형 MHC 분자에 반응하여 생기는 현상이므로, 생체재료가 자신의 세포가 아닌 이형 세포가 포함(조직공학적 제작 방법의 차이에 따라)되어 있지 않는 이상, 이식물이 분해되면서 보체 활성으로 인한 획득면역을 활성화시키지는 않는다. 생체재료를 이식하기 전에 재료에 존재할 수 있는 항원성을 감소시키기 위하여 냉동처리나 글루타르알데히드 고정 등과 같은 처리과정을 거치기 때문에, 이식물은 인체에서 유래한 자연 재료와 동일하게 작용한다고 볼 수 있다. 자연 재료도 여전히 획득면역계를 활성화시키기에 충분한 외래 항원요소(epitope)를 갖고는 있지만, 생체 내에서 즉시 분해되거나 흡수되지는 않는다.

따라서 생체재료 중 특히 합성 생체재료의 경우, "면역적합성(immunocompatibility)"은 오히려 면역계의 비특이성(자연면역) 면역과 더 관련되어 있다. 그 예로, 생체재료 이식 후 보체 활성으로 인해 이식물 주변으로 염증세포들이 지속적으로 모여든다. 이 경우 "거부(rejection)" 반응이라고는 할 수 없으나, 면역세포가 축적되어 섬유성포낭을 형성함으로써 이식물이 주변 조직과 잘 융합되지 못하도록 방해하기 때문에 결국 이식 실패가 일어날 수 있다.

12.6.2 과민반응(hypersensitivity)

어떤 경우 합성 생체재료에서도 획득면역계가 개시되면서 일종의 불필요한 면역 반응이 일어나기도 한다. 이러한 반응은 과민반응(hypersensitivity reaction) 또는 알레르기반응(allergic reaction)으로서 일반적인 면역반응과는 다르게 과도하거나 혹은 조절이 불가능한 면역반응이라 할 수 있다. 알레르기는 생물학적 반응 유도 기전에 따라 주로 4가지 종류(I-IV 형)로 분류된다.

12.6.2.1 I형 과민반응(Type I): IgE 매개형

I형 과민반응은 알레르기 항원에 특이적인 IgE를 분비하는 형질세포(작용 B 세포)에 의해 일어난다(그림 12.12). IgE 분자는 호염구와 비만세포의 수용체에 결합하여 세포를 감작시킨다. 이후 알레르기 항원에 다시 노출되면 IgE 항체들이 교차 결합하여 세포막에 결합한다. 이러한 교차 결합으로 인해 세포 내로 신호가 전달되면 비만세포의 과립감소를 유도하여 매개물질들(예, 히스타민)을 세포 외로 방출한다. 이에 따라 혈관확장과 평활근 세포 수축 등의 반응이 국소적 및 전신적으로 유도된다. 반응의 정도에 따라 전신반응은 치명적일 수 있다(예, 땅콩이나 벌침에 대한 알레르기).

I형 과민반응은 돼지풀 꽃가루와 같은 환경 인자에 의해 나타나는 전형적인 "알레르기성" 반응이다("건초열(꽃가루병)"이라 함). 생체재료에 대해 일어나는 I형 과민반응은 흔치 않다. 그러나, 만약 환자가 작업장 등에서 이전에 노출된 적이 있었던 물질일 경우, 금속성 화합물질에 대해서도 IgE 매개형 반응이 유도될 수 있다. 또한 실험용 라텍스 장갑의 라텍스에 대해서도 이전에 감작이 일어났던 사람이라면 I형 과민반응이 일어날 수 있다. 그러나, 유방 이식에 사용되는 실리콘의 경우 I형 과민반응을 유발하는지에 대해서는 아직 논란의 여지가 있다.

12.6.2.2 II형 과민반응: 항체 매개형

II형 과민반응에서는 항체 단독으로 또는 보체와 함께 작용하여 외래 항원을 표지하는 세포나 혈소판을 죽이는 반응이 일어난다. 전형적인 II형 과민반응의 예로는 수혈에서 혈액형이

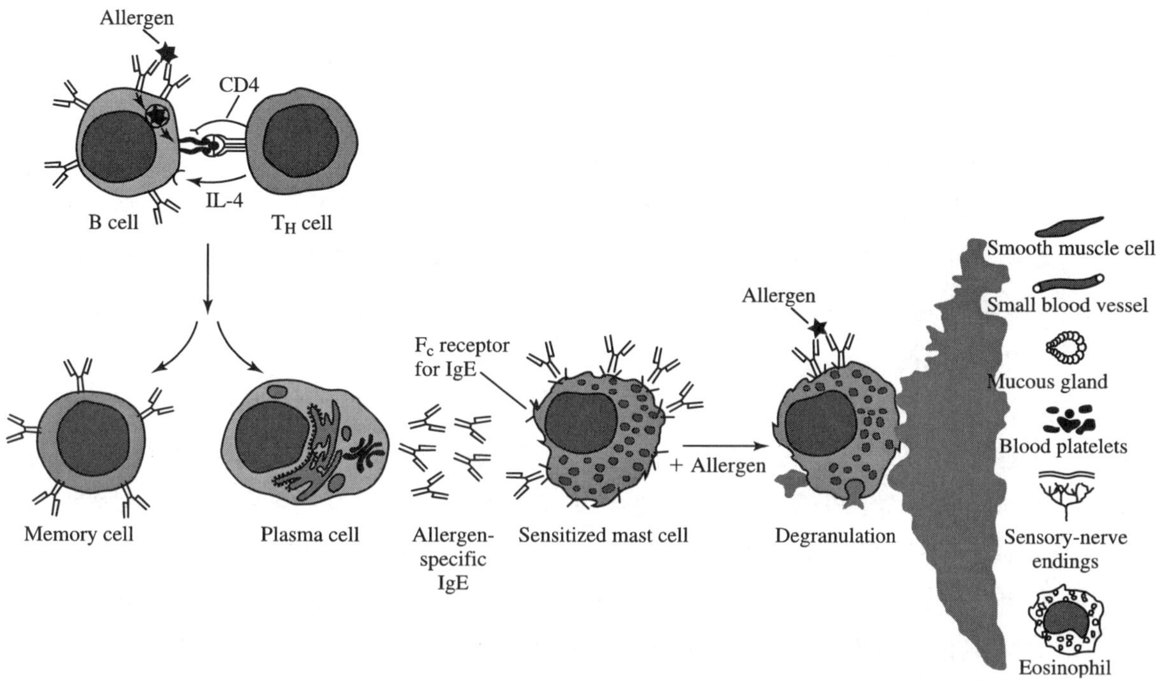

그림 12.12 알레르기 항원(Allergen)/ B 세포(B cell)/ T 세포(T cell)/ 기억세포(memory cell)/ IgE에 대한 Fc 수용체(Fc receptor for IgE)/ 알레르기 항원-특이 IgE(allergen-specific IgE)/ 감작된 비만세포(sensitized mast cell)/ 과립감소(degranulation)/ 평활근(smooth muscle cell)/ 소혈관(small blood vessel)/ 점액선(mucous gland)/ 혈소판(blood platelets)/ 감각-신경 말단(sensory-nerve endings)/ 호산구(eosinophil)
I형 과민반응. I형 과민반응은 알레르기 항원에 특이적인 IgE를 분비하는 형질세포(작용 B 세포)에 의해 일어난다(그림 12.12). IgE 분자는 호염구와 비만세포의 수용체에 결합하여 세포를 감작시킨다. 이후 알레르기 항원에 다시 노출되면 IgE 항체들이 교차 결합하여 세포막에 결합한다. 이러한 교차 결합으로 인해 세포 내로 신호가 전달되면 비만세포의 과립감소를 유도하여 매개물질들(예, 히스타민)을 세포 외로 방출한다. 이에 따라 혈관확장과 평활근 세포 수축 등의 반응이 일어난다. ([2]의 그림 인용.)

일치하지 않는 경우이다. 생체재료에 대해서도 II형 과민반응이 가끔 나타나기도 한다.

12.6.2.3 III형 과민반응: 면역복합체 매개형

III형 과민반응의 증상은 항원에 노출된 뒤 며칠에서 몇 주에 걸쳐 나타날 수 있는데, 그 이유는 조직이나 혈액에서 동시에 항원과 항체가 존재함으로써 항원-항체 복합체를 이루어 작용을 나타낼 수 있기 때문이다. 이때 다량의 면역복합체(항원-항체 복합체)는 국소적으로 또는 항원이 혈액에 존재할 경우는 전신에 걸쳐 혈관벽에 침전된다. 항원과 항체의 결합을 통해 보체계가 활성화되면 그 부위로 식작용 세포들이 이동해 간다. III형 과민반응에서 나타나는 대부분의 조직 손상은 모여든 면역세포에 의해 방출되는 효소나 기타 활성 물질에 의해 일어난다. 이에 따라 낭창(lupus)과 같은 자가면역질환을 유도하기도 한다. 생체재료 분야에서 보면, 분해가 잘 되지 않거나 지속적으로 약물을 방출시키는 생채재료를 사용할 경우 고려해야 할 반응이지만 일반적으로 생체재료에 의해 일어나는 과민반응의 주된 요인은 아니다.

12.6.2.4 IV형 과민반응: T 세포 매개형

I형 과민반응과 같이 IV형 과민반응은 대개 알레르기 항원에 한 번 이상 노출되었을 때 일어난다. 지연형 과민반응(delayed-type hypersensitivity)라고도 하며, 알레르기 항원에 두 번째 노출 후 24-72시간 정도 지나면 증상이 나타난다. 접촉성 피부염이 IV형 과민반응에 속한다.

그림 12.13에서와 같이, 다른 과민반응과는 달리 항체는 IV형 과민반응에 관여하지 않는다. 대신 T_{DTH} 세포(대개 T_H 세포로부터 형성)에 의해 특이적으로 일어난다. 처음으로 노출된 항원이 항원제시세포에 의해 제시되면, T_H 세포는 감작되어 T_{DTH} 세포로 성숙된다. 그 후 다시 항원에 노출되면 T_{DTH} 세포가 활성화되고 싸이토카인을 분비하여 대식세포를 끌어 온다. 이러한 세포들이 축적되면(하루에서 3일 정도 지난 후), 방출된 세포융해 물질에 의해 부근의 조직이 손상되고 임상적인 징후들을 나타내게 된다.

구강 내로 크로미움(chromium), 코발트나 니켈이 포함된 이식물이 삽입된 후 나타나는 피부염이나 구강내 병소는 IV형 과민반응에 의해 나타나기 때문에 생체재료 사용 시 이를 고려해야 한다. 특히 금속성, 실리콘 및 아크릴 이식물의 경우에도 심층 조직의 반응을 유발하기 때문에 IV형 과민반응은 금속성 생체재료에만 국한되어 일어나지는 않는다.

12.6.2.5 생체재료의 종류에 따른 과민반응

생체재료에 대한 과민반응은 금속에서 광범위하게 연구되어 왔다. 특히, 생체재료로부터 분자량이 작은 이온 등과 같은 물질들이 방출되기 때문에 방출되어 나온 물질은 면역반응이 일어나지 않도록 체내 존재하는 고유 단백질과 잘 혼합되어 일종의 부착소(haptens)로 작용하도록 고안되어야 한다.

세라믹 재질에 대한 과민반응은 많이 연구되지 않았으며, 특히 중합체에 대한 IV형 과민반응 유무에 대해서는 아직 논쟁이 계속되고 있다. 한 예로 라텍스 장갑 제조와 같이 생체재료에 들어가는 화학적 첨가물의 경우 IV형 과민반응을 유도할 수 있다고 여겨진다. 또한 생체재료 표면 자체에 생체 내 고유 단백질들이 결합하여 변성이 일어남으로써 더 이상 "자기(self)"로 인식되지 않아 불필요한 면역반응을 유발한다는 주장도 있다(8장 참조).

따라서 어떻게 생체재료에 대해 과민반응이 유도되는지는 의견이 다양하지만, 일단 과민반응이 일어난 사람에게는 심각한 부작용을 초래할 수 있다는 점은 분명하다. 이러한 문제점은 실리콘 유방 이식물의 판매에서 볼 수 있듯이 경제적인 문제와도 깊은 관련성을 갖고 있다. 실리콘 유방 이식물의 경우 자가면역질환(획득면역반응의 이상으로 체

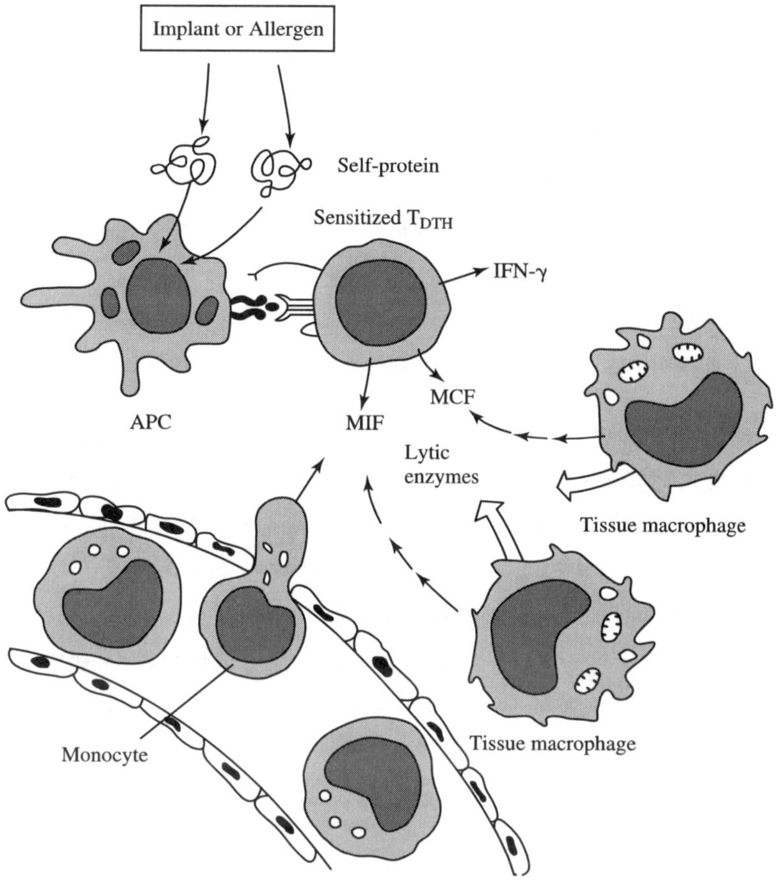

그림 12.13 이식물 또는 알레르기 항원(implants or allergen)/ 자가 단백질(self-protein)/ 감작된 T_{DTH} (sensitized T_{DTH})/ 세표 융해 효소(lytic enzymes)/ 조직 대식세포(tissue macrophage)/ 단핵구(monocyte) IV형 과민반응 모식도. T_{DTH} 세포(대개 T_H 세포로부터 형성)에 의해 특이적으로 일어난다. 처음으로 노출된 항원이 항원제시세포에 의해 제시되면, T_H 세포는 감작되어 T_{DTH} 세포로 성숙된다. 그 후 다시 항원에 노출되면 T_{DTH} 세포가 활성화되고 싸이토카인을 분비하여 대식세포를 끌어온다. 이러한 세포들이 축적되면(하루에서 3일 정도 지난 후), 방출된 세포융해 물질에 의해 부근의 조직이 손상되고 임상적인 징후들을 나타내게 된다. ([2]의 그림 인용.)

내 조직이 파괴되는 질환)을 유도한다는 소송이 제기됨에 따라, 1992년 주요 이식물 제조업체들이 실리콘 유방 이식물의 생산을 중단하였다. 이로 인해 많은 기업들이 수십억 달러에 이르는 비용을 손해를 보고 한 제조업체는 파산하기에 이르렀다. (수년 후 2006년 미국에서 실리콘 유방 이식물과 질병과의 연관성이 없다고 발표되었다. 따라서 현재 식품의약청(FDA)에서는 미용 수술용 실리콘 재질의 이식물 생산을 승인한 상태이다.)

예제 12.3

코발트-크로미움 몰리브넘(cobalt-chromium molybdenum, Co-Cr-Mo)으로 자전거 골조를 생산하는 한 회사에서 은퇴한 직원이 사고로 무릎이 부숴지는 부상을 당했다. 이에 정형외과의는 무릎을 대체할 인공 보철 이식을 제안하였다. 환자는 이식물 재질로 티타늄-알루미늄-바나디움 합금(titanium-aluminum-vanadium alloy)과 Co-Cr-Mo 합금 중에서 선택하기로 하였다. 자전거 공장에서 Co-Cr-Mo 합금을 자르고 연마한 경험이 있는 환자는 Co-Cr-Mo 합금 재질을 선호하여 이를 무릎 이식물 재료료 선택하였다. 그러나, 이식하자 마자 얼마 후, 환자는 과민반응의 여러 징후들을 나타내기 시작하였다. 이러한 현상을 어떻게 설명할 수 있는가?

풀이: Co-Cr-Mo 무릎 보철의 이식으로 인해 과민반응이 일어난 것으로 보인다. 이 환자는 이전에 자전거 골조 생산 업체에서 이미 Co-Cr-Mo 합금에 노출된 바 있다. Co-Cr-Mo 합금을 직접 만지기도 하고 그 입자들을 흡입하기도 하였다. 이로 인해 환자의 체내에서는 Co-Cr-Mo 합금을 항원으로 인식하였을 가능성이 있다. 이러한 작업장에서의 첫 번째 노출로 인해 기억세포가 생성되고 그 물질에 대한 특이적인 IgE 분자들이 생성된다. 생성된 IgE 분자는 비만세포와 호염구의 수용체에 결합하여 세포를 감작시킨다. 그 후 무릎 보철 이식에 따른 두 번째 노출은 감작된 세포의 막-결합 IgE 항체들이 서로 교차 결합되도록 함으로써 히스타민과 기타 매개체들을 분비하게 된다. 이에 따라 과민반응이 개시된 것이다.

12.7 분석 기법: 면역반응 분석을 위한 검사

면역반응과 염증반응은 밀접한 관계가 있기 때문에, 생체재료에 대해 일어날 수 있는 면역반응을 측정하는 *시험관 내(in vitro)* 및 *생체 내(in vivo)* 검사는 대부분 10장과 11장에서 다루어졌던 염증에 대한 검사와 유사하다. 또한 자연면역과 획득면역 반응 간에도 상호작용이 있기 때문에, 새로운 재료에 대한 생체적합성을 보다 완벽하게 분석하기 위해서는 염증세포와 림프구 모두에 대해 *시험관 내(in vitro)* 검사를 시행하는 것이 필요하다. 기타 분석과 마찬가지로, *시험관 내(in vitro)*에서 특정 물질에 대해 림프구가 활성화가 일어난다면, 그 물질은 *생체 내(in vivo)*에서 적합하지 않다고 예측할 수 있다. ASTM 표준은 *시험관 내(in vitro)* (ASTM F1905, F1906, F1984, F2065) 및 *생체 내(in vivo)* (ASTM F720, F2147, F2148) 면역독성 시험에 대한 기준을 제시하고 있다.

12.7.1 *시험관 내(in vitro)* 분석

염증반응이 진행됨에 따라 면역반응에 관여하는 세포들을 혈액에서 분리하여 생체재료와 함께 배양함으로써 세포들의 활성화 정도를 측정할 수 있다. T 세포와 B 세포에서의 분석 방법에는 과립구 활성 측정에도 사용된 몇 가지 동일한 지표들이 포함되어 있다.

1. 세포 부착 및 확장성
2. 세포사
3. 세포의 이동
4. 싸이토카인 분비
5. 세포 표면 단백질 발현
6. 세포 증식

5가지 지표는 염증세포의 분석에서와 동일하다. 여기에 림프구의 증식과 클론 집단 생성이 림프구 기능에 중요하기 때문에, 세포 증식이 또 하나의 활성화 지표로 사용된다. 이러한 분석에는 **림프구 전이 검사(lymphocyte transformation tests, LTTs)**가 있으며, 세포의 DNA를 방사선동위원소나 형광으로 표지하여 일정 시간이 지난 후 양의 변화를 측정하는 것이다. DNA 합성이 크게 증가하면 림프구의 증식이 많이 일어났다는 것을 의미한다.

앞에서 언급한 지표들을 분석하는 방법은 9장과 10장에서 설명한 바와 같다. 그러나, 대식세포와 호중구와는 달리, 림프구는 항체나 TCR에 결합하여 표적을 인식하게 되면 더 이상 이동할 수 없다. 따라서, 각 림프구 또는 림프구 집단의 이동성을 측정하였을 때 이동성이 감소하였다면 이는 림프구가 활성화되었다는 것을 알 수 있다. 이러한 방법을 **림프구 이동 억제 분석(lymphocyte migration inhibition assay)**이라 한다. 또한 ELISAs나 FACS 분석을 통해 분비된 싸이토카인의 종류와 양, 세포 표면 표지자 등을 측정할 수 있는데(10장에서 방법 설명), 이때 분석해야 할 싸이토카인과 세포 표면 표지자는 과립구 활성 측정에 사용된 것과는 다른 림프구 특이적인 것을 선정하여 측정한다.

12.7.2 *생체 내(in vivo)* 분석

생체재료 이식 *후생체 내(in vivo)*에서 만성염증과 유사한 면역반응을 보이는 경우가 있는데, 이는 염증 세포와 림프구가 함께 존재하여 나타나는 반응이 있다. 따라서, 이식된 재료에 대해 일어나는 *생체 내(in vivo)* 면역반응을 측정하는 방법은 11장에서 기술된 방법과 매우 유사하다. 염증의 경우와는 반대로 면역 반응 측정에 대한 ISO 기준은 없다. 그러나, 동물 선택, 이식 부위 선택, 연구 기간, 생체재료의 처리, 적절한 대조군 사용 등 *생체 내(in vivo)* 염증 검사와 유사하게 실험을 고안하여야 한다. 동물모델에서 이식 후 대부분의 일반적인 측정 방법은 재료 주위에 존재하는 림프구의 양을 중점적으로 보여주는 조직학/면역조직화학적 방법이 사용된다.

또한 이식한 후에 동물을 마취시키지 않고 일어나는 면역반응을 지속적으로 측정할 수도 있다. 동물의 혈액을 채취하여 이식한 생체재료의 특정 항원요소에 대한 항체(대개의 경우, IgG)가 존재하는지를 검사하는 것이다. 만약 항체가 존재하면 이식한 재료는 면역성이 있기 때문에 생체재료로서 인체에 유해한 효과를 나타낼 수 있다고 판단된다. 이 방법은 이식하려는 환자에게 동일하게 적용할 수 있는데, 이식물에 대해 과민반응이 생길 가능성이 있는 환자의 혈액에서 항체의 유무를 검사함으로써 분석할 수 있다.

일반적으로 사람에게 적용되는 다른 과민반응 검사는 피부의 위나 아래에 항원으로 작용할가능성이 있는 생체재료의 일부를 처리하여 국속적인 염증반응을 관찰하는 것이다(피부 검사). 만약 항원을 처리한 부근에 홍조나 부종 현상이 나타난다면 그 환자의 경우 이식물에 대해 과민반응을 일으킬 수 있다는 것을 말한다. 유사한 방법으로 환경인자로 인한 알레르기 반응(꽃가루, 비듬 등)을 측정할 수 있다.

예제 12.4

중복 면역 부전증(severe combined immunodeficiency, SCID)은 B 림프구와 T 림프구를 생성하지 못하는 유전 질환이다. 이러한 SCID 질환 환자는 심각한 면역계 기능 장애를 나타낸다. SCID 질환 유도 마우스의 경우, 조직 이식을 하면 거부반응 없이 이식이 가능하다. 따라서, 치료 목적으로 이식된 세포나 조직의 생물학적 활성을 평가하는 데 사용되는 동물 모델이다. 예를 들어, SCID 마우스에 골수기질세포를 이식하여 *생체 내(in vivo)* 뼈 형성 능력을 평가하는 데 사용될 수 있다. 그렇다면 SCID 마우스는 생체재료에 대한 면역반응을 평가하는 데 유용한 동물 모델이 될 수 있는지 판단하고 그 이유를 설명하시오.

풀이: SCID 마우스의 면역계에 심각한 기능 장애가 있기 때문에, SCID 마우스는 생체재료에 대한 면역반응을 평가하는 데 유용한 동물 모델이 될 수 없다. SCID 마우스에서 생체재료를 이식하면 아무런 면역반응이 나타나지 않기 때문에, 기능적으로 온전한 면역계를 가진 사람에서 일어날 수 있는 이식 재료에 대한 면역반응은 예측할 수 없다.

요약

- 획득면역에는 체액성(humoral) 면역과 세포성(cellular) 면역으로 2가지 종류가 있는데, 체액성면역(humoral immunity)은 이물질에 대한 항체가 작용하는 것이며, 세포성면역(cellular immunity)에서는 특이화된 림프구가 일차적으로 변이가 일어난 자가 세포를 인지하여 무력화시킨다.
- 부착소(hapten)는 작은 분자량의 물질로 단독으로 면역반응을 유발시킬 수 없으나

단백질과 같은 큰 분자와 같이 결합함으로써 보다 강력한 면역반응을 나타낸다. 보조제(adjuvant)는 항원에 대한 면역반응을 비특이적으로 증진시킨다.

- 획득면역은 항체나 T 세포 수용체(TCR)에 의해 항원의 항원요소(epitope)을 특이적으로 인식함으로써 활성화된다. 대부분의 항원은 *I형 또는 II형* **조직적합성 항원 복합체(major histocompatibility complex, MHC)** 분자와 함께 제시된 상태로 인식되어야 한다. I형 MHC 분자는 거의 모든 핵이 있는 세포에서 발현하며 T 독성 세포(T_c 세포)에 의해 인지된다. II형 MHC 분자는 **항원제시세포(antigen-presenting cells, APCs)**에서만 발현되며 T_h 세포에 의해 인지된다. 항원이 세포 외로 제시되기 전에 먼저 항원은 세포 내에서 분해되어 적절한 MHC 분자들과 결합체를 이루어야 한다.
- 획득면역에 관여하는 주요 림프구는 2가지 종류로 B 세포와 T 세포가 있는데, B 세포는 체액성 면역에 관여하며 매우 특이적인 항체를 생성하여 주변으로 방출하거나 세포막에 결합한 형태로 갖고 있다. T 세포는 세포성 면역을 담당하며 세포막에 특이성이 매우 높은 T 세포 수용체(TCRs)를 발현한다.
- B 세포는 골수에서 형성되어 나와서 말초 림프조직에서 성숙되는 반면, T 세포는 골수에서 형성되어 흉선에서 성숙된다. 성숙 과정을 거친 B 세포와 T 세포는 림프조직으로 이동한 후 잠시 머물다가 바로 혈액으로 들어가서 체내 전반을 순환하게 된다.
- 항체는 2개의 큰 폴리펩티드 사슬인 중쇄(heavy chain)와 2개의 작은 폴리펩티드 사슬인 경쇄(light chain)가 이황(S-S) 결합으로 연결되어 있다. 각 중쇄/경쇄의 말단 부분에는 항원이 결합할 수 있는 틈이 존재하는데, 이 부분을 가변부위(variable portion, F_{ab})라 한다. 나머지는 불변부위(constant portion, F_c)로, 식세포의 수용체나 보체 복합체의 특정 부분에 의해 인식하는 부분이다.
- 항체는 응집(agglutination)(IgA과 IgM이 가장 효과적으로 작용), 침전(precipitation), 중화(neutralization), 융해(lysis) 등을 통해 병원균을 제거한다. 또한, 항체의 결합은 항원 입자들에 대한 식작용을 증진시키고 보체계 활성 유도에 중요하다.
- 항원/MHC 복합체에 의해 항원제시가 되면 TCR에 항원이 결합함으로써 T 림프구는 활성화된다. 활성화된 T_h 세포는 싸이토카인을 분비하여 T_c 세포의 활성을 보조한다. 또한 T_h 세포는 B 세포와 결합하고 싸이토카인을 분비하여 B 세포를 활성화시킨다. 활성화된 각 림프구는 빠르게 분열하여 각 항원에 특이적으로 반응할 수 있는 클론성 세포 집단을 형성하게 된다. 작용세포와 기억세포 모두 이러한 과정에 의해 생성된다. 작용 B 세포는 형질세포라 하며, 항체를 분비하는 세포이다. 작용 T 세포는 세포독성 T 림프구(CTLs)이며 퍼포린(perforins)을 분비하여 세포를 융해시킨다.

- 보체 활성화는 2가지 경로(전형적 경로(classical pathway)와 대체경로(alternative pathway))로 일어나며, 막공격 복합체(membrane attack complex)를 형성하여 외래 세포를 융해한다. 전형적 경로는 항체가 표적의 항원과 결합하여 개시된다. 항체가 표적에 부착하면 F_c 부분에 입체 구조에 변화가 일어나 일련의 다단계 보체 활성이 시작되며, 결국 C5b 형성하여 표적의 표면에 결합함으로써 막공격 복합체의 형성을 유도한다. 대체경로는 보체 단백질 C3가 이물질에 결합함으로써 시작되어 마지막에는 C5b를 형성하는 과정을 거친다. 막공격 복합체가 형성되면 표적 세포의 막에 큰 구멍을 내고 결국 융해되도록 한다.
- 보체계 활성 조절은 각 단계에 관여하는 특정 효소들의 수명을 짧게 하여 활성을 제한하고 다양한 단계에서 조절단백질이 관여하여 이루어진다.
- 보체계 활성은 항체 작용을 증폭시키기도 한다. 또한, C3a, C4a 및 C5a이 작용하여 염증반응과 같은 자연면역 유도에도 관여한다. 보체 활성에 관여하는 인자들은 염증 세포들과 함께 표적 세포가 완전하게 포식되도록 한다.
- 알레르기 반응은 일반적으로 4가지 종류(I-IV 형)로 분류된다. I형 과민반응은 알레르기 항원에 특이적인 IgE를 분비하는 형질세포(작용 B 세포)에 의해 일어난다. II형 과민반응에서는 항체 단독으로 또는 보체와 함께 작용하여 외래 항원을 표지하는 세포나 혈소판을 죽이는 반응이 일어난다. III형 과민반응은 다량의 항원-항체 복합체를 이루어 국소적으로 또는 항원이 혈액에 존재할 경우는 전신에 걸쳐 혈관벽에 침전되어 일어난다. IV형 과민반응은 지연형 과민반응(delayed-type hypersensitivity)라고도 하는데, 항체가 작용하지 않는 대신 T_{DTH} 세포가 감작되고 활성화됨으로써 대식세포의 활성을 유도하여 일어난다.
- 생체재료에 대해 일어날 수 있는 면역반응을 측정하는 *시험관 내(in vitro)* 검사는 염증에 대한 검사와 매우 유사하다. 또한 동물모델을 이용한 *생체 내(in vivo)* 검사를 통해 면역반응 유발 가능성을 예측할 수 있다.

문제

12.1 뼈 조직 공학에 사용되는 생분해성 재료 골격을 생체 내로 이식하였다. 어떻게 주위 세포에 의해 이식물에 대한 외부 및 내부 항원이 제시될 수 있는지를 설명하시오. 이 경우 어떤 종류의 T 세포가 활성화되는가?

12.2 만약 환자의 비장이 파괴되었다면, 어떤 종류의 획득면역이 주로 영향을 받을 수 있는가?

12.3 (a) 병원균을 제거하는 항체의 4가지 방법에 대해 설명하시오. (b) 어떻게 보체 단백질이 이러한 작용을 보조하는 지 설명하시오. (c) 필요할 때 다량의 항체를

빠르게 생성할 수 있는 면역계의 기전은 무엇인가?

12.4 새로운 도관의 효능을 검증하려는 *생체 내(in vivo)* 검사를 진행하는 동안, 이식한 지 8주 후 도관 주위에 섬유성 피낭(fibrous capsule)이 생겨난 것을 발견하였다. ELISA를 통해 동물의 혈액을 검사한 결과, C3 전환효소가 초기에 증가하였다가 1주 후 다시 감소하는 경향을 보였다. 이 경우 섬유성 피낭 형성에 대해 추측할 수 있는 분자적/세포학적 기전을 설명하시오.

12.5 합성한 생분해성 중합체를 이식하였을 때 어떤 종류의 과민반응이 나타날 수 있을까? 인공 손가락 관절과 같은 실리콘 이식물을 장기간 이식하였을 때 나타나는 과민반응은 무엇인가?

12.6 생체재료에 대한 염증반응과 면역반응을 측정하는 *시험관 내(in vitro)* 검사의 주요 차이점은 무엇인가?

12.7 생체재료에 대한 면역반응을 측정하는 *생체 내(in vivo)* 검사는 무엇인가?

참고문헌

1. Anderson, J.M. and J.J. Langone. "Issues and Perspectives on the Biocompatibility and Immunotoxicity Evaluation of Implanted Controlled Release Systems," *Journal of Controlled Release*, vol. 57, pp. 107–113, 1999.
2. Kuby, J. *Immunology*, 3rd ed. New York: W.H. Freeman, 1997.
3. Silver, F.H. and D.L. Christiansen. *Biomaterials Science and Biocompatibility*. New York: Springer, 1999.
4. Linsley, P.S. and J.A. Ledbetter. "The Role of the CD28 Receptor During T Cell Responses to Antigen," *Annual Reviews in Immunology*, vol. 11, pp. 191–212, 1993.

Additional Reading

http://www.fda.gov/cdrh/breastimplants/consumerinfo.html

Black, J. *Biological Performance of Materials: Fundamentals of Biocompatibility*, 4th ed. New York: CRC Press, 2005.

Dee, K.C., D.A. Puleo, and R. Bizios. *An Introduction to Tissue-Biomaterial Interactions*. Hoboken: Wiley-Liss, 2002.

Granchi, D., G. Ciapetti, L. Savarino, E. Cenni, A. Pizzoferrato, N. Baldini, and A. Giunti. "Effects of Bone Cement Extracts on the Cell-Mediated Immune Response," *Biomaterials*, vol. 23, pp. 1033–1041, 2002.

Groth, T., K. Klosz, E.J. Campbell, R.R. New, B. Hall, and H. Goering. "Protein Adsorption, Lymphocyte Adhesion and Platelet Adhesion/Activation on Polyurethane Ureas Is Related to Hard Segment Content and Composition." *Journal of Biomaterials Science Polymer Edition*, vol. 6, pp. 497–510, 1994.

Guyton, A.C. and J.E. Hall. *Textbook of Medical Physiology*, 11th ed. Philadelphia: W.B. Saunders, 2006.

Hallab, N., J.J. Jacobs, and J. Black. “Hypersensitivity to Metallic Biomaterials: A Review of Leukocyte Migration Inhibition Assays,” *Biomaterials*, vol. 21, pp. 1301–1314, 2000.

Hallab, N.J., K. Mikecz, and J.J. Jacobs. “A Triple Assay Technique for the Evaluation of Metal-Induced, Delayed-Type Hypersensitivity Responses in Patients with or Receiving Total Joint Arthroplasty,” *Journal of Biomedical Materials Research*, vol. 53, pp. 480–489, 2000.

Harris, G. “FDA Panel Backs Implants from One Maker.” In *New York Times*, April 14, 2005.

Hensten-Pettersen, A. and N. Jacobsen. “Systemic Toxicity and Hypersensitivity.” In *Biomaterials Science: An Introduction to Materials in Medicine*, B.D. Ratner, A.S. Hoffman, F.J. Schoen, and J.E. Lemons, Eds., 2nd ed. San Diego: Elsevier Academic Press, pp. 328–332, 2004.

Johnson, R.J. “Immunology and the Complement System.” In *Biomaterials Science: An Introduction to Materials in Medicine*, B.D. Ratner, A.S. Hoffman, F.J. Schoen, and J.E. Lemons, Eds., 1st ed. San Diego: Elsevier Academic Press, pp. 173–188, 1996.

Matzelle, M.M. and J.E. Babensee. “Humoral Immune Responses to Model Antigen Co-Delivered with Biomaterials Used in Tissue Engineering,” *Biomaterials*, vol. 25, pp. 295–304, 2004.

Mayesh, J.P. and M.F. Scranton. “Legal Aspects of Biomaterials.” In *Biomaterials Science: An Introduction to Materials in Medicine*, B.D. Ratner, A.S. Hoffman, F.J. Schoen, and J.E. Lemons, Eds., 2nd ed. San Diego: Elsevier Academic Pres, pp. 797–804, 2004.

McNally, A.K. and J.M. Anderson. “Complement C3 Participation in Monocyte Adhesion to Different Surfaces,” *Proceedings of the National Academy of Sciences*, vol. 91, pp. 10119–10123, 1994.

Merritt, K. “Systemic Toxicity and Hypersensitivity.” In *Biomaterials Science: An Introduction to Materials in Medicine*, B.D. Ratner, A.S. Hoffman, F.J. Schoen, and J.E. Lemons, Eds., 1st ed. San Diego: Elsevier Academic Press, pp. 188–193, 1996.

Mitchell, R.N. “Innate and Adaptive Immunity: The Immune Respinse to Foreign Materials.” In *Biomaterials Science: An Introduction to Materials in Medicine*, B.D. Ratner, A.S. Hoffman, F.J. Schoen, and J.E. Lemons, Eds., 2nd ed. San Diego: Elsevier Academic Press, pp. 304–318, 2004.

Palmer, E.M., B.A. Beilfuss, T. Nagai, R.T. Semnani, S.F. Badylak, and G.A. van Seventer. “Human Helper T Cell Activation and Differentiation Is Suppressed by Porcine Small Intestinal Submucosa,” *Tissue Engineering*, vol. 8, pp. 893–900, 2002.

Rosales-Cortes, M., J. Peregrina-Sandoval, J. Banuelos-Pineda, R. Sarabia-Estrada, C.C. Gomez-Rodiles, E. Albarran-Rodriguez, G.P. Zaitseva, and M.L. Pita-Lopez. “Immunological Study of a Chitosan Prosthesis in the Sciatic Nerve Regeneration of the Axotomized Dog,” *Journal of Biomaterials Applications*, vol. 18, pp. 15–23, 2003.

Thomas, P., S. Barnstorf, B. Summer, G. Willmann, and B. Przybilla. “Immuno-Allergological Properties of Aluminum Oxide (Al2O3) Ceramics and Nickel Sulfate in Humans,” *Biomaterials*, vol. 24, pp. 959–966, 2003.

CHAPTER 13

생체재료와 혈액응고

주요 목표

생체재료 임플란트에 의한 혈액응고 다단계 반응에 관련된 반응들과 결과에 관한 학습.

특정 목표

1. 혈소판이 활성화되는 기전과 활성화로 인해 발생하는 결과 등을 포함한 혈소판의 기능에 관한 학습.
2. 혈액응고에 관한 내인성 경로와 외인성 경로의 비교 및 이 경로들의 염증반응과의 작용에 관한 학습.
3. 혈액응고의 최종적인 공통경로와 피브린 중합에 관한 학습.
4. 혈전형성을 억제하기 위한 방법에 관한 학습.
5. 혈관내피의 응고촉진 및 항응고성 성질에 관한 학습
6. 시험관 내에서의 시험법과 생체 내에서의 시험법에 관한 배경개념과 잠재적인 한계사항에 관한 학습

13.1 서론: 지혈작용에 관한 개요(Overview of Hemostasis)

대부분의 생체재료들은 혈관이 분포된 조직에 매식되어 혈액과의 접촉이 발생하는데, 특히 이런 이유로 인해 임플란트 과정에서 혈액과 생체재료 간의 작용이 매우 중요한 의미를 갖게 된다. 7장 및 8장에서 설명한 바와 같이, 대부분의 경우에 있어서, 우리 몸은 생체재료의 표면에 흡착된 단백질 층에 대해 반응한다는 사실을 기억해야 한다. 따라서 단백질 흡착을 조절하는 것이 임플란트에 의해 발생하는 혈액응고 기전을 조절하는 데 중요한 수단이 된다.

상처가 생기게 되면, 인체 내에서의 지혈기전(hemostatic mechanism)에 의해 출혈이 중지되도록 한다. 이들은 상처 부위에서 혈관의 수축, 혈소판 응괴(platelet plug) 형성, 혈액응고(blood coagulation) (혈전(thromosis)) 등에 관여한다. 이러한 반응들이 조합되어 국소부위의 혈액흐름을 감소시키고 일시적으로 혈관을 폐쇄시킴으로써 상처 부위에서 혈액이 손실되는 것을 방지한다. 혈액 단백질(혈소판 같은) 비단백질 성분들, 그리고 혈관의 내피 내층이 지혈작용에 중요한 역할을 담당하고 있다. 응고작용에 있어서, 혈소판의 중요성에 관해 알아보도록 하자.

13.2 혈소판의 역할

13.2.1 혈소판의 특성과 기능

혈소판은 거핵세포(megakaryocyte)의 비핵성 단편들로, 직경이 3~4 μm이다. 혈소판은 핵을 가지고 있지 않기 때문에 증식할 수 없으며, 체내에서의 반감기가 8~12일 정도밖에 되지 않는다. 혈소판은 두 종류의 중요한 지혈기능을 수행한다: 혈소판들은 초기에 혈소판 응괴를 형성함으로써 출혈을 억제하고, 그 후에 혈액응고 다단계 반응의 활성화를 통해 이 응괴를 더욱 안정화시킨다.

혈소판들은 단지 세포의 단편이지만, 혈소판 내에는 에너지 생성을 위해 미토콘드리아가 존재하며, 분비할 생성물들을 포장하기 위해 ER과 골지체의 일부도 보유하고 있다. 이 생성물들은 대개 화학 매개물질이며, 혈소판의 활성화에 따라 분비되고, 분비되기 전에는 혈소판 내의 과립에 저장되어 있다.

혈소판에는 여러 종류의 과립들이 존재한다. α 과립(α granule)들은 혈소판에 특이적인 단백질(즉 혈소판 인자들)과 β-트롬보글로부린(β-thromboglobulin) 뿐만 아니라 피브리노겐과 응고 다단계 단백질인 Factor V와 Factor XIII 등과 같은 다양한 혈장단백질(plasma protein)들이 들어있다. 치밀과립(dense granule)은 이인산아데노신(adenosine diphosphate, ADP), 칼슘이온, 세로토닌(serotonin)을 저장하고 있으며, 리소좀 과립(lysosomal granule)은 가수분해 효소들을 저장하고 있다.

13.2.2 혈소판 활성화(Platelet Activation)

13.2.2.1 활성화 수단

혈소판은 용해성 인자들에 노출되거나 또는 ECM이나 손상된 혈관벽의 세포들과의 작용 등을 포함하여 다양한 자극을 통해 활성화될 수 있다. 특히 콜라겐과 von Willebraind factor(vWF) 등이 잠재적인 혈소판 활성제이며, 혈소판은 손상된 조직이나 생체재료 표면에 흡착한 이 단백질들이나 다른 단백질들과 반응한다. 모든 경우에 있어서, 이러한 세포 외 자극이 세포막에 존재하는 수용체(receptor)와 작용하게 되면, 혈소판이 활성화되는 첫 단계가 된다.

13.2.2.2 활성화 결과

일단 혈소판들이 활성화 되면, 다양한 변화가 진행되게 된다. 간단히 설명하면, 비활성화 상태에서는 디스크 형태이지만, 활성화된 혈소판은 팽윤되고 불규칙한 형태를 보이며, 위족이 여러 방향으로 뻗게 된다. 또한 이때 세포골격 단백질들의 수축에 의해 저장과립의 내용물들이 방출되게 된다. 이러한 변화들로 인해, 혈소판은 여러 가지의 새로운 기능들이 발생하게 된다. 활성화된 혈소판들을 ECM 단백질에 부착하게 되고, 응집하고, 다양한 생활성 인자들을 분비하여 혈소판을 더욱 자극하며, 응고활성을 나타낸다. 이러한 특징들에 관한 세부적인 내용에 관해 알아보도록 하자.

상처 부위에(또는 생체재료에) 혈소판이 부착되는 현상은 콜라겐, vWF, 피브리노겐, 피브로넥틴(fibronectin), 혈소판 표면에 존재하는 당단백질(glycoprotein) 또는 인테그린(integrin) 수용체들에 대한 적절한 리간드(ligand)들의 작용에 의해 매개된다. 혈소판이 대상부위에 부착하기 시작하면, 다량의 이인산아데노신(ADP)를 포함한 혈소판이 보유하고 있던 과립의 내용물들이 방출된다. 트롬빈(thrombin)(표 13.1 참고)와 트롬복산 A(thromboxane A)의 합성과 방출도 증가한다.

이러한 용해성 매개물질들은 주변에 존재하는 혈소판에 작용하여 혈소판들을 활성화시키고, 커지고 있는 응집체로 유인하는 역할을 한다. 특히 트롬빈은 트롬빈을 추가로 생성하도록 촉매작용을 하며, ADP와 트롬복산 A_2가 방출되도록 자극한다.

이 용해성 인자들이 작용한 결과, 응집체 부위의 혈소판들은 자신의 표면에 활성화된

표 13.1 트롬빈(thrombin)의 작용

혈액응고의 양성적 효과	혈액응고의 음성적 효과
• 혈소판이 트롬빈을 더 많이 생성하기 위한 촉매작용 • 혈소판이 과립내용물(특히 ADP와 트롬복산 A_2의 방출 자극) • 피브린을 피브리노겐으로 절단 • Factor V의 활성화 • 피브린을 가교결합시키는 Factor XIII의 활성화	상피세포막의 트롬보모듈린-트롬빈 복합체는 단백질 C를 활성화시키며, 이 단백질은 이어서 Factor V와 VIII을 비활성화시킴

당단백질(GP) 수용체인 GP IIb/IIIa를 발현하기 시작한다. 이 수용체는 혈장단백질에 결합하여 혈소판의 응집을 증가시킨다. 특히 피브리노겐은 이 과정에서 중요한 역할을 수행하는데, 그 이유는 피브리노겐이 두 개의 수용체 결합부위를 가지고 있기 때문에 혈소판과 혈소판 사이에 가교결합이 형성되도록 한다. 전체적으로 이러한 단계들을 거치면서, 비록 이 단계에서는 상당히 약한 상태이지만, 혈소판 응괴가 형성되게 된다.

혈소판 응괴를 안정화시키기 위해, 혈소판들은 제한적으로 혈액응고를 촉진시키기도 한다. 특히 자극을 받게되면, 혈소판의 인산지질막이 변하여 Factor X의 활성화를 촉진시키는 특정한 수용체들의 발현이 가능하도록 한다(Factor X는 혈액응고 다단계 반응에서 중요한 역할을 수행한다). 혈소판 막도 프로트롬빈(prothrombin)을 트롬빈으로 전환하기 위한 촉매적인 환경을 조성한다.

13.3 혈액응고 다단계 반응(Coagulation Cascade)

혈액응고는 두 종류의 주된 기전을 통해 발생하는데, 이들은 내인성 경로(intrinsic pathway)와 외인성 경로(extrinsic pathway)로 구분할 수 있다. 보체활성과 같이, 이 두 경로들은 공통경로(common pathway)로 연결되며, 여기서 피브리노겐이 혈병(blood clot)의 주성분인 피브린(fibrin)으로 전환된다. 이들 경로에 관여하는 단백질들은, 예외적인 경우도 있지만, "Factor(인자)"라는 단어와 로마숫자로 표시한다. 인자들과 이들의 일반적인 명칭을 표 13.2에 요약하였다. 내인성 경로의 개시 이외에는, 다단계의 거의 모든 반응에서 칼슘

표 13.2 응고인자들과 일반적인 명칭

응고인자	동일 명칭
Fibrinogen	Factor I
Prothrombin	Factor II
Tissue factor	Factor III, tissue thromboplastin
Calcium	Factor IV
Factor V	Proaccelerin, labile factor, Ac-globulin (Ac-G)
Factor VII	Serum prothrombin conversion accelerator (SPCA), proconvertin, stable factor
Factor VIII	Antihemophilic factor (AHF), antihemophilic globulin (AHG), antihemophilic factor A
Factor IX	Plasma thromboplastin component (PTC), Christmas factor, antihemophilic factor B
Factor X	Stuart factor, Stuart-Prower factor
Factor XI	Plasma thromboplastin antecedent (PTA), antihemophilic factor C
Factor XII	Hageman factor
Factor XIII	Fibrin-stabilizing factor
Prekallikrein	Fletcher factor
High-molecular weight kininogen	Fitzgerald factor, HMWK

(Adapted with permission from [1].)

이 필요한데, 이 사실은 칼슘과 결합하는 물질(칼슘 킬레이터)이 왜 효과적인 항응고제로 작용하는지를 설명해 준다.

13.3.1 내인성 경로(Intrinsic Pathway)

내인성 경로는 혈액 자체의 외상이나 손상된 혈관 벽에 노출된 ECM 분자들이 혈액에 노출됨으로써 개시된다. 혈액응고는 이 기전을 통해 1분에서 6분 이내에 개시된다. 다수의 고전 혈액학 교과서와 생체재료 관련 문헌들에는 이 경로를 외인성 경로와 대등한 대안 경로로 간주하고 있지만, 최근에 출간된 문헌들에는 외인성 경로를 혈병 형성의 주된 원인으로 간주하고 있다. 내인성 경로의 역할에 관해서는 아직 명확하지 않으며, 특히 혈액이 이물질의 표면과 작용하여 생체재료에 혈액응고를 유발시키는 기전은 여전히 명확하지 않은 상태이다. 만일 표면이 음전하를 띠는 경우에는, 다단계 반응이 개시되기 위한

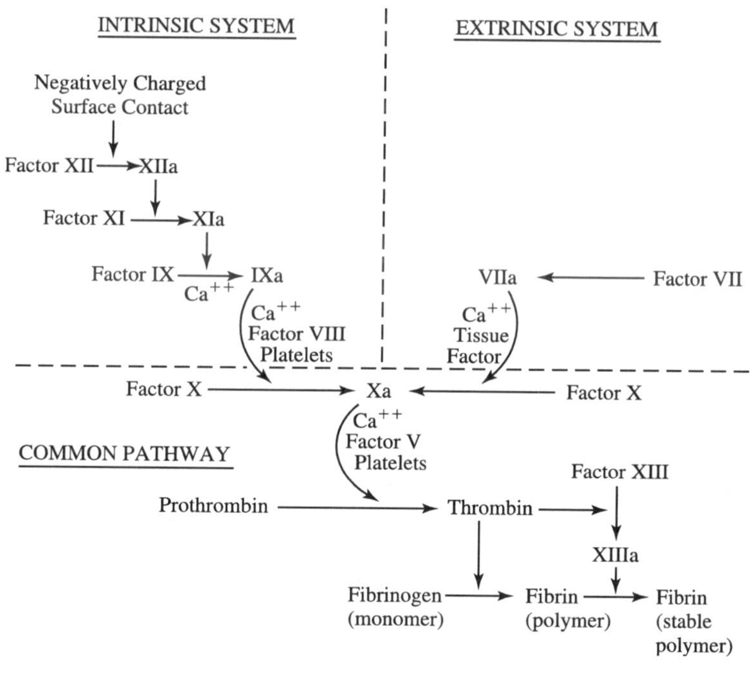

그림 13.1 혈액응고의 내인성 경로와 외인성 경로에 관한 도표. 내인성 경로는 혈액 자체에 대한 외상이나 손상된 혈관 벽에 노출된 ECM 분자에 혈액이 노출되는 경우에 개시된다. 내인성 경로는 응고접촉단백질(coagulation contact protein)들 중 하나인 Factor XII가 음전하를 띠는 표면에 흡착되면서 개시된다. 외인성 경로는 인산지질막 표면에 존재하는 Factor VII와 결합하는 조직인자(tissue factor, TF)가 방출되면서 개시된다. 두 다단계 반응경로들은 최종적으로 공통경로로 수렴하는데, 이 경로는 Factor X가 **Xa**로 전환되면서 개시된다. 그런 후 Factor V와 자극을 받은 혈소판들은 Factor **Xa**와 반응하고, 트롬빈이 생성된다. 트롬빈은 피브린 단량체들을 중합시키고, Factor **XIIIa**가 존재하는 경우, 혈전을 안정화시키고 피브린을 가교결합시켜 혈전이 더욱 단단해지도록 도와 준다. (Adapted with permission from [2].)

요건임, 내인성 기전이 혈액응고에 중요한 경로로 작용한다.

앞에서 언급한 바와 같이, 내인성 경로는 응고접촉단백질(coagulation contact protein)들 중 하나인 Factor XII가 음전하를 갖는 표면에 흡착하는 경우에 개시된다(그림 13.1). 이런 종류의 표면은 당화된 ECM 분자들과 함께 자연적으로 발생하거나 또는 음이온성 생체재료가 될 수 있다. 흡착작용은 Factor XII를 활성화 된 **XIIa** 상태로 전환시킨다(12장에서와 마찬가지로, 다단계 반응에서 활성화된 효소는 굵은체로 표기한다). **XIIa**는 프리켈리크레인(prekallikrein)을 켈리크레인(kallikrein)으로 전환시키고, Factor XI을 **XIa**로 전환시킨다. 이 과정은 프리켈리크레인과 Factor XI이 보조인자인 고분자중량 키니노젠(high molecular weight kininogen, HMWK)과 결합하는데, HMWK는 이들을 전하를 띈 표면에 고정시키고 Factor **XIIa**와의 작용을 촉진시킨다.

다단계 반응 내에서 양성피드백과 관련된 예제로, 새롭게 형성된 켈리크레인은 Factor XII을 **XIIa**로 전환시킨다. 켈리크레인은 HMWK을 절단하여 염증반응 매개인자인 브레디키닌(bradykinin)을 방출하도록 한다(10장 참고). 이 현상은 혈전증(thrombosis)와 염증반응 사이의 중요한 교차점을 제공한다.

혈액응고 경로는 다른 중요한 기질인 **XIIa**를 통해 유지된다. 그림 13.1에 나타낸 바와 같이 Factor XI가 활성화된 상태인 **XIa**는 Factor IX를 **IXa**로 전환시킨다. 최종단계에서, 공통경로가 개시되는, Factor **IXa**와 Factor VIII가 인지질막(대개 혈소판의)에서 결합하여 Factor X을 **Xa**로 전환시킨다. Factor VIII의 기능은 Factor X의 활성화를 가속시키는 기능이 있는데, 만일 이 보조인자가 없는 경우와 인지질막이 존재하는 경우에는 이 반응이 매우 서서히 진행된다.

13.3.2 외인성 경로(Extrinsic Pathway)

혈액응고의 또 다른 기전인 외인성 경로(extrinsic pathway)는 조직인자(tissue factor, TF)가 방출되면서 개시된다(그림 13.1). 이 기전을 통해 혈액응고는 15초 이내에 개시된다. TF는 막결합 단백질(membrane-associated protein)은 단일 폴리펩타이드 사슬로 이루어져 있고, 내인성 경로에서 HMWK의 작용과 유사하게, 외인성 경로에서 보조인자로 작용한다. TF는 대식세포(macrophage)와 내피세포(endothelial cell)가 IL-1과 TNF-α의 유도에 의해 합성된다(10장 참고); 이러한 방법을 통해, 염증반응 매개체들이 혈액응고를 자극하기도 한다.

TF가 방출된 이후, 인지질막의 표면에 존재하는 Factor VII과 결합한다. Factor VII는 혈액에 존재하는 단백질 분해효소들에 의해 절단되어 **VIIa**로 활성화된다. 이 경로의 최종단계에서는, TF/**VIIa** 복합체가 세포막에서 Factor X를 **Xa**로 전환시킴으로써 공통경로를 개시하게 된다.

13.3.3 공통경로(Common Pathway)

다단계 반응의 여러 단계들과 마찬가지로, 공통경로도 자극을 받은 혈소판들의 활성에 의존한다. 활성화된 혈소판들은 Factor V를 발현하고 또한 이에 대한 수용체들을 발현할 수 있다. Factor V가 혈소판 막에 부착되면, Factor **Xa**에 대한 수용체가 된다. 이 복합체는 칼슘과 함께 프로트롬빈 활성제라고 한다. 이 성분들 중 실제로 프로트롬빈을 활성화된 효소인 트롬빈으로 전환시키는 것은 Factor **Xa**이다.

트롬빈은 혈액응고 다단계에서 매우 중요한 역할을 하는 물질이며, 응고증진제 또는 항응고제로도 작용할 수 있다(표 13.1). 트롬빈의 응고증진작용은 혈소판 과립이나 혈장에 존재하는 피브리노겐을 절단하는 역할을 한다. 피브리노겐이 절단되면, 피브린 단량체와 피브리노펩타이드 A와 B가 생성된다. 이 펩타이드들은 호중구(neutrophil)에 대해 주화성 물질로 작용하고, 따라서 혈전증과 염증반응이 겹치는 또 다른 교차점이 된다.

피브린 단량체들이 중합되어 긴 피브린 섬유를 형성하게 된다[1)](그림 13.2). 이 섬유들

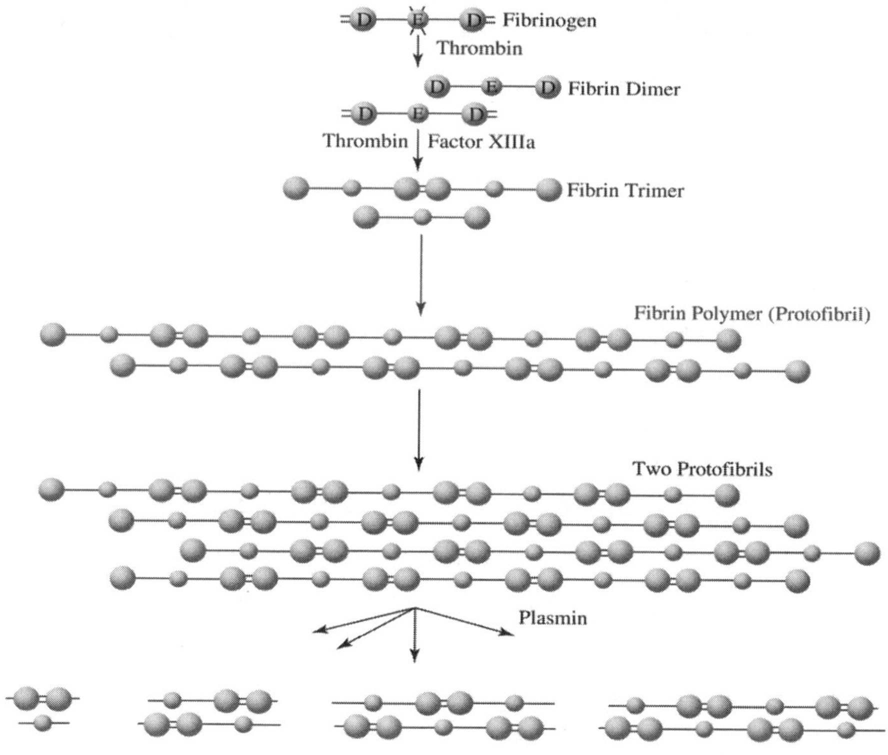

그림 13.2 피브린 중합반응. Factor **XIIIa**가 존재하면 가교결합이 개시되면서 혈전을 형성하게 된다. 상처가 치유된 이후에는 활성화된 프라즈민에 의해 피브린이 절단되면서 혈전이 용해된다. (Adapted with permission from [3].)

1) 트롬빈과 피브리노겐을 조합시켜 주사가 가능한 생체재료 제조에 관한 연구가 진행되고 있다. 만일 이들을 환자로부터 채취해서 그 환자에게 다시 임플란트하는 경우에는, 면역반응을 염려할 필요가 없어진다.

은 혈병의 기초가 되지만, 이 시점에 사슬들은 수소결합에 의해 결합되어 있기 때문에 혈병의 구조는 상당히 약한 상태이다. 그러나 트롬빈은 추가적으로 두 개의 기질을 가지고 있다: Factor V와 XIII Factor V는 **Va**로 전환되면 혈병 형성을 가속화시키기 위한 양성피드백 기전에 의해 프로트롬빈을 트롬빈으로 전환시키는 작업을 가속화시킨다. 다른 기질인 Factor XIII(**XIIIa**)은 칼슘이 존재하는 조건하에서 피브린 사슬들을 공유결합을 형성하는 작용을 하는데(그림 13.2), 이를 통해 혈병의 기계적 강도를 증가시킨다(혈전(thrombus)). 혈소판, 부착단백질들 그리고 다른 생리활성 인자들을 둘러싸는 피브린 그물조직을 성숙한 혈전으로 간주한다. 혈전 내에서, 피브린은 혈장단백질들과 혈소판 내부를 연결하는 역할을 하며, 피브로넥틴과 같은 부착단백질을 통해 혈관 ECM에 결합함으로써 추가적인 출혈을 방지하게 된다.

예제 13.1

심장의 승모판(mitral valve)을 대체해야 되는 환자가 있다. 흉부외과의사는 이 환자의 경우에는 틸팅 디스크 열분해탄소 기계적 심장밸브 보철물을 이용하는 것이 환자에게 있어서 가장 적절한 선택이라고 판단하였다. 임플란트에 의한 혈전증 위험성을 피하기 위해, 환자는 평생동안 헤파린과 같은 항응고제 약물을 복용해야 한다. 이 임플란트에 의해 개시될 수 있는 혈병형성 기전에 관해 설명하시오. 헤파린 요법은 환자의 혈액응고 시간을 증가시키겠는가 아니면 감소시키겠는가?

풀이: 혈병형성은 다양한 기전에 의해 개시될 수 있다. 예를 들면, 혈액의 흐름조건이나 임플란드의 표면성질 등이 세포손상이나 파열을 유발시킬 수 있고, 이로 인해 조직인사가 방출되는 결과를 초래할 수 있다. 인지질막 표면에서 조직인자와 결합하는 Factor VII에 의해 외인성 경로가 유발될 수 있다. 이 결합이 발생하면 Factor X을 **Xa**로 전환시키는 추가적인 단계들이 개시되고, 이로 인해 공통경로가 개시된다. 또 다른 경우로는 vWF가 생체재료의 표면에 흡착하고, 혈소판 표면에 존재하는 수용체와 결합할 수 있다. vWF가 수용체에 결합하면 혈소판 내부로 칼슘이온들이 급격하게 유입되고, 이로 인해 혈소판들이 활성화된다. 활성화된 혈소판은 다양한 화학적 매개인자들을 방출하여 주위에 있는 혈소판들의 부착과 활성화를 유도하여 혈소판 응집체를 형성하게 된다. 또한 열분해 탄소의 표면에 흡착한 단백질들이 음전하를 갖는 단백질들이라면, Factor XII와 같은 접촉단백질이 음전하를 띄는 표면에 결합하게 됨으로써, 내인성 경로가 개시된다. 이 결합에 의해 전환반응들의 다단계가 개시되고, 궁극적으로는 공통경로와 혈병 형성에 이르게 된다. 헤파린 요법은 환자의 혈액응고시간을 증가시키게 되는데, 이는 헤파린이 혈액응고 다단계를 억제하기 때문이다. 결과적으로 환자는 벤 상처나 타박상 등의 상처를 입지 않도록 주의해야 한다.

13.4 혈액응고를 제한하기 위한 방안

혈액응고를 제어하기 위한 수단이 없다면, 신체 전반에 걸쳐 혈액응고 현상이 쉽게 발생할 수 있을 것이다. 제어기전은 보체 다단계를 제어하는 형태와 유사하며, 혈액응고를 방지해 준다. 이러한 기전들은 일반적으로 두 종류의 응고제어기전으로 구분할 수 있다.

1. 생리학적 인자들
2. 용해성 및 불용성 생화학적 인자들

이들 경로들이 엄격히 조절되어야 하기 때문에, 결과적으로 응고증진인자들과 항응고인자들 간의 복잡한 상호작용이 발생하게 되는데, 이 절에서는 이와 관련된 내용들 중 일부를 알아보기로 한다.

혈전증에 작용하는 다수의 생화학적 저해제들 뿐만 아니라, 여러 가지 생리학적 조건들 역시 응고 다단계를 제한하는 데 작용한다. 이 영역의 정상적인 혈류가 활성화된 성분들을 제거하거나 또는 이들을 전신적인 응고가 개시되지 못할 정도의 농도로 희석시키게 된다. 추가적으로 내인성 경로의 초기반응들, 양쪽 경로에서 Factor X이 **Xa**로 전환되는 반응, 그리고 프로트롬빈이 트롬빈으로 전환되는 반응들과 같이 다수의 반응들이 표면이 필요하거나 또는 표면에 의해 촉매반응이 발생하게 된다. 막표면이 존재하지 않는 경우에는(대개 활성화된 혈소판이나 혈소판 단편들에 의해 제공되는), 혈액응고 다단계 반응이 진행될 수 없으며, 따라서 외상 부위에 혈전형성이 제한된다. 혈액응고를 조절하기 위한 또 다른 대안으로는, 용해성 약물들이 응고인자들과 결합함으로써 이들의 작용을 억제한다. 이와 관련된 중요한 예로는 헤파린/안티트롬빈 III(antithrombin III, AT III) 복합체이다. 헤파린은 9장에서 설명한 바와 같이 GAG 헤파란 황화물(heparan sulfate)과 분자적으로 유사한 물질이며, 매우 높은 음전하를 갖는 다당류이며, 호염구에 의해 분비되는 항응고 성질을 갖는 물질이다. 이 물질은 인간의 혈액에 소량 존재하며, 1930년대 이후부터 용해가 가능한 형태로 환자에게 항응고제로 이용되고 있다. 헤파린이 AT III와 결합하게 되면, 헤파린이 AT III의 효능을 향상시키게 된다. AT III는 트롬빈과 견고한 복합체를 형성함으로써 트롬빈의 작용을 억제하고, 따라서 트롬빈의 촉매 부위의 노출을 차단시킨다. AT III은 다수의 다른 응고효소의 작용을 저해시키기도 한다.

7장에서 설명한 바와 같이, 헤파린의 항응고 성질 때문에 헤파린을 심혈관 관련 생체재료의 표면개질에 활용하기 위한 연구가 광범위하게 진행되어 왔다. 정전기적 성질을 이용한 비공유결합에 의한 개질과 7장에서 설명한 방법들을 이용하여 생체재료의 표면에 헤파린을 공유결합시켜서 표면을 개질할 수도 있다. 공유결합의 이점은 헤파린이 다른 단백질에 의해 치환되는 현상을 방지할 수 있고, 이로 인해 헤파린이 재료 표면에 장기간 동안 체류할 수 있다는 것이다. 고정화 방법과는 별개로, 생화학적으로 활성인 다른 분자들과 마찬가지로, 생체재료의 표면에서 헤파린의 AT III과 효과적으로 결합하기 위해서는 원래 입체구조가 변하지 말아야 한다.

α-마크로글로부린(α_2-macroglobulin)은 트롬빈과 플라즈민(plasmin)과 같은 중요한 효소들에 대해 이차적인 저해제로 작용하는 또 다른 용해성 약물이다. α_2-마크로글로부린 분자는 4차 구조(quarternary structure)를 이루고 있으며, 대상 효소를 구조 내에 가둘 수 있게 되어 있다. 일단 이러한 형태로 결합이 일어나면, 갇힌 효소는 자신의 기질과 복합체를 형성하기가 어려워지고, 결과적으로 기질의 활성이 효과적으로 억제된다.

혈관 벽의 내피 표면에 존재하는 트롬보모듈린(thrombomodulin)은 불용성이지만, 혈액응고를 제어하는 데에는 중요한 역할을 할 수 있다. 트롬보모듈린은 내피세포막에 결합하고, 그 위치에서 트롬빈과 결합하고 분리될 수 있다. 따라서 피브리노겐이 피브린으로 절단되는 것을 억제한다. 트롬보모듈린-트롬빈 복합체는 단백질 C를 활성화 시킬 수 있도록 피드백을 제공한다.

혈전이 형성되고, 손상된 부위가 치유된 이후에는, 해당 부위에 정상적인 혈류가 회복될 수 있도록 혈전이 용해되어야 한다. 이 과정은 주로 섬유소 분해(fibrinolysis) 또는 제어된 방식에 의한 피브린 섬유의 절단에 의해 진행된다. 혈액응고 과정 중에는, 혈장단백질인 플라즈미노젠(plasminogen)이 혈전 내에 갇혀 있게 된다. 혈전이 성숙해진 이후 어느 시점에서(이 현상이 발생하는 시점에 관해서는 잘 알려져 있지 않다), 내피세포들은 플라즈미노젠을 플라즈민(plasmin)으로 전환하는 조직 플라즈미노젠 활성제(tissue plasminogen activator, TPA)를 방출하기 시작한다. 활성화된 플라즈민은 그림 13.2에 나타낸 바와 같이 피브린을 절단하여 혈전을 용해시킨다. 이와 균형을 이루기 위해, 혈액에 존재하는 α_2-플라즈민 저해제(α_2-plasmin inhibitor) 분자가 플라즈민이 피브린에 작용하는 것을 저해한다. 따라서 플라즈미노젠, TPA, 그리고 α_2-플라즈민 저해제의 상대적인 양과 위치가 혈전용해속도를 결정하게 된다.

13.5 내피의 역할

10장에서 설명한 바와 같이, 혈관은 여러 층으로 된 복잡한 구조를 가지고 있다(그림 13.3). 내벽(내피)는 내피세포에 의해 형성되고 유지되는 불균일한 표면이다. 이 표면에는 헤파란 황화염와 같은 점액성다당류(mucopolysaccharide)/GAG 등의 다양한 분자들이 존재하며(9장 참조), 이들은 내피세포에 흡착하여 표면에 이미 존재하고 있는 탄수화물 부위와 작용하여 당질층(glycocalyx)을 형성한다. 다수의 생체재료의 표면이 상대적으로 거친 표면인데 반해 이 코팅층이 혈관 벽의 매끈한 성질을 갖도록 한다. 세포부착을 위한 인테그린(integrin)과 기타 수용체들과 1차 단백질들도 내피표면이 존재한다.

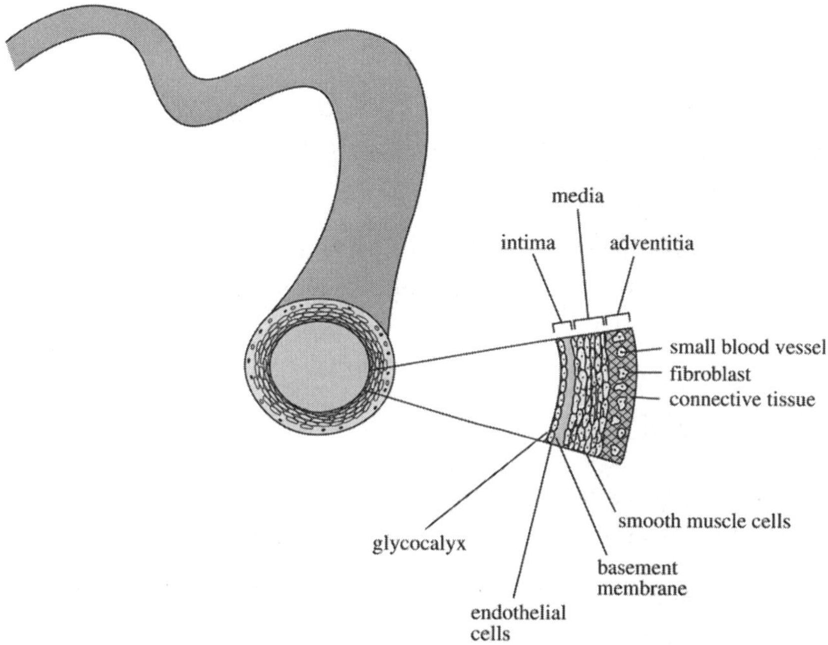

그림 13.3 인체 내의 혈관구조. 혈관은 3개의 주된 층으로 구성되어 있다: 내막(intima), 중간막(media), 그리고 외막(adventitia). 가장 내부층은 내피세포로 이루어져 있으며, 중간층은 평활근세포들로 구성되며, 외막은 결합조직과 작은 혈관으로 이루어져 있다.

원래 상태에서, 내피는 여러 가지의 항응고 성질을 가진다. 헤파란 황화염(용해성 헤파린과 같은)이 존재하면, AT III이 트롬빈을 저해하는 작용을 보조한다. 앞에서 본 것과 같이, 내피표면에 존재하는 트롬보모듈린은 트롬빈과 결합하고, 이어서 이 복합체는 단백질 C를 활성화시켜 선택적으로 응고인자들을 저해한다. 내피세포들은 혈소판 응집을 방지하는 프로스타글란딘 I_2(prostaglandin I_2, PGI_2)와 플라즈민을 활성화시켜 혈전 용해를 촉진시키는 TPA와 같은 용해성 화학매개인자들을 분비하기도 한다.

그러나 특정 시점에서 내피의 전반적인 조성은 혈액응고가 발생할지를 결정할 수 있는 중요한 사항이다. 상처가 생긴 후, 보호역할을 하는 당질층의 손상과 내피의 ECM 분자들이 반응성이 높은 혈장 단백질에 노출되는 것이 혈액응고를 개시하기 위한 주요한 기전이다(내인성 경로를 통해). 추가적으로 특정한 자극에 반응하여(사이토카인 IL-1과 TNF-α), 손상이 없는 내피의 표면성질이 응고성 경향을 갖게 된다. 사이토카인들은 대개 과립구(granulocyte)의 생성물이기 때문에, 이러한 현상은 급성염증반응(acute inflammation)이 혈액응고를 촉진시킬 수 있는 또 다른 경로임을 보여 준다. 내피에 나타나는 변화들은 표면에 트롬보모듈린이 감소하고, 외인성 경로를 통해 혈액응고를 촉진하기 위한 TF 방출 등을 예로 들 수 있다. 이 시점으로부터, 내피세포들이 혈소판 응집을 위한 VWF를 분비하기도 한다.

13.6 혈액적합성 평가

일반적인 생체적합성 평가의 일부로서 혈액적합성에 관한 평가를 실시한다. 혈액적합성 평가는 5 종류로 분류할 수 있는데, 혈전증(thrombosis), 응고(coagulation), 혈액학(hemoatology) 그리고 면역학(immunology) (보체와 백혈구의 활성화)이 포함된다. 면역학적 사항에 관한 생체 내에서 그리고 시험관 내에서의 검사에 관해서는 앞 장에서 설명하였고, 이 절에서는 다른 변수들을 평가하기 위한 실험법에 관해 알아보기로 하자.

13.6.1 일반적인 평가사항

혈액적합성 평가를 수행하고자 할 때, 국지적인 효과와 전신적인 효과를 모두 고려해야 한다. 예를 들면, 국지적인 혈액응고는 장치의 기능에 부정적인 영향을 미칠 수 있다. 장치에 의해 발생한 혈액응고에 의한 전신적인 효과로는 혈전의 색전형성(embolization)을 들 수 있다. 이 경우 혈전이 파괴되면서 발생하는 조각들이 순환계를 통해 다른 부위로 이동한다. 이로 인해 발생할 수 있는 가장 심각한 경우로는 혈전이 뇌로 유입되는 혈액의 흐름을 차단하여 뇌졸중(stroke)과 같은 합병증을 유발시키는 것이다. 혈액응고에 따른 또 다른 전신반응으로는 염증반응을 유발시키는 용해성 생성물을 방출하는 것이다. 혈액응고를 유발시킬 수 있는 표면을 장기적으로 임플란트하게 되면, 혈장의 응고인자들과 혈소판이 고갈되어, 환자의 신체에 상처가 발생했을 때, 이를 회복할 수 있는 능력이 현저히 저하된다.

혈액적합성에 관한 평가를 실행하고자 할 때, 혈액과 접촉하는 장치들에 의한 국지적, 전신적 효과가 다음과 같은 세 가지 요인에 의해 발생할 수 있는 것을 기억해야 한다.

1. 혈액특성
2. 흐름 영역
3. 재료의 표면특성

이러한 개별적인 요인들에 관한 자세한 설명은 Hanson과 Ratner [4]의 연구결과에 의거한 것이다.

혈액응고에는 다양한 인자들이 영향을 미친다. 혈액의 화학적 성질은 종에 따라 차이가 있을 수 있고, 같은 종 내에서도 나이, 성별, 건강상태에 따라 차이가 날 수 있다. 추가적인 실험에서 항응고제를 이용해야 하는 경우가 많은데, 이 또한 재료에 대한 반응에 영향을 미칠 수 있다.

혈액의 흐름변수도 혈액적합성 연구에 매우 중요한데, 그 이유는 혈소판과 혈장단백질들이 재료의 표면으로 전달되는 과정에서 이 변수들이 율속단계(limiting step)가 될 수 있기 때문이다. 또한 혈액응고속도가 낮은 조건에서(정맥에서 발생하는), 합성물질들은 내피에 존재하는 항응고 인자들을 방출하거나 표면에 보유할 수 없기 때문에, 고분자재료에서 혈전형성이 발생한다.

앞 장에서 논의한 바와 같이, 여러 가지의 재료표면 성질들이 혈장단백질들의 흡착과 이로 인한 혈액적합성에 영향을 미친다. 이러한 성질들 중 표면의 물리화학적 성질들이, 예를 들면 전하(charge), 소수성(hydrophobicity) 그리고 공간적인 문제 등, 여기에 해당된다. 혈액성분들과의 작용이 재료 자체에만 의존하는 것이 아니다. 재료를 최종적으로 어떤 장치로 제작하여 이용하는가에도 의존한다. 따라서 표면 형태와 장치의 기하학적 형태는 임플란트의 전반적인 혈액적합성을 결정하는 데 있어서 매우 중요한 요소들이다.

13.6.2 *In vitro* 평가

다른 종류의 생체적합성 평가와 마찬가지로, 혈액적합성 평가도 시험관 내에서와 생체 내에서 모두 실행할 수 있다. 시험관 내에서의 평가는 작용시간이 중요한 인자이다: 단기간 평가는, 예를 들면 혈소판 부착과 같은, 전반적인 혈액-재료의 적합성을 예측하기는 어렵다. 그러나 항응고제가 존재한다 할지라도 시간이 경과함에 따라 혈액응고가 발생하기 때문에 시험관 내에서의 실험시간은 제한적일 수밖에 없다.

시험관 내에서의 평가는 정적(static) 또는 동적(dynamic) 조건에서 수행할 수 있다. 정적 혈액응고 실험에서는, 평가할 재료를 신선한 완전혈액에 노출시킨다(항응고제를 포함시킨 조건이나 포함하지 않은 경우), 그런 후 대조군 재료(대개 유리)와 비교하여 혈전이 형성되는 시간을 시간을 측정한다. 동적 평가의 경우, 동일한 변수들을 측정하지만, 제어된 흐름 영역에서 다양한 폐회로 흐름계에 대해 수행할 수 있다.

이러한 실험방법에 대해, 응고시간은 물론 ISO 기준의 다른 측면에 관해 논의하기 위해 추가적인 변수들을 측정할 수도 있다. 다음과 같은 정량적인 변수들을 평가할 수 있지만, 그 외의 변수들도 측정가능하다.

1. 응고시간.
2. 부착된 혈소판의 양.
3. 형성된 혈전의 질량.
4. 혈소판 과립방출량(이것을 측정하기 위해서는 혈소판 과립에 존재하는 화학적 매개인자들에 대한 특수한 실험법이 필요하다. 예를 들면 혈소판 인자-4(platelet factor-4)와 β-트롬보글로부린(β-thrombomglobulin).

그러나 이러한 실험들로부터 얻은 결과를 잘못 해석하는 경우도 발생할 수 있다. 예를 들면, 만일 혈소판이 부착되지 않는다는 결과를 얻었다면, 이는 그 표면에서 혈소판이 응집하지 않는다는 것을 의미할 수도 있지만, 이와 동시에 혈소판이 이미 응집한 후 시스템의 다른 부분으로 혈전이 이동했을 수도 있다는 의미이다. 이와 유사하게, 혈전형성이 뚜렷하지 않다는 것은 혈전이 전단현상에 의해 떨어져 다른 영역으로 이동했을 수도 있다는 것을 의미한다. 만일 용해성 과립생성물들이 검출되지 않았다면, 이는 혈소판들이 아직 지속되지 않았거나 또는 매개인자들이 방출되었지만, 시스템의 부피가 너무 커서 이들의 검출하기 힘든 농도로 희석되었을 수도 있다. 시험관 내에서 혈액적합성 평가를 수행할 때에는 이러한 사항들을 반드시 고려해야 한다.

시험관 내에서의 실험과 관련된 추가적인 사항들은 결과를 분석하는 데 있어서 혼돈을 일으킬 수도 있다. 이 실험에서의 가장 큰 한계점은 항응고제를 이용하게 되면, 측정한 응고시간에 영향을 줄 수도 있다. 이 실험에서의 가장 큰 한계점은 항응고제를 이용하게 되면, 측정한 응고시간에 영향을 줄 수 있다는 점이다. 또한 대조군 재료에 대해 실험대상 재료에 사용한 동일한 혈액을 사용하여 동시에 측정해야 한다는 것이다. 그 이유는 혈액성분이 상당히 다를 수 있기 때문이다. 전반적으로 시험관 내에서의 혈액적합성 실험은 생체 내에서의 반응을 예측하는 데 있어서 한계가 있다는 것을 의미한다. 그러나 이 실험의 경우 경비가 덜 들기 때문에 새로운 생체재료에 대한 초기 조사방법으로 활용되고 있다.

13.6.3 *In vivo* 평가

생체 내에서의 평가는 시험관 내에서의 실험보다 재료의 혈액적합성에 관한 더 많은 정보를 제공할 수 있지만, 동물의 종류나 인간 사이의 응고단백질들의 차이로 인해 여전히 완전한 예측결과를 얻기는 힘들다. 생체 내에서의 실험계획을 적절하게 수립하기 위해서는 앞 장에서 설명한 바와 같이 다음과 같은 사항에 관해 주의해야 한다.

1. 동물모델 선택
2. 연구 기간과 시료 채취시간 결정
3. 적절한 대조군 재료 선택

시료분석은 시험관 내에서 수행한 경우와 거의 유사하며, 임플란트 주위에 혈전형성 정도를 결정하기 위해 실험이 완료되는 시점에서 조직학적인 분석이 필요하다. 추가적으로, 다양한 시간대에서 혈액시료에 대해 생화학적 분석을 수행한다면, 중요한 혈장응고인자들의 고갈속도를 분석할 수 있다.

그러나 동물과 인간 사이의 혈액성분의 차이뿐만 아니라 직접적인 생체 내에서의 분석과 관련한 사항들이 발생하게 된다. 이들 중 하나가 동물모델에서의 혈액흐름 조건을 조절하거나 측정하는 것이 어렵다는 것이다. 또한 임플란트 과정에서 발생하는 조직의

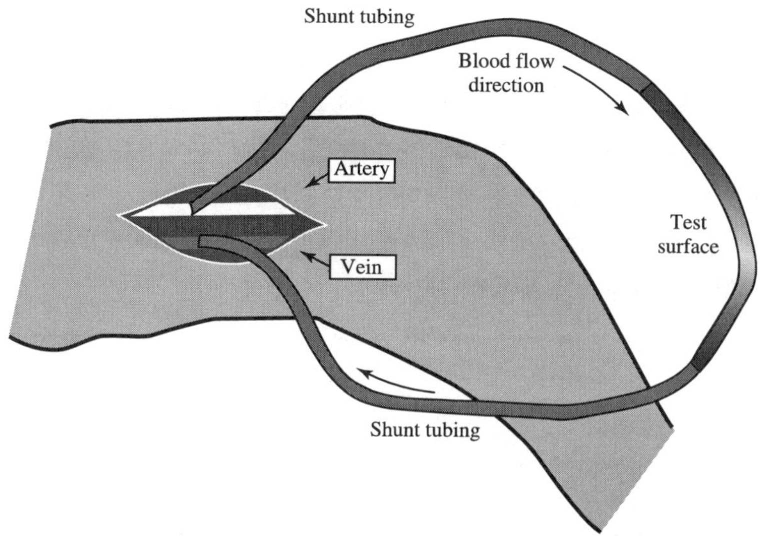

그림 13.4 혈관 대체물질에 대한 생체 외부에서의 측정장치. 튜브 형태의 재료(분석표면)를 살아있는 동물의 순환계에 연결되어 있는 션터(shunt)의 확장부에 위치시킨다.

외상 정도의 차이도 실험결과에 영향을 미칠 수 있다. 이러한 사항들 중 일부분을 극복하기 위해, 션트(shunt)를 이용하는 생체재료 분석법이 개발되었다.

이 실험은 대개 생체 내부라고 하기보다는 생체 외부(*ex vivo*)로 간주하며, 재료를 튜브 형태로 제작하여 살아있는 동물의 동맥을 정맥에 연결하거나 또는 동맥을 동맥에 연결하는 션트의 확장부에 위치시킨다(그림 13.4). 이러한 시스템을 활용하는 경우에 얻을 수 있는 이점은 시료 주위의 혈액흐름을 쉽게 제어할 수 있고, 측정할 수 있으며, (항응고제가 포함되지 않은) 신선한 혈액을 이용할 수 있다는 점이며, 션트는 수개월 동안 유지시킬 수 있기 때문에 장기적인 반응을 분석할 수 있다는 이점이 있다. 그러나 션트를 이용하는 시스템의 단점은 이 모델이 임플란트 절차를 재현할 수 있는 것은 아니기 때문에, 수술로 인한 외상에 관한 반응은 평가할 수 없다는 것이다. 따라서 션트는 제어된 실험환경을 제공하는 반면, 이러한 형태의 평가의 유용성은 생체재료의 최종적인 응용에 상당히 의존한다고 할 수 있다.

예제 3.2

고분자재료를 이용하여 혈관대체물질을 개발하였는데, 개를 모델로 6주 동안 임플란트의 혈액적합성을 평가할 계획이다. 과학문헌에서 개는 혈관대체물을 내피화시키는 것으로 알려져 있는 반면, 인간의 경우에는 그렇지 않다[5]. 그렇다면 개 모델이 혈관대체물질의 평가에 활용해야 하는가 또는 다른 동물모델을 찾아야 하는가? 혈관대체물질을 내피화하는 것이 바람직한가? 그 이유는 무엇인가?

풀이:

이 경우에는 개를 모델로 이용해서는 않된다. 그 이유는 개는 혈관대체물에 대해 인간에게 나타나는 반응을 적절히 평가해 볼 수 없기 때문이다. 혈액과 접촉하는 혈관대체물의 표면에 내피세포의 코팅층이 형성되는 것은 대체물의 벽이 매끈하도록 만드는 당질층을 형성하게 된다는 것을 의미한다. 따라서 대체물의 내피화는 혈액적합성을 실질적으로 향상시킬 수 있다고 판단된다. 개 모델에서 혈관대체물질의 자발적인 내피화는 자발적인 내피화가 발생하지 않는 인간의 경우보다 혈액적합성이 훨씬 더 높게 나타나게 된다.

요약

- 혈소판들은 거핵세포의 비핵성 단편들이다. 용해성 인자들을 방출하여 혈소판 응괴를 형성함으로써 출혈을 멈추게 하고, 혈액응고 다단계를 활성화시킴으로써 혈소판 응괴를 안정화시킨다.
- 혈소판은 다양한 원인에 의해 활성화 될 수 있는데, 예를 들면 용해성 인자에 노출되거나 또는 ECM 성분들과 작용함으로써 활성화될 수 있다. 혈소판이 활성화 되면, 혈소판의 모양이 불규칙한 형태로 변화하고, 여러 방향으로 위족들이 뻗게 된다. ADP와 트롬빈 등의 과립 내용물들은 세포골격단백질들이 수축함으로써 방출되게 된다.
- 혈액응고의 내인성 경로는 혈액이나 손상된 혈관벽에 존재하는 ECM 분자들에 외상이 발생함으로써 개시된다. 이어서 Factor XII는 음전하를 갖는 표면에 흡착할 수 있으며, 이로 인해 **XIIa**로 변한다. 다단계 반응은 Factor X가 **Xa**로 전환되면서 공통경로가 개시될 때까지 지속된다.
- 외인성 경로는 대식세포와 내피세포가 조직인자들을 방출함으로써 개시되는데, 이 과정은 염증매개인자인 IL-1과 TNF-α를 통해 유도될 수 있기도 하다. 이어서 다단계 반응들이 발생하고, Factor X가 **Xa**로 개시되게 된다.
- 공통경로에서는 혈소판 막에 부착된 Factor V가 **Xa**의 수용체로 작용한다. 이 복합체는, 칼슘이온과 함께, 프로트롬빈 활성제라고 하며, Factor **Xa**가 프로트롬빈을 절단하여 트롬빈으로 변환되도록 한다.
- 트롬빈은 피브리노겐을 절단하여 피브린 단량체들이 생성되도록 한다. 이 단량체들은 중합하여 긴 피브린 섬유를 형성하는데, 이 섬유들이 혈전 형성에 기초를 제공한다. 또한 트롬빈은 Factor XIII을 활성화시키는데, 이 인자는 혈전을 안전화시킬 수 있도록 피브린 사슬들을 공유결합에 의해 가교결합이 형성되도록 한다. 혈전 용해는 플라즈민의 작용으로 발생하는 섬유소 용해(fibrinolysis) 작용에 의해 발생

한다.

- 혈액응고 작용은 생리학적 인자들이나 용해성 또는 불용성 생화학적 인자들을 통해 제어할 수 있다. 혈액의 흐름은 국지적으로 혈액응고 다단계의 활성화된 성분들을 제거하거나 희석시킴으로써 혈액응고 작용을 억제할 수 있다. 또한 혈액응고 다단계의 여러 단계에서의 반응들을 촉매하기 위한 표면(활성화된 혈소판 막)이 제한적이기 때문에 혈액응고 작용을 제한할 수 있다.
- 자연적인 상태의 내피는 헤파란 황산염(heparan sulfate), PGI_2, 그리고 TPA와 같은 물질들이 작용하여 항응고성 성질을 갖는다. 그러나 상처에 의해 당질층이 파괴되면, 내피의 ECM 분자들이 반응성이 높은 혈장 단백질들에 노출되어 내인성 경로를 통해 혈액응고 작용이 개시된다. 또한 급성염증반응 세포에 의해 방출된 IL-1과 TNF-α와 같은 사이토카인에 의해서도 자극이 유발될 수도 있다.
- 어떤 재료의 일반적인 생체적합성 평가에서 대부분의 경우 해당 재료의 혈액적합성 평가도 같이 포함된다. 재료가 혈액과 접촉함으로써 발생하는 국지적 그리고 전신적 효과는 세 종류의 인자들에 의해 발생한다: 혈액의 특성, 흐름 변수, 그리고 재료의 표면특성.
- 시험관 내에서의 테스트는 정적 또는 동적 조건하에서 수행할 수 있으며, 응고시간, 부착된 혈소판의 수, 부착된 혈전의 질량, 그리고 혈소판 과립의 방출양 등을 정량적으로 측정할 수 있다.
- 어떤 재료의 혈액적합성에 관한 생체 내에서의 분석은 시험관에서의 분석에 비해 훨씬 더 완전한 정보를 제공할 수 있다. 혈액적합성 평가를 위한 대안적 접근법으로는 생체 외부에서 튜브형 재료를 션트를 이용하는 방법이 있다. 션트를 이용한 방법들은 실험조건을 제어할 수 있다는 측면에서 훌륭한 방법이지만, 임플란트 절차를 재현할 수 없는 단점이 있다.

문제

13.1 생체재료가 혈액과 접촉함으로써 혈액응고 작용이 발생하기 위한 첫 번째 단계로 단백질이 생체재료의 표면에 흡착해야 한다. 혈액응고를 개시할 수 있는 단백질들의 명칭을 쓰시오.

13.2 혈소판과 다른 동물세포와의 주된 차이점은 무엇인가?

13.3 혈소판이 활성화된 경우에 나타나는 변화는 무엇인가? 혈소판의 활성화에 따른 외형적 변화는 어떤 것이 있는가? 아래에 나타낸 두 가지 형태에서 활성화된 혈소판은 어느 것인가? (Figures adapted with permission from [6].)

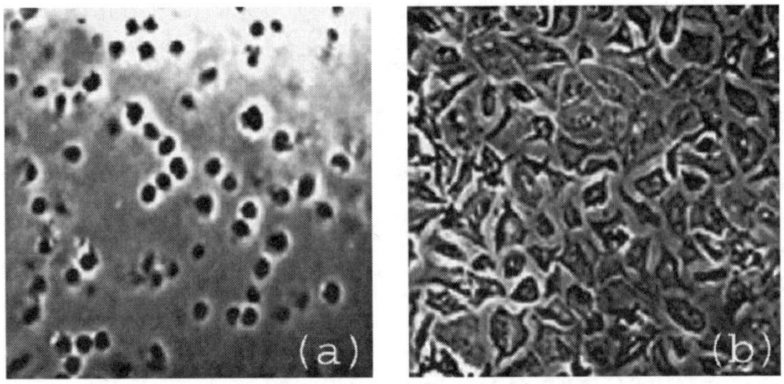

13.4 혈관의 내피가 손상되면 혈액응고가 발생할 것으로 기대되는가?

13.5 양전하를 띄는 표면을 갖는 심혈관 재료를 동물모델에 이식하였다. 인식한 후 채취한 임플란트를 조직학적으로 분석한 결과, 혈액응고가 임플란트한 직후에 발생한 것으로 나타났다.

(a) 혈액응고 다단계의 두 경로들 중 어느 경로가 여기에 관련되었다고 생각하는가?

(b) 이 경로와 다른 경로 사이에 혈액응고에 걸리는 시간은 얼마나 차이나는가?

13.6 혈액응고 다단계에서 응고과정을 가속시키는 양성피드백 가정들의 예가 많이 있다. 전신적인 혈액응고를 방지하는 인자는 무엇인가?

13.7 심혈관 대체용 생체재료를 임플란트 한 경우, 이 재료의 표면거칠기가 혈액응고에 영향을 미친다고 생각하는가?

13.8 혈관대체용 재료로 사용하기 위해 신물질을 고려하고 있다고 가정하자. 이 재료에 대한 예비실험을 위해 이 재료를 디스크 형태로 제작하여 쥐의 피하조직에 임플란트한 결과에 의하면 이 재료가 가능성이 높은 재료로 밝혀졌다. 그림 13.4에 나타낸 것과 유사하게 생체 외부에서 실험한 형태와 유사하게 제작한 혈관이식물을 이용하여 좀 더 큰 동물모델에 생체 내에서의 실험을 수행하였을 때, 이 재료가 혈액적합성이 없다는 결과를 얻었다. 큰 동물모델에서 관찰된 생물학적 반응이 다르게 나온 이유가 무엇이라고 생각하는가?

13.9 당신이 새롭게 개발된 poly(ethylene)을 활용한 생체재료의 혈액적합성을 시험하는 임무를 부여받았다. 이 시험을 위해 당신은 재료를 피브리노겐(Fg)이나 vWF의 농도가 다른 혈장단백질들 혼합물에 혈소판을 분산시킨 용액에 넣어 두었다. 실험조건은 정적 상태 또는 흐름이 있는 동적상태에서 실행하였다. 표면분석법을 활용하여, 혈장용액 내의 Fg 또는 vWF의 양을 증가시킴에 따라 정적조건과 동적조건 모두에서 단백질이 흡착되는 양이 증가하는 것을 관찰하였다. 이어서 당신은 LDH 실험을 수행하여 각각의 경우에 있어서 부착된 혈소판의 수를 결정하였다(결과는 아래에 제시되어 있다). (그림 (a)는 교육목적상 참고문헌 [7]로부터 인용하였다. 그

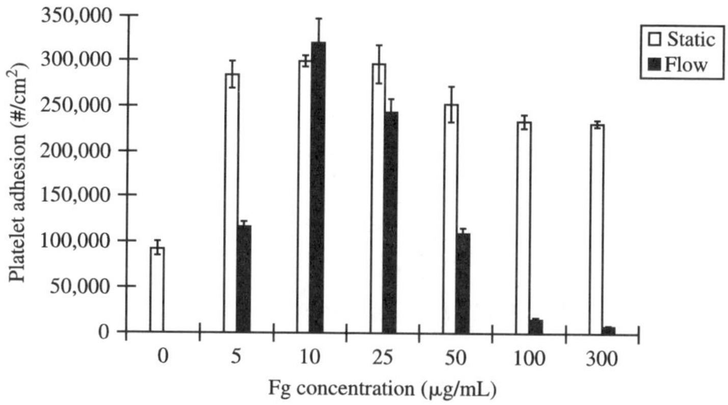

(a)

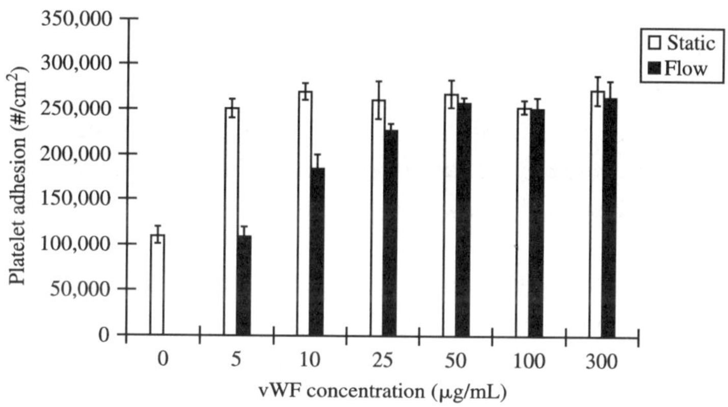

(b)

림 (b)에 나타낸 자료들은 가상적인 것이며, 예시적인 목적으로 제공하였다.)

(a) LDH 실험은 무엇을 측정하고자 하는가? 이 실험에서 LDH 실험이 혈소판 부착정도를 결정하는 데 있어서 바람직한 선택인 이유는 무엇인가?

(b) 당신이 수행한 실험에서 Fg와 vWF 단백질에 특히 관심을 가진 이유는 무엇인가? 혈액응고 작용에서 이 단백질들의 기능과 연관시켜 설명하시오.

(c) 회사에서 직경이 작은 혈관에 대해 이 재료를 혈관대체재료로 활용하고자 한다. 회사에서 당신에게 이 재료를 개질하여 흡착된 Fg 또는 vWF을 비활성화시키는 약물을 방출하도록 제조하라고 지시하였다. 제시된 자료들에 근거하여, 이 경우에 있어서, 어느 단백질을 비활성화시키는 것이 더 중요하겠는가? 그리고 그 이유는 무엇인가?

(d) 회사에서는 동맥류(aneurysm)(이상비대증; 국지적으로 혈관 벽이 약화되어 커지는 현상)을 치료하기 위한 분야에 관심을 갖기로 결정하였다. 치료방법으로는 동맥류 내에 혈액응고가 발생하도록 하여 혈액이 주변에 있는 혈관으로 돌아가게 함으로써 동맥류의 응력발생을 제거하는 방법이 있다. 이 재료를 이 경

우에 활용하는 방법으로 Fg 흡착을 향상시키도록 표면개질을 하는 방안이 제시되었다. 당신이 이미 가지고 있는 자료에 근거한다면, 이 방법에 대해 동의하겠는가? 동의여부에 관해 답하고, 그 이유를 설명하시오.

참고문헌

1. Guyton, A.C. and J.E. Hall. *Textbook of Medical Physiology*, 9th ed. Philadelphia: W.B. Saunders, 1996.
2. Hanson, S.R. "Blood Coagulation and Blood-Material Interactions." In *Biomaterials Science: An Introduction to Materials in Medicine*, B.D. Ratner, A.S. Hoffman, F.J. Schoen, and J.E. Lemons, Eds., 2nd ed. San Diego: Elsevier Academic Press, pp. 332–338, 2004.
3. Colman, R.W., J. Hirsh, V.J. Marder, A.W. Clowes, and J.N. George. *Hemostasis and Thrombosis: Basic Principles and Clinical Practice*. Philadelphia: Lippincott, Williams, and Wilkins, 2001.
4. Hanson, S.R. and B.D. Ratner. "Evaluation of Blood-Materials Interactions." In *Biomaterials Science: An Introduction to Materials in Medicine*, B.D. Ratner, A.S. Hoffman, F.J. Schoen, and J.E. Lemons, Eds., 2nd ed. San Diego: Elsevier Academic Press, pp. 367–379, 2004.
5. Dixit, P., D. Hern-Anderson, J. Ranieri, and C.E. Schmidt. "Vascular Graft Endothelialization: Comparative Analysis of Canine and Human Endothelial Cell Migration on Natural Biomaterials," *Journal of Biomedical Materials Research*, vol. 56, pp. 545–555, 2001.
6. Gupta, A.S., S. Wang, E. Link, E.H. Anderson, C. Hofmann, J. Lewandowski, K. Kottke-Marchant, and R.E. Marchant. "Glycocalyx-Mimetic Dextran-Modified Poly(Vinyl Amine) Surfactant Coating Reduces Platelet Adhesion on Medical-Grade Polycarbonate Surface," *Biomaterials*, vol. 27, pp. 3084–3095, 2006.
7. Kwak, D.,W. Yuguang, and T.A. Horbett. "Fibrinogen and Von willebrand' s Factor Adsorption are both Required for Platelet Adhesion from Sheared Suspensions to Polythlene Preadsorbec with Blood Plasma," *Journal of Biomedical Materials Research*, vol. 74A pp. 69–83, 2005.

Additional Reading

Anderson, J.M. and F.J. Schoen. "*In Vivo* Assesment of Tissue Compatibility." In Biomaterials Science: An Introduction to Materials in Medicine, B.D. Ratner, A.S. Hoffman, F.J. Schoen, and J.E. Lemons, Eds., 2nd ed. San Diego: Elsevier Academic Press, pp. 360–367, 2004.

Black, J. *Biological Performance of Materials: Fundamentals of Biocompatibility*, 4th ed. New York: CRC Press, 2005.

Bruck, S.D. *Properties of Biomaterials in the Physiological Environment*. Boca Raton: CRC Press, 1980.

Dee, K.C., D.A. Puleo, and R. Bizios. *An Introduction to Tissue-Biomaterial Interactions*.

Hoboken: Wiley-Liss, 2002.

Dinwoodey, D.L. and J.E. Ansell. "Heparins, Low-Molecular-Weight Heparins, and Pentasaccharides," *Clinics in Geriatric Medicine*, vol. 22, pp. 1–15, 2006.

Gorbet, M.B. and M.V. Sefton. "Biomaterial-Associated Thrombosis: Roles of Coagulation Factors, Complement, Platelets and Leukocytes," *Biomaterials*, vol. 25, pp. 5681–5703, 2004.

Hanson, S.R. and B.D. Ratner. "Evaluation of Blood-Materials Interactions." In *Biomaterials Science: An Introduction to Materials in Medicine*, B.D. Ratner, A.S. Hoffman, F.J. Schoen, and J.E. Lemons, Eds., 2nd ed. San Diego: Elsevier Academic Press, pp. 367–379, 2004.

Horbett, T.A. "Principles Underlying the Role of Adsorbed Plasma Proteins in Blood Interactions with Foreign Materials," *Cardiovascular Pathology*, vol. 2, pp. 137S–148S, 1993.

Lafleur, M.A., M.M. Handsley, and D.R. Edwards. "Metalloproteinases and Their Inhibitors in Angiogenesis," *Expert Reviews in Molecular Medicine*, vol. 5, pp. 1–39, 2003.

Sefton, M.V. and C.H. Gemmell. "Nonthrombogenic Treatments and Strategies." In *Biomaterials Science: An Introduction to Materials in Medicine*, B.D. Ratner, A.S. Hoffman, F.J. Schoen, and J.E. Lemons, Eds., 2nd ed. San Diego: Elsevier Academic Press, pp. 456–470, 2004.

Silver, F.H. and D.L. Christiansen. *Biomaterials Science and Biocompatibility*. New York: Springer, 1999.

CHAPTER **14**

생체재료에 의한 감염, 암화, 그리고 석화화

||| **주요 목표**

생체재료를 이식 했을 때의 과정과 결과 그리고 세 가지 잠재적인 해로운 반응을 이해한다. ; 감염, 암화 그리고 석회화

||| **특정 목표**

1. 이식에 연관된 감염과 이런 감염을 포함하는 흔한 병원체의 특징을 이해한다.
2. 이식 감염을 포함하는 단계를 이해한다.
3. 박테리아 표면의 특징과 이러한 표면의 성질을 조사하여 이해하도록 한다.
4. 박테리아 표면의 성질이 어떤지, 생체재료 표면의 성질 그리고 배지의 종류는 박테리아의 흡착을 명확하거나 불명확하게 기여하는지를 이해한다.
5. 발암물질 등급 중에서 구별을 하고 그리고 암 발달의 기초적인 단계를 설명한다.
6. 화학적 발암과 이물질 발암 형성을 비교한다.
7. 이물질 발암의 원인과 기여하는 요소를 이해한다.
8. 병리학적 석회화의 방법과 이러한 생체재료의 성질에 어떻게 영향을 끼치는지 이해한다.
9. 감염, 암화 그리고 석회화의 검토는 현재의 체외, 체내 모형의 가능한 제약과 개념을 이해한다.

14.1 서론: 생체재료 이식으로 일어날 수 있는 다른 문제들에 대한 개관

앞 장에서 생체재료 이식 후에 선천적, 후천적 면역반응 또는 응집반응에 역행하는 가능한 부정적 반응들에 대해서 묘사하였다. 그러나, 생체재료가 몸에 존재하기 때문에 일어날 수 있는 복잡하고 심각한 그 외의 문제들도 몇몇 존재한다. 이식으로 인한 감염, 종양

형성과 병리적 석회화(calcification)가 여기에 포함된다. 각각의 이러한 생체재료가 존재하기에 발생되는 병리적 반응들은 정상 신체의 기능에 영향을 주고 경우에 따라 이식을 제거하는 결과를 필요로 하게 할 수 있다. 그러므로 이러한 반응을 예방하는 것이 최근 많은 생체재료 연구의 주제가 되고 있다.

14.2 감염

감염은 인공 장기(artificial organs), 합성 혈관(synthetic blood vessels), 관절대체물(joint replacements), 혈관 내 카데터(intravenous catheter) 그리고 비뇨기과적 기구(urologic devices)를 포함하는 어떤 종류의 이식물 또는 이식물 주변에서 발생할 수 있다. 이식 관련된 감염의 특성들이 고통 받는 신체의 부위와는 상관없이 다른 종류의 감염으로부터 구별되어 동정되어 있다.

1. 생체재료의 존재 및 underlying ECM의 손상
2. 조직의 세균 군집형성(bacterial colonization)
3. 숙주의 방어기작과 항생 치료에 대한 저항성
4. 특징적인 세균 종류의 존재(see below)
5. 생체재료가 존재함으로써 나타나는 비교적 무해한 세균종의 병원성 균으로의 형질전환(transformation)
6. 다양한 세균종의 존재
7. substratum이 제거되기 전까지 존재하는 감염의 지속성
8. 생체재료 과 숙주간의 integration(통합)의 부재
9. 세포 손상과 괴사의 존재

14.2.1 Common pathogens and Categories of infection

이식연관 감염의 특징 중의 한 가지는 환부(afflicted area)에 항상 존재하는 비교적 적은 숫자의 병원균만이 관여한다는 것이다. 추가적으로, 이들 중 대다수는 흔하게 사람의 몸 위 또는 안에서 발견되는 것들이고 생체재료 이식 전에는 감염을 일으키지 않는다. 생체재료 관련 감염의 대다수는 gram 양성 세균인(이번 장의 뒤의 절에서 이 용어에 대한 설명을 보라) *Staphylococcus aureus*와 *staphylococcus epidermidis*, gram 음성 세균인 *Enterobacteriaceae, Pseudomonas aeriginosa*, 그리고 곰팡이 종류인 Candida 종(spp.)이 일으킨다.[1)]

1) 하나의 속(屬) 뒤를 이어서 따른 명칭 spp.는 하나 이상의 이름없는 종을 의미한다.

이러한 병원균의 존재는 이식 즉시 또는 이식 후 어느 정도의 시간이 지난 감염의 결과이다. 그러므로, 이식 연관 감염의 세 개의 범주가 발병되는 시기와 신체의 위치에 종속되어 정의되어 있다. **Superficial immediate infection**은 피부와 이식 체에 공동으로 미생물의 생장이 있을 경우에 일어난다. (e.g. 화상 붕대(dessings) 아래에서의 증식) 이식 절차 수행 후 곧 발달하는 이러한 감염은 일반적으로 피부에 상재하는(skin-dwelling) *staphylococcus aureus*와 *staphylococcus epidermidis*같은 균에 의해 일어난다. **Deep immediate infection**은 수술 후 곧 이식 지역에서 일어나는 감염이다. 앞에서 설명한 유형과 같은, 피부 상재 균이 이식 절차 중에 이식 지역으로 이동되어 증식된 결과로 종종 일어난다. 이와는 반대로, **Late infection**은 이식 수술 후 수개월에서 몇 년이 지난 후에 일어난다. 이런 유형의 감염 원인은 비록 다른 지역에서 발생한 혈액 유래 병원균이 심어지게 된 결과로 생각되어지고 있지만 불분명하게 남아 있다.

14.2.2 Steps to Infection

임상적 감염으로 진전되기 위해서는 생체재료에 세균성의 부착을 위한 많은 수의 단계가 반드시 일어난다. 그림 14.1에 요약되어 있듯이 4개의 다른 스테이지가 밝혀져 있다.[2] 첫

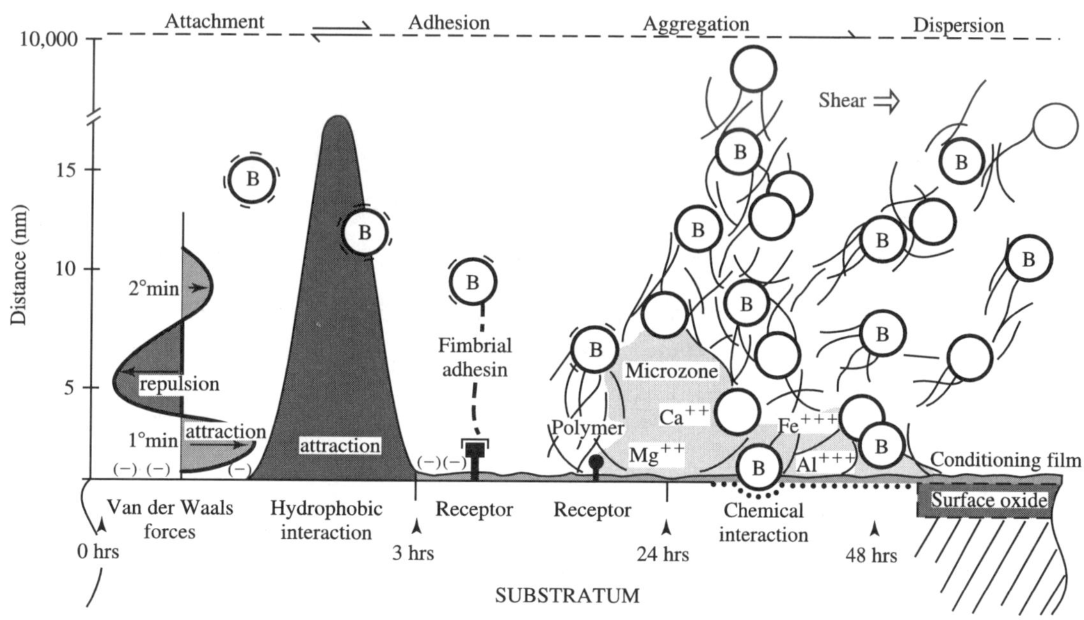

그림 14.1 감염이 일어나는 4가지 단계. 첫 번째로 표면에 붙은 박테리아는 가역적이고, 기본적으로 병원체와 표면사이의 비특이적 상호작용이 일어난다. 두 번째로 부착은 특이적 수용체-리간드 상호작용과 비특이적 결합의 경향이 있는 생물학적 재료에 미생물이 붙는 것이다. 세 번째로 집합체는 박테리아가 기질로 확실히 부착했을 때, 분할을 시작하고 집합체 형태가 되다. 마지막으로 분산은 외상으로부터의 분해력, 정상적인 이식체 운동 또는 혈액의 흐름으로 박테리아집단 일부분이 떨어지면 몸속 어떤 곳으로 이동되는 것을 야기시킨다. ([1]로부터 승인되어 각색됨.)

째, 이식물 표면에 대한 세균의 부착은 병원균과 표면간의 비특이적인 상호 작용을 바탕으로 하기 때문에 *가역적(reversible)*이다. 그러므로, 세균의 표면 특성과 이식물의 기질이 이 단계에서 큰 역할을 하게 된다.

다음 단계는, 부착(adhesion), 즉, 미생물이 미생물과 이식물 표면간의 비특이적 그리고 특이적인 receptor-ligand 상호작용의 조합으로 인해서 비가역적으로(영구적으로) 생체재료에 결합하게 되는 것이다. (다음에 더욱 다루어질 것이다.) 이러한 상호작용의 강도는 시간 의존적이고 발달에 시간을 요구한다.

세균이 기질에 단단하게 결합된 후에는 분열을 시작하고 군집(colony)를 형성하기 시작한다. 이 단계에서는 aggregation(집합체)라는 용어를 사용하고, 병원균은 종종 세포 외 다당류의 점액(bioflim)을 분비한다. 이 생체막(biofilm)은 중성구(neutrophils) 또는 조직구(tissue macrophage)의 섭식작용(phagocytosis)으로부터 미생물을 보호하고 세균 증식이 선호하는 환경을 제공해 준다. biofilm 형태는 미생물이 부착한 후 하루 안의 이른 시기에 아마도 일어난다.

마지막 단계에서는 분산(dispersion), 즉, 정상적인 이식 체의 운동, 외상(trauma), 또는 혈행이 일으킬 수 있는 분해력(shear forces)이 세균 군집의 일부를 떼어내어 신체의 다른 지역으로 운반시켜 주는 것이다. 이것은 최초 세균의 접합 후 이틀 후에 곧 일어난다. 감염이 퍼진 결과는 감염 지역에서 또는 어떤 경우에 있어서는 이차 감염이 분리된 다른 지역에서 일어난다.

biofilm 층을 형성한 후에는 감염을 조절하기 더욱 어려워지기 때문에 이식관련 감염을 줄이기 위한 접근의 대부분 세균이 생체재료에 단단하게 결합하는 것을 막는 것에 초점이 맞춰져 있다. 장치를 이식한 후에는 용해성 단백질, 주변 세포, 그리고 잠재 병원성 간에 "표면을 향한 경주(race for the surface)"라는 반응이 일어나는 것으로 생각되어지고 있다. 이 경주의 결과는 감염이 발달되는지 안 되는지를 결정하고 어떤 단백질이 최초로 이식체에 흡착되는지, 어떻게 동물세포와 세균 모두에 상호작용하는지에 많은 영향을 받는다. 예를 들면, 만약 부분적인 생체재료 표면이 세균이 자신의 막에 결합되는 것을 막는 기작을 갖고 있는 세포가 부착되는 것을 도와 주는 것이라면, 이러한 이식체에 대한 감염은 아마 줄어들게 될 것이다.

14.2.3 Characteristics of the bacterial Surface, the 생체재료 Surface, and the Media

위에서 언급했듯이, 이상적인 생체재료 표면은 세균에는 저항성이 있으면서 동시에 세

2) 이 절과 다음 절에서 생체 의학적 이식과 박테리아의 상호작용에 초점을 맞추고 있으나, 이 원리들은 곰팡이와 같은 미생물과 유사하다.

포에는 친화적이어야 하며 이 둘은 모두 직접적으로 물질에 흡착된 단백질의 종류에 연관되어 있다. 표면 개량 기술의 넓은 다양성은 생체재료 표면이 물리화학적으로 세균을 배척하면서 세포와의 부착을 촉진하는 표면을 가질 수 있도록 사용되어져 왔다. 그러나, 8장 13절에서 묘사되어진 다른 단백질의 흡착 과정에서처럼, 반드시 이해되어져야 할 하나는 세균의 표면 특성이, 생체재료 표면 특성이, 그리고 매체의 특성이 어떻게 상호작용하여 생체환경(biological milieu)에서 미생물이 부착되지 않도록 개량할 수 있는가 하는 점이다. 세균부착의 세 가지 모든 양상은 이번 절에서 좀 더 세부적으로 다루어질 것이다.

14.2.3.1 bacterial Surface Properties: Gram-Positive vs. Gram-Negative Bacteria

두 가지 주요한 박테리아 분류는 그람 양성과 그럼 음성으로 구분 될 수 있다. 그림 14.2에서 표현되었듯이 그람 양성 종은 하나의 인지질 이중층 막을 가지고 있고 peptidogly-

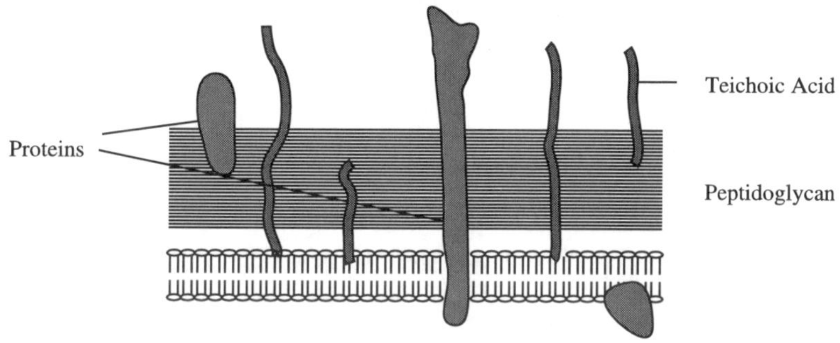

(a) Gram-positive

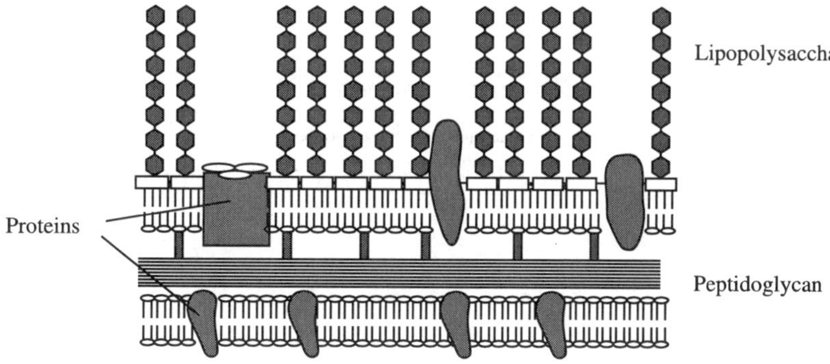

(b) Gram-negative

그림 14.2 박테리아의 주요 2가지 종 : 그람 양성(a)과 그람 음성(b). 그람 양성균은 단일이중인지질막 과 펩타이드글리칸으로 구성된 두꺼운 세포벽을 갖는다. 다당류, 데이코와 데이크로닉산와 단백질은 세포벽에 거대분자와 함께 결합되어 있다. 그람 음성균은 2개의 인지질막의 형태를 갖는다. : 세포막과 바깥막을 가짐. 이런 종에서 펩티도글리칸층은 두막 사이에 위치하고 얇다. 그람양성균과 같이 그람 음성균은 바깥 막을 뚫는 거대분자가 환경과 상호작용을 한다. ([2]와 [3]으로부터 승인되어 각색됨.)

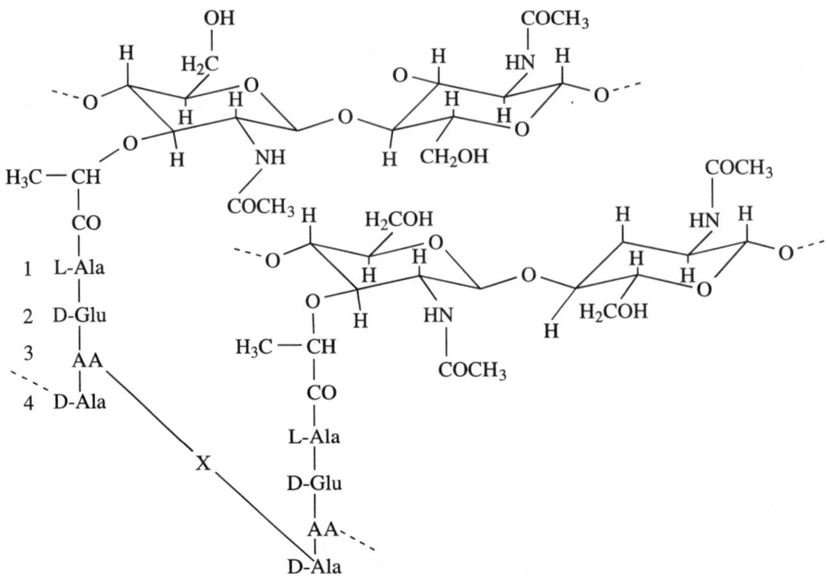

그림 14.3 펩티도글리칸의 화학적 구조이다. 점선은 중합체로 묘사되는 단위가 다시 붙을 것으로 예상되는 곳이다. X는 이 그림에서 펩타이드 교차결합를 나타낸 것이고, AA는 디아미노산을 나타낸 것이고, 3번자리에 교차결합를 보여주고 있다. ([4]로부터 승인되어 각색됨.)

can (그림 14.3에서 보인 분자의 화학적 구조)으로 이루어진 두꺼운 세포벽도 가지고 있다. 몇몇 고분자 물질이 이 세포벽과 결합되어 있고, 여기에는 polysaccharides, teichoic acids 그리고 teichuronic acids, 단백질이 포함되어 있다. 이 중 어떤 것은 ECM에 또는 생체재료에 결합하게 하는 매개체로서 작용하기도 한다.

반면에, 그람 음성 박테리아는 두 개의 인지질 막을 소유하고 있다: 세포막과 외부 막(outer membrane)이다. 이 종에서는, peptidoglycan 층이 보다 얇고 이 두 막 사이에 위치하고 있으며 그림 14.2에서 확인할 수 있다. 그람 양성 박테리아와 마찬가지로 그람 음성 박테리아 역시 외부 막에서 시작되어 환경과 상호작용하는 고분자 물질을 포함하고 있다. 추가적으로 그람 음성 균은 종종 fimbriae 또는 pili (1㎛이상 긴 작은 filament(가는 실)과 유사한 표면 부속기관)을 표출하고 있다. 그람 음성 박테리아는 또한 flagella를 갖고 있는데 이것은 운동에 필요한 더 긴 구조이다. 이들 부속기관 중 어떤 것이든지 조직이나 생체재료 표면에 부착하는 추가적인 역할을 수행할 수 있다.

14.2.3.2 Bacterial Surface Properties:Cell Capsule and Biofilm

그람 양성, 그람 음성의 어떤 박테리아는 다당류로 구성된 바깥층을 갖고 있는데 이 바깥층을 cell capsule이라고 부른다. 이러한 물질은 세포벽에 단단하게 부착되어 있고 그러므로 많은 박테리아에서 발견되는 외부의 점액질 물질과는 구분될 수 있다. 점액질(또는 biofilm)의 부분으로써 생산이 되는 다당류는 주변으로 배출되고 그러므로 직접적으로 박

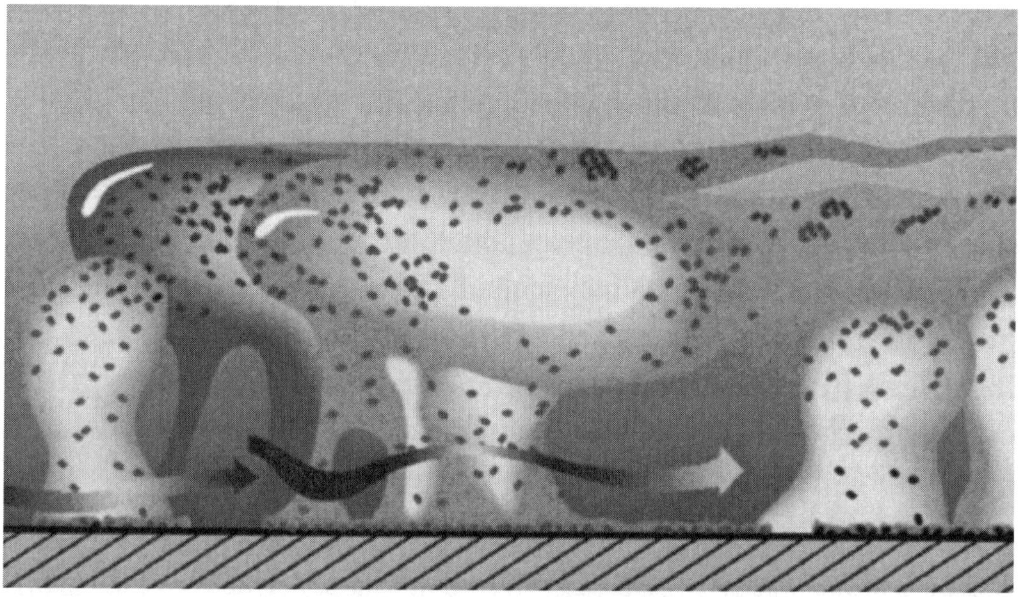

그림 14.4 생체막 코팅 모식화. 생체막이 있는 부분은 박테리아집단(검은 점)이 표면에 붙어서 오래 남지 않았지만, 다당류는 "끈적끈적"하게 붙어 유지되었다. 화살표는 생체막에서 수분통로를 통해 수분이 들어오는 것을 묘사했다. ([5]로부터 승인되어 각색됨.)

테리의 표면에 부착되어 있는 것은 아니다.

앞에서 설명한 것과 마찬가지로, 점액질의 삼출은 특화된 미세 환경을 형성할 수 있도록 해 주고 박테리아가 자신의 생존에 필요한 이온을 가둘 수 있게 해 주며 신체의 자연적인 방어로부터 스스로 보호한다. 그림 14.4에서 묘사했듯이, 한 번 점액질에 싸이게 되면 박테리아 군집은 더 이상 표면에 부착된 상태로 남아 있지 않고 biofilma에 고정되어 버섯 비슷한 모양을 취하게 된다.

점액질의 생산은 신체의 여러 이유로 착생하고 있는 박테리아의 박멸 능력을 감소시킨다. Biofilm은 식세포에 대한 물리적인 장벽을 형성하고 어떤 구성 물질은 T와 B 세포 형성, 항체 생산 그리고 박테리아 opsonization을 억제함으로써 선천적 그리고 후천적 면역반응을 억제하는 것으로 생각되어지고 있다. 추가적으로, 점액질의 존재는 항생제 저항성을 준다. 이것은 경구 항생제 요구량이 대조군인 플랑크톤성(planktonic) 박테리아에 비해 biofilm 박테리아에서 100배나 증가한다는 결과에서 밝혀졌다. 이것은 아마 부분적으로 활성화 약제에 대한 확산장벽을 형성했기 때문일 것이다. 그러나, 이 효과는 또한 아마 biofilm 박테리아가 많은 경우 자유롭게 부유하는 병원체를 죽이도록 개발된 경구 항생제에 좀 더 저항성을 갖도록 하는 표현형 변화 때문일 수 도 있다.

생장 환경에 의지한 박테리아 표면의 특징을 확인하기 위한 실험 설계는 변화해야 할 수도 있다는 점은 주목받아야 한다. 사실, 많은 실험실 생장 박테리아는 그들이 유래한

야생 균주와 의미 있게 상이한 표현형을 가지고 있다. 생체재료에 부착에 있어서 가장 중요한 박테리아의 표면 특징은 표면 소수성과 어떤 분자의 존재에 의한 전하(charge), 위에서 언급한 것 같은 기질과의 특별한 상호작용을 촉진하는 전하이다. 박테리아 표면의 특성짓는 것의 의미는 뒤에 이어지는 기술(technique) 섹션에서 이야기하게 될 것이다.

14.2.3.3 생체재료 표면 특성

단백질 흡착을 지배하는 같은 물질 표면 특성 (7장 참조) 역시 박테리아의 부착에 영향을 준다. 왜냐하면 흡착된 단백질 층의 구성 물질은 박테리아의 세포막 구성물과 특별한 상호작용을 형성할 수 있기 때문이다. 생체재료의 중요한 특징은 입체적 관계(Steric concern)와 표면의 거친 표면과 같은 물리적 특징인 표면 소수성(surface hydophobicity)와 전하이다.

세포의 부착과 함께, 생겨난 부피가 커진 친수성 그룹으로 인한 입체적 반발 때문에 박테리아의 부착은 예방될 수 있다. 대조적으로 홈 또는 골짜기 모양은 박테리아를 가둘 수 있고 기질에 군집을 형성하도록 장려할 수 있는데 Darcron™ 섬유 사이에 박테리아가 끼어 있는 것을 보여 주는 그림 14.5와 같다. 모든 특성화된 표면 기술은 7장에 묘사되어 있고 세포의 부착에 대한 적절한 생체재료 표면 특징을 결정하는 데 쓰일 수 있다. 여기에는 소수성에 대한 접촉 각(contact angle), EXCA, ATR-FTIR, 그리고 화학적 분석을 위한 SIMS, 지형적 평가를 위한 SEM과 AFM이 포함되어 있다.

14.2.3.4 Media Properties

위에서 언급했듯이 생체재료 표면에 피복된 단백질은 박테리아의 부착에 중요한 역할을

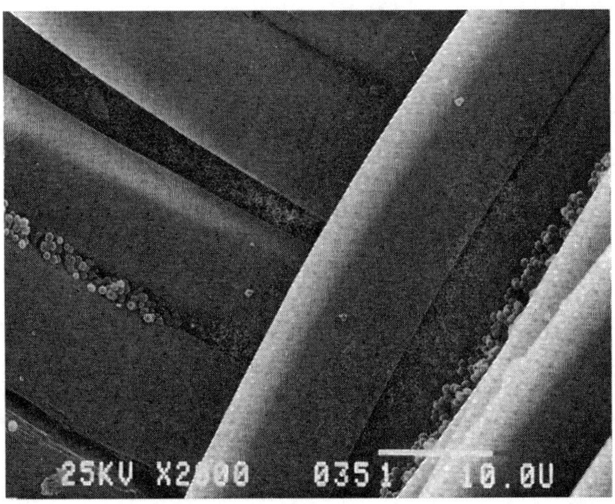

그림 14.5 Dacron™ 으로 짜여진 섬유들 사이에 걸린 박테리아를 단층전자현미경으로 찍은 것이다. ([6]로부터 승인되어 각색됨.)

한다. 생체재료 표면 특성에 대한 추가로 이 코팅의 특징은 물질 주면의 media에서 발견될 수 있는 단백질의 종류에 영향을 받는다. 덧붙여서 media 특질은 중요하다 그 이유는 단백질 흡착과 박테리아 부착 둘은 열역학적 요소에 의해 지배받기 때문이다. 두 반응이 자발적으로 일어난다 하더라도 전체적인 변화는 반응의 Gibbs 자유에너지(ΔG)는 반드시 감소되어야 한다. 8장에서 다루어졌듯이 ΔG는 부분적으로 같은 전하 표면간의 정전기적 반발로 shield된 ion의 존재 같은 media(solvent)의 화학적인 특성에 영향을 받는다.

14.2.4 Specific and Non-Specific Interactions Involved in Bacterial Adhesion

세포의 부착만큼이나 박테리아의 생물 의학적 이식체로의 부착도 비특이적이고 특이적인 상호작용을 통해서 일어난다. 9장에서 설명된 것처럼, 비특이적인 결합은 DLVO 이론(based on work from Derjaguin, landau, Verway and Overbeek)을 사용하여 모형화 될 수 있다. 그림 14.6은 상호작용의 자유에너지를, $G(z)$, 입자(bacterium)와 표면 사이에서,

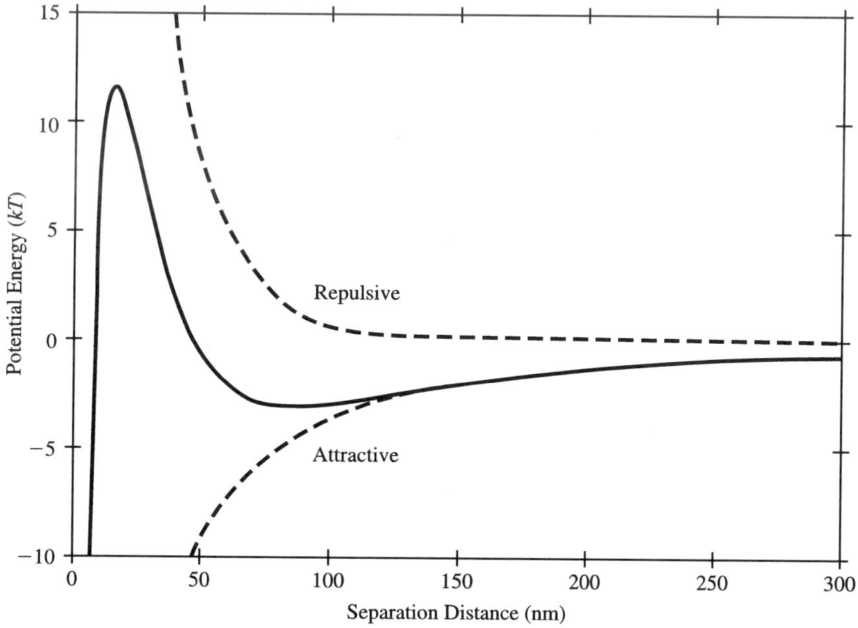

그림 14.6 박테리아와 박테리아 표면 사이의 상호작용에 따른 자유에너지의 기능은 박테리아 부착에 있어서 DLVO방법에서 일정한 간격을 유지했다. 박테리아가 표면에 접근하면, 잠재에너지가 떨어지는 것은(2차 최소량) 장기의 전기적 상호작용(반발력)과 장기의 반 데르 발스 상호작용(인력) 사이의 균형을 의미한다. 요점은 박테리아가 느슨하게 표면에 부착되는 것이다(가역성). 만약 박테리아가 잠재 에너지 장벽을 가장 왼쪽에 보이는 듯이 넘기면, 1차 최소량(그림에선 보이지 않음)은 부착을 억제하는 것을 의미하는 것이다. ([2]로부터 승인되어 각색됨.)

DLVO 이론에 의해 결정된, 분리 거리(z)의 기능으로 묘사하고 있다. 박테리아 하나가 표면에 접근할 때, 잠재에너지(the secondary minimum)가 떨어지고, 장거리에 달하는 정전기적 상호작용(repulsive)과 장거리에 걸친 van der Waals 상호작용 (attractive)의 균형이 묘사되어진다. 만약 단수의 박테리아의 무작위적(Brownian) 운동이 잠재에너지 장벽을 극복할 만큼 충분하고 the primary minimum(그림에선 표시되지 않음)에 도달한다면, 병원체는 표면에 단단하게 부착될 수 있다.

세포의 부착에 대해 설명된 것처럼, DLVO 이론은 상당히 이상적이고 간단한 모델이다. 사실, 박테리아 세포막의 복잡한 특성은 막과 기질간의 특이적인 상호작용이 일어나는 게 가능할 것이다. 이 경우에서, 수용체와 ligand는 DLVO 모델에서 묘사되고 있는 에너지 장벽을 극복하고 결합을 촉진하도록 media로 확장할 수 있다. 많은 박테리아는 ECM 구성성분에 대한 수용체를 갖고 있는 것으로 알려졌다. 이러한 수용체들은 공통적으로 부착 기질 분자 인식 미생물 표면 구성성분(microbial surface components recognizing adhesive matrix molecules-MSCRAMMs)이라 불린다. 예를 들면 황색포도상구균(Staphylococcus aureus)는 MSCRAMMs를 가지고 있어 ECM 분자인 fibronection, vitronectin, 그리고 von Willebrand factor에 결합할 수 있다.

14.2.5 이식관련 감염의 요점

생물 의학적인 이식체의 감염은 생체재료가 존재할 때 상대적으로 무해한 박테리아 종들의 병원성 미생물로의 형질전환을 통해 일어난다는 점에서 독특하다. 몇몇의 단계는 이러한 형질전환을 위해 요구되는데 생체재료의 존재 여하에 상관없이 박테리아의 부착 표면으로 작용하는 근원적인 ECM의 손상이 형질전환을 도와 주어 일어난다. 많은 이유를 통해 숙주의 방어 기작과 항생제에 저항성을 획득한 후에 박테리아는 부착되게 된다. 박테리아는 선천적 후천적인 면역체계, 항생제에 대한 물리적, 화학적인 장벽을 형성하는 점액질을 생산하기 시작한다. 추가적으로, 지속적으로 존재하는 생체재료는 과립구의 병원균을 죽이거나 식작용을 하는 능력을 고갈시킬 수 있다.

이러한 이유들로 인해, 이식되어진 생체재료는 감염에 대해서 혼합된 역할을 수행한다. 그러므로 6장에서 설명된 내용이 포함된 효과적인 이식 전에 수행되는 다양한 방법을 통한 멸균은 중대한 필요를 요구하게 된다. 추가적으로, 항감염 재질의 더 나은 개발은 매체에 이식된 이후에 군집을 형성하는 (late infection) 병원체로부터의 감염 빈도를 감소시키는 데 대단히 중요하다. 이러한 유형의 감염을 예방하기 위한 목표가 될 수 있는 주요한 단계는 초기 박테리아의 부착을 감소시키거나 부착된 박테리아가 점액질 형성 표현형으로 변화되는 것을 저지하는 것을 포함한다. 반면 감염 저항성 생체재료를 창조하기 위한 많은 접근은 최근에 특히 내재되어 있는 카데터와 정형 외과적 이식체를 위해

탐구하고 있다. 이러한 것들은 일반적으로 지속적인 항생제의 운반을 통해 바이오필름을 생성하기 전에 부착된 박테리아를 죽이는 것에 초점을 맞춘 미국에서 사용이 가능하다 (종종 poly(lactic-co-glycolic acid). 또는 은과 같은 항미생 물질 같은 생물 분해성 중합체로부터도 가능하다.

14.3 감염실험을 위한 방법

많은 감염 실험의 주요한 목표는 생체재료의 표면 특성 및 박테리아가 어떻게 박테리아의 부착 또는 감염 발달의 정도에 영향을 주는지 이해하는 것이다. 그러므로 전체적인 감염 가능성의 요인을 측정할 수 있도록 연관된 기술의 다양성이 요구되고 있다. 여기에는 생체재료과 박테리아 표면의 특징과 시험관에서의 박테리아 부착 양을 재는, 생체 내에서의 감염 정도를 측정할 수 있는 방법들이 포함되어 있다. 생체재료 표면 특징짓기는 7장에서 다루어졌고 다른 기술은 여기서 개관하겠다.

14.3.1 박테리아 표면의 특성

위에서 언급했듯이 박테리아의 비특이적 결합에 가장 중요한 표면 특징은 소수성과 전하이고 이러한 매개변수를 위한 특성화된 방법이 이 절에서 다뤄질 것이다. 박테리아가 기질에 특이적 결합에 관여하는 표면 수용체를 표현하고 있는지를 면역염색 또는 효소면역측정법(ELISA) 기술(8, 9장 참조)을 사용하므로써 또한 가능해질 수 있다.

14.3.1.1 표면의 소수성

생체재료 표면과 함께 박테리아의 소수성은 7장에서 묘사된 것처럼 접촉 각 측정을 이용해서 정량될 수 있다. 비슷한 계산은 특유의 세균 종의 표면장력을 환전하게 판단할 수 있다. 이 경우에서 검사되는 표면은 완벽하게 박테리아로 덮인 물질이다. 그러나, 이 과정에는 주의를 요하는데 접촉 각을 측정하는 데 어려움이 있을 수 있고 실험 액과 박테리아 사이의 상호작용이 시간에 따라 바뀌어 물에 박테리아 표면 분자가 탈착될 수 있기 때문이다.

박테리아의 소수성을 평가하는 다른 기술은 microbial adherence to hydrocarbons (MATH)라고 불린다. 이 방법에서는 시험관이 두 액상: 물과 소수성 hydrocarbon-based 용매가 혼합되어 채워져 있다. 박테리아가 첨가되고 물로부터 탄화수소 상으로 이전된 박테리아가 기록된다. 많은 소수성 종이 더욱 많은 소수성 상으로의 이동을 보여줄 것인데 그 이유는 소수성 주위환경에서 떠있는 것이 박테리아에게 열역학적으로 더욱 안정하기 때문이다. 이것은 전체 시간동안 광학 밀도 측정기(optical density measurements)를 통한 수용액상의 혼탁도(cloudiness)를 관측함으로써 추적 된다. 이 방법이 실행하기에 상대적으로 간단하고 빠른 반면 정량분석이 어렵고 따라서 박테리아의 일반적인 소수성 또는 친수성을 특정짓는 것에 가장 적합하다.

더 많은 박테리아의 소수성 정도에 대한 정량적인 평가는 hydrophobic interaction chromatography(HIC)를 사용함을 통해 얻어질 수 있다. 8장에서 설명되어진 친화성 크로마토그래피의 한 유형이다. 이 경우에서, 장비는 HPLC를 설명한 것처럼 광범위할 수는 없다.(2장 참조) 하지만 다른 어떤 역상 액체 크로마토그래피(reversed phase liquid chromatography)와 유사한 기술이다. HIC는 수용액 상에 부유되어 있는 박테리아가 소수성으로 채워진 물질을 포함하고 있는 column을 통과해 지나가게 된다. column을 통과한 후 수용액 상에 남아 있는 박테리아의 양이 측정되고, 기질로 채워진 곳에 잔존하고 있는 박테리아의 수를 가리키게 된다. 보다 큰 소수성 종일 경우 남아 있는 단편이 증가하게 된다. 다른 유형의 액체 크로마토그래피(liquid chromatography)에서는, 채워진 물질의 화학적인 변화가 작거나 수용액 상의 구성이 종간의 소수성의 미묘한 차이를 나타낸다.

14.3.1.2 표면전하

또 다른 박테리아 표면의 주요 특징인. 전하(charge), 일반적인 기술의 변법을 이용해 평가가 가능하다. 예를 들면, 표면 전하는 전기 이동도 실험(electrophoretic mobility test)을 통해서 측정이 가능하다. 이 방법에서, 미생물은 8장에서 설명된 것처럼 이온력(ionic strength)이 알려진 완충액을 사용하여 전기영동 겔에 삽입된다. 알려진 전기장 내에서 이동 속도는 측정된 다음 Helmholtz-Smoluchowski 식에 근거한 계산을 통해 표면 전하와 연관이 지어진다. 앞의 식에 대한 구체적인 설명은 이 책의 범위를 벗어나 생략하겠다.

다른 방법으로, 박테리아 표면의 전하는 전기적 결합 크로마토그래피(electrostatic interaction chromatography; EIC)를 통해서 정량분석이 가능하다. EIC는 실제 액체 크로마토그래피의 일종으로 이온 교환 크로마토그래피로 알려져 있다. 이 방법은 일반적으로 HIC와 유사하지만 채워 넣은 물질이 양이온이나 음이온 둘 다 아니라는 점은 다르다. 표면 전하(양전하 또는 음전하)의 특성과 양은 채워진 물질과 각 경우에서 남아 있는 박테리아의 양에 좌우되어 결정된다.

예제 14.1

생물질 관련 연구실에서는 실험에서 쓰이는 생물질에 부착되는 특정 종류의 세균에 대해 지속적인 문제를 갖고 있다. 실험에 쓰이는 생물질은 내재적으로 매우 소수성이고, 무극성이다. 연구자들은 혈장 처리를 통해 생물질 표면의 화학적 변형을 고려해 왔다. 문제의 세균의 소수성과 미생물의 부착은 탄화수소 분석을 통해 평가되었다. 탄화수소 상태에서의 최적 농도는 수용액 상태에서의 최적 농도보다 훨씬 높다. 부착은 비 특이적인 상호작용으로 조절된다. 혈장 처리를 한 생물질의 표면 수정은 특정 종료의 세균의 부착을 감소시킬까? 왜 그런가? 또는 왜 그렇지 않은가?

풀이: 생물질 표면에 세균의 비 특이적인 결합은 세균과 생물질 표면의 소수성과 전하의 영향을 크게 받는다. 생물질에 전하가 없는 상태로 시작했기 때문에, 세균의 생물질 표면으로의 비 특이적 결합은 소수성의 영향이 가장 크다. 물질이 매우 소수성이고 연구자들은 혈장처리를 통해 표면 수정을 고려해 왔다. 이 기술은 생물질의 친수성을 증가시킨다. 만약 세균이 소수성 이라면 이 수정은 소수성 상호작용을 기반으로 미생물적 부착하는 반응을 저해한다. 탄화수소 분석을 통한 미생물적 부착의 결과를 보면, 최적 농도는 수용액 상태에서의 최적 농도보다 훨씬 높다. 따라서 소수성 세균은 수용액 상태보다는 소수성 상태에서 더 많이 이동한다. 그 결과 생물질 표면에 혈장 처리하는 것은 세균의 부착을 저해시킨다.

14.3.2 In Vitro and In Vivo Models of Infection

생체 적합성(biocompatibility)를 위한 다른 실험과 같이 시험관(*in vitro*)과 생체 내(*in vivo*) 실험 둘 다 생체재료의 감염에 대한 성향을 평가하기 위해 수행될 수 있다. 생체 외(*Ex vivo*) 분석은 션트로 사용되는데 13장에서 설명된 것처럼 혈액적합성(hemocompatibility) 실험에서 역시 흔하다. 이 방법에 대한 개관이 이 절에서 제공될 것이다.

14.3.2.1 In Vitro Bacterial Adhesion

실험관 감염 실험은 안정된 또는 잘 정의된 flow condition 하에서의 생체재료에 부착되는 박테리아의 양에 초점을 맞추고 있다. 기본적인 실험 설계를 9장에서 설명된 세포 부착 분석과 유사하고 실험 물질의 주변 media에 있는 박테리아에 대한 소개부터 시작하겠다. 미생물은 설정된 시간동안 부착이 될 수 있게 하고 그 후 잘 조절된 세척 단계가 수행된다. 부착된 박테리아는 보통 표면의 미세 현미경 시각화하고 이미지당 박테리아의 수를 manual counting한다. 미생물은 정량화를 돕기 위해서 색 또는 형광 염료로 염색될 수 있다. 어떤 경우에서는 화상 분석 프로그램이 계수 과정을 자동화하도록 사용될 수 있다.

주어진 application을 위한 조절 물질의 포함은 새로운 생체재료에 세균의 부착을 평가하기 위한 방법을 사용할 때 중요하다. 이 방법에서 새로운 생체재료가 특정 장치를 위한 최근 사용되는 물질과 비교해서 박테리아의 부착을 저지하는지 아닌지를 결정지을 수 있다.

14.3.2.2 Ex vivo and In Vivo Infection Models

생체 외 감염 모델은 혈액적합성 검사(13장 참조)와 매우 유사한 정동맥단락(shunt)의 사용을 포함하고 있다. 이 경우에서 흥미로운 병원체는 생체재료 근처에 접종된 것이고 수 시간 동안 전 과정에 걸쳐 혈액의 흐름이 존재하는 상태에서 (계속해서 발달되는) 박테리아의 부착이다. 이것은 유동 환경이 생체 내에서 보여지는 것과 비슷한 장점을 제공한다. 그러나 shunts의 사용은 실험관 검사보다 더 비싸며 따라서 많은 숫자의 표본을 선별할 때는 비용이 효율적이지 않다.

감염의 생체네 모델은 작은 동물(rodents 설치류)과 큰 동물을 모두 사용한다. 설치류는 전체 장치를 검사하는 것보다 새로운 생체재료(e.g. 새로운 항강염성)을 선별하는데 자주 사용 된다. The cage implant system은 감염된 물질이 어떻게 용해된 항생제 치료에 반응하는지 조사하는 감염 검사에 사용될 수 있는 생체 내 염증 평가에 대해서 다룬 11장에 설명되어 있다. 이와 대조적으로 완전한 장치는 큰 동물에 이식되어 질 수 있다. 이러한 실험에서 박테리아는 직접 이식 자리에 대체하여 삽입하거나 혈행 내로 모방적인 다른 감염원을 주사한다. 11장에서 설명되었듯이 동물의 유형과 이식 지역의 선택은 장자의 최종 사용에 달려 있다.

생체 외 또는 생체 내 실험 모두에서, 평가 방법은 유사하고 보통 조직학을 포함하며 다양한 시점에서의 SEM of explant 한 11장에서 설명한 기법을 사용한다. 추가적으로, 동물의 혈액은 leukocyte와 lymphocyte 수를 위한 실험의 전 과정에서 검사 된다. 앞 장에서 설명된 것처럼, 이러한 세포 유형 모두 박테리아 표면에 있는 어떤 물질의 존재에 의해 작을 받고 그러므로 이런 세포의 많은 숫자는 심각한 감염이 존재할 경우 예상된다.

다른 면에서 다른 시간에 혈액에서 찾을 수 있는 박테리아 세포벽 항체의 총계는 전 시간에 걸친 감염까지 확정할 수 있는 ELISA 기술을 통해 정량화 될 수 있다. 항체를 기반으로 한 방법에 대한 추가로, The Limulus Amebocyte Lysate (LAL) assay, 8장에서 다루어진 coloimetric assay 비슷한, 그람 음성 박테리아의 외부 막에서 찾을 수 있는 어떤 분자(lipopolysaccharides, LPS)의 존재를 발견하기 위해 개발되었다. LPS 분자는 monocyte/macrophage(대식세포)와 중성구(neutrophils)에서 발견되는 염증 반응을 일으키도록 자극하는 수용체에 결합할 가능성이 있다. 그러므로 이 분석은 특히 중요한데 그 이유는 박테리아가 죽더라도 물질 주변에 이러한 분자의 존재하면 이식체의 생체적합성에 부정적인 영향을 줄 수 있기 때문이다.

14.4 종양형성

14.4.1 종양형성의 정의와 과정

생체재료 이식에서 올 수 있는 심각한 결과를 가져오는 가능한 문제는 종양의 형성이다(tumorigenesis). 이 현상에 대해 자세하게 다루기 전에 많은 용어가 정의 되어야 한다. 종양형성(Neoplasia)은 과도하고 조절되지 않은 세포의 증식을 의미한다. 이 세포분열은 생리적인 조직의 요구와 관련이 없고 이를 유발하는 자극이 제거되더라도 저지되지 않는다. 그래서 발달이나 상처 치료 과정에서 일어나는 모든 다른 정상적인 세포 증식으로부터 분리된다. 이 새로운 성장은 신생물(neoplasm) 또는 종양(tumor)이라고 불리고 종양세포와 주변 결합조직 그리고 혈관의 증식으로 구성되어 있다.

양성종양(Benign tumors)은 인접한 조직을 침투하지 않거나 떨어진 지역으로 퍼지지 않는다. 그러나 악성종양(malignant tumors)은 주변 조직으로 침투하고 림프와 혈관 안으로 들어갈 수 있으며, 그래서 멀리 떨어진 지역으로 운반 될 수 있다(이러한 종양을 전이(metatasis)라고 부른다). 악성종양은 일반적으로 정상 조직 세포에 비해 덜 분화된 세포를 포함하고 있다.

발암물질은 악성 형질전환을 유발할 수 있는 정상 세포의 DNA에 돌연변이를 일으키기 때문에 일어난다고 생각되어지고 있는 자극이다(mutagenesis-돌연변이 유발). Carcinogen에 대한 여러 분류가 있고 이들의 암 형성에 대한 역할을 아직까지 전부 밝혀지지는 않았다. 완전 발암물질 그 자체로 악성 종양형성을 유발한다. 반면 전 발암물질은(procarcinogen) 자연 상태의 형태에서는 발암물질이 아니다. 하지만 생체 내 물질 대사 과정에 의해 발암 물질로 전환될 수 있다. 보조 발암물질(cocarcinogen)은 거의 또는 고유의 돌연변이 유발 가능성을 갖고 있지 않다. 하지만 전 발암물질 또는 완전 발암물질의 활성을 촉진 시킬 수 있다.

발암물질이 존재하더라도 악성 종양형성은 종종 유전적 손상의 축적의 결과이고 그러므로 다단계의 과정으로 이루어져 있다. 이러한 현상의 복잡성과 발생 순간(timing)은 생체재료 특성에 연관된 carcinogenic 가능성에 대한 추가적인 도전을 부여한다. 종양 발생의 기본적인 세 단계는 밝혀져 있다.

1. 발생기(Initiation)
2. 잠복기 (Latency)
3. 촉진기 (Promotion)

근본적인 세포성 형질전환은 initiation 단계에서 발생한다. 이 기는 종에 의한 기간의 다양성을 갖는 잠복기에 의해 계속될 수 있다. 사람에서는 15~20년이 걸린다. 이 기간에 보이는 종양 형태는 없다. 어떤 지점에서는(정확한 시기는 이해되어 있지 않다), promotion 단계에 들어간다. 이 단계는 명백한 종양 발달 단계이고 성장이 관찰 된다.

14.4.2 화학적 vs. 이물질에 의한 종양형성

악성 종양형성의 두 가지 주요 경로는 마주치게 된다: 화학적 발암 물질과 이물질(foreign body) 발암물질이다. 이식체로부터 녹아 나온 물질로 인해 종양이 생성된 이후로 Chemical carcinogenesis는 생체재료 근처에서 가능하다. 유사하게 발암물질이 이식 지역으로부터 수송되어 오면 장치로부터 떨어진 기관에서 형질 전환이 일어날 수 있다. 알려진 화학적 발암 물질은 보통 탄화수소 기반 분자이다. 금속의 더 전환적으로 작용하고 ceramic에서는 화학적 발암물질로 작용한다는 강력한 증거는 아직 없다.

Foreign body carcinogenesis의 개념은 다양한 물질을 설치류에 이식한 자료를 바탕으로 발달하였다. 많은 실험에서, 화학적 발암 활성이 없는 고체 물질에서 종양 형태가 유발되는 것과 악성 종양형성을 유발하는 물질의 능력이 이식체에 크기에 따라 증가하는 것이 관찰 되었다. 나타난 물질은 보통 더욱 종양을 형성할 수 있는 염증 반응을 결정하였다(fibrous encapsulation). 정확한 이물질 종양생성의 발생은 불확실한 상태로 남아 있다 하지만 조직과 이식체 접촉면은 표준 조직에서 나타나는 화학적 그리고 전기적 상태와 다르다. 그래서 지역적 환경의 변화가 아마 그 원인일 것이다. (앞으로 다루어질 가능한 원인을 아래에서 보라)

14.4.3 이물질 종양형성을 위한 시간대

14.4.3.1 거대 이식물질에 의한 종양형성

다른 유형의 종양 형태와 같이, 이물질 종양형성은 여러 단계를 포함하고 있다. 그 단계는 11장에서 좀 더 자세히 설명된 이식된 물질에 이물질 반응이 일어나는 동안에 시작된다. 이 기간 동안 섬유성 피막의 생성과 연관된 세포성 증식은 일반적이다. 이 시점에서 전종양적(preneoplastic) 세포가 나타날 수 있다. 하지만, 형질전환은 아직 일어나지 않은 상태이다. 이물질 종양형성과 연관된 세포 유형은 이 단계 동안 소혈관 형성과 연관된 혈관주위세포(pericyte)이다.

섬유성 피막이 완전히 발생된 후에, 염증 반응이 정지하게 된다. 그러나, 거기에는 계속적인 전종양세포의 이식된 물질과의 접촉이 일어나고 있다. 이 단계 동안, 악성 형질전환이 일어나기도 하고 후반부로 연결된다. 시간이 더 흐른 뒤에는 최종적인 전종양세포의 성숙이 일어나고 그 결과로 종양이 자라게 된다.

이물질 종양형성에 관련한 어떤 견해는 시험관 실험에서 밝혀졌다. 형질전환 현상은 이식의 초기에 일어나고 이물질에 의해 직접 일어나는 것은 아니라고 생각되어지고 있다. 추가적으로, 종양 성장을 이끄는 최종 단계는 단지 악성 세포가 상대적으로 보호되는 섬유질 피막 같은 온화한 환경에 있으면 일어난다. 이것은 지속적인 이식체에서 대식세포의 활성이 계속되면 허락되지 않는다(unresolved inflammation). 이물질 종양형성의 원인 중 가능한 것은 다음과 같다[7]:

1. 이식체 자체의 화학적 특성
2. 이식체의 물리 화학적 표면 특성
3. 이식체의 바이러스 오염
4. 이식체의 존재로 인한 세포성 신호전달(communication)의 방해
5. 불충분한 영양분 교환을 야기하는 국지적 조직 손상
6. 이식체 주변 불안정한 세포 성장

14.4.3.2 Foreign Body Tumorigenesis with Small Fibers

앞선 이물질 종양형성의 초점은 세포보다 훨씬 큰 크기의 물질의 이식체에 있었다. 그러나, 작은 섬유(직경이 1 μm보다 작고 8 μm보다 긴)도 화학적 조성에 상관없이 어떤 종양에 관련이 있다는 것은 주목해야 한다. 이것은 석면(asbestos fiber)을 흡입하고 그 뒤에 중피종(mesothelioma ; 폐를 둘러싼 흉막)으로 알려진 유형의 종양이 발생된 사람에서 처음 밝혀졌다. 이러한 악성 형질전환의 기작으로 고려되는 내용은 작은 섬유가 세포막을 관통하여 직접적인 핵(nucleus)의 기계적 손상을 주고 그 결과 세포의 유전적 변이가 생긴다는 것이다.

14.4.4 생체재료 관련 종양형성의 요점

일련의 복잡한 현상을 통한 종양형성의 결과, 유전적 돌연변이를 수반하는 가장 있음직한 것은 현재 완벽히 이해되지 못했다(그림 14.7). 종양형성은 세포 간 신호전달을 방해하거나, 주변 세포에 물리적 손상을 일으키거나 또는 장치로부터 화학물질의 침출시키는 생물 의학 이식체의 존재에 의해서 야기된다. 사람에서는 상대적으로 이식체 관련 종양형성 발생 빈도가 낮다. 이것은 아마도 (금속처럼) 많은 이식체 재질이 생리 용액에 대한 용해도가 낮고 그래서 사람에서 종양을 형성하기 시작하는 역치값 아래에서 그 농도가 머물러 있기 때문이다.

만약 형질전환이 일어난다 해도 종양형성의 일정 조절과 돌연변이와 종양 성장 사이의 잠복기의 길이는 여전히 불확실한 체로 남아 있다. 생물 의학 이식체와 종양형성 사이

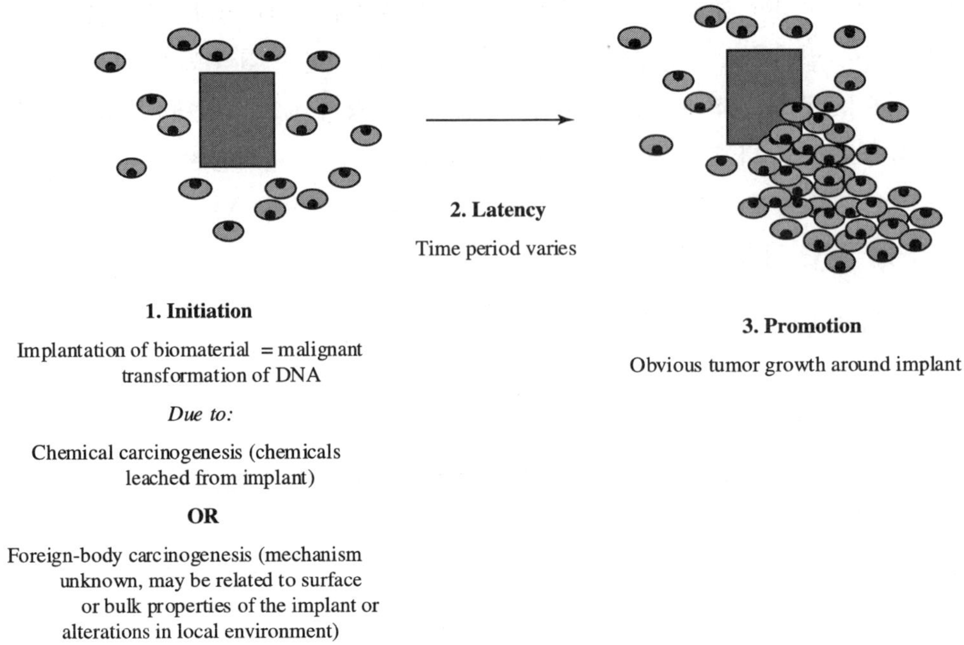

그림 14.7 많은 유전자 돌연변이가 생기는 것처럼 연결된 과정의 결과로 종양형성의 과정은 충분한 이해가 지금까지 되지 않고 있다. 종양 형성은 세포끼리 소통의 붕괴 또는 세포주변의 물리적 영향 또는 화학의 침입에 대한 대책으로 생물 의학 이식체에 의해 시작된다. 개시와 성장(종양성장)사이의 잠복기능과 종양형성의 시간조절 또한 아직 밝혀져 있지 않다. 생물 의학적 이식과 종양형성사이의 순수한 상호작용은 없지만, 잠복기에 종양형성이 생물재료의 존재에 의해 일방적인 상호작용이 생긴다는 것도 알 수 없다.

에서 견실한 상호 관계는 발견된 것이 없지만, 잠복기는 직접적인 종양형성과 생체재료의 존재의 연관 관계를 어렵게 하고 있다.

14.5 종양형성 시험을 위한 방법

이식체 연관 병리학을 이번 장에서 설명했기에, 종양형성 검사는 ISO 와 ASTM과 같은 기구에서 잘 규정되고 있다. ISO 기준은 비록 다른 오래 지속되는 후유증을 위한 시험과 조합되어 있기는 하지만, 만성 독성 같은 종양형성을 위한 검사를 요구한다. ISO 규정은 생체 내 검사에 매우 관심이 많지만 일반적으로 이식체 관련 종양의 빈도는 사람에서 낮기 때문에 이것은 단지 다른 근원(초기 시도 또는 실험 관 검사)이 종양형성의 가능성을 보일 때만 필요로 한다.

14.5.1 생체 외 시험모델

종양형성을 위한 실험관 분석들은 모든 발암물질이 돌연변이원인 이후로 돌연변이 가능성을 위한 실제적인 검사이다. (그 역은 필연적으로 사실이 아니다.) 돌연변이 유발성을 예견할 수 있는 흔하게 사용되는 방법은 에임스 시험(Ames test)이다. 이 방법은 아미노산 histidine을 성장에 요구하는 돌연변이 박테리아 종을 이용한다. 박테리아는 표본 물질과 효소 전구물질과 함께 histidine이 없는 배지에서 배양된다. 그래서 단지 histidine 비의존성 표현형으로 돌연변이를 일으킬 수 있는 박테리아만이 생존하고 증식할 수 있다. 생존한 군집의 숫자는 표본의 돌연변이 유발 가능성 표지하도록 제공하기 위해 정량화된다. 비록 이 방법이 빠르고 값싸지만 부분적으로 적은 농도에서 수행될 때, 돌연변이 유발원에 대한 감수성의 한계를 가지고 있다. 그러므로 에임스 시험(Ames test)은 적당한 양성 음성 대조군을 사용해서 이루어져야 하고 예비 검색 기작으로만 사용되는 것이 고려되어야 한다.

14.5.2 생체 내 시험모델

생체 내 종양형성 평가는 ISO와 ASTM에 의해 제시되어 있는 것처럼 생체적합성 실험의 부분으로 일반적으로 맡겨진다. 이 경우 실험 재료는 일반적으로 마지막 장치 형태에서 조작된 것이다. 게다가, 발암물질이 아닌 것에서 만들어진 것과 같은 모양의 조절은 신체 외부 종양형성 때문에 관찰되는 반응을 구별하기 위해 이식되어야 한다. 이 실험은 조절보다도 새로운 물질이 화학적 또는 외부 물질 발암형성의 경향이 높은 것을 억제하는 목적으로 한다.

앞에서도 언급했듯이 특정 동물과 이식 부위는 마지막으로 계획된 디바이스 기능에 의존한다. 평가를 촉진시키기 위해 특히 약에 대한 적응성에 대해, 최근에는 장기간 발암대체법시험법 (long-term rodent carcinogenicity) 대체로 음식과 약의 처방이 고려된다. 장기간 발암대체법시험법은 인간의 발암물질에 민감하게 반응하도록 제작된 형질전환 쥐(RasH2)를 6개월 동안 연구하였다. 동물 모델이나 연구 기간에 관계없이 종양이 성장하는 것을 관찰하기 위해 실험의 다양한 시간대에서 이식된 부위 주위의 조직을 잘라보고 일반적인 조직학적 방법이나 주사현미경(SEM)을 사용하여 평가한다.

예제 14.2

연구실에서는 생체재료의 특징과 그 구성을 잘 알고 있기 때문에 치아 이식이 발달되어진다. 생체재료는 다양하게 광범위적으로 생체 내 형태 재료의 실험 화학적 발암 연구 되어져 왔다. 그 결과 생체재료가 화학적인 발암물질이 아니라는 일관성을 나타냈다. 연구실의 뜻밖의 발견을

했다. 그러나 그 발견은 치아 이식을 생체 내 평가하는 동안에 수여 받는 동물의 하악에 암 형성을 발견하였다.
이러한 치아 이식이 화학적 또는 이물질 발암의 사례인가? 치아가 아닌 것의 이식의 구성하는 재료는 암 형성을 예상할 수 있는가? 이러한 재료는 돌연변이 유발 요인인가?

풀이:
치아의 이식은 이물질 발암의 예이며, 이식 재료와 같은 것은 화학적 발암 물질이 아니라고 알고 있고 아직 치아 이식의 적용에 결과 암 형성이 있을지도 모른다. 이식체의 크기와 형태, 이식체의 위치 그리고 이식체의 영향으로 종양형성 절차에 영향을 준다. 이렇게 하여 치아의 위치, 다른 이식체의 서로 다른 크기와 형태로 인해 다른 이식 위치의 암 형성 결과가 필연적일 것 이다. 이식체는 돌연변이 유발체, 모든 발암 물질은 돌연변이 유발체이다.

14.6 병리적 석회화

14.6.1 병리적 석회화의 서론

생의학적 이식물 주변의 감염이나 종양형성에 더해져서 병리학적으로 고안물 기능의 저해가 일어나는 것을 병리학적 석회화라고 한다. 병리적 석회화 또는 이식된 물질의 안 또는 그 표면에 형성되는 calcium phosphate의 원하지 않는 혹은 심장 판막(cardiac valves), 심장 보조 기구(blood pump), 인공 비뇨기관 그리고 soft contact lenses 같은 장치의 작동에 영향을 준다. 종종 ECM유래 물질은 이러한 병리와 연관되어 있지만 합성 중합체의 석회화(또는 무기질화)는 큰 고려의 대상이다. 비록 석회화가 무기화된 뼈 간질(matrix)을 제공하기 위한 뼈 조직 공학같은 어떤 생체 물질 사용의 적용과 연관하여 바람직하지만 석회화는 기능에 유연성을 요구하는 인공 심장 판막같은 다른 적용에서는 바람직하지 못하다. 이 본문에서, 무기질화 용어는 무기질 물질이 조직에 침착(deposit)되는 것을 의미하고 반면 석회화는 calcium이 주로 침착된 특정한 무기질 물질인 무기질화의 일부분을 의미한다.

무기물 침착의 존재는 어떤 적용된 장치 기능에 유해한 것으로 여겨지는데 왜냐하면 그것들은 생체재료의 기계적 특성에 지대한 영향을 줄 수 있기 때문이다. 4장에서 설명되어진 것처럼, 병리적 석회화로 침착된 인산칼슘 물질같은 ceramic은 부서지기가 아주 쉽다. 그러므로 자연 발생적인 병리적 석회와 또는 합성 중합체는 특히 pump나 심장 판막 같은 지속적인 움직임을 수행하는 장치에서 너무 이른 부서짐을 일으킬 수 있다.

주어진 체계에서의 확장된 병리적 석회화는 biomatrial의 구조 화학, 예견되듯이 이식 대상자의 물질대사 요인과 이식체의 기계적 환경에 의존적이다. 기계적 요인의 기능은 완벽하게 밝혀지지는 않았지만 이식 대상자의 무기질 대사의 상태는 calcium 침착에 많은 영향을 준다. 예를 들면 병리적 석회화는 어린 환자에서 좀 더 빠르게 일어나는데 그 가능한 이유는 어린이들의 무기질화에 유리하게 되어 있는 빠른 뼈 성장 물질대사 때문이다.

14.6.2 병리적 석회화의 기전

병리적 석회화는 합성적 또는 gluteraldehyde 또는 formaldehyde에 의해 아주 잘 치료되기는 하지만 자연적인 근원의 물질에서 발견된다. 많은 경우, 이러한 자연 물질들은 콜라겐과 같은 단순히 한 개의 ECM 구성요소로만 이루어진 것이 아니라, 온전한 전체의 ECM, 에 의해 구성되어 있고, 물질은 보존되거나 덜 immunogenic하게 하기 위해 위에서 언급한 시료에 노출된 적이 있다. 사람에서 석회화되는 흔한 이식체의 예는 돼지 심장 판막이다(porcine heart valve).

이러한 미리 처리된 자연적 재료로의 칼슘 침착의 시작은 죽은 세포 또는 세포막 조각 위에서 일어나는 것으로 생각되어지고 있다. 9장에서 언급 되었듯이, 세포막은 인산칼슘 결정을 형성하는 핵심 지역의 역할을 수행하는 것으로 보이는 인산 그룹과 붙여진 단백질을 포함하고 있다. 추가적으로 alkaline phosphatase 효소는 세포막과 연결되어 있고 뼈에서 석회화를 촉진하는 역할을 하는 것으로 생각되고 있다. 자력으로 생존할 수 없는 세포 역시 (세포막 펌프 같은) 세포 내의 칼슘 농도를 조절하기 위한 수송 기작을 가지고 있지 않고 이것은 세포막 위에 있는 인산기 포함 단백질 근처의 칼슘 이온 농도를 증가시킬 가능성이 있다. gluteraldehyde 같은 고정 약품은 세포 표면 단백질을 교차결합 시키고 안정화시킴으로 이러한 상호작용을 활성화시킨다. 지역적인 기계적 힘은 국부적인 세포 사멸 때문에 아마도 지역 내 석회화 가능성을 증가시킬 수 있다.

이러한 과정 후에 대부분의 자연적 생체재료의 주요 구성요소인 콜라겐은 일반 뼈 형성에서 나타나는 것과 유사하게 무기질 결정의 성장을 위한 주형으로 작용 할 수 있다. 여기에는 뼈에서 석회화가 일어나는 것처럼 병원성 석회화와 연관되고 결정 형성을 직접 또는 조절하는 역할을 하는 많은 수의 음전하를 띄고 있는 비 콜라겐성 단백질이 많이 존재한다.

14.6.3 병적인 석회화를 줄이기 위한 기술과 요약

생의학적 이식체의 병적 석회화는 숙주대사와 표면과 선택된 생채재료의 벌크특징과 장치의 기계적 환경의 의지한다. 칼슘 인산 축적은 처음엔 세포막 조각 근처에서 발생하고 후에는 자연적으로 이식체에 유래한 풍부한 ECM과 콜라겐에서 발생한다. 병적 석회화에서의 크리스털 형성은 정상적 골 형성에서 관찰되는 기작과 유사하게 생긴다고 여겨진다.

이 병리적 현상의 발생을 줄이기 위한 한 가지 방법은 칼슘 인산 크리스털 개시자를 표적으로 하는 것이다. 하나의 결정핵이 있으면 크리스털은 빠르게 성장하게 되는데 이는 혈액과 체액에 Ca과 P 이온이 거의 포화상태이기 때문이다. 원치 않는 석회화를 줄이기 위한 몇몇 방법은 연구되었다. 여기에는 자유인산기를 가진 복합체에 대해 칼슘과 경쟁하는 메탈 이온(Fe^{3+}, Al^{3+})같은 칼슘-인산 크리스털 형성의 방해자를 방출하는 방법이 있다. 다른 방법은 자연스럽게 이식체를 에탄올과 sodium dodecyl surfate와 같이 크리스털 형성 핵소체를 만드는 칼슘이온을 공격하는 인산을 포함하는 세포막 단백질을 제거하는 계면활성제에 적시는 것과 관련되어 있다.

14.7 병적 석회화 실험을 위한 기술(Techniques for Pathologic Clcification Experiments)

세포와 세포 외에서 병적 석회화의 모델은 개발되었다. 비록 세포내에서의 연구가 더 많은 정보를 제공하지 않더라도 더 흔하게 사용된다. 다양한 실험적 체계의 리뷰는 이 절에서 제공된다.

14.7.1 석회화의 세포 외 모델(*In Vitro* Models of Calcification)

칼슘 축적에 대한 세포 외 연구에서 재료와 모든 장치들은 특정한 세포 내 위치(혈액 또는 소변)에서의 화학적 구성물이 포함되어 있는 media에 위치할 수 있다. 대체적인 실험 형태에서 액체는 정적인 상태이거나 지속적으로 순환되고 있을 수 있다 그리고 이식체는 아마 운동을 중이거나 실험 진행 과정 동안 움직일 수 없게 유지되어 있을 수 있다. 적절한 시간 지점에서 표본은 제거되고 석회화의 정도를 위해 뒤에 이어지는 절에서 묘사되고 있는 방법을 사용해서 분석된다. 반면 이러한 방법은 다른 실험관 실험과 마찬가지로 완벽하게 생체 환경으로 재구성할 수 없어서 새로운 생체재료의 초기 분별을 위해서 유용할 수 있다.

14.7.2 석회화의 생체 내 모형(*In Vivo* Models of Calcification)

생체적응재료의 병적인 석회화를 알아보기 위해서 두 가지 생체 실험이 행해질 수 있다.

피하삽입, 또는 표적 부위에 장치를 직접 도입해 보는 방법이다. 피하도입 실험에서, 시험 대상 물질은 피부 밑에 도입되며, 토끼도 때때로 사용되지만 대부분 mice나 rat이 사용된다. 작은 동물이 사용되며 이식을 위한 광범위한 절제술이 필요하지 않다는 것이 이 과정의 장점이다. 게다가, 장치가 존재하는 곳에 흔히 보이는 유형의 칼슘 침착이 관찰되지만 광물화가 더 빠르게 나타나기 때문에 연구가 신속히 이루어진다. 피하도입 실험이 주요하게, 혹은 이차적으로 새로운 생체적응대료에 대한 연구에 사용된다면, 이러한 모델은 장치가 작동하는 역동적인 환경을 완벽히 재현해 내지 못한다는 것을 알아야 한다.

다른 한 가지 생체 실험의 대안은 장치의 견본을 인간 환자에 직접 적용하는 것이다. 심혈관 도입물질일 경우는 보통 소와 양과 같은 큰 동물이 필요하다. 도입 과정(cardiopulmonary bypass 를 포함해서)이 오래 걸리고 복잡하다는 것, 그래서 비용이 많이 든다는 것이 또 다른 단점이다. 그러나 이 모델은 인간 환자 내의 환경을 잘 반영한다는 이유 때문에 새로운 장치의 고안이나 재료의 최종 테스트에 자주 사용된다.

14.7.3 표본 평가

생체 내 실험과 생체 외 실험의 표본은 칼슘 침착 정도가 흡사하게 측정된다. 전체 표본은 칼슘의 양을 정하기 위해 적절한 시료로 반응시켰을 때 나타나는 색 변화를 보는 생화학적 방법으로 처리된다. 8장에 더 자세하게 소개되어 있듯이, 색 변화는 spectrophotometer가 장착된 microplate reader 위에서 측정되고 표본 내의 칼슘의 양을 정하기 위해 표준 곡선과 비교된다.

대안으로, 표본을 표준 조직학적 기법에 따라 절단시키고(9장, 11장 참고) 석회화의 위치를 알기 위해 염색한다. 외식물(explants)은 SEM이나 TEM을 통해 검사되어 시각화하거나, 또는 7장에 소개된 EDXA X-ray attachment를 이용하여 Ca, P를 정량화시킨다. 표본의 바닥 부분에 대한 X선 회절 실험(2장)은 형성된 결정의 구조에 대한 추가적인 유용한 정보를 제공해 줄 것이다.

생체 외 실험의 표본의 외식(explantation)이 요구되지 않는 측정은 생체 내, 생체 외 실험의 표본 내의 석회화를 모니터하는 데 사용될 수 있다(그림 14.8). 방사선 사진술은 X-ray 회절과 비슷한 원리를 기반으로 하며 살아있는 동물에 사용할 수 있는 비파괴적인 기법이다. 그러나, 방사선 사진을 이미지화할 때, 큰 원자번호를 갖는(calcium phosphates와 같은) 물질은 X-ray가 표본을 통과할 때 흡수되어 검출기에 도달되지 못하도록 한다.

이것은 필름위에 석회화된 물질 아래로 흰색 영역을 남긴다. 이 흰색 영역들의 크기와 위치는 시간에 따른 석회화의 변화도를 나타내 준다. 그러나 전통적인 방사선사진술은 3차원인 샘플을 2차원으로 밖에 표현하지 못하거나 제한된 공간의 해상력만을 제공한다.

microcomputed tomography는 X-선을 사용하여 샘플의 석회화를 측정하는 비파괴적인

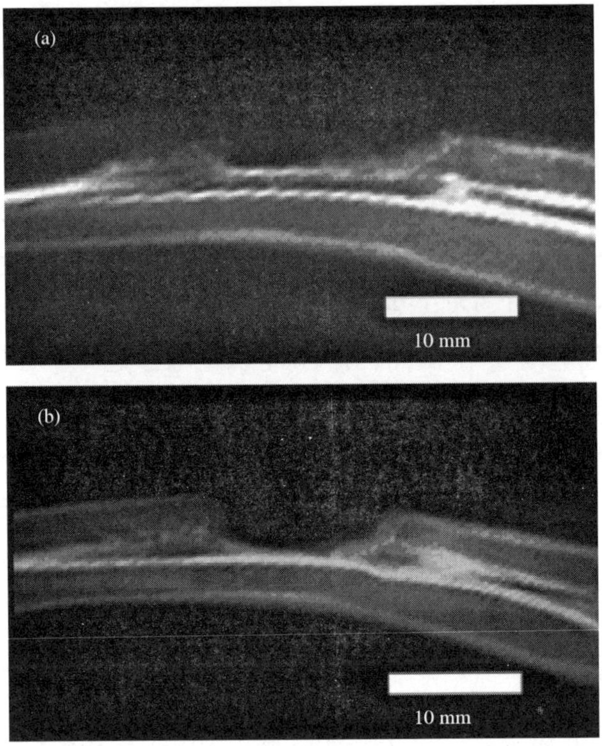

그림 14.8 토끼의 요골(앞다리의 긴뼈)의 장애치료중 방사선 사진이다. 조직 공학적 골격에서 장애위치이고, 방사선은 발생한 장애위치에서 뼈를 생성하는 넓이를 결정하게 된다. 토끼의 뼈에서 (a)는 재생정도를 보여주고, 다른 토끼의 뼈에서 (b는 아주 조금 치유된 것을 보여 준다. 기질에 칼슘으로 석화된 경우는 바람직하다. 비슷한 방법으로 조직에서 병리적 석화를 해 결정되어지기도 한다. ([8]로부터 승인되어 각색됨.)

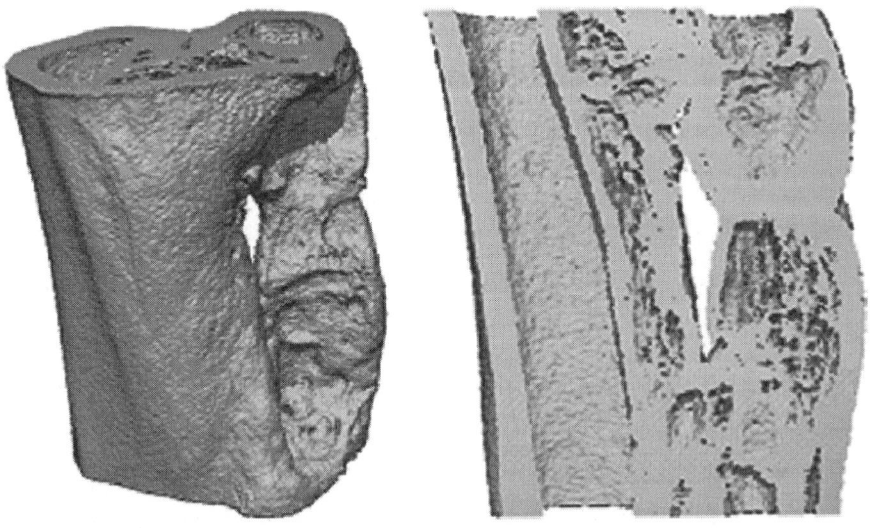

그림 14.9 뼈조직의 공학적 미세단층활영사진은 토끼의 요골에서 장애있는 뼈에 뼈대를 이식했다. (a)는 외부를 보여주고, (b)는 재생된 곳 단면을 보여 준다. 물리적 이미지 때문에 3차원 이미지가 생김으로 인해, 부피에 상관없이 기질에서 생성된 칼슘을 수량화할 수 있다. ([8]로부터 승인되어 각색됨.)

대체 방법이다. 이 경우에, fine-beam X-선 소스는 샘플을 X-선에 노출시킨다. 샘플에 쏘이는 X-선은 2차원 검출기 배열에 의해 검출된다. 샘플은 회전되고 다른 투사로 바뀌며, 그 과정은 전체 표본이 모아질 때까지 반복된다. 표본의 내외부의 3차원 구조는 조합되어 재구성될 수 있는 표본의 이차원 단면도의 투영된 이미지를 컴퓨터가 처리한다. 이 기술의 공간 분해능(spatial resolution)은 micrometer의 순서 이다. 이러한 또는 다른 방사선 기술에 의해 이들을 구별하기 위해서 석회화된 물질과 다른 물질(뼈가 아닌 유조직 및 이식체 물질)간의 적당이 차이가 있는 X-ray 감쇄 계수가 존재해야 한다는 것은 주목할 만큼 중요하다.

예제 14.3

새로운 심장판막 인공기관을 평가하여 계획된 회사는 체외에서 진행되는 모델로 돼지 심막이 교차 결합 되어 제작된다. 회사는 심장 판막 인공기관이 시간이 흐름에 따라 석회화된 조직인지 아닌지 평가하는 데 분명히 관심이 있다. 과제에 대한 요금은 생리적 상태가 자극되어진 체계를 거쳐 돼지의 혈액이 순환되어 흘러 박동이 뛰는 인공기관에서 결정된다. EDTA가 돼지 혈액에 제공되는 체계는 혈액의 응고를 예방한다. 어떻게 EDTA가 혈액응고를 억제하는가? EDTA가 미치는 영향이 응고 연구에 유효성이 있는가? 어떻게? 이 체계에서 EDTA를 사용하여야 하는가?

풀이 :

칼슘 이온이 응고 연쇄반응에 중요한 역할을 수행한다는 13장의 내용을 다시 생각한다. EDTA는 혈액의 칼슘 이온을 격리시켜 응고를 억제시킨다. 그리고 응고를 촉진시키는 능력은 한계가 있다. 부가적으로, EDTA가 칼슘을 격리시키면 생체 내에 존재하는 칼슘의 농도가 줄어 들 수 있다. 따라서, 석회화가 *in vitro* 분석에서 갖춰지지 않으면 칼슘이 킬레이트화 인공물과의 정상적인 *in vivo*가 일어나지 않는다. EDTA는 이 체계에서 사용되어 질 수 없어 다음에 일어난다. EDTA가 칼슘을 격리시키지 못하게 하는 항응고제의 사용이 더 적절할 것이다.

요약

- 이식연관감염과 관계가 있는 일반적인 대부분의 병원균은 그람 양성균인 *Staphylococcus aureus*와 *staphylococcus epidermidis*, 그람 음성균인 *Enterobacteriaceae*, *Pseudomonas aeriginosa*, 그리고 곰팡이 종류인 *Candida*가 있다. 이런 병원균들은 감염의 다른 범주 표면 즉시 감염(Superficial immediate infection), 깊은 즉시 감염(deep immediate infection), 그리고 늦은 감염(late infection)을 일으킨다.

- 4개의 다른 단계는 이식연관감염의 발달과 깊은 연관이 있다. 첫째로, 초기의 가역적 박테리아의 표면 부착은 비특이적인 상호작용으로부터 발생한다(부착, attachment). 둘째로, 초기 부착은 반영구적인 특이적인 수용체-기질 상호작용의 발달이 되고, 비특이적인 상호작용만 남는다(부착, adhesion). 셋째로, 세균의 분열은 표면에 단단하게 부착하여 바이오 필름이 발달하게 된다(aggregation, 집합체). 넷째로, 세균 군집이 몸의 다른 지역으로 이동(분산, dispersion)
- 바이오필름(biofilm)의 형성은 세균의 생존에 중요한 이온을 가둠으로써 인체의 자연적인 방어에 보호, 그리고 항생제 저항을 가지게 한다.
- 두 가지 주요한 박테리아 분류는 그람 양성과 그람 음성으로 구분 될 수 있다. 그람 양성 종은 하나의 인지질 이중층 막을 가지고 있고 펩티도글리칸으로 이루어진 두꺼운 세포벽도 가지고 있다. 그람 음성 박테리아는 두 개의 인지질 막(세포막과 외부막)사이에 펩티도글리칸 층이 위치 한다.
- 박테리아의 비특이적 결합에 가장 중요한 표면 특징은 소수성과 전하이다. 박테리아의 소수성 표면은 **미생물 탄화수소의 부착(MATH)기술**, 또는 **소수성 상호작용 크로마토그래피(HIC)**을 통해 접촉 각 측정을 이용해서 정량할 수 있다. 박테리아 표면의 전하는 전기 이동도 실험(electrophoretic mobility test) 또는 전기적 결합 크로마토그래피(electrostatic interaction chromatography; EIC)를 통해 평가할 수 있다.
- 생체물질에 박테리아 부착은 재료 표면에 흡착된 단백질 층에 의해 강하게 영향을 받는다. 따라서 재료의 속성은 단백질 흡착과 박테리아 부착에 영향을 미친다. 게다가 단백질과 배지의 이온함량 둘 다 또는 그 둘 중 한쪽은 재료에 흡착된 단백질 층의 구성과 박테리아의 부착에 영향을 미친다.
- 발암물질(Carcinogen)은 악성세포로 형질전환되게 자극한다. 완전 발암물질(Complete carcinogen) 그 자체로 악성 종양 형성을 유발한다. 반면 전 발암물질(procarcinogen)은 자연 상태의 형태에서는 발암물질이 아니다. 하지만 생체 내 물질 대사 과정에 의해 발암 물질로 전환될 수 있다. 보조 발암물질(cocarcinogen)은 거의 또는 고유의 돌연변이 유발 가능성을 갖고 있지 않다. 하지만 전발암물질 또는 완전한 발암물질의 활성을 촉진 시킬 수 있다.
- 종양 발생의 기본적인 세 단계는 발생(Initiation), 잠복(Latency), 촉진(Promotion)이다. 발생단계는 최초의 세포성 형질전환이 발생한다. 잠복기라 불리우는 이 시기는 종양 형태는 없다. 촉진단계에 들어간다. 촉진단계에는 종양 발달 단계와 성장이 명확하게 관찰 된다.
- 악성 종양 형성의 두 가지 주요 경로는 다음과 같다. 화학적 발암과 이물질(foreign body) 발암이다. 화학적 발암은 발암물질이라고 알려진 화학약품에 노출되었을 때 수반되며, 이물질 발암 발생은 알 수 없는 화학적 발암 활성 물질에 의해 종양 형

성을 야기 시킨다.

- 원치 않은 석회화는 병리학적 석회화라 불리며, 이것은 재료의 단단함과 부서지기 쉬운 정도를 나누는 장치의 기능을 해롭게 한다. 생물 의학적 이식의 병리학적 석회화는 숙주의 물질대사, 생체적응재료의 표면과 일괄속성, 장치의 기계적인 환경에 의해 좌우된다. 자연을 기반으로 한 ECM 물질은 특히 병리학적 석회화에 영향을 받기 쉽다.
- 시험관에서, 생체조건 안에서, 생체조건 밖에서의 실험은 감염시키기 위한 생체물질의 성향에 접근하기 위해 수행할 수 있고, 대부분의 경우 다른 생체 적합성 검사에서 매우 비슷했다.
- 종양형성을 위한 시험관 내 분석은 물질의 돌연변이 가능성과 그것의 용해물 둘 다 또는 그 둘 중 한쪽에 접근하기 위해 실제로 실험한다. 생체 내의 발암 평가는 일반적으로 표준 지침에 따라 일반적인 생체적합성 테스트의 일환으로 실험에 착수된다.
- 석회화된 물질의 잠재성은 생체내 연구를 통해 생리적인 실험에 이용하는 배지를 대신하는 것을 평가한다. 석회화의 생체 내 실험 모델은 일반적으로 더욱 완벽한 정보로 제공하고, 각 피부아래 또는 의도된 최종 용도의 부위에 전달될 수 있다.

문제

14.1 당신은 동물실험을 수행하고 이식 후 첫 단계에 Staphylococcus aureus 박테리아가 절개 부위의 외부 표면에 존재하는 것을 발견한다. 이것은 감염을 의미하는가?

14.2 Implant 소독이 이식 후 따르는 감염을 예방하기에 충분한가?

14.3 당신은 조직반응을 평가하기 위해 토끼 모델의 등에 지속적으로 샘플 재료를 이식한다. 24시간 후, 당신은 뒷다리 한쪽에 감염이 나타난 것을 확인한다. 이 감염은 이식된 재료에 의한 것인가?

14.4 종양형성은 섬유성 캡슐 형태의 이식(융합 형태의 이식과 비교했을 때)에서 더 발생하는가 아니면 덜 발생하는가?

14.5 선행 *in vitro* 실험은 이식 전에 계면활성제로 porcine 심장판막을 처리하면 석회화를 감소시킴을 보여 준다. 당신은 이들 결과를 검증하기 위해 *in vivo* 실험을 계획하고 행한다. 당신을 무엇을 해야 하는가?

14.6 다음 그래프는 두 가지 다른 재료 표면에 대한 Staphylococcus epidermidis의 부착력 실험의 결과를 보여 준다. 이 실험에서 "부착 계수"는 박테리아가 생체적합물질 표면으로 이동되어 단위표면적 단위당 잔존하는 퍼센트로 정의한다. 표면은 혈장 단백질에 코팅된 poly(ethylene)이나 부착 혈소판의 poly(ethylene)으로 구성되었다.

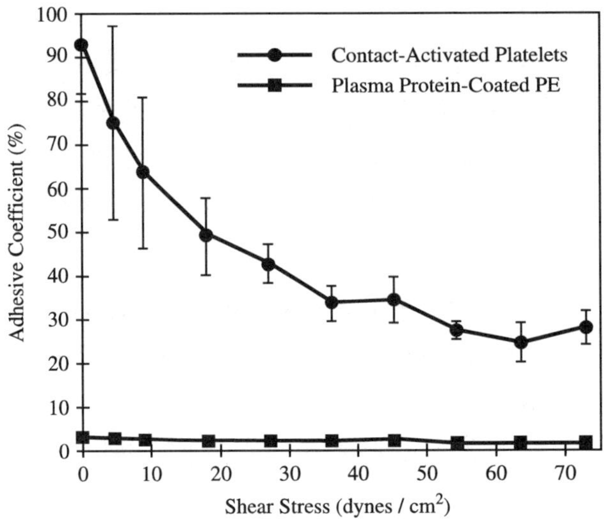

전단력은 박테리아가 실험재료에 얼마나 잘 부착하는지 결정하기 위해 샘플에 적용되었다. 이들 결과들이 무엇을 의미하는가? 당신이 심혈관계 이식을 계획한다면 이 정보를 어떻게 적용할 것인가?

참고문헌

1. Gristina, A.G. "Biomaterial-Centered Infection: Microbial Adhesion versus Tissue Integration," *Science*, vol. 237, pp. 1588–1595, 1987.
2. Dickinson, R.B., A.G. Ruta, and S.E. Truesdail. "Physiochemical Basis of Bacterial Adhesion to Biomaterial Surfaces." In *Antimicrobial/Anti-Infective Materials: Principles, Applications, and Devices*, S.P. Sawan and G. Manivannan, Eds. Lancaster: Technomic Publishing, pp. 67–93, 2000.
3 Madigan, M.E., Martinko, J.M., and J. Parker. *Brock Biology of Microorganisms*, 9th ed. Upper Saddle River: Prentice Hall, 2000.
4. Hancock, I. and I. Poxton. *Bacterial Cell Surface Techniques*. New York: John Wiley and Sons, 1988.
5. Costerton, B., G. Cook, M. Shirtliff, P. Stoodley, and M. Pasmore. "Biofilms, Biomaterials, and Device-Related Infections." *In Biomaterials Science: An Introduction to Materials in Medicine*, B.D. Ratner, A.S. Hoffman, F.J. Schoen, and J.E. Lemons, Eds., 2nd ed. San Diego: Elsevier Academic Press, pp. 345–354, 2004.
6. Wang, I.W., J.M. Anderson, M.R. Jacobs, and R.E. Marchant. "Adhesion of *Staphylococcus epidermidis* to Biomedical Polymers: Contributions of Surface Thermodynamics and Hemodynamic Shear Conditions," *Journal of Biomedical Materials Research*, vol. 29, pp. 485–493, 1995.
7. Black, J. *Biological Performance of Materials: Fundamentals of Biocompatibility*, 4th ed. New York: CRC Press, 2005.

8. Hedberg, E.L., H.C. Kroese-Deutman, C.K. Shih, J.J. Lemoine, M.A. Liebschner, M.J. Miller, A.W. Yasko, R.S. Crowther, D.H. Carney, A.G. Mikos, and J.A. Jansen. "Methods: A Comparative Analysis of Radiography, Microcomputed Tomography, and Histology for Bone Tissue Engineering," *Tissue Engineering*, vol. 11, pp. 1356–1367, 2005.
9. Wang, I.W., J.M. Anderson, and R.E. Marchant. "Platelet-Mediated Adhesion of *Staphylococcus epidermidis* to Hydrophobic NHLBI Reference Polyethylene," *Journal of Biomedical Materials Research*, vol. 27, pp. 1119–1128, 1993.

Additional Reading

Anderson, J.M. "Mechanisms of Inflammation and Infection with Implanted Devices," Cardiovascular Pathology, vol. 2, pp. 33S–41S, 1993.

Anderson, J.M. and F.J. Schoen. "*In Vivo* Assesment of Tissue Compatibility." In *Biomaterials Science: An Introduction to Materials in Medicine*, B.D. Ratner, A.S. Hoffman, F.J. Schoen, and J.E. Lemons, Eds., 2nd ed. San Diego: Elsevier Academic Press, pp. 360–367, 2004.

Appelmelk, B. and W. Lynn. "Chapter 2: The Cause of Sepsis: Bacterial Cell Components That Trigger the Cytokine Cascade." In *Septic Shock*, J.-F. Dhainaut, L. Thijs, and G. Park, Eds. London: WB Sanders, 2000.

Gristina, A.G. and P.T. Naylor. "Implant-Associated Infection." In *Biomaterials Science: An Introduction to Materials in Medicine*, B.D. Ratner, A.S. Hoffman, F.J. Schoen, and J.E. Lemons, Eds., 1st ed. San Diego: Elsevier Academic Press, pp. 205–214, 1996.

Higashi, J.M. and R.E. Marchant. "Implant Infections." In *Handbook of Biomaterials Evaluation: Scientific, Technical, and Clinical Testing of Implant Materials*, A.F. von Recum, Ed., 2nd ed. Philadelphia: Taylor and Francis, pp. 493–506, 1999.

Levy, R.J., F.J. Schoen, H.C. Anderson, H. Harasaki, T.H. Koch, W. Brown, J.B. Lian, R. Cumming, and J.B. Gavin. "Cardiovascular Implant Calcification: A Survey and Update," *Biomaterials*, vol. 12, pp. 707–714, 1991.

Morton, D., C.L. Alden, A.J. Roth, and T. Usui. "The Tg Rash2 Mouse in Cancer Hazard Identification," *Toxicologic Pathology*, vol. 30, pp. 139–146, 2002.

Pathak, Y., F.J. Schoen, and R.J. Levy. "Pathological Calcification of Biomaterials." In *Biomaterials Science: An Introduction to Materials in Medicine*, B.D. Ratner, A.S. Hoffman, F.J. Schoen, and J.E. Lemons, Eds., 1st ed. San Diego: Elsevier Academic Press, pp. 272–281, 1996.

Ratner, B.D. "Characterization of Biomaterial Surfaces," *Cardiovascular Pathology*, vol. 2, pp. 87S–100S, 1993.

Schoen, F.J. "Tumorigenesis and Biomaterials." In *Biomaterials Science: An Introduction to Materials in Medicine*, B.D. Ratner, A.S. Hoffman, F.J. Schoen, and J.E. Lemons, Eds., 1st ed. San Diego: Elsevier Academic Press, pp. 200–205, 1996.

Schoen, F.J., "Tumorigenesis and Biomaterials." In *Biomaterials Science: An Introduction to Materials in Medicine*, B.D. Ratner, A.S. Hoffman, F.J. Schoen, and J.E. Lemons, Eds., 2nd ed. San Diego: Elsevier Academic Press, pp. 338–345, 2004.

Schoen, F.J. and R.J. Levy. "Pathological Calcification of Biomaterials." In *Biomaterials Science: An Introduction to Materials in Medicine*, B.D. Ratner, A.S. Hoffman, F.J. Schoen, and J.E. Lemons, Eds., 2nd ed. San Diego: Elsevier Academic Press, pp. 439–453, 2004.

Smith, A.W. "Biofilms and Antibiotic Therapy: Is There a Role for Combating Bacterial Resistance by the Use of Novel Drug Delivery Systems?" *Advanced Drug Delivery Reviews*, vol. 57, pp. 1539–1550, 2005.

Von Recum, A.F. *Handbook of Biomaterials Evaluation: Scientific, Technical, and Clinical Testing of Implant Materials*. Philadelphia: Taylor and Francis, 1999.

Zhang, X. "Anti-Infective Coatings Reduce Device-Related Infections." In *Antimicrobial/Anti-Infective Materials: Principles, Applications, and Devices*, S.P. Sawan and G. Manivannan, Eds. Lancaster: Technomic Publishing, pp. 149–180, 2000.

Appendix I

부록

List of Abbreviations (alphabetical)

3DP	Three-dimensional printing
A	Adenine
ADP	Adenosine diphosphate
AFM	Atomic force microscopy
AIDS	Acquired immune deficiency syndrome
amu	Atomic mass unit
APC	Antigen-presenting cell
APF	Atomic packing factor
ASTM	American Society for Testing and Materials
AT III	Antithrombin III
ATP	Adenosine triphosphate
ATR-FTIR	Attenuated total reflectance-Fourier-transform infrared
BCC	Body-centered cubic
C	Cytosine
CAD	Computer-aided design
CAMs	Cell adhesion molecules
CS	Chondroitin sulfate
CTL	Cytotoxic T lymphocyte
CVD	Chemical vapor deposition
DLVO	Derjaguin, Landau, Verway, and Overbeek
DMA	Dynamic mechanical analysis
DNA	Deoxyribonucleic acid
DS	Dermatan sulfate
DSC	Differential scanning calorimetry
dsDNA	Double-stranded DNA
ECM	Extracellular matrix
EDXA	Energy-dispersive X-ray analysis
EIC	Electrostatic interaction chromatography
ELISA	Enzyme-linked immunosorbent assay
emf	Electromotive force
ER	Endoplasmic reticulum
ESCA	Electron spectroscopy for chemical analysis
F_{ab}	Fragment antigen-binding
F_c	Fragment crystallizable
FACS	Fluorescence-activated cell sorter
FBGC	Foreign body giant cell
FCC	Face-centered cubic
FT-IR	Fourier-transform-infrared
G	Guanine
GAGs	Glycosaminoglycans
GFC	Gel filtration chromatography
GP	Glycoprotein
GPC	Gel permeation chromatography
HA	Hyaluronic acid
HCP	Hexagonal close-packed
HIC	Hydrophobic interaction chromatography
HIP	Hot isostatic pressing
HMWK	High molecular weight kininogen
HPLC	High-performance liquid chromatography
Ig	Immunoglobulin
IR	Infrared
IL-1	Interleukin-1
IL-1ra	IL-1 receptor agonist
IL-6	Interleukin-6
IL-8	Interleukin-8
ISO	International Organization for Standardization
KS	Keratan sulfate
LB-film	Langmuir-Blodgett-film
LDH	Lactate dehydrogenase
LTT	Lymphocyte transformation test
MAC	Membrane attack complex
MATH	Microbial adherence to hydrocarbons
MHC	Major histocompatibility complex
MIP-1a	Macrophage inflammatory protein-1a
MIP-1b	Macrophage inflammatory protein-1b
MMP	Matrix metalloproteinase
mRNA	Messenger RNA
MSCRAMM	Microbial surface components recognizing adhesive matrix molecules
MWNT	Multiwalled nanotube
NMR	Nuclear magnetic resonance
PCR	Polymerase chain reaction
PGI_2	Prostaglandin I_2

PI Polydispersity index
P/M Powder metallurgy
PVD Physical vapor deposition
RNA Ribonucleic acid
rRNA Ribosomal RNA
RT-PCR Reverse transcription-polymerase chain reaction
SAL Sterility assurance level
SAM Self-assembled monolayer
SDS Sodium dodecyl sulfate
SDS-PAGE SDS-poly(acrylamide)gel electrophoresis
SEC Size exclusion chromatography
SEM Scanning electron microscopy
SFF Solid freeform fabrication
SIMS Secondary ion mass spectrometry
SLS Selective laser sintering
SMAs Surface-modifying additives
SPM Scanning probe microscopy
ssDNA Single-stranded DNA
SWNT Single-walled nanotube
T Thymine
T_c Cytotoxic T cell
T_h Helper T cell
TCR T cell receptor
TEM Transmission electron microscopy
TF Tissue factor
TGA Thermogravimetric analysis
TGF-β Transforming growth factor-β
TIMP Tissue inhibitor of metalloproteinase
TNF-α Tumor necrosis factor-α
TPA Tissue plasminogen activator
tRNA Transfer RNA
U Uracil
UV-VIS Ultraviolet and visible light spectroscopy
vWF von Willebrand factor
XPS X-ray photoelectron spectroscopy
μCT Microcomputed tomography

List of Symbols (alphabetical)

Symbol	Definition	Chapter
A	Absorbance	2
A	Amplitude	2
A	Cross-sectional area	2
a	Length of a crack on the surface or half the length of an internal crack	4
A_0	Original cross-sectional area	4
A_f	Cross-sectional area at fracture	4
A_{in}	Instantaneous area	4
a, b, c	Unit cell edge lengths	2
b	Burger's vector	3
b, d	Specimen dimensions	4
C	Molar concentration of a compound	2
C	Concentration of a protein	8
C	Concentration of a chemical signal	9
C	Concentration of a receptor-ligand complex	9
D	Diffusivity	2, 8
E	Energy	1
E	Modulus of elasticity (Young's modulus)	4
E_1^0, E_2^0	Measured potential of materials 1 and 2	5
E_A	Attractive energy	1
E_b	Binding energy	7
E_k	Kinetic energy	7
E_R	Repulsive energy	1
E_{total}	Total energy	1
F	Force	1, 4
F	Faraday's constant	5
F_A	Attractive force between two atoms	1
F_C	Coulombic force	1
F_f	Load at fracture	4
F_R	Repulsive force between two atoms	1
F_{total}	Total force between two atoms	1
G	Shear modulus	4
G	Gibbs free energy	8, 14
h	Planck's constant	2, 7
h	Distance between plates	9
H	Enthalpy	8
J	Diffusion flux	2
k	Boltzmann's constant	2
k	Kinetic rate constant of crystal growth	3
k_0	Proportionality constant	1
k_f	Kinetic rate constant of complex formation	9
k_r	Kinetic rate constant of complex dissociation	9
l	Thickness of a sample through which light is passed	2
L	Distance between supports	4
L	Concentration of a free ligand	9
l_0	Length of sample before loading (gauge length)	4
l_f	Length at fracture	4
l_i	Sample length at any point during a testing procedure (instantaneous length)	4
M	Mass (or number of atoms)	2
M	Molecule	2
M	Flux of cells	9
M^*	Molecule excited to a new state	2
M_i	Average molecular weight for a chosen molecular weight range	2
$\overline{M}_n$	Number-average molecular weight	2
$\overline{M}_w$	Weight-average molecular weight	2
N	Total number of atomic sites	2
N	Cell number	9
n	Number characteristic of the mechanism of crystal nucleation and growth	3
N_f	Fatigue life	4
N_i	Number of chains with molecular weight M_i	2

Symbol	Definition	Chapter
N_i	Number of cycles required for crack initiation	4
N_{in}	Number of interstitials	2
N_p	Number of cycles for propagation of a crack to critical size for failure	4
N_v	Number of vacancies	2
$N_{v,an}$	Number of anion vacancies	2
$N_{v,cat}$	Number of cation vacancies	2
p	Persistence time	9
q	Charge of a single electron	1
Q	Activation energy for diffusion	2
Q	Volumetric flow rate	8, 9
Q_v	Activation energy for formation of a vacancy	2
Q_{vi}	Activation energy for formation of a vacancy and an interstitial	2
Q_{vp}	Activation energy for formation of a cation/anion vacancy pair	2
r	Separation distance between ions 1 and 2	1
r	Atomic radius	2
r	Distance coordinate	8
R	Gas constant	2, 5
R	Radius of cylinder	8
R	Concentration of the free receptor	9
r_0	Separation distance between two atoms where equilibrium is reached	1
r_a	Radius of an anion	2
r_c	Radius of a cation	2
s	Translocation speed	9
S	Entropy	8
t	Time	2
T	Absolute temperature	2, 5, 8
T	Torque force	4
T_c	Crystallization temperature	3
T_g	Glass transition temperature	3, 4
T_m	Melting temperature	3, 4
t_r	Time to rupture	4
V	Velocity	8
w	Width	9
x	Distance coordinate	9
$X(t)$	Degree of crystallinity of a polymer at time t	3
y	Distance coordinate	8
Z	Atomic number	1
Z_1, Z_2	Valance of ions 1 and 2	1
%EL	% elongation	4
%AR	% area reduction	4
α, β, γ	Angles between axes of unit cell	2
γ	Shear strain	4
γ	Surface tension (surface free energy)	7
$\dot{\gamma}$	Rate of applied (shear) strain, or rate of deformation	3, 4

Symbol	Definition	Chapter
γ_c	Critical surface tension	7
γ_{LV}	Liquid-vapor surface tension	7
γ_{SL}	Solid-liquid surface tension	7
γ_{SV}	Solid-vapor surface tension	7
ΔE^0	Electrochemical potential	5
ΔG	Gibbs free energy change	14
ΔG_{ads}	Change in G for the entire adsorption process	8
ΔG_{prot}	Change in G for a protein during an adsorption process	8
ΔG_{sol}	Change in G for a solvent during an adsorption process	8
ΔG_{surf}	Change in G for a surface during an adsorption process	8
ϵ	Molar absorption coefficient for a compound at a given wavelength	2
ε	Engineering strain	4
$\dot{\varepsilon}$	Creep rate	4
ε_a	Strain along loading axis	4
ε_t	Transverse strain	4
ε_t	True strain	4
ε_{yp}	Yield point strain	4
η	Viscosity	3, 4
θ	Contact angle	7
λ	Wavelength	2
λ	Angle between slip direction and direction of applied force	4
μ	Viscosity	8, 9
ν	Poisson's ratio	4
ν	Frequency	2, 7
ρ_a	Density of polymer in amorphous form	3
ρ_c	Density of polymer in crystalline form	3
ρ_s	Density of polymer sample	3
ρ_t	Radius of curvature of a crack tip	4
σ	Engineering stress	4
σ	Random motility coefficient	9
σ_0	Overall applied stress	4
σ_f	Fracture strength	4
σ_m	Maximum stress at a crack tip	4
σ_{mr}	Modulus of rupture	4
σ_t	True stress	4
σ_{uts}	Ultimate tensile strength	4
σ_y	Yield strength	4
τ	Shear stress	3, 4, 9
τ_{crss}	Critical resolved shear stress	4
τ_r	Resolved shear stress	4
ϕ	Angle between normal to the slip plane and direction of force	4
χ	Chemotactic coefficient	9
$\perp$	Edge dislocation	3
$\circlearrowleft$	Screw dislocation	3

찾아보기

ㅇ

ㅈ

기타

역자 약력

■ 이우걸

학사 : 단국대학교, 화학공학(1987)
석사 : Oregon State University, 화학공학(1994)
박사 : Oregon State University, 생물공학(1999)
2003~현재 단국대학교 화학공학과 부교수
2008~2010 단국대학교 공과대학 공학인증제 PD위원회 위원장
2006~2007 단국대학교 교수학습연구센터 운영위원회 위원
2006~2008 한국공업화학회 재무이사
2006~2007 한국공업화학회 평의원
2003~2004 공업화학회 공업화학지 편집위원
2001~2003 서울대학교 의과대학 인간생명과학 연구조교수
[저서]
생명공학개론(2008)
화공유체역학(2008)
생명과학기초(Form Genes to Cells)(2007)

■ 김해원

서울대학교 학사(1997)
서울대학교 석사(1999)
서울대학교 박사(2001)
2000 미국 표준과학연구원 방문연구원
2003-2004 영국 런던대학 UCL 왕립학회 국제리서치펠로우
2006 연송치의학 대상 수상
2009 범은학술상 수상
2010 교과부 장관상 지식창조대상 수상
2005~현재 단국대학교 치과대학 / 대학원 나노바이오의과학과 교수
2005~현재 대한치과기재학회 이사
2010~현재 단국대학교부설 조직재생공학연구소 소장
2010~현재 국제학술지 'Journal of Tissue Engineering' 편집장

■ 이해형

단국대학교 치과대학 치의학사(1987)
The University of Tokushima 대학원 치학박사(1999)
1990~1994 개인치과의원장
1999~2002 원광대학교 치과대학 전임강사, 조교수
2002~현재 단국대학교 치과대학 교수
2005~2006 Baylor College of Dentistry(Texas A&M University) 방문연구자
2008~2009 단국대학교 부설조직재생공학연구소장
2008~2010 대한치과기재학회 총무이사

| 역자 약력 |

■ 장영욱

1983 한양대학교 화학공학과(공학사)
1985 한양대학교 화학공학과(공학석사)
1993 University of Akron 고분자공학과 (공학박사)
1994~현재 한양대학교 화학공학과 교수
2002~2003 미국 코넥티컷주립대학교 재료연구소 방문교수
2007~현재 한양대학교 바이오나노학과(대학원) 겸임교수
2008, 2009 세계인명사전(Marquis Who's Who in the World) 등재

■ 장은주

조교수, 울산대학교 의과대학 해부학세포생물학 교실
2002 Ph.D. 공학박사, 연세대학교(생명공학과)
1994 M.S. 이학박사, 연세대학교(생물학과)
1992 B.S. 이학사, 연세대학교(생물학과)
2009.09-현재 울산대학교 의과대학 조교수
2008~2009 미국 스탠포드대 의과대학 방문연구원
(Stanford University School of Medicine)
2005~2009 서울대학교 치과대학 연구교수
(School of Dentistry Seoul National University)
2002~2005 서울대학교 치과대학 박사후연구원
(School of Dentistry Seoul National University)

■ 장준혁

2004~현재 부교수, 인하대학교
2010~현재 Editor, Journal of Tissue Emgineering 저널
2010~현재 Editor, World Journal of Gastrointestinal Oncology 저널
2003~2004 BK21 조교수, 서울대학교
2001~2003 선임연구원, 서울대학교, 치과대학, 지능형계면공학센터
1998~2001 선임연구원, 서울대학교, 의과대학, 암연구소
1994~1997 Research Assistant, 미국 Texas A&M 대학
1993~1997 박사 생화학 전공 미국 Texas A&M 대학
1988~1993 학사 미생물 전공 경북대학교
2009 IBC 인명사전 등재
2009 BRIC 한국을 빛낸 사람들 등재
2007 세계인명사전(Marquis Who's Who) 등재
2006 범석의학 학술상(최우수상)
1993 우수총장상(경북대학교)

정가 37,000원

생체재료과학

2011년 2월 20일 초판 인쇄
2011년 2월 28일 초판 발행

역자와의
협의하에
인지생략

저　자 : J. S. Temenoff · A. G. Mikos
역　자 : 이우걸 · 김해원 · 이해형
　　　　장영욱 · 장은주 · 장준혁
발행자 : 우 명 찬 · 송　준
발행처 : 홍릉과학출판사
주　소 : ㉾142-885 서울시 강북구 인수동 455-60
등　록 : 1976년 10월 21일 제5-66호
전　화 : (02)999－2274~5, 996－8341, 903－7037
팩　스 : (02)905-6729
ISBN　: 978-89-7283-941-5
e-mail : hongpub@hongpub.co.kr
http://www.hongpub.co.kr